普通外科疾病临床诊疗思维

PUTONG WAIKE JIBING LINCHUANG ZHENLIAO SIWEI

邵存华　等　主编

黑龙江科学技术出版社

图书在版编目(CIP)数据

普通外科疾病临床诊疗思维 / 邵存华等主编. -- 哈
尔滨：黑龙江科学技术出版社，2021.9
ISBN 978-7-5719-1156-0

Ⅰ．①普… Ⅱ．①邵… Ⅲ．①外科－疾病－诊疗
Ⅳ．①R6

中国版本图书馆CIP数据核字（2021）第202230号

普通外科疾病临床诊疗思维
PUTONG WAIKE JIBING LINCHUANG ZHENLIAO SIWEI

主　　编　邵存华　等
责任编辑　项力福
封面设计　宗　宁
出　　版　黑龙江科学技术出版社
　　　　　地址：哈尔滨市南岗区公安街70-2号　邮编：150007
　　　　　电话：（0451）53642106　传真：（0451）53642143
　　　　　网址：www.lkcbs.cn
发　　行　全国新华书店
印　　刷　山东麦德森文化传媒有限公司
开　　本　889 mm×1194 mm　1/16
印　　张　24.5
字　　数　784千字
版　　次　2021年9月第1版
印　　次　2021年9月第1次印刷
书　　号　ISBN 978-7-5719-1156-0
定　　价　198.00元

编委会

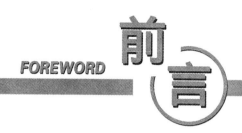

FOREWORD 前言

随着自然科学的迅速发展,临床医学尤其是普外科学领域取得了明显的进步,在当今社会中呈现出崭新的面貌。现代普通外科学是临床外科学重要的组成部分,它是建立在解剖学、生理学、病理学等基础医学之上,以手术治疗为主,其他治疗方法为辅,帮助患者减轻病痛、恢复健康的专业学科,其进展不仅依靠于手术技巧的改进,更是依赖医学诊疗思维的不断完善。

要想在新的医学形势下,紧跟现代普通外科学的发展步伐,成为一名合格的临床医师,持之以恒地学习是必不可少的。为了满足普外科相关专业人员的临床需要,促进广大临床医师在临床工作中更好地了解、认识普外科疾病,从而正确地诊断与治疗疾病,并最终提高临床疾病的治愈率,编者们在总结多年来临床工作经验的基础上,参考大量的相关文献资料,编写了《普通外科疾病临床诊疗思维》一书。

本书内容全面而新颖,重点突出,反映了普外科的近年动态。首先,简单介绍了普外科围术期处理、普外科手术麻醉和经内镜逆行胆胰管成像技术的相关知识,期望能够帮助医师们更好地实施手术;其次,分析论述了普外科患者的体液失调和感染,且对临床中常见的难点问题进行了剖析,并给出了相应的处理方案;最后,针对甲状腺、胃十二指肠、肝脏和胆道等不同部位的疾病诊疗做了详细地阐述。全书讲解深入浅出,通俗易懂,适合各级医疗机构的普外科医师参考使用。

虽然我们在编写过程中做出了很多努力,但鉴于编者水平有限,加之时间仓促,书中难免存在不足之处,诚请各位读者提出宝贵意见,以便修正。

《普通外科疾病临床诊疗思维》编委会

2021 年 6 月

CONTENTS 目录

第一章 普外科围术期处理

第一节 手术前准备

术前准备最基本的内容是全面了解病情,包括病史、重要器官功能和危险因素的评估,以及完成针对性检查以确立疾病的诊断。无论手术大小,术前都应该认真完成术前小结书写、高年资医师手术审批等规范性步骤。针对手术的特殊准备也应包括在内。此外,术前还应把病情及治疗计划与患者及其家属充分沟通。

一、术前准备

(一)输血和补液

施行大中手术者,术前应做好血型和交叉配合试验,备好一定数量的血制品。对有水、电解质及酸碱平衡失调和贫血的患者应在术前予以纠正。发热、频繁呕吐、消化道瘘等常有脱水、低钾血症及酸碱失衡,都应检测动脉血气及血电解质浓度,针对性给予补充治疗,待其基本纠正之后再做手术。对于急症患者,也需在患者内环境基本稳定后再行手术。如果一味追求尽早手术,而忽视了内环境的失衡,患者常难以耐受手术创伤,术后很可能会出现器官功能障碍甚至衰竭,导致治疗失败。当存在大动脉出血、开放性气胸等危急病情时,则必须紧急手术。

术前判断患者的血容量状态很重要,可从体征(如皮肤弹性及舌部湿润度等)获得最基本的迹象,每小时尿量也是有价值的指标。重症、复杂患者则需根据中心静脉压(CVP)测定值来判断。急性失血的患者,可先给予血浆代用品以快速纠正其低血容量状态。然后,再根据血常规检测结果决定是否需要补充血制品。若血红蛋白 $<70\ g/L$,血细胞比容 $<30\%$,应给予浓缩红细胞。老年、心肺功能不良者,补充血制品的指征可放宽,血红蛋白浓度以达到 $100\ g/L$ 水平为宜。慢性贫血患者由于其对低血红蛋白水平已有耐受性,且其循环血容量已处于相对平衡状态,因此只需小量补充浓缩红细胞以改善贫血状态,若过量补充则反而会有诱发心力衰竭的危险。

(二)营养支持

慢性疾病及恶性肿瘤患者的营养不良发生率较高。营养不良者的免疫功能及组织愈合能力均很差,术后并发症的发生率明显增加。但为改善其营养状态并非易事。存在的病因(如恶性肿瘤、消化道梗阻或瘘)使患者不可能在短期内口服摄入更多的食物。因此,一经诊断有不同程度的营养不良(根据体重变化、血浆清蛋白、前清蛋白水平等),就应实施2周左右的肠外营养或肠内营养。

(三)预防感染

手术前应采取多种措施提高患者的体质,预防感染,如及时处理龋齿或已发现的感染灶、患者在手术前不与罹患感染者接触等。术中严格遵循无菌技术原则,手术操作轻柔,减少组织损伤等都是防止手术野感染的重要环节。下列情况需要应用预防性抗生素:①涉及感染病灶或切口接近感染区域的手术;②肠道手术;③操作时间长、创伤大的手术;④开放性创伤,创面已污染或有广泛软组织损伤,创伤至实施清创的间隔时间较长,或清创所需时间较长以及难以彻底清创者;⑤癌肿手术;⑥涉及大血管的手术;⑦需要植入人工制品的手术;⑧器官移植术。

（四）胃肠道准备

胃肠道手术患者在术前1天开始改食流质饮食,各类手术前12小时禁食,术前4小时停止饮水。这些常规措施可使胃保持空虚,防止麻醉或手术过程中因呕吐而发生呼吸道吸入。有幽门梗阻的患者在术前应行洗胃。施行结直肠手术的患者在术前一天口服泻剂或行清洁灌肠,并从术前2～3天开始口服肠道制菌药物(如卡那霉素、甲硝唑等),以减少肠道菌对手术野的污染。

（五）其他准备

手术前夜可酌情给予镇静剂,以保证良好的睡眠。如发现患者有与疾病无关的体温升高,或妇女月经来潮等情况,应延迟手术日期。患者在进手术室前应排尽尿液。估计手术时间长或是盆腔手术,应留置导尿管。由于疾病原因或手术需要,可在术前放置胃管。术前应取下患者的可活动义齿,以免麻醉或手术过程中脱落或造成误咽、误吸。手术区域的皮肤毛发一般不作常规剃除,位于头皮、腋部、会阴部的备皮范围以不影响手术操作为度。备皮宜在送手术室之前进行,避免因过早剃毛所致的皮肤微小破损而留存潜在的感染灶,可减少术后感染的发生。

二、患者的心理及生理准备

患者及其家属对手术的认识不一。有些患者认为手术很简单,以往健康状态又很好,因此对可能发生的并发症或意外毫无思想准备。更多的患者及家属则是对手术有明显的恐惧、焦虑情绪。这两种思想状态都应在术前予以纠正,既不能太乐观,也不要过分紧张。医务人员应从关怀、鼓励出发,就病情、施行手术的必要性及可能取得的效果,手术的危险性及可能发生的并发症,术后恢复过程和预后,以及清醒状态下施行手术因体位造成的不适等,以恰当的言语和安慰的口气对患者做适度的解释,使患者能以正确的心态配合手术和术后治疗。同时,也应就疾病的诊断、手术的必要性及手术方式,术中和术后可能出现的不良反应、并发症及意外情况,术后治疗及预后估计等方面,向患者家属和(或)单位负责人做详细介绍和解释,取得他们的信任和同意,协助做好患者的心理准备工作,配合整个治疗过程顺利进行。应履行书面知情同意手续,包括手术知情同意书、麻醉知情同意书、输血治疗同意书等,由患者本人或法律上有责任的亲属(或监护人)签署。遇到为挽救生命的紧急手术而家属来不及赶到时,必须在病历中有病情、紧急手术指征、上级医师的决定等的详细记录。特殊情况下,需在术前向科室主任、医院相关部门汇报、备案。

术前与患者充分沟通的内容还包括正确对待术后创口疼痛,理解术后早期下床活动的可能性及重要性;强调术后咳痰的重要性,并训练正确的咳痰方法等。术前两周起应停止吸烟。让患者术前做好在病床上解大、小便的训练。

（张　伟）

第二节　手术后的常规处理

手术后处理是围术期的一个重要阶段,是连接手术与术后康复之间的桥梁。术后处理得当,能减轻手术应激、减少并发症的发生。及时发现异常情况,并作积极处理,可使病情转危为安。

一、术后医嘱及术后病程记录

术后应立即完成术后医嘱及术后病程记录这两项医疗文件,特别是术后病程记录不能忽略。病情变化存在不可预见性,一旦术后发生病情突变,在场的急救医师唯有从术后病程记录中得知手术名称、术中发现及手术过程等信息,作为实施急救的重要参考资料。术后医嘱应很完整,包括生命体征监测、吸氧、静脉输液、抗生素及其他药物的应用,以及伤口护理,各种管道、插管、引流物的处理等。

二、卧位

术后卧式的选择是根据麻醉方式、患者状态、原发病的性质、术式等因素而定。除非有禁忌,全身麻醉尚未清醒的患者应平卧,头转向一侧,使口腔内分泌物或呕吐物易于流出,避免吸入气管。蛛网膜下腔阻滞的患者应平卧或头低卧位 12 小时,以防止因脑脊液外渗而致头痛。

颅脑手术后,如无休克或昏迷,可取 15°～30°头高脚低斜坡卧位。施行颈、胸手术后,多采用高半坐位卧式,以便于呼吸及有效引流。腹部手术后,多取低半坐位卧式或斜坡卧位,以减少腹壁张力。脊柱或臀部手术后,可采用俯卧或仰卧位。腹腔内有污染的患者,在病情许可情况下,尽早改为半坐位或头高脚低位。休克患者,应取下肢抬高 15°～20°,头部和躯干抬高 20°～30°的特殊体位。肥胖患者可取侧卧位,有利于呼吸和静脉回流。

三、监测

手术后多数患者可返回原病房,需要监护的重症患者可以送进外科重症监测治疗室(ICU)。常规监测生命体征,包括体温、脉搏、血压、呼吸频率、每小时(或数小时)尿量,记录出入水量。有心、肺疾患或有心肌梗死危险的患者应予无创或有创监测中心静脉压(CVP)、肺动脉楔压(经 Swan-Ganz 导管)及心电监护,采用经皮氧饱和度监测仪动态观察动脉血氧饱和度。

四、静脉输液

术后患者应酌情给予一定量的静脉输液。术中经手术野有不少不显性液体丢失,手术创伤又会使组织水肿,大量液体重新分布到第三间隙,可能使有效循环血量减少。患者术后又往往不能立即恢复摄食,因此静脉输液很有必要。术后输液的用量、成分和输注速度,取决于手术的大小、患者器官功能状态和疾病严重程度。肠梗阻、肠穿孔及弥漫性腹膜炎等患者,术后 24 小时内需补给较多的晶体液。休克和脓毒症患者存在毛细血管渗漏现象,血管内水分渗漏至组织间隙后可使血容量不足,而全身则出现组织水肿。此时应在限制晶体液的同时给予适量的胶体液。

五、预防性抗生素的应用

凡清洁类手术,如甲状腺手术、疝修补术等一般不用抗生素。对于可能有污染的手术,可在手术开始前 1 小时静脉给予一个剂量的广谱抗生素,如胆囊切除术等。胃肠道手术则可在术后第 1 天再加 1 次剂量。只有如器官移植、人工替代物植入等特殊手术,预防性抗生素的使用时限才需延长。至于已有严重污染或已存在感染的病例,抗生素是作为治疗措施,不属预防性使用之列。

六、引流物的处理

根据治疗的需要,术后患者常需放置引流物。除伤口内放置的引流物外,还有放在体腔内和空腔器官内的引流物(或管)。各种引流物的安放均有一定的适应证和作用。手术后对引流物要予以妥善固定,防止滑脱至体外或滑入伤口、体腔或空腔器官内。连接吸引装置要正确无误,并保持管道畅通。负压吸引装置的吸力要恰当,处理引流物时要严格执行无菌技术。每日需观察引流液的量和性质,并予以记录,以便比较和判断病情的变化。当今,由于手术技巧的熟练、麻醉的进步,手术器械也在不断改进和完善,手术的安全性已大为提高。许多手术已不再常规放置引流物。腹部手术对胃肠道的影响也更小,术后放置胃管也不再作为常规。

七、饮食

非腹部手术在麻醉作用消退之后,若无腹胀、恶心呕吐,从术后 6 小时就可开始少量饮水,然后较快地改为半流质或普通饮食。腹部手术对胃肠道的影响较大,其中主要是胃及结肠动力的恢复较慢。通常是在术后2~3天,待消化道动力恢复之后开始口服摄食。也先从流质饮食开始,逐步改为半流质和普通饮食。一些复杂患者,或存在严重腹膜炎者,肠功能处于障碍甚至衰竭状态,患者的自然摄食需在病情被控制平稳之后。若患者不能正常摄食超过7天,则需经静脉给予营养物质的补充。

八、活动

应鼓励术后早期下床活动,这将有利于增加肺活量,减少肺部并发症,改善全身血液循环,促进切口愈合,减少因静脉血流缓慢并发深静脉血栓形成的发生率。在有良好的镇痛措施、更少导管及引流管的情况下,早期下床活动是完全可能的。早期活动还有利于肠道蠕动和膀胱收缩功能的恢复,减少腹胀和尿潴留的发生。有休克、心力衰竭、严重感染、出血、极度衰弱等情况,以及施行过有特殊固定、制动要求的手术患者,则不宜早期活动。

九、各种不适的处理

(一)疼痛

在麻醉作用消失后,会出现不同程度的切口疼痛。术后疼痛可使呼吸、循环、胃肠道和骨骼肌功能发生变化,甚至引起并发症。胸部和上腹部的术后疼痛,患者会自觉或不自觉地固定胸肌、腹肌和膈肌,不愿深呼吸,以致容易发生术后肺不张。由于活动减少,可引起静脉淤滞、血栓形成和栓塞。术后疼痛还会致儿茶酚胺和其他应激激素释放,引起血管痉挛、高血压,严重时甚至发生脑卒中或心肌梗死。对术后止痛采取有效的措施,不仅可避免上述各种问题,而且也能让患者早期下床活动。目前常用的措施是经硬膜外导管的镇痛泵药物(芬太尼等)阻滞,药物剂量很小,维持术后1~2天已足够。

(二)呃逆

术后呃逆者并不少见,持续不断的呃逆使患者极为烦恼,影响休息和睡眠。术后8~12小时内发生的呃逆多由于神经刺激反射所致,常可自行停止。术后持续较久的呃逆,要考虑有无胃潴留、胃扩张等。施行上腹部手术后,如果出现顽固性呃逆,要警惕是否有吻合口或十二指肠残端漏,导致膈下感染之可能。此时,应做CT或超声检查以助诊断。一旦明确有膈下积液或感染,需及时做针对性处理。对于一般的术后呃逆者,可采用压迫眶上缘、短时间吸入二氧化碳、抽吸胃内积气、积液,以及给予镇静或解痉药物等措施。不明原因而症状顽固者,可考虑在颈部用0.25%普鲁卡因做膈神经阻滞。

(三)腹胀

腹胀多见于腹部手术后。腹膜后的脊柱手术、肾切除术等也可引起术后腹胀。此时胃肠道功能受抑制,肠腔内积气过多。一般情况下,腹胀在术后2~3天即自行消退,不需特殊处理。如腹胀严重,可给患者放置胃管做持续性胃肠减压,或放置肛管排气减压。芒硝外敷脐部,针刺足三里、气海、大肠俞等穴位,也有减轻腹胀的作用。严重腹胀可因膈肌升高而影响呼吸功能,也可压迫下腔静脉而影响血液回流,会影响胃肠吻合口和腹壁切口的愈合。若术后数日仍有明显腹胀,且无肠鸣音闻及,要怀疑腹膜炎或其他原因所致的肠麻痹。如腹胀伴有阵发性绞痛,又有肠鸣音亢进,甚至有气过水声或金属音,则提示可能存在术后早期粘连性肠梗阻。虽不需要急症手术,但应做针对性的处理。

(四)术后发热

术后1~3天内的发热属机体对手术创伤的应激反应,不需做特殊处理,更不应随意使用抗生素。对热度较高者(39℃),可采取降温措施,如乙醇擦浴、冰袋置于体侧和头部等,以减轻患者的不适。药物降温的常用药是水杨酸盐类或吩噻嗪类药物,前者可使患者大量出汗而降低体温,后者直接作用于下丘脑,使周围血管舒张散热而降低热度。在小儿高热时不宜应用水杨酸盐类退热,以免出汗过多引起虚脱。若患者术后3~4天仍发热不退,则应考虑有感染性并发症的可能。首先应查手术切口有无感染征象;其次应检查有无肺不张或肺炎,或肾盂肾炎、膀胱炎等。必要时需做血、尿检查,超声或CT等可能获得感染灶的证据。应及时作针对性处理。对排除了各种感染可能性之后的高热者,若留有中心静脉营养导管,应怀疑导管性脓毒症之可能,应予立即拔除。

十、缝线拆除

缝线的拆除时间根据切口部位、局部血液供应情况、患者年龄来决定。一般头、面、颈部在术后 3～5 天拆线,下腹部、会阴部在术后 6～7 天拆线,胸部、上腹部、背部、臀部手术 7～9 天拆线,四肢手术 10～12 天拆线(近关节处可再适当延长),减张缝线 14 天拆线。青少年患者可适当缩短拆线时间,年老、营养不良患者则应延迟拆线时间,还可根据患者的实际情况采用间隔拆线。

拆线时应记录切口及愈合情况,各分为 3 类。①清洁切口(Ⅰ类切口):即指无菌切口,如甲状腺腺叶切除术等;②可能污染切口(Ⅱ类切口):指手术时可能带有污染的切口,如胃大部切除术等;③污染切口(Ⅲ类切口):指邻近感染区或组织直接暴露于污染或感染物的切口,如阑尾穿孔的阑尾切除术、肠梗阻的坏死肠段切除术等。

切口的三级愈合分别为:①甲级愈合:用"甲"字表示,指愈合优良;②乙级愈合:用"乙"字表示,指愈合处有炎症反应,如红肿、硬结、血肿、积液等,但未化脓;③丙级愈合:用"丙"字表示,指切口化脓,经引流等处理后愈合。应用上述分类分级方法,观察切口愈合情况并做出记录。如甲状腺大部切除术后愈合优良,则记以"Ⅰ/甲";胃大部切除术切口血肿,则记以"Ⅱ/乙",余类推。

(张 伟)

第三节 术后并发症的防治

术后并发症的种类很多,有些是各种手术后都可能发生的并发症,如术后出血、切口感染、切口裂开、肺炎、尿路感染等。另一些则是在某些特定手术之后发生的并发症,例如甲状腺切除术后的甲状旁腺功能减退、肠吻合术后的肠瘘等。本节重点介绍前一类的并发症。

一、术后出血

术中止血不完善、创面渗血未完全控制、原痉挛的小动脉断端舒张、结扎线脱落、凝血障碍等,都是造成术后出血的原因。术后出血可以发生在手术切口、空腔器官或体腔内。腹腔手术后 24 小时之内出现休克,应考虑到有内出血。表现为心搏过速、血压下降、尿排出量减少及外周血管收缩。如果腹内持续大量出血,可致腹围增加。超声检查及腹腔穿刺有助于明确诊断,但穿刺阴性并不能完全排除其可能性。胸腔手术后,胸腔引流管的出血量若超过 100 mL/h,就提示有内出血。胸部 X 线片可显示胸腔积液。术后一旦出现循环衰竭,应首先考虑有内出血,但也要作必要的鉴别诊断,例如肺栓塞、心律失常、气胸、心肌梗死和严重的变态反应等也都可能是循环衰竭的原因。当排除上述因素,又在输给足够晶胶体液后休克征象和监测指标均无好转,或继续加重,或一度好转后又恶化等,则提示确有术后出血,应当迅速再手术止血。

二、切口并发症

(一)切口血肿

切口血肿是最常见的并发症,几乎都应归咎于止血技术的缺陷。促成因素包括药物(阿司匹林或小剂量肝素)、凝血功能障碍、术后剧烈咳嗽,以及血压升高等。表现为切口部位不适、肿胀和边缘隆起、变色,有时经皮肤缝线渗出血液。甲状腺、甲状旁腺或颈动脉术后引起的颈部血肿特别危险,迅速扩展的血肿可压迫呼吸道而致患者窒息。切口的小血肿能被吸收,但伤口感染机会较多。对于已有血液溢出的切口大血肿需在无菌条件下清除凝血块,结扎出血点,再次缝合伤口。

（二）切口血清肿

切口血清肿是伤口内的液体积聚，而不是积血或积脓，与手术切断较多的淋巴管（如乳房切除术、腹股沟区域手术等）有关。血清肿使伤口愈合延迟，发生感染的机会也增多。对较大的血清肿可用穿刺抽吸法，再以敷料加压包扎。腹股沟区域血管手术之后的血清肿，抽吸有损伤血管的风险，常让其自行吸收。

（三）切口感染

发生切口感染的原因很多，老龄、应用糖皮质激素、肥胖、营养不良等因素可使切口感染率明显升高。手术时间越长，切口感染的机会也就越多。放置引流物的伤口容易引发感染，目前提倡尽量少放引流物，已置的引流物也宜尽早拔除。切口感染还可能是院内感染的结果，住 ICU 较久的患者感染率增高。切口感染与局部情况密切相关，如局部组织缺血、坏死、血肿、异物等都易发生感染。若是在术后 3～4 天切口疼痛加重，伴有脉率加快和间歇性低热，伤口有红肿，且压痛加剧，则切口感染的诊断已可确立，但不一定已形成脓肿。可取切口分泌物做革兰氏染色检查和细菌培养，必要时拆除部分缝线、撑开切口取积液做涂片和培养。一旦确定伤口已感染化脓，则应拆开伤口缝线，冲洗并予引流。感染伤口在敞开引流后一般不需要再用全身性抗菌药物。但对于面部切口感染、疑伴有脓毒症或扩展性蜂窝织炎者，应加用抗生素，以防感染扩展至颅内或全身。

（四）切口裂开

切口裂开大都发生于腹部正中线或腹直肌分离切口。患者营养不良、切口缝合技术缺陷、切口内积血或积液感染者容易发生伤口裂开。此外还有多量腹水、癌症、肥胖、低蛋白血症等因素。手术后咳嗽、呃逆、呕吐、喷嚏等使腹内压力突然增加，也是切口裂开的原因。腹部切口裂开一般发生在手术后的 1 周内。腹部切口裂开有完全裂开及部分裂开两种：完全裂开是指腹壁缝线已断裂，网膜或肠袢从伤口内脱出，伴有较多的血性渗液流出。切口部分裂开则是深层组织已裂开而皮肤缝线尚完整，网膜或肠袢已达皮下。预防措施包括手术时加用全层腹壁减张缝线，术后 2 周再予拆除；告知患者咳嗽时要合理用力，避免突然增加腹压；及时处理腹胀，腹部用腹带包扎等。对于腹部切口完全裂开者，应立即送手术室作再缝合。继发于切口感染的切口裂开，肠袢或网膜已暴露于伤口底部，由于肠袢已与伤口粘连固定，若不发生肠梗阻，则暂不予以再手术。待感染控制后，切口底部形成肉芽组织，两侧皮缘可相向爬行而使切口愈合。对于腹部切口部分裂开者，一般不立即重做缝合，待以后再择期做切口疝修补术。

三、术后感染

（一）腹腔脓肿和腹膜炎

患者常表现为发热、腹痛、腹部触痛及血白细胞计数增加。如为弥漫性腹膜炎，应急症剖腹探查。如感染局限，行腹部和盆腔超声或 CT 扫描常能明确诊断。腹腔脓肿定位后可在超声引导下做穿刺置管引流，必要时需开腹引流。选用抗生素应针对肠道菌丛和厌氧菌丛，或根据药敏试验结果。

（二）真菌感染

临床上多为假丝酵母菌（念珠菌）所致，常发生在长期应用广谱抗生素的患者。若有持续发热，又未找出确凿的病原菌，此时应想到真菌感染的可能性。应行一系列的真菌检查，包括口腔分泌液、尿液的涂片检查及血培养等。拔除全部静脉插管，检查视网膜是否有假丝酵母菌眼内炎。治疗可选用两性霉素 B 或氟康唑等。

四、呼吸系统并发症

术后发生呼吸系统并发症的机会很多。在术后死因分析中，呼吸系统并发症占第二位。年龄超过 60 岁、有慢性阻塞性肺疾患（慢性支气管炎、肺气肿、哮喘、肺纤维化）者易发生呼吸系统并发症。

（一）肺膨胀不全

上腹部手术的患者，肺膨胀不全（肺不张）发生率为 25％。老年、肥胖、长期吸烟和有呼吸系统疾病的患者更常见，最常发生在术后 48 小时之内。此时由于肋间肌和膈肌运动减弱，加上体位和活动受限，以致肺组织的回缩弹性减弱。此时肺泡和支气管内又积聚较多分泌液,可堵塞支气管。肺泡内原有的气体被肺间质吸收后,肺泡随之萎瘪,导致肺不张的发生。如果持续超过72小时,肺炎则不可避免。患者的临床表现为突然发热和心搏加速,而呼吸道症状常很轻微,易被忽略。仔细的肺部检查可以发现肺底部呼吸音减低,出现支气管呼吸音。大块肺不张时,可出现呼吸困难、发绀和血压下降等,体检可发现气管向患侧移位。胸部X线检查可见到肺不张阴影。

预防措施包括术前深呼吸训练、术前戒烟,有急性上呼吸道感染者应推迟手术;术后叩击胸、背部,鼓励咳嗽和深呼吸;以及经鼻吸引气管内分泌物等。治疗方法有雾化吸入支气管扩张剂、溶黏蛋白药物的应用等。经支气管镜吸引气道内阻塞的分泌物,对肺不张有肯定的治疗效果。

(二)术后肺炎

肺膨胀不全、异物吸入和支气管内积聚大量的分泌物是发生术后肺炎的主要原因。严重腹腔感染需要长期辅助呼吸者,发生术后肺炎的危险性最高。气管插管损害黏膜纤毛转运功能,肺水肿、吸入异物和应用皮质激素等都会影响肺泡巨噬细胞的活性,容易发生肺炎。在手术死因分析中,约半数直接或间接与术后肺炎有关。50%以上的术后肺炎系革兰氏阴性杆菌引起。

(三)肺栓塞

肺栓塞包括肺动脉的脂肪栓塞和栓子脱落所致的血栓性栓塞。90%的长骨骨折和关节置换术,在肺血管床内均可发现脂肪颗粒。肺脂肪栓塞常见,但很少引起症状。脂肪栓塞综合征多发生在创伤或术后12～72小时,临床表现有神经系统功能异常、呼吸功能不全,腋窝、胸部和上臂出现瘀斑,痰和尿中可见脂肪微滴,有血细胞比容下降、血小板减少、凝血参数改变等。一旦出现综合征之表现,应立即行呼吸机呼气末正压通气和利尿治疗。该综合征的预后与其呼吸功能不全的严重程度相关。而血栓性肺动脉栓塞的后果则极为严重,一旦发生,常导致猝死。患者常有动脉粥样硬化和心律失常病史。

五、泌尿系统并发症

(一)尿潴留

手术后尿潴留多见于老年、盆腔手术、会阴部手术者。切口疼痛引起膀胱和后尿道括约肌反射性痉挛,以及患者不习惯床上排尿等,也是常见原因。蛛网膜下腔或硬膜外麻醉药量过大可抑制术后排尿反射。若术后6～8小时尚未排尿,或者排尿量少而频繁,都应做下腹部检查。耻骨上区叩诊呈浊音即表明有尿潴留,应及时处理。先可协助患者坐于床沿或立起排尿。如无效则需行导尿术。导尿管一般应留置1～2天,有利于膀胱壁逼尿肌收缩力的恢复。有器质性病变,如骶前神经损伤、前列腺肥大等,则留置时间酌情延长。

(二)泌尿道感染

下泌尿道感染是最常见的获得性医院内感染。泌尿道已有的感染、尿潴留和各种泌尿道的操作是泌尿道感染的主要原因。急性膀胱炎表现为尿频、尿急、尿痛和排尿困难,伴轻度发热。急性肾盂肾炎则有高热、腰部疼痛与触痛。尿液检查有大量白细胞和脓细胞,细菌培养有确诊价值。

预防措施包括术前处理泌尿系统感染、预防和迅速处理尿潴留,以及在无菌条件下进行泌尿系统的操作。治疗措施包括给足量的液体、膀胱彻底引流和抗生素的应用。

六、下肢深静脉血栓形成

与欧美人种不同,国人术后下肢深静脉血栓形成的发生率并不高。涉及盆腔和髋关节的手术,患者制动和卧床较久,可使下肢血流变慢。此时若患者存在血管壁损害和血液高凝状态,则就成为下肢深静脉血栓形成的主要因素。大多数的发病时间是在手术开始后的48小时之内,以左下肢居多。可分为周围型和中央型两类,前者位于小腿腓肠肌静脉丛,后者位于髂、股静脉。临床上最多见的是混合型。周围型的症状轻微,容易被忽视。若血栓蔓延到肢体主干静脉,则症状明显。可有脉搏持续增速,体温轻度升高。中央型出现患肢疼痛、肿胀、局部压痛和浅静脉扩张。下肢血管多普勒超声检查常能找到诊断证据。

下肢深静脉血栓形成若未能及时发现和治疗,将严重影响今后患者下肢的静脉回流,留下后遗症。血栓脱落则可导致致命的肺栓塞。因此要重视下肢深静脉血栓形成的预防。常用的方法有术后加强踝关节的伸屈活动,以加速血液回流,防止静脉内血液淤滞。注射小剂量肝素抗凝和低分子右旋糖酐减轻血液的黏滞度,以消除血液的高凝状态。对于早期血栓形成病程不超过 3 天的患者,可用尿激酶溶栓疗法。中央型病程在 48 小时以内者,可以施行切开取栓术。72 小时以内者,可用溶栓疗法。对病期超过 3 天的混合型病变,仅能采用抗凝疗法(肝素和香豆素类衍化物),以防止血栓蔓延。

(张　伟)

第四节　特殊患者的处理

随着社会的进步,我国的平均期望寿命已达到 80 岁。80～90 岁的外科患者已不罕见。对于老年患者,或伴有并发症如心脏病、高血压或糖尿病等的患者,其术前准备和术后处理有一定的特殊性。作为外科医师,应该掌握其中的一些相关专科的基本理论知识和治疗原则。

一、心脏病患者的处理

心脏病者由于其他疾病而需手术的情况并不少见。这类患者的手术危险性比无心脏病者高很多,手术病死率可高出 2～3 倍。尤其是来不及做准备的急症手术,病死率更高。术前 4～6 个月内有过心肌梗死者,手术危险性明显增加。3 个月内有心肌梗死者,手术后的梗死再发率可高达 30%。心电图能检出心肌缺血及心肌梗死等迹象,凡已证实有心肌缺血或心肌梗死者,择期手术均以延期为宜。需行急诊手术者则应予积极的抗心肌缺血治疗,有多种药物可采用,包括钙通道阻滞剂(维拉帕米、硝苯地平、硫氮芬酮等)、β受体阻滞剂及硝酸甘油等。由于病情变化不一,选用的药物及其剂量必须采取个体化方案。通常均应在心内科医师的指导或直接参与下用药。

有心功能不全者,术前应积极纠正各项不利于心功能的因素,如高热、贫血、电解质和酸碱平衡紊乱、低氧血症、高碳酸血症、低血容量或高血压等。出现心力衰竭者必须在控制之后才能手术,治疗包括利尿剂、洋地黄及扩血管药物的应用等。

术后的 48 小时之内是发生充血性心力衰竭和肺水肿的高峰期。往往与术中及术后输液过量有关,其他因素还有心律失常、缺氧、感染、心肌缺血或梗死等。临床表现为呼吸困难、气促、心动过速和肺部闻及啰音等。需根据出入水量以判断是否有输液超负荷的可能,Swan-Ganz 导管监测具有鉴别价值。轻度心力衰竭经过头高卧位、吸氧、利尿即可缓解。中、重度者则需加用血管扩张药及强心剂。若有明显的低氧血症,需给予机械通气支持。

术中心律失常较常见,往往与麻醉波动、通气异常及手术操作等有关,经调整后多能在短时间内恢复正常,一般不需要特殊处理。但若术后发生房颤、房扑或室上性心动过速则是非心脏手术后的常见死因,应给予高度重视。一旦发生,应紧急请心内科医师直接参与急救。

二、高血压患者的处理

凡成人收缩压＞21.3 kPa(160 mmHg)或舒张压＞12.7 kPa(95 mmHg),高血压的诊断即可成立。术前有高血压的患者相当多,其围术期危险性主要取决于高血压的病情,包括重要器官如肾、心、脑的继发性损害程度以及围术期高血压的控制情况。当然与手术大小和类型、麻醉方式也有关。此时,手术医师、麻醉师与内科医师应密切合作,以减少围术期的危险。

术前应选用降压药物控制其血压至少在 24.0/13.3 kPa(180/100 mmHg)以下,手术危险性就较小。舒张压升高的危险性更大,舒张压达 14.7 kPa(110 mmHg)的患者发生脑卒中的危险概率是舒张压为

11.3 kPa(85 mmHg)时的 10 倍。故术前应非常重视血压的有效控制。患者的抗高血压药物最好持续用到手术当天早晨,并尽早在术后继续使用。

对重症高血压患者,非急症手术均应暂缓,待血压控制之后再行手术。若属急症手术,则应该在心内科医师的指导下,选用降压药物(如硝普钠、樟磺咪芬、二氮嗪等),同时密切监测血压变化及血容量变化。

原来血压正常的患者,在术后约有 3%~8% 者会出现高血压。原因很多,如麻醉、缺氧、呼吸抑制、焦虑、术中输液过多、伤口疼痛等。可给予镇静止痛、给氧。输液过多者给予利尿。

三、呼吸功能不全患者的处理

老年患者及有慢性阻塞性肺疾病者,均存在不同程度的呼吸功能不良。在术前应作肺功能检查,若有中、重度通气或换气功能障碍,术后发生呼吸衰竭的机会很高。重症者不能耐受复杂的大手术。

胸部或上腹部手术后经常发生肺部并发症,原有呼吸功能不全的患者则其概率更高。术前应训练患者做好深呼吸、咳嗽和咳痰等动作,使术后能保持较好的呼吸状态。术前有咳痰不畅者,可给予支气管扩张剂、雾化吸入及痰液稀释剂。有脓痰者应给予抗生素治疗。

术后常发生的问题是通气不足及换气功能障碍,表现为呼吸浅快及低氧血症。虽然术中某些麻醉药(氟烷、恩氟烷、箭毒等)的残余作用对肺功能会有一定影响,但主要还是患者原有的呼吸功能不良。

以往,临床上是用动脉血氧分压值(PaO_2)来判断呼吸功能不良的程度。若 $PaO_2 < 8.0$ kPa(60 mmHg)则认为有呼吸功能不良。实际上这是很片面的。因为 PaO_2 值还与吸入气氧浓度(FiO_2)有密切关系,只有当提高 FiO_2 之后 PaO_2 值仍不正常,才能认为有呼吸功能不良或呼吸衰竭。目前国际上已统一把 PaO_2/FiO_2 作为呼吸功能不良及呼吸衰竭诊断的指标。呼吸功能不良可分为两种:若 PaO_2/FiO_2 ≤40.0 kPa(300 mmHg),提示存在急性肺损伤。若 PaO_2/FiO_2 比值≤26.7 kPa(200 mmHg),则提示患者存在急性呼吸窘迫综合征(acute respiratory distress syndrome,ARDS)。

在自然环境下,空气中的 FiO_2 为 21%。经鼻导管给氧(氧流量 4 L/min)可使 FiO_2 升高至 36%。采用面罩给氧(氧流量 6~7 L/min),其 FiO_2 最多也只能提高到 50%。只有采用呼吸机行机械通气时,FiO_2 才可能提高到 60%~80%,甚至 100%。如果在提高 FiO_2 之后,动脉血氧分压值就达到甚至超过正常范围,就不能认为患者有呼吸问题。若在面罩给氧(6~7 L/min,FiO_2 为 50%)的情况下,PaO_2 仍是 8.0 kPa(60 mmHg),按 PaO_2/FiO_2 比值计算,仅为 16.0 kPa(120 mmHg),则呼吸衰竭可确定诊断。

四、肝功能不全患者的处理

肝是体内重要的代谢器官,肝衰竭本身就是致命的。外科患者的肝功能状态是判断能否接受手术的重要指标之一。传统的 Child-Pugh 肝功能分级标准至今仍是目前临床上的常用指标。C 级患者(血胆红素>51.3 μmol/L,白蛋白<30 g/L,中等以上腹水等)的手术病死率可超过 40%,并发症则不可避免。合并存在肝肾综合征或有肝性脑病者,属手术禁忌。

我国是肝炎大国,肝炎后肝硬化的病例不少。而且在肝硬化的基础上,原发性肝癌的病例也很多。但肝硬化的并发症——上消化道出血需要手术治疗,原发性肝癌也是以手术治疗作为首选。准确地评价这些患者肝功能状态是经常遇到的临床问题。对于 Child C 级患者,均需经积极的护肝治疗之后,再选择创伤较小的手术或介入等其他治疗措施。

因肝外胆管梗阻所致的肝功能损害,由于病程均较短,因此肝硬化程度较轻。虽然患者的胆红素及肝酶谱值均非常高,但其肝细胞的破坏程度并不严重。这类患者的手术指征很强,可酌情行一期或分期手术。

长期以来,临床上对肝功能不良患者的血浆清蛋白水平的认识一直存在一些误区。低清蛋白血症确实是肝功能不良和营养不良的可靠指标,低清蛋白血症者的手术并发症多,手术病死率高,这是完全正确的。但若认为补充了清蛋白,纠正了低清蛋白血症就能改善患者的预后,那就错了。实际上补充清蛋白并不能改善肝功能,也不能纠正营养不良。若要纠正患者的营养不良,有效的措施是采用正规的肠内营养或肠外营养支持。当然,并不是一概否定清蛋白的使用,对于重度低清蛋白血症者,以及某些特殊患者(例如肝移植患者)仍有使用清蛋白的指征。

五、肾功能不全患者的处理

肾功能检查是外科住院患者的常规检查项目。患有慢性肾疾病(慢性肾炎、高血压或糖尿病性肾病、肝肾综合征等)者对手术的耐受性很差,并发症发生率高,手术病死率也高。肾功能的主要测定指标是肌酐清除率(C_{Cr})及血肌酐值(S_{Cr})。$C_{Cr}>50\%$、$S_{Cr}<133\ \mu mol/L$ 者属于肾功能不全代偿期;$C_{Cr}25\%\sim50\%$、$S_{Cr}133\sim221\ \mu mol/L$ 者属于肾功能不全失代偿期。若 $C_{Cr}10\%\sim25\%$、$S_{Cr}221\sim442\ \mu mol/L$,则已进入尿毒症早期;$C_{Cr}<10\%$、$S_{Cr}>442\ \mu mol/L$ 者则属尿毒症晚期。

若肾功能不全是由于肾前或肾后因素所致,应先做针对性处理(如补充血容量、解除尿路梗阻等),待肾功能恢复之后再行所拟的手术。而肾性的肾功能不全是某些疾病的慢性后果,很难采取措施使其改善,唯一必须做到的是在围术期内忌用肾毒性药物,维持良好的体液和酸碱平衡,使肾功能不再加重、恶化。

患尿毒症而需行外科手术的患者,可在肾内科医师的合作下进行。通常是在术前 8～12 小时完成 1 次血液透析,既可完成尿毒症的原来治疗计划,又对外科手术凝血功能的影响最小。术后 2～4 天可再行计划中的血液透析。

六、糖尿病患者的处理

术后出现高糖血症的现象非常普遍,这不仅是糖尿病发病率急剧升高的缘故,手术创伤本身就会导致术后高血糖的发生。此时应激使机体出现胰岛素抵抗,胰岛素的敏感性下降,使机体代谢、利用葡萄糖的能力下降,以致出现高血糖表现。这种由胰岛素抵抗所致的高糖血症基本上与 2 型糖尿病相同。外科的血糖控制应予重视,高糖血症患者的术后并发症,特别是感染性并发症的发生率明显升高。伤口感染率显著高于非糖尿病患者。21 世纪初,Van den Berghe 的著名研究报道曾受到临床医学界的普遍关注。在其分析的 ICU 患者中,如果患者的血糖超过 10.0 mmol/L,并发症(包括血行感染、肾功能不全)发生率及死亡风险均增高。因此主张强化胰岛素治疗,使患者的血糖控制在 4.4～6.1 mmol/L 范围之内。随后,许多其他学者发表了不同看法,认为控制血糖处于低水平有导致严重低血糖反应的风险,不应作为规范。临床上只要控制血糖水平不超过 10 mmol/L 即可,关键是要避免持续状态的高糖血症。要积极治疗原发病,高血糖状态就容易控制。术中应尽量避免输注葡萄糖液,或同时每 2～8 g 糖加入 1 U 胰岛素。再每 4～6 小时监测血糖浓度,以调整胰岛素的用量。

糖尿病性酮症酸中毒的患者可表现为低血压、低温、Kussmaul 呼吸、酮味和神志改变。若血糖 >19.2 mmol/L,且动脉血 pH<7.3,$HCO_3^-<15$ mmol/L,血浆渗透压>300 mmol/L,手术应推迟 3～4 小时,以便纠正低血容量、电解质紊乱及酸中毒。为控制高糖血症,可先推注胰岛素 4～10 U,然后将 50 U 胰岛素加入 500 mL 生理盐水中以 40～100 mL/h 速度输注。患者存在的低血容量应通过足够的晶胶体液补充予以纠正。若存在低钾血症,应在尿量超过 40 mL/h 之后再补钾。为纠正酸中毒,可先输给 5%NaHCO₃ 200 mL,再根据血气分析的随访结果决定是否调整或追加用量。

手术应激、感染等因素可能导致糖尿病患者发生高渗性非酮性昏迷,表现为严重高血糖、明显脱水、低血压及意识障碍。此时血糖>33.3 mmol/L,血浆酮体正常,血浆渗透压>330 mmol/L,尿素氮及肌酐值增高。这种病症常见于老年患者。为纠正其高渗状态,可予输注低渗溶液 0.45%氯化钠 100～200 mL。在治疗过程中,降低血糖的速度不要太快,否则可能导致脑水肿的发生。

七、肾上腺皮质功能不全患者的处理

正常人肾上腺皮质每日分泌氢化可的松 15～20 mg,在手术创伤等应激情况下分泌量常显著增加,每日可高达 100～300 mg。但肾上腺皮质功能减退(原发或继发)的患者则无此代偿功能,下列情况均需在术前作替代治疗:①正在应用皮质激素治疗,或曾在近期 6～12 个月内应用皮质激素治疗 1～2 周以上者;

②原有肾上腺功能不足(Addison 病等),或曾做肾上腺切除术者;③拟行肾上腺切除的患者。替代治疗常选用氢化可的松,应在术前 12 小时、6 小时及 2 小时分别(肌肉或静脉)给予氢化可的松 100 mg,术中再静脉给予 100 mg。术后第 1 天的用量为 100 mg,每 6 小时 1 次。第 2 天每次用量减为 50 mg,第 3 天减为 25 mg,每天给予的次数不变。从第 4 天起逐日递减至原来的维持用量。如为急症手术,可根据病情术前用量增至 200 mg,术中氢化可的松 100~200 mg 加入 5% 葡萄糖溶液中静脉滴注。手术结束时再肌内注射 100 mg。大剂量皮质激素可能使血糖升高,应注意监测。

肾上腺皮质功能衰竭时可出现肾上腺危象,表现为恶心呕吐、腹泻、脱水,出现意识障碍甚至昏迷。出现这些征象则需紧急救治,否则病死率极高。除积极的抗休克治疗、纠正脱水及电解质紊乱之外,应即刻静脉注射氢化可的松 100 mg,再将 100 mg 加入葡萄糖液中在 3~4 小时内静脉滴入。以后每 6~8 小时滴注 100 mg。待病情好转后再逐渐减量。

八、凝血功能紊乱患者的处理

有出血倾向或血液病患者常伴有血细胞减少和凝血因子缺乏,术后容易引起出血和感染。凡怀疑有凝血障碍者,均应请血液专科医师会诊。筛检性的化验检查有助于各种凝血功能障碍的正确诊断。

先天性凝血因子障碍包括遗传性血浆凝血因子缺陷,如甲型或乙型血友病、凝血因子Ⅸ或Ⅻ缺乏症、von Willebrand 病等。后天性疾病常见于肝脏病变、维生素 C 缺乏、弥散性血管内凝血(DIC)等。心人工瓣膜植入后长期服用抗凝药(华法林)的患者也有凝血功能缺陷。对于前两类患者,在围术期应在血液科医师的指导下作必要的药物准备。服用华法林者应在术前 3~4 天停用,手术后 2~3 天再恢复使用。如果必须立即手术,应给予维生素 K 和 FFP。大剂量维生素 K 可以在几小时内纠正凝血时间,但患者在此后 1 周内难以恢复原来状态,若有发生血管栓塞的危险,可以使用肝素。

血小板减少症可以因血小板破坏增加或生成减少所致,前者见于原发性血小板减少性紫癜、免疫性血小板减少症、血栓形成性血小板减少性紫癜等。后者则见于再生障碍性贫血、白血病、其他骨髓造血功能衰竭病变等。若血小板计数不低于 $60 \times 10^9/L$,术中或术后发生大出血的可能性不大。如血小板计数低于 $(20 \sim 30) \times 10^9/L$,即易出现严重的出血。若是由于血小板生成减少,中、重度者应在择期手术前 6~12 小时输注血小板。一般在输注血小板 2 小时后血液循环中的血小板数即可达高峰,止血效果可维持 24~72 小时。但对于患原发性血小板减少性紫癜和其他因血小板破坏增加而造成的血小板减少症的患者,不主张在手术前预防性地给予血小板,除非有危及生命的出血存在。通常需在血液科医师的治疗下改善病情,创造手术条件。

甲型血友病一经诊断,应尽可能不做手术,否则有出血不凝的危险。救命的紧急手术则需备有采集后 6 小时内的新鲜血、新鲜血浆或凝血因子Ⅷ制剂以备用。

(张 伟)

第二章 　普外科手术麻醉

第一节　麻醉药物的相互作用

一、概述

(一)药剂学相互作用

药剂学相互作用主要是指药物与药物之间,或药物与输液、容器之间发生了直接的物理或化学反应,从而使药物性质发生变化或药效发生改变。当药物因这种理化反应而发生变性时,常会出现混浊、沉淀、产气或变色等变化,造成药效降低,甚至丧失。药剂学相互作用主要发生在体外,只要在临床工作中给予足够的重视,应能避免发生。为此,麻醉科医师必须熟悉常用药物的配伍禁忌,不可盲目地混用药物。

硫喷妥钠溶液呈碱性(pH 10.8),若与氯胺酮、潘库溴铵、哌替啶、麻黄碱、普鲁卡因、苯海拉明、吗啡或吩噻嗪类药物等混用,可形成硫喷妥酸盐沉淀物。这种沉淀物不仅不溶于血浆,而且还容易堵塞静脉输液通道。所以不仅禁忌将硫喷妥钠与这些药物混用,而且宜在推注硫喷妥钠的静脉输液管道中用生理盐水冲洗后再续注第二种药物。其他许多药物也只有在一定 pH 范围内才能保持药液理化性质的稳定和确切的疗效。例如,pH 升高可使吩噻嗪类、儿茶酚胺类、毒毛花苷 K 或胰岛素失效或作用减弱;而 pH 降低则可使巴比妥类药物或茶碱类药物失效或作用减弱。

输血时血液中不宜加入其他药物,尤应禁止与右旋糖酐或其他血浆扩溶液相混,因为后者可使红细胞聚集。血液也不可与高张甘露醇溶液混合,如果两者相混,红细胞就会发生皱缩,输入人体后往往可引起严重的不良反应。多种儿茶酚胺类药物加到某些静脉注射液中可被氧化。肝素的强酸基团可中和碱性的箭毒分子,所以应用了较大剂量的肝素,则有拮抗右旋筒箭毒碱的现象。

有些药物可因直接吸附于输液容器或管道上,造成疗效不同程度的降低。例如,硝酸甘油可因结合于聚氯乙烯塑料输液容器或管道上而失活;胰岛素可因吸附于玻璃或塑料容器上而减效。药物混用或注入某种液体后,可因溶解状态受到破坏而析出沉淀,但有时沉淀物因吸附于玻璃或塑料的表面而不显浑浊,从而造成识别上的困难,临床上需要在特别留意观察。

麻醉通气环路中的橡胶螺纹管、塑料面罩和气管导管等均可吸附一定量的吸入全麻药,使其吸入浓度下降,从而可延长麻醉诱导时间,降低预期的麻醉效应;而在麻醉结束后,溶解吸附的全麻药解离释出后则可被患者吸入,造成苏醒时间延长。这种现象在使用甲氧氟烷(其橡胶/气和塑料/气分配系数分别高达630 和 118)时特别明显。此外,卤族吸入麻醉药还可与 CO_2 吸附剂反应,生成复合物 A 和 CO 等毒性物质。

(二)药代学相互作用

药代学相互作用是指一种药物可影响另一药物体内处置过程(即吸收、分布、代谢和排泄)中的一个或多个环节,改变其血药浓度和作用部位的浓度,从而造成其药效的改变(增强或减弱)。麻醉期间发生药物不良相互作用时,药代学相互作用是最为常见的一种原因,其中尤以影响药物分布和代谢的相互作用最为重要。

1.影响吸收的相互作用

经血管外途径用药时,药物吸收的速率和程度对药物效能的发挥可产生重要的影响。然而,药物的吸收过程因受自身理化性质、用药部位的局部组织特性和血液灌注等多种因素的影响,个体差异较大。受其他药物的影响也是其中不可忽视的一个因素。

口服给药具有用药方便、痛苦小等优点,是临床上最常采用的一种用药方法。但药物在消化道的吸收易受胃肠道 pH、离子作用、吸附剂、胃肠动力和食物等多种因素的影响。经胃吸收的药物(如水杨酸)在较低的 pH 环境中更容易被吸收,而在小肠上端发生的药物吸收(如吗啡)则更主要受胃肠动力学的影响。术前应用阿片类药物或抗胆碱类药物可延长胃排空时间,减缓药物的吸收,而甲氧氯普胺可加速胃排空,增加口服药的吸收。为了不影响患者术后口服用药的效果,术中宜选用吸入全麻药方法。研究发现,短时间吸入氟烷(1%~2%)-氧化亚氮-氧气一般不会影响口服药物的吸收;即使长期吸入强效全麻药也只是轻微延缓机体的胃排空时间,对口服药物吸收的影响远不及吗啡等静脉全麻药。

肌内注射药物的吸收将受肌肉局部血管舒缩的影响。有研究发现,对照组小鼠肌内注射氯氨酮后,血浆、脑和肾组织中氯氨酮浓度达峰时间为 15 分钟,而吸入 0.8% 氟烷的实验组小鼠,在相同条件下,氯氨酮浓度的达峰时间推迟了 15 分钟,峰值浓度亦下降了 60%。因此,为避免血管外途径药物吸收易受干扰这种弊病,围手术期仍以采用静脉途径给药为宜。

肺血流对肺泡内麻醉气体的摄取主要受吸入全麻药的溶解度(血/气分配系数)、肺泡-混合静脉血气体分压差和心排血量等三项因素的影响。许多静脉麻醉药、麻醉性镇痛药可抑制心肌收缩力,降低心排血量,减少吸入麻醉药的摄取,促进肺内和脑内吸入麻醉药浓度的上升速度;然而它们同时也因趋于减少分钟通气量,降低了吸入麻醉药肺泡-混合静脉血气体分压差,可使吸入麻醉药的起效速度减慢。

2.影响分布的相互作用

药物吸收入血后,将随血液分布于体内各脏器、组织和体液之中。药物在体内的分布受许多因素的影响:①心排血量;②组织血流量;③药物的蛋白结合率;④药物的脂溶性;⑤药物的解离程度;⑥药物的组织溶解度。在这些因素中,尤以血流动力学影响和血浆蛋白置换作用最为重要。

(1)血流动力学的影响:机体血流动力学状况是影响药物分布的重要因素之一。全麻药物可造成机体血流动力学的明显改变,引起全身血流分布和组织灌注的变化,从而影响到各种药物的体内分布过程,而机体肝、肾血流的变化对药物代谢和排泄过程的影响亦尤为明显。有研究发现,给随机分为四组的犬均肌内注射维拉帕米(200 mg/kg),在保持清醒的对照组中,该药的中央室分布容积(Vc)为 (31.4 ± 2.1) L;在分别吸入 1.2% 氟烷、2.5% 恩氟烷和 1.6% 异氟烷的三个实验组中,Vc 则分别为 (25.1 ± 7.6) L、(19.8 ± 2.0) L 和 (15.7 ± 2.6) L,均明显降低。另外,该药的稳态分布容积在全麻组也明显下降。全麻下,钙通道阻滞剂心肌抑制作用的明显增强,就可能与全麻药对钙通道阻滞剂体内分布过程的这种改变有关。

(2)血浆蛋白置换作用:在血液中,药物有两种存在形式。①游离型药物;②结合型药物。药物与血浆蛋白或组织蛋白的结合是一种可逆性过程。只有游离型药物才具有生物学效应,并参与体内的消除过程;而结合型药物只是游离型药物的一种储备形式,无药理学活性,不能通过血-脑屏障,亦不能被肝脏代谢或经肾脏排泄,但它却是药物转运到效应室的有效形式。

并用两种可结合于相同血浆蛋白同一位点的药物时,药物间相互竞争与该位点的结合将服从质量作用定律。在结合位点上亲和力强的药物将取代亲和力差的药物,使后者的游离型药物浓度增加,药效增强,甚至引发毒性反应。例如,配伍使用时,普鲁卡因可竞争性置换结合型的琥珀胆碱,增强其肌松效能;地西泮也可通过置换作用增加伍用布比卡因游离型药物的浓度,使其毒性增加。

容易发生具有临床意义置换性相互作用的药物应具有以下特征:①蛋白结合率高(>90%);②表观分布容积(Vd)小;③治疗浓度范围窄。符合这些条件的药物:口服抗凝药(如华法林)、磺酰脲类降糖药(如甲苯磺丁脲)、奎尼丁、苯妥英钠、地西泮、萘啶酸、保泰松、氨甲蝶呤、依他尼、二氮嗪等。至于蛋白结合率低、Vd 大的药物,即使被其他药物所置换,临床意义也多不明显。例如,都是被从血浆蛋白上置换出了3%的药物,A 药的游离型浓度可从1%上升到4%,增加3倍,药效明显增加;而B 药的游离型浓度则仅从50%上升到53%,只增加6%,药效无明显的变化。

在大多数情况下,因置换作用而出现的药物游离型浓度增高和药效增强的现象持续时间较短。因为游离型药物浓度升高后,机体将代偿性加快药物在体内的生物转化和排泄速率,增加药物的消除,很快抵消因置换而增强的药物效能(或毒性反应)。此时药物尽管保持较高的游离分数,但其游离浓度已经接近正常。因此,一般不需为此而调整药物的剂量或用药方案。

3.影响药物代谢的相互作用

在通常情况下,仅有少部分药物可以原型形式排出体外,大部分的药物都要经过体内代谢过程而转化成为极性增加的代谢产物,然后再排出体外。药物的代谢主要发生在肝、肾、肠道和肺,其中尤以肝内的生物转化作用最为重要。

药物在肝内进行的生物转化过程包括两类不同的化学反应过程,即第Ⅰ相反应和第Ⅱ相反应。第Ⅰ相反应在肝细胞微粒体内进行,包括氧化、还原、水解反应等一系列生物转化反应,其中最重要的氧化反应是由一组混合功能氧化酶催化完成的。肝细胞混合功能氧化酶,又称细胞色素 P450 单氧化酶,主要存在于肝脏内质网,是一种与膜结合的血红素蛋白,为体内最强的氧化酶。该酶系中包括有一百多种同工酶,每种同工酶都有其特定的作用底物,但很大一部分作用底物都彼此相互重叠。依据其氨基酸组成序列的不同,可将其划分为 CYT1、CYT2 和 CYT3 三型,每型中又包含许多亚型。CYT3A$_4$ 是其中最重要的一种同工酶,作用底物范围广,可介导包括咪达唑仑、芬太尼在内的大约 65 种不同药物的代谢。许多药物可与该酶系统发生反应,使其活性增强(酶诱导作用)或减弱(酶抑制作用),从而影响其他药物在生物体内的生物转化过程。第Ⅱ相反应为药物的代谢产物(或原型药物)与葡萄糖醛酸、硫酸等水溶性配基的结合反应,这种结合物的极性增加,更容易经肾脏或胆道排泄。该过程无需肝药酶的参与,药物间也很少通过该过程发生相互作用。

(1)酶诱导:酶诱导是指通过增强肝药酶的活性或(和)增加肝药酶的含量以促进药物代谢的生物学现象,亦称作酶促作用。酶诱导是机体的一种适应性调节反应,可以防止外源性异物在体内蓄积而产生毒性反应。尽管目前人们尚未完全了解其确切的发生机制,但可以肯定它不只是单纯的酶激活过程,可能还与相关基因的过度表达、特异性 mRNA 的大量合成与蓄积以及细胞内内质网的异常增生等有关。多数药物的酶诱导作用只有在使用较大剂量时才得以体现。但有些药物在治疗剂量就可表现出酶诱导活性,如利福平、巴比妥类药物、苯妥英钠和卡马西平等。多数酶诱导药只选择性地增强 CYP 家族中某几种同工酶的活性,如乙醇和香烟分别只诱导 CYP2E$_1$ 和 CYP2A$_1$ 的活性;而有些酶诱导药则表现出非选择性的多功能特性,甚至还能增加尿苷二磷酸葡萄糖醛酸转移酶(UDPT)的活性,如苯巴比妥、苯妥英和卡马西平等。

利福平是一种强效的酶诱导药,可增加苯二氮䓬类药物和麻醉性镇痛药的代谢,降低其血药浓度,伍用时必须增加这些药物的剂量,才能达到所需的效应。值得注意的是,利福平还可通过诱导 CYP2E$_1$ 的活性,增加氟烷麻醉时三氟乙酸的生成,促使氟烷性肝炎的发生,甚至可造成致命性肝坏死。同样,在长期服用利福平的患者进行吸入麻醉时,恩氟烷和异氟烷的体内代谢率也明显提高,从而造成血浆氟离子浓度的增加。

苯巴比妥是最早被确认的酶诱导药;此外,卡马西平和苯妥英钠等抗癫痫药也是常见的强效酶诱导药,都能促进多种药物的生物转化。如通过诱导 CYP3A 的活性,卡马西平和苯妥英钠可增加环孢素 A 的氧化代谢,降低这种免疫抑制剂的血药浓度,增加围手术期发生移植排斥反应的危险;另外,它们还能促进华法林、双香豆素的代谢,降低其抗凝活性。

(2)酶抑制:酶抑制是指通过减弱肝药酶的活性或(和)减少肝药酶的含量以阻碍药物代谢的生物学现象,亦称作酶抑作用。酶抑制药可直接与酶结合,改变酶的空间构型,使得 NADPH 大量消耗,造成药物氧化时的脱偶联现象;也可通过阻碍或竞争药物进入微粒体的过程,使肝药酶难以与药物接触;还可以改变各种亚型细胞色素 P450 酶的比例,但最终的结果都是使肝药酶的有效含量减少或(和)活性减弱。尽管酶抑制药的种类不及酶诱导药,但在麻醉中由酶抑制药引起的不良反应却更为多见。

肝药酶受抑后,药物血浆浓度的升高多为暂时的可逆性变化,无需为此调整用药的剂量。因为血药浓度升高后,药物与靶组织或细胞的结合增加,组织对药物的摄取增加,药物经肾脏或胆道的排泄亦增加,从而使该药物很快在体内达到新的稳定状态,且血药浓度或药物效应也恢复正常。但若药物的分布、代谢及排泄途径已呈饱和状态,则血药浓度可持续升高,使药物的活性异常增强,甚至可引发毒性反应。因此,酶抑制作用对机体影响的关键在于血药浓度升高持续的时间。时间越长,对患者影响越明显。如果药物能很快完成重新分布和平衡,血药浓度增高持续的时间则很短,对患者没有明显影响。

西咪替丁是围手术期常用的酶抑制药。研究发现它可降低氟烷和甲氧氟烷等吸入全麻药在体内的代谢降解,减少具有肾毒性的氟化物生成,对氟烷麻醉后出现的氟烷性肝炎也具有一定的保护作用。新型静脉麻醉药—丙泊酚也能影响机体内肝药酶的作用,从而与许多药物发生相互作用。例如,它可抑制 $CYP2A_1$ 和 $CYP2B_1$ 的功能,破坏普萘洛尔的代谢;还能通过抑制 $CYP3A_4$ 的功能,减少芬太尼和舒芬太尼的代谢。

葡萄汁(不包括其他柑橘水果汁)中的黄素样成分可抑制 $CYP3A_4$ 的功能,能影响许多药物的生物利用度,如二氢吡啶类钙通道阻滞剂、环孢素、特非那定等。预先饮用葡萄汁可使口服咪达唑仑的生物利用度从 24% 上升到 35%,且咪达唑仑的血浆峰浓度也可增加 56%;但葡萄汁不影响静脉应用咪达唑仑的药代学过程。为此,有人建议在小儿术前宜饮用少量葡萄汁,以增加口服咪达唑仑的镇静功效。

(3)肝血流的改变:对于某些高脂溶性的流量限定性药物,如哌替啶、吗啡、喷他佐辛、利多卡因和普萘洛尔等,它们的肝脏摄取率很高,在通过肝脏的瞬间大部分药物即被清除,所以这些药物在肝脏的代谢和清除明显受到肝血流的影响。可见凡能影响肝血流的药物都能影响到这些药物的代谢。如在氟烷麻醉下,羊的肝血流量可下降 40%,若同时伍用哌替啶,其肝脏摄取率、肝脏清除率和肝脏内在清除率分别下降 96%、60% 和 16%。此外,吸入麻醉时,利多卡因、普萘洛尔、吗啡等药物的消除半衰期也出现延长,血药浓度可随之升高。在口服应用这些药物时,也因为其明显的肝脏首过效应,生物利用度易受其他药物的干扰。如口服普萘洛尔、哌替啶或维拉帕米等药物时,只有约 30% 的药物能最终通过胃肠和肝脏到达血液循环,而西咪替丁则可通过减少肝血流而明显增加它们的生物利用度。静脉注射丙泊酚也能发生这种首过效应,但其发生部位却是肺脏,而不是肝脏。有人在猫实验只发现,预先使用芬太尼可使肺脏对静脉注射丙泊酚的摄取率从 60% 减少至 40%,从而增加丙泊酚的血浆浓度。

(4)其他:除肝脏外,体内其他组织的生物酶也常参与某些药物的生物转化,并可能介导药物的相互作用。例如,二乙氧膦酰硫胆碱可抑制血浆胆碱酯酶的活性,长期使用该药滴眼的患者,术中使用琥珀胆碱时,其肌松效应明显增强,维持时间也可延长。单胺氧化酶抑制药可通过对单胺氧化酶活性的抑制,增加神经末梢内去甲肾上腺素的含量,从而增强间接性作用拟交感神经药物的效应,甚至造成高血压危象。

4.影响排泄的相互作用

除吸入麻醉药外,大多数药物及其代谢产物都要经肾脏或胆道排泄到体外,其中尤以肾脏的排泄作用最为重要。两种药物伍用时,一种药物可通过改变肾小球滤过率、肾小管的主动分泌和重吸收功能或肾血流量,影响另一种药物的排泄,改变其消除率,从而造成该药物效能的变化。如全麻药可通过改变机体的肾血流量和肾小球滤过压,造成其他药物经肾脏排泄的减少;甘露醇则可通过利尿效应加速药物经肾脏的排泄。

尿液 pH 关系到许多药物在原尿中的解离度,而药物的解离程度对其在肾小管的重吸收具有重要的影响。对于弱解离性的有机药物,非解离型部分的脂溶性大,容易被肾小管重吸收,而解离型部分则不容易被肾小管重吸收。临床上,常通过改变尿液 pH,改变药物解离型和非解离型的比率,从而对药物的排泄进行调控(表 2-1)。如应用碳酸氢钠升高尿液 pH(碱性尿)可增加苯巴比妥、双香豆素等弱酸性药物的排泄;相反,应用维生素 C、氯化铵等酸化尿液(酸性尿)则能增加吗啡、哌替啶、麻黄碱、氨茶碱等弱碱性药物的排泄。此外,术中可通过碱化尿液的方法,增加吸入全麻时机体内氟离子的排泄率,降低血浆氟离子浓度,以预防其可能造成的肾脏损害。

表 2-1　尿液 pH 值对药物排泄的影响

药物	排泄量	
	酸性尿	碱性尿
酸性药物	←	→
碱性药物	→	←

　　吸入全麻药在体内的降解度比较低,而且因脂溶性较大,不能经肾脏排泄,只能以原型经肺排出体外。与其在肺部的吸收过程相似,凡能影响肺血流量和肺泡通气量的药物,均能影响吸入全麻药的经肺排泄。如术中使用 β 受体阻滞剂可降低患者的心排血量和肺血流量,从而可减慢吸入麻醉药经肺排泄的速率,延缓患者术后的苏醒时间。

　　(三)药效学相互作用

　　药效学相互作用是指几种药物伍用时,某种药物在药代学过程和作用部位浓度(数量)没有变化的情况下,因受其他药物的影响而发生的药物效能(毒性)变化。药效学相互作用的过程极其复杂多样,目前人们对它的认识还非常有限,远不及人们对药代学相互作用的理解那样深刻。

　　1.影响药物对靶位的作用

　　(1)受体部位的相互作用:在细胞水平,一种药物可增强或减弱另一药物与受体的结合,从而改变其效能。例如,在鞘内注射少量的可乐定,可促进吗啡等麻醉性镇痛药与脊髓阿片受体的结合,增强其抗伤害作用;利血平或胍乙啶可诱发体内肾上腺能受体反应的改变,类似去神经性超敏现象,使直接性作用的拟肾上腺素药的升压作用增强。

　　有些药物还能通过影响受体后的细胞内信号传导过程,改变其他药物的效能。例如,吸入麻醉药可增强心肌细胞内腺苷酸环化酶的活性,从而增强 β 受体激动剂的致心律失常作用;长期嗜酒可提高脑内 GABA 受体的耐受性,增加吸入麻醉药的 MAC 值。

　　(2)影响神经递质功能　一种药物可因影响体内某种神经递质的合成、释放或摄取等过程,而与另一药物发生相互作用。例如,单胺氧化酶抑制剂可阻碍去甲肾上腺素在神经组织内的灭活,引起该递质在神经末梢内大量堆积,一旦再伍用利血平,可引起堆积的去甲肾上腺素大量释入突触间隙,使抑郁症患者转入狂躁状态;新斯的明可抑制体内胆碱酯酶的活性,减少乙酰胆碱的的水解,拮抗非去极化肌肉松弛药的效应。

　　2.影响同一生理系统或生化代谢系统

　　作用于同一受体或部位的两种药物,伍用时因各自内在活性的不同(激动剂或拮抗剂)而产生相加或相减性质的相互作用。如肾上腺素与异丙肾上腺素伍用,它们对肾上腺素能受体的激动作用呈相加反应,而肾上腺素的激动作用则可被普萘洛尔所拮抗。麻醉时常伍用同一类型的两种药物,以期在获得预期效果的同时,减轻它们的毒副作用,如将挥发性麻醉药与氧化亚氮伍用,利多卡因与丁哌卡因伍用等。

　　有些时候,虽然两种药物作用于不同受体或部位,但只要在细胞水平或亚细胞水平有相同的作用路径,就有可能影响同一生理系统或生化代谢系统,在伍用时发生相互作用。麻醉期间发生的药物相互作用多与此有关。例如,咪达唑仑可通过 BZ 受体影响 GABA 受体-氯离子通道复合物的功能,增强硫喷妥钠、丙泊酚等直接作用于 GABA 受体的静脉麻醉药的催眠效能;而阿托品则可通过阻断 M 受体的功能而减弱 β 受体阻滞剂减慢心率的作用。

　　3.改变药物作用部位的内稳态

　　有些药物可因改变体内水、电解质代谢和酸碱平衡等内稳态,而影响其他药物的效能。如排钾利尿药可降低机体的钾储备,增强强心苷的毒性,拮抗奎尼丁、利多卡因等抗心律失常药的作用,而且还能增加神经-肌肉接头部位的跨膜电位,延长非去极化肌肉松弛药的作用时间。

4.药物间的理化结合

有些药物可因理化反应与另一种药物发生结合,从而改变其效能。如强碱性的鱼精蛋白能通过离子键与强酸性的肝素结合,形成无活性的复合物,所以在体外循环结束后常用鱼精蛋白来逆转肝素的抗凝作用。

二、吸入麻醉药的相互作用

临床麻醉中不会同时吸入两种挥发性麻醉药,但在麻醉诱导和维持过程中可能会先后使用两种不同的挥发性麻醉药。动物实验证实,卤族挥发性麻醉药是一类很好的肝药酶抑制剂,预先使用的挥发性麻醉药可降低后来使用挥发性麻醉药的肝脏代谢率,减少其具有肝、肾毒性代谢物的生成,从而有利于提高吸入麻醉的安全性。但在临床实际工作中,由于麻醉诱导时间相对较短,吸入挥发性麻醉药是否也有这种作用还有待于临床上进一步的确证。

氧化亚氮作为一种重要的气体麻醉药,不论在麻醉诱导,还是在麻醉维持中都常与挥发性麻醉药一起伍用。氧化亚氮的麻醉效能较弱,其MAC值高达105%,早已发现氧化亚氮可减少任何一种挥发性麻醉药的MAC值,伍用时呈明显的相加效应。如单纯吸入异氟烷的MAC值,年轻人为1.28%,老年人为1.05%,若同时加用70%氧化亚氮,则异氟烷的MAC值分别降至0.56%和0.37%,即70%氧化亚氮相当于0.56~0.65 MAC;七氟烷的MAC值为2%,吸入70%氧化亚氮可使七氟烷的MAC值降至0.6%。但新近有些研究却提出了不同的观点,认为既往对氧化亚氮麻醉效能的估测偏高,有些实验甚至还对氧化亚氮与挥发性麻醉药相互作用是否符合相加效应的线性特征提出了质疑。例如,以脑电频率(2~3 Hz)、记忆能力和临床表现等作为指标,发现每增加10%的氧化亚氮只能使吸入异氟烷的浓度减少0.035%~0.045%;用小鼠实验时,氧化亚氮浓度超过30%时,它与吸入麻醉药的相互作用就不再表现为相加效应,而呈现为相互拮抗的表现。综合以上报告,不难看出氧化亚氮可减少并用的挥发性麻醉药吸入浓度,但这种作用可能非常有限,所以吸入麻醉时伍用氧化亚氮的意义还值得进一步的商榷。

动物实验发现,伍用氧化亚氮可加重挥发性麻醉药诱发的心肌抑制和心肌缺血,但此结果不仅没有得到临床应用情况的支持,甚至有些研究发现伍用时氧化亚氮可减轻挥发性麻醉药的心肌抑制作用。挥发性麻醉药与氧化亚氮伍用可加重麻醉过程中的脑缺血,建议有严重颅脑损伤或脑组织灌注障碍的患者麻醉中不宜伍用氧化亚氮。此外,氧化亚氮本身对呼吸功能具有兴奋作用,伍用氧化亚氮后可以减少挥发性麻醉药对呼吸功能的影响。但氧化亚氮可抑制生物体内缺血性肺血管收缩反应,从而削弱机体自主调节局部通气/灌流比例的能力,所以在发生低氧血症的情况下最好停吸氧化亚氮而改吸纯氧。

氧化亚氮与挥发性麻醉药伍用时,还可产生所谓的第二气体效应,影响机体对挥发性麻醉药的摄取和排泄。在麻醉开始吸入高浓度的氧化亚氮气体时,肺泡与肺泡壁毛细血管之间的分压差促使大量氧化亚氮迅速弥散入血,降低了肺内气体容积,从而使同时吸入的挥发性全麻药的肺泡内分压升高速度增加,有利于其向肺血管内的扩散,加快麻醉诱导速度。而在麻醉结束时,大量的氧化亚氮反向弥散入肺泡,迅速降低肺泡内的氧分压,如果此时只是吸入空气,则不能保证充足的肺泡供氧,所以很容易发生弥散性缺氧。此外,氧化亚氮还可溶解在挥发罐中的麻醉药液中,在停用氧化亚氮而改吸纯氧后,可被迅速释放而增加新鲜气流量以携带出更多的挥发性全麻药,从而影响挥发罐输出气体浓度的精确度。

阿片类药物是一种重要的麻醉辅助药,术中常与挥发性麻醉药一起伍用。大量研究显示,阿片类药物可通过协同作用方式减少吸入全麻药的MAC值,且表现出明显的剂量依赖性关系。有研究曾用犬观察过不同浓度芬太尼对异氟烷MAC值的影响,发现芬太尼的最小镇痛浓度为0.6 ng/mL,超过2.0 ng/mL就会出现明显的呼吸抑制;逐步增大芬太尼的血药浓度可使异氟烷的MAC不断下降,其中在1.67 ng/mL水平时恰使异氟烷的MAC值下降50%,而且芬太尼的血浆浓度在0.5~2.0 ng/mL范围内变化时,异氟烷MAC值的下降最明显;一旦芬太尼浓度超过5 ng/mL,则会出现封顶现象,即异氟烷浓度在0.2 MAC水平处出现了难以继续下降的平台。阿芬太尼、舒芬太尼、瑞芬太尼也都能降低吸入全麻药MAC值,并表现出与芬太尼相似的效应,即在较低浓度范围时,可迅速降低挥发性全麻药的MAC值,而在达到高浓度水平后则产生封顶效应,而且所有挥发性麻醉药都是在 0.2～0.3 MAC(接近清醒 MAC)水平出现坪值(表 2-2)。纳布啡、布托啡诺等部分阿片受体激动药降低挥发性麻醉药 MAC 值的效应小于纯阿片受体激动药。最近的研究证明,阿片类药物降低挥发性麻醉药 MAC 值的作用可能是通过其对脑干蓝斑结构等部位的作用所介导的。

表 2-2　不同阿片类药物影响异氟烷 MAC 值效能的比较

药物	使异氟烷 MAC 下降 50% 时的血药浓度(ng/mL)	产生封顶效应时的血药浓度(ng/mL)	相对效应
芬太尼	1.67	5	1
舒芬太尼	0.14	0.5	12
阿芬太尼	28.8	400	1/16
瑞芬太尼	1.37	5	1.2

因出现封顶效应,所以不主张术中伍用大剂量阿片类药物。因为一旦达到相互作用的平台期,再增加阿片类镇痛药的浓度不但不会进一步减少挥发性麻醉药的 MAC 值,反而还能明显延长患者麻醉苏醒时间和自主呼吸恢复时间。考虑到这两种药物不同的药理学特征,术中宜吸入能使患者意识消失所需的最低挥发性麻醉药浓度(如异氟烷为 0.3%),即相当于其清醒 MAC 值的水平,所伍用阿片类药的血药浓度则维持在相当于 1～2 ng/mL 芬太尼的水平;若术中出现麻醉深度不够的征象,则可适当增加麻醉药的吸入浓度,而不采用追加阿片类药物的方法。因为相比之下,前一种方法更有利于患者术后的苏醒和恢复。但由于瑞芬太尼的时间相关半衰期较短(3～5 分钟),血药浓度下降 80% 也仅需 10～15 分钟,且与用药时间的长短无明显相关性,所以术中可追加瑞芬太尼来加深麻醉。但对于不希望术后迅速苏醒的患者(如某些心脏手术),则可使用封顶浓度的阿片类药物,以充分抑制术中机体的应激反应。此外,挥发性麻醉药与阿片类药物合用对机体血流动力学的干扰要比吸入单一麻醉药轻得多,所以更容易被患者耐受,也有助于改善患者术后苏醒的质量,减少躁动等不良反应的发生。

三、静脉麻醉药的相互作用

近十几年来,全凭静脉麻醉的发展非常迅猛,已经成为与吸入麻醉同样重要的一种临床麻醉方法。目前还没有一种静脉麻醉药能单独满足全身麻醉的所有要求,即意识消失、遗忘、无痛、制动以及消除过度的神经-内分泌反应(应激反应),所以在实施全凭静脉麻醉的过程中,更需重视不同药物的合理配伍。与吸入麻醉药之间简单的相加效应不同,各种静脉麻醉药间的相互作用格外复杂,可以表现为相加或协同反应,甚至有时还会出现拮抗反应。这些相互作用常是药代学和药效学相互作用共同作用的结果。随着计算机辅助持续输注装置(CACI)的问世,使人们有可能像使用挥发罐那样准确地调节和保持静脉麻醉药的血药浓度,所以对静脉麻醉药间药效学相互作用的研究越来越受到重视。

咪达唑仑的药效明显呈有剂量依赖性,只有使用较大剂量才产生催眠效能。动物实验早已证实,咪达唑仑可显著增强硫喷妥钠的催眠效能,两药具有明显的协同作用。有研究发现,提前 1 分钟静脉注射小剂量咪达唑仑(0.02 mg/kg),可使硫喷妥钠的麻醉诱导剂量(使睫毛反射消失)从 3.87 mg/kg 减少到 1.97 mg/kg,用量减少 96%,其剂量-效应曲线明显左移;同时还发现,对硫喷妥钠越不敏感的患者,在伍用咪达唑仑后产生的协同作用越明显(表 2-3)。所以,采用协同诱导不但可减少硫喷妥钠的用量,还能使患者对硫喷妥钠作用的反应性差异明显缩小,而这种改变无疑将会提高麻醉的可预测性和安全性。此外,咪达唑仑与其他巴比妥类药物伍用(如甲己炔巴比妥钠)亦会产生类似的协同作用。

丙泊酚是一种新型静脉麻醉药,它与咪达唑仑在催眠方面的协同作用已被临床所证实,而且它们间的协同效应强于硫喷妥钠与咪达唑仑的协同效应,但对抑制伤害刺激引起的体动反应却未表现出协同作用。此外,与单用丙泊酚相比,麻醉诱导时伍用少量咪达唑仑不但有利于维持机体循环和呼吸功能的稳定,还能使注射部位的疼痛明显减轻。与硫喷妥钠相似,咪达唑仑与丙泊酚间的相互作用也与 GABA 受体的功能有关。它们结合于该受体的位置不同,诱发受体空间立体结构改变,不但能增加受体对内源性配基物质的亲和力,还能彼此增强对方与受体的结合,从而产生催眠效应的协同反应。同时,咪达唑仑与丙泊酚在受体水平的相互作用还与内源性递质 γ-氨基丁酸在受体部位的浓度有关。当受体部位的 γ-氨基丁酸浓度为 $0.3\sim1.0$ μmol/L 时,丙泊酚和咪达唑仑可通过协同作用显著增强 γ-氨基丁酸诱发的神经元电流强度变化;若 γ-氨基丁酸浓度超过 3 μmol/L,它们之间则呈现相加作用。

表 2-3　伍用咪达唑仑(0.02 mg/kg)后硫喷妥钠麻醉效能的改变

反应程度	硫喷妥钠		硫喷妥钠效能的改变(%)	P 值
	生理盐水	咪达唑仑		
ED_{01}	0.98	1.04	—	NS
ED_{10}	1.46	1.25	+17	NS
ED_{30}	1.95	1.42	+37	<0.05
ED_{50}	2.38	1.57	+52	<0.001
ED_{70}	2.90	1.72	+69	<0.001
ED_{90}	3.87	1.97	+96	<0.005
ED_{99}	5.75	2.37	+143	<0.02

注:NS 代表无显著性差异

众所周知,阿片类药物的催眠效能相当微弱,即使用大剂量也难以引起患者入睡。但研究提示,苯二氮䓬类药可显著提高阿片类药的催眠效能,伍用时可呈现明显的协同作用。例如,单用芬太尼时,使患者对言语命令反应丧失的 ED_{50} 值是 7.7 μg/kg,单用咪达唑仑的 ED_{50} 值是 0.19 mg/kg,两药伍用时,只需 1.9 μg/kg 芬太尼(剂量减少约 75%)与 0.04 mg/kg 咪达唑仑(剂量减少约 80%)就能达到相同的半数效应,二者相互作用分数之和仅为 0.46($P<0.001$);若提前 1 分钟静脉注射小量咪达唑仑(0.07 mg/kg),可使阿芬太尼诱导入睡的 ED_{50} 从 130 μg/kg 下降至 27μg/kg,减少约 79%,其剂量-效应曲线明显左移。当然,伍用苯二氮䓬类药物同样也能增强阿片类药物的呼吸抑制和血管扩张作用。同理,阿片类药亦能增强苯二氮䓬类药的催眠效能。在门诊手术中常用的清醒镇静麻醉法就常伍用亚镇痛和亚镇静剂量的阿片类药物(如芬太尼 50 μg 或阿芬太尼 500 μg),以增强咪达唑仑等催眠药物的效能,减少其用量,加快患者术后的苏醒速度。此外,阿片类药物与巴比妥类药物伍用在镇静、催眠方面也有非常强的协同作用。

阿片类药物与丙泊酚间存在着明显的协同作用,无论是用于麻醉诱导,还是用于麻醉维持,都具有明显的临床意义。研究发现,它们间的协同作用与刺激的强度密切相关,刺激强度越大,协同作用也越明显。如两药产生的促意识消失作用＜对切皮时体动反应的抑制＜对腹腔内手术操作时体动反应的抑制。麻醉诱导时,阿片类药物通常可增强丙泊酚的催眠效能,术中伍用阿片类药物也能增强丙泊酚的麻醉效能,而且该效应类似于阿片类药对吸入麻醉药效能的增强作用。如芬太尼在 $0\sim3$ ng/mL 的血浆浓度范围内,可使丙泊酚抑制患者切皮时体动反应的血浆半数有效浓度(EC_{50})从正常的 16 μg/mL 下降到 2.5 μg/mL (大约相当于丙泊酚的催眠浓度);若超过 3 ng/mL,则出现明显的"封顶效应",即丙泊酚的 EC_{50} 值不会再随之进一步下降。此外,阿片类药物还能影响患者术后苏醒时的丙泊酚浓度。在增强丙泊酚麻醉效能的同时,阿片类药物的镇痛作用亦能被丙泊酚所增强,而且丙泊酚还能减弱阿片类药物的催吐作用。但丙泊酚可增强阿片类药物的呼吸抑制作用。同样,阿片类药物增强丙泊酚的循环抑制作用,有时可引起严重的心动过缓和低血压,甚至造成心搏骤停。为此,有些学者主张在伍用这两种药物时必须同时加用抗胆碱药。

临床上伍用丙泊酚与阿片类药物时,应根据这两种药物相互作用的这些特点和各种手术的不同要求,选择适当的组合方式。其中高浓度丙泊酚($3\sim8$ μg/mL)与低浓度阿片类药物(如 $25\sim60$ ng/mL 阿芬太尼)伍用适用于术中需保留自主呼吸的患者;高浓度阿片类药物(如＞400 ng/mL 阿芬太尼或＞0.8 ng/mL 舒芬太尼)与低浓度丙泊酚($0.8\sim2$ μg/mL)伍用则有利于麻醉过程的平稳和对手术刺激引起的应激反应的抑制,但患者术后苏醒时间明显延长,并需要一段时间的通气支持;中等浓度的丙泊酚与阿片类药物伍用也能造成患者的呼吸抑制,术中宜使用机械通气,但患者术后能很快地恢复意识和各种保护性反射。丙泊酚与阿片类药物的最适配伍浓度应该在满足手术需要和保证患者记忆缺失的基础上,使患者术后苏醒的时间最短。而这种组合则与伍用阿片类药物的种类和它们的使用时间有密切的关系。

硫喷妥钠和丙泊酚间催眠效能的协同作用相对较弱。伍用时,可使原单用硫喷妥钠的 ED_{50} 值从 1.90 mg/kg 减少到 0.86 mg/mL,丙泊酚的 ED_{50} 值也从 1.17 mg/mL 减少到 0.46 mg/kg,相互作用分数之和为 0.86。此外,吗啡或芬太尼与依托咪酯合用也呈协同作用。但是氯胺酮与丙泊酚、硫喷妥钠或咪达唑仑在催眠、麻醉效应方面则表现为相加作用。

三种静脉麻醉药共同使用,可表现出某些特有的相互作用,有时很难用两种药物间的相互作用加以解释。例如,尽管硫喷妥钠与吗啡,或硫喷妥钠与咪达唑仑伍用都能产生催眠效应的协同作用,但这三种药物伍用时,硫喷妥钠则能明显减弱吗啡与咪达唑仑间催眠效应的协同作用。丙泊酚-阿芬太尼-咪达唑仑伍用仍能表现出催眠效应的协同效应,通过伍用小剂量阿芬太尼和咪达唑仑,可使丙泊酚的诱导剂量减少 84%,但比较后发现,它们间的协同作用并未强于咪达唑仑与阿芬太尼间的协同作用。

四、局部麻醉药的相互作用

临床上常将两种局部麻醉药混在一起使用,如利多卡因混丁哌卡因或丁卡因。这种配伍不但能促成两种局部麻醉药效能的相加,还能使它们的优缺点得到相补,而产生更佳的临床效果。但有些局部麻醉药混合后则因药物理化性质和药理作用的改变,可产生不良临床后果。例如,氯普鲁卡因与布比卡因混合后,因药液 pH 的降低和氯普鲁卡因代谢物对布比卡因作用的抑制,可显著降低布比卡因的药效;与甲哌卡因混用时,布比卡因可显著减少甲哌卡因与 α_1 酸性糖蛋白的结合率,从而可导致甲哌卡因毒性反应的发生。

普鲁卡因、利多卡因等局部麻醉药有微弱的中枢抑制性能,在术中使用可减少全麻药的用量。如血药浓度在 3~6 mg/L 的利多卡因可使全身麻醉时吸入麻醉药的需要量减少 10%~25%。普鲁卡因还能与琥珀胆碱发生协同作用,显著增强其肌松效应,延长其作用时间。

不论在临床麻醉,还是在疼痛治疗中,局部麻醉药与阿片类药的配伍使用都十分普遍。这两类药物的镇痛机制各不相同,合用后有明显的协同效应,可显著提高其镇痛效能。动物实验证实,鞘内伍用吗啡时,利多卡因或布比卡因产生的抗伤害损伤作用(夹尾试验或热盘试验)起效快、作用时间长,峰作用也强。在临床工作中也发现,合用小剂量阿片类药可明显减少术中局部麻醉药的使用量,提高局部麻醉药的镇痛和麻醉效能。同时,伍用阿片类药还能避免局部麻醉药快速耐药性的出现,即使长期使用局部麻醉药也不必提高药量,因而可相应减少局部麻醉药中毒反应的发生。值得注意的是,并非所有的阿片类药都适于与局部麻醉药伍用,如氯普鲁卡因及其代谢物可阻断 μ 受体,当与芬太尼伍用时,有时可使其达不到镇痛目的,反而使患者的痛感增加。

动物实验发现,脊髓后脚Ⅱ层内有高密度的 BZ 受体,咪达唑仑可作用于这些受体,引起可作用于脊髓 δ 受体的内源性阿片类物质释放,从而产生镇痛作用,并能增强局部麻醉药的镇痛效应。如鞘内注射咪达唑仑 1 mg 或 2 mg,可使布比卡因麻醉的术后镇痛时间分别延长 2 小时和 4.5 小时,术后镇痛药的需要量也明显降低。尽管咪达唑仑自身有一定的神经毒性,但在临床常用剂量范围内,鞘内注射咪达唑仑不会造成神经毒性反应。

临床上常在局部麻醉药液中加入肾上腺素等血管收缩剂,以减慢局部麻醉药的吸收,延长其作用时间,增强其作用强度,同时也有助于降低局部麻醉药的血药浓度,减少全身毒性反应的发生。但临床上至今对上述作用仍有不同的认识,即在使用布比卡因、依替卡因或丙氨卡因等组织亲和力大、扩血管作用不明显的局部麻醉药时,伍用血管收缩剂是否还有必要。此外,对高血压和甲状腺功能亢进患者,理应禁用肾上腺素。动物实验和临床研究已证实,局部麻醉药溶液中加入碳酸氢钠可改善其作用。加入碳酸氢钠后,可提高细胞外液的 pH,增多非未解离的局部麻醉药分子(碱基形式),增加其脂溶性,以促进局部麻醉药在组织中扩散,缩短其起效时间。另一方面,由于 CO_2 扩散至细胞内,降低了细胞内 pH,促进轴浆内解离型局部麻醉药分子(阳离子形式)的形成,故使局部麻醉药效能增强。但加入碳酸氢钠后,局部麻醉药液的稳定性显著下降,而且一旦添加碳酸氢钠过量,还容易造成大量游离碱基的结晶析出,所以建议应该在使用前临时配制碱化局部麻醉药溶液,而且在 20 mL 布比卡因、甲哌卡因和利多卡因中添加 7% 碳酸氢钠的量分别不能超过 0.02 mL、0.5 mL 和 0.5 mL。此外,加入透明质酸酶或右旋糖酐也能增强局部麻醉药的作用。

EMLA 中的丙氨卡因可促进体内高铁血红蛋白的生成。因此,围手术期需要使用其他促高铁血红蛋白生成的药物时,如磺胺类药物、醋氨酚、硝酸甘油、硝普钠、苯妥英钠等,再用 EMLA 可导致高铁血红蛋白血症的发生。

地西泮可与布比卡因竞争与血浆蛋白的结合,故伍用时有可能增加布比卡因的毒性。预先静脉注射了地西泮的小鼠,再静脉注射布比卡因 2 mg/kg,恶性心律失常的发生率比未用地西泮的对照组高出 2 倍。在临床工作中也发现,小儿经直肠用地西泮 0.6 mg/kg 后,可使硬膜外间隙阻滞时布比卡因的血浆峰浓度从未用地西泮的对照组的 1.7 μmol/L 升至 2.9 mmol/L。所以伍用地西泮将影响布比卡因的最大安全剂量,但伍用咪达唑仑没有这种现象。另外,哌替啶、苯妥英、奎尼丁、脱甲丙咪嗪等也有类似的作用,可使血浆游离布比卡因的浓度增加 300%～500%,故伍用时同样需预防布比卡因毒性反应的发生。

五、肌肉松弛药的相互作用

(一)麻醉药与肌肉松弛药的相互作用

除地氟烷外,吸入麻醉药在临床常用浓度范围内不会减弱机体的肌颤搐反应,但能延长神经-肌肉传递的平均不应期,降低肌肉对高频强直刺激的收缩反应,使肌肉强直收缩的肌张力不能维持而出现衰减。所以伍用吸入麻醉药可增强非去极化肌肉松弛药对肌颤搐反应的抑制,延长其作用时效,减少其用量。如全静脉麻醉时维持 90% 肌颤搐抑制所需罗库溴铵用量为 $(9.8\pm3.7)\mu g/(kg \cdot min)$,而在吸入恩氟烷和异氟烷麻醉时分别仅需 $(5.9\pm3.1)\mu g/(kg \cdot min)$ 和 $(6.1\pm2.7)\mu g/(kg \cdot min)$,下降约 40%;吸入 1.25 MAC 恩氟烷或异氟烷可使美维库铵的恢复指数从对照组(平衡麻醉法)的 (5.5 ± 1.6) 分钟分别延长到 (12.6 ± 1.5) 分钟和 (7.4 ± 2.0) 分钟。

不同吸入麻醉药影响非去极化肌肉松弛药作用的效能并不一致。研究证实,麻醉药增强肌肉松弛药作用的强弱顺序:恩氟烷和异氟烷＞氟烷＞氧化亚氮和静脉麻醉药。七氟烷增强维库溴铵、潘库溴铵和阿曲库铵作用的效能与异氟烷相当,而地氟烷增强维库溴铵作用的效能则稍强于异氟烷。此外,吸入麻醉药对不同非去极化肌肉松弛药作用的影响也各不相同。吸入麻醉药对阿曲库铵、维库溴铵等中效非去极化肌肉松弛药的影响不及其对潘库溴铵、右旋筒箭毒碱等长效非去极化肌肉松弛药的影响。与静脉麻醉相比,异氟烷麻醉时维库溴铵和阿曲库铵的用量只减少 20%,而潘库溴铵、右旋筒箭毒碱用量的减少则可达 50%。

吸入麻醉药对非去极化肌肉松弛药作用的影响呈剂量依赖性,即随着麻醉药吸入浓度的增加,术中肌肉松弛药的用量可持续递减,作用时间也随之不断延长。但这种改变并非呈线形。如在吸入麻醉下,当分别吸入 0.5%、1.0% 和 1.5% 的异氟烷时,潘库溴铵的 ED_{50} 分别为 0.60 mg/m²、0.36 mg/m² 和 0.18 mg/m²,右旋筒箭毒碱的 ED_{50} 则分别为 2.40 mg/m²、1.87 mg/m² 和 1.46 mg/m²;与静脉麻醉相比,吸入 0.25 MAC 异氟烷时,四个成串刺激监测的罗库溴铵 Tr 值恢复到 25% 所需时间延长 2 倍,而吸入 1.0 MAC 异氟烷时,则能延长 3～4 倍。

吸入全麻药对非去极化肌肉松弛药作用的影响还与吸入麻醉药时间的长短有关,但不同吸入麻醉药的这种时间依赖性表现并不相同。氟烷麻醉的时间对非去极化肌肉松弛药效能的影响不明显,恩氟烷则可表现出明显的时间依赖性作用。在保持潘库溴铵血药浓度恒定的前提下,恩氟烷可使该肌肉松弛药的效能每小时增强 9%±4%。实际上,许多全麻药都需经一定的吸入时间,才能发挥增加肌肉松弛药作用的最佳效能。

此外,吸入麻醉药可阻断新斯的明或依酚氯铵对非去极化肌肉松弛药作用的逆转,其中以七氟烷＞异氟烷＞地氟烷。尽管目前临床对此仍有争议,但可以肯定的是,降低吸入麻醉药浓度将促进神经-肌肉传递功能的恢复。如持续静脉滴注潘库溴铵时,将吸入恩氟烷的浓度从2.2％降至0.5％,可使肌颤搐的抑制从92％恢复到8％。

吸入全麻药与去极化肌肉松弛药的相互作用比较弱。早期Miller曾认为,异氟烷增强去极化肌肉松弛药的效能强于氟烷,异氟烷麻醉时琥珀胆碱的ED_{50}值比氟烷麻醉时降低32％。但其在以后的研究中发现,恩氟烷和异氟烷对间断静脉注射或持续点滴琥珀胆碱的肌松效应均无影响,而且它们还能加快琥珀胆碱快速耐药性的出现,促使阻滞性质的转变,加快Ⅱ相阻滞的发生。

吸入麻醉药增强肌肉松弛药作用的确切机制仍不十分清楚,可能与吸入麻醉药的下列作用有关:①增加肌肉血流量,使更多的肌肉松弛药转运到神经-肌肉接头;②中枢性抑制作用促进肌肉的松弛;③抑制运动神经末梢内乙酰胆碱的动员和释放;④影响神经-肌肉接头后膜上乙酰胆碱受体的功能;⑤降低接头后膜对诱发其去极化反应的各种因素的敏感性,促进受体脱敏感的发生;⑥对接头后膜以外肌细胞膜的非特异性影响,如肌肉松弛药溶解于肌纤维膜的脂质中后,可引起膜脂质膨胀、破裂和液化,从而增加肌纤维膜的流动性。

（二）肌肉松弛药间的相互作用

麻醉中琥珀胆碱常与非去极化肌肉松弛药伍用。它们之间的相互作用非常复杂,因用药顺序不同可产生不同的临床效果。主要有以下三种情况。

(1)麻醉诱导时用琥珀胆碱完成气管插管,然后用非去极化肌肉松弛药维持肌肉松弛。此时,两者一般表现为协同效应,琥珀胆碱可增强非去极化肌肉松弛药的效能,加快其起效速度。有研究发现,琥珀胆碱可延长随后使用的阿曲库铵、罗库溴铵、维库溴铵的作用时间,但对潘库溴铵、哌库溴铵、杜什溴铵和美维库铵的作用时间却没有影响。

(2)为预防静脉注射琥珀胆碱造成术后肌痛、高钾血症、眼内压及胃内压升高等不良反应,可预先静脉注射小剂量非去极化肌肉松弛药。虽然使用亚麻痹剂量的非去极化肌肉松弛药预先处理可避免发生肌纤维成束收缩,但却削弱了琥珀胆碱的肌松效应,延缓其起效时间,缩短其恢复时间。此时,只有增大琥珀胆碱的用量(1.5 mg/kg),才能顺利完成气管插管。

(3)术中应用非去极化肌肉松弛药维持肌松,在手术即将结束时,为了达到顺利关闭腹膜等目的而临时追加琥珀胆碱。当非去极化肌肉松弛药已部分恢复时再给予琥珀胆碱,其引起的反应将因非去极化肌肉松弛药的残余作用、神经-肌肉传递恢复程度及使用琥珀胆碱剂量的不同而表现各异。由于对终板生理功能的干扰,这种方法可能会促进脱敏感阻滞的发生;而且在琥珀胆碱的作用明显减弱时,只有增大用量才能达到加深肌肉松弛的目的,也必然要增加发生脱敏感阻滞的危险。为避免发生上述情况,可以改用适量中短效的非去极化肌肉松弛药(术后再拮抗),或通过加深麻醉来增强肌肉松弛的程度。

由于罗库溴铵、维库溴铵、哌库溴铵、杜什溴铵等心血管不良反应少的肌肉松弛药相继问世,目前临床上已很少需要伍用两种非去极化肌肉松弛药。因为对接头前、后膜受体亲和力的不同,两种非去极化肌肉松弛药伍用可出现相加或协同效应。通常情况下,伍用两种相同类型的非去极化肌肉松弛药(苄异喹啉类或氨基甾类),对神经-肌肉传递的阻断作用呈相加效应;而伍用两种不同类型的非去极化肌肉松弛药时,对神经-肌肉传递的阻断作用则呈协同效应。此外,两种非去极化肌肉松弛药先后复合应用时,因受前一种肌肉松弛药的影响,随后用肌肉松弛药的时效可发生明显变化。

（三）局部麻醉药与肌肉松弛药的相互作用

局部麻醉药也能增强肌肉松弛药的效能。在大剂量静脉用药时,大多数局部麻醉药都能引起神经-肌肉传递阻滞;而在小剂量用药时虽没有如此强的肌松效应,它们却能增强非去极化和去极化肌肉松弛药的效能。在围手术期尤易忽视这类药物相互作用,如在术后静脉用局部麻醉药治疗心律失常时,可因肌肉松弛药残余作用的增强而导致患者出现严重的呼吸功能抑制。

局部麻醉药影响肌肉松弛药作用的机制包括神经-肌肉接头和接头外两种途径。静脉小剂量给药时,局部麻醉药可影响接头前膜的功能,减少运动神经末梢内乙酰胆碱囊泡的数量,抑制强直后易化。大剂量给药时,局部麻醉药发挥接头后的膜稳定作用,阻断由乙酰胆碱诱导的肌肉收缩反应。同时,局部麻醉药还可直接影响肌纤维的膜结构,替代肌膜上的钙离子,从而抑制由咖啡因诱导的肌纤维收缩。普鲁卡因还能抑制血浆胆碱酯酶的活性,通过抑制琥珀胆碱和美维库铵的水解而增强其效能。

(徐 彬)

第二节 麻醉药与围手术期用药之间的相互作用

一、抗高血压药

抗高血压药包括利尿药、肾上腺素能阻滞药、血管扩张药和血管紧张素转换酶抑制药等多种药物,其中许多药物都可与麻醉用药发生相互作用。为避免术中出现严重的循环抑制,既往曾强调术前必须停用抗高血压药。但在实际工作中发现,术前突然停用抗高血压药,容易出现高血压反跳现象,更不利于维持围手术期循环功能的稳定,对患者安全的威胁也更大。因此,目前多主张应持续服用抗高血压药至手术当日,以控制患者血压处于适当的水平。但术中必须注意抗高血压药对麻醉产生的可能性影响,选择适当的麻醉方法和麻醉药物,以避免加重对循环功能的抑制。

(一)利尿药

利尿药可干扰机体正常的水、电解质代谢,造成不同程度的水、电解质代谢失调,破坏机体正常的内稳态。如果患者术前长期服用利尿药,且未及时纠正机体的缺水时,患者的体液容量可明显减少,从而对各种麻醉药的心肌抑制和血管扩张效应异常敏感,术中极易发生低血压。

长期服用利尿药可引起机体的电解质紊乱,其中尤以血浆钾离子浓度异常最为重要,也最为常见。尽管不一定造成低钾血症,但排钾利尿药将引起全身总体钾含量的下降,从而增强非去极化肌肉松弛药的效能,引起肌肉麻痹的时间延长。机体缺钾还可诱发心律失常,增强强心苷类药物的毒性反应。因此,这类患者术前宜适量补钾,而且只要患者体内不存在血镁增高,最好还应同时补镁。长期服用螺内酯、氨苯蝶啶等保钾利尿药可造成高钾血症,使患者出现进行性肌无力、心脏传导障碍和室性心律失常等症状,尤其在使用琥珀胆碱后,血钾水平还可进一步升高,甚至可诱发致死性心律失常。因此,术前需要将患者的血钾水平控制在 5.5 mmol/L 之内。

对服用噻嗪类利尿药的患者,还应注意其对机体锂离子代谢的影响。因为该类药物可造成体内钠离子的大量丢失,促使机体代偿性地增加近曲小管对锂离子的吸收,减少锂离子经肾脏的排泄,增加血浆锂离子的浓度。一旦术中再伍用其他可影响血浆锂离子浓度的药物,如钙通道阻滞剂、非甾体类抗炎药和三环类抗抑郁药等,则需注意预防锂离子的毒性反应。

(二)β受体阻断药

β受体阻断药是一类治疗心血管疾病的常见药物。若患者术前已长期使用该药,则需持续用药至手术当日,以防止突然停药后出现反跳现象而造成更为严重的危害。对于围手术期需要使用该药的患者,术中一定要警惕不良药物相互作用的发生,以避免造成严重的心肌抑制。

大量的实验结果提示,β受体阻断药与全麻药在抑制心室肌功能和心肌电生理活性方面具有协同或相加效应,尤其是在低血容量的情况下,更易于发生循环危象。如应用普萘洛尔后,吸入1%氟烷所造成的心肌抑制程度相当于吸入1.5%的氟烷。服用普萘洛尔的犬吸入恩氟烷后,两药的协同效应使心率减慢,房室结和心室肌不应期延长,平均动脉压、心排血量和心肌收缩力明显下降。相比较而言,异氟烷麻醉时使用普萘洛尔的心肌抑制作用较轻,不至对心血管系统产生明显有害的影响。服用普萘洛尔的犬在吸入2%的恩氟烷时可很好地耐受麻醉,但在恩氟烷浓度升至3%时则可出现明显的负性变时和变力作用。

可见上述相互作用产生的效应与全麻药的剂量有关。同时还应注意到,全麻后机体血流动力学的改变可影响到 β 受体阻断药的药代学过程,使其清除率下降,血药浓度增高。

β 受体阻断药与全麻药相互作用产生的心肌抑制效应还与机体内源性儿茶酚胺的释放有关。使用乙醚、环丙烷或氯胺酮等药物进行麻醉时,机体通过刺激儿茶酚胺的释放维持循环功能,所以一旦体内 β 受体的功能被阻断,内源性儿茶酚胺的释放不但不能起到代偿性作用,反而可因外周的 α 受体优势,加重这些全麻药对心肌的抑制作用。Lowenstein 曾为此将两者的可配伍性列出了顺序(从小到大):甲氧氟烷、乙醚、环丙烷、三氯乙烯、恩氟烷、氟烷、阿片类药物和异氟烷。其中后四种药物与 β 受体阻断药配伍较为安全,尤以异氟烷最为适宜,但也应避免使用较高浓度。术中一旦出现严重的低血压和心动过缓,应首选阿托品进行治疗,可反复静脉注射小剂量阿托品,一般每 5 分钟注射 0.5 mg,最大剂量不超过 2.0 mg。如仍旧不能纠正,则可考虑使用小剂量的肾上腺素 $0.02\sim0.04\ \mu g/(kg\cdot min)$、多巴酚丁胺、羟基苯心安等 β 受体激动剂来逆转循环功能的抑制。但千万不能使用 α 受体激动药,以免引起外周血管阻力骤增,更加重心脏的负荷。

有膜稳定效能的 β 受体阻断药(如普萘洛尔)可降低神经-肌肉接头后膜对乙酰胆碱的敏感性,强化肌肉松弛药对神经-肌肉传递的阻断作用,延长其肌松效应。但由于阿曲库铵可使 β 受体阻断药的心肌抑制作用增强,所以术中应避免伍用这两类药物。此外,抗胆碱酯酶药的 M 样作用能与 β 受体阻断药的心肌作用相加,有时可引起严重的心动过缓和低血压。

由于 β 受体阻断药可降低心排血量,抑制肝脏微粒体酶的活性,从而降低机体对局部麻醉药的清除率,增加其血浆浓度。例如,口服普萘洛尔可使利多卡因的血浆稳态浓度提高 30%,使布比卡因的清除率降低 35%。为此,术中宜减少局部麻醉药的用量,以避免发生毒性反应,同时也能减轻其对 β 受体阻断药心肌抑制效应的增强作用。伍用 β 受体阻断药时,局部麻醉药液中不宜加入肾上腺素。因一旦肾上腺素的 β 效应被阻断,α 受体作用便趋于优势,可引起外周血管收缩,血压升高,并反射性地增加迷走神经张力,引发心率下降和房室传导阻滞,有致命的危险。

(三)钙通道阻滞剂

钙通道阻滞剂与挥发性麻醉药均能干扰细胞膜上钙离子的流动,伍用后在抑制心肌功能和扩张血管方面可呈相加效应。其中,维拉帕米、地尔硫䓬等与氟烷、恩氟烷作用相似,都产生较明显的心肌抑制效应,而硝苯地平、尼卡地平等则更近似于异氟烷,可产生明显的血管扩张效应。钙通道阻滞剂与恩氟烷合用对心肌的抑制较氟烷或异氟烷强,氟烷与维拉帕米、地尔硫䓬合用时对心肌的抑制作用比同硝苯地平或尼卡地平合用时强,而异氟烷与硝苯地平合用时则可因明显的血管扩张效应而产生严重的低血压。动物实验发现,在开胸和闭胸等不同条件下,伍用钙通道阻滞剂与挥发性麻醉药对机体循环功能的影响并不一致。对开胸动物可引起心血管功能的严重抑制,而在闭胸动物中,心血管抑制反应则很轻。

吸入高浓度全麻药可抑制机体的压力反射,消弱机体对钙通道阻滞剂降压效应的代偿,将影响患者术中血流动力学的稳定。尽管伍用时可引起机体动脉血压的下降,但全麻下使用钙通道阻滞剂对冠脉血流的影响将取决于冠脉灌注压下降和冠脉扩张两者之间的平衡。如异氟烷麻醉时使用尼卡地平,虽然动脉血压下降,但心肌血流量却升高。此外,异氟烷或氟烷与维拉帕米合用可使肺血管的缺氧性收缩反应降低 40%~90%,所以慢性阻塞性肺疾病患者做胸科手术时应慎用这两类药物。

吸入全麻药可明显加重钙通道阻滞剂对心脏传导系统的抑制,甚至可引起严重的心动过缓(<30 次/分)、房室传导阻滞和窦性停搏等致命性心律失常,如果不立即停用吸入麻醉药,应用何种方法治疗将均难以奏效。吸入全麻药与维拉帕米合用时,对房室传导的抑制比与地尔硫䓬合用时明显,而与硝苯地平合用时,则不会造成对房室传导的明显影响。钙通道阻滞剂并不增强吸入全麻药对浦肯纤维和心室内传导的抑制效应,而且维拉帕米、地尔硫䓬还可降低氟烷麻醉下肾上腺素诱发心律失常的阈值。

临床实践证明,围手术期应用钙通道阻滞剂的患者可以使用吸入麻醉方法。相比之下,异氟烷和氟烷对钙通道阻滞剂的增强作用比恩氟烷轻,更宜于使用。对于有心功能衰竭或传导阻滞的患者,在实施吸入麻醉时应避免使用维拉帕米或地尔硫䓬。如果两药伍用时出现严重的慢性心律失常,应立即停止吸入全麻药,必要时可使用小剂量的钙剂,以恢复正常的心肌传导功能。

钙通道阻滞剂可抑制中枢神经系统内肾上腺素的释放,影响脑内阿片受体的功能,从而增强麻醉药和阿片类镇痛药的中枢抑制作用。例如,维拉帕米可降低氟烷的 MAC 值;地尔硫草可增强吗啡的镇痛效能。钙通道阻滞剂与大剂量阿片类药物伍用不会产生严重的不良反应。如心功能良好的冠心病患者实施大剂量芬太尼麻醉时,每次静脉注射维拉帕米 5 mg,仅使外周血管阻力和动脉压轻度下降,而肺毛细血管楔压和心排血量均无明显变化。但动物实验发现,芬太尼或阿芬太尼与大剂量地尔硫草合用可引起房室传导阻滞。

尽管钙通道阻滞剂不影响机体的肌颤搐反应,但它可通过抑制钙离子内流引发的乙酰胆碱释放,增强肌肉松弛药的作用。这种效应与抗生素的肌松效应非常相似。动物实验发现,钙通道阻滞剂可增强琥珀胆碱、潘库溴铵和维库溴铵的肌松效应。另据报道,术后用硝苯地平可增强肌肉松弛药的残余作用,加重患者肺通气不足的程度。伍用钙通道阻滞剂,抗胆碱酯酶药对非去极化肌肉松弛药的拮抗作用仍有效,其中依酚氯铵的作用比新斯的明更为有效。

(四)血管紧张素转换酶抑制剂

长期服用血管紧张素转换酶抑制剂(ACEI),有可能引起机体肾素-血管紧张素-醛固酮系统功能的抑制,使患者对麻醉药循环抑制效应的敏感性明显增加,可造成患者术中血压的突然下降,尤其是在体液大量丢失或机体的神经-内分泌应激性反应因受各种疾病或药物影响而遭到抑制时,更易发生严重的低血压反应。长期服用 ACEI 还可耗竭血管中的血管紧张素-Ⅱ,尽管这有益于维持血管结构的正常,但却增强了血管内皮细胞的扩血管功能,造成机体对肾上腺素能药物的反应性下降,所以一旦术中出现低血压,使用传统的升压药物进行治疗效果有时并不理想。Coriat 等人曾将长期服用恩那普利的患者分为术前停药和未停药两组进行观察,发现在麻醉诱导时(芬太尼 5 mg/kg 和咪达唑仑 0.15 mg/kg),未停药组中100%的患者都出现了低血压,而且必须使用去氧肾上腺素进行治疗,而停药组只有20%的患者发生低血压。为此 Roizen 建议手术当日清晨应停用 ACEI,以策安全。但 Licker 则认为这种做法依据不足,他通过研究发现,长期服用 ACEI 患者体内的肾素-血管紧张素-醛固酮系统仍保留有部分活性,只要围手术期不损害机体交感神经反应的完整性,就可维持循环状态的稳定。为此,术中宜适量减少麻醉药的用量,减慢麻醉药的注(滴)药速度,以便为机体发挥代偿作用留有充裕的反应时间,同时还应注意及时补足液体。此外,术前不停用 ACEI 还能带来一些难以替代的好处:①预防术中的高血压反应;②因改善机体肾功能和减轻冠脉血管收缩等作用,对心脏和肾脏起到保护作用。

二、抗心律失常药

由于各种抗心律失常药(心肌抑制作用为主,周围血管作用次之)都可影响机体血流动力学的稳定,而许多麻醉药对心肌的电生理功能也有影响,所以它们在伍用时将产生非常复杂的相互作用,不但可造成机体循环状态的剧烈变化(如严重的低血压),甚能加重已有的心律失常或诱发新的心律失常,故术中应特别留意。例如,美西律的心肌抑制作用很小,但在麻醉后心功能有所减退的情况下再用该药,则可导致严重的血流动力学紊乱;氯丙嗪有奎尼丁样作用,它们在合用后可诱发严重的室性心动过速,甚至晕厥;普鲁卡因胺可增强氟烷、恩氟烷或异氟烷等强效吸入麻醉药的心血管抑制效应,可导致严重低血压,而麻醉药又能增强普鲁卡因胺对异位起搏点和房室传导的抑制,引发心搏骤停。

麻醉期间发生室性心律失常时,常首选利多卡因治疗。但由于多数麻醉药可减少肝血流,降低利多卡因的清除,提高其血浆浓度,所以麻醉中使用利多卡因应酌情减量,以预防利多卡因的毒性反应,尤其在静脉持续点滴利多卡因时,更应如此。氟烷可因对心脏房室传导的干扰而诱发室性心律失常,利多卡因不能消除这种心律失常,反可使之加重。据报道,利多卡因与巴比妥酸盐伍用时,患者发生呼吸暂停的比率增加;口服普鲁卡因胺的患者静脉滴注利多卡因时,随着利多卡因使用剂量的增加,患者可出现躁动不安和谵妄;应用奎尼丁的患者在使用利多卡因后可出现室性停搏。奎尼丁与利血平、胍乙啶或甲基多巴等降压药合用时,毒性增大,心肌抑制作用增强,而后者的降压作用也更为明显。

影响心脏传导等心肌电活动的各种抗心律失常药都能影响神经-肌肉接头的离子传导,从而增强肌肉松弛药的效能。例如,利多卡因、普鲁卡因胺、普萘洛尔和苯妥英钠等抗心律失常药可使右旋筒箭毒碱的作用时间延长25%;术后在麻醉恢复室使用奎尼丁治疗心律失常可强化肌肉松弛药的残余作用,使患者出现呼吸抑制,而且用依酚氯铵拮抗不能逆转。为此,伍用抗心律失常药时,术中宜适量减少肌肉松弛药的用量,术后应特别警惕再箭毒化的发生。

三、支气管扩张药

氨茶碱通过抑制磷酸二酯酶以松弛支气管平滑肌,常用于治疗哮喘和肺部阻塞性疾病。由于其治疗窗窄,毒性较大,临床上已逐步被选择性β_2受体激动药所取代。据报道,在吸入全麻中伍用氨茶碱,5%～10%的患者出现心律失常,其血药浓度都超过了治疗范围,尤其在已用麻黄碱或去甲肾上腺素后再用氨茶碱时,更易诱发心律失常。研究证实,挥发性全麻药可抑制茶碱在肝脏的代谢,明显延长其清除半衰期(氟烷为3.3倍,恩氟烷为1.6倍),并增加心肌对该药的敏感性,导致心律失常。所以吸入全麻时应慎用茶碱,尤其不宜再伍用其他拟交感神经药物。

尽管氯胺酮和氨茶碱都不降低机体的癫痫阈值,但两药伍用后却可使机体的癫痫阈值下降,也须谨慎伍用。已有临床报道,使用氨茶碱的患者在氯胺酮麻醉时出现了癫痫发作。此外,氨茶碱对肝药酶诱导剂和抑制剂的作用比较敏感,伍用时应注意调整氨茶碱的用量。

高选择性的β_2受体激动药是目前治疗支气管痉挛的首选药物,这类药物毒性较低,很少与其他药物发生严重的不良反应。

四、抗癫痫药

许多抗癫痫药均是临床上重要的酶诱导药,尤其是卡马西平和苯妥英钠,不仅是细胞色素P450酶系的强效诱导剂,同时还能诱导尿苷二磷酸葡萄糖醛酸转移酶等其他生物酶的活性。所以抗癫痫药可与许多药物发生相互作用,影响它们效能的发挥。当两种抗癫痫药伍用时,因相互间的酶诱导作用,疗效不但未能增强,反而可能诱发毒性反应。

抗癫痫药可促进苯二氮䓬类药物的生物转化,降低其抗焦虑和镇静等功效。有学者在服用卡马西平或苯妥英钠的患者发现,口服咪达唑仑15分钟后,咪达唑仑的血浆峰浓度和血浆药物浓度-时间曲线下面积(AUC)仅为对照组的7.4%和5.7%,消除半衰期缩短为对照组的42%,而且咪达唑仑的镇静效能显著减弱。由于地西泮的代谢产物——去甲西泮仍具有镇静作用,所以伍用抗癫痫药物不会降低地西泮的疗效。

长期服用抗癫痫药患者的肝功能都有不同程度的损害,术中较容易发生全麻药蓄积中毒反应,且在苏醒前还可出现困倦、眩晕甚至昏睡等现象。某些抗癫痫药还能影响神经-肌肉传递功能,从而改变肌肉松弛药的效能。例如,患者服用苯妥英钠后,潘库溴铵、氯二甲箭毒和维库溴铵的肌松作用减弱,但筒箭毒碱和阿曲库铵的作用则不受影响。

多数抗癫痫药物都能与血浆蛋白结合,尤其苯妥英钠的蛋白结合率更高,所以它们对其他药物的蛋白置换作用比较敏感。如地西泮、氯氮等药物就能与苯妥英钠竞争与血浆蛋白的结合,置换后提高血浆中游离型苯妥英钠的浓度,势必增加其毒性。通常情况下,在麻醉前适当调整抗癫痫药的用量,即可保持血药浓度的稳定,不至于发生意外。即使在恩氟烷麻醉下,一般也不会诱发惊厥。

五、抗生素

许多抗生素都具有增强肌肉松弛药作用的效应,但所依赖的机制和效能的强弱却各不相同。氨基糖苷类抗生素在神经-肌肉前膜可发挥类似镁离子的作用,阻碍运动神经末梢的钙离子内流,从而影响乙酰胆碱的释放。此外,它还有接头后膜的膜稳定作用。所以伍用氨基糖苷类抗生素可增强非去极化肌肉松弛药的肌松效能,延长其作用时间。不同氨基糖苷类抗生素与肌肉松弛药伍用产生这种协同反应的效能并不一致。在动物实验中所提示的强弱顺序为:新霉素＞链霉素＞庆大霉素＞双氢链霉素＞阿米卡星＞西索米星＞卡那霉素＞阿贝卡星。

在抗生素对神经-肌肉接头功能的影响中,尤以多黏霉素的作用最强。它具有影响接头前膜和后膜的双重效应,伍用后引起的肌松效应不能被钙离子或胆碱酯酶抑制药所拮抗。林可霉素和克林霉素可增强非去极化肌肉松弛药的作用,但不能增强去极化肌肉松弛药的效能,而且其部分效应可被钙离子或胆碱酯酶抑制药所拮抗。

青霉素类和头孢菌素类抗生素在临床常用剂量范围内不会明显地增强肌肉松弛药的作用。由于抗生素增强肌肉松弛药作用的机制非常复杂,临床上因伍用抗生素而造成肌肉麻痹时间延长时,最好是在维持人工通气下耐心等待其自然恢复。此时,使用胆碱酯酶抑制药不但很难将之完全拮抗,反而可加重神经-肌肉接头功能的紊乱。虽然钙剂可拮抗它们引起的肌肉麻痹,但同时也会导致抗生素灭菌效能的减弱,目前也不提倡使用。

大环内酯类抗生素具有明显的酶抑制作用,可与麻醉用药发生不良相互作用。大环内酯类抗生素可与 $CYP3A_4$ 的血红素结合形成一种稳定的复合物,表现出对 $CYP3A_4$ 功能的剂量依赖性抑制,从而影响体内苯二氮䓬类药物和阿片类药物的代谢过程,延长其作用时效。如与红霉素伍用时,阿芬太尼的消除半衰期从(84 ± 8.2)分钟延长到(131 ± 43)分钟,清除率从(3.9 ± 0.8)mL/kg 减少到(2.9 ± 1.2)mL/kg,其呼吸抑制作用也明显延长。但红霉素对舒芬太尼的代谢过程没有影响。已口服红霉素 1 周(每次 500mg,3 次/天)的患者于术前口服咪达唑仑时,咪达唑仑的 AUC 比对照组增加了 4 倍,血浆峰浓度增长了 3 倍,其镇静和遗忘等作用的时间也明显延长。

属于对氨基苯甲酸衍生物类的局部麻醉药(如丁卡因、普鲁卡因和苯佐卡因等)可拮抗磺胺类药物的抗菌活性。氨基糖苷类和头孢类抗生素则可增加香豆素类抗凝药的作用。此相互作用的机制尚不清楚,可能与体内维生素 K 的缺乏有关。

六、激素类药物

巴比妥类药物不但可通过抑制促肾上腺皮质激素的功能而降低自体皮质激素的分泌,还能通过酶促作用降低皮质激素类药物的效应。皮质激素与噻嗪类利尿药伍用,可加剧机体钠的丢失,增强肌肉松弛药的作用,提高强心苷的毒性,还能诱发肝昏迷。此外,肾上腺皮质激素可降低机体的癫痫阈值,术中最好不与恩氟烷和氯胺酮伍用。

长期服用性激素可造成患者肝功能的严重损害,麻醉时应尽量避免使用卤代烃类麻醉药或其他可加重肝功能损害的药物。雌激素促进哌替啶的代谢和灭活,减弱它的作用。对长期服用雌激素的患者应避免长时间吸入氧化亚氮,在术后还应注意补充叶酸和维生素 B_{12}。

甲状腺激素可提高心肌对儿茶酚胺的敏感性,患者可能因麻醉和手术操作引起的应激反应而发生心血管意外,且术中心律失常的发生比率亦明显增加。为此术前应考虑停药,并慎重选择适宜的麻醉方法。

七、抗凝药物

肝素是心血管外科手术中常用的抗凝药。在酸性环境下肝素容易失活,所以不宜与其他药物或溶液随意混合使用。与葡萄糖溶液混合时间过长的肝素也不能再使用。右旋糖苷有抑制红细胞和血小板聚集的作用,可防止血栓的形成,与肝素合用时可增强肝素的抗凝活性,增加患者的出血倾向,应适当减少肝素的用量。

临床上常用鱼精蛋白来中和肝素的作用,一般 10 分钟内以 50 mg 为限,注射速度应控制在 20 mg/min 以内。注射速度过快则容易引起血压降低、潮红、心动过速,甚至出现呼吸困难等。

口服抗凝药的治疗指数低,一些药物可通过不同方式改变其吸收、蛋白结合和代谢等过程,以改变其抗凝活性。例如,保泰松、阿司匹林和氯丙嗪等药物可置换与血浆蛋白结合的香豆素类抗凝药,使其游离形式药物的浓度增高,抗凝作用增强;巴比妥类药物、苯妥英钠等肝药酶诱导药可加速华法林的代谢和灭活,伍用时必须加大用药剂量才能达到预期的抗凝作用;而酶抑制药西咪替丁则可减慢华法林的代谢,增加其血药浓度,合用时应该适当减量。

(徐　彬)

第三节　静脉全身麻醉

静脉全身麻醉是指将药物经静脉注入,通过血液循环作用于中枢神经系统而产生全身麻醉作用,静脉麻醉下患者安静入睡、对外界刺激反应减弱或消失、应激反应降低。静脉麻醉有许多独特的优点,最突出的就是不需要经气道给药和无气体污染。国内在 20 世纪 90 年代前,长达 40 多年普遍应用静脉普鲁卡因复合麻醉。80 年代末期越来越多的新型静脉麻醉药产生,如短效的静脉麻醉药(丙泊酚)、麻醉性镇痛药(瑞芬太尼)和肌肉松弛药(罗库溴铵)等;以及新的静脉麻醉给药方法和技术的诞生,如计算机辅助静脉自动给药系统,使静脉麻醉发生了划时代的变化。

静脉麻醉的给药方式包括单次给药、间断给药和连续给药,后者又包括人工设置和计算机设置给药速度。理想的静脉麻醉的给药方式应该是起效快、维持平稳、恢复迅速。本节将分别介绍气管插管和不用气管插管的静脉麻醉方法。

一、不用气管插管的静脉麻醉

(一)适应证

用于不要求肌肉松弛的短小手术、门诊和日间诊疗手术(手术时间一般在 30 分钟以内),如体表肿块切除、活检,无痛人流、取卵、无胃痛肠镜等。必要时可应用声门上装置控制气道。给药方式和用药种类包括分次注入和持续输注(恒速、变速和靶控输注)。可仅用一种麻醉药,也可联合应用两种或两种以上药物。联合用药的优点:①麻醉效果增强(协同作用);②各种药物的用量减少;③不良反应降低;④达到全麻镇静、镇痛和控制应激反应等目的。

(二)注意事项

(1)麻醉前禁食禁饮,使用适当的术前药。

(2)严格掌握适应证和禁忌证,根据手术选择作用时间适宜的药物和给药方案。

(3)注意药物间的相互作用,选择药物以满足手术为主。

(4)保持呼吸、循环稳定。

(5)严密的监测并备有急救措施。

(三)常用静脉麻醉

1.丙泊酚静脉麻醉

(1)适应证:短小手术与特殊检查麻醉及部位麻醉的辅助用药。

(2)禁忌证:①休克和血容量不足;②心肺功能不全者慎用;③脂肪代谢异常者;④对丙泊酚过敏患者。

(3)用法:①短小手术麻醉先单次静脉滴注丙泊酚 1～3 mg/kg,随后 2～6 mg/(kg·h)静脉维持,剂量和速度根据患者反应确定,常需辅以麻醉性镇痛药;②椎管内麻醉辅助镇静,一般用丙泊酚 0.5 mg/kg负荷,然后以 0.5 mg/(kg·h)持续输注,当输注速度超过 2 mg/(kg·h)时,可使记忆消失;靶控输注浓度从 1～1.5 μg/mL 开始以 0.5 μg/mL 增减调节;③作为颈丛阻滞前预处理,可抑制阻滞迷走神经和颈动脉压力感受器所致的心率增快、血压升高。

(4)注意事项和意外处理:①剂量依赖性呼吸和循环功能抑制,也与注药速度有关;②注射痛,给丙泊酚前先静脉滴注利多卡因 20 mg 可基本消除;③偶见诱导过程中癫痫样抽动;④罕见小便颜色变化;⑤丙泊酚几无镇痛作用,椎管内麻醉辅助镇静时应保证镇痛效果良好,否则患者可能因镇痛不全而躁动不安。

2.氯胺酮静脉麻醉

(1)适应证:①简短手术或诊断性检查;②基础麻醉;③辅助麻醉;④支气管哮喘患者。

(2)禁忌证:①血压超过 21.3/13.3 kPa(160/100 mmHg),禁用于脑血管意外、颅高压、眼压增高、开放性眼球损伤患者;②心功能不全;③甲亢、嗜铬细胞瘤;④饱胃或麻醉前未禁食者;⑤癫痫、精神分裂症。

(3)用法:①缓慢静脉滴注 2 mg/kg,可维持麻醉效果 5～15 分钟,追加剂量为首剂 1/2 至全量,可重复 2～3 次,总量不超过 6 mg/kg;②小儿基础麻醉 4～6 mg/kg 臀肌内注射,1～5 分钟起效,持续 15～30 分钟,追加量为首剂量的 1/2 左右;③弥补神经阻滞和硬膜外阻滞作用不全,0.2～0.5 mg/kg 静脉滴注。

(4)注意事项及意外处理:①呼吸抑制与注药速度过快有关,常为一过性,托颌提颏、面罩吸氧即可恢复;②肌肉不自主运动一般不需要治疗,如有抽动,可静脉滴注咪达唑仑治疗;③唾液分泌物刺激咽喉部有时可引发喉痉挛,严重者面罩给氧或气管插管,术前应常规使用足量阿托品;④血压增高、心率加快对高血压、冠心病等患者可能造成心脑血管意外;⑤停药 10 分钟初醒,30～60 分钟完全清醒,苏醒期延长与用药量过大、体内蓄积有关;⑥精神症状多见于青少年患者,一般持续 5～30 分钟,最长可达数小时表现为幻觉、谵妄、兴奋、躁动或定向障碍等,静脉滴注咪达唑仑可缓解,预先使用咪达唑仑可预防精神症状的发生。

3.依托咪酯静脉麻醉

(1)适应证:①短小手术;②特殊检查包括内镜、心脏电复律等。

(2)禁忌证:①免疫抑制、脓毒血症及紫质症及器官移植患者;②重症糖尿病和高钾血症。

(3)用法:单次静脉滴注 0.2～0.4 mg/kg,注射时间 15～60 秒,年老、体弱和危重患者药量酌减。

(4)注意事项及意外处理:①注射痛和局部静脉炎,预注芬太尼或利多卡因可减少疼痛;②肌震颤或肌阵挛,与药物总量和速度太快有关,静脉滴注小量氟哌利多或芬太尼可减少发生率;③防治术后恶心、呕吐。

4.硫喷妥钠静脉麻醉

(1)适应证:短小浅表手术或操作,如切口引流、骨折脱臼复位、血管造影、心脏电复律、烧伤换药等,以前也用于小儿基础麻醉。

(2)禁忌证:①饱胃患者;②严重心血管和呼吸系统疾病;③严重肝肾功能不全;④早产儿、新生儿、妊娠、分娩、剖宫产;⑤全身情况低下,如营养不良、严重贫血、低血浆蛋白、恶病质;酸中毒、水和电解质紊乱、严重糖尿病、高龄等;⑥涉及上、下呼吸道的操作,包括口、鼻、咽喉、气管及食管手术或操作;⑦肾上腺皮质功能不全,长期服用肾上腺皮质激素;⑧紫质症、先天性卟啉代谢紊乱。

(3)用法:①2.5% 溶液,每 10 秒注射 5 mL,眼睑反射消失、眼球固定后开始手术操作,据患者反应追加 2～3 mL,青壮年总量＜1 g。②控制抽搐、痉挛、局麻药中毒反应、破伤风、癫痫、高热惊厥等,2.5% 溶液 3～4 mL 静脉缓慢注射,效果不佳 2 分钟后可重复。

(4)注意事项及意外处理:①注药速度过快易引起呼吸、循环抑制,应立即给氧,静脉滴注麻黄碱 10～30 mg;②注药后前胸、颈、面等部位有时可出现红斑,一般很快消失;③有时出现肌张力亢进和肢体不自主活动、咳嗽、喷嚏、呃逆或喉痉挛,术前用吗啡和阿托品有预防作用;④喉痉挛严重者面罩吸氧,紧急时静脉滴注琥珀胆碱气管插管。⑤目前除控制惊厥外,临床已少用硫喷妥钠静脉麻醉。

5.靶控输注(TCI)静脉麻醉

根据药代动力学参数(有些药代参数也考虑了患者年龄、体重、体表面积、肝肾功能等协变量)的影响编程,计算对某一特定患者获得或维持某一目标浓度所需要的药物输注速度,并控制、驱动输液泵输注,以达到并维持相应麻醉药的血浆或效应器部位浓度,获得满意的临床麻醉状态,称为靶控输注。

(1)TCI 的基本结构:根据不同药物的药代动力学特点和大量循证医学数据编制的、获得目标浓度并控制微量输注泵的计算机软件。通过相关的信息传递协议(例如 RS232 接口、连接线)等辅助装置,应用计算机控制的微量输注泵给予患者静脉药物。

(2)药物 TCI 浓度:95% 患者入睡的丙泊酚浓度为 5.4 μg/mL,但不使用气管插管时,建议起始浓度为 2～3 μg/mL；联合用药(阿片类药、咪达唑仑等)时，丙泊酚靶浓度显著降低。不用气管插管静脉麻醉时，药物靶浓度建议根据小手术或自主呼吸的靶控浓度设定起始值，同时参考是否合并用药，酌情降低。

(3)TCI 麻醉注意事项：①靶控浓度只是理论上的浓度，临床实测浓度与 TCI 系统预测浓度完全吻合是不可能的，可接受的实测-预测浓度误差是 30%～40%；②理论上，只要药代学符合线性特点(即药物剂量加倍浓度亦加倍)，均可以选择靶控输注给药，但临床应用需谨慎。根据其药代学特点，芬太尼、硫喷妥纳不适合靶控输注，恒速输注瑞芬太尼达稳态时间很短，大部分情况下不需要靶控输注。③根据合并用药及麻醉医师的经验设定初始浓度。④TCI 给药开始阶段，存在药物超射现象，即短时间给予较大剂量药物以使患者快速达到血药浓度，但对于危重、体弱、老年患者，建议靶控输注开始时，采用浓度逐步递增的方法给药，以减少不良反应；⑤美国 FDA 尚未批准 TCI 临床应用，但在亚洲、欧洲等地可合法使用。

6.静脉麻醉药联合应用

(1)咪达唑仑＋芬太尼：咪达唑仑 2～5 mg(0.04～0.1 mg/kg)缓慢静脉滴注，患者入睡后给予芬太尼 25～75 μg，有潜在呼吸抑制的危险。

(2)咪达唑仑＋瑞芬太尼：瑞芬太尼 0.05～0.1 μg/(kg·min)用于不插管静脉麻醉与咪达唑仑 2～5 mg联合应用可提供有效镇静和镇痛。咪达唑仑剂量依赖性增强瑞芬太尼的呼吸抑制作用。

(3)咪达唑仑＋氯胺酮：咪达唑仑 0.1～0.5 mg/kg 静脉滴注，患者入睡后给氯胺酮 0.25～0.5 mg/kg。

(4)咪达唑仑＋丙泊酚＋阿片类：咪达唑仑 1～3 mg＋丙泊酚 0.5～1.0 mg/kg 负荷量，继以 25～50 μg/(kg·min)持续输注＋芬太尼负荷量 1～2 μg/kg，具体根据患者反应、循环和呼吸功能而定。

(5)丙泊酚＋氯胺酮：1%丙泊酚缓慢推注直至患者入睡，继以氯胺酮 0.5～1 mg/kg 静脉注射，随后缓慢静脉滴注或持续输注丙泊酚维持麻醉状态。

7.监测

(1)呼吸：密切观察胸部活动度、呼吸频率、心前区听诊及储气囊的运动情况。

(2)氧合：常规使用脉搏血氧饱和度仪监测。

(3)循环：监测血压、心率和心电图。

(4)镇静水平：手术要求不同镇静水平。目前常用的镇静评分方法有 White 和 Ramsay 评分系统、镇静/警醒评分(OAA/S)。

(5)脑电图：双频指数(BIS)预测结果与 OAA/S 评分吻合相当好，可作为客观指标评价意识状态，防止镇静过度，帮助调整镇静催眠剂量。

(6)急救措施：建立静脉通路、给氧、吸引器、通气道、面罩、喉罩、呼吸囊、咽喉镜、气管内导管、心肺复苏药品等。

8.药物过量的拮抗

(1)常用拮抗药物。①氟马西尼：选择性拮抗苯二氮䓬受体。剂量 0.1～0.2 mg，最大 1 mg。对通气和心血管系统无不良影响。②纳洛酮：0.2～0.4 mg(最大 400 μg)静脉注射可特异性拮抗阿片类产生的嗜睡、镇静和欣快反应。不推荐常规预防性应用。

(2)拮抗注意事项：①氟马西尼拮抗苯二氮䓬类药物时最常见的不良反应是头晕(2%～13%)和恶心(2%～12%)，拮抗时可发生"再镇静"，偶可诱发心律失常或癫痫/惊厥，有癫痫病史者避免使用。②纳洛酮的不良反应包括疼痛、高血压、肺水肿，甚至室性心动过速和室颤，因而嗜铬细胞瘤、嗜铬组织肿瘤或心功能受损患者应避免使用。

二、气管插管或放置喉罩的静脉麻醉

创伤较大的、时间较长的、需要应用肌松药的手术多需要在给予肌松药后，行气管插管或放置喉罩，并给予机械通气支持。此类麻醉也称为全凭静脉麻醉(TIVA)，和以上提及的小手术不同，由于此类手术往往刺激较大，故药物使用品种更多，剂量更大。因此需要更好地理解药物的作用原理和药物相互间的作用，以尽可能地减少药物的不良反应。

（一）麻醉诱导

麻醉诱导是气管插管或喉罩全身麻醉的开始,通过开放的静脉通路,顺序给予静脉药物,以使患者短时间内失去意识,肌肉松弛,对疼痛应激无反应。无论采用单次给药,连续给药还是 TCI 的给药模式,诱导都需要注意到:患者从清醒进入麻醉状态,生理条件会发生巨大的变化。

如果药物用量不足,可能产生肌松不完善、插管时有意识、应激反应强烈等不良事件;但给予药物过量,同样会时患者循环波动,引起相关但不良反应。同时,多个静脉麻醉药物联合使用,可以减少单一药物的不良反应,但不同药物的达峰时间各不相同,这就要求给药时机需要保证药物峰浓度出现在刺激最强的插管时刻,其后至切皮应激较小的情况下,循环也不会受到过大的抑制。表 2-4 给出一些静脉常用麻醉药物的峰效应分布容积和作用达峰时间。根据药物稳态分布容积可以大概计算出给予药的总量,达峰时间则可以指导插管时机。常用阿片类药物和肌松药的稳态分布容积和达峰时间可参考有关章节。麻醉医师在计划诱导方案时,需要结合镇静药、镇痛药和肌松药的达峰时间及药物药代药效学特点,以使患者循环和内环境平稳。

表 2-4　药物达峰分布容积和作用达峰时间

药物	达峰分布容积（L/kg）	达峰时间（min）
丙泊酚	2～10	2.0
依托咪酯	2.5～4.5	2.0
咪达唑仑	1.1～1.7	2.0

（二）麻醉维持

麻醉维持需要根据手术和患者的状态不同,调节连续输注或 TCI 给药的参数。相对于吸入麻醉药,静脉给药会有一定时间的延后效应,这需要麻醉医师实施静脉麻醉时可以预判相关的时机。

和麻醉诱导一样,全凭静脉麻醉维持目前多采用复合给药,如丙泊酚＋瑞芬太尼 0.2～2.0 μg/(kg·min)＋肌松药或丙泊酚＋阿芬太尼＋肌松药。

由于肌松药的作用,患者多处于制动状态,但药物给予不当时易引起术中知晓。除了改进用药方案外,有条件时进行镇静深度测定有助于减少术中知晓的发生。

手术结束前,很多医师会习惯性地提前停止药物输注,以期患者尽早苏醒拔管。但目前临床常使用的药物瑞芬太尼和丙泊酚停药后药物代谢很快,这就会造成患者切口闭合前醒来或转运途中苏醒,特别是瑞芬太尼快速代谢,若没有良好的镇痛措施,会使患者立即处于剧痛中,影响患者术后恢复质量。针对这一情况,临床上可以提前 15 分钟使用镇痛泵或术毕前 20～40 分钟,给予小剂量阿片类药物或 NSAIDs 药物;或采用逐步降低镇静镇痛药浓度,维持在最低镇静镇痛水平,转运后停药。

（徐　彬）

第四节　吸入式全身麻醉

将麻醉气体吸入肺内,经肺泡进入血液循环,到达中枢神经系统而产生麻醉的方法。全身吸入麻醉具有患者舒适药物可控性强,能满足全身各部位手术需要等优点。

一、吸入麻醉方法的分类

（一）无重复吸入法

无重复吸入法是指系统中所有呼出气体均被排出的一种麻醉方法,这种麻醉方法也就是传统所称的开放麻醉,现在几乎不采用。

（二）部分重复吸入法

部分重复吸入法是指系统中部分呼出混合气仍保留在系统中的一种吸入麻醉方法，这种麻醉方法是当今最普遍采用的麻醉方法。根据新鲜气体量（FGF）大小又将这种麻醉方法分为高流量（3～6 L/min），中流量（1～3 L/min），低流量（1 L/min 以下），最低流量（0.5 L/min 以下）。前者也就是传统意义上的半开放麻醉，其更接近于开放麻醉，而后者也就是传统意义上的半紧闭麻醉，更接近于完全紧闭麻醉。

（三）完全重复吸入法

完全重复吸入法是指系统中没有呼出气排出的一种麻醉方法，这种麻醉方法也就是传统意义上的全紧闭麻醉，即现在所指的定量麻醉。循环回路中的气流经过 CO_2 吸收装置，可防止 CO_2 重复吸入，但其他气体可被部分或全部重复吸入，重复吸入的程度取决于回路的布局和新鲜气流量。循环回路系统根据新鲜气流量/分钟通气量的不同，可分半开放型、半紧闭型和紧闭型。在临床麻醉中，三种技术均有应用。

大多数医师麻醉诱导时使用高流量的新鲜气流，此时循环回路为半开放型；若新鲜气流量超过分钟通气量，则无气流被重复利用。麻醉维持时，一般会降低新鲜气流量，若流量低于分钟通气量，则部分气流重复吸入，此时称之为"半紧闭麻醉"。重复利用的气流量与新鲜气流量有关，仍有部分气流进入废气回吸收系统。继续降低流量，直至新鲜气流量提供的氧等于代谢需氧量水平（即患者摄氧量水平），此时的循环麻醉回路系统称为"循环紧闭麻醉"。这种情况下，回路内气流重复呼吸，无或几无多余气流进入废气回收系统。

二、吸入麻醉的实施和管理

（一）吸入麻醉诱导

1.肺活量法

预先作呼吸回路的预充，使回路内气体达到设定的吸入麻醉药物浓度，患者（通常大于 6 岁）在呼出肺内残余气体后，做一次肺活量吸入 8% 的七氟烷（氧流量 6～8 L/min），并且屏气，患者在 20～40 秒内意识消失。肺活量法诱导速度最快，且平稳。缺点是需要患者的合作，不适合效能强的吸入麻醉药（如氟烷）。

2.浓度递增诱导法

浓度递增诱导法适用于成人或合作患儿。麻醉机为手动模式，置 APL 阀于开放位，调节吸入氧浓度，新鲜气流量 6～8 L/min，选择合适的面罩给患者吸氧，嘱其平静呼吸。起始刻度为 0.5%，患者每呼吸 3 次后增加吸入浓度 0.5%，直至达到需要的镇静或麻醉深度（如能满足外周静脉穿刺或气管插管）。在患者意识消失后注意保持呼吸道通畅，适度辅助呼吸［吸气压力＜0.2 kPa（20 cmH_2O），避免过度通气］。适合于效能强的吸入麻醉药（如氟烷），以及外周静脉开放困难，静脉麻醉诱导可能造成循环剧烈波动和预测为气管插管困难的成年患者。

3.潮气量法

一般使用高浓度七氟烷进行诱导或用于术中快速加深麻醉。新鲜气体流量 8～10 L/min，七氟烷浓度 8%（诱导前管道预充七氟烷起效更快）。逐渐降低收入浓度，同时行辅助或控制呼吸。潮气量法诱导速度快，过程平稳，较少发生呛咳、屏气和喉痉挛等不良反应，是吸入诱导最常用的方法。

（二）影响吸入麻醉药诱导的因素

血气分配系数小，组织溶解度低，缩短诱导时间；新鲜气流量越大、吸入浓度越高，分钟通气量越大，麻醉诱导越快；同时应用高浓度和低浓度气体，低浓度气体在肺泡浓度和血中浓度上升速率加快，即第二气体效应；当肺循环血流快或心排血量大时，吸入麻醉药肺泡内分压上升缓慢；联合使用静脉麻醉药、阿片类药或麻醉辅助药（如右美托咪定、咪达唑仑等）也能缩短诱导时间。

（三）吸入麻醉维持

单独使用吸入麻醉药，其浓度通常要达到 1.3～1.4 MAC，方可满足抑制手术应激的需要。临床常联合应用其他麻醉药。在没有脑电监测麻醉镇静深度条件下，吸入麻醉药复合麻醉性镇痛药和肌松药时，一般采用中流量气体（1～2 L/min），麻醉药物吸入浓度设定为 1.0～1.5 MAC。

（四）苏醒期管理

适时关闭吸入麻醉,通常在手术结束前 10～15 分钟关闭挥发罐。随后以丙泊酚 2～8 mg/(kg·h)输注维持适宜的麻醉深度。该法可达到苏醒期平稳,患者无躁动,恶心呕吐发生率减少的目的。完善术后镇痛。拮抗肌松。适当深麻醉下拔管,即在患者意识尚未完全恢复时拔管。优点是拔管过程中循环功能稳定,不诱发恶心呕吐,不会引起心、脑血管并发症。深麻醉下拔管主要标准是自主呼吸、通气功能恢复良好,循环稳定。

三、低流量麻醉

（一）低流量麻醉的分类

1.部分重复吸收系统

部分重复吸收系统指系统中部分呼出混合气仍保留于系统的吸入麻醉方法,有 3 个特点:①CO_2 吸收剂将呼出气中的 CO_2 滤除;②新鲜气流量低于分钟通气量、高于氧摄取量;③新鲜气流中的麻醉气体浓度高于吸入气中浓度(诱导、维持阶段),是目前最普遍的吸入麻醉方法。根据新鲜气体流量又分为高流量(3～6 L/min)、低流量(<1 L/min)和最低流量(<0.5 L/min)。

2.完全重复吸入系统

完全重复吸入系统指系统中没有呼出气体排出,特点:①O_2 新鲜气流量等于 O_2 摄取量;②N_2O 新鲜气流量等于 N_2O 摄取量;③吸入麻醉药用量等于摄取量。这样的吸入麻醉方式即全紧闭麻醉或现在所指的定量麻醉。

（二）低流量麻醉实施

常规检查麻醉机,回路漏气量应<50 mL/min。起始阶段,持续 1～20 分钟,高流量新鲜气流 4～6 L/min 去氮。七氟烷设置 6%～8%,快速达到麻醉深度,随后调回所需浓度。整个回路系统中充入所需气体成分,新鲜气体流量必须满足个体摄氧量的需求。随后将流量减少到小于 1 L/min,维持过程中应保持一定的麻醉深度并保证安全的氧浓度。当新鲜气流量非常接近患者氧摄取量时必须监测气道压、分钟通气量、吸入氧浓度、吸入气麻醉药浓度等呼吸参数以及常规生命体征监测包括 $P_{ET}CO_2$。

定量吸入麻醉需专用的 Drager PhsioFlex 麻醉机实施。吸入麻醉药通过伺服反馈进入麻醉回路而非通过挥发罐调节;输入回路的新鲜气流量也是通过伺服反馈自动控制。因此,定量吸入麻醉将颠覆传统理念,通过计算机伺服反馈控制。

（三）优点和注意事项

1.优点

减少麻醉气体消耗,降低费用;减少环境污染;提高吸入气体的温度和湿度,改善控制呼吸的特性。

2.注意事项

当机体因手术、失血等影响而引起代谢改变时,有可能导致缺氧、高碳酸血症或麻醉过深。因此实施麻醉时,必须严密监测。当流量低于 1 L/min 时,必须增大挥发罐浓度,因为此时实际输出浓度比刻度值小。维持期调整挥发罐浓度,为加快平衡可暂时开大新鲜气体流量。麻醉维持时,如怀疑缺氧,可停止吸入麻醉药并开放回路予纯氧通气。麻醉时间较长者在手术结束前保持低流量关闭挥发罐,麻醉还可维持 10～20 分钟。拔管前应增加气流量 4～5 L/min,将麻醉气体洗出。为安全起见,低流量麻醉期间必须严密监测生命体征以及各项相关的呼吸参数。

（徐 彬）

第五节 静吸复合全身麻醉

静吸复合麻醉常用药物:①静脉麻醉药:咪达唑仑、丙泊酚、依托咪酯。②吸入麻醉药:氧化亚氮(N_2O)、异氟烷、七氟烷和地氟烷。

麻醉方法:①静脉诱导+静吸复合维持。②吸入诱导+静吸复合维持。③静吸复合诱导+静吸复合维持。

遵循全麻四要素,即镇静、镇痛、肌松和抑制应激反应。严格掌握所使用的静脉麻醉药和吸入麻醉药的禁忌证。药物的浓度和剂量应个体化、协调配合。有麻醉气体和氧浓度监测系统。

一、麻醉诱导

(一)静脉麻醉诱导

诱导迅速、平稳,临床最常使用。

(二)静吸复合诱导

诱导前将面罩轻柔的罩于患者面部,经静脉注入静脉麻醉药或镇静催眠药,静脉麻醉药可采用丙泊酚 1.0~1.5 mg/kg 或咪达唑仑 0.03~0.06 mg/kg,患者意识消失后经面罩持续吸入麻醉药(常用 N_2O,七氟烷)。该法可减少刺激性吸入麻醉药所致的不良反应,使麻醉诱导更为平稳。

(三)吸入麻醉诱导

不宜采用静脉麻醉、难于开放静脉通路的小儿或不愿接受清醒静脉穿刺小儿的麻醉诱导,吸入麻醉可维持自主呼吸。通常采用浓度递增法、潮气量法或肺活量法。

(四)小儿吸入诱导方法

小儿诱导期间较成人更容易缺氧,也常出现躁动、喉痉挛和喉水肿等并发症。诱导期要求平稳、快速,无疼痛等不良刺激。小儿吸入诱导常用七氟烷,呼吸回路预充麻醉气体能够加快诱导速度;诱导方法采用肺活量法或潮气量法,不能配合的小儿使用后者,意识消失后置入口咽通气道辅助通气并及时开放静脉。

(五)气管插管

需辅助小剂量的阿片类药(芬太尼 1.5 μg/kg 或舒芬太尼 0.1~0.2 μg/kg)和非去极化肌松药。

二、麻醉维持

(一)常用方法

吸入麻醉药-阿片类药-静脉麻醉药;N_2O-O_2-阿片类药-静脉麻醉药;吸入麻醉药-N_2O-O_2-阿片类药物。

(二)吸入方法

(1)间断吸入:麻醉减浅或不宜/不能迅速用静脉全麻药加深时,短时间吸入挥发性麻醉药。

(2)持续吸入:维持低浓度吸入挥发性全麻药,静脉麻醉药的用量适当减少。

(三)吸入麻醉药浓度

异氟烷 1.0%~2.5%;七氟烷 1.5%~2%;地氟烷 2.5%~8.5%。合并使用 N_2O 的浓度为 50%~60%。

(四)静脉麻醉给药

持续输注丙泊酚、咪达唑仑或靶控输注。给药速度丙泊酚 2~3 mg/(kg·h)开始,根据手术刺激强度以 1~2 mg/(kg·h)增减。靶控浓度从 2 μg/mL 开始,以 0.5 μg/mL 增减;咪达唑仑 0.03~0.06 mg/(kg·h),靶控浓度从 600 ng/kg 开始,以 200 ng/mL 增减,老年人减半。

(五)注意事项

需要时可加用肌松药和镇痛药;无论何种复合方法,吸入氧浓度不得<25%新鲜气体,流量大于 500 mL/min;根据临床表现调节药物浓度,协调配合;手术强刺激时可适当增加某一组分或所有组分浓度或速度;应强调麻醉深度监测的重要性。为确保患者安全,实施静吸复合麻醉时必须行气管内插管。

三、麻醉深度判断

麻醉深度监测可以减少因麻醉医师根据患者心率、血压变异、等经验性地增减药物而致的术中知晓,

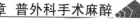

是取得良好的静吸复合麻醉效果的重要保障。

四、静吸复合麻醉苏醒期

（1）手术结束前 10～15 分钟先停吸入麻醉药，并手控呼吸，尽量洗出肺内挥发性麻醉药，此时可维持使用丙泊酚 2～8 mg/(kg·h)。

（2）麻醉变浅，应密切观察患者，注意预防血流动力学急剧变化等不良反应。

（3）肺内残留的挥发性麻醉药及苏醒期疼痛可能增加术后躁动，可以右美托咪定术前或术中应用，加之充分的术后镇痛可能有所帮助。

（4）肌松拮抗药可在前次给药后 30～45 分钟给予，若有肌松监测，则应在肌松恢复 20～30% 时给予。

（5）使用 N_2O 麻醉时，术后保证充分氧供，严防弥散性缺氧。

（6）拔管条件：自主呼吸恢复、节律规则、呼吸频率正常、吸入空气时 $SpO_2 > 95\%$、$P_{ET}CO_2 < 5.3$ kPa（40 mmHg）且曲线正常、循环功能稳定。满足上述条件也可在"深麻醉"下拔管，拔管后应置入通气道防止舌后坠等呼吸道梗阻的发生。

（7）相对于 TIVA，吸入麻醉或静吸复合麻醉术后疼痛较轻，但仍应重视疼痛的处理，以减少因疼痛所致的恢复延迟。

（徐　彬）

第三章 经内镜逆行胆胰管成像技术

第一节 经内镜逆行胆胰管成像(ERCP)的新进展

自 1968 年经内镜逆行胆胰管成像(endoscopic retrograde cholangiopancreatography, ERCP)问世以来,ERCP 已成为胆胰疾病临床诊疗的重要手段。我国 ERCP 技术起步于 20 世纪 70 年代,经过几代内镜工作者的不懈努力,目前已日益成熟和普及。近年来,随着内镜设备及器械的不断发展,ERCP 技术取得了进一步的发展,例如经口胆管镜诊疗、经口胰管镜诊疗、胆胰管腔内超声检查(IDUS)、胆胰壶腹括约肌(Oddi 括约肌)功能测定、微探头共聚焦激光显微内镜(pCLE)、胆管内射频消融术(RFA)、光动力治疗(PDT)等。这些操作极大地提高了胆胰疾病的诊断水平及治疗效果,推动了消化病学和介入内镜学科的发展。

一、微探头共聚焦激光显微内镜

微探头共聚焦激光显微内镜(pCLE)是一项消化内镜诊断新技术。该技术在观察病灶表面形态学结构的同时,还能观察黏膜组织学结构,避免了传统活检对病理诊断的等待,实现了对病灶的实时"光学活检"。在对胆管狭窄的性质进行诊断时,微探头可在 ERCP 下经导管或在胆管镜直视下送入。近年来多项研究表明,与单纯 ERCP 诊断胆管狭窄性质相比,ERCP 联合 pCLE 可显著提高诊断的灵敏度和特异度。但目前来说,鉴于其较高的成本与专业要求限制,pCLE 成为临床常规检查尚有待时日。

二、经口胆管镜

经口胆管镜(POC)包括子母胆管镜、SpyGlass 胆管镜和直接经口胆管镜,实现了胆管疾病的可视化诊疗。2004 年,奥林巴斯公司研发的电子胆管镜(PVCS)应用于临床,使子母胆管镜实现了从光学内镜到电子内镜的飞跃。2006 年,波士顿科学公司研发的 SpyGlass 胆管镜经美国 FDA 批准应用于临床,并于2013 年获我国 CFDA 批准,为胆管镜直视下内镜治疗带来了极大便利。

SpyGlass 胆管镜为单人操作胆管镜,具有 4 个管道,包括 2 个直径 0.6 mm 的冲洗管道、1 个直径 1.2 mm 的工作管道和 1 个直径 0.9 mm 的光学管道。在胆管疾病的诊疗方面,SpyGlass 胆管镜可用于胆管不明原因狭窄的探查加活检、胆管巨大结石联合激光碎石、直视下联合光动力及射频消融治疗胆管癌、肝内胆管辅助超选等。对不易取出的较大结石,可通过 SpyGlass 液电碎石术探头碎石后再将其取出。相关研究显示,这种直视下取石的残留结石发生率显著低于传统的 ERCP 取石术。临床上对于胆管内隆起性病变的性质很难确定,行 ERCP 术中刷检或活检的阳性率往往很低,在 SpyGlass 直视下行目标部位活检则可大大提高诊断的阳性率,对一些少见的胆管病变可作出准确的诊断。但 SpyGlass 胆管镜的图像质量仍有进一步提升。我们期待未来直视下胆胰管检查会成为常规,这一新技术必将引领胆胰疾病的诊疗进入新阶段。

三、胆管疾病的治疗

(一)胆管恶性狭窄的支架治疗

目前学术界对于可切除性壶腹周围癌所致胆管狭窄的术前胆管引流,尚无最佳治疗方案。已广泛应用于临床的塑料支架带来的并发症率和围术期死亡率均较高。自膨式金属支架(SEMS)原本用于胆管恶性狭窄的姑息治疗。近年来,鉴于其具有不易堵塞而易取出的优势,全覆膜自膨式金属支架(FCSEMS)可作为塑料支架的替代,并具有良好的临床应用前景。

(二)胆管良性狭窄的支架治疗

胆管良性狭窄多由胆管手术史、慢性胰腺炎病史等因素造成。如今,内镜治疗已成为胆管良性狭窄的一线治疗方案。近年来的多项研究表明,FCSEMS可较好解决塑料支架易堵塞的问题。然而,鉴于FCSEMS仍有一定的自发性移位率,其获得常规临床应用还有较长的路要走。

(三)胆管肿瘤的射频消融治疗(RFA)

在胆管疾病治疗领域,射频消融术是近些年发展起来的新技术,用于胆管恶性狭窄(原发性或转移性)的姑息治疗,以及支架置入术后再狭窄的治疗。目前小样本研究的初步结果表明,射频消融术可有效改善胆管恶性梗阻的狭窄程度,同时不增加并发症的发生率,并对于胰头癌所致胆管恶性狭窄患者可显著延长其生存期。不过,射频消融术的有效性与安全性还有待临床试验的进一步证明。

(四)胆管肿瘤的光动力治疗(PDT)

在射频消融术出现之前,光动力治疗一度成为胆管肿瘤姑息性治疗的首选。既往研究证实,与单纯塑料支架相比,支架联合PDT可显著延长患者生存期,并改善胆管引流情况。近年来的小样本研究表明,与PDT相比,RFA并未显著延长患者生存期。PDT在应用时也存在光敏剂费用昂贵、药物代谢时间较长、光敏反应发生率较高等局限性。

(五)胆管结石的大气囊扩张结合EST治疗(ESBD)

在治疗性ERCP适应证中,最早开展且技术发展最为成熟的是胆石症的治疗。但时至今日,胆管大结石的取石技术依然是ERCP领域的难点。近年来的研究表明,大气囊扩张结合EST具有与单纯EST相当的结石清除率,对于结石较大和取石困难的病例该方法更为便捷,而且并不增加并发症的发生率。与此同时,大气囊扩张结合EST还显著降低了机械碎石的次数和住院费用。值得注意的是,这些报道大多来自中国内地和香港,以及韩国等亚洲国家和地区,并开始引起西方的关注与认可。

四、经口胰管镜

经口胰管镜(POP)即利用超细纤维内镜通过十二指肠镜的操作孔插入胰管,直接观察胰管内的病变。作为一种直接和非侵入性的检查方法,POP在胰管狭窄性质的判断、胰腺导管内乳头状黏液性肿瘤(IPMN)的诊断、慢性胰腺炎和胰腺癌的鉴别诊断特别是小胰癌早期诊断等方面具有极大的参考价值。2012年欧洲的《慢性胰腺炎内镜治疗指南》建议,胰腺导管内碎石仅在体外震波碎石(ESWL)失败后考虑尝试POP。近来一项小样本的病例系列研究提示,使用SpyGlass行体内激光碎石可获得较高的碎石成功率,并且该研究无一例并发症发生。然而,胰管镜直视下碎石的有效性与安全性还待大样本研究加以明确。

五、胰腺疾病的治疗

(一)急性胰腺炎

2013年美国的《急性胰腺炎诊治指南》指出,对于合并急性胆管炎的急性胰腺炎(AP)患者,应在入院24小时内行ERCP治疗。对于缺少进行性胆管梗阻证据的胆源性AP患者,不推荐早期行ERCP治疗。2013年《中国急性胰腺炎诊治指南》指出,胆源性重度AP患者发病的48～72小时内为行ERCP最佳时机,而胆源性轻度AP于住院期间均可行ERCP治疗。对于特发性AP的治疗,近来有研究表明,在胆管

EST 基础上行胰管 EST 并未提高特发性复发性 AP 的治疗效果。

（二）慢性胰腺炎

ERCP 在慢性胰腺炎（CP）的诊疗中发挥着重要作用，主要手段包括胰管扩张、支架置入、取石、碎石和囊肿引流等，从而达到胰管减压、取石，缓解胰源性疼痛，提高生活质量的目的。首诊 CP 患者约 50% 存在胰管结石，ERCP 取石是结石微创治疗的首选，包括胰管括约肌切开、气囊或网篮取石、狭窄扩张及支架置入等，可有效解除梗阻，实现胰液通畅引流。但对于体积较大的结石和复杂结石（结石嵌顿、胰管狭窄等），单纯 ERCP 取石往往不能成功。1987 年体外冲击波碎石术（ESWL）首次应用于胰管结石的治疗，2011 年上海长海医院在国内率先开展胰管结石 ERCP 联合 ESWL 治疗。目前，胰腺 ESWL 主要通过联合 ERCP 来清除胰管结石，超过 95% 的患者均采用 ESWL 联合 ERCP 的治疗模式，即首先通过数次 ESWL 治疗将结石粉碎，再经 ERCP 取石并清理胰管。但有研究认为胰腺 ESWL 术后一部分患者可自发排石。此外，ESWL 联合 ERCP 的微创治疗策略中 ERCP 的时机仍有待进一步探究。

（三）胰腺癌

然而 80% 的胰腺癌患者确诊时已为晚期，经 ERCP 置入胆管支架已成为晚期胰腺癌的姑息性治疗手段之一。对于中晚期胰腺癌，有学者通过内镜下放置鼻胆管，将后装腔内放射源置于胆总管下段对胰腺头部肿瘤进行照射，取得了较好的疗效，但存在照射剂量不够均匀的缺点。有学者通过留置鼻胰管，行主胰管腔内照射治疗胰腺癌，可使照射剂量更加均匀，并经证实安全有效。我国学者研发了一种承载放射性粒子 ^{125}I 的塑料支架，用于晚期胰腺癌患者的胆管引流与近距离放疗，目前正在开展 II 期临床试验，有望大规模用于临床。

六、ERCP 术后胰腺炎的预防

近年来，有关 ERCP 术后胰腺炎（PEP）预防的研究主要集中于药物与支架治疗。双氯芬酸或吲哚美辛纳肛是唯一被证实确切有效的药物疗法，并被指南推荐。一项网络 meta 分析表明，单纯非甾体类抗炎药（NSAIDs）纳肛对 PEP 的预防效果优于单纯胰管支架置入，并且药物与支架联合并未优于任何一项单独疗法。不过，这一结论尚有待进一步临床试验的检验。对于置入支架的直径与放置时间，近年来的研究很多，但尚无定论。一项 meta 分析显示，5 F 支架对高危患者 PEP 的预防效果优于 3 F。这表明，在考虑 PEP 预防问题时，应优先考虑支架直径而非支架类型。此外，近来一项可行性研究表明，通过乳酸林格液积极补液既不增加容量负荷，又可降低 PEP 发生率。

（李　政）

第二节　ERCP 基本技术

1968 年 McCune 首先开展 ERCP，之后高木、大井等相继开展，采用的是推进法（Push 法），1973 年 Cotton 开创拉直法（Pull 法），内镜直线化使胆管造影成功率提高，ERCP 在方法学上有了新进展。由于 EST 等治疗技术的开展，使 ERCP 成为治疗胆胰疾病的重要手段。ERCP 基本技术包括十二指肠镜操作，胆胰管插管、造影和读片，这些是开展治疗性 ERCP 必须掌握的。

一、术前准备

（一）器械准备

1.内镜

ERCP 常用的十二指肠镜侧视镜有多种型号，内镜工作管道 3.2～4.2 mm。大孔道内镜在附件通过的同时可以吸引，也可同时通过 2 根导丝操作，可使用外径粗的碎石器（BML-3Q）或置入大口径塑料支架

（≥10 F），并方便使用金属夹等特殊操作。目前常用的有 OlympusJF260V（工作管道 3.7 mm），TJF-240、260V（工作管道 4.2 mm），FujifilmED-530XT（工作管道 4.2 mm）等电子十二指肠镜。4.2 mm 工作管道十二指肠镜除有上述功能外，尚可用于子母胆管镜和 SpyGlass 胆管镜。

消化道重建毕Ⅱ式胃大部切除术后可选择十二指肠镜，前方斜视镜或前视镜，Rouxen-Y 术后或胃全切术后可选用气囊辅助小肠镜（单气囊或双气囊）。3 岁以下婴幼儿使用小儿专用十二指肠镜。

2.附件

准备主乳头或副乳头插管用的造影导管和乳头切开刀，针状切开刀，可造影的球囊导管，直径 0.018～0.035 in 导丝，ERCP 用胆胰管活检钳、细胞刷，取石网篮，鼻胆胰引流管，胆胰管支架，包括预防胰腺炎的 3～5 F 直径胰管支架。

以上内镜及非一次性使用附件应按照国家软式内镜清洗消毒技术操作标准严格进行消毒或灭菌处理。

3.X 线设备及防护用具

C 形臂或数字胃肠 X 光机，操作台最好有升降、向 2 个方向倾斜及管球旋转等功能。具有高辨析率及数据转换性能的 X 线设备，能够将影像等信息传入电脑工作站或硬件系统。工作人员安全防护用的铅衣、铅围脖等。铅衣最好是前后身遮挡的双面铅衣。从事 ERCP 人员应配置 X 线剂量监测卡。

4.造影剂和其他用具或器械

（1）造影剂首选非离子型，如碘普罗胺、碘海醇，也可用离子型造影剂（60％泛影葡胺等），通常用生理盐水稀释 1 倍。

（2）造影用 10～20 mL 注射器，生理盐水等。

（3）高频电装置，如 ERBEUIO200S、200D，OlympusPSD-30 等。

（4）麻醉机。

5.监护及急救设备配置

（1）具有监测心电、脉搏、血压、呼吸、血氧饱和度功能的监护仪。

（2）吸氧、吸痰装置。

（3）必要的急救药品、麻醉剂拮抗药物。呼吸机和除颤仪等急救设备。

（二）患者准备

1.签署知情同意书

ERCP 是有风险的复杂内镜操作，操作前应向患者告知 ERCP 的必要性，拟采用的诊疗方案和效果；术中和术后可能发生的并发症，取得患者及其亲属同意后方可进行。

2.患者自身准备

上午检查者前日晚餐后禁食，下午检查者，早晨少量流食（空腹 6 小时以上），可不必停用必需的口服药（如降压药、抗心律失常药等）。

3.必要的术前准备

（1）过敏体质者应行碘过敏试验、抗生素过敏试验。

（2）血常规、血型、血淀粉酶、肝肾功能、血糖，以及心电图、胸腹 X 线片、腹部超声等必要的常规检查。

（3）凝血功能异常者术前给予纠正，长期服用阿司匹林等抗血小板药物者术前应停药 1 周以上；服用华法林者可改用低分子肝素或普通肝素。

（4）去除患者身上影响造影的金属物品或衣物。

（5）右上肢前臂建立静脉通路。

（6）对胆道感染或胆道梗阻有感染风险的患者建议用广谱抗生素。

4.镇静与麻醉

（1）镇静/麻醉：由麻醉医师术前评估患者情况，并准备所需药品（常用镇静/麻醉药品有丙泊酚、芬太尼、咪达唑仑等）。由麻醉医师具体掌握和实施，术中监测患者血氧饱和度、心电、血压及呼吸等指标。

（2）镇静镇痛下操作者咽部麻醉与胃镜检查相同，术前静推丁溴莨菪碱 20 mg，肌内注射地西泮 5～10 mg、盐酸哌替啶 25～50 mg。以上药物术中根据情况可适当追加剂量。根据病情必要时也应给予监护和吸氧。

5.患者体位

患者采取俯卧位或半俯卧位，左手臂置于背后，头部转向右侧朝向操作者，非静脉麻醉者可让患者先采取左侧卧位，内镜进入十二指肠后转为俯卧位。有脊柱弯曲或状态不佳的患者急诊操作也可采取左侧卧位。

二、操作方法

（一）进镜达十二指肠

ERCP 使用的十二指肠侧视镜与前视胃镜不同，不能直视前方，即观察的方向与十二指肠镜头端方向不一致。初学 ERCP 的医师应充分掌握上消化道解剖结构特点，观察胃腔要上推大旋钮（内镜前端下弯），内镜前进时下压大旋钮（内镜前端上弯）。

1.通过咽部

内镜先端略向上弯曲，方向顺应口腔和食管轴线，术者持镜左手放低，使十二指肠镜平行于检查床，经口腔轻轻插镜越过舌根到达咽部进入食管。进入食管时内镜前端弯曲角度不宜过大，否则容易进入气管。如果患者俯卧位内镜通过有困难，不可暴力插镜。此时调整至左侧卧位或让助手协助抬起患者右肩，或轻轻上推大旋钮有助于进入食管。

2.通过食管到达贲门

进入食管后大旋钮复位，内镜呈直线状态缓慢进镜，可轻轻地向上推大旋钮使内镜前端向下弯曲可观察食管腔。见到食管末端栅栏状血管像或齿状线时，提示内镜到达贲门。

3.进入胃内并到达幽门

越过贲门后少量注气，镜轴向左旋转，此时内镜前端应向上弯曲进镜，以免进入胃底导致方向错误。下弯内镜前端可观察到大弯侧或部分胃底皱襞，吸净胃内液体防止误吸。顺行沿皱襞方向下压大旋钮，边向右侧转镜轴边进镜，同时逐步抬高左手回到垂直位置，即可由胃体到达胃窦部。上推大旋钮容易看到幽门，接近幽门使其位于视野下方中央呈"落日征"，注意镜身要与胃小弯轴线相平行。

4.通过幽门

下压大旋钮使内镜前端上抬同时轻轻推送内镜，"落日"（幽门）逐渐下沉直至消失，内镜即进入十二指肠球部。如内镜在幽门处滑脱，上推大旋钮也可通过幽门。如果幽门位置偏，患者转为左侧位有助于内镜通过（可抬高患者右肩并屈曲患者右膝）。

5.到达十二指肠降部

进入球部后上推大旋钮可以看到十二指肠黏膜。观察球部有无溃疡、狭窄等异常表现，向右转镜轴可见到进入降部的正确走向，内镜前端上弯进镜即可到达降部。

6.十二指肠镜直线化

通常上旋大钮和右旋小钮同时使用（可锁住右旋钮），并右旋镜轴，缓慢向外拉镜，此时会观察到内镜先端滑入十二指肠深部，内镜直线化，此方法即 Pull 法。直线化内镜透视下呈 L 型，其前端距门齿 55～65 cm。

少数患者胃十二指肠结构特殊，或由于伴胰胆疾病致十二指肠僵硬，拉直镜身时不能稳定在十二指肠（反复脱出）或不能接近十二指肠乳头，此时不适合 Pull 法，可采用弯曲镜身操作，即 Push 法，此方法也是必须掌握的方法。Push 法时患者左侧卧位，内镜到达降部后乳头位于视野左侧，要调整乳头呈正面像位置，方法同 Pull 法，通常插管时镜轴朝向左侧。此方法有镜身遮挡胰管及侧位胰管像显示不佳等不足。

注意在插镜过程中尽量少注气，胃腔膨胀后内镜在腔内容易弯曲，力量向前传导不佳，不利于插镜。注气过多导致肠蠕动，给插管带来困难，最好使用 CO_2 气体。

7.寻找主乳头并调整好位置

内镜拉直后缓慢退镜即可观察到主乳头,乳头开口上方有纵行的口侧隆起(胆总管末端穿过肠壁形成的隆起),表面有数条横行皱襞,邻近乳头开口的横行皱襞为缠头皱襞,在乳头肛侧有纵行皱襞形成的小带,是寻找乳头的重要标志。乳头形态多数呈乳头型,其次为半球型及扁平型,少数可有特殊变异。副乳头通常位于主乳头右上方,相距约 2 cm,较主乳头小,通常无横行皱襞和小带。

在降部如果观察不到主乳头,应注意仔细寻找。短小无皱襞的乳头常被十二指肠皱襞遮盖,适当注气或用导管或切开刀挑起可疑的皱襞寻找。如果降部有憩室,乳头通常在憩室邻近,也可位于憩室缘上或憩室内,注意仔细寻找。肠内泡沫或黏液多时会影响辨认乳头,需要注水冲洗。

寻找到乳头后先不要急于插管,摆正乳头位置,开口与导管轴线一致是插管成功至关重要的第一步,也是后续诊疗成功的基本条件。可通过调整内镜上下左右旋钮,旋转镜身、推进或回拉内镜摆正乳头位置。调整好乳头位置后锁住内镜角度旋钮。

(二)乳头开口形态

大井将乳头开口形态分为五型。绒毛形:开口处由较粗的绒毛组成,开口不明显;颗粒型:开口部绒毛粗大,活动较频繁,常有色调改变;裂口型:开口呈裂口状;纵口型:开口呈纵形线状,有时呈条沟样;单孔型:开口呈小孔状,硬而固定。

胰胆管汇合形式分型。①分离型:又分为分别开口型和洋葱型。分别开口型在乳头表面可见到胆管和胰管分别开口,胆管开口位于左上方,胰管开口位于右下方(图 3-1A1);洋葱型开口部呈同心圆形构造,胆管在中心部,开口较小,胰管开口在两侧或下方(图 3-1A2);②隔壁型:胆管开口在上方,胰管开口在下方,中间有一层薄的隔壁(图 3-1B);③共同管型:最常见(图 3-1C),又分短共同管型和长共同管型,前者常见。

(三)胆胰管插管

将切开刀或导管经内镜工作管道插入,锁住抬钳器,待导管插入遇到阻力后放下抬钳器,推出导管准备插管。乳头插管主要采取导丝引导插管(WGC)、深插管和造影插管方法。多数研究认为 WGC 可降低 ERCP 术后胰腺炎(PEP)风险。此外可避免胆道梗阻患者胆管内注入造影剂,但最终插管没有成功而发生胆管炎。

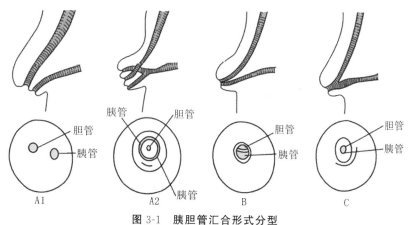

图 3-1 胰胆管汇合形式分型
A1.分别开口型;A2.洋葱型;B.隔壁型;C.共同管型

WGC 通常用乳头切开刀和头端柔软的超滑导丝插管。切开刀插入乳头开口几毫米深度,用导丝插管;也可将导管先端靠近乳头开口不插入,单独用导丝插。插导丝要轻柔,最好由术者操作,以便更好感觉和控制导丝,不断调整方向,而不是让助手盲目插。导丝进入胆胰管时有阻力消失感,此时 X 线透视观察导丝沿胆管和胰管走行提示插入胆胰管。

深插管通常用切开刀经乳头沿胆管方向深插入,进入胆管后再插入导丝或造影,胆管深插管需要有一定的操作经验,尽量避免反复进入胰管。

造影法插管是在乳头切开刀或造影导管插入乳头开口后注入少量造影剂,在胆管或胰管末端显影后沿其走行方向插管或插入导丝。在乳头部位试造影时,不要用力推导管,易使括约肌变形或前端位置不正确,造成黏膜下注射造影剂引起局部水肿。在 WGC 法尝试失败时,注少量造影剂观察胆胰管末端走行方向,有利于插管,所以在 WGC 困难或失败后经常会追加造影法。造影插管要尽量避免反复胰管显影。

1.胆管插管

选择性胆管插管:沿 11～12 点方位由下向上插管(图 3-2)。胆管括约肌是先向上再水平走行,切开刀插管时要收紧切割钢丝,呈弓状向上插入,再用上旋钮使内镜接近乳头,进入胆管口后松开钢丝使切开刀呈直线状,此时插入导丝或切开刀向胆管深部插入。胆管括约肌有 N 型和反 L 型,这两种走行插入导丝或导管困难,需要注入少量造影剂,按其走行插入导丝。口侧隆起的方位标志着胆管括约肌走行方向,隆起的皱襞长、扭曲或乳头插管移动性大时插管困难。要利用内镜上下左右旋钮,旋转镜轴及使用抬钳器等方法精细调整导管,以口侧隆起为方向进行插管。常规胆管插管不成功,可采用胰管留置导丝胆管插管,针状刀切开或胰胆管间隔切开等预切开方法。

2.胰管插管

胰管插管在乳头开口垂直方向沿 1～2 点方位插管(图 3-3)。胰管插管时内镜先端弯曲角度小或接近平直状态,距离乳头近有利于胰管插管。插管不顺利时可以轻微改变方向和位置。用切开刀插管时几乎不需要拉紧切割钢丝。乳头开口向下不利于水平插管时,可在导管先端接触乳头开口时利用抬钳器有利于顺应胰管轴向插管。

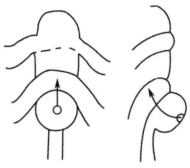

图 3-2 胆管插管方向

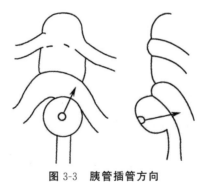

图 3-3 胰管插管方向

三、造影及摄片

造影前摄以胆胰为中心平片,以备需要时做对照。有时在平片可见到胆管或胰腺区域阳性结石、胰腺钙化、胆道气体等表现。

(一)胆管造影与摄片

插管成功后,导管内充满造影剂(排出气泡)在乳头开口处缓慢注入,透视仔细观察胆总管末端包括括约肌有无狭窄或结石等异常所见,要防止结石进入肝内胆管造成取石困难。在胆管近端(肝侧)注造影剂可防止结石进入肝内胆管,但观察胆总管远端小结石或括约肌效果差。注入造影剂的量以观察到病变为目的,不宜过多注入造影剂。造影剂量多会遮盖结石等病变,发生“淹没”现象。造影可显示胆管狭窄或隆起性病变,根据其形态特征进行诊断。发现病变应及时影像采集或摄片,怀疑镜身遮挡部位有病变时要调整 C 型臂投射角度或移动镜身,以免漏诊。

对化脓性胆管炎者胆管减压后再少量缓慢注入造影剂,重症胆管炎尽量不造影,先 ENBD 为上策,必要时可注入气体观察胆管情况。肝门部胆管或肝内胆管狭窄者应在导管越过狭窄并抽出胆汁减压后再行造影,之后要进行胆管引流。

(二)胰管造影与摄片

诊断性胰管影像应该显示胰尾部主胰管和二级分支胰管,因胰管腔小,应在透视下缓慢推注造影剂。要注意控制注射压力,压力大可引起分支过度充盈或腺泡显影。注射压力大,速度快,量多,反复造影,都容易发生 PEP。如果造影主胰管显示短小,不要盲目加压造影,应考虑到胰腺分裂症或胰腺体尾部缺损的可能,必要时行副乳头造影。

四、影像阅读

(一)胆管胆囊正常影像

良好的胆道系统造影能清楚地显示肝内外胆管、胆囊管和胆囊。正常胆管影像管腔光滑,过渡自然,无狭窄、扩张,无充盈缺损等异常所见。大藤氏标准正常胆总管、肝总管直径 4～9 mm,右肝管 3～6 mm,左肝管 4～7 mm,胆囊管直径 2～5 mm。因造影剂压力的影响,通常胆总管≥12 mm 为扩张。

胆囊从胆囊管移行部到胆囊底部的纵轴线上垂直分为 3 等份,划分为颈、体、底部,胆囊大小可受造影剂压力的影响。胆囊管呈螺旋状,肝总管与其汇合为胆总管,此部位称三管汇合部。胆囊是否显影受造影压力的影响,胆管扩张明显者一般剂量造影剂胆囊可以不显影。如果肝内三级分支胆管显影而胆囊未显影,提示胆囊管闭塞。

(二)胰管正常影像

主胰管(Wirsung 管)分头、体及尾部,正常主胰管影像管壁光滑,从头部至尾部逐渐光滑变细,可显示胰管分支像,胰头部主胰管分出副胰管,开口于副乳头。主胰管一般从胰头部至尾部向左上方走行,分上升型、水平型、Sigma 型、逆 Z 字型及下行型等,上升型多见,占 60% 左右。主胰管直径正常上限值头部 5 mm,体部 4 mm,尾部 2 mm;副胰管直径<2 mm,分支胰管<1 mm。尾侧主胰管直径超过头侧胰管,即使直径在正常范围内也属异常。造影时胰头部与尾部主胰管分支容易显影,体部分支少。造影压力大时腺泡可显影,此时在胰腺区域呈现云雾状影,因为容易发生胰腺炎,应避免这种情况发生。

(二)胆管异常影像

1.胆管充盈缺损

(1)胆管壁充盈缺损像:充盈缺损像固定、不移动,胆管壁不连续。可见于胆管癌或腺瘤(图 3-4),常伴胆管狭窄。

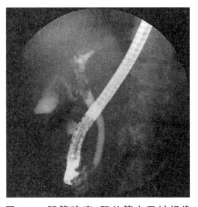

图 3-4 胆管腺瘤,肝总管充盈缺损像

(2)可移动的充盈缺损:如结石、血凝块、黏液、寄生虫、瘤栓和气泡。

结石:形态呈圆形、椭圆形及多边形等,轮廓清晰,多数可移动(图3-5)。

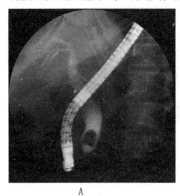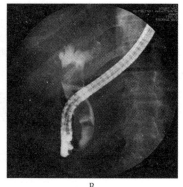

A   B

图3-5 胆总管结石

A.胆总管单发结石;B.胆总管多发结石

血凝块:多为不规则形状,大的血凝块可充满胆管,有移动性及形态变化,可有血性液流出,用器械取出可证实,疾病致胆管内血凝块常伴肿瘤。

黏液:为管腔内形态不固定的充盈缺损像,边界模糊不清,如"云雾状",见于胆管内黏液性乳头状瘤(图3-6)。

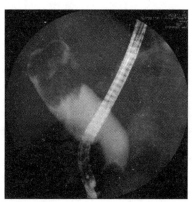

图3-6 胆管内黏液性乳头状瘤,黏液形成充盈缺损像

寄生虫:蛔虫为条状的、边界清楚光滑的充盈缺损,也可盘曲成团。肝吸虫虫体汇聚成团时可在胆管内形成棉絮样充盈缺损,存在肝内胆管时胆管壁可类似串珠样不光整。

瘤栓:多位于肝门部胆管,形态不规则,边缘清楚,质软,触之可轻度变形。

气泡:可单一或成串、成簇,圆形或椭圆形,易变形,并可见分裂、融合等形态变化,向高处移动。

2.胆管狭窄、中断和扩张像

狭窄可发生于胆管系统任何部位,常见壶腹部~肝门部胆管,肝内胆管狭窄少见。胆管中断像为严重狭窄的结果,即造影剂不能通过狭窄,也可为损伤造成的胆管完全中断(图3-7)。胆管狭窄通常都伴有胆管扩张。狭窄主要见于恶性疾病,良性狭窄相对少见,狭窄可来源于胆管或胆管周围病变。

恶性狭窄多有狭窄段不整、僵硬感,也可呈细线状或偏心性狭窄,常伴胆管突然扩张(图3-8)。恶性疾病所致胆管中断常为突然截断,也可呈鼠尾样或不整形中断。恶性狭窄主要见于胆管癌、胰腺癌、肝癌、胆囊癌、胆管旁转移癌等,肝门部胆管恶性狭窄见于胆管癌、胆囊癌及肝癌;肝内胆管恶性狭窄见于肝内胆管癌和肝癌等。

胆管良性狭窄光滑,伴缓慢胆管扩张,或局限型环周狭窄及多发狭窄。主要见于胆道损伤,慢性胰腺炎(图3-9),肝移植术后,炎性狭窄及硬化性胆管炎等(图3-10)。

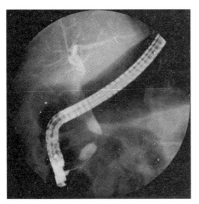

图 3-7 胆切术后胆管损伤,胆管中断像

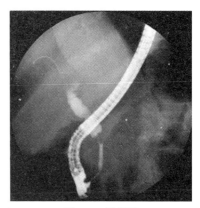

图 3-8 胆管癌

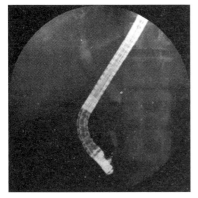

图 3-9 慢性胰腺炎胆总管狭窄

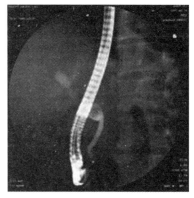

图 3-10 胆总管结石,继发性硬化性胆管炎,胆总管狭窄

胆管狭窄伴胆管囊状扩张见于胆总管囊肿(图 3-11),肝门部或肝内胆管良性狭窄见于肝内胆管结石和 Caroli 病。结石所致狭窄或中断见于结石嵌顿或 Mirizzi 综合征。

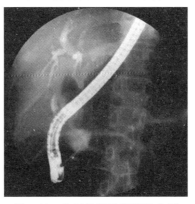

图 3-11 先天性胆总管囊肿Ⅰ型
胆总管远端狭窄,胆总管囊状扩张

肝外胆管全程扩张至胆总管远端提示病变在乳头部位,可见于乳头癌,Oddi 括约肌功能障碍(sphincterofOddidysfunction,SOD)或乳头狭窄。乳头癌常伴有胰管扩张,呈双管征,常有胆总管远端不整或隆起,ERCP 时镜下所见加活检可确定诊断。SOD 或乳头狭窄造影显示括约肌扭曲、狭窄,括约肌压力测定(sphincterofOddimanometry,SOM)常有基础压力升高>5.3 kPa(40 mmHg)。胆总管结石有时胆管全程扩张,可能为伴有 SOD。肝内胆管扩张常见于肝门部胆管肿瘤,肝内胆管结石,Caroli 病,手术损伤性狭窄等。胆管显著扩张主要见于胆总管囊肿和胆管黏液性乳头状瘤。

3.其他异常所见

(1)胆管受压和移位:胆管周围病变如肿瘤、囊肿外压或浸润病变可使胆管发生移位。在胰管狭窄病变水平胆总管向胰腺方向成角移位(伴胆管狭窄和扩张)是胰头癌特征性所见。肝总管局限型光滑的压迫像主要为周围血管或淋巴结所致。

(2)造影剂外溢:见于胆管漏(瘘),造影剂从胆管外溢,多见于医源性胆道损伤和胆道外伤。

(3)胰胆管汇合形态异常:胆胰管在十二指肠壁外汇合称为胰胆管汇合异常,通常共同管长度>15 mm。但共同管长度取决于胆总管穿入十二指肠的角度,有时汇合异常共同管长度可<10 mm。要注意转动患者体位,观察清楚汇合位置,以免胆胰管影像重叠造成假象。胰胆管汇合异常分为三型。①B-P型:胆管汇入胰管,常伴有胆总管囊肿;②P-B型:胰管汇入胆管;③复杂型:汇合结构特殊或复杂,不能判定分型。

(四)胆囊异常影像

胆囊异常影像主要是充盈缺损像,其次是胆囊形态和胆囊管异常。

胆囊内单发至多发可移动的充盈缺损是结石的特征,结石大小不等,甚至充满胆囊。立位胆囊内造影剂上方结石漂浮带见于胆囊泥沙结石。

胆囊壁上固定的充盈缺损像常见息肉,主要为胆固醇性息肉,可单发或多发,单发的多数有蒂,呈桑葚状或草莓状。单发广基底或分叶状常为腺瘤,观察息肉形态薄层造影或转换体位在切线位可观察到息肉基底部情况。息肉>1.0 cm恶性可能性大,通常需要胆囊切除。胆囊壁上充盈缺损像形态不整、广基底及>2 cm常提示为胆囊癌。

平片胆囊壁全周钙化为瓷器样胆囊,胆囊癌发生率高。胆囊明显增大或萎缩见于胆道梗阻或胆囊炎,胆囊形态异常如呈葫芦形为先天性变异;胆囊有时移动性大为游离胆囊,少数可发生胆囊扭转。显影的胆囊区域外呈囊状或小憩室状向胆囊轮廓外突出(壁内囊泡状扩张的罗阿窦(RAS)内造影剂潴留)为弥漫型胆囊腺肌瘤病的特征。

胆囊管的异常像有胆囊管低位汇合或胆囊管扩张,胆囊管阻塞胆囊不显影常见于胆囊颈、管结石或胆囊癌。

(五)胰管异常影像

1.胰管狭窄

主胰管狭窄常见于慢性胰腺炎、胰腺癌及自身免疫性胰腺炎。狭窄通常伴胰管扩张,狭窄处光滑或不整以及狭窄段长短难以鉴别良恶性。恶性狭窄多为单发、突然狭窄,狭窄远端(下游)胰管正常,狭窄处分支胰管像消失,伴尾侧端胰管均匀扩张。良性狭窄炎症常为多发,缓慢狭窄,狭窄下游主胰管或分支胰管扩张,狭窄处可见分支胰管,尾侧端胰管不规则扩张。自身免疫性胰腺炎主胰管细,狭窄段长,狭窄处见胰管分支像,狭窄的尾侧端多数胰管扩张不显著,常伴胆管狭窄。

2.胰管中断

主胰管中断是非常重要的所见,首先考虑胰腺癌,其次可见于慢性胰腺炎,胰石,胰腺囊肿等,另外先天性胰管变异、气泡等其他因素也可引起中断像,需要鉴别。判定胰管中断至少二级分支胰管显影是必要的条件。胰管变细后笔尖样中断或突然断裂主要见于胰腺癌;中断处呈杯口状为胰石或空气所致;胰管突然中断伴造影剂外溢见于胰腺外伤。

造影剂剂量不足、胰管逆Z走行、胰胆管汇合异常等也可呈"中断像",但中断处显影不清楚有助于鉴别。胰腺分裂症、胰腺体尾部缺损或发育不全时主胰管短,末梢呈树枝状或马尾状,应注意鉴别。

3.胰管扩张

(1)主胰管扩张:主胰管扩张有不规整扩张、均匀性扩张。其中不规整扩张反映胰腺实质细胞破坏和间质纤维化,是慢性胰腺炎特征性所见。均匀性扩张或呈串珠状是狭窄基础上尾侧胰管高压所致表现,可见于乳头部肿瘤和胰腺癌。主胰管高度扩张,其内有不整形充盈缺损像提示导管内乳头状黏液性肿瘤(IPMN),乳头开口有黏液流出对诊断更有意义。

（2）分支胰管扩张：分支胰管呈小囊状不规则扩张是诊断慢性胰腺炎的主要依据。分支胰管显著扩张见于分支型或混合型IPMN。

4.胰管内充盈缺损像

胰管内充盈缺损像见于胰石、黏液性物质、隆起性病变、空气等。

5.造影剂异常积聚

造影剂从胰管溢出形成囊性积聚主要见于胰腺囊肿及囊性肿瘤。外伤胰漏时可见造影剂从胰管溢出，无固定形态。

6.胰管形态变异

经主乳头造影主胰管短，末梢呈树枝状或马尾状，副胰管显影为先天性胰腺体尾部发育不全，或不完全性胰腺分裂（主副胰管之间有交通），如果不显影见于完全性胰腺分裂症和胰腺体尾部缺损。此时经副乳头造影，如背侧胰管达胰尾部可诊断为胰腺分裂症。头部主胰管或其分支向十二指肠方向呈环形伸出，完全或部分包绕十二指肠降部提示为环形胰腺。

（何洪坤）

第三节　困难ERCP插管技术

一、概述

ERCP诊疗过程中，十二指肠乳头的插管是最基本的操作，十二指肠乳头（以下简称乳头）的成功插管是进一步开展诊断和治疗的前提。然而，乳头插管（尤其是胆管的进入）常常会遇到困难，即使是十分熟练的内镜医师也有20％～30％的病例采用常规方法难以顺利进入胆管，需要借助特殊的方法才能完成。乳头插管的顺利实施不仅能提高ERCP的操作成功率，同时也有助于降低相关并发症，提高整体临床疗效，因而，乳头插管是ERCP医师最为重要的基本功之一。

最传统的插管方法是采用造影导管插在主乳头开口处注射造影剂，待胆管显影后再改变导管方向，将导管或导丝深插至胆管内。近年来，越来越多内镜医师选用乳头切开刀及导丝作为一线的插管工具，通过改变器械头端的角度和深度将导丝选择性插入胆管，然后再进行造影检查和相应治疗，这已成为广为接受的常规插管方法。然而，采用这一方法多次尝试仍然不能进入胆管，或反复进入胰管时，则需要采用双导丝技术、乳头预切开术或联合其他方法等来完成胆管的插管。本章主要阐述胆管的选择性插管，并聚焦常规方法失败后的应对手段。

二、适应证与禁忌证

（一）适应证

采用特殊方法进行乳头插管（尤其是乳头预切开术）的患者必须具备明确的ERCP指征，如胆管结石需要行取石术、胆管梗阻需要行引流治疗等患者，一般不适合于诊断不明或仅仅行诊断性ERCP的病例，因为后者可以借助其他非创伤性的检查手段，如CT、MRCP、EUS等来达到诊断的目的。由于预切开具有一定的盲目性和危险性，该技术应该由有丰富ERCP经验的单位和操作者实施。

（二）禁忌证

ERCP禁忌者，尤其是凝血功能异常的患者；诊断不清，或ERCP的目的性不明的病例；扁平型小乳头或位于巨大憩室内的乳头；较易并发肠穿孔等严重并发症，一般不宜行乳头预切开。初学ERCP的操作者应慎行。

三、术前准备

（一）器械准备

（1）乳头切开刀：即用于括约肌切开的普通弓式刀，可改变前端的弯曲角度，用于双导丝插管及经胰管的预切开。

（2）导丝：用于乳头插管的导丝是十分重要的，应选用头端柔软、顺滑的导丝，最好是有亲水材料的超滑导丝，直径在 0.025～0.035 in（英寸）。

（3）针状刀：是由一塑料鞘管和一金属针芯组成，针尖可在鞘管的前端露出 3～5 mm，最好在手柄部有固定装置，可稳定控制针尖露出的长度，使用时接通高频电在乳头表面作切割，可通导丝的三腔针状刀可以减少更换器械的麻烦。

（4）短鼻切开刀：又称"犁状刀"，类似拉式弓形刀，一般刀丝较短，仅 15～20 mm，其头端的"鼻部"甚短，有助于增加刀丝与乳头部位的接触。操作时将切开刀插入乳头开口逐步向胆管方向切开。

（5）头端绝缘的针状刀：IT 刀，是用于黏膜下剥离术（ESD）的器械，近年来有学者推荐其用于乳头预切开，从乳头开口处向上切开，深度易于掌控，更加安全。

（6）高频电发生器。

（二）患者准备

同 ERCP 及普通括约肌切开术。

四、双导丝技术

双导丝技术又称"胰管占据技术"，是目前十分常用的插管技术，当导丝反复进入胰管时，可留置这根导丝，然后重新插入导管（切开刀）和另一根导丝，通过改变插管方向选择性插入胆管（图 3-12）。这一方法的原理是通过第一根导丝将乳头位置固定并拉直胆胰管共同通道，然后调整导管及第二根导丝的角度，尽可能向左上方插管以便进入胆管。

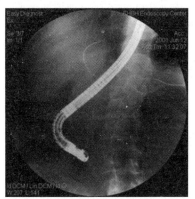

图 3-12 双导丝插管技术
调整导管方向将第二根导丝插入胆管

双导丝技术的技巧是一定要在第一根导丝的左上方插入，导管（切开刀）插入开口要"浅"，但角度要"高"，操作者避免蛮力操作，尽量保持导管（切开刀）与胆管的轴向一致，此时助手轻轻插入超滑导丝，反复尝试直至导丝进入胆管。双导丝技术是非破坏性的方法，借助熟练的配合，60%～80%的患者可通过这项技术完成胆管的插管。由于减少了胰腺的反复显影及胰管的多次进入，该技术还有助于降低 ERCP 术后胰腺炎和高淀粉酶血症的风险。

双导丝技术是目前临床十分常用的技术，对于乳头开口较为松弛、乳头角度不佳且导丝多次进入胰管的病例应首先考虑尝试本方法，本方法对于位于大憩室内（旁）乳头的选择性插管也有所裨益。

五、乳头预切开术

乳头预切开术是指在常规乳头插管不成功时,先切开部分乳头表面黏膜和胆道括约肌,暴露胆管开口,以达到胆管深插管目的的"破坏性"方式。可有多种方法,需根据乳头部结构的具体情况及操作者的喜好灵活采用,应以对乳头部的破坏最小及风险最低作为选择依据(表3-1)。

表3-1 乳头预切开的常用方法

方法	使用器械	涉开口	相对风险
针状刀预切开	针状刀	是	高
短鼻刀预切开	短鼻刀	是	低
经胰预切开	普通切开刀	是	低
针状刀开窗术	针状刀	否	高
胰管支架上针状刀预切开	针状刀	是	中
IT刀预切开	IT刀	是	低
乳头内假道切开法	普通切开刀	是	中

(一)针状刀预切开法

针状刀针尖露出3mm左右,手柄处予以固定,采用切割电流或混合电流(强度应略低于普通括约肌切开的设置);切线在乳头背部正中,与其轴向方向一致,上起乳头隆起顶端的略下方,下至乳头开口,可采用从上向下切,也可采用从下向上切;一般由浅入深逐层切开,切缘应尽量在一条直线上,避免"犬齿交错";切至与周围肠壁平齐水平,或见胆汁流出为止;乳头开口一般位于切口上部中央、胰管开口的上方,可用导管或导丝顺利插入。这是经典的预切开方法,创面略大,发生出血、穿孔及胰腺炎的风险略高,应由操作熟练的医师实施。

(二)短鼻刀切开法

将犁状刀的前端插入乳头开口,略为拉紧刀弓,用金属丝的前端逐步切开乳头开口,切开方向为11点钟方向左右为佳,逐渐由下向上切开,同时轻轻注射造影剂或试插导丝,直至胆管显影或导丝进入胆管。

(三)经胰管胆管预切开法

当导丝或切开刀反复进入胰管时,将切开刀前端及导丝少量插入胰管中,然后向胆管方向(11点钟方向左右)进行小的切开,切开胰管和胆管括约肌之间的间隔,然后拔出切开刀,调整插管方向,将导管或导丝插入胆管中。

(四)针状刀开窗法

用针状刀在乳头正中线、上中1/3处造口,深度以不超过乳头高度为宜,然后用亲水软头导丝试插胆管。针状刀开窗术创面小,不涉乳头开口,对于胰腺的干扰较小,其技术的关键是造口选址的准确和深度掌控的精确,造口略深会引起后腹膜穿孔。

(五)胰管支架上针状刀切开法

先留置胰管支架,然后再用针状刀在乳头表面切开,其优点是发生穿孔及胰腺炎的风险降低,相对较为安全。

(六)IT刀预切开法

类似针状刀预切开法,采用头端绝缘的针状刀,从乳头开口开始,由下而上逐步切开,该方法的优点在于切开深度可控,不至于造成切开过深致使穿孔,也常常用于胃切除(毕Ⅱ式)患者的乳头(预)切开。

(七)乳头内假道切开法

在胆管插管困难的乳头,有时导丝会从开口进入,从乳头上方穿出,形成一条乳头内假道,此时可经导丝插入切开刀,将这一窦道切开,然后再在切口内寻找胆管开口,一般成功率较高。

六、其他方法

(一)PTC对接技术

常规插管方法均不能顺利进入胆管,患者不适宜行乳头预切开或预切开亦未成功时,还可以考虑联合经皮经肝穿刺(PTC)的方法完成胆管的进入,该方法适合肝胆管扩张显著、患者凝血功能正常且无大量腹水的病例。操作的方法是首先行PTC,即在B超或放射透视引导下首先穿刺肝内胆管,证实为胆管后将导丝插入,然后在透视下将导丝插入胆总管,通过乳头开口进入十二指肠腔。再在十二指肠镜下用圈套器或异物钳抓住导丝头部,逐渐从内镜钳道中拉出,最后循导丝导入器械,完成胆管的诊断与治疗。

(二)EUS辅助技术

近年来,随着超声内镜(EUS)介入技术的发展,通过EUS穿刺辅助胆、胰管插管技术也应运而生,这一技术与PTC对接技术(图3-13)的原理类似,是采用线阵穿刺型超声内镜在体内穿刺胆管,根据胆管树扩张的情况不同,可在胃内穿刺左肝内胆管,也可在十二指肠穿刺胆总管,然后送入导丝,在透视下将导丝从乳头口插出,再更换十二指肠镜完成ERCP操作(图3-14)。该方法对于设备条件及操作者的技术要求较高,但患者可一期完成内镜操作,对于有丰富EUS和ERCP操作经验的医师而言,其成功率及安全性较高。

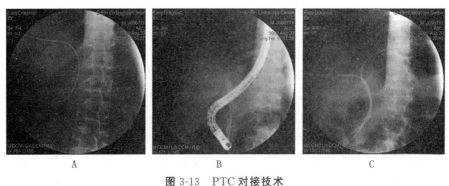

图3-13 PTC对接技术

反复插管无法进入胆管,乳头已水肿,经皮穿刺右肝内胆管,将导丝从乳头口插出;逆行插管进入胆管,留置2根导丝至左、右肝内胆管;内镜下完成双侧支架置入

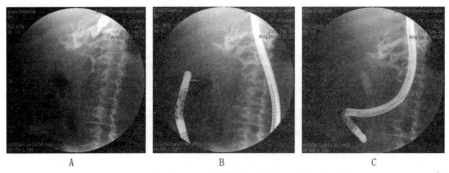

图3-14 超声内镜辅助的胆管插管

经胆管插管失败,留置了胰管支架,超声内镜下穿刺至左肝内胆管,成功将导丝从乳头口插出;改用十二指肠镜抓住导丝将其从钳道中引出;完成胆管进入

七、并发症及预防

乳头预切开术具有一定的盲目性和风险,并发症略高于普通括约肌切开术,据报道在1.96%～23.5%之间,主要包括出血、穿孔、胰腺炎和高淀粉酶血症等,严重者甚至会导致死亡。应该严格掌握操作的适应证与禁忌证,强调由操作较熟练、经验丰富的医师实施,对于条件不佳的病例不可鲁莽为之。在切开时方向要准确,一般在乳头正中方向切开,与乳头隆起部的轴线方向一致;切口要尽量"干净",切线整齐,避免

过多焦痂或血凝块,给寻找胆管开口带来困难;深度要严格掌控并由浅入深,逐层深入,切开过浅往往无法发现胆管开口,过深容易引起穿孔;切开后应仔细分辨胆管的开口,胆管开口始终位于胰管开口的上方;采用软头导丝轻柔操作,避免盲目乱插引起出血和穿孔;对于插管十分困难或多次胰管进入的患者,应尽早实施预切开,并考虑留置胰管支架,可能有助于降低并发症的风险。

(邵存华)

第四节　ERCP下胰液收集及检查

一、概述

ERCP主要是从影像上提供一些形态上的诊断资料,因此不能作为疾病定性诊断的依据,尤其在显示一些不典型或模棱两可的形态变化时,易造成诊断及鉴别诊断上的困难。ERCP结合细胞学诊断技术有助于提高胰腺疾病的诊断正确率。

胰腺癌95%以上由胰管上皮而来,且癌细胞比正常细胞黏着力弱,容易剥离而出现在胰液中,因此通过ERCP收集纯胰液(pure pancreatic juice,PPJ)作细胞学及分子生物学检查是近几年来胰腺疾病诊断学的一项重大进展,不仅为慢性胰腺炎和胰腺癌的鉴别诊断提供了重要手段,而且为早期发现"小胰癌"开辟了前景。

二、适应证与禁忌证

(一)适应证

临床怀疑胰胆疾病者皆为适应证。

(1)胰腺占位性病变。

(2)不明原因的胰管扩张。

(3)胰管狭窄主要用于胰管良恶性狭窄的鉴别诊断。

(4)临床怀疑胰腺癌特别对早期的、仅局限于胰管的小胰癌诊断价值极大。

(5)疑有十二指肠乳头或壶腹部炎症、肿瘤或梗阻性黄疸且原因不明者。

(6)胆道梗阻疑为胰新生物引起。

(7)慢性胰腺炎及复发性胰腺炎缓解期。

(二)禁忌证

(1)有上消化道内镜检查禁忌者,如上消化道梗阻、狭窄等。

(2)碘过敏者,造影剂虽非直接进入血循环,但有可能通过胰管管壁渗透吸收进入血循环,然后再从肾脏排出,因此也有可能发生严重的变态反应。若病情迫切需要,应在做好一切抢救准备工作后进行。

(3)胰泌素过敏者,应禁用胰泌素刺激。

(4)严重的心肺功能不全、急性心肌梗死、大的主动脉瘤以及精神失常对检查不能合作者等。

(5)急性胰腺炎或慢性胰腺炎急性发作时(除结石阻塞胰管引起的急性胰腺炎)。

(6)胆管急性炎症或化脓性感染者。

三、术前准备

(一)器械准备

1.内镜

十二指肠镜如Olympus公司的JF-260系列等。

2.导管

目前种类较多,有内置导丝的导管如 ERCP-1、ERCP-1-BT、ERCP-1-ST、ERCP-1-LT、ERCP-1-LMT 及 ERCP-1-T35 等(Wilson-Cook 公司生产)。常用 PR-4Q 外径 1.6～1.7 mm,长 1.6 m 的塑料导管,对胰管造影主要用 PE-10Q,末端标有刻度借以了解插入乳头的深度(Olympus 公司生产)。

3.造影剂

常用 60% 的泛影葡胺,其他如泛影酸钠、Renografin 等也可用。

4.鼻胰管

日本 Olympus 公司和美国 Cook 公司均有成套产品供应。包括:一条鼻胰管;不同型号的导引钢丝;一条短的鼻咽管或鼻胃管。Olympus 公司供应直径 5 F 和 7 F 两种;Cook 公司供应直径 5 F、6 F 和 7 F 三种。鼻胰管长度为 250 cm,鼻胰管先端有数个侧孔有利于胰液充分引流。标准的导引钢丝 480cm,直径为 0.035 in,与胰管接触的一端质软而圆钝,以免损伤胰管。专为经鼻腔引出"鼻胰管"而设计的"鼻咽管",其长度为 25 cm,直径 16 F,头端圆钝而光滑,无侧孔,如果没有特制的"鼻咽管",可将任何种类的 16 F Levine 管或胃管剪至 25～30 cm 长而代之。

5.其他

(1)配有电视荧光屏的 X 线机。

(2)操作人员的防护设备。

(3)常规 ERCP 检查所必需的用品。

(二)患者准备

(1)术前应向患者作解释工作,以消除顾虑,争取积极配合。

(2)碘过敏及抗生素过敏试验。

(3)使用胰泌素刺激患者术前应行胰泌素划痕试验。

(4)术前禁食 6 小时以上。

(5)口服去泡剂。

(6)咽喉局麻。

(7)术前给丁溴东莨菪碱 20 mg 静脉注射,患者精神紧张者可给地西泮 5 mg 静脉注射或盐酸哌替啶 50 mg 静脉注射。

四、操作方法

(一)内镜下胰管插管直接抽吸收集法

将内镜插至十二指肠降部,找到十二指肠乳头开口后,将导管经乳头插入胰管,先做造影,然后再从导管内吸取胰液。也有主张先吸取胰液,拔管(图 3-15),再重新插管造影,此法的不足为收集的胰液量不够多。

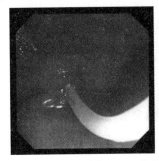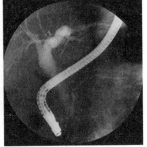

图 3-15　直接抽吸收集法

A.经乳头插入导管;B.导管位于胰管内;C.抽吸收集胰液

(二)胰泌素刺激法

在 ERCP 下将导管缓慢插入胰管并注射造影剂进行观察,静脉注射胰泌素(1 U/kg)后,通过导管按一次 5 分钟的比例分次吸取胰液 3 次,最初 5 分钟采取的部分由于混有造影剂且核固缩明显,很难正确地诊断,所以 5～10 分钟时尤其是 10～15 分钟采取的胰液成分能较好地保持细胞形态,易于早期诊断;此法能收集较多的胰液,但操作时间长,患者痛苦大。

（三）留置鼻胰管引流收集法

ERCP 胰管造影观察胰管后,在 X 线透视下将导丝插入胰管内,然后沿着导丝置入鼻胰管,撤出导丝,留置鼻胰管引流胰液,方法类同鼻胆管引流术,此法的优点为引流收集的胰液量大(图 3-16),此外还可以多次取胰液进行检测。

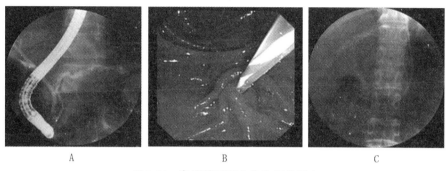

图 3-16 鼻胰管引流收集法操作程序

A.胰管造影;B.置入引导钢丝;C.置入鼻胰管

（四）深部导管插入法

通过细胞学确诊的体部或尾部胰腺癌的准确率为 33%～38%,胰体部以及胰尾部获得的癌细胞数通常很少,因为胰腺癌头部的正常胰组织分泌胰液受到妨碍,体部及尾部的癌细胞到达乳头部比较困难,为了更多地采取尾部的脱落细胞,在内镜下向胰管深部插入导管采取胰液(简称深部导管插入法),方法如下:通过 ERCP 胰管造影观察胰管后,在 X 线透视下将导丝插入胰管内,一直伸到胰管异常部位,然后沿着导丝插入导管,撤出导丝,静脉注射 50 U 胰泌素,分次经导管负压抽吸胰液。

所取得的胰液量与细胞学诊断结果明显相关,真阳性患者获取的胰液量高于假阴性患者。若取得足量的胰液(＞3 mL),其诊断敏感性可达 80%,为了正确诊断,有必要采取足量的胰液。有人为防止采集的胰液内细胞变性,主张将胰液直接注入内装 50% 酒精的玻璃瓶中,玻璃瓶四周置以冰块。

如果先造影再吸取胰液,则吸取的胰液中混有造影剂,造影剂由于其比重高(1.42 左右),离心时势必影响细胞沉渣的收集。可采用正压过滤法,将胰液加压通过微孔滤器,以去除造影剂。

收集的胰液以 1 500～2 000 r/min 离心 5 分钟,沉渣涂片,用含酒精、乙醚各 50% 或 95% 酒精固定液固定,行 HE 染色,亦可采用帕帕尼克拉乌(Papanicolaou)染色法,它对细胞核、细胞质以及胞质颗粒着色均好,细胞透明度高。染色后镜检,查找癌细胞。

五、术后处理

（一）临床观察

ERCP 及胰液收集术后,术后 4～6 小时及翌晨抽血检测血清淀粉酶,第二天常规检查血白细胞计数与分类。单纯淀粉酶升高而无症状者,可继续观察淀粉酶变化,不需特殊处理。如血清淀粉酶升高同时伴发热、腹痛、白细胞计数增加等现象,则应按急性胰腺炎处理。并发重症胰腺炎者需胃肠减压。

（二）饮食

术后患者应卧床休息,禁食一天,第二天能否进食,根据血清淀粉酶来决定,禁食期间注意补液与电解质平衡。

（三）引流液

如放置鼻胰管引流胰液,则应观察引流物的量、颜色、性状以及鼻胰管是否通畅,引流胰液应迅速行脱落细胞学检查或冰冻保存。

六、并发症及预防

(1)强调消毒和无菌技术。

(2)术后常规用抗生素及止血剂2~3天。

(3)乳头切开大小应适宜,切开或活检时如有渗血应及时予以镜下止血。

(4)术后应观察腹痛、发热和便血,检查血淀粉酶和白细胞计数。

七、临床评价

胰液脱落细胞学检查,是指ERCP下获取纯胰液行细胞学检查,具有较高的诊断正确率,特别是对小胰癌,肿瘤越小,其细胞学诊断正确率越高,原因是大的肿瘤在肿瘤边缘产生纤维化,或引起胰管闭塞,使胰腺功能减退,癌细胞很难从乳头流出。相反,早期胰腺癌,特别是局限于胰管上皮的胰腺癌,癌细胞向胰管内露出,而且仍有胰腺分泌功能,癌细胞很容易出现在胰液中。ERCP细胞学检查能检测位于分支胰管的胰腺癌,据文献报道胰腺实质性肿瘤可能来源于分支胰管比主胰管更常见,而内镜活检不能检测到位于分支胰管的小胰癌,从这点看,ERCP细胞学检查优于内镜活检。ERCP下吸取胰液行细胞学检查可弥补单独ERCP的不足,对ERCP检查阴性的早期胰腺癌可获得细胞学诊断。同时ERCP细胞学检查安全可靠,简便易行,有助于胰腺癌的早期诊断。

(邵存华)

第五节　ERCP下胆胰管黏膜活检

一、概述

迄今为止,病理检查仍为诊断胆管癌及胰腺癌最为可靠的依据。内镜下胆胰管黏膜活检可在诊断性ERCP检查的同时即可进行。活检取材能掌握组织结构上的异常,诊断特异性强,对鉴别良恶性困难的病例有重要的临床应用价值。近年来由于医疗器械与设备的改进,发展了胰胆管专用活检钳,大大提高了胆胰管活检的准确率和成功率。

二、适应证与禁忌证

(一)适应证

(1)胰胆管良恶性狭窄的鉴别诊断。

(2)胰腺肿瘤和慢性胰腺炎的鉴别诊断。

(3)可疑有早期胰腺肿瘤、胆管癌。

(4)ERCP检查有可疑发现,做进一步检查。

(5)原发灶不明的转移性腺癌,怀疑来自胰腺者。

(6)胰腺囊肿性病变。

(二)禁忌证

(1)有ERCP检查禁忌者。

(2)凝血功能明显障碍有出血倾向者。全身情况衰竭,或心、肺、肝、肾等重要器官功能失代偿者。

(3)急性胰腺炎或慢性胰腺炎急性发作期。

(4)胆管急性炎症及化脓性胆管炎。

(5)严重腹水,伴有肝硬化或PT时间明显延长。

三、术前准备

（一）器械准备

1.内镜及附属用具

（1）常用侧视式的纤维及电子十二指肠镜,如奥林巴斯(Olympus)的 JF 及 TJF 系列产品,婴幼儿检查应选用特殊的专用十二指肠镜操作,前视式胃镜或小儿结肠镜限于胃次全切除术、毕Ⅱ(BillrothⅡ)式术后。为了便于操作,最好选用电子内镜及电视内镜。

（2）导管:目前种类较多,有内置导丝的导管如 ERCP-1、ERCP-1-BT、ERCP-1-ST、ERCP-1-LT、ERCP-1-LMT 及 ERCP-1-T35 等(Wilson-Cook 公司生产)。常用 PR-4Q 外径 1.6~1.7 mm,长 1.6 m 的塑料导管,对胰管造影主要用 PE-10Q,末端标有刻度借以了解插入乳头的深度(Olympus 公司生产)。

（3）造影剂:常用 60% 的泛影葡胺,其他如泛影酸钠、Renografin 等也可用。

（4）配有电视荧光屏的 X 线机。

（5）操作人员的防护设备。

（6）常规 ERCP 检查所必需的用品。

2.活检钳

Olympus 公司专门设计针对胰胆管活检的活检钳主要有 FB-39Q-1、FB-40Q-1、FB-45Q-1 和 FB-46Q-1 型,有效长度 1 950 mm,适用管道 2.2 mm 和 2.8 mm。该活检钳外套管为聚四氟乙烯材料,摩擦性极低,柔韧性好,易于通过弯曲的胰胆管。

3.SpyGlass 下胆胰管活检设备

SpyGlass 是一种新型的子镜系统,完全不同于以往胆管镜及胰管镜系统。SpyGlass 探头包括一根6 000 像素的传像素。在远端尖端有一个镜头连接至传像素,且具有 2 个工作孔道,可以通过导丝及专用活检钳。SpyGlass 工作长度 231 mm,最大插入部 0.81 mm,最大直径 0.9 mm,所需最小工作孔道直径1 mm。在 Spy-Glass 下可进行胆胰管直视下活检,专用活检钳 SpyBite,直径 0.99 mm,钳口外径 1.0 mm,钳口开度 4.1 mm,工作长度 286 cm,所需内镜工作通道 1.2 mm。

（二）患者准备

（1）做静脉碘过敏试验,检查出血时间、凝血时间、血小板计数,凝血酶原时间和肝功能。

（2）阻塞性黄疸患者须常规肌内注射维生素 K_1 3~5 天。

（3）术前禁食 6 小时以上。

（4）行局部咽喉麻醉,术前 15 分钟静脉滴注解痉剂、镇静剂,如丁溴东莨菪碱 20 mg、地西泮 5~10 mg 或盐酸哌替啶 50 mg 肌内注射或静脉注射。对有胆系感染患者,术前需用抗生素。

（5）资料准备:B 超、CT 等有关胰胆影像检查资料。

四、操作方法

做胆胰管活检时,通过 ERCP 对胰胆管进行全面的观察,初步确定活检的部位,然后调整内镜插入的深度和角度,在透视下将活检钳经乳头插入胆胰管,必要时可行乳头切开,并使活检钳尽可能垂直指向活检部位,在病变处活检,每例活检组织至少 2 块以上(图 3-17)。活检钳取活检组织的部位极为重要,如选择恰当,可大大提高活检阳性率。

活检标本的处理,用小镊子将组织块由活检钳中取出放在小纸片上,然后连同小纸片一起放入 10% 的甲醛溶液中固定,石蜡包埋,苏木素-伊红染色后切片观察。

五、注意事项

（1）ERCP 及胆胰管活检均是微创伤性检查,仍有较多并发症,有时还会很严重,家属应予理解并签署知情同意书。

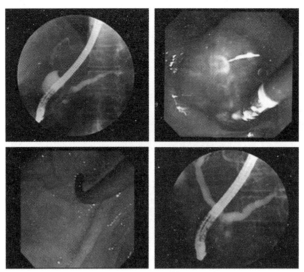

图 3-17　胰管活检

（2）注意器械的消毒和无菌技术，或造影剂中加入庆大霉素。

（3）碘过敏者禁忌检查，过敏性体质者应作过敏试验。

（4）操作应轻柔，如出现局部不适，可给予局部护理或给予适量解痉止痛药物等对症处理。

（5）胰胆管活检操作应避免暴力，活检组织也应避免过大、过深。

（6）术后应注意观察有否发热、腹痛和便血等。检查血清淀粉酶及白细胞计数。

六、术后处理

（1）ERCP 下胆胰管活检术后应卧床休息，4～6 小时及翌晨抽血查血清淀粉酶，第二天常规检查血白细胞计数与分类。注意观察血压和脉搏和全身状况的变化，应特别注意有否发热、腹痛便血及黄疸。必要时行 B 超及 X 线腹透检查。

（2）术后禁食 1～2 天，逐渐恢复流质及半流质。

（3）术后应常规应用抗生素，并加用止血药和维生素 K 2～3 日，注意补充电解质 3～5 日，并发重症胰腺炎须胃肠减压，必要时给予输血。

七、并发症

ERCP 下胆胰管活检的并发症除 ERCP 引起外，与胆胰管活检或相关的并发症发生率是较低的，未见有严重并发症及死亡的报道。可能的并发症有以下几种。

（一）化学性胰腺炎

其发生的危险性要高于单纯 ERCP，主要表现为手术后 24 小时内腹痛、血清淀粉酶或脂肪酶增高四倍以上。

（二）出血、穿孔

胆胰管活检以及乳头切开时可出现术中或术后出血，一组 119 例 ERCP 下胰胆管活检仅 1 例（0.8%）发生出血。胰胆管活检亦可致穿孔，故应该避免暴力及钳取的组织过大、过深。

（三）感染

胆道感染及胰源性败血症是较严重的并发症。

八、临床评价

结合 ERCP 进行胆胰管活检组织学检查，也是术前获取病理学的一个重要诊断依据。Rustgi 等在乳头括约肌切开（EST）后进行胆管活检，5 例胆管癌中 4 例阳性。山崎等在非乳头切开的情况下进行胰管活检,6 例胰腺癌中 4 例阳性。Aabakken 等报道 7 例胰腺癌,其中一例通过内镜下活检获取诊断。Foerster 等在非乳头切开下利用 1.5 mm 活检钳在 10 例胰腺癌患者中获得 9 例活检组织学标本,而用 2.2 mm活检钳仅获得 3 例组织学标本。因此对胰腺活检技术尚需进一步积累资料。Kubota 等对 43 例胰胆导管狭窄进行了胰胆管活检,活检成功率为 95.3%,胰腺癌活检阳性率为 71.4%。综合文献报道其敏感性为 40%~60%,技术失败率高达 15%,假阴性的原因主要是由于取材小或者胰胆管中断以致不能在病变中心处活检。近年来有人联合应用超声内镜定位可提高诊断正确率。

胰管活检阳性率虽不及刷检,但有较多的优点:①能够确定组织学类型和分化程度;②能显示胰腺癌形成的腺管及对神经周围和血管的浸润现象;③对于一些分化较好的胰腺癌、囊腺癌、产黏蛋白肿瘤等细胞诊断较为困难,特别是胰管刷检细胞对慢性胰腺炎异型细胞与高分化胰腺癌细胞有时难以区别,而组织学可作出明确诊断;④对于慢性胰腺炎细胞学仅能报告未见癌细胞,而组织学可作出明确诊断;⑤胰腺癌,特别在大量增生的纤维组织中间分布少量癌细胞的病例,胰管刷检可能取不到癌细胞,而胰管活检组织学诊断却很有帮助。但目前临床上应用仍有限制:需要有熟练的 ERCP 诊断和活检技术,另需配备专用活检钳。但 ERCP 下胆胰管活检组织学检查不失为一种安全可靠的胆胰疾病诊断和鉴别诊断方法。

综上所述,ERCP 中胆胰管活检组织学诊断其临床价值是肯定的,术前常常借此明确诊断及拟定治疗方案,是胆胰恶性肿瘤早期诊断的重要手段,应大力推广、应用。

(邵存华)

第四章 普外科患者的体液失调

第一节 概　述

一、体液的组成与分布

健康成人体内水分占全身体重的比例相对恒定,但男女之间有所差别,成年男性一般为人体重量的 60%,女性约为 50%。脂肪组织量和年龄等因素对其均有一定影响,脂肪含水量很少,所以体瘦者水分与体重之比高于胖者 25%～30%。女性因为皮下脂肪较多而肌肉偏少,所以总体液量的百分率较低。

体液可分为细胞内液和细胞外液两大部分,细胞外液又分为组织间液和血浆。细胞内液为身体各种细胞内的水,约占体重的 40%,由总体液量减去细胞外液量而间接得出,大部分存在于骨骼肌群中,主要阳离子为 K^+ 及 Mg^{2+},主要阴离子为 HPO_4^{2-} 和蛋白质。

细胞外液约占体重的 20%,其中 15% 为组织间液,5% 为血浆。绝大部分的组织间液能迅速地和血管内液体或细胞内液进行交换,对维持机体的水和电解质平衡起很大的作用,故又称为功能性细胞外液。另有一小部分的组织间液仅有缓慢地交换和取得平衡的能力,虽也有着各自的生理功能,但维持体液平衡的作用甚小,故又称无功能性细胞外液。结缔组织液和所谓透细胞液,如脑脊液、关节液、消化液等,都属于这种无功能性细胞外液。体液在正常情况下有一定的容量、分布和电解质离子浓度,机体必须保持它们的稳定,才能进行正常的新陈代谢。

二、渗透压

只允许溶剂分子通过而溶质分子不能通过的隔膜叫作半透膜,是渗透压存在的基本条件之一。当水和溶液被半透膜分隔时,水可通过半透膜进入溶液,该现象即为渗透作用。由于溶液含有一定数目的溶质微粒,对水产生一定的吸引力,水即渗过半透膜而进入溶液,这种对水的吸引力叫作渗透压。

细胞内外液间离子成分的差别,靠起半透膜作用的细胞膜维持。任何不能自由穿过细胞膜的物质,都能形成细胞外液和细胞内液间隙之间的有效渗透压。作为细胞外液主要阳离子的 Na^+,提供了渗透压的主要部分。正常人血浆渗透压的波动范围是 290～310 mmol/L。血浆渗透压可以直接测定,也可以用以下公式近似计算:血浆渗透压(mmol/L)=2×([血清钠]+[葡萄糖]+[尿素氮])。血清钠、葡萄糖和尿素氮浓度均以 mmol/L 表示。当直接测定的血浆渗透压超过上述公式计算的结果 10 mmol/L 以上时,即出现渗透压间隙。渗透压间隙增加,可能是由于血浆中有一个或一个以上不能被测定的渗透活性物质有关。它们相差越大,表示病情越重,预后不佳。

三、水的摄入和排出

正常人每天的需水量 2 000～2 500 mL,其中约 1 500 mL 直接摄入,其余 1 000 mL 来自固体食物及其分解代谢过程。水通过 4 种途径排出体外:①尿液 1 000～1 500 mL。②呼气中丧失水分约 400 mL。如果未加雾化的气管切开,伴有通气过度时,可增加经呼吸道失水,使每天无知觉失水总量达 1 500 mL。③经皮肤不感蒸发的水约 500 mL。④每天经便排出水分 60～150 mL。

组织分解代谢也产生水。在氧化时,1 g 蛋白质可产生水 0.41 mL,1 g 糖产生水 0.60 mL,而 1 g 脂肪产生水 1.07 mL。在严重创伤时大量组织破坏可使体内迅速产生大量的内生水。每破坏 1 g 肌肉约释放出水 0.85 mL。

四、钠的摄入和排出

正常人每天摄入 4～5 g 钠盐(含 70～90 mmol Na^+),摄入的食盐和分泌到消化液中的 Na^+ 几乎全被吸收,过剩的钠主要靠肾脏排出。肾脏功能正常时,钠摄入多,排出亦多;摄入少,排出亦少。当钠摄入减少或肾外丧失增加时,正常肾脏能在 24 小时内将钠排出减低到每天 1 mmol 以下。少量出汗时,汗液是种低渗液,平均钠浓度为 15 mmol/L;而大量出汗时,汗液钠浓度可达 60 mmol/L,甚至更高。从皮肤和肺的不感蒸发为纯水。因此,肾功能正常的健康人,正常失水中含钠极低。

正常成人体内 Na^+ 的总量约为 3 700 mmol,其中 44% 分布在细胞外液中,9% 存于细胞内液中,其余 47% 存在于骨骼中。细胞内、外液中的 Na^+ 都是可交换的,而骨骼中的 Na^+ 只有 45% 是可交换的。在人体代谢或钠异常丢失过程中,可交换钠被利用,起到代偿作用。

五、酸碱平衡调节

正常人的体液保持一定的氢离子浓度,即保持一定的 pH 以维持正常的生理和代谢功能。判断酸碱中毒是以动脉血的 pH 为标准,正常值为 7.35～7.45,平均为 7.40,人体能耐受的 pH 为 6.8～8.0。

人体的糖、蛋白质和脂肪在代谢过程中均产酸,分为碳酸(H_2CO_3)和其他如乳酸、硫酸、磷酸等固定酸。人体在物质代谢过程中也产生碱性物质,如氨,但对体液酸碱状态影响不大,食物中的碱性物质主要来源于蔬菜和水果中的有机酸盐在体内形成的碱性物质。人体在代谢过程中,既产酸也产碱,酸性物质的产生量远远超过碱性物质的产生量,故体液中 H^+ 浓度经常发生变动。但人体能通过血液的缓冲系统、肺的呼吸和肾的调节作用,使血液 pH 在小范围内变动。

体内酸碱平衡的调节,以体液缓冲系统的反应最迅速,几乎立即起反应,但只能起短暂的调节作用。血液中的缓冲系统以碳酸氢盐(HCO_3^-)与碳酸(H_2CO_3)最为重要。肺的调节反应略慢,较体液缓冲系统慢 10～30 分钟,但可维持较长时间。肺部排出 H^+ 的办法是将 H_2CO_3 转化为 CO_2 与 H_2O,然后由肺呼出 CO_2,使血中 CO_2 浓度恢复正常。肾脏的调节最迟,往往需 5～6 小时以后,但是最持久,可达数天,作用亦最强。肾脏在酸碱平衡中的调节作用:一方面重吸收经肾小球滤出的 $NaHCO_3$;另一方面肾小管上皮细胞分泌的 H^+ 与肾小管滤液中的 NH_3 或 HPO_4^{2-} 结合,形成 NH_4^+ 或可滴定酸(H_2PO_4)随尿排出。

(张　伟)

第二节　体液代谢失调

体液代谢失调可以分为三类:容量失调、浓度失调和成分失调。容量失调是指体液量的等渗性减少或增加,仅引起细胞外液量的改变。浓度失调是指细胞外液内水分的增加或减少,以致渗透微粒的浓度发生改变,也就是渗透压发生改变,如低钠血症和高钠血症。细胞外液内其他离子的浓度改变虽能产生各自的病理生理影响,但因量少而不致明显改变细胞外液的渗透压,故仅造成成分失调,如低钾血症或高钾血症、低钙血症或高钙血症以及酸中毒或碱中毒等。

一、水代谢异常

（一）容量不足

1.病因和发病机制

细胞外液容量不足是由体内总钠的净含量降低引起。体内失钠总是伴有水丢失，失钠的最终结果是细胞外液容量丢失。伴随着容量丢失，是否存在血钠浓度降低、不变或增加主要决定于容量丧失途径（如胃肠道、肾脏）和补充液体种类。其他因素，如抗利尿激素（ADH）分泌或某些物质进入远端肾小管导致水潴留同样可以影响容量丧失时血钠的浓度。细胞外液容量不足的主要病因如下。①肾外因素：有以下几种。胃肠道：呕吐、腹泻、胃肠减压、胆管引流；皮肤：出汗；透析：血透、腹透；呼吸道：气管切开合并无雾化的辅助呼吸；第三间隙丢失：大量胸腔积液或腹水。②肾或肾上腺因素：有以下几种。急性肾衰竭：恢复过程中多尿期；慢性肾衰竭；梗阻性肾病梗阻解除后，血液透析；利尿剂；糖尿病酮症酸中毒；肾上腺病：糖皮质激素缺乏，醛固酮缺乏症。

2.临床表现

主要临床表现为乏力、口干、心悸等。患者皮肤干燥、无弹性，直立性低血压［直立时收缩压降低＞1.33 kPa（10 mmHg）］，心动过速和中心静脉压（CVP）低是比较可靠的体征。轻度细胞外液容量丢失，唯一的体征是皮肤弹性降低和眼球下陷。中度容量不足可以表现为心动过速或直立性低血压。严重容量丢失可以导致精神紊乱和明显的休克症状。

实验室检查可见血液浓缩，血细胞计数比容增高，白细胞计数可轻度增高。严重单纯肾外因素引起者，尿量减少，尿比重增加，血尿素氮和肌酐均可轻度增高。血钠浓度可以是降低、正常或过高。尿钠浓度根据基本病因而不同，经肾外因素丢失者可低于 10 mmol/L 以下，如果是经肾丢失者，则可达 20 mmol/L 以上。

3.治疗

容量不足的原发病因必须纠正。轻至中度容量不足，如果患者神志清楚，无胃肠功能紊乱，可以口服钠和水而纠正。如果失水较明显或肠道吸收障碍，可以静脉输入等渗生理盐水。严重容量不足时，特别伴有严重营养不良时，应尽快纠正容量不足，同时补充胶体溶液，如清蛋白或血浆容量不足的准确定量较为困难，但可根据前述的临床表现作出大致判断。轻度不足时，约丧失体重的 4%；中度不足丧失体重的 6%～8%；重度不足约丧失体重的 10%。补液治疗应根据患者的反应和严密的临床观察进行调整，如容量不足的体征是否纠正，血压、脉率是否稳定，CVP 是否正常和每小时尿量多少等，并纠正可能同时存在的浓度或成分异常。

输液速度需根据体液紊乱的类型和程度，以及是否继续丢失及心脏状况而定。在严重容量不足时，开始以每小时 1 000 mL 的速度输入，待循环状况改善后即减速。伴有心血管疾病的老年人，纠正容量不足时，需缓慢、谨慎地在适当监测下进行，包括监测中心静脉压或肺动脉楔压，并适当使用相应的心血管药物。

在严重容量不足或休克状态下，从静脉内输给大量等渗盐水，有导致血氯过高，引起高氯性酸中毒的危险。因平衡盐溶液的电解质含量和血浆内含量相仿，用来治疗容量不足更加符合生理。

（二）水过多

机体入水总量超过排出量，以致水在体内潴留，引起血液渗透压下降和循环血量增多，又称水中毒或稀释性低钠血症。

1.病因和发病机制

水过多较少发生，仅在抗利尿激素分泌过多或肾功能不全的情况下，机体摄入水分过多或接受过多的静脉输液，才造成水在体内蓄积，导致水中毒。水中毒时，细胞外液量增大，血清钠浓度降低，渗透压下降。因细胞内液的渗透压相对较高，水移向细胞内，结果是细胞内、外液的渗透压均降低，量增大。此外，增大的细胞外液量能抑制醛固酮的分泌，使远曲肾小管减少对 Na^+ 的重吸收，Na^+ 从尿内排出增多，因而血清钠浓度更加降低。

2.临床表现

急性水中毒时,因为脑细胞肿胀和脑组织水肿造成内压增高,引起各种神经精神症状,如头痛、失语、精神错乱、定向力失常、嗜睡、躁动、惊厥、谵妄,甚至昏迷。有时可发生脑疝,造成呼吸、心搏骤停。

慢性水中毒时,症状一般不明显。患者可出现软弱无力、恶心、呕吐、嗜睡等,但往往被原发疾病的症状所掩盖。患者的体重明显增加,皮肤苍白而湿润。有时唾液、泪液增多。

实验室检查可发现红细胞计数、血细胞比容、红细胞平均血红蛋白浓度、血红蛋白量和血浆蛋白量均降低,血浆渗透压降低,红细胞平均容积增加。

3.治疗

预防重于治疗。对容易发生 ADH 分泌过多的患者,如经历疼痛、失血、休克、创伤和大手术等情况;急性肾功能不全和慢性心功能不全的患者,应严格限制入水量。对水中毒患者,应立即停止水分摄入,在机体排出多余的水分后,程度较轻者,水中毒即可解除。程度较重者,除禁水外,还要用利尿剂促进水分排出。一般用渗透性利尿剂,如 20% 甘露醇静脉内快速滴注,以减轻脑细胞水肿和增加水分排出。也可静脉注射袢利尿剂,如呋塞米。注意监测血钠浓度变化,防止血钠浓度变化过快过大导致脑神经元脱髓鞘病变。

二、钠代谢异常

水和钠的正常代谢及平衡是维持人体内环境稳定的一个重要方面。细胞外液中 90% 的渗透微粒是 Na^+,故 Na^+ 浓度的改变会引起细胞外液渗透压的改变,因此血钠浓度是血浆渗透压的主要决定因素。血钠的正常值是 135~145 mmol/L,平均为 142 mmol/L,<135 mmol/L 为低钠血症,超过 145 mmol/L 为高钠血症。

(一)低钠血症

1.病因和发病机制

低钠血症反映出体内总体水量相对多于总体钠含量,按其病因可分为低血容量、稀释性和高血容量低钠血症。

低血容量低钠血症是以缺水和缺钠为特征,但缺钠多于缺水,血浆渗透压低于正常。当体液丢失时,如持续呕吐、严重腹泻、肠道引流、造瘘或由于胰腺炎、腹膜炎、小肠梗阻等原因导致液体潴留在第三间隙,仅补充葡萄糖水或低渗液体可能发生低钠血症。正常肾脏对容量丧失的反应是保留钠,典型者其尿钠的浓度<10 mmol/L。

稀释性低钠血症又称水潴留性低钠血症,其特征是体内总体水含量增加而总体钠含量无明显增加,血浆渗透压低于正常。由血内 ADH 过多或肾脏对 ADH 的作用特别敏感所致,如抗利尿激素不适当分泌综合征(syndrome of inappropriate ADH secretion,SIADH)。其发病机制是由外周产生的 ADH(或类似物质)或由病理性刺激而致 ADH 中央性释放所引起的持续性抗利尿作用,促使水慢性潴留,以致所有体液间隙的容量增大。细胞外液的增加可抑制钠在肾小管内的重吸收,使钠排出增加。其他病因有疼痛、应激、手术麻醉或利尿剂使用不当等。甲状腺功能减退和糖皮质激素缺乏也会导致稀释性低钠血症的发生。

高血容量低钠血症以体内总体钠含量增多,但总体水含量增多更甚为特征,血浆渗透压低于正常。患者常有明显的水肿。常发生在肾衰竭的患者中,另外心功能衰竭和肝硬化等也会引起高血容量低钠血症。这些疾病由于有效循环容量不足导致 ADH 和血管紧张素释放,降低肾小球滤过率,影响肾排水,同时可兴奋口渴中枢,大量饮水,产生低钠血症。

2.临床表现

由于缺钠时细胞内、外均呈低渗状态,所以无口渴表现。低血钠表现可能不典型,然而因为其症状主要是由于低渗状态引起的,导致水分进入脑及其他细胞,所以临床上主要是精神状态改变,包括性格改变、嗜睡和意识不清。当血清钠<135 mmol/L,患者仅表现为疲乏、头晕和手足麻木;当血清钠<130 mmol/L,除上述症状外,还有食欲缺乏、恶心、脉搏细速、视力模糊和直立性昏倒;当血清钠<120 mmol/L,可以有

木僵、神经肌肉兴奋性增高、癫痫、长时间昏迷和死亡。低钠血症的症状取决于血钠下降的程度及速度,下降程度越大,速度越快,症状越严重。低钠血症性脑病通常是可以完全恢复的,但血清钠浓度急剧降低可导致永久性的神经系统损害及死亡。

如果有效血浆渗透压正常或升高,而血清钠浓度降低,应考虑假性低钠血症。由于血钠实际上仅存在于血浆中占血浆量的93%的含水部分中,血浆中脂肪等并不含水,如果血中脂肪含量相对过高时,血浆中实际含水部分便缩减,测得的血钠浓度下降,形成假性低钠血症。类似情况也可发生在血液内含有大量球蛋白时,如多发性骨髓瘤、巨球蛋白血症等。

3.治疗

首先要积极处理病因。轻度或无症状性低钠血症一般不必治疗,严重低钠血症,或伴有明显症状的低钠血症则应及时加以处理。不同类型的低钠血症,低钠的纠正也有所区别。

低血容量低钠血症:针对细胞外液缺钠多于缺水和血容量不足的情况,首先补充血容量,采用含盐溶液或高渗盐水静脉输注,以纠正体液的低渗状态,高渗盐水一般为5%氯化钠溶液。需要补充的钠含量一般按下列公式计算:需补充的钠盐量(mmol)=[血钠的正常值(mmol/L)−血钠测得值(mmol/L)]×体重(kg)×0.60(女性为0.50)。按17 mmol Na$^+$=1 g钠盐计算补给氯化钠的量。当天补给计算用量的1/2和日需量4.5 g,其中2/3的量以5%氯化钠溶液输给,其余量以等渗盐水补给。以后测定血清Na$^+$、K$^+$、Cl$^-$和血气分析,作为进一步治疗时的参考。

稀释性低钠血症:治疗方法可参阅水过多的有关内容。对持续性SIADH的长期治疗可以采用地美环素或碳酸锂。前者疗效较好,但对肝硬化患者会引起急性肾衰竭,应尽量避免应用。

高血容量低钠血症:以治疗原发病为主,限制入水量在10 mL/(kg·d)以下。一般不需要补钠,因为补钠可能会加重水肿。同时可用利尿剂尽快排出体内过多水分,难治患者可采用透析治疗等方法。少数低钠血症有严重症状者,应先补充高张溶液,以更快地改善血浆低渗状态。

过快纠正低钠血症后最重要的神经后遗症是中心性脑桥脱髓鞘病变。脱髓鞘同样可影响中枢其他部分,在数天至数周内出现四肢麻痹和舌无力,损伤常常是永久性的。一般认为低钠血症已持续24小时以上,并有症状,使用高张溶液时,血钠浓度提高不应快于每小时1 mmol/L,24小时内血钠浓度提高不超过12 mmol/L,在给盐水时应密切注意心脏功能变化。

(二)高钠血症

1.病因和发病机制

高钠血症较低钠血症少见,在成年人中,高钠血症是最严重的电解质紊乱,已报告死亡率介于40%~60%。因为钠是细胞外液渗透压主要决定因素,高钠血症意味着细胞外液高渗透压。细胞外液相对高张于细胞内液,导致细胞内水向细胞外运动,直至二者间张力相等。水可以单独丢失或与钠一起丢失,因此高钠血症可有细胞外液容量丢失(低容性),细胞外液浓缩和容量过负荷(潴钠性)。高钠血症的常见原因见表4-1。

表4-1　高钠血症的主要原因

低溶性高钠血症	浓缩性高钠血症	潴留性高钠血症
总体水和钠均减少,水减少相对较多	总体水减少,总体钠接近正常	总体钠和水均增加,钠增加相对较多
胃肠道:呕吐、腹泻	呼吸道:呼吸加快	补给高张液体
皮肤:烧伤、过度出汗	皮肤:发热、出汗	碳酸氢钠过多
利尿剂	中枢性尿崩症	全胃肠外营养
尿浓缩功能障碍	肾性尿崩症	醛固酮增多症
	不能获得水	Cushing综合征

2.临床表现

高钠血症的主要症状是口渴。有意识的高钠血症患者如果无口渴感觉往往提示口渴中枢障碍。高钠血症的主要体征是由于脑细胞皱缩引起的中枢神经系统功能紊乱,早期表现为嗜睡、软弱无力及烦躁;后为易激动、震颤、动作笨拙、腱反射亢进、肌张力增高;进一步发展为抽搐、惊厥、昏迷及死亡。严重高钠血症脑体积因脱水而显著缩小时,颅骨与脑皮质之间的血管张力增大,因而可导致静脉破裂而出现局部脑内出血和蛛网膜下腔出血。对于慢性高钠血症,由于中枢神经细胞内液渗透性物质增加,脑细胞脱水程度和中枢症状在慢性高钠血症较急性高钠血症轻。

3.治疗

首先要纠正病因,同时补充水分。如果患者神志清楚而且无明显胃肠道功能紊乱,直接饮水效果最好。因持续呕吐或精神状态变化不能饮水的患者,可以静脉补充5%葡萄糖溶液或0.45%氯化钠溶液。如果容量严重不足发生休克时,在给予葡萄糖水或低张盐水纠正高钠血症前,需用生理盐水或平衡液和胶体溶液增加血容量。对潴钠性高钠血症,有时需用利尿剂。

为了避免因血浆渗透压很快恢复到正常水平而导致的脑水肿,血钠浓度纠正不宜过快,一般以每小时下降1 mmol/L为宜。如果高钠血症时间小于24小时,可在24小时内加以纠正;如果不知道高钠血症持续了多少时间或慢性高钠血症,纠正时间应延长到48小时内。如果高钠血症已经得到改善,但中枢神经系统症状反而加剧,应想到急性脑水肿的存在。

水分补充量一般可按下列公式计算:补水量(mL)=[血钠测得值(mmol/L)-血钠正常值(mmol/L)]×体重(kg)×4。通常可先补充计算量的1/2,以后根据血钠下降情况再决定。在纠正高钠血症的过程中,应随时注意血浆各种电解质浓度的变化,通常每8小时测定一次。

三、混合性容量和浓度异常

混合性容量及浓度异常可由多种疾病或者不适当的静脉输液所造成。几种液体异常并存时,其临床表现为各个异常症状和体征的代数和。相同的异常症状可起叠加作用,相反的异常症状可相互抵消。

细胞外液不足伴低钠血症是外科常见的一种混合性异常,当患者大量丢失胃肠液的同时,仅补充水分,容易发生这种情况。手术后,在胃肠液丧失时仅用5%葡萄糖水补充,也易发生这种情况。大量失水或低渗液的丧失(如大量出汗,渗透性利尿)可造成细胞外液容量不足伴高钠血症。

过量补充钠盐可导致细胞外液容量过多和高钠血症,如在单纯性失水(经皮肤和肺的无知觉失水)时仅补充含钠溶液,或为了对抗乳酸酸中毒而滴注过多的高浓度碳酸氢钠。对少尿性肾衰竭患者补允过量水或低张盐液,可导致细胞外液容量过多和低钠血症。

肾功能正常时,能在一定程度上减轻上述变化,并代偿不恰当补液造成的失误。无尿或少尿性肾衰竭患者则容易发生上述混合性容量和浓度异常。肾功能处于边缘状态的老年患者,轻度容量不足就能发生少尿、血清尿素氮和肌酐增高。这些变化经早期恰当地纠正细胞外液容量不足后,一般均可逆转。

四、钾代谢异常

钾是细胞内最多的阳离子,仅约2%总体钾在细胞外。因为大部分细胞内钾在骨骼肌细胞内,所以总体钾与身体肌肉呈粗略的比例关系,平均70 kg体重成人约有钾3 500 mmol。

钾是细胞内渗透压的主要决定因素,细胞内外液钾离子浓度变化强烈影响细胞膜极化,依次影响重要的细胞程序,如神经冲动传导和肌肉(包括心肌)收缩。

许多因素影响钾在细胞内外液间的分布,其中最重要的是血液中胰岛素水平。有胰岛素,钾向细胞内移动,降低血钾浓度。当胰岛素缺乏时,即使有总体钾缺乏,钾仍可向细胞外移动,提高血钾浓度。交感神经系统兴奋同样影响细胞内钾运动。β受体激动剂,特别是选择性β2受体激动剂,能促使细胞吸取钾,而β受体阻滞剂或α受体激动剂能促使钾向细胞外移动。血钾浓度同样明显受血浆pH影响。急性酸中毒促使钾向细胞外移动,而急性碱中毒则促使钾向细胞内移动。

正常人从饮食摄入钾常波动于 40～150 mmol/d。生理状态下,摄入的钾 90% 经肾从尿排出,少量随粪便(5～10 mmol)和汗液(0～10 mmol)排出。肾排钾量因摄入量不同而有很大差异;摄入量增加,排钾量增加;摄入量减少,排钾量减少。但是,肾保钾能力不如保钠能力强,以致在低钾血症情况下,虽然肾排钾量减少,但每天仍继续排钾 15～20 mmol,几天后可发生明显的低钾血症。正常血清钾浓度为 3.5～5.5 mmol/L。

(一)低钾血症

血清钾浓度<3.5 mmol/L 称为低钾血症。血清钾浓度降低除体内钾分布异常外,常同时有机体总钾含量缺乏。

1.病因

低钾血症可分为急性和慢性。急性低钾血症在外科治疗过程中很少发生,除非患者发生严重糖尿病并发症而使用大量胰岛素后。在外科治疗过程中经常碰到的是慢性低钾血症。慢性腹泻、胃肠道外瘘(如十二指肠瘘,回肠造瘘等)等消化液的丢失、长期胃肠道外营养补充无钾溶液是外科常见原因。利尿剂是导致低钾血症的最常用药物之一。排钾利尿剂,包括噻嗪类、袢利尿剂和渗透性利尿剂,能阻止钠在近、远端肾小管回吸收,到达远端肾小管钾分泌部位的尿量增加,促进钾分泌。

2.临床表现

低钾血症可引起多种功能和代谢变化,这些变化的严重程度与钾缺乏程度密切相关,但不同个体间也显示出明显差异。一般而言,严重低钾血症(血清钾<3 mmol/L)才出现严重的临床症状。

肌无力为最早表现,以四肢近端肌肉最多见。少数患者有手指发硬、持物费力、腿沉、头抬不起和眼睑下垂症状。进而呼吸肌(主要是膈肌)软弱无力而引起呼吸困难。严重的病例,二头肌、三头肌、膝和跟腱反射均可完全消失。其他肌肉功能紊乱包括痉挛,肌束自发性收缩和横纹肌溶解。通过自主神经可引起肠麻痹而发生腹胀或肠梗阻。持续性低钾血症可损害肾浓缩功能,引起多尿伴继发性烦渴。常常有代谢性碱中毒和反常性酸性尿。

血清钾水平<3 mmol/L 之前通常对心脏影响甚微,心脏受累主要表现为传导和节律异常。典型的心电图改变为早期出现 T 波降低、变宽、双相或倒置,随后出现 ST 段降低、QT 间期延长和 U 波。但低钾血症患者不一定出现心电图改变,故不能单纯依赖心电图改变来判定有无低钾血症的存在。应该注意,患者伴有严重的细胞外液减少时,低钾血症的一些临床表现有时可以很不明显,而仅出现缺水、缺钠所致的症状,但在纠正缺水后,由于钾进一步被稀释,可出现低钾血症的症状。

一般可根据病史和临床表现做出低钾血症的诊断。心电图检查虽有助于诊断,但一般不宜等待心电图显示出典型改变后才肯定诊断。血清钾测定常降低。

3.治疗

应尽早治疗造成低钾血症的病因,减少或中止钾的继续丧失。

轻度低钾血症或必须持续服用排钾药物的患者,可口服含钾药物补充钾离子,如氯化钾口服液、钾碱合剂或氯化钾缓释片等。口服补钾较静脉补钾更为安全。

当低血钾严重(<3 mmol/L),症状明显或对口服补钾无反应时,必须静脉补钾。临床上常用 10% 氯化钾溶液来补充钾,每克氯化钾含钾 13.4 mmol。静脉补钾应注意以下几点:①补钾量可根据血清钾测定结果初步确定。如果血清钾<3 mmol/L,给予钾 200～400 mmol,一般能提高血清钾 1 mmol/L。如果血清钾为 3.0～4.5 mmol/L 时,给予钾 100～200 mmol,一般能提高血清钾 1 mmol/L。②钾离子进入细胞缓慢,而细胞外液的钾总量仅为 60 mmol,如果从静脉输入含钾溶液过快,可在短时间内使血钾增高很多,引起致命的后果。所以补钾不宜过多过快,一般速度不应超过 20 mmol/h,每天的补钾总量则不宜超过 100～150 mmol。③静脉补钾浓度以每升溶液中含钾量不超过 40 mmol 为宜,但现代精确的静脉微灌注泵已大大减少了高浓度氯化钾溶液的危险。④患者如有休克,应先输入晶体和胶体溶液,以尽快恢复血容量。待每小时尿量超过 40 mL 后,再从静脉输给氯化钾溶液,"见尿补钾"是治疗的原则。⑤为了补充氯化钾,常选用生理盐水,葡萄糖液不是理想选择,因为使用葡萄糖液后患者血浆胰岛素水平的增高可导致一过性低钾血症加重,症状加剧。⑥细胞内钾恢复较慢,有时需补钾 4～6 天后细胞内外的钾才能达到平

衡,严重者需补钾 10～15 天以上。因此,治疗钾缺乏不可操之过急。

低钾血症常合并低镁血症,镁与钾在生理功能上有协同作用,如果两者的血清含量均低,会出现尿钾排出量增加,出现顽固性低钾血症,同时增加心律失常的发生率。所以出现顽固性低钾血症时,应在补钾的同时适当补镁。

包括手术在内的各种创伤,由于组织被破坏,大量钾释放到体液中,肾排钾增加以维持血浆钾平衡,此过程可在术后持续一段时间,因此,除非术前已存在严重缺钾,术后 48 小时内一般不会发生低钾血症,不需补钾。但是,钾是一个相当关键的细胞内阳离子,在患者术后早期就应该严密监测其变化。

(二)高钾血症

血清钾浓度高于 5.5 mmol/L 称为高钾血症。

1.病因

大致可分为以下三类。

(1)肾排钾减少:这是引起高钾血症最主要的原因,可见于急慢性肾衰竭、Ⅳ型肾小管酸中毒、盐皮质激素缺乏和长期应用潴钾类利尿剂。

(2)钾摄入过多:在肾功能正常的情况下,高钾饮食引起的高钾血症极为罕见,只有当静脉内补钾过多过快,特别在肾功能低下时,才能引起高钾血症。

(3)细胞内钾移到细胞外:见于胰岛素缺乏和高血糖、组织损伤、酸中毒和高钾性周期性肌麻痹等。

2.临床表现

一般无特异性症状,轻度高钾血症可出现四肢感觉异常、刺痛等症状,严重高钾血症可出现吞咽、发音及呼吸困难,甚至上行性麻痹,松弛性四肢瘫痪。中枢神经系统可表现为烦躁不安、昏厥及神志不清。高钾血症最初心电图改变是 QT 间期缩短和高耸,对称 T 波峰,当血钾超过 6.5 mmol/L 时产生结性和室性心律不齐,QRS 波群增宽,PR 间期延长和 P 波消失,最后,QRS 波群衰变为正弦波和室性停搏或室性纤颤。

有引起高钾血症原因的患者出现一些不能用原发病来解释的临床表现时,即应考虑有高钾血症的可能,并应做心电图检查,血清钾测定常升高。

3.治疗

高钾血症的治疗包括尽可能纠正原发病因、停止外源钾摄入、降低血清钾的浓度和促进钾的排泄。

为了暂时对抗血钾突然升高对心肌的作用,在心电监护下,静脉注射 10% 葡萄糖酸钙溶液 20 mL,可重复应用;或将 10% 葡萄糖酸钙 30～40 mL 加入静脉补液内滴注。输入葡萄糖可刺激胰岛素的释放,进而增加细胞钾摄入,可用加有胰岛素的碳酸氢钠葡萄糖溶液(45 mmol 碳酸氢钠溶于 10% 葡萄糖溶液 1 000 mL 中,加 20 U 胰岛素)来暂时降低血清钾水平,必要时可以重复使用。如果肾功能不全,不能输液过多者,可用 10% 葡萄糖酸钙溶液 100 mL,11.2% 乳酸钠溶液 50 mL,25% 葡萄糖溶液 400 mL,加入胰岛素 30 U,静脉持续滴注 24 小时,每分钟 6 滴。

以上措施可争取时间,而要彻底清除体内过多的钾可采用以下方法:口服阳离子交换树脂,每次 15～30 g,4～6 小时 1 次,可从消化道排出钾离子。为防止便秘、粪块阻塞,可同时口服山梨醇或甘露醇导泻。如果肠梗阻或其他原因不能服药的患者,可用同等剂量树脂与 10% 葡萄糖溶液 200 mL 混匀后作保留灌肠。每克树脂约移去 1 mmol 钾,但治疗作用缓慢。肾衰竭患者紧急治疗无效后应迅速进行血液透析,腹膜透析除钾效果相对较差。

五、镁代谢异常

镁在含量上是机体内第四位的阳离子,仅次于钠、钾和钙;在细胞内,镁的含量仅次于钾而占第二位。正常成年人体内约有 1 000 mmol 镁,约合镁 23.5 g。其中 50% 存在于骨内,不易和其他部位交换,细胞外液镁分布仅占 1%,其余在细胞内。正常血镁浓度为 0.70～1.10 mmol/L。镁的主要来源为绿叶蔬菜,正常人每天需摄入 0.3 mmol/kg。镁主要由小肠吸收,钙和镁在肠的吸收有竞争作用。肾脏排镁同排钾情况相似,即虽有血清镁浓度降低,肾排镁并不停止。

镁可催化或活化机体 325 种以上的酶,在能量传递、贮存和利用上起关键作用。镁又是 Na^+,K^--ATP 酶的重要辅酶因子,因此,缺镁可影响钾的平衡。此外,镁能维持细胞膜稳定,对中枢和周围神经系统、心肌、骨骼肌以及血管和胃肠的平滑肌均有抑制作用。

（一）低镁血症

长期的胃肠道消化液丧失,如肠瘘或大部小肠切除术后,加上进食少,是造成缺镁的主要原因。其他原因有长期应用静脉营养未加适量镁作补充、甲状腺功能亢进、甲状旁腺功能低下、急性胰腺炎等。

低镁血症的主要临床表现为神经肌肉应激性增加,如肌肉抽搐,甚至惊厥,也有焦虑、激动、烦躁、精神错乱等中枢神经系统症状,以及心律不齐、心动过速、室性期前收缩、室颤等心血管系统表现。外科术后心律失常与低钾和低镁血症有关。

血清镁浓度的测定一般对确诊无多少价值。因为镁缺乏不一定出现血清镁过低,而血清镁过低也不一定表示有镁缺乏。必要时,可作镁负荷试验,有助于镁缺乏的诊断。正常人静脉输入氯化镁或硫酸镁 0.25 mmol/kg 后,注入量的 90％很快地从尿内排出,如果排出量不超过 60％,可诊断为低镁。

一般可按 0.25 mmol/(kg·d) 的剂量补充镁盐。如患者的肾功能正常,而镁缺乏又严重时,可按 1 mmol/(kg·d) 补充镁盐。输液后,细胞外液镁离子浓度升高,能部分或完全缓解症状,为补足细胞内镁离子,需继续补给 1～3 周,一般用量为每天补充 5～10 mmol 镁盐。镁中毒可导致心搏骤停,大剂量静脉给镁离子时应注意急性镁中毒的可能,严密监测心率、呼吸及心电图,观察有无镁中毒的征象,备好氯化钙或葡萄糖酸钙,以对抗镁浓度升高时产生的不良作用。

临床上常用 25％硫酸镁溶液补充镁离子,25％硫酸镁溶液 10 mL 大约含 10 mmol 镁。长期完全胃肠外营养患者,每天应加入 25％硫酸镁 6～7 mL,防止低镁血症的发生。

（二）高镁血症

高镁血症相当少见,主要发生在肾功能不全时,也可发生在低镁血症的治疗过程中。

临床表现早期症状和体征有嗜睡、软弱无力及腱反射进行性消失。随着血镁水平增高,出现心脏传导异常,心电图显示 PR 间期延长,QRS 波群增宽,T 波升高。随着高镁血症加重,可以出现低血压,呼吸抑制和麻醉状态,甚至心搏骤停。

治疗应先从静脉缓慢给予 10％葡萄糖酸钙 10～20 mL 或 10％氯化钙 5～10 mL,能迅速改善高镁的毒性作用,如注射后 2 分钟仍未见效,应重复治疗,同时积极纠正酸中毒,补充细胞外液容量不足和停止给镁,并治疗其原发病因。如果容量充足和肾功能良好,静脉给予呋塞米可以增加镁从肾脏排泄。对治疗效果不佳的严重高血镁,应及早采用血液透析或腹膜透析。

六、钙代谢异常

成人体内总钙量为 1 000～1 200 g,大部分以磷酸盐和碳酸盐的形式存在于骨骼中,细胞外液钙仅占总钙量 0.1％。血清钙浓度的正常值为 2.25～2.75 mmol/L,其中约半数为与血清蛋白相结合的非离子化钙,另外 5％非离子化钙与血浆和组织间液中其他物质相结合,还有 45％离子化钙维持着神经肌肉的稳定性。离子化与非离子化钙的比率受 pH 影响,酸中毒时离子化部分增加,而碱中毒时减少。外科患者一般很少发生钙代谢紊乱。

（一）低钙血症

可发生在急性胰腺炎、慢性肾衰竭、甲状旁腺功能减退、维生素 D 代谢障碍、大量输库存血、消化道瘘等疾病中。

慢性、轻中度的低血钙可不伴有症状,但血清钙离子严重而迅速下降可致明显症状。临床表现主要由神经肌肉兴奋性升高引起,可出现手足抽搐、肌痉挛、喉鸣和惊厥,严重者有癫痫发作,体检有腱反射亢进,Chvostek 征和 Trousseau 征阳性。心电图上表现为 QT 时间延长、ST 段延长及 T 波平坦或倒置。

血清钙测定低于 2 mmol/L 时,基本上可确定诊断。治疗上,应治疗原发疾病,纠正碱中毒,同时补充缺失。静脉注射葡萄糖酸钙或氯化钙可缓解急性症状(1 g 葡萄糖酸钙含 Ca^{2+} 22.5 mmol；1 g 氯化钙含 Ca^{2+} 10 mmol)，必要时可多次给药。需长期补钙的患者可口服钙剂，或同时应用维生素 D。

(二)高钙血症

甲状旁腺功能亢进是高血钙的主要原因，其次是骨转移性癌，多见于转移性乳腺癌的患者。

高钙血症临床表现主要有便秘、厌食、恶心、呕吐、腹痛、多尿、夜尿。轻度高钙血症，许多患者常无症状。血清钙超过 3 mmol/L 时，常伴有情绪不稳定、意识模糊、谵妄、木僵和昏迷。血清钙增高达 $4\sim5$ mmol/L 时，即有生命危险。

轻度高钙血症若无明显的临床症状可不予治疗，控制钙和维生素 D 的摄入即可。有明显症状的高钙血症应及时治疗。大量输液可纠正脱水，促进钙的排泄；使用药物降低血钙，如糖皮质激素、呋塞米、降钙素等；对甲状旁腺功能亢进症应进行手术治疗，才能根本解决高钙血症。

七、磷代谢异常

成人体内磷酸盐含量为 $700\sim800$ g，80％～85％存在于骨骼中，其余大部分在细胞内作为缓冲阴离子。正常成人血清无机磷浓度为 $0.96\sim1.62$ mmol/L。肾脏为排磷的主要途径，正常饮食者磷缺乏罕见。

(一)低磷血症

血清无机磷浓度<0.96 mmol/L 称为低磷血症，<0.5 mmol/L 时为重度低磷血症。但磷缺乏者，血磷不一定降低，仍可正常。

主要发生在长期经静脉或胃肠补充不含磷营养物的患者。甲状旁腺功能亢进症由于大量无机磷从肾排泄，可引起低磷血症。另外，严重的感染、烧伤患者也可见血磷降低。

低磷血症一般无明确特异的症状，但厌食、肌肉软弱和软骨病可以发生在严重慢性磷缺失。严重低磷血症可出现神经系统和精神症状，如躁动、易激动、精神错乱、抽搐、木僵，甚至昏迷。横纹肌可出现溶解。血液学异常包括溶血性贫血，血红蛋白氧释放减少，白细胞和血小板功能下降。

如果存在发生低磷血症的原因，出现上述神经、肌肉和血液系统症状而不能用其他原因解释时，应考虑有本病可能。治疗是经验性的，除积极治疗病因外，可口服或静脉滴注磷酸盐。对需长期静脉输液者，溶液中应每天补充磷10 mmol。如患者合并肾衰竭，补磷应慎重，以免导致高磷血症。原发性甲状旁腺功能亢进症如有指征，须手术治疗。

(二)高磷血症

成人血清无机磷浓度>1.62 mmol/L 为高磷血症。

主要发生在肾衰竭和甲状旁腺功能减退患者。大多数高磷血症患者无症状，如果同时有低钙血症，可以出现低钙血症引起的各种症状。治疗上，应治疗原发病，治疗低血钙。肾衰竭所致高血磷可用透析治疗。氢氧化铝凝胶和磷形成不溶解的化合物，口服后能阻止磷从肠道吸收。

（张　伟）

第三节　酸碱平衡紊乱

一、血气分析各种指标及其临床意义

(一)血液 pH

血液 pH 是反映血液中 H^+ 浓度的指标，正常人动脉血 pH 为 $7.35\sim7.45$。单凭一项 pH 仅能说明是否有酸中毒(<7.35)或碱中毒(>7.45)，只有结合其他酸碱指标、生化指标(如钾、氯、钙)及病史，才能正确判断是何种类型的酸中毒、碱中毒还是复合型酸碱中毒。

（二）动脉血二氧化碳分压（PaCO₂）

血浆中呈物理溶解状态的二氧化碳所产生的压力，是反映酸碱平衡中的呼吸因素的指标。通气不足时增高，表示有二氧化碳潴留，通气过度时二氧化碳排出过多则降低。正常值为 4.53～6.00 kPa（34～45 mmHg），平均为 5.33 kPa（40 mmHg），在代谢性酸碱平衡紊乱时可有代偿性改变。

（三）标准碳酸氢盐和实际碳酸氢盐

1.标准碳酸氢盐（SB）

标准碳酸氢盐指在标准条件下［37 ℃，PaCO₂ 5.33 kPa（40 mmHg）］，血红蛋白充分氧合］测得的血浆 HCO_3^- 含量。因为已排除呼吸性因素的影响，所以 SB 是反映酸碱平衡代谢性因素的指标，正常值为22～27 mmol/L，平均为24 mmol/L。

2.实际碳酸氢盐（AB）

AB 是隔绝空气的血液在实际 PaCO₂ 和血氧饱和度条件下测得的血浆 HCO_3^- 含量（血气报告中的 HCO_3^- 即指 AB），它同时受呼吸与代谢两种因素的影响。正常人 AB 与 SB 相等，AB 与 SB 的差值反映呼吸性因素对酸碱平衡的影响。

（四）缓冲碱（BB）

缓冲碱指血液中所有具有缓冲作用的阴离子总和，包括 HCO_3^-、HPO_4^{2-}、血浆蛋白及血红蛋白阴离子等，通常以氧饱和的全血测定，正常值为 45～55 mmol/L。BB 不受呼吸性因素影响，所以是反映代谢性因素的指标。

（五）碱剩余（BE）

剩余碱是指在温度为 37 ℃，PaCO₂ 5.33 kPa（40 mmHg）、血红蛋白完全氧合的情况下，将 1 L 全血 pH 滴定至 7.4 所需加入的酸或碱量。如需用酸滴定，表明受测血样缓冲碱量高，为碱剩余，用正值表示（即＋BE），见于代谢性碱中毒。如用碱滴定，表明受测血样缓冲碱量低，为碱缺失，用负值表示（即－BE），见于代谢性酸中毒。BE 正常值为－3～＋3 mmol/L。

（六）阴离子间隙（AG）

AG 是指血浆中未测定的阴离子（UA）与未测定的阳离子（UC）的差值，即 AG＝UA－UC。由于细胞外液阴阳离子总当量数相等，故 AG 可用血浆中的可测定阳离子与可测定阴离子的差算出，即 AG＝Na⁺－（HCO_3^-＋Cl⁻），正常值为10～15 mmol/L。一般情况下，UC 含量相对较小且较稳定，故 AG 高低主要取决于 UA 含量的变化。

二、代谢性酸中毒

代谢性酸中毒是最常见的酸碱平衡紊乱，其病理生理基础是血浆 HCO_3^- 的浓度原发性减少。

（一）病因

造成 HCO_3^- 浓度减少的原因很多，根据 AG 值的变化，可将代谢性酸中毒分为两类：AG 增高型和 AG 正常型。

1.AG 增高型代谢性酸中毒

AG 增高型是指除了含氯以外的任何固定酸的血浆浓度增大时的代谢性酸中毒。如乳酸酸中毒、酮症酸中毒、磷酸和硫酸排泄障碍在体内蓄积和水杨酸中毒等。其固定酸的 H⁺ 被 HCO_3^- 缓冲，其酸根（乳酸根、β-羟丁酸根、H₂PO₄-、SO₄²⁻、水杨酸根）增高。这部分酸根均属于阴离子，所以 AG 增大，而 Cl⁻ 值正常。故又称正常氯性代谢性酸中毒。

2.AG 正常型代谢性酸中毒

当 HCO_3^- 浓度降低，同时伴有 Cl⁻ 浓度代偿性升高时，则呈 AG 正常型或高血氯性代谢性酸中毒。常见于消化道直接丢失 HCO_3^-；轻度或中度肾衰竭分泌 H⁺ 减少；肾小管酸中毒 HCO_3^- 重吸收减少或分泌 H⁺ 障碍，使用碳酸酐酶抑制剂以及含氯的酸性盐摄入过多的情况下。

（二）临床表现

酸中毒的主要表现由于与原发病症状难以区别，常常不明显。轻度酸中毒可以无症状或有模糊不清的疲劳，恶心和呕吐。严重代谢性酸中毒（pH<7.20，HCO_3^-<10 mmol/L）最具特征性症状是通气增加，作为呼吸性代偿重要部分。开始，呼吸深度轻度增加；随后可见呼吸深而快、张口呼吸（Kussmaul 呼吸），呼吸辅助肌有力收缩，有时呼气中带有烂苹果味。患者面颊潮红，心率加快，血压常偏低，可出现神志不清或昏迷，常伴有严重缺水的一些症状。代谢性酸中毒可降低心肌收缩力和周围血管对儿茶酚胺的敏感性，患者容易发生心律失常、急性肾功能不全和休克。

血气分析显示 pH<7.35，BE 负值增大，起初 $PaCO_2$ 正常，SB、AB、BB 均降低。代偿期通过 $PaCO_2$ 一定程度的降低使血 pH 可在正常范围内。单纯代谢性酸中毒，$PaCO_2$ 的降低和血浆 HCO_3^- 的降低存在一定的比例，平均血浆 HCO_3^- 每降低 1 mmol/L，$PaCO_2$ 代偿性地下降 0.13～0.17 kPa（1～1.3 mmHg）。大于或小于预期的 $PaCO_2$ 降低分别提示同时有原发性呼吸性碱中毒或呼吸性酸中毒或其他混合型酸碱平衡紊乱。

（三）治疗

以消除引起代谢性酸中毒的原发病因为主要措施。由于肺部和肾脏对酸碱平衡有较强的调节能力，病因被消除、缺水被纠正后，轻度酸中毒（血浆 HCO_3^- 为 16～18 mmol/L）常可自行纠正，不必应用碱剂治疗。

低血容量休克可导致代谢性酸中毒，在补充血容量，组织灌注恢复后，轻度酸中毒也随之被纠正，这类患者不宜过早使用碱剂，否则可能会造成重度代谢性碱中毒。

对血浆 HCO_3^- 浓度低于 10 mmol/L 的重度代谢性酸中毒的患者，应立刻用液体和碱剂进行治疗。临床上常用碱性溶液为 5%碳酸氢钠溶液，其进入体液后，即解离为 Na^+ 和 HCO_3^-；HCO_3^- 与体液中的 H^+ 化合成 H_2CO_3，再解离为 H_2O 和 CO_2。CO_2 自肺部排出，体内 H^+ 减少，可改善酸中毒；Na^+ 留于体内，可提高细胞外液渗透压和增加血容量。5%碳酸氢钠溶液每毫升含有 Na^+ 和 HCO_3^- 各 0.6 mmol。因为 5%碳酸氢钠溶液为高渗性，为避免过快输入导致血渗透压升高，可稀释成 1.25%溶液后再应用。下列公式可计算拟提高血浆 HCO_3^- 浓度所需的 $NaHCO_3$ 的量：

HCO_3^- 需要量（mmol）＝[HCO_3^- 正常值（mmol/L）－HCO_3^- 测得值（mmol/L）]×体重（kg）×0.4

一般可将应输给量的 1/2 在 2～4 小时内输完。

按公式法计算的碳酸氢钠输入量仅供参考，临床上在用后 2～4 小时复查动脉血气分析和电解质浓度，根据测定结果和病情变化再决定是否需继续输入碳酸氢钠。边治疗边观察，逐步纠正酸中毒是治疗的原则。酸中毒纠正后，要注意防治低钙血症和低钾血症。

三、代谢性碱中毒

代谢性碱中毒是由于体内 H^+ 丢失或 HCO_3^- 原发性增多所引起。

（一）病因

引起代谢性碱中毒的病因，通常按给予盐水后代谢性碱中毒能否得到纠正而将其分为两大类：盐水反应性和盐水抵抗性。盐水反应性碱中毒多见，常合并细胞外液容量不足，盐水抵抗性碱中毒细胞外液容量一般正常或稍增加（表 4-2）。

外科患者中发生代谢性碱中毒的最常见原因是胃液丢失过多。在严重呕吐或长期胃肠减压状况下，大量 H^+ 丢失，肠液中 HCO_3^- 不能被酸中和，于是 HCO_3^- 被重吸收入血，使血浆 HCO_3^- 增高。另外，由于 Cl^- 丢失过多，血 Cl^- 降低，引起 HCO_3^- 在肾小管内的再吸收增加，大量胃液丢失也丧失了 Na^+，在代偿的过程中，K^+ 和 Na^+ 的交换及 H^+ 和 Na^+ 的交换增加，引起 H^+ 和 K^+ 丧失过多，造成代谢性碱中毒和低钾血症。

表 4-2 代谢性碱中毒的原因

	病因
盐水反应性	呕吐,幽门梗阻或鼻胃管引流
	滥用泻药
	髓袢利尿药(呋塞米)或噻嗪类利尿药
	先天性氯腹泻症,结肠绒毛状腺瘤
	慢性高碳酸血症快速纠正后
盐水抵抗性	碳酸氢盐等碱性药物摄入过多
	原发性醛固酮增多症,Cushing 综合征
	慢性低钾血症或低镁血症
	大量输入库存血液
	食用含有甘草酸的物质,如甘草和某些烟草

(二)临床表现

代谢性碱中毒患者通常无症状,或出现与碱中毒无直接关系的表现,如因细胞外液减少而引起的无力、肌痉挛或直立性眩晕;因低钾血症引起的口渴、肠麻痹等。但是,严重的代谢性碱中毒可出现许多功能变化。

严重的代谢性碱中毒患者常出现中枢神经系统兴奋症状,如烦躁不安、精神错乱和意识障碍等。神经肌肉兴奋性增高,可出现面部和肢体肌肉抽动,手足抽搐等症状。另外,由于血红蛋白氧离曲线左移,血红蛋白不易将结合的氧释放,因而虽然患者的血氧含量和氧饱和度仍正常,但组织仍可发生缺氧。

血气分析显示 pH>7.35,BE 正值增大,起初 $PaCO_2$ 正常,SB、AB、BB 均升高。代偿期通过 $PaCO_2$ 一定程度的升高使血 pH 接近正常。在单纯的代谢性碱中毒,$PaCO_2$ 的增高和血浆内 HCO_3^- 的增高存在一定的比例,平均血浆 HCO_3^- 每增高 1 mmol/L,$PaCO_2$ 代偿性地提高 0.067~0.093 kPa(0.5~0.7 mmHg)。大于或小于预期的 $PaCO_2$ 增高分别提示同时有原发性呼吸性酸中毒或呼吸性碱中毒或其他混合型酸碱平衡紊乱。

(三)治疗

应积极治疗原发病,尤其对盐水抵抗性碱中毒。对盐水反应性碱中毒,通过输入等渗盐水或葡萄糖盐水,恢复细胞外液量和补充 Cl^-,轻症低氯性碱中毒可被纠正,使 pH 恢复正常。

碱中毒时几乎都同时存在低钾血症,故须考虑同时补给钾盐,才能加速碱中毒的纠正,但应在患者尿量超过 40 mL/h 后再补给钾盐。对缺钾性碱中毒,补充钾才能纠正细胞内外离子的异常交换和终止从尿中继续排酸。补钾只有补充氯化钾才能同时纠正低钾血症和碱中毒,如用碳酸氢钾、醋酸钾或柠檬酸钾替代氯化钾,因能促进 H^+ 排出,碱中毒反而得不到纠正。

严重代谢性碱中毒(血浆 HCO_3^- 45~50 mmol/L、pH>7.65),上述方法不能充分纠正或无反应,可从中心静脉缓慢滴注 0.1 mmol/L 的等渗盐酸溶液(25~50 mL/h)。切忌将该溶液经周围静脉输入,因一旦溶液渗漏,会导致皮下软组织坏死的严重后果。输注盐酸溶液的目的是尽快补充 H^+ 和 Cl^-,迅速清除碳酸氢钠。也可用盐酸精氨酸纠正碱中毒,1 g 盐酸精氨酸含 H^+ 和 Cl^- 各4.8 mmol,既可补充 Cl^-,又可中和过多的 HCO_3^-,但能引起血钾升高,治疗期间注意血钾浓度。盐酸或盐酸精氨酸输入量可按下列公式计算。第一个公式是:需要补给的 Cl^- 量(mmol)=[Cl^- 的正常值(mmol/L)-Cl^- 的测得值(mmol/L)]×体重(kg)×0.2。第二个公式是:需要补给的 H^+ 量(mmol)=[HCO_3^- 的测得值(mmol/L)-HCO_3^- 的正常值(mmol/L)]×体重(kg)×0.4。第一个 24 小时内一般可给计算所得的补给量 1/2,必要时第二天重复治疗。

代谢性碱中毒纠正不宜过快,一般也不要求完全纠正,关键是解除病因。治疗期间,应经常进行血气分析、电解质、尿液 pH 或尿 Cl^- 的测定,以观察疗效。

四、呼吸性酸中毒

呼吸性酸中毒是指肺泡通气功能下降,不能充分地排出体内生成的 CO_2,使 $PaCO_2$ 增高,引起高碳酸血症。

（一）病因

呼吸性酸中毒的常见病因:①异物、喉痉挛等造成的气道阻塞。②药物,麻醉,神经性疾病等造成的呼吸中枢抑制。③多发性脊髓炎,重症肌无力,重症低钾血症等造成呼吸肌麻痹。④胸部挤压伤、严重气胸、大量胸腔积液等造成的胸廓活动异常。⑤呼吸机使用不当,通气量过小。⑥广泛的肺组织病变,如严重支气管哮喘、成人呼吸窘迫综合征、急性心源性肺水肿和慢性阻塞性肺疾病都可由于肺通气障碍引起高碳酸血症。外科患者如果合并存在这些肺部慢性疾病,在手术后更容易产生呼吸性酸中毒。

（二）临床表现

患者可有呼吸困难,全身乏力和换气不足,有时有气促、发绀、头痛、胸闷等症状。随着酸中毒的加重,患者可有血压下降、谵妄、昏迷等。如果没有低氧性脑损伤,脑病通常可以逆转。

在急性呼吸性酸中毒,血气分析显示由于 $PaCO_2$ 急性升高导致的 pH 降低,HCO_3^- 可以正常或轻度增加。虽然存在缓冲,但是由于 $PaCO_2$ 每升高0.133 kPa(1 mmHg),血浆 HCO_3^- 仅升高 0.1 mmol/L,而且其总量增加不超过 3~4 mmol/L,不足以维持血浆 HCO_3^- 和 H_2CO_3 浓度的正常比值,因此急性呼吸性酸中毒往往是失代偿的。在慢性呼吸性酸中毒,由于肾脏的代偿作用,血浆 HCO_3^- 增高,pH 下降减弱,大致 $PaCO_2$ 每升高 0.133 kPa(1 mmHg),血浆 HCO_3^- 增加 0.3~0.4 mmol/L,大于或小于预期血浆 HCO_3^- 增加提示分别同时存在原发性代谢性碱中毒或代谢性酸中毒或其他混合型酸碱平衡紊乱。

（三）治疗

急性呼吸性酸中毒时,应迅速去除引起通气障碍的原因,改善通气功能,使积蓄的 CO_2 尽快排出。必要时,作气管插管或气管切开术,使用呼吸机,以改善换气。如果因呼吸机使用不当而发生酸中毒,则应调整呼吸机的频率、压力或容量。

碳酸氢钠是常用碱性药物,但此药能产生更多的二氧化碳,所以在治疗急性呼吸性酸中毒中不常规使用,其使用指征仅限于:①pH 低于 7.10~7.15,$PaCO_2$ 又一时不能控制者,可用小量碳酸氢钠(44~88 mmol)。②严重哮喘发作状态,因 pH 低,气管对支气管舒张药的反应性降低,用碳酸氢钠调整 pH 后能产生支气管扩张效应。但必须注意治疗反应,若用药后支气管痉挛不减轻或 $PaCO_2$ 增高,则应停药或同时使用机械通气。

引起慢性呼吸性酸中毒的基础病大多难以治愈,因此强调预防,加强围手术期处理,如控制呼吸道感染、体位引流、促进排痰和应用小支气管扩张剂等。严重慢性呼吸性酸中毒患者,因低 PaO_2 成为呼吸中枢唯一有效的刺激因素,而且由于血浆 HCO_3^- 代偿性地增高,CO_2 如果排出过快,将导致代谢性碱中毒,血红蛋白氧离曲线左移,血钾减低,脑血管和冠状血管收缩,致使病情恶化,所以通常给予持续低流量吸氧(0.5~2.0 L/min 或吸入氧浓度为 0.24~0.35)和(或)使用机械通气,逐步降低 $PaCO_2$(每小时不超过 0.7~0.8 kPa),同时监测血钾浓度。

五、呼吸性碱中毒

呼吸性碱中毒是指肺泡通气过度,体内生成的 CO_2 排出过多,以致血的 $PaCO_2$ 降低,引起低碳酸血症。

（一）病因

引起通气过度的原因很多,例如分离(转换)障碍、疼痛、低氧血症、水杨酸或氨中毒、肝硬化、肝性脑病、发热、革兰氏阴性菌败血症和呼吸机辅助通气过度等。

（二）临床表现

通常呼吸的深度和频率明显增加,患者常诉焦虑,胸部紧缩感或胸痛,可有口周、肢端麻木和针刺感,

普通外科疾病临床诊疗思维

手足搐搦,头晕,轻度头痛,晕厥等症状。危重患者发生急性呼吸性碱中毒,常提示预后不良,或将发生急性呼吸窘迫综合征。

急性呼吸性碱中毒时,血浆 pH 升高,$PaCO_2$ 迅速降低,HCO_3^- 正常或略微降低,一般 $PaCO_2$ 每下降 0.133 kPa(1 mmHg),血浆 HCO_3^- 浓度仅降低0.2 mmol/L,而且其总量降低不超过 3~4 mmol/L,不足以完全代偿。慢性呼吸性碱中毒时,由于肾脏的代偿作用,血浆 HCO_3^- 降低,pH 下降减弱,平均 $PaCO_2$ 每下降 0.133 kPa(1 mmHg),血浆 HCO_3^- 降低 0.4~0.5 mmol/L,大于或小于预期 HCO_3^- 降低提示同时存在原发性代谢性酸中毒或代谢性碱中毒或其他混合型酸碱平衡紊乱。

(三)治疗

应防治原发病和去除引起通气过度的原因。急性呼吸性碱中毒患者可吸入含 5% CO_2 的氧气,或用纸袋罩于患者口鼻使其再吸入呼出的气体以维持血浆 H_2CO_3 的浓度。对精神性通气过度患者可用镇静剂。机械通气患者,应调整呼吸机的频率、压力或容量,增加呼吸道无效腔。手足搐搦者可静脉注射葡萄糖酸钙。

六、混合型酸碱平衡紊乱

混合型酸碱平衡紊乱是指同一患者有两种或两种以上的单纯型酸碱平衡紊乱同时存在。混合型酸碱紊乱的病理生理变化比较复杂,临床表现不典型,会给诊断带来较大的困难。遇到酸碱平衡紊乱的患者,如果 $PaCO_2$ 和血浆 HCO_3^- 测定的结果不符合两者变化的比例关系时,应考虑有混合型酸碱紊乱的可能。此外,阴离子间隙的测定有助于判断是否同时存在代谢性酸中毒和代谢性碱中毒。

（张　伟）

72

第五章 普外科患者的感染

第一节 局部感染

一、疖

疖是指单个毛囊及其所属皮脂腺的急性化脓性感染。累及周围及皮下组织时可成为疖肿;局限于毛囊或局限于皮脂腺的感染分别称为毛囊炎和皮脂腺炎。多数疖同时出现或反复出现且不易治愈者称为疖病。

（一）病因与病理

疖的致病菌大多数为金黄色葡萄球菌及表皮葡萄球菌。局部皮肤擦伤、不清洁、经常受到摩擦或刺激等可诱发疖,多发生在头面部、颈部、背部、腋窝、腹股沟及会阴等毛囊和皮脂腺丰富的部位。疖病常发生于免疫力较低的小儿、营养不良或糖尿病患者。

（二）临床表现

发病初期,局部出现红、肿、痛的圆形小结节,以后逐渐肿大;数天后结节中央因组织坏死而变软,出现黄白色小脓栓,继而表皮溃破、脓栓脱落、脓液排出而愈。有的疖无脓栓,自溃缓慢。一般无全身症状,但如局部炎症较重或全身抵抗力降低时可引起发冷、发热、头痛、乏力等。

发生于面部,特别是上唇、鼻及鼻唇沟周围（危险三角区）的疖,临床症状较重,被挤压、碰撞后感染易沿内眦静脉和眼静脉进入颅内海绵状静脉窦而引起海绵窦炎,出现颜面部进行性肿胀,同时伴寒战、高热、头痛,甚至昏迷和死亡。

（三）诊断与鉴别诊断

依据临床表现,本病易于诊断,如有发热等全身反应,应做血常规检查;疖病患者还应检查血糖和尿糖,做脓液细菌培养及药敏试验。

本病需与痈、皮脂腺囊肿并发感染、痤疮伴有轻度感染相鉴别。痈的病变范围明显比疖大,可有数个脓栓,除红、肿、疼痛外,全身症状明显。痤疮病变范围小且顶端有点状凝脂。

（四）治疗

以局部治疗为主。早期红肿可用热敷、超短波、红外线等理疗,也可用中药金黄散、玉露散、鱼石脂软膏等促使炎症消退。脓栓出现时在其顶部涂以碳酸或 2.5％碘酒,促进其坏死脱落。局部成脓变软、波动感明显时可切开引流。颜面部特别是危险三角区的疖切忌挤压,应注意休息,避免多说话,使用抗生素如青霉素或复方磺胺甲噁唑（复方新诺明）治疗,辅以中药仙方活命饮、普济消毒饮等;糖尿病患者给予口服降糖药物或注射胰岛素作相应治疗。

（五）预防

保持皮肤清洁,防止皮肤损伤,常用金银花、菊花等泡水代茶饮,少食辛辣、甜腻食物。

二、痈

痈是指多个相邻的毛囊及其所属的皮脂腺或汗腺同时或先后发生的急性化脓性感染。好发于皮肤厚韧的颈项、背部。

(一)病因与病理

痈的致病菌多为金黄色葡萄球菌,常因摩擦、压迫等招致感染。感染常先从一个毛囊底部开始,沿阻力较小的皮下组织蔓延,再沿深筋膜向外周扩散,上传入毛囊群而形成多个脓头,形似蜂窝的痈。

(二)临床表现

早期在局部出现大片稍微隆起的紫红色炎症浸润区,质地坚韧,边界不清;随后中央区皮肤坏死,可见多个粟粒状脓栓,破溃后呈蜂窝状;中央组织坏死溶解后可见大量脓液;病灶易向四周及深部组织浸润发展,周围出现浸润性水肿,局部淋巴结肿大、疼痛。

除感染局部有持续性疼痛外,大多数患者有畏寒、发热、食欲不振,白细胞计数增高等全身表现。发生于唇部的痈称为唇痈,表现为口唇极度肿胀、张口困难,易引起颅内海绵窦炎,应高度重视。

(三)诊断与鉴别诊断

依据临床表现,本病诊断不难。白细胞计数明显增加,做脓液培养与药敏试验可为选择抗菌药物提供依据。注意患者有无糖尿病、低蛋白血症、心脑血管病等全身性疾病。

(四)治疗

1.局部治疗

初起可用热敷、理疗、药物外敷。成脓后切开引流,切开时行"十"字切口或双"十"字切口,切口线应超出病变边缘少许,以脓液可彻底引流通畅为目的;切开后尽量彻底清除脓液和坏死组织,创口每天换药。创面过大者待肉芽生长良好时可植皮,以缩短愈合时间。

2.全身治疗

注意休息;加强营养支持,补充维生素;静脉使用抗生素;必要时给予镇静止痛剂。糖尿病患者控制血糖。

三、急性蜂窝织炎

急性蜂窝织炎是发生于皮下、筋膜下、肌间隙或深部疏松结缔组织的急性弥漫性化脓性感染。

(一)病因与病理

急性蜂窝织炎致病菌主要是溶血性链球菌,其次是金黄色葡萄球菌,也可为厌氧性细菌。炎症可由皮肤或软组织损伤后感染引起,也可由邻近化脓性感染灶直接扩散或经淋巴、血液传播而发生。其特点是病变不易局限,扩散迅速,与正常组织无明显界限。溶血性链球菌引起的急性蜂窝织炎由于链激酶和透明质酸酶的作用,病变扩展迅速,脓液稀薄、血性,可引起广泛的组织坏死,有时引起脓毒症;金黄色葡萄球菌引起者由于凝固酶的作用,比较容易局限为脓肿,脓液呈乳黄色、稠厚;由厌氧菌引起的急性蜂窝织炎可出现捻发音,常见于被肠道、泌尿道内容物污染的会阴部、腹部伤口,脓液恶臭。

(二)临床表现

临床症状因致病菌种类与毒性不同、感染原因与部位不同、患者情况不同而异。

1.皮下蜂窝织炎

致病菌以溶血性链球菌、金黄色葡萄球菌为多。患者可先有皮肤损伤或手、足等处的化脓性感染;继之患处肿胀疼痛、表皮发红,压之可稍褪色,红肿边缘界限不清楚,邻近病变部位的淋巴结常有肿痛。病变加重时皮肤部分呈褐色,可有水疱或破溃出脓。患者常有畏寒、发热等全身不适;严重时体温增高明显或过低,甚至出现意识改变。

2.产气性蜂窝织炎

致病菌为厌氧性链球菌、拟杆菌和多种肠道杆菌。下腹与会阴部比较多见,常在皮肤受损伤且污染较重的情况下发生。病变主要局限于皮下结缔组织,不侵及肌层。初期表现类似一般性蜂窝织炎,但病变发展快且可触感皮下捻发音,又称捻发音性蜂窝织炎,破溃后脓液恶臭。全身症状重。

3.新生儿皮下坏疽

致病菌多为金黄色葡萄球菌,好发于新生儿易受压的背部或腰骶部。新生儿的皮肤在组织学上发育不成熟,屏障作用和防御能力低,在冬季受压、受潮后容易发病。起病初期以发热、哭闹和拒食为主要表现,局部皮肤发红、质地较硬,稍有肿胀,界限不清,发红皮肤受压后颜色变白;在数小时至1天内病变即可迅速扩展,皮肤变软,中央部分颜色转为暗红,皮肤与皮下组织分离,触诊时有皮肤漂浮感,脓液积聚较多时可有波动感。晚期皮下组织和皮肤广泛坏死而脱落。严重者可并发支气管肺炎、肺脓肿和脓毒症,出现高热、呼吸困难、出血倾向,甚至昏迷。

4.口底、颌下和颈部急性蜂窝织炎

小儿多见。感染起源于口腔或面部,炎症水肿扩展迅速,可发生喉头水肿和气管压迫,病情危急。除口底、颌下和颈部局部肿胀疼痛外,患者可出现高热、吞咽困难、呼吸窘迫甚至窒息。

(三)诊断与鉴别诊断

根据病史、临床表现和体征,诊断多不困难。白细胞计数增多,有浆液性或脓性分泌物时可涂片检查细菌种类,病情较重时可做血或脓液细菌培养加药敏试验。

产气性皮下蜂窝织炎需与气性坏疽鉴别,后者发病前创伤常累及肌肉,病变以坏死性肌炎为主,X线摄片示肌肉间可见气体影。新生儿皮下坏疽初期皮肤质地变硬时应与硬皮病区别,后者皮肤不发红、体温不高。小儿颌下急性蜂窝织炎呼吸急促、不能进食时应与急性咽喉炎区别,后者颌下肿胀轻、口咽内红肿明显。

(四)治疗

1.局部治疗

早期局部治疗与痈相同。一旦脓肿形成,应及时切开引流。口底或颌下急性蜂窝织炎应早期切开减压,以防喉头水肿,引起窒息。产气性皮下蜂窝织炎亦应早期广泛切开引流,切除坏死组织并用3%过氧化氢液冲洗和湿敷伤口。

2.全身治疗

加强营养支持;合理应用抗生素控制感染;必要时做细菌培养加药敏试验,以利于选用敏感、有效的抗生素。

四、丹毒

丹毒是指皮肤或黏膜内网状淋巴管的急性感染,故亦称为网状淋巴管炎。好发于下肢及头面部。

(一)病因与病理

丹毒的致病菌为乙型溶血性链球菌,毒力很强,可从皮肤或黏膜细小伤口入侵皮内的网状淋巴管,并累及皮下组织,感染蔓延迅速,如无其他感染并存,一般不化脓,也很少有组织坏死。下肢丹毒常和足癣、丝虫病有关。

(二)临床表现

一般发病较急,患者多有畏寒、发热、头痛等全身不适症状,白细胞计数增高。局部表现呈片状红斑,颜色鲜红,中间较淡,边缘清楚,略微隆起;手指轻压可使红色消退,放手后红色即恢复;在红肿向周围蔓延时,中央红色逐渐消退、脱屑,变为棕黄色;红肿区有时可发生水疱,局部疼痛呈烧灼样;附近淋巴结常肿大、疼痛。足癣或丝虫感染可引起下肢丹毒反复发作,有时可导致淋巴肿,甚至发展为象皮肿。

(三)治疗

注意休息,抬高患处;局部及周围皮肤用50%硫酸镁溶液湿热敷或者用1%依沙吖啶湿敷;全身应用抗生素,并在全身和局部症状消失后继续用药3~5天,以免复发;下肢丹毒伴有足癣者应积极治疗足癣,以减少丹毒复发。还应注意隔离,防止交叉感染。

普通外科疾病临床诊疗思维

五、急性淋巴管炎和淋巴结炎

急性淋巴管炎是致病菌从破损的皮肤黏膜侵入，或从其他感染灶经组织淋巴间隙进入淋巴管内，引起淋巴管及其周围的炎症。急性淋巴结炎是急性淋巴管炎继续扩散，经淋巴管蔓延到所属区域淋巴结引起的急性化脓性感染。

（一）病因与病理

急性淋巴管炎和淋巴结炎的致病菌多为金黄色葡萄球菌和溶血性链球菌。致病菌从损伤破裂的皮肤黏膜侵入，或从其他感染性病灶如疖、足癣等处侵入，经组织的淋巴间隙进入淋巴管内，引起淋巴管及其周围急性炎症，即急性淋巴管炎。淋巴管炎往往累及所属淋巴结，引起急性淋巴结炎。如头面部、口腔、颈部和肩部的感染可引起颌下及颈部的淋巴结炎，上肢、乳腺、胸壁、背部和脐以上腹壁的感染可引起腋部淋巴结炎。

（二）临床表现

急性淋巴管炎分为网状淋巴管炎和管状淋巴管炎。丹毒即为网状淋巴管炎。管状淋巴管炎常见于四肢，以下肢为多，常继发于足癣感染。

管状淋巴管炎可分为深、浅两种。浅层淋巴管受累时常在伤口近侧出现一条或多条"红线"，硬而有压痛。深层淋巴管受累，不出现红线，但患肢出现肿胀、压痛。两种淋巴管炎都可有全身不适、畏寒、发热、头痛、乏力和食欲不振等临床表现，白细胞计数增高。

急性淋巴结炎，轻者仅有局部淋巴结肿大和压痛；较重者局部有红、肿、热、痛并伴有全身症状；炎症扩展至淋巴结周围可使几个淋巴结粘连成团，也可发展为脓肿；脓肿形成后局部疼痛加剧，皮肤转为暗红，压痛明显。

（三）治疗

主要是及时治疗原发病灶。注意休息、抬高患肢、早期应用抗菌药物等均有利于炎症的控制。脓肿形成后应切开引流。

六、脓肿

脓肿是急性感染后组织、器官或体腔内病变组织坏死、液化形成的局限性脓液积聚，并有一完整的脓壁。

（一）病因与病理

急性感染的致病菌多为金黄色葡萄球菌。脓肿常继发于各种化脓性感染，如急性蜂窝织炎、急性淋巴结炎、疖等，也可发生在局部损伤的血肿或异物存留处，还可从远处感染灶经血流转移而形成。

（二）临床表现

浅表脓肿可见局部隆起，具有红、肿、热、痛的典型症状，与正常组织分界清楚，压之剧痛，有波动感。深部脓肿则红肿和波动感不明显，但局部有疼痛和压痛，并在疼痛区某一部位可出现凹陷性水肿，患处常有功能障碍。在压痛或水肿最明显处用粗针头试行穿刺，可抽出脓液即可确诊。浅表小脓肿多无全身症状，大的或深部脓肿常有明显的全身症状，如发热、头痛、食欲减退、白细胞计数增高等。体腔内脓肿如膈下脓肿、肠间隙脓肿等大多有明显的毒血症症状。

（三）治疗

1.局部治疗

脓肿尚未形成时治疗与疖、痈相同；脓肿形成后应及时切开引流。大的脓肿切开时应防止休克发生，必要时补液、输血。脓肿切开引流的原则及注意事项。

（1）切口部位：应选在脓肿最低位，以利于体位引流。浅部脓肿在波动最明显处切开；深部脓肿应在穿刺抽得脓液后，保留穿刺针头，切开皮肤，沿穿刺针指引方向钝性进入脓腔，引导切开或置管引流。

（2）切口长度：切口要有足够长度，以利于引流通畅，但不可超过脓腔壁而达正常组织，以免感染扩散。对巨大脓肿，必要时可做对口切开引流。

（3）切口方向：一般要与皮纹、血管、神经和导管平行，以免伤及这些组织。亦不可做经关节区的纵向切口，以免瘢痕挛缩，影响关节功能。

76

（4）引流充分：脓肿切开后应用手指探查脓腔，并将脓腔内所有纤维间隔分开，尽量清除坏死组织和脓液，不宜用剪刀或血管钳在深部盲目撑剪；根据脓腔大小、深浅选择合适的引流物如凡士林纱条、橡皮管。

2.全身治疗

使用有效抗生素；症状较严重的深部脓肿、大脓肿应给予支持疗法；严重中毒症状如寒战、高热，甚至中毒性休克，应予相应处理，必要时在大剂量抗生素的配合下使用激素，以减轻中毒反应。

（张　伟）

第二节　全身性感染

当前，全身性外科感染是指脓毒症和菌血症。脓毒症是有全身性炎症反应表现，如体温、循环、呼吸等明显改变的外科感染的统称。菌血症是脓毒症中的一种，即血培养检出病原菌、有明显感染症状者。

一、诊断

（一）临床表现

骤起寒战，继以高热可达 40～41 ℃，或低温，起病急、病情重，发展迅速；头痛、头晕、恶心、呕吐、腹胀、面色苍白或潮红、出冷汗，神志淡漠或烦躁、谵妄和昏迷；心跳加快、脉搏细速，呼吸急促或困难；肝脾可肿大，严重者出现黄疸或皮下出血瘀斑等。

（二）实验室检查

白细胞计数明显增高，一般常可达(20～30)×10⁹/L 以上，或降低、左移、幼稚型增多，出现毒性颗粒；可有不同程度的酸中毒、氮质血症、溶血、尿中出现蛋白、血细胞、酮体等，代谢失衡和肝、肾受损征象；寒战发热时抽血进行细菌培养，较易发现细菌。

二、治疗

应用综合性治疗，包括处理原发感染灶、抑制和杀灭致病菌和全身支持疗法。

（一）原发感染灶的处理

清除坏死组织和异物、消灭无效腔、脓肿引流等；解除病因，如血流障碍、梗阻等因素；注意潜在的感染源和感染途径，拔除静脉导管等。

（二）抗菌药物的应用

抗菌药物可先根据原发感染灶的性质及早联合应用估计有效的两种抗生素，再根据细菌培养及抗生素敏感试验结果，选用敏感抗菌药物；对真菌性脓毒症，应尽量停用广谱抗生素，使用有效的窄谱抗生素，并全身应用抗真菌药物。抗菌药物应足量、足够疗程，一般在体温下降、临床表现好转和局部病灶控制1～2周后停药。

（三）支持疗法

补充血容量、输注新鲜血、纠正低蛋白血症、补充维生素等。

（四）对症治疗

如控制高热、纠正电解质乱和维持酸碱平衡等；对心、肺、肝、肾等重要脏器受累，以及原有的合并症给予相应处理。

（五）其他疗法

冬眠疗法可用于病情严重者，但对伴有心血管疾病、血容量不足或呼吸功能不足者应慎用或不用；对危重患者早期应用肾上腺皮激素有一定效果，应在短期内大剂量冲击用药，并和抗菌药物同时应用。

（张　伟）

第六章 甲状腺疾病

第一节 甲状腺功能亢进

一、常见种类

（1）弥漫性甲状腺肿伴甲亢症（Graves病，突眼性甲状腺肿等）。

（2）结节性甲状腺肿伴甲亢（Plummer病）。

（3）自主性高功能性甲状腺瘤。

（4）甲状腺炎伴甲亢（也称桥本甲亢）慢性淋巴细胞性甲状腺炎（桥本甲状腺炎，）同时有甲状腺功能亢进者。

其中，后三种甲亢因是继发于其他病症，也称之为继发性甲亢。

二、临床表现

（一）代谢增高症状群

甲状腺激素过多引起的一系列代谢增高症状群。能量代谢增快，基础代谢率升高。常有怕热、多汗、皮肤潮红、低热。患者常有心动过速、食亢易饥、体重减轻、疲乏。

（二）交感神经兴奋症状

甲状腺激素分泌过多，可使交感乃至中枢神经系统兴奋性增高，表现为神经过敏、易激动、言语行动匆促、焦虑，严重时可出现忧郁、多虑等精神失常。由于神经肌肉兴奋性增高，故手颤阳性，于精细操作时更明显。

（三）甲状腺肿大

绝大多数的患者有程度不一的甲状腺肿大，在甲亢中大约10％的患者甲状腺可不肿大，甲状腺肿大分度如下：Ⅰ度，甲状腺扪诊时可发现肿大，但望诊时不明显；Ⅱ度，望诊时即可发现肿大；Ⅲ度，介于Ⅱ～Ⅳ度之间；Ⅳ度，甲状腺明显肿大，其外界超越胸锁乳突肌外缘。

（四）内分泌性突眼

内分泌性突眼往往和甲亢同时发生，也可在甲亢发生前或甲亢已被控制、甲状腺功能已正常甚而减退时出现。原发性甲亢多见。

（五）局限性胫骨前黏液性水肿

少数患者出现。

三、甲亢危象

（一）诱因

（1）甲亢术前准备不充分。

（2）感染及精神创伤。

（3）术前术中不适当的多次按压、检查。

（4）骤然停药或未及时、积极治疗。

（5）甲亢放射性核素治疗后的1～3周中。

（6）行其他手术时忽略了甲亢的存在,可在术后1～2天内出现危象。

（二）临床表现

（1）危象先兆：①发热,但未超过39℃；②心率（110～130）次/分；③食欲缺乏、恶心；④烦躁、多汗。具有其中3项以上表现者即可诊断。

（2）危象：先兆的进一步加重。①发热,且大于39℃；②心率大于140次/分,可伴心律失常、心衰；③大汗淋漓,继而汗闭；④极度烦躁、谵妄、昏迷等；⑤呕吐、腹泻、黄疸。具备以上3项指标可诊断。

四、甲亢外科治疗原则

（一）外科治疗的指征

甲状腺大部切除术仍然是目前治疗甲亢的一种常用而有效的方法。抗甲状腺药物常不能根治甲亢,更不能代替手术。除了病情较轻者及伴有其他严重疾患不能耐受手术者外,均可手术治疗,具体指征如下。

（1）如果应用抗甲状腺药物治疗6个月后疗效不能巩固者,应考虑手术治疗。

（2）停药后复发的患者,包括TRab很高的患者。

（3）继发性甲亢,首选手术治疗。

（4）^{131}I治疗效果不显著者或不吸碘甲亢者（即不适合^{131}I治疗）。

（5）甲亢同时还疑有恶变结节的可能者。

（6）顽固性甲亢、难控制甲亢以及巨大甲状腺肿大伴甲亢：手术是这类患者几乎唯一的选择。已并发有左心扩大,心律失常,甚至发生心律失常者,更应手术。要想完全治好心脏症状,然后再行手术的办法,是本末倒置,常导致病情恶化。

至于妊娠妇女,鉴于甲状腺功能亢进对妊娠可造成不良影响,引起流产、早产、胎儿宫内死亡和妊娠中毒症等,同时妊娠又可能加重甲亢。因此,在妊娠早期可以药物辅助治疗,至中期时,即4～6个月时,仍应考虑手术治疗；到晚期,甲状腺功能亢进与妊娠间的相互影响已不大,可以药物控制,待分娩后再行手术治疗。

（二）术前准备

甲亢患者在基础代谢率高亢的情况下,手术危险性很大。因此,充分而完善的术前准备十分重要。

1.术前检查

（1）T_3、T_4和TSH检查：术前应用药物将T_3、T_4和TSH控制到正常水平才能开始卢戈液准备。

（2）还应检查血TRab：TRab是判断术后甲亢是否容易复发以及术中保留多少甲状腺的重要参考指标。TRab越高则术后越容易复发,因此,对术前TRab高者,应尽量多切除一些甲状腺。

（3）心电图检查,并详细检查心脏有无扩大,杂音或心律不齐等。

（4）巨大或胸骨后甲状腺肿时,应做颈部X线摄片或CT检查,以确定气管受压程度以及甲状腺下极的位置。

2.药物准备

（1）如患者甲状腺功能（血FT_3、FT_4）高,可用硫氧嘧啶类药物（抗甲亢药物,ATD）将甲状腺功能控制在正常范围。此类药物能阻止碘的有机化过程,使氧化碘不能与酪氨酸结合,有效阻止甲状腺素的合成,但是,由于硫氧嘧啶类药物能反馈性的引起甲状腺肿大和动脉性充血,手术时易发生出血,增加了手术的困难和危险。因此,甲功正常后、开始卢戈液准备时需停服硫氧嘧啶类药物。

（2）口服复方碘溶液（卢戈液）的方法：一般是抗甲亢药物和卢戈液同时服用3天,从第4天开始停用抗甲亢药物,仅口服卢戈液即可。卢戈液每日 3 次,每次 10 滴,服药时间一般是 14~21 日,最长不超过 4 周。碘剂可以抑制甲状腺素释放,使滤泡细胞退化,甲状腺血运减少,腺体因此缩小变硬,脆性降低,有利于手术切除甲状腺。

(三)手术时机的选择

经卢戈液准备 2~4 周后,甲亢症状得到控制,脉率稳定在每分钟 90 次以下,T_3、T_4 在正常范围,腺体缩小变硬后可进行手术。原发性甲亢最好服碘 3 周或以上;在少数情况下,严重的甲亢不能被药物或碘剂控制,T_3、T_4 很高,经过精心准备(包括围术期使用静脉碘剂和激素等)也可以采用限期或急诊手术治疗,而且手术是此类患者唯一有效的治疗方法。

五、甲亢的术式

甲亢的手术一般采用全麻,尤其是对气管严重受压或较大的胸骨后甲状腺肿的患者。

(一)甲状腺双侧大部切除术

适用于多数、普通的甲亢患者。手术操作应轻柔、细致,认真对待以下每一步骤。

(1)离胸骨上缘两横指处作切口,横断或分开颈前肌。

(2)充分显露甲状腺腺体。结扎、切断甲状腺上动静脉应紧贴甲状腺上极,以避免损伤喉上神经外支。离断下极血管,然后紧贴气管离断峡部,分别进行两侧腺体的大部切除术。

(二)一侧全切+一侧大部切除术

适用于一侧腺体有结节、或峡部肥厚、或甲状腺巨大、或容易复发的患者。该手术需显露一侧喉返神经,将一侧腺体全切,然后从气管表面将腺体掀起(无需离断峡部,从而避免大量出血,尤其是峡部肥厚者),直至对侧腺体。再行对侧腺体的大部切除术。这样,即使术后全切侧的结节有癌变,多数患者也无需再手术,此外,即使术后患者甲亢复发需要再手术,也无需对双侧进行手术,从而减少喉返神经损伤的概率。我们进行很多例该术式,效果很好。但对于显露喉返神经和保护甲状旁腺有困难的医师,完成该术式有一定的难度和风险。

(三)双侧甲状腺全切除术

适用于一些难控制甲亢、易复发甲亢、结节很多而无法保留正常腺体的甲亢、复发性甲亢以及合并高度可疑癌结节的患者,这样的患者临床上并不少见。

切除腺体的多少应根据甲状腺大小、甲亢程度、术前 TRab 值以及甲亢的原因(如:是原发性甲亢还是继发性甲亢,后者可以适当多保留一些甲状腺)而定,通常需切除腺体的 80%~90%,每侧残留腺体以如成人拇指末节大小为恰当。术中要严密止血,对较大血管应分别采取双重结扎,以防滑脱出血。切口应置通畅引流 24~48 小时,以便及时引流出渗血。

六、甲亢的术后护理

加强术后观察和护理,密切注意患者呼吸、体温、脉搏、血压的变化。少数患者术后心率较快、发热、烦躁,可继续服用复方碘化钾溶液,每日 3 次,每次 5 滴。一般服用 3~5 天即可,然后可以一次性停用。如术前合用普萘洛尔作术前准备,术后继服普萘洛尔 4~7 日。床旁放置气管切开包,以备万一患者窒息时及时行气管切开。术后常规给予 1~3 天的氢化可的松,一般是 150~200 mg,静脉滴注。

(胡同会)

第二节 甲 状 腺 炎

甲状腺炎在临床上并不是单一的疾病,而是由多种病因引起的甲状腺炎症性疾病的统称,临床上并不少见。通常把甲状腺炎分为三大类,即急性甲状腺炎、亚急性甲状腺炎和慢性甲状腺炎。它们的病因各异,并具有不同的临床特征和病理变化,应充分认识各自的特点,以防误诊、误治的发生。把甲状腺炎当作肿瘤而行不必要的甲状腺切除手术是临床上常犯的错误。

一、急性化脓性甲状腺炎

由于甲状腺血流丰富,且自身含碘量丰富,因此具有很强的抵御感染的能力,临床上急性化脓性甲状腺炎相当罕见。然而一旦发生,往往病程非常凶险,甚至危及生命。此病儿童多于成人,感染源多数是由颈部的其他感染病灶直接扩展而来,如持续存在的下咽部梨状窝瘘可使儿童甲状腺对感染的易感性增加,少数可能是细菌经由血行途径进入甲状腺而形成脓肿。致病菌一般为金黄色葡萄球菌、溶血性链球菌或肺炎球菌。感染可发生在正常甲状腺,呈现出弥漫性的特征;也可发生在甲状腺原有结节内,形成局限性炎症。炎症如未能控制而继续发展,可使组织坏死并形成脓肿。脓肿可穿破到周围组织中,一旦向后方破入纵隔或气管,可导致死亡。

本病起病急骤,全身表现为高热、寒战,局部可出现颈前区皮肤红肿、皮温升高等炎症表现,并出现颈部疼痛,头部转动或后仰时疼痛加重。如脓肿较大,可使气管受压,患者出现气急、吸气性呼吸困难。体检可扪及甲状腺肿大,触痛明显。实验室检查常见血白细胞和中性粒细胞比例升高。脓肿形成后,超声检查可显示甲状腺增大,腺内可见蜂窝状强回声区和无回声区相混合的肿块,肿块内透声差。可见弱回声点漂浮,亦可见甲状腺内无回声区,内有絮状、点状回声,边界不清,甲状腺周围可见边界不清的低密度带。CT检查可显示甲状腺肿大,其内有单发或者多发液性暗区,甲状腺外侧有广泛的低密度影。如病灶较大,可使气管明显偏向健侧。核素扫描甲状腺区可出现放射性分布稀疏的图像或冷结节。甲状腺功能多数正常,感染严重者降低。

因该病罕见,临床上对其认识不足,故时有误诊。做出正确诊断的关键在于提高对本病的认识。本病需与颈部其他炎症性病变鉴别,如急性咽喉炎、化脓性扁桃体炎、急性腮腺炎、颈椎前间隙脓肿等,还需与亚急性甲状腺炎作鉴别。超声引导下对甲状腺内的液性病灶进行穿刺,抽出脓液则可明确诊断。

对本病的治疗原则:一是早期、足量应用抗生素,有可能使炎症消退;二是如有脓肿形成,应及时引流。引流首选介入超声穿刺引流,有时可多点穿刺。如穿刺引流效果不佳,应及时手术切开引流。手术应在全麻下进行,多采取常规甲状腺手术切口,显露甲状腺后先穿刺抽脓,确定脓肿的位置后可用电刀切开表面的甲状腺组织,将脓液吸出。妥善止血后,置T管或乳胶管引流。如果脓肿已经穿破到周围组织中,应将组织间隙的脓液清洗干净,伤口开放引流,待感染完全控制后行Ⅱ期伤口缝合。由梨状窝瘘引起的感染应在感染控制3个月后再次手术,切除瘘管,否则感染易复发。

二、亚急性甲状腺炎

与急性化脓性甲状腺炎不同,亚急性甲状腺炎是一种非化脓性甲状腺炎性疾病,又称肉芽肿性、巨细胞性甲状腺炎。该症1904年首先由De Quervain描述,故又称为De Quervain病。多见于20~50岁女性,女性发病是男性的4倍以上。

（一）病因

本病的发病原因至今尚未完全确定,因常继发于流行性感冒、扁桃体炎和病毒性腮腺炎,故一般认为其病因可能与病毒感染或变态反应有关。患者血中可检出病毒抗体,最常见的是柯萨奇病毒抗体,其次是腺病毒、流感病毒及腮腺炎病毒抗体。一些合并流行性腮腺炎的亚急性甲状腺炎患者的甲状腺组织内可以培养出流行性腮腺炎病毒,说明某些亚急性甲状腺炎是由流行性腮腺炎病毒感染所致。另外,有报道认为亚急性甲状腺炎与人白细胞抗原HLA-Bw35有关,提示对病毒的易感染性具有遗传因素。

（二）病理

巨检标本可见甲状腺明显肿大,组织充血和水肿、质地较实。双叶可不对称,常以一叶肿大为主,但以后往往会累及另一侧腺叶,故本病又称为"匐行性"甲状腺炎。感染使甲状腺滤泡破坏,释放出的胶体可引起甲状腺组织内的异物样反应。切面上可见透明的胶质,其中有散在的灰色病灶。显微镜下见甲状腺实质组织退化和纤维组织增生,有大量慢性炎症细胞、组织细胞和吞有胶性颗粒的巨细胞,在退化的甲状腺滤泡周围见有肉芽组织形成。这种病变与结核结节相似,故本病又称为巨细胞性、肉芽肿性或假结核性甲状腺炎。

(三)临床表现

亚急性甲状腺炎按其自然病程可分为四期,即急性期(甲亢期)、缓解早期(甲状腺功能正常期)、缓解期(甲状腺功能减退期)、恢复期(甲状腺体功能正常期)。病程一般持续2～3个月。由于患者就诊时处于疾病的不同时期,临床表现可有很大不同,有些患者可有典型症状,而有些病例症状不明显,易被误诊。常见的临床表现包括下列几方面。

1.上呼吸道感染或流感症状

如咽痛、发热、肌肉酸痛等。

2.甲亢症状

患者可出现烦躁不安、心悸、多汗、怕热等症状。是由于甲状腺滤泡破坏,甲状腺激素释放入血而致。

3.甲状腺病变的局部表现

患者表现为颈前区肿痛,疼痛向颌下、耳后放射,咀嚼和吞咽时疼痛加剧。体检可发现甲状腺一侧叶或双侧叶肿大,质坚韧、压痛明显、表面高低不平,与周围组织无粘连,甲状腺可随吞咽而上下活动。周围淋巴结不肿大。

4.眼征

有些患者可出现眼征,如眼眶疼痛,突眼,上眼睑收缩等。

5.实验室检查

检查结果可见血沉增快,基础代谢率升高,血清蛋白结合碘值升高,^{131}I摄取率降低,T_3、T_4值升高,TSH降低。这种血清蛋白结合碘升高和^{131}I吸收率降低的分离现象是亚急性甲状腺炎急性期的重要特征之一。

6.B超检查

检查结果显示甲状腺体积增大,呈低回声改变,可无明显结节样回声,甲状腺边界模糊。血流信号可无改变,CT与MRI可发现甲状腺肿大,增强后组织呈不均匀改变。

7.甲状腺核素影像特征

甲状腺核素影像特征为甲状腺不显影,或轻度显影,影像有时会模糊不清、形态失常、放射性分布稀疏不均匀等;也可表现为冷结节,这是由于局灶放射性核素不吸收所致。有研究发现,核素扫描时唾液腺部位的放射性分布相对增强,唾液腺/甲状腺吸收率比值明显增高,该比值可作为一项有用的指标,对诊断有一定的意义。

当患者出现诸如上呼吸道感染和甲亢高代谢症状,甲状腺部位疼痛并向周围放射,触有结节、血清蛋白结合碘值升高而^{131}I摄取率明显下降等典型症状和体征时,应考虑此病。少数病例临床表现不典型,可以仅表现为甲状腺肿大或结节形成,或仅有轻度甲亢症状,甲状腺不肿大或轻度肿大,也无疼痛。但如果血清蛋白结合碘值升高,^{131}I摄取率降低,T_3、T_4值升高,TSH降低,也可诊断为此病。该病早期应与咽喉炎、扁桃体炎、上呼吸道感染、急性化脓性甲状腺炎鉴别;病程中期需与慢性淋巴细胞性甲状腺炎鉴别,后者一般没有发热,血清甲状腺过氧化物酶(TPO)、抗甲状腺球蛋白抗体(TGA)升高,细针穿刺可见大量淋巴细胞。病程后期应与甲状腺癌相鉴别,后者无甲亢表现,细针穿刺可见到恶性肿瘤细胞。

(四)治疗

本病有自限性,可自发地缓解消失,但多数仍需药物治疗,临床多采用类固醇药物和甲状腺制剂治疗。

1.常用的类固醇药物为泼尼松

每天20～40 mg,分次口服,持续2～4周,症状缓解后减量维持1～2个月。亦可先用氢化可的松,每天100～200 mg,静脉滴注,1～2天后改用口服泼尼松,2周后逐渐减少药量,维持用药1～2个月。

2.甲状腺片

每天 40～120 mg,或甲状腺素片每天 50～100 μg,症状缓解后减量,维持 1～2 个月。

3.本病多不需要手术治疗

对伴有甲状腺肿瘤者,需切除病变的甲状腺。

4.本病本身并不需要抗生素治疗

但如果合并其他细菌性感染者,可根据情况选用敏感抗生素。

三、慢性甲状腺炎

慢性甲状腺炎主要分两种,一是慢性淋巴细胞性甲状腺炎,二是硬化性甲状腺炎,予以分别叙述。

(一)慢性淋巴细胞性甲状腺炎

慢性淋巴细胞性甲状腺炎由日本人桥本根据组织学特征首先报道,故又称为桥本甲状腺炎。

1.病因

慢性淋巴细胞性甲状腺炎是一种自身免疫性疾病,发病机制可能为机体的免疫耐受遭受破坏,从而产生了针对自体甲状腺的免疫应答反应。在多数患者的血清和甲状腺组织内含有针对甲状腺抗原的抗体,如抗甲状腺球蛋白抗体(anti-TGAb)、抗甲状腺微粒体抗体(TMA-Ab)和抗甲状腺过氧化物酶抗体(TPO-Ab)等。遗传因素在本病的发病过程中也可能存在一定的作用,因为同一家族中发病的情况很多见。研究发现其遗传因子为人类白细胞抗原 HLA 基因复合体,位于第 6 号染色体短臂,编码产物为HLA I 类分子和 HLA II 类分子,两者可刺激 T 细胞产生细胞毒作用和产生各种细胞因子。此外,该病可能与环境因素有一些关系,比如过量摄入碘可使自身免疫性甲状腺炎恶化。流行病学发现,高碘地区的居民血清中抗甲状腺球蛋白抗体的浓度较高。由于本病以女性多见,有人认为可能与雌激素也有关系。

2.病理

巨检标本可见甲状腺多呈弥漫性肿大,表面光滑或呈细结节状。质地坚韧,包膜完整,无粘连。切面上呈灰白或灰黄色,无光泽。镜下病变主要表现为 3 方面:①滤泡破坏、萎缩,滤泡腔内胶质含量减少,滤泡上皮细胞胞浆呈明显的嗜酸染色反应,称为 Hurthle 嗜酸性细胞;②细胞间质内淋巴细胞和浆细胞浸润,进而在甲状腺内形成具有生发中心的淋巴滤泡;③间质内有纤维组织增生,并形成间隔。根据病变中淋巴细胞浸润和纤维组织增生比例的不同,可分为 3 种病理类型。①淋巴样型:以淋巴细胞浸润为主,纤维组织增生不明显;②纤维型:以纤维结缔组织增生为主,淋巴细胞浸润不十分明显;③纤维-淋巴样型:淋巴组织和纤维结缔组织均有增生。

3.临床表现

本病主要见于 40 岁左右的中年妇女,男性少见,男女之比约为 1:20。本病病变演变缓慢,起病后少数患者可无任何症状。多数患者往往有下列表现。

(1)颈部非特异症状:可有颈前区不适,局部有疼痛和压痛,严重者可有压迫症状,出现呼吸或吞咽困难。多系肿大的甲状腺压迫气管或食管所致。极少压迫喉返神经,故无声音嘶哑。

(2)大多数患者有甲状腺肿大,多呈弥漫性,但也有表现为结节样不对称性。病变常累及双侧腺体,但部分患者为单侧肿大,可能为发病的早期。甲状腺质较硬,如橡皮样,表面一般是平坦的,但也可呈结节样改变。与周围组织无粘连,可随吞咽上下移动。

(3)多数患者有甲状腺功能方面的变化,在病程早期可有轻度甲亢表现,而到病程后期则出现甲状腺功能减退的表现。约 60% 的患者以甲状腺功能减低为首发症状。

4.辅助检查

(1)血清抗甲状腺球蛋白抗体(TG-Ab)的测定是诊断的主要手段:其阳性率可达 60% 左右。而抗甲状腺过氧化物酶抗体(TPO-Ab)的阳性率更高。两者之一升高即可基本诊断。

(2)甲状腺功能检查:在疾病的不同阶段,检查的结果可有不同,早期 T_3、T_4 值升高,TSH 值降低,而后期则可能相反。部分患者可伴血沉增快、抗核抗体滴度增高。

（3）影像学检查：超声多显示甲状腺弥漫性病变。CT、MRI 检查无特征性表现，无助于本病的诊断，仅可作为病变范围及疗效的评估。

（4）核素扫描：甲状腺放射性分布往往不均匀，有片状稀疏区。

（5）穿刺细胞学及病理检查见甲状腺间质内多量的淋巴细胞和浆细胞浸润。

5.诊断和鉴别诊断

本病的诊断要结合临床表现、实验室检查和细胞病理学检查 3 方面的情况来决定，仅有临床症状而无实验室和细胞病理学方面的依据则不能做出诊断，其中细胞病理学检查是确诊的依据。对于临床上考虑为本病者，应行实验室检查，如果放免法测定的 TG-Ab 和 TPO-Ab 值均＞50％便有诊断意义。若临床表现不典型，两者结果≥60％也可确诊。近来，TG-Ab 的临床意义已大大逊于 TMA-Ab 及 TPO-Ab。多数认为后两者，甚至只要 TPO-Ab 的滴度增高便有诊断意义。进一步行细针穿刺细胞学检查，若间质内见到多量淋巴细胞和浆细胞浸润则可确定诊断。细针穿刺细胞学检查是诊断慢性甲状腺炎简便、有效的方法。但必须满足以下 3 个条件：①标本量足够；②由经验丰富的细胞学专家读片；③穿刺到所指定的病变部位，否则常可误诊或漏诊。该病应与甲状腺癌进行鉴别。慢性淋巴细胞性甲状腺炎与甲状腺癌可以同时存在，两者之间的关系尚不明确。但在两者的病灶内发现 PI3K/Akt 高表达，提示慢性淋巴细胞性甲状腺炎与分化型甲状腺癌的发生存在某些相似的分子机制。临床上常发现，因甲状腺癌而切除的甲状腺标本癌旁组织呈慢性淋巴细胞性甲状腺炎改变。而慢性淋巴细胞性甲状腺炎患者在随访过程中有部分可以出现甲状腺癌，其发生概率是正常人的 3 倍。慢性淋巴细胞性甲状腺炎的甲状腺多呈双侧弥漫性增大，质地韧而不坚。而甲状腺癌的病灶多呈孤立性，质地坚硬。穿刺细胞学检查可资鉴别。如在慢性淋巴细胞性甲状腺炎的基础上出现单发结节或出现细小钙化，应警惕发生甲状腺癌的可能。

慢性淋巴细胞性甲状腺炎常常合并存在其他自身免疫性疾病，如重症肌无力、原发性胆管硬化、红斑狼疮等，在诊断时应当引起注意，以免漏诊。

6.治疗

本病发展缓慢，可以维持多年不变，少数病例自行缓解，多数患者最终将发展成甲状腺功能减退。如无临床症状，无甲减，TSH（或 S-TSH）也不增高可不治疗，定期随访即可。如已有甲减或 TSH 增高，提示存在亚临床型甲减，应给予治疗。原则是长期的甲状腺激素替代疗法。目前常用的口服药物有两类，一是甲状腺干燥制剂，系牛和猪的甲状腺提取物，各种制剂中甲状腺激素含量可能不同。二是合成的 T_4 制剂，即左甲状腺素片，剂量恒定，半衰期长。应用时先从小剂量开始，甲状腺干燥制剂每天 20 mg，左甲状腺素片 25 μg，以后逐渐加量，使 TSH 值维持在正常水平的低限，使 T_3 和 T_4 值维持在正常范围。确定维持量后，一般每 3～6 个月复查甲状腺功能，并根据甲状腺功能情况调整药物剂量。一般不建议应用类固醇药物，当单独应用甲状腺制剂后甲状腺缩小不明显，疼痛和压迫症状未改善时可考虑合并使用。类固醇激素可使甲状腺缩小，硬度减轻，甲状腺抗体效价下降，一般用量为泼尼松 30～40 mg/d，1 个月后减量到 5～10 mg/d，病情稳定后即可停用。

单纯性慢性淋巴细胞性甲状腺炎不采用手术治疗，因手术切除甲状腺可使原有的甲状腺功能减退进一步加重。但有下列情况可考虑手术治疗：①口服甲状腺制剂后甲状腺不缩小，仍有压迫症状；②有可疑结节、癌变或伴其他肿瘤；③肿块过大、影响生活和外观；④肿块短期内增大明显。术前了解有无甲减，然后决定处理方案。仅有压迫症状，以解除压迫为目的，仅需作峡部切除或部分腺叶切除。疑有甲状腺癌或其他恶性肿瘤时，应做术中活检，一旦证实为癌时，按甲状腺癌选择术式。如不能排除恶性肿瘤或肿块过大时，也可考虑做腺叶切除或腺叶大部切除术。

已有桥本甲状腺炎的基础上，肿块突然增大，此时很可能已转化为恶性淋巴瘤，建议毫不犹豫手术：理论上细针或粗针穿刺可能获得诊断，但如果因此延误，肿块发展很快会短期内致气管压迫、呼吸困难。笔者碰到 2 例患者，由于医师认识不足，仅 1 月余患者已经丧失气管切开的机会，短期内死亡。此种患者手术难度极大，建议行单侧腺叶＋峡部切除，既可获得诊断、又可解除气管的压迫。

因诊断为其他甲状腺结节而手术时，如果从大体病理上怀疑为慢性淋巴细胞性甲状腺炎时，应切取峡部作冷冻切片,并详细探查双侧甲状腺有无其他病变及可疑结节,一旦确诊为无伴随病的慢性淋巴细胞性甲状腺炎时,只作峡部切除,以免术后甲减。

(二)硬化性甲状腺炎

本病极为罕见,是以甲状腺实质组织的萎缩和广泛纤维化以及常累及邻近组织为特征的疾病。首先由 Riedel 描述,所以又称为 Riedel 甲状腺炎,还有其他的一些名称,如纤维性甲状腺炎、慢性木样甲状腺炎和侵袭性甲状腺炎等。本病原因不明确,有人提出是其他甲状腺炎的终末表现;也有人认为本病属原发性,可能是一组被称为炎性纤维性硬化疾病的一种表现形式。常合并存在其他纤维性硬化疾病,如纵隔和腹膜纤维化、硬化性胆管炎等。病变常累及甲状腺的两叶,滤泡和上皮细胞明显萎缩;滤泡结构大量破坏、被广泛玻璃样变性的纤维组织替代;在大量增生的纤维组织中仅见若干分散的、小的萎缩滤泡;血管周围有淋巴细胞和浆细胞浸润,常出现纤维组织包裹的静脉管壁炎。病变常累及周围的筋膜、肌肉、脂肪和神经组织。本病多见于中、老年女性。起病缓慢,无特殊症状。主要表现为甲状腺肿块,质地坚硬,边界不清,甲状腺因与周围组织有致密粘连而固定,局部很少有明显的疼痛或压痛。常出现压迫症状,引起吞咽困难、声音嘶哑和呼吸困难,严重时可以出现重度通气障碍。甲状腺肿大的程度和压迫症状的程度常不对称,腺体肿大不明显而其压迫症状较为突出的特点有助于诊断。附近淋巴结不肿大。甲状腺功能一般正常,严重者可有甲状腺功能减退。抗甲状腺抗体效价多数在正常范围,少数病例可出现一过性滴度升高。碘摄取率降低,核素扫描病变区可出现冷结节。本病应与甲状腺癌和慢性淋巴细胞性甲状腺炎相鉴别。慢性淋巴细胞性甲状腺炎虽累及整个甲状腺,但不侵犯周围组织,且甲状腺破坏程度轻,甲状腺内有多量淋巴细胞浸润和淋巴滤泡形成。根据这些特点可资鉴别。

本病治疗应给予口服甲状腺制剂。尚可考虑应用类固醇药物,有助于减轻压迫症状。有人推荐使用他莫昔芬,40 mg/d,分两次口服,1~2 周后可望甲状腺变软,压迫症状随之减轻。3 个月内甲状腺缩小,1 年后虽被压迫的喉返神经麻痹不能恢复,发声却可改善。如药物不良反应明显,可减量维持使用。如气管压迫症状明显,可切除或切开甲状腺峡部以缓解症状。不能排除甲状腺癌时,应做活检。

(胡同会)

第三节　甲状腺腺瘤

甲状腺腺瘤是最常见的甲状腺良性肿瘤,各个年龄段都可发生,但多发生于 30~45 岁,以女性为多,男女之比为 1∶(2~6)。多数为单发性,有时为多发性,可累及两叶。右叶稍多于左叶,下极最多。

一、病理

传统上将甲状腺腺瘤分为滤泡性腺瘤和乳头状腺瘤。2004 年 WHO 的肿瘤分类及诊断标准中已经取消了乳头状腺瘤这一类别。多数人认为,真正的乳头状腺瘤不存在,如果肿瘤滤泡中有乳头状增生形态者,多称为"伴有乳头状增生的滤泡性腺瘤",这种情况主要发生于儿童,常伴出血囊性变,组织学特征为包膜完整、由滤泡组成、伴有宽大乳头状结构、细胞核深染且不具备诸如毛玻璃样核、核沟、核内假包涵体等乳头状癌的特征。

滤泡性腺瘤是甲状腺腺瘤的主要组织学类型。肉眼观肿瘤呈圆形或椭圆形,大多为实质性肿块,表面光滑、质韧、有完整包膜,大小为数毫米至数厘米不等。如发生退行性变,可变为囊性,并可有出血,囊腔内可有暗红色或咖啡色液体,完全囊性变的腺瘤仅为一纤维性囊壁。除囊性变外,肿瘤还可纤维化、钙化,甚至骨化。显微镜下观察,其组织学结构和细胞学特征与周围腺体不同,整个肿瘤的结构呈一致性。

滤泡性腺瘤有一些亚型,它们分别是嗜酸细胞型、乳头状增生的滤泡型、胎儿型、印戒样细胞型、黏液细胞型、透明细胞型、毒性(高功能型)和不典型等。这些腺瘤共有的特征:①具有完整的包膜;②肿瘤和甲状腺组织结构不同；③肿瘤组织结构相对一致；④肿瘤组织压迫包膜外的甲状腺组织。

二、临床表现

多数患者往往无意中或健康体检时发现颈前肿物，一般无明显自觉症状。肿瘤生长缓慢，可保持多年无变化。但如肿瘤内突然出血，肿块可迅速增大，并可伴局部疼痛和压痛。体积较大的肿瘤可引起气管压迫和移位，局部可有压迫或哽噎感。多数肿瘤为无功能性，不合成和分泌甲状腺激素。少数肿瘤为功能自主性，能够合成和分泌甲状腺素，并且不受垂体 TSH 的制约，因此又称高功能性腺瘤或甲状腺毒性腺瘤，此型患者可出现甲亢症状。体检时直径＞1 cm 的肿瘤多可扪及，多为单发性肿块，呈圆形或椭圆形，表面光滑，质韧，边界清楚，无压痛，可随吞咽而活动。如果肿瘤质变硬，活动受限或固定，出现声音嘶哑、呼吸困难等压迫症状，要考虑肿瘤发生恶变的可能。

三、辅助检查

（一）B 超检查

B 超检查可见甲状腺内有圆形或类圆形低回声结节，有完整包膜，周围甲状腺有晕环，并可鉴别肿瘤为囊性或是实性。如肿瘤内有细小钙化，应警惕恶变的可能。

（二）CT 检查

颈部薄层增强 CT 检查可见甲状腺内有包膜完整的低密度圆形或类圆形占位病灶，并可观察有无颈部淋巴结肿大。

（三）核素扫描

[131]I 核素扫描可见肿瘤呈温结节，囊性变者为冷结节，高功能腺瘤表现为热结节，周围甲状腺组织显影或不显影。无功能性腺瘤甲状腺功能多数正常，而高功能性腺瘤 T_3、T_4 水平可以升高，TSH 水平下降。

四、治疗

甲状腺腺瘤虽然为良性肿瘤，但有 10％左右腺瘤可发生恶变，且与早期甲状腺癌术前鉴别比较困难，因此一旦诊断，即应采取积极态度，尽早行手术治疗。对局限于一叶的肿瘤最合理的手术方法是甲状腺腺叶切除术。切除的标本即刻行冷冻切片病理检查，一旦诊断为甲状腺癌，应当按照其处理原则进一步治疗。虽然术前检查多可明确肿瘤的部位和病灶数目，但术中仍应当仔细探查对侧腺体，以免遗漏。必要时还要探查同侧腺叶周围的淋巴结，发现异常时需作病理切片检查，以防遗漏转移性淋巴结。目前临床上腺瘤摘除或部分腺叶切除术，仍被广泛采用。

但常常遇到两个问题，一是术中冷冻病理切片虽然是良性，而随后的石蜡切片结果可能为癌；二是残余的甲状腺存在腺瘤复发的可能。上述两种情况都需要进行再次手术，而再次手术所引起的并发症尤其是喉返神经损伤的机会大大增加。鉴于此，除非有特殊禁忌证，甲状腺腺瘤的术式原则上应考虑行患侧腺叶切除术。

对于涉及两叶的多发性腺瘤，处理意见尚不统一。有下列几种方法：①行双侧腺叶大部切除；②对主要病变侧行腺叶切除术，对侧作腺瘤摘除或大部切除；③行甲状腺全切术。凡保留部分甲状腺者，都需对切除的标本做冷冻病理切片检查，排除恶性肿瘤。对甲状腺全切术要采取谨慎态度，术中应当尽力保护甲状旁腺和喉返神经。超过一叶范围的切除术可能会造成术后甲状腺功能低下，应当给予甲状腺激素替代治疗，并根据甲状腺功能测定情况调整用药剂量。

对于伴有甲亢症状的功能自主性甲状腺腺瘤应给予适当术前准备，以防术后甲状腺危象的发生。手术方式为腺叶切除术。对于呈热结节而周围甲状腺组织不显影的功能自主性甲状腺腺瘤，有人主张放射性碘治疗，可望破坏瘤体组织，但治疗效果无手术治疗确切。

（胡同会）

第四节 单纯性甲状腺肿

单纯性甲状腺肿是一类仅有甲状腺肿大而无甲状腺功能改变的非炎症、非肿瘤性疾病,又称为无毒性甲状腺肿。其发病原因系体内碘含量异常或碘代谢异常所致。按其流行特点,通常可分为地方性和散发性两种。

一、病因

(一)碘缺乏

居住环境中碘缺乏是引起地方性甲状腺肿的主要原因。地方性甲状腺肿,又称缺碘性甲状腺肿,是由于居住的环境中缺碘,饮食中摄入的碘不足而使体内碘含量下降所致。

碘是合成甲状腺激素的主要原料,主要来源于饮水和膳食中。在缺碘地区,土壤、饮水和食物中碘含量很低,碘摄入量不足,使甲状腺激素合成减少,出现甲状腺功能低下。机体通过反馈机制使脑垂体促甲状腺激素(TSH)分泌增加,促使甲状腺滤泡上皮增生,甲状腺代偿性肿大,以加强其摄碘功能,甲状腺合成和分泌甲状腺激素的能力则得以提高,使血中激素的水平达到正常状态。这种代偿是由垂体-甲状腺轴系统的自身调节来实现的。此时若能供应充分的碘,甲状腺肿则会逐渐消退,甲状腺滤泡复原。如果长期缺碘,甲状腺将进一步增生,甲状腺不同部位的摄碘功能及其分泌速率出现差异,而且各滤泡的增生和复原也因不均衡而出现结节。

(二)生理因素

青春发育期、妊娠期和绝经期的妇女对甲状腺激素的需求量增加,也可发生弥漫性甲状腺肿,但程度较轻,多可自行消退。

(三)致甲状腺肿物质

流行区的食物中含有的致甲状腺肿物质,也是造成地方性甲状腺肿的原因,如萝卜、木薯、卷心菜等。如摄入过多,也可产生地方性甲状腺肿。

(四)水污染

水中的含硫物质、农药和废水污染等也可引起甲状腺肿大;饮水中锰、钙、镁、氟含量增高或钴含量缺乏时可引起甲状腺肿;钙和镁可以抑制碘的吸收;氟和碘在人体中有拮抗作用;锰可抑制碘在甲状腺中的蓄积,故上述元素均能促发甲状腺肿大。铜、铁、铝和锂也是致甲状腺肿物质,可能与抑制甲状腺激素分泌有关。

(五)药物

长期服用硫尿嘧啶、硫氰酸盐、对氨基水杨酸钠、维生素 B_1、过氯酸钾等也可能是发生甲状腺肿的原因。

(六)高碘

长期饮用含碘高的水或使用含碘高的食物可引起血碘升高,也可以出现甲状腺肿,如日本的海岸性甲状腺肿和中国沿海高碘地区的甲状腺肿。其原因一是过氧化物功能基被过多占用,影响酪氨酸氧化,使碘有机化受阻;二是甲状腺吸碘量过多,类胶质产生过多而使甲状腺滤泡增多和滤泡腔扩大。

二、病理

无论地方性或散发性甲状腺肿,其发展过程的病理变化均分为 3 个时相,早期为弥漫性滤泡上皮增生,中期为甲状腺滤泡内类胶质积聚,后期为滤泡间纤维化结节形成。病灶往往呈多源性,且同一甲状腺内可同时有不同时相的变化。

（一）弥漫增生性甲状腺肿

甲状腺呈弥漫性、对称性肿大，质软，饱满感，边界不清，表面光滑。镜检下见甲状腺上皮细胞由扁平变为立方形，或呈低柱形、圆形或类圆形滤泡样排列。新生的滤泡排列紧密，可见小乳头突入滤泡腔，腔内胶质少。滤泡间血管增多，纤维组织增多不明显。

（二）弥漫胶样甲状腺肿

该阶段主要是因为缺碘时间较长，代偿性增生的滤泡上皮不能持续维持增生，进而发生复旧和退化，而滤泡内胶质在上皮复退后不能吸收而潴留积聚。甲状腺弥漫性肿大更加明显，表面可有轻度隆起和粘连，切面可见腺肿区与正常甲状腺分界清晰，成棕黄色或棕褐色，甚至为半透明胶冻样，这是胶样甲状腺肿名称的由来。腺肿滤泡高度扩大，呈细小蜂房样，有些滤泡则扩大呈囊性，囊腔内充满胶质。无明显的结节形成。镜检见滤泡普遍性扩大，滤泡腔内充满类胶质，腺上皮变得扁平；细胞核变小而深染，位于基底部；囊腔壁上可见幼稚立方上皮，有时还可见乳头样生长；间质内血管明显增多，纤维组织增生明显。

（三）结节性甲状腺肿

结节性甲状腺肿是病变继续发展的结果。扩张的滤泡相互聚集，形成大小不一的结节。这些结节进一步压迫结节间血管，使结节血供不足而发生变性、坏死、出血囊性变。肉眼观甲状腺增大呈不对称性，表面结节样。质地软硬不一，剖面上可见大小不一的结节和囊肿。结节无完整包膜，可见灰白色纤维分割带，可有钙化和骨化。显微镜下呈大小不一的结节样结构，不同结节内滤泡密度、发育成熟度、胶质含量很不一致。而同一结节内差异不大。滤泡上皮可呈立方样、扁平样或柱状，滤泡内含类胶质潴留物，有些滤泡内有出血、泡沫细胞、含铁血黄素等。滤泡腔内还可以见到小乳头结构。滤泡之间可以看到宽窄不同的纤维组织增生。除上述变化外，结节性甲状腺肿可以合并淋巴细胞性甲状腺炎，可伴有甲亢，还可有腺瘤形成。

三、临床表现

单纯性甲状腺肿除了甲状腺肿大以及由此产生的症状外，多无甲状腺功能方面的改变。甲状腺不同程度的肿大和肿大的结节对周围器官的压迫是主要症状。国际上通常将甲状腺肿大的程度分为4度。

（1）Ⅰ度是头部正常位时可看到甲状腺肿大。

（2）Ⅱ度是颈部肿块使颈部明显变粗（脖根粗）。

（3）Ⅲ度是甲状腺失去正常形态，凸起或凹陷（颈变形），并伴结节形成。

（4）Ⅳ度是甲状腺大于本人拳头，有多个结节。

早期甲状腺为弥漫性肿大，随病情发展，可变为结节性增大。此时甲状腺表面可高低不平，可触及大小不等的结节，软硬度也不一致。结节可随吞咽动作而上下活动。囊性变的结节如果囊内出血，短期内可迅速增大。有些患者的甲状腺巨大，可如婴儿头样大小，悬垂于颈部前方；也可向胸骨后延伸，形成胸骨后甲状腺肿。过大的甲状腺压迫周围器官组织，可出现压迫症状。气管受压，可出现呼吸困难症状。胸骨后甲状腺肿更易导致压迫，长期压迫可使气管弯曲、软化、狭窄、移位；食管受压可出现吞咽困难。胸骨后甲状腺肿可以压迫颈静脉和上腔静脉，使静脉回流障碍，出现头面部及上肢淤血水肿。少数患者压迫喉返神经引起声音嘶哑，压迫颈交感神经引起霍纳氏综合征等。

四、辅助检查

（一）B超检查

对有结节样改变者，B超检查显示甲状腺两叶内有多发性结节，大小不等，数毫米至数厘米不等，结节呈实质性、囊性和混合性，可有钙化。血管阻力指数（RI）可无明显变化。

（二）CT检查

CT检查可见甲状腺外形增大变形，其内有多个大小不等的低密度结节病灶，增强扫描无强化。病灶为实质性、囊性和混合性。可有钙化或骨化。严重患者可以看到气管受压，推移、狭窄。还可看到胸骨后甲状腺肿以及异位甲状腺肿。笔者有一例胸骨后甲状腺肿,远离甲状腺下极,经CT检查发现,后经手术证实。

(三)核素扫描检查

核素扫描示甲状腺增大、变形,甲状腺内有多个大小不等、功能状况不一的结节。在诊断时除与其他甲状腺疾病如甲状腺腺瘤、甲状腺癌、淋巴细胞性甲状腺炎鉴别外,还要注意与上述疾病合并存在的可能。

(四)穿刺细胞学检查

甲状腺结节细针穿刺细胞学检查对甲状腺肿的诊断价值可能不是很大,但对于排除其他疾病则有实际意义。

五、防治

(一)预防

流行地区的居民长期补充碘剂能预防地方性甲状腺肿的发生。一般可采取一下两种方法。

(1)补充加碘的盐,每10~20 kg食盐中加入碘化钾或碘化钠1 g,可满足每天需求量。

(2)肌内注射碘油。碘油吸收缓慢,在体内形成一个碘库,可以根据身体需碘情况随时调节,一般每3~5年肌内注射1 mL。但对碘过敏者应列为禁忌,操作时碘油不能注射到血管内。

(二)治疗

1.药物治疗

已经诊断为甲状腺肿的患者应根据病因采取不同的治疗方法。对于生理性的甲状腺肿大,可以多食含碘丰富的食物,如海带、紫菜等。对于青少年单纯甲状腺肿、成人的弥漫性甲状腺肿以及无并发症的结节性甲状腺肿可以口服甲状腺制剂,以抑制腺垂体 TSH 的分泌,减少其对甲状腺的刺激作用。常用药物为甲状腺干燥片,每天 40~80 mg。另一常用药物为左甲状腺素片,每天口服 50~100 μg。治疗期间定期复查甲状腺功能,根据 T_3、T_4 和 TSH 的浓度调整用药剂量。对于因摄入过多致甲状腺肿物质、药物、膳食、高碘饮食的患者应限制其摄入量。

2.手术治疗

对于结节性甲状腺肿出现下列情况时应列为手术适应证:①伴有气管、食管或喉返神经压迫症状。②胸骨后甲状腺肿。③巨大的甲状腺肿影响生活、工作和美观。④继发甲状腺功能亢进。⑤疑为恶性或已经证实为恶性病变。

手术患者要做好充分术前准备,尤其是合并甲亢者更应按要求进行准备。至于采取何种手术方式,目前并无统一模式,每种方式都有其优势和不足。根据不同情况可以选择下列手术方式。

(1)两叶大部切除术:该术式由于保留了甲状腺背侧部分,因此喉返神经损伤和甲状旁腺功能低下的并发症较少。但对于保留多少甲状腺很难掌握,切除过多容易造成甲状腺功能低下,切除过少又容易造成结节残留。将来一旦复发,再手术致喉返神经损伤和甲状旁腺功能低下的机会大大增加。

(2)单侧腺叶切除和对侧大部切除:由于单侧腺体切除,杜绝了本侧病灶残留的机会和复发的机会。对侧部分腺体保留,有利于保护甲状旁腺,从而减少了甲状旁腺全切的可能。手术中先行双侧叶探查,将病变较严重的一侧腺叶切除,保留对侧相对正常的甲状腺。

(3)甲状腺全切或近全切术:本术式的优点是治疗的彻底性和不存在将来复发的可能。但喉返神经损伤,尤其是甲状旁腺功能低下的发生率较高。因此该术式仅在特定情况下采用,操作时应仔细解剖,正确辨认甲状旁腺并对其确切保护十分重要。术中如发现甲状旁腺血供不良应先将其切除,然后切成细小颗粒状,种植到同侧胸锁乳突肌内。切除的甲状腺应当被仔细检查,如有甲状旁腺被误切,也应按前述方法处理。

选择保留部分甲状腺的术式时,切除的标本应当送冷冻切片检查,以排除恶性病变。一旦证实为恶性,应切除残留的甲状腺并按甲状腺癌的治疗原则处理。

对于甲状腺全切的患者,尤其是巨大甲状腺肿,应注意是否有气管软化,必要时做预防性气管切开,以免发生术后窒息。

对于术后出现暂时性手脚和口唇麻木甚至抽搐的患者,应及时补充维生素 D 和钙剂,并监测血钙浓度和甲状旁腺激素浓度。多数患者在 1～2 周内症状缓解。不能缓解者需终身服用维生素 D 和钙制剂。甲状旁腺移植是最好的解决方法。

（胡同会）

第五节　甲　状　腺　癌

一、分类

甲状腺癌是目前发病率上升最快的恶性肿瘤。主要有以下 4 种类型。

（一）乳头状腺癌

乳头状腺癌占甲状腺癌的 85% 以上，青、中年女性多见，生长较慢，肉眼发现时多为 1～2 cm 的肿块，无包膜，少数有不完整的包膜，以后逐渐向周围浸润。切面灰色或灰棕色，质地较硬。此癌恶性程度低，术后 10 年存活率 95% 左右。除了经典型乳头状癌以外，乳头状癌还有以下几个亚型：滤泡型乳头状癌、弥漫硬化型乳头状癌、高细胞型乳头状癌和柱状细胞型乳头状癌等。其中，滤泡型乳头状癌的预后和治疗方法与经典型类似，而后几种亚型预后较差。

（二）滤泡性腺癌

滤泡性腺癌占甲状腺癌的 5%～10%，多见于 50 岁以上女性。早期即可出现血行转移，常转移到肺、颈椎、腰椎和其他骨骼。肉眼观，肿瘤灰红色或灰白色，有的为结节状，质地较乳头状癌软，可以有完整包膜，但滤泡癌的周围常常具有丰富的血管分布，这是与腺瘤最明显的区别。少数情况下本癌主要由嗜酸性细胞构成，故亦称嗜酸性细胞癌（Hürthle 细胞癌），Hürthle 细胞癌的恶性度比普通的滤泡癌要高，而且其转移灶的吸碘率较差。临床上，不少滤泡癌患者是首先因为骨转移而行骨科手术治疗时才发现。由于细胞形态比乳头状癌更接近正常，所以滤泡状癌术中冰冻不容易得到明确诊断。根据癌细胞浸润周围血管的程度，滤泡状癌分为两个亚型：微小浸润型和弥漫浸润型，后者恶性度高，容易血行转移，因此，滤泡状癌的诊断需进一步明确其是微小浸润型还是弥漫浸润型，便于后续治疗和观察。

（三）髓样癌

髓样癌是从滤泡旁细胞（亦称 C 细胞）发生的癌，占甲状腺癌的 5%，有的具有家族性，发病年龄在 30 岁左右，散发病例年龄多在 50 岁以上。恶性程度不一，平均存活 6.6 年。90% 肿瘤分泌降钙素，有的还同时分泌 CEA、生长抑素、前列腺素及其他多种激素和物质，故血中该激素水平增高。少数患者有腹泻等内分泌异常表现。有些表现为典型的多发性内分泌腺瘤，即多发性内分泌肿瘤Ⅱ型（MEN Ⅱ）。MEN Ⅱ有两个亚型，MEN ⅡA 型表现为嗜铬细胞瘤、甲状腺髓样癌和甲状旁腺瘤；MEN ⅡB 型表现为嗜铬细胞瘤、甲状腺髓样癌和黏膜神经瘤。MEN ⅡA 型比 MEN ⅡB 型多见，后者罕见。

（四）未分化癌

未分化癌占甲状腺癌的 1%～2%，恶性度高，生长快，早期即可向周围组织浸润并发生转移。患者多在 50 岁以上，男性稍多见，早期即出现声音嘶哑和局部压迫症状，常表现为一侧甲状腺进行性增大。增大的肿瘤或甲状腺质地很硬，粘连固定，因此多数患者在确诊后即没有手术机会，常常在确诊后半年内死亡。肉眼观，切面灰白色，常有出血、坏死。

二、治疗原则

（一）乳头状癌和滤泡状癌的治疗原则

1.甲状腺切除的范围

(1)术式一：甲状腺全切术，即把双侧甲状腺全部切除。其指征是：癌瘤＞1.5 cm，或多个，或侵犯出甲状腺,或有淋巴结转移,或年龄＜15 岁或＞45 岁,或有远处转移,或分化差。

(2)术式二:甲状腺患侧全切＋对侧近全切术,即将患侧全部切除、峡部切除,仅在健侧上极(为了保护健侧喉上神经和上旁腺)或健侧喉返神经入喉处(为了更好地保护健侧喉返神经)留少许腺体(一般小于 1 g)。其指征是:癌瘤＜1 cm,且单个,且未侵犯出甲状腺,且无淋巴结转移,且年龄 15～45 岁,且无远处转移,且分化好(即不是弥漫硬化型或高细胞等亚型)。

(3)术式三:甲状腺患侧全切＋峡部切除术,即将患侧和峡部全切,但健侧基本不动。其指征是:癌瘤＜0.5 cm,且单个,且未侵出甲状腺,且无淋巴转移,且年龄 15～45 岁,且无远处转移,且分化好。

注:虽然乳头状癌和滤泡状癌治疗的大体原则类似,但是由于血行转移更多见,滤泡状癌更强调全切甲状腺,而不强调颈部淋巴结的清扫。

2.乳头状癌淋巴结的清扫范围

首先,甲状腺颈淋巴结分为中央区和侧方区,中央区主要是气管前、气管旁和喉返神经周围(也称为第Ⅵ组,其又分为左右两个亚组),侧方区包括颈内静脉下段后方/周围(第Ⅳ组)、颈内静脉中段后方/周围(第Ⅲ组)、颈内静脉上段后方/周围(第Ⅱ组)和颈后三角/副神经区(第Ⅴ组)。第Ⅰ组是颏下区,甲状腺癌的淋巴结极少转移到此区。对于早期和中期的甲状腺癌,可以采用"选择性/区域性颈清扫术"(selective neck dissection,SND),即清扫以上 6 个组中的任何一组及以上的淋巴结清扫术,用括号将清扫的组号标记出来,比如清扫第Ⅵ组就可以写成"SND(Ⅵ)"。其次,根据乳头状癌淋巴结转移的规律,清扫时需要遵循以下几个原则。

(1)乳头状癌的淋巴结常常是单侧转移。

(2)中央区淋巴结清扫先于侧方区。

(3)中央区淋巴结清扫的指征:①大于 1 cm 的甲状腺癌需要将患侧中央组清扫。一般不清扫健侧中央组,以免甲状旁腺损伤;小于 1 cm 的甲状腺癌,如果肿瘤完全包裹于甲状腺内,术中中央区没有明显肿大的淋巴结则可以不清扫。②有甲状腺全切指征者同时具有清扫患侧中央组的指征。中央组的清扫根据有无临床高度可疑阳性(即病情的早晚)的淋巴结分为预防性和治疗性清扫,最好在手术记录中予以说明。

(4)侧方区清扫的指征:如果中央组明显有转移,或者肿瘤明显侵犯出甲状腺外,或者肿瘤大于 3 cm,或者术前有超声明确提示侧方有转移者,需要同时清扫侧方组淋巴结。由于侧方淋巴结转移的先后次序依次是(多数如此,但不全是):Ⅳ、Ⅲ、Ⅱ/Ⅴ,所以清扫的重点是Ⅳ组和Ⅲ组。

(5)80%的乳头状癌的淋巴结转移多位于"第Ⅵ组＋第Ⅳ组＋第Ⅲ组"的范围内,换言之,大多数乳头状癌的淋巴结清扫无需清扫第Ⅱ组和第Ⅴ组。

3.甲状腺乳头状滤泡状癌术后处理

(1)关于术后补充甲状腺素的问题:出院后每天口服 50 μg 左甲状腺素钠片(早餐前 20～30 分钟口服),一周后改为每天 100 μg(男性或体格较大者为 125 μg),口服 100 μg(或 125 μg)2～3 周后复查甲功(T_3,T_4,TSH)和甲状腺球蛋白(Tg)。根据甲功来调节左甲状腺素钠片的用量。调整药量后一个月后再次复查甲功(T_3,T_4,TSH)和甲状腺球蛋白。再根据甲功的情况调整药量。再次调整药量后一个月再复查甲功(T_3,T_4,TSH)。如此 2～3 次即可将药量调整好。以后就每 6 个月复查即可。

(2)关于术后嘴麻、手麻等表现:可以术后口服钙片,如果手麻较明显,可以开始时每次 2 片,一天 3 次。数天后手麻会减轻,就可以每次 1 片,一天 3 次。然后根据手麻减轻的情况逐渐减少钙片的用量即可。

(3)关于术后喝水呛咳及饮食等:部分患者术后喝水呛咳,一般在术后几天至 3 周内都能恢复。在此期间可以吃半流食,吃半流食时呛咳症状就会好些。

(4)术后患者的饮食和正常人完全一样。不用特别忌含碘食物,正常进食就行。一般 1 个月左右后即可恢复工作。

（5）关于术后放疗或化疗：术后不需要化疗。术后少数患者需要放疗（^{131}I放疗或者外放疗）。

（二）甲状腺髓样癌的治疗原则

甲状腺髓样癌无论肿瘤大小和个数，均应行"甲状腺全切＋中央组淋巴结清扫术"。如果临床和超声提示有侧方淋巴结清扫，则需要加行侧方淋巴结清扫术。术后不用^{131}I放疗。

（三）甲状腺未分化癌的治疗原则

甲状腺未分化癌发现时常已是不能手术切除，因此，手术的价值主要在于获得病理诊断。

（胡同会）

第七章　胸部疾病

第一节　乳腺良性病变

一、乳腺囊性增生病

乳腺囊性增生病是妇女中常见的乳腺疾病。本病的命名学很混乱,俗称小叶增生,亦称乳腺结构不良症、纤维性囊肿病等。本病既非炎症性也非肿瘤,其特点是乳腺组成成分的增生,在结构、数量及组织形态上出现一定程度异常。

（一）病因和病理

本病常见于30～50岁的妇女,与卵巢功能失调有关。月经周期内乳腺同样亦有周期性的变化,当体内激素比例失去平衡,雌激素水平升高与黄体素比例失调,使乳腺增生后复旧不全,引起乳腺组织增生。切除标本常呈黄白色,质韧,无包膜。切面有时见有很多散在的小囊,实际上是囊状扩张的大小导管,囊壁大多平滑,内有黄绿色或棕色黏稠液体。有时有黄白色乳酪样的物质自管口溢出,称为弥漫性囊性病。单个张力较大的青色囊肿称蓝顶囊肿。

（二）临床表现

患者常有一侧或两侧乳房胀痛,轻者如针刺样,可累及到肩部、上肢或胸背部。一般在月经来潮前明显,月经来潮后疼痛减轻或消失。检查时在乳房内有散在的圆形结节,大小不等,质韧,有时有触痛。结节与周围乳腺组织的界限不清,不与皮肤或胸肌粘连,有时表现为边界不清的增厚区。病灶位于乳房外上方较多,也可影响到整个乳房。少数患者挤压时可有少量乳头溢液,常为无色或淡黄色液体。病程有时很长,但停经后症状常自动消失或减轻。

（三）治疗

囊性增生病的接诊多以宣教为主,绝大部分无需治疗。选用松紧合适的乳罩托起乳房,睡眠时予以放松。疼痛明显时中药疏肝理气及调和冲任等方法可缓解疼痛。绝经前期疼痛明显且中药无效时,可在月经来潮前7～10日,服用以下一种药物:甲睾酮,1日3次,每次5 mg;亦可口服黄体酮,每日5～10 mg;他莫昔芬,1日2次,每次5 mg;托瑞米芬,1日1次,每次30 mg。对病灶局限于乳房一部分,且不能排除肿瘤者可穿刺活检或切除活检。

囊性增生病与乳腺癌的关系尚不明确。多数学者认为该"病"是一种临床症状,多数是生理现象。单纯性的囊性增生病很少有恶变,当上皮增生过度,直至不典型增生时,患者以后发生乳腺癌的机会才会较正常人群增多,属于癌前期病变。

乳腺癌癌前期病变,可归结以下4类。

1.小叶性肿瘤

小叶性肿瘤包含小叶不典型增生和小叶原位癌。

2.导管增生性病变

依次为普通上皮增生（UDH）、平坦型不典型增生（DIN1A、FEA）、不典型增生（DIN1B、ADH）、低级别导管原位癌（DIN1C）、中级别导管原位癌（DIN2）、高级别导管原位癌（DIN3）。其中除 UDH 不属于肿瘤性也非癌前期，其他随着病变程度加重，与乳腺癌的关系越密切。

3.导管内乳头状肿瘤

从部位上可分为中央型和外周型，后者患乳腺癌的风险大于前者，若伴有不典型增生，患乳腺癌的风险是正常人群的 7 倍；该类还包括导管内乳头状癌、包裹性乳头状癌和实性乳头状癌，处理参照导管原位癌。

4.微小浸润癌

在主要为非浸润性癌的背景上，在间质内出现 1 个或多个明确分离的镜下浸润灶，每灶必须≤1 mm。在如此严格的定义下，可参照原位癌处理。

癌前期患者局部治疗后，有化学预防的指征，可适当选用内分泌治疗。

二、乳腺导管内乳头状瘤

该病多见于 40～45 岁经产妇，主要症状是乳头溢出血性液体，而无疼痛。75％的病变在乳晕下的输乳管内（中央型），由于乳头状瘤小而软，因而临床检查时常不易触及，有时则可在乳晕下方触及小结节，无皮肤粘连。轻压乳晕区或挤压乳头时，有血性或浆液血性排液，可以帮助定位。发生于小导管的乳头状瘤，位于乳腺的边缘部位（外周型），常是多发性的，亦称为乳头状瘤病。

管内乳头状瘤的体积常很小。肉眼可见导管内壁有带蒂的米粒或绿豆大小的乳头状结节突入管腔，富于薄壁血管，极易出血。位于中、小导管的乳头状瘤常伴有小叶增生，切面呈半透明颗粒状，黄白相间，有时与癌不易区别。

输乳管的乳头状瘤很少发生恶变，中小导管的乳头状瘤有恶变的可能。乳头状瘤应做手术切除。术前超声和钼靶摄片常用于排除其他病变，导管造影有助于定位诊断，现在乳管镜的广泛应用，使得乳头溢液的诊断更为方便，已成为常规。对于所有检查均阴性的血性溢液，排除外伤所致，也应手术。对如能摸到肿块，则定位较容易。如未扪及结节，则可沿乳晕部顺时针方向按压，明确出血的乳管开口后，用细钢丝插入该乳管或平针头注入少量亚甲蓝，作乳晕旁切口，沿钢丝或兰染方向，将该导管及其周围乳腺组织切除。外周型导管乳头状瘤常是多发性，尤其是伴有不典型增生时有恶变倾向，切除范围要足够。单纯乳房切除要审慎考虑。

三、乳腺纤维腺瘤、巨纤维腺瘤

乳腺纤维腺瘤是青少年女性中常见的肿瘤，发病年龄以 20～30 岁最多。临床上可单发，由高频超声检出的多发病例已占多数。纤维腺瘤的发生与体内雌激素水平增高有关，肿瘤很少发生于月经来潮前及绝经后。

纤维腺瘤的大小不一，大都呈卵圆形，有时分叶状，表面光滑，实质，有弹性，与周围组织分界清楚，不与皮肤或胸肌粘连，容易推动，活动度大。腋淋巴结常无肿大。纤维腺瘤生长缓慢，可以数年没有变化，但少数在妊娠、哺乳期或绝经前期可以突然迅速增长。纤维腺瘤超过 7 cm 以上者称为巨纤维腺瘤。纤维腺瘤很少发生癌变，但巨纤维腺瘤应与分叶状囊肉肿瘤相鉴别。

纤维腺瘤是良性肿瘤，小纤维腺瘤可短期观察，若有增大，还是应该手术切除，以防止其继续生长，并可明确诊断。对于扪诊不确定的肿块，可在影像学引导下手术。手术切口的选择，尽可能的隐蔽。乳腺微创旋切术，可有选择的应用于 2.5 cm 以下纤维腺瘤的治疗。其他非手术治疗不予推荐。巨纤维腺瘤更应及时手术治疗切除。

四、乳腺分叶状肿瘤

本病与纤维腺瘤、巨纤维腺瘤同系乳腺纤维上皮型肿瘤。以往文献将其命名为分叶状囊肉瘤，近年

WHO将该肿瘤命名为分叶状肿瘤,其中根据不同的恶性程度,分为低度、中度及高度恶性肿瘤。

分叶状肿瘤的发病年龄为21～70岁,病程较长,生长相对缓慢,瘤体有时很大,边界清楚,呈结节分叶状,质地韧如橡皮,部分区域可以呈囊性。表面皮肤有时由于瘤体张力大而呈菲薄,呈光滑水肿状,很少有淋巴结转移,转移率4%～5%。病理切片中,上皮成分为良性,根据占主导地位的间质细胞不典型程度、核分裂数及包膜侵犯等将肿瘤分为高度分化、中度分化及分化差3类。治疗方法主要是手术切除。由于淋巴结转移少,手术范围首选局部广泛切除,切缘阴性。病变广泛或局部手术后复发者可单纯乳房连同胸大肌筋膜切除,若累及胸大肌等周围组织,也应尽可能切除。如有肿大淋巴结者,则可予一并切除,预后与手术方式及肿瘤分化程度有关。仅局部切除的复发率较高,复发后再作彻底切除仍可获得较好的效果,中度及高度恶性肿瘤易有血管转移,化疗及放疗的效果尚难评价。

(胡同会)

第二节　乳腺恶性肿瘤

一、乳腺癌

(一)概述

乳腺癌是女性常见的恶性肿瘤之一,发病率位居女性恶性肿瘤的首位。发病原因不明,雌激素为主的内分泌激素与乳腺癌的发病密切相关。目前,通过采用综合治疗手段,乳腺癌已成为疗效最佳的实体肿瘤之一。

(二)临床特点

1.流行病学

发病率占全身各种恶性肿瘤的7%～10%。它的发病常与遗传有关,以40～60岁之间、绝经期前后的妇女发病率较高。仅1%～2%的乳腺病患者是男性。

2.临床表现

早期乳腺癌不具备典型症状和体征,不易引起患者重视,常通过体检或乳腺癌筛查发现。

(1)临床症状、体征:如下。①乳腺肿块:80%的乳腺癌患者以乳腺肿块首诊。患者常无意中发现肿块,多为单发,质硬,边缘不规则,表面欠光滑。大多数乳腺癌为无痛性肿块,仅少数伴有不同程度的隐痛或刺痛。②乳头溢液:非妊娠期从乳头流出血液、浆液、乳汁、脓液,或停止哺乳半年以上仍有乳汁流出者,称为乳头溢液。引起乳头溢液的原因很多,常见的疾病有导管内乳头状瘤、乳腺增生、乳腺导管扩张症和乳腺癌。单侧单孔的血性溢液应进一步检查,若伴有乳腺肿块更应重视。③皮肤改变:乳腺癌引起皮肤改变可出现多种体征,最常见的是肿瘤侵犯Cooper韧带后与皮肤粘连,出现"酒窝征"。若癌细胞阻塞了淋巴管,则会出现"橘皮样改变"。乳腺癌晚期,癌细胞沿淋巴管、腺管或纤维组织浸润到皮内并生长,形成"皮肤卫星结节"。④乳头、乳晕异常:肿瘤位于或接近乳头深部,可引起乳头回缩。肿瘤距乳头较远,乳腺内的大导管受到侵犯而短缩时,也可引起乳头回缩或抬高。乳头湿疹样癌,即乳头Paget病,表现为乳头皮肤瘙痒、糜烂、破溃、结痂、脱屑,伴灼痛,至乳头回缩。⑤腋窝淋巴结肿大:隐匿性乳腺癌乳腺体检摸不到肿块,常以腋窝淋巴结肿大为首发症状。初期可出现同侧腋窝淋巴结肿大,肿大的淋巴结质硬、散在、可推动。随着病情发展,淋巴结逐渐融合,并与皮肤和周围组织粘连、固定。晚期可在锁骨上和对侧腋窝摸到转移的淋巴结。

(2)乳腺触诊。①方法:遵循先视诊后触诊,先健侧后患侧的原则。触诊时应采用手指指腹侧,按一定顺序,不遗漏乳头、乳晕区及腋窝部位,可双手结合。②大多数乳腺癌触诊时可以触到肿块,查体时应重视乳腺局部腺体增厚变硬、乳头糜烂、乳头溢液,以及乳头轻度回缩、乳房皮肤轻度凹陷等,必要时可活检行细胞学诊断。

3.影像学检查

乳腺 X 线摄影,乳腺超声,乳腺磁共振成像(MRI)检查等。

4.组织病理学诊断

组织病理学诊断是乳腺癌的确诊和治疗依据,可术中快速冷冻送检标本、针穿取标本、腔镜取标本等方法。乳腺癌的组织学分类如下。

(1)原位癌。①导管原位癌:肿瘤细胞仅限于导管内,没有间质浸润。②小叶原位癌:病变位于末梢导管小叶单位,75%的病例可见伴有末梢导管的 Paget 扩展。③乳头佩吉特病:在乳头、乳晕鳞状上皮内出现恶性腺上皮细胞,其下方常伴有导管内癌。

(2)浸润性癌:浸润性导管癌、浸润性小叶癌、小管癌、浸润性筛状癌、髓样癌等。

(三)诊断

1.根据患者典型的临床表现

乳腺肿块、乳头溢液、皮肤改变、乳头或乳晕异常、腋窝淋巴结肿大,结合体格检查、影像学检查、组织病理学等,可进行乳腺癌的诊断。

2.乳腺癌的 TNM 分期

(1)原发肿瘤(T)。

Tx:原发肿瘤不能确定。

T0:没有原发肿瘤证据。

Tis:原位癌。

T1:肿瘤最大直径≤2 cm。

T2:肿瘤最大径>2 cm,但≤5 cm。

T3:肿瘤最大径>5 cm。

T4:无论肿瘤大小,直接侵及胸壁或皮肤。

(2)区域淋巴结(N)。

Nx:区域淋巴结不能确定(例如曾经切除)。

N0:区域淋巴结无转移。

N1:同侧腋窝淋巴结转移,可活动。

N2:同侧腋窝淋巴结转移,固定或相互融合或缺乏同侧腋窝淋巴结转移的临床证据,但临床上发现有同侧内乳淋巴结转移。

N3:同侧锁骨下淋巴结转移伴或不伴有腋窝淋巴结转移;或临床上发现同侧内乳淋巴结转移和腋窝淋巴结转移的临床证据;或同侧锁骨上淋巴结转移伴或不伴腋窝或内乳淋巴结转移。

(3)远处转移(M)。

Mx:远处转移无法评估。

M0:无远处转移。

M1:有远处转移。

(四)鉴别诊断

乳腺癌需与乳腺增生、纤维腺瘤、囊肿、导管内乳头状瘤、乳腺导管扩张症(浆细胞性乳腺炎)、乳腺结核等良性疾病,与乳房恶性淋巴瘤,以及其他部位原发肿瘤转移到乳腺的继发性乳腺恶性肿瘤进行鉴别诊断。鉴别诊断时需要详细地询问病史和仔细地体格检查,并结合影像学检查(乳腺超声、乳腺 X 线摄影及乳腺磁共振等),最后还需要细胞学和(或)病理组织学检查明确诊断。

(五)治疗

1.治疗原则

乳腺癌应采用综合治疗的原则,根据肿瘤的生物学行为和患者的身体状况,联合运用多种治疗手段,兼顾局部治疗和全身治疗,以期提高疗效和改善患者的生活质量。

2.手术治疗

乳腺癌手术范围包括乳腺和腋窝淋巴结两部分。乳腺手术有肿瘤扩大切除和全乳切除。腋窝淋巴结可行前哨淋巴结活检和腋窝淋巴结清扫,除原位癌外均需了解腋窝淋巴结状况。选择手术术式应综合考虑肿瘤的临床分期和患者的身体状况。保乳手术适用于患者有保乳意愿,乳腺肿瘤可以完整切除,达到阴性切缘,并可获得良好的美容效果。

3.放射治疗

(1)早期乳腺癌保乳术后放射治疗:原则上所有保乳手术后的患者均需要放射治疗,可选择常规放射治疗或适形调强放射治疗。

(2)乳腺癌改良根治术后放射治疗。具有下列高危因素之一,需术后放射治疗:①原发肿瘤最大直径≥5 cm,或肿瘤侵及乳腺皮肤、胸壁。②腋淋巴结转移≥4个。③T1、T2,淋巴结转移1~3个,包含某一项高危复发因素(年龄≤40岁,激素受体阴性,淋巴结清扫数目不完整或转移比例大于20%等)的患者。

4.化疗

(1)晚期乳腺癌化疗。符合下列某一条件的患者首选化疗:①年龄<35岁。②疾病进展迅速,需要迅速缓解症状。③ER/PR阴性。④存在有症状的内脏转移。

(2)部分手术治疗的乳腺,术前可行癌辅助化疗。为降低肿瘤临床分期,提高切除率和保乳率的,可行新辅助化疗。

5.内分泌治疗

晚期乳腺癌的内分泌治疗。首选内分泌治疗的适应证:①患者年龄>35岁。②无病生存期>2年。③仅有骨和软组织转移。④或存在无症状的内脏转移。⑤ER和(或)PR阳性。

6.靶向治疗

目前,针对HER-2阳性的乳腺癌患者可进行靶向治疗,主要药物是曲妥珠单克隆抗体。

二、男性乳腺癌

男性乳腺癌约占乳腺癌病例中1%,发病年龄高峰在50~60岁,略大于女性乳腺癌。病因尚未完全明确,但与睾丸功能减退或发育不全、长期应用外源性雌激素以及肝功能失常等有关。

病理类型与女性病例相似,但男性乳腺无小叶腺泡发育,因而病例中无小叶癌。

男性乳腺癌的主要症状是乳房内肿块。常发生在乳晕下或乳晕周围,质硬,由于男性乳房较小,因而肿瘤容易早期侵犯皮肤及胸肌,淋巴结转移的发生亦较早。男性乳房肿块同时伴乳头排液或溢血者常为恶性的征象。

治疗应早期手术,术后生存率与女性乳腺癌相似,但有淋巴结转移者其术后5年生存率较差。晚期病例采用双侧睾丸切除术及其他内分泌治疗常有一定的姑息作用。

三、湿疹样乳腺癌

湿疹样乳腺癌是一种特殊类型的乳腺癌,又称Paget病。其组织来源可能起自乳头下方大导管的上皮细胞癌变,向上侵犯乳头,向下沿导管侵犯乳腺实质。

早期时常为一侧乳头瘙痒、变红,继而变为粗糙、增厚、糜烂、局部有痂皮、脱屑或渗出物,病变可逐步累及乳晕皮肤。初起时乳房内常无肿块,病变进展后乳房内可出现块物。组织学特点是乳头表皮内有细胞较大,胞浆丰富、核大的细胞,乳管内可见有管内癌组织。

典型的Paget病诊断并不困难,在早期时不易与乳头湿疹相鉴别。乳头湿疹病程较短,病灶边界不清,周围皮肤亦有炎症改变。必要时作乳头糜烂部涂片或活组织检查,可以明确诊断。

Paget病病变限于乳头或乳晕时是属于特殊型乳腺癌,仅限于乳头时作单纯乳房切除即可达到根治,乳晕受累时应作改良根治术。乳房内已有明确肿块时,其治疗方法及其预后与一般乳腺癌相似。

四、双侧乳腺癌

双侧乳腺癌指双侧乳腺同时或先后出现的原发性乳腺癌,发病率占乳腺癌中的 5%～7%。

(1)双侧同时发生的乳腺癌的诊断标准:①双侧肿块大小相似,均无区域淋巴结的转移;②双侧均未经治疗;③双侧均能手术,无皮下淋巴管的浸润。此外,双侧病灶均在外上方,可作为诊断标准之一。

(2)双侧异时发生的乳腺癌平均间隔为 5～7 年,但以第一侧治疗后的 3 年内为多。其诊断标准为:①第一侧癌诊断肯定,并已经治疗;②第一侧术后至少 2 年无复发;③无其他部位远处转移。

(3)双侧的病理基本类型不一样,可作为双侧原发癌的诊断标准,但还有些临床特点可以帮助鉴别对侧是原发癌还是转移癌。双侧乳腺癌的治疗与单侧乳腺癌相似,明确诊断后及时手术,预后较单侧乳腺癌为差。

五、妊娠及哺乳期乳腺癌

乳腺癌发生在妊娠或哺乳期的占乳腺癌中的 1%～3%。妊娠及哺乳期由于体内激素水平的改变、乳腺组织增生、充血、免疫功能降低,使肿瘤发展较快,不易早期发现,因而其预后亦较差。

妊娠及哺乳期乳腺癌的处理关系到患者和胎儿的生命,是否需要终止妊娠应根据妊娠时间及肿瘤的病期而定。早期妊娠宜先终止妊娠,中期妊娠应根据肿瘤情况决定,妊娠后期应及时处理肿瘤,待其自然分娩。许多报道在妊娠后期如先处理妊娠常可因此而延误治疗,使生存率降低,哺乳期乳腺癌应先终止哺乳。

治疗根据病情选用不同的术式,术后根据病理检查决定是否需综合治疗,预防性去势能否提高生存率尚有争论。

无淋巴结转移病例的预后与一般乳腺癌相似,但有转移者则预后较差。

有报道乳腺癌手术后再妊娠时其预后反而较好。实际上能再妊娠者大多是预后较好的患者。乳腺癌无淋巴结转移病例手术后至少间隔 3 年才可再妊娠,有淋巴结转移者术后如再妊娠应至少间隔 5 年。

六、隐性乳腺癌

隐性乳腺癌是指乳房内未查到原发病灶而以腋淋巴结转移或其他部位远处转移为首发症状的乳腺癌,占乳腺癌中的 0.3%～0.5%。原发病灶常很小,往往位于乳腺外上方或其尾部,临床不易察觉。术前常规钼靶摄片以及腋淋巴结的病理检查及激素受体测定有助于明确诊断。淋巴结病理切片检查提示肿瘤来自乳腺的可能时,如无远处转移,即使乳腺内未扪及肿块亦可考虑按照乳腺癌治疗。术后标本经 X 线摄片及病理检查可能发现原发病灶,预后与一般乳腺癌相似。

七、炎性乳腺癌

炎性乳腺癌指肿瘤伴有皮肤红肿、局部温度增高、水肿、肿块边界不清,腋淋巴结常有肿大,有时与晚期乳腺癌伴皮肤炎症难以鉴别。皮肤活检可见到皮下淋巴管内有癌栓。此类肿瘤生长迅速,发展快,恶性程度高,预后差。治疗主要用化疗及放疗,一般不做手术治疗。

八、乳腺恶性淋巴瘤

乳腺原发恶性淋巴瘤属于结外形淋巴瘤,较少见。发病年龄常较轻,表现为一侧或双侧乳房内一个或多个散在的活动性肿块,边界清楚,质韧,与皮肤无粘连,有时伴体表淋巴结或肝脾大。临床检查不易确诊,常需活检才能明确,治疗可用手术与放疗及化疗的综合治疗。

九、乳腺间叶组织肉瘤

该病较少见。性质与身体其他部位的间叶组织肉瘤相似,其中以恶性纤维组织细胞瘤较多见,此外,还有血管肉瘤、神经纤维肉瘤、恶性神经鞘瘤等。症状常为无痛性肿块,圆形或椭圆形,可呈结节分叶状,边界清,质硬,与皮肤无粘连,淋巴结转移少见。

治疗应采用手术切除,失败原因常为血道转移,局部切除不彻底时可有局部复发。

(胡同会)

第三节 自发性气胸

胸膜腔为脏层胸膜与壁层胸膜之间不含空气,且呈现负压的密闭腔隙。当空气进入胸膜腔造成胸腔积气状态称为气胸。气胸可分为自发性气胸、外伤性气胸和医源性气胸。

由诊断或治疗引起的气胸称医源性气胸;由胸壁直接或间接外伤引起的气胸为外伤性气胸;在没有创伤或人为的因素下出现的气胸为自发性气胸。自发性气胸可分为原发性和继发性,前者发生在无基础疾病的健康人,后者发生在有基础疾病的患者,如 COPD、肺结核等。现讨论自发性气胸。

一、病因与发病机制

原发性气胸多数为脏层胸膜下肺泡先天发育缺陷或炎症瘢痕形成的肺大疱引起肺表面细小气肿疱破裂所致。多见于小于 40 岁的瘦高体型男性、吸烟青壮年。继发性气胸常继发于肺或胸膜疾病基础上,如慢性阻塞性肺疾病、肺结核、肺尘埃沉着症(尘肺)、肺癌、肺脓肿等疾患形成肺大疱或直接损伤胸膜所致。金黄色葡萄球菌、厌氧菌、革兰氏阴性杆菌等引起的肺化脓性炎症破溃入胸腔,形成脓气胸。

有时胸膜上具有异位的子宫内膜,在月经期可以破裂而发生气胸,称为月经性气胸。航空、潜水作业而无适当防护措施,从高压环境忽然进入低压环境,或正压机械通气加压过高等,均可发生气胸,气压骤变、剧烈咳嗽、喷嚏、屏气或高喊大笑、举手欢呼、抬举重物等用力过度常为气胸的诱因。

二、临床类型

根据胸膜破口的情况及发生气胸后对胸膜腔内压力的影响,将自发性气胸分为以下几种类型。

(一)闭合性(单纯性)气胸

随着呼气时肺回缩及浆液渗出物的作用,脏层胸膜破口自行封闭,不再有空气进入胸膜腔。抽气后胸腔压力下降并不再回升,残余气体可自行吸收,肺逐渐完全复张。

(二)交通性(开放性)气胸

胸膜破口较大或脏、壁胸膜间因粘连而形成牵拉,使破口持续开放,空气在吸气和呼气时自由进出胸膜腔,使患侧胸腔压保持在零上下。此型气胸在呼吸周期中产生纵隔摆动,严重影响呼吸循环生理。

(三)张力性(高压性)气胸

张力性气胸为内科急症。胸膜破口形成活瓣,吸气时开放,呼气时破口关闭,使胸腔内气体愈积愈多,形成高压。由于胸腔内高压可使肺明显萎陷、纵隔移位、纵隔气肿、静脉回流受阻等而引起急性心肺衰竭,甚至休克。

上述三种类型气胸在病程中可以相互转变。

三、临床表现

(一)症状

自发性气胸与病情的轻重与气胸发生的缓急、肺萎缩程度、肺部基础病变及有无并发症有关。

(1)胸痛:常在持重物、屏气、咳嗽、剧烈运动时发生,呈尖锐、持续性刺痛或刀割样痛,吸气时加剧。

(2)呼吸困难:为气胸的典型症状,呼吸困难程度与气胸的类型、肺萎陷程度以及气胸发生前基础肺功能有密切关系。如基础肺功能良好,肺萎陷 20%,患者可无明显症状;而张力性气胸或原有阻塞性肺气肿的老年人,即使肺萎陷仅 10%,患者亦有明显的呼吸困难。张力性气胸者,表现出烦躁不安,因呼吸困难被迫坐起,发绀、四肢厥冷、大汗、脉搏细速、心律失常、意识不清等呼吸循环障碍的表现;血气胸患者如失血过多会出现血压下降,甚至休克。出血与发生气胸时脏层胸膜或胸膜粘连中的血管撕裂有关。

(3)刺激性干咳:由气体刺激胸膜产生。

（二）体征

呼吸增快、发绀多见于张力性气胸。主要的胸部体征包括气管健侧移位,患侧呼吸运动和语颤减弱、肋间隙饱满、叩诊呈鼓音,左侧气胸可使心脏浊音界消失,右侧气胸时肝浊音界下移,听诊呼吸音明显减弱或消失,有液气胸时可闻胸内振水音。并发纵隔气肿可在左胸骨缘闻及与心跳一致的咔嗒音或高调金属音(Hamman 征);皮下气肿时有皮下握雪感。

气胸常见的并发症为脓气胸、血气胸、纵隔气肿、皮下气肿及呼吸衰竭等。

四、辅助检查

（一）X 线检查

X 线检查是诊断气胸的重要方法,能显示组织萎陷的程度、肺内病变的情况。气胸部分透亮度增加,无肺纹理,肺脏向肺门收缩,其边缘可见发线状阴影,如并发胸腔积液,可见液平面。根据 X 线检查还可判断肺压缩面积的大小。

（二）血气分析

显示 PaO_2 降低;$PaCO_2$ 多为正常。呼吸加快可使 $PaCO_2$ 升高或降低。

（三）肺功能检查

急性气胸者肺萎缩>20%时,肺容量和肺活量减低,出现限制性通气功能障碍。慢性气胸主要表现为肺容量和肺活量减低,肺顺应性下降。

五、诊断

(1)突然发生的胸痛、呼吸困难和刺激性干咳。

(2)有气胸的体征。

(3)X 线检查显示胸腔积气和肺萎陷。

六、治疗

治疗原则在于排除气体、缓解症状、促使肺复张、防止复发。

（一）一般治疗

气胸患者应绝对卧床休息,少讲话,减少肺活动,有利于破裂口愈合和气体吸收;气急、发绀者可吸氧;支气管痉挛者使用支气管扩张剂;剧烈咳嗽且痰量少者可给予可待因糖浆口服。

（二）排气治疗

排气治疗是否抽气及怎样抽气主要取决于气胸的类型和积气的多少。单纯性气胸,少量积气(肺萎陷<20%)可继续观察,不必抽气,一般空气可自行吸收。肺萎陷>20%或症状明显者需进行排气治疗。

1.紧急排气

张力性气胸病情严重可危及生命,必须尽快排气。张力性气胸在没有任何准备的情况下,可用小刀或粗针(以硅胶管与插入胸膜腔的针头连接)刺破胸壁,胸腔内高压气体排出体外,以挽救生命。也可用 50 mL 或 100 mL 注射器进行抽气。胸腔抽气常用的穿刺部位在患侧锁骨中线外侧第 2 肋间或腋前线第 4～5 肋间。

2.胸腔闭式引流术或连续负压吸引

胸腔闭式引流术适用于经反复抽气疗效不佳的气胸或张力性气胸。肺复张不满意时采用连续负压吸引。

胸腔置管部位一般与穿刺部位相同。置管应维持至肺完全复张、无气体溢出后 24 小时,再夹管 24 小时,若 X 线检查未发现气胸复发方可拔管。

（三）胸膜粘连术

适用于反复发作的气胸。将化学粘连剂(如滑石粉、红霉素、四环素粉针剂)、生物刺激剂(如支气管炎菌苗、卡介苗)或 50% 葡萄糖液等注入或喷洒在胸膜腔,引起无菌性变态反应性胸膜炎症,局部炎症渗出,使脏层和壁层胸膜增厚、粘连,减少其破裂的可能,从而达到防治气胸的目的。

（四）手术治疗

慢性气胸(病程＞3 个月);反复发作的气胸;张力性气胸闭式引流失败者;双侧性气胸,尤其是同时发生者;大量血气胸;胸膜肥厚所致肺膨胀不全者;特殊类型气胸,如月经伴随气胸等;支气管胸膜瘘伴胸膜增厚者,均应考虑手术治疗。

（五）原发病及并发症的处理

治疗原发病及诱因,积极预防或处理继发的细菌感染(如脓气胸);严重血气胸除进行抽气排液和适当输血外,应考虑开胸结扎出血的血管;严重纵隔气肿应做胸骨上窝穿刺或切开排气。

（胡同会）

第四节　食 管 狭 窄

多数食管狭窄的患者为后天获得性,少数为先天性的。食管良性狭窄多是患者误服强酸、强碱造成食管腐蚀性损伤所致瘢痕性狭窄。这类损伤在临床中并不少见,儿童及成人均可发生。在儿童,主要是将家用化学剂误认为是饮料或药品而自服或由他人给予误服。但这种类型所致食管损伤多不甚严重。在成人常因企图自杀而吞服腐蚀剂,因而吞服量较多,治疗也很困难。我国对食管烧伤的发生率尚无精确统计,各地区均有病例报道,城市以吞服碱性腐蚀剂居多,而农村常因吞服酸性农药所致。其他原因有反流性食管炎及食管损伤合并感染。

一、病理生理

一般引起食管烧伤的腐蚀剂分为强酸和强碱两类,酸和碱浓度较高时均可造成食管及胃的严重损伤。强碱可使蛋白溶解、脂肪皂化、水分吸收而致脱水,并在溶解过程中产生大量热量对组织也有损伤。若灼伤面积广而深,容易发生食管壁坏死及穿孔。而酸性腐蚀剂则产生蛋白凝固性坏死,通常较为浅表。较少侵蚀肌层。但酸性腐蚀剂不像碱性腐蚀剂可被胃酸中和,因而可引起胃的严重损伤。腐蚀剂被吞服后可迅速引起食管的变化。引起病变的严重程度与吞入腐蚀剂的剂量、浓度和性质密切相关,固态物质易黏附于黏膜表面,烧伤面积较小,液态物质进入食管,接触面积广,破坏也严重。轻型病例仅是食管黏膜充血、水肿,数天即可消退。较严重的病例,表层组织坏死,形成类似白喉样的假膜,食管黏膜可能发生剥脱及溃疡形成,并有纤维素渗出。如果没有其他因素影响,这类病变可以逐渐愈合,严重食管烧伤则可引起波及食管全层的深部溃疡,甚至引起穿孔,形成纵隔炎,或穿入邻近的大血管引起致命性的大出血,这种深部溃疡愈合后形成的瘢痕,可引起不同程度的食管狭窄。临床上以胸中段瘢痕狭窄为最多见,其次为胸上段和下段。服化学剂量大者,可致全食管瘢痕狭窄甚至累及口咽部。一组 1682 例食管烧伤后瘢痕狭窄部位的统计中,上段占 36.9%,中段占 45.8%,下段占 15.1%,多发性狭窄为 20%～25%,全食管狭窄占 4%～5%。

二、诊断

根据患者有吞服腐蚀剂病史,口唇、舌、口腔及咽部有灼烧伤,主诉咽部、胸部等疼痛,吞咽痛或吞咽困难,诊断并不困难,但需要对烧灼伤的范围及严重程度进行了解。对吞服腐蚀剂的剂量、浓度、性质(酸或碱)及原因(误服或企图自杀)等的了解对诊断或治疗均有帮助,尤其应注意企图自杀的患者,吞服腐蚀剂的量较多,损伤较为广泛,病情也甚严重。应注意神志、呼吸、血压、脉搏及中毒可能出现的症状及体征,有液气胸及腹部的体征均为食管、胃烧伤最严重的表现。一般情况食管吞钡检查是安全的,检查时可见到黏膜不规整、局部痉挛、充盈缺损或狭窄,如有穿孔则可见钡剂外溢。纤维食管镜检查可以及早提供有价值的资料,同时尚可进行治疗。早期行食管镜检查尚有不同意见,但近来不少人认为,有经验的内镜专家进行这项检查并无多大危险,而且能早期明确损伤的严重程度,对处理做出比较正确的对策,主张24~28小时内甚至在 3 小时内就可行纤维食管镜检查。

三、病史

吞服强酸、强碱后,食管黏膜出现广泛充血、水肿,继之脱落坏死,腐蚀严重区域出现溃疡、肉芽组织形成、成纤维细胞沉积。此时患者疼痛甚重,不能进食,时间为 3~4 周。由于食管组织的反复脱落、感染及肉芽组织增生,成纤维细胞变为纤维细胞,食管组织渐被纤维结缔组织所替代,管腔变窄,但患者疼痛减轻,可进流质或半流质饮食,此时为食管灼伤后 5~6 周。随着食管组织的进一步修复,肉芽组织增生,瘢痕形成,管腔失去扩张功能,而变得挛缩,僵硬,严重狭窄,患者出现严重吞咽困难,有的连唾液都难以咽下,因而引起严重营养缺乏及脱水、酸中毒。食管狭窄的程度和范围需 5~6 个月才能稳定。因此,为维持患者的营养,应及早行空肠或胃造瘘术,以防患者消耗衰竭。

四、早期处理

此病一旦确诊,就应给予积极的早期处理,因早期处理的好坏可直接影响患者的预后。在食管化学灼伤的早期,首先应确定患者有无酸中毒、脱水、电解质紊乱及休克,是否合并有胃或食管穿孔及纵隔炎。此时应保证正常血容量,维持体内酸碱平衡。如患者无食管及胃穿孔,应行食管灌洗,并吞服与化学剂相反的药液以中和、稀释吞服的腐蚀剂,减少其对组织的损害。服用强酸者,可用肥皂水、氧化镁等弱碱性液体冲洗;服用强碱者,可给予稀醋酸或枸橼酸等弱酸中和。服用的药液不定者,可给予生理盐水冲洗。能吞咽者,可给予蛋白水、色拉油口服,以保护食管及胃黏膜,减轻灼伤程度。同时,静脉除给予胶体及晶体液外,还应给予高效抗生素,以减轻食管黏膜组织的坏死及感染,减轻食管腔瘢痕狭窄程度。能进食者,应口服氢氧化铝凝胶,以保护食管及胃黏膜。同时给予高热量、高蛋白饮食,口服抗生素盐水及 0.5%丁卡因溶液,以减轻食管黏膜的刺激性疼痛。妥善的早期处理可显著减轻食管灼伤后的并发症,如食管胃穿孔、纵隔炎、败血症,减轻食管腔瘢痕狭窄,使一些患者可避免食管重建术。

五、手术适应证

(1)广泛性食管狭窄,广泛而坚硬的瘢痕狭窄,考虑扩张治疗危险较大而效果不好的。

(2)食管化学灼伤后短而硬的狭窄,经反复扩张治疗效果不佳者。

(3)有的学者认为,食管化学灼伤后 2~4 周即可行手术治疗,因此时患者消耗轻微,食管已开始瘢痕狭窄,是手术的最佳时机。而大多数学者认为,化学灼伤后 2~4 周其瘢痕范围尚未完全确定,瘢痕狭窄程度尚不稳定,术后残余食管有再狭窄的可能,并有术后再狭窄的经验教训,故认为灼伤后 5~6 个月是手术的最佳时机,此时病变已较稳定,便于判定切除和吻合的部位。

六、手术方法

除个别非常短的食管狭窄可采取纵切横缝的食管成形术外,绝大多数的患者需要进行食管重建。胃、结肠、空肠,甚至肌皮瓣均可用于食管重建。常用食管良性狭窄的手术方法有胃代食管术及结肠代食管术,但必须注意,行胃代食管术要求胃基本正常,如胃长度受限,就应行结肠代食管术。

(胡同会)

第五节 食管穿孔

食管穿孔常由于器械或异物损伤引起,近年来,随着内镜的广泛使用,其发生率有所上升,如不及时处理,几乎毫无例外地发生急性纵隔炎、食管胸膜瘘,并可能致死。正确的诊断和及时的治疗有赖于对食管穿孔临床特征的认识及正确选择影像学检查,治疗效果与引发因素、损伤部位、污染程度及穿孔至治疗的时间有关。据报道,食管穿孔的死亡率可达 20%,穿孔 24 小时后接受治疗死亡率甚至可高达 40%。外科手术治疗较其他治疗方法可减少 50%～70% 的死亡率。

一、病因及发病机制

食管可以被多种不同的原因引起穿孔。近年来,随着在食管腔内用仪器进行诊断和治疗的病例迅速增加,医源性食管穿孔在这类疾病中占的比例也不断增大,目前已达 59%;其次依次是食管内异物(12%)、创伤(9%)、手术损伤(2%)、肿瘤(1%)及其他(2%)。

食管由于没有浆膜层而不同于消化道的其他部位,更易受到损伤。食管的颈段后壁黏膜被覆一层很薄的纤维膜,中段仅被右侧胸膜覆盖,下段被左侧胸膜覆盖,周围没有软组织支持,加上正常胸腔内压力低于大气压,这些是食管易于穿孔的解剖因素。食管腔内检查和治疗引起的食管穿孔多位于食管的 3 个解剖狭窄段,最常见的部位是环咽肌和咽括约肌连接处颈部食管的 Killian's 三角,这个三角由咽括约肌和在颈椎 5、6 水平的环咽肌构成,这一区域的食管后侧没有肌层保护。其他易于发生食管穿孔的部位是食管的远端与胃连接处,还有梗阻病变的近段、食管癌延伸的部位以及进行检查活检或扩张的部位。发生食管穿孔的原因也与患者的体质、年龄以及患者是否合作有关。

医源性食管穿孔常见于食管镜检查、硬化治疗、曲张静脉结扎、球囊扩张、探条扩张及激光治疗。纤维食管镜的使用使因硬质食管镜检查导致的食管穿孔由 0.11% 下降至 0.03%,同期行食管扩张则可使食管穿孔的发生率上升 0.09%。内镜下硬化剂治疗食管静脉曲张可使食管黏膜坏死性损伤而导致食管穿孔的发生率为 1%～6%,降低硬化剂的浓度和用量可使食管穿孔发生率下降。球囊扩张治疗贲门失弛缓症的食管穿孔发生率为 1%～5%,球囊压力过高、既往有球囊扩张史患者发生率上升。放置胃管、球囊压迫止血、食管支架放置、气管内插管等操作同样可引起食管穿孔。

手术过程中可因直接损伤或在食管周围的操作导致食管穿孔的发生。常见于肺切除术、迷走神经切断术、膈疝修补术、颈椎骨折手术、食管超声及主动脉手术等。

穿透性食管穿孔主要发生在颈部,其发生率和死亡率与合并伤相关。胸部钝性损伤导致的食管穿孔极少见,常见于车祸和 Heimlich 操作手法。异物和腐蚀性物质的摄入所导致的食管穿孔常发生于咽食管入口、主动脉弓、左主支气管及贲门等解剖狭窄处。自发性食管穿孔常见于剧烈呕吐、咳嗽、举重等原因使食管腔内压力突然升高,常发生于膈上升高左侧壁,呈全层纵行破裂,溢出的液体可进入左侧胸腔或腹膜腔。食管癌及转移性肿瘤、Barrett's 溃疡、食管周围感染、免疫缺陷性疾病等均可导致食管穿孔。

食管穿孔后口腔含有的大量细菌随唾液咽下,酸度很强的胃液、胃内容物在胸腔负压的作用下,较易经过穿孔的部位流入纵隔,导致纵隔的感染和消化液的腐蚀,并可穿破纵隔胸膜进入胸腔,引起胸腔内化脓性炎症。重者引起中毒性休克。

二、临床表现

食管穿孔的临床表现与食管穿孔的原因、穿孔部位以及穿孔后到就诊的时间等因素有关。由于食管穿孔的临床表现常与心肌梗死、溃疡穿孔、胰腺炎、主动脉瘤撕裂、自发性气胸、肺炎等胸腹部疾病相混淆,因而临床诊断较困难。常见的临床表现主要有胸痛、呼吸困难、吞咽困难、皮下气肿、上腹部疼痛、发热、心率增快等。

颈部食管穿孔症状较轻,较之胸部和腹部食管穿孔更易于治疗。颈部食管穿孔后污染物经食管后间隙向纵隔的扩散比较慢,而且食管附着的椎前筋膜可以限制污染向侧方扩散。患者诉颈部疼痛、僵直、呕吐带血性的胃内容物和呼吸困难。颈部触诊可发现颈部僵硬和由于皮下气肿产生的捻发音。95%患者有影像学检查阳性。

胸部食管穿孔后污染物迅速污染纵隔,胸膜完整的患者,胃内容物进入纵隔形成纵隔气肿和纵隔炎,迅速发展为坏死性炎症。如胸膜破裂,可同时污染胸膜腔。由于胸膜腔为负压,胃液及胃内容物经破口反流到纵隔和胸膜腔,引起胸膜腔的污染和积液,形成纵隔和胸膜腔化脓性炎症。中上段食管穿孔常穿破右侧胸腔;下段食管穿孔则常穿破入左侧胸腔。食管穿孔后引起的这种炎症过程和体液的大量积蓄在临床上表现为一侧胸腔剧烈疼痛,同时伴有呼吸时加重。在穿孔部位有明确的吞咽困难,低血容量,体温升高,心率增快。全身感染中毒症状、呼吸困难的程度,根据胸腔污染的严重性、液气胸的量以及是否存在有气道压迫而有轻重不同。体格检查可发现患者有不同程度的中毒症状,不敢用力呼吸,肺底可听到啰音,当屏住呼吸时,可听到随着每次心跳发出的纵隔摩擦音或捻发音。颈根部或前胸壁触及皮下气体,当穿孔破入一侧胸腔胸膜腔时,出现不同程度的液气胸的体征。受累侧胸腔上部叩诊鼓音,下部叩诊为浊音,病侧呼吸音消失。少数病例可发展为伴有气管移位、纵隔受压的张力性气胸,纵隔及胸腔的炎症产生对膈肌的刺激可表现为腹痛、上腹部肌紧张、腹部压痛,应注意与急腹症鉴别。

腹腔食管穿孔较少见,胃的液体进入游离腹腔,引起腹腔污染,临床表现为急性腹膜炎的症状和体征,与胃、十二指肠穿孔很相似。有时污染仅局限在后腹膜,使诊断更加困难,由于腹腔段食管与膈肌相邻近,常有上腹部疼痛和胸骨后钝痛并放射到肩部的较典型的特征,患者常诉背部疼痛,不能平卧。和胸腔内穿孔一样,患者早期即可出现心率增快、呼吸困难、发热并迅速出现败血症和休克。

三、诊断

早期迅速诊断可减少食管穿孔死亡率和并发症发生率。50%患者由于症状不典型导致延误诊断和治疗。对所有行食管内器械操作后出现颈部、胸部或腹部疼痛的患者,均应想到发生食管穿孔的可能性。结合有关病史、症状、体征及必要的辅助检查多可作出及时正确诊断。少数病例早期未能及时诊断,直至后期出现脓胸,甚至在胸穿或胸腔引流液中发现食物方作出诊断。

(一)X线检查

颈部穿孔行侧位X线检查可以发现颈椎前筋膜平面含有气体,这一征象早于胸部X线和临床症状。胸部食管穿孔时90%患者胸部正侧位X片发现纵隔影增宽,纵隔内有气体或气液平、胸腔内气液平,但与摄片时间有关,软组织影和纵隔气肿一般于穿孔后1小时左右出现,而胸腔积液和纵隔增宽则需数小时。腹部食管穿孔时可发现隔下游离气体。

(二)食管造影

食管造影仍然是诊断食管穿孔的主要手段。对于怀疑食管穿孔而考虑行食管造影者首选口服泛影葡胺,其阳性率颈部为50%、胸部75%~80%,但一旦吸入肺内,其毒性可引起严重的坏死性肺炎。如泛影葡胺未能发现食管穿孔而临床仍高度怀疑,可使用薄钡进行造影,钡剂造影可显示穿孔瘘口的大小、部位及纵隔的污染程度,阳性率在颈部为60%,胸部达到90%。尽管使用造影剂作为常规诊断手段,但仍有10%的假阴性,因此当造影阴性时也不能完全除外食管穿孔,可在造影后间隔数小时复查或进行CT、纤维食管镜检查。

(三)纤维食管镜检查

纤维食管镜的食管穿孔诊断率可达到100%,尤其对于微小穿孔、黏膜下穿孔的诊断。用纤维食管镜可直接看到食管穿孔的情况,并能提供准确的定位,了解污染的情况。但同时应该注意,当怀疑有微小穿孔时,禁忌通过食管镜注入空气。食管镜的结果也有助于治疗的选择。

(四)CT检查

当今的胸腹部CT检查已应用得相当普遍。当临床怀疑有食管损伤而X线不能提示确切的诊断依据、食管造影无法进行时,可选择胸部或腹部 CT 检查。CT 影像有以下征象时应考虑食管穿孔的诊断:食管周围的纵隔软组织内有气体;食管壁增厚;充气的食管与一个临近纵隔或纵隔旁充液的腔相通;在纵隔或在胸腔的脓腔紧靠食管;左侧胸腔积液则更进一步提示食管穿孔的可能。经初步治疗患者症状无明显改善的可应用 CT 定位指导胸腔积液的抽取或胸腔引流的定位。

（五）其他检查

食管穿孔患者由于唾液、胃液和大量消化液进入胸腔,在做诊断性胸腔穿刺时,抽得胸腔液体内含有未消化的食物、pH 值低于 6.0,并且淀粉酶的含量升高,是一项简单而有诊断意义的方法。在怀疑有食管损伤的病例口服小量亚甲蓝后和可见引流物或胸腔穿刺液中有蓝色,同样有助于诊断。

四、治疗方法

食管穿孔的治疗选择取决于诱发食管穿孔的原因、部位、穿孔的严重程度以及穿孔至接受治疗的间隔时间。除年龄和患者的全身状态外,应同时考虑食管周围组织的损伤程度、伴随的食管病理及损伤。治疗的目标主要是防止来自穿孔的进一步污染,控制感染,恢复消化道的完整性,建立营养支持通道。因此,清除感染和坏死组织,精确的闭合穿孔,消除食管远端的梗阻,充分引流污染部位是治疗成功的关键。同时,必须应用胃肠外营养、抗生素。

（一）手术治疗

手术治疗包括一期缝合、加固缝合、食管切除、单纯引流、T 管引流食管外置和改道。手术方式及手术径路的选择与以下因素有关:损伤的原因;损伤的部位;是否同时存在其他食管疾病;从穿孔到诊断的时间;食管穿孔后污染的程度;炎症蔓延的情况;是否有邻近脏器损伤;患者年龄及全身情况;医院的医疗条件及医师的技术水平等。较小、污染程度轻的颈部至气管隆嵴的穿孔可经颈部切口行单纯的引流。胸部食管中上段穿孔选择右侧进胸切口,下段则选择左侧胸部进胸切口。上腹部正中切口则是治疗腹段食管穿孔的最好选择。

早期食管穿孔多采用一期缝合手术。术中应进一步切开肌层,充分暴露黏膜层的损伤,彻底清除无活力的组织,在良性病变大多数病例黏膜正常,手术时应将穿孔缘修剪成新鲜创缘,大的穿孔应探查纵隔,仔细找到穿孔的边缘,用 2-0 的可吸收缝线,也可以用不吸收的细线,间断缝合修补,同时灌注和引流污染区域。分层闭合黏膜和肌层是手术修复成功的关键。没有适当的暴露和严密的缝合是术后发生漏、增加死亡率和延长康复时间的主要原因。如果损伤时间较长,组织产生水肿时,可以仅闭合黏膜层,并同时彻底冲洗和清除污染的组织。用较大口径的闭式引流,7～10 天后行食管造影,如没有造影剂外溢,则可恢复经口进食。食管穿孔时间大于 24 小时或局部污染、炎症反应严重、组织有坏死时,应只做局部引流,不修补穿孔。一期缝合最好是在健康的食管组织,当有远端梗阻时,单纯一期缝合是无效的,必须同时解决梗阻,才能达到成功的修复。

由于一期缝合食管损伤有因组织继续坏死而发生裂开和瘘的可能性,因此有必要采用周围组织移植包垫加固缝合的方法闭合食管穿孔。Grillo 等首先报道胸部食管穿孔一期缝合后采用周围较厚、发生炎症反应的胸膜片进行加固。其他可利用的组织还有网膜、膈肌瓣、背阔肌、菱形肌、心包脂肪垫等。对于颈部食管穿孔,可选择胸骨舌骨肌、胸骨甲状肌、胸锁乳突肌等组织材料。膈肌瓣不易坏死,有一定的张力,弹性较好,再生能力强。取全层 12 cm 长、5～7 cm 宽,基底位于食管处,向上翻起,用于食管下段的修复。缺损的膈肌切口可直接缝合。在使用带蒂的肋间肌瓣时,其基底部在内侧、椎旁沟处,并要有足够的长度。不论用哪种组织修复加固,这种组织最好是用在修复的食管壁之中,而不是简单覆盖于修复上。

对部分有严重的食管坏死、食管病理性梗阻的患者可选择食管切除与重建术。除保持胃肠道的完整性外,食管切除术可消除造成污染的食管穿孔,治疗造成食管穿孔的基础食管病变。Orringer 等建议使用颈部胃食管吻合,该方法使吻合口远离污染处,即使发生吻合口漏,其治疗较胸腔内吻合更为简单。

因延误诊断造成严重污染和炎症的食管穿孔患者禁忌一期缝合。颈部穿孔可单纯行引流。而胸腹部食管穿孔由于污染物的继续污染使胸腹部感染持续存在,因而不能单纯行引流手术,可行 T 管引流,控制食管胃内容物继续污染胸腹部。

食管外置或旷置的手术方式有多种报道,其基本方法是关闭穿孔、广泛引流污染组织,同时行颈部食管外置造瘘术或胃造瘘减压术。但该方法近年来已很少使用,仅仅适应于营养状况极度不良的患者及无法用常规手术方法治疗的病例或手术失败的病例。

近年来有报道胸腔镜辅助治疗食管穿孔,疗效有待于进一步观察。

食管有梗阻性病变如食管狭窄、贲门失弛缓症或严重的胃肠道反流等病变的食管穿孔必须在手术治疗食管穿孔的同时加以处理。食管狭窄、贲门失弛缓症可采用食管扩张,Moghissi 等报道显示,仅修补穿孔而未同期处理远端梗阻的食管穿孔患者死亡率达 100%,而同时处理食管穿孔和梗阻性病变的死亡率为 29%。胃肠道反流可采用临床常规应用的抗反流手术。食管穿孔合并食管恶性肿瘤患者必须行食管肿瘤切除术,广泛转移者可行食管内支架放置。

（二）保守治疗

食管穿孔患者行保守治疗必须经过严格的选择。1965 年,Mengold 等首先报道应用保守治疗成功治愈食管穿孔患者,18 例因腔内损伤且 24 小时内诊断明确的患者经保守治疗仅死亡 1 例。1975 年,Larrieu 报道成功治愈自发性食管穿孔。

经过多年临床经验的积累,Altorjay 等总结食管穿孔接受保守治疗的指征:①器械引起的颈部食管穿孔;②早期诊断小的局限的穿孔;③食管狭窄行食管扩张或硬化剂治疗食管静脉曲张;④食管穿孔延误诊断但临床症状轻微;⑤食管穿孔后食管周围有纤维化形成,能限制纵隔的污染;⑥穿孔引起的污染限于纵隔或纵隔与壁层胸膜之间,没有造影剂溢入附近体腔;⑦穿孔的位置不在肿瘤部位、不在腹腔、不在梗阻的近端;⑧症状轻微,无全身感染迹象。

具体方法如下。①禁食:禁食 48～72 小时,如患者临床症状改善,可口服无渣流质。②应用广谱抗生素 7～14 天。③完全胃肠外营养。④经 CT 引导下行穿刺或置管引流纵隔或胸腔积液。⑤食管镜引导下行食管灌洗。⑥胃肠减压:应该有选择性地应用胃肠减压,目前有学者认为放入胃肠减压管使食管下段括约肌不能完全关闭,加重胃反流,导致纵隔污染加重。⑦穿过癌症或非癌症部位在食管腔内置管或置入支架。

五、预后及治疗效果

Clayton 等总结 1990—2003 年文献报道的 726 例食管穿孔患者治疗效果显示食管穿孔患者死亡率为 18%。死亡率与导致食管穿孔的原因、穿孔部位、诊断是否及时、食管的原发病变及治疗方法相关。

病因影响食管穿孔患者的预后。自发性食管穿孔的死亡率为 36%,医源性食管穿孔为 19%,创伤性食管穿孔为 7%。自发性食管穿孔死亡率较高的原因在于临床症状常常与其他疾病相混淆而延误诊断,污染广泛并迅速发展至败血症。医源性食管穿孔多发生于食管腔内操作过程中,易于诊断和治疗。创伤性食管穿孔多发生于颈部,污染较局限,多死于其他脏器的损伤。

食管穿孔部位同样影响患者的转归。颈部食管穿孔患者死亡率 6%,胸部食管穿孔为 27%,腹部穿孔为 21%。造成差异的原因在于颈部污染物污染区域由于颈部筋膜的限制而局限,而胸部、腹部食管穿孔可造成胸腹部的二次污染,如延误诊断可迅速导致败血症。

尽管目前临床抗生素应用及临床监护的进步,24 小时后诊断的食管穿孔患者死亡率仍明显高于 24 小时内诊断的患者。White 等报道二者的死亡率分别为 31% 和 13%。在一组 390 例食管穿孔患者治疗报道中,死亡率分别为 27% 和 14%。

手术方式的选择对食管穿孔患者的死亡率有明显影响。一期缝合和加固缝合的死亡率为 0～31%,平均 12%。适当的暴露和严密的黏膜缝合、消除食管穿孔远端梗阻是降低死亡率的关键。24 小时后食管穿孔患者是否采取一期缝合或加固缝合目前尚有不同的观点,Wright 等报道一组食管穿孔采用一期缝合或加固缝合的患者中有 46% 为 24 小时后诊断明确。因而一期缝合或加固缝合适合没有恶性肿瘤、纵隔无弥漫性坏死、穿孔远端无梗阻患者。食管切除的死亡率为 17%,对于污染严重、合并肿瘤、穿孔远端狭窄患者行食管切除是合理的选择。食管外置或旷置患者死亡率为24%,单纯行引流患者死亡率为37%,死亡率较高的原因可能与纵隔污染严重、患者全身情况差等因素相关。

在一组154例接受保守治疗患者的报道显示,保守治疗患者死亡率为18%,甚至有报道接受保守治疗患者生存率达100%。这一结果与严格控制保守治疗指征相关。但有报道约20%接受保守治疗的患者由于患者病情进展于24小时内改为手术治疗。

(丁　勇)

第六节　二尖瓣狭窄

一、病因与病理

(一)风湿热

虽然近几十年来风湿性心脏瓣膜病的发生率逐年降低,但仍是临床上二尖瓣狭窄(mitral stenosis, MS)的常见病因。风湿性心脏病患者中约25%为单纯二尖瓣狭窄,40%为二尖瓣狭窄并二尖瓣关闭不全。其中女性患者占2/3。一般而言,从急性风湿热发作到形成重度二尖瓣狭窄,至少需2年,在温带气候大多数患者能保持十年以上的无症状期。风湿热反复多次发作者易罹患二尖瓣狭窄。

风湿性二尖瓣损害,早期病理变化为瓣膜交界处和基底部发生水肿、炎症及赘生物形成,随后由于纤维蛋白的沉积和纤维性变,发生瓣叶交界处粘连、融合,瓣膜增粗、硬化、钙化,腱索缩短并相互粘连,限制瓣膜的活动与开放,致使瓣口狭窄,与鱼嘴或钮孔相似。一般后瓣病变程度较前瓣重,后瓣显著增厚、变硬、钙化、缩短,甚至完全丧失活动能力,而前瓣仍能上下活动者并不罕见。

(二)二尖瓣环及环下区钙化

常见于老年人退行性变。尸检发现,50岁以上人群中约10%有二尖瓣环钙化,其中糖尿病患者尤为多见,女性比男性多2~3倍,超过90岁的女性患者二尖瓣环钙化率高达40%以上。偶见于年轻人,可能与合并Maffan氏综合征或钙代谢异常有关。

瓣环钙化可影响二尖瓣的正常启闭,引起狭窄和(或)关闭不全。钙化通常局限于二尖瓣的瓣环处,多累及后瓣。然而,最近研究表明,老年人二尖瓣环钙化,其钙质沉着主要发生于二尖瓣环的前方及后方,而非真正的瓣环处,钙化延伸至膜部室间隔或希氏束及束支时,可引起心脏传导功能障碍。

(三)先天性发育异常

单纯先天性二尖瓣狭窄甚为少见。

(四)其他罕见病因

如结缔组织疾病、恶性类癌瘤、多发性骨髓瘤等。

二、病理生理

正常人二尖瓣开放时瓣口面积为4~6 cm²,当瓣口面积小于2.5 cm²时,才会出现不同程度的临床症状。临床上根据瓣口面积缩小程度不同,将二尖瓣狭窄分为轻度(2.5~1.5 cm²)、中度(1.5~1.0 cm²)、重度(<1.0 cm²)狭窄。根据二尖瓣狭窄程度和代偿状态分为如下3期(见图7-1)。

(一)左心房代偿期

轻度二尖瓣狭窄时,只需在心室快速充盈期、心房收缩期存在压力梯度,血液便可由左心房充盈左心室。因此左心房发生代偿性扩张及肥大以增强收缩力,延缓左心房压力的升高。此期内,临床上可在心尖区闻及典型的舒张中、晚期递减型杂音,收缩期前增强(左心房收缩引起)。患者无症状,心功能完全代偿,但有二尖瓣狭窄的体征(心尖区舒张期杂音)和超声心动图改变。

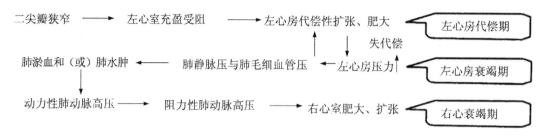

图 7-1 二尖瓣狭窄血流动力学图解

(二)左心房衰竭期

随着二尖瓣狭窄程度的加重,左心房代偿性扩张、肥大及收缩力增强难以克服瓣口狭窄所致血流动力学障碍时,房室压力梯度必须存在于整个心室舒张期,房室压力阶差在 2.7 kPa(20 mmHg)以上,才能维持安静时心排血量,因此左心房压力升高。由于左心房与肺静脉之间无瓣膜存在,当左心房压力升至 3.3~4.0 kPa(25~30 mmHg)时,肺静脉与肺毛细血管压力亦升至 3.3~4.0 kPa(25~30 mmHg),超过血液胶体渗透压水平,引起肺毛细血管渗出。若肺毛细血管渗出速度超过肺淋巴管引流速度,可引起肺顺应性下降,发生呼吸功能障碍和低氧血症,同时,血浆及血细胞渗入肺泡内,可引起急性肺水肿,出现急性左心房衰竭表现。本期患者可出现劳力性呼吸困难,甚至端坐呼吸、夜间阵发性呼吸困难,听诊肺底可有湿啰音,胸部 X 线检查常有肺淤血和(或)肺水肿征象。

(三)右心力衰竭期

长期肺淤血可使肺顺应性下降。早期,由于肺静脉压力升高,可反射性引起肺小动脉痉挛、收缩,肺动脉被动性充血而致动力性肺动脉高压,尚可逆转。晚期,因肺小动脉长期收缩、缺氧,致内膜增生、中层肥厚,肺血管阻力进一步增高,加重肺动脉高压。肺动脉高压虽然对肺毛细血管起着保护作用,但明显增加了右心负荷,使右心室壁肥大、右心腔扩大,最终引起右心力衰竭。此时,肺淤血和左心房衰竭的症状反而减轻。

三、临床表现

(一)症状

1.呼吸困难和乏力

当二尖瓣狭窄进入左心房衰竭期时,可产生不同程度的呼吸困难和乏力,是二尖瓣狭窄的主要症状。前者为肺淤血所引起,后者是心排血量减少所致。早期仅在劳动、剧烈运动或用力时出现呼吸困难,休息即可缓解,常不引起患者注意。随狭窄程度的加重,日常生活甚至静息时也感气促,夜间喜高枕,甚至不能平卧,须采取半卧位或端坐呼吸,上述症状常因感染(尤其是呼吸道感染)、心动过速、情绪激动、心房颤动诱发或加剧。

2.心悸

心慌和心前区不适是二尖瓣狭窄的常见早期症状。早期与偶发的房性期前收缩有关,后期发生心房颤动时心慌常是患者就诊的主要原因。自律性或折返活动引起的房性期前收缩,可刺激左心房易损期而引起心房颤动,由阵发性逐渐发展为持续性。而心房颤动又可引起心房肌的弥漫性萎缩。导致心房增大及不应期、传导速度的更加不一致,最终导致不可逆心房颤动。快心室率心房颤动时,心室舒张期缩短,左心室充盈减少,左心房压力升高,可诱发急性肺水肿的发生。

3.胸痛

15%的患者主诉胸痛,其产生原因:①心排血量下降,引起冠状动脉供血不足,或伴冠状动脉粥样硬化和(或)冠状动脉栓塞。②右心室压力升高,冠状动脉灌注受阻,致右心室缺血。③肺动脉栓塞,常见于右心力衰竭患者。

4.咯血

咯血发生于10％患者。二尖瓣狭窄并发的咯血有如下几种。

(1)突然出血,出血量大,有时称为肺卒中,却很少危及生命。因为大出血后,静脉压下降,出血可自动停止。此种咯血是由于突然升高的左心房和肺静脉压,传至薄而扩张的支气管静脉壁使其破裂所致,一般发生于病程早期。晚期,因肺动脉压力升高,肺循环血流量有所减少,该出血情况反而少见。

(2)痰中带血,二尖瓣狭窄患者,因支气管水肿罹患支气管炎的机会增多,若支气管黏膜下层微血管破裂,则痰中带有血丝。

(3)粉红色泡沫痰,急性肺水肿的特征性表现,是肺泡毛细血管破裂,血液、血浆与空气互相混合的缘故。

(4)暗红色血液痰,病程晚期,周围静脉血栓脱落引起肺栓塞时的表现。

5.血栓栓塞

左心房附壁血栓脱落引起动脉栓塞,是二尖瓣狭窄常见的并发症。在抗凝治疗和手术治疗时代前,二尖瓣病变患者中,约1/4死亡继发于栓塞,其中80％见于心房颤动患者。若为窦性心律,则应考虑一过性心房颤动及潜在感染性心内膜炎的可能。35岁以上的患者合并心房颤动,尤其伴有心排血量减少和左心耳扩大时是形成栓子的最危险时期,主张接受预防性抗凝治疗。

6.吞咽困难、声嘶

增大的左心房压迫食管,扩张的左肺动脉压迫左喉返神经所致。

7.感染性心内膜炎

增厚、钙化的瓣膜少发。

8.其他

肝大、体静脉压增高、水肿、腹水,均为重度二尖瓣狭窄伴肺血管阻力增高及右心力衰竭的症状。

(二)体征

重度二尖瓣狭窄患者常有"二尖瓣面容"——双颧呈绀红色。右心室肥大时,心前区可扪及抬举性搏动。

1.二尖瓣狭窄的心脏体征

(1)心尖搏动正常或不明显。

(2)心尖区S_1亢进是二尖瓣狭窄的重要特点之一,二尖瓣狭窄时,左心房压力升高,舒张末期左心房室压力阶差仍较大,且左心室舒张期充盈量减少,二尖瓣前叶处于心室腔较低位置,心室收缩时,瓣叶突然快速关闭,可产生亢进的拍击样S_1。S_1亢进且脆,说明二尖瓣前叶活动尚好,若S_1亢进且闷,则提示前叶活动受限。

(3)开瓣音亦称二尖瓣开放拍击音,由二尖瓣瓣尖完成开放动作后瓣叶突然绷紧而引起,发生在二尖瓣穹隆进入左心室的运动突然停止之际。

(4)心尖部舒张中、晚期递减型隆隆样杂音,收缩期前增强,是诊断二尖瓣狭窄的重要体征。心室舒张二尖瓣开放的瞬间,左心房室压力梯度最大,产生杂音最响,随着左心房血液充盈到左心室,房室压力梯度逐渐变小,杂音响度亦逐渐减轻,最后左心房收缩将15％～25％的血液灌注于左心室,产生杂音的收缩期前增强部分。心房颤动患者,杂音收缩期前增强部分消失。但据Criley氏报道,此时若左心房压力超过左心室压力1.3 kPa(10 mmHg)或更高,则可有收缩期前增强部分。

二尖瓣狭窄的舒张期杂音于左侧卧位最易听到,对于杂音较轻者,可嘱运动、咳嗽、用力呼气或吸入亚硝酸异戊酯等方法使杂音增强。拟诊二尖瓣狭窄而又听不到舒张期杂音时,可嘱患者轻微运动(仰卧起坐10次)后左侧卧位,或左侧卧位后再深呼吸或干咳数声,杂音可于最初10个心动周期内出现。杂音响度还与瓣口狭窄程度及通过瓣口的血流量和血流速度有关。在一定限度内,狭窄愈重,杂音愈响,但若狭窄超过某一范围,以致在左心室形成漩涡不明显或不引起漩涡,反而使杂音减轻或消失,后者即所谓的"无声性二尖瓣狭窄"。

2.肺动脉高压和右心室肥大的体征

(1)胸骨左缘扪及抬举性搏动。

(2)P_2亢进、S_2分裂,肺动脉高压可引起S_2的肺动脉瓣成分亢进,肺动脉压进一步升高时,右心室排血时间延长,S_2分裂。

(3)肺动脉扩张,于胸骨左上缘可闻及短的收缩期喷射性杂音和递减型高调哈气性舒张早期杂音(Graham Steell 杂音)。

(4)右心室肥大伴三尖瓣关闭不全时,胸骨左缘四五肋间有全收缩期吹风样杂音,吸气时增强。

四、辅助检查

(一)心电图检查

中、重度二尖瓣狭窄,可显示特征性改变。左心房肥大(P 波时限大于 0.12 秒,并呈双峰波形,即所谓"二尖瓣型 P 波",见图 7-2),是二尖瓣狭窄的主要心电图特征,可见于 90％的显著二尖瓣狭窄伴窦性心律者。心房颤动时,V_1 导联颤动波幅超过 0.1 mV,也提示存在心房肥大。

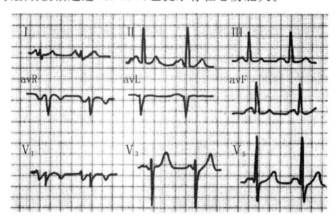

图 7-2　左心房肥大:二尖瓣型 P 波

右心室收缩压低于 9.3 kPa(70 mmHg)时右心室肥大少见;介于 9.3～13.3 kPa(70～100 mmHg)之间时,约 50％患者可有右心室肥大的心电图表现;超过 13.3 kPa(100 mmHg)时,右心室肥大的心电图表现一定出现(见图 7-3)。

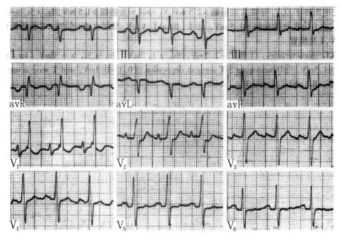

图 7-3　左心房肥大,右心室肥大

心律失常在二尖瓣狭窄患者早期可表现为房性期前收缩,频发和多源房性期前收缩往往是心房颤动的先兆,左心房肥大的患者容易出现心房颤动。

（二）X 线检查

轻度二尖瓣狭窄心影可正常。左心房肥大时，正位片（见图 7-4）可见增大的左心房在右心室影后面形成一密度增高的圆形阴影，使右心室心影内有双重影。食管吞钡检查，在正位和侧位（见图 7-5）分别可见食管向右向后移位。

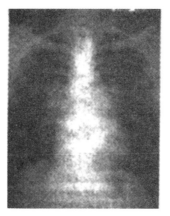

图 7-4　心脏左缘中段丰满，右缘右心房之上左心房凸出呈双弓

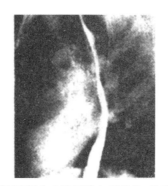

图 7-5　食管下段受左心房压迫向后移位，肺动脉圆锥隆起

肺动脉高压和右心室肥大时，正位片示心影呈"梨形"，即"二尖瓣型"心，尚可见左主支气管上抬。肺部表现主要为肺淤血，肺门阴影加深。由于肺静脉血流重新分布，常呈肺上部血管阴影增多而下部减少。肺淋巴管扩张，在正位及左前斜位可见右肺外下野及肋膈角附近有水平走向的纹状影，即 Kerley B 线，偶见 Kerley A 线（肺上叶向肺门斜行走行的纹状影）。此外，长期肺淤血尚可引起肺野内含铁血黄素沉积点状影。

严重二尖瓣狭窄和老年性瓣环及环下区钙化者，胸片相应部位可见钙化影。

（三）超声心动图（UCG）检查

UCG 是诊断二尖瓣狭窄较有价值的无创伤性检查方法，有助于了解二尖瓣的解剖和功能情况。

1.M 型 UCG

（1）直接征象：二尖瓣前叶活动曲线和 EF 斜率减慢，双峰消失，前后叶同向运动，形成所谓"城墙样"图形（见图 7-6）。

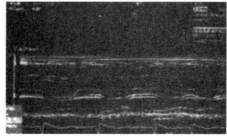

图 7-6　M 型左心室波群显示右心室增大，二尖瓣前叶 EF 斜率减低，呈城墙样改变

(2)间接征象:左心房肥大,肺动脉增宽,右心房、右心室肥大。

2.二维 UCG

(1)直接征象:二尖瓣叶增厚,回声增强,活动僵硬,甚至钙化,二尖瓣舒张期开放受限,瓣口狭窄,交界处粘连。

(2)间接征象:瓣下结构钙化,左心房附壁血栓(见图7-7)。

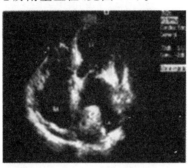

图7-7　二尖瓣开放受限,左心房顶部可见团块状血栓附着

3.多普勒 UCG

二尖瓣口可测及舒张期高速射流频谱,左心室内可有湍流频谱,测定跨二尖瓣压力阶差可判定狭窄的严重程度。彩色多普勒检查可显示舒张期二尖瓣口高速射流束及多色镶嵌的反流束(见图7-8)。

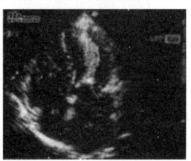

图7-8　舒张期二尖瓣口高速射流束及多色镶嵌的血流束

4.经食道 UCG

采用高频探头,直接在左心房后方探查,此法在探查左心房血栓方面更敏感,可达90%以上。

(四)心导管检查

仅在决定是否行二尖瓣球囊扩张术或外科手术治疗前,需要精确测量二尖瓣口面积及跨瓣压差时才做心导管检查。

(五)其他检查

抗链球菌溶血素 O(ASO)滴度1:400以上、血沉加快、C反应蛋白阳性等,尤见于风湿活动患者。长期肝淤血患者可有肝功能指标异常。

二尖瓣狭窄的临床表现及实验室检查与血流动力学变化密切相关,血流动力学发展的每一阶段,均可引起相应的临床表现及实验室检查结果。

五、并发症

(一)心房颤动

心房颤动见于晚期患者,左心房肥大是心房颤动持续存在的解剖学基础。出现心房颤动后,心尖区舒张期隆隆样杂音可减轻,且收缩期前增强消失。心房颤动早期可能是阵发性的,随着病程发展多转为持续性心房颤动。

（二）栓塞

栓塞多见于心房颤动患者,以脑梗死多见,栓子也可到达全身其他部位。

（三）急性肺水肿

这是重度二尖瓣狭窄严重而紧急的并发症,病死率高。往往由于剧烈体育活动、情绪激动、感染、妊娠或分娩、快心室率心房颤动等诱发,可导致左心室舒张充盈期缩短,左心房压升高,进一步引起肺毛细血管压升高,致使血浆渗透到组织间隙或肺泡,引起急性肺水肿。患者突发呼吸困难、不能平卧、发绀、大汗、咳嗽及咯粉红色泡沫样浆液痰,双肺布满湿啰音,严重者可昏迷或死亡。

（四）充血性心力衰竭

晚期50%～75%患者发生右心充血性心力衰竭,是此病常见的并发症及主要致死原因。呼吸道感染为心力衰竭常见诱因,年轻女性妊娠、分娩常为主要诱因。临床上主要表现为肝区疼痛、食欲缺乏、黄疸、水肿、尿少等症状,体检有颈静脉怒张、肝大、腹水及下肢水肿等。

（五）呼吸道感染

二尖瓣狭窄患者,常有肺静脉高压、肺淤血,因此易合并支气管炎、肺炎。

（六）感染性心内膜炎

单纯二尖瓣狭窄较少发生。风湿性瓣膜病患者在行牙科手术或其他能引起菌血症的手术时,应行抗生素预防治疗。

六、诊断与鉴别诊断

根据临床表现,结合有关实验室检查,尤其是超声心动图检查多能做出诊断。但应与其他引起心尖部舒张期杂音的疾病相鉴别(见表 7-1)。

表 7-1　其他疾病引起的心尖部舒张期杂音特点

项目	特点
相对性二尖瓣狭窄	严重的二尖瓣关闭不全左向右分流的先天性心脏病,如 VSD,PDA 等此杂音的产生是由于血容量增加,致二尖瓣相对狭窄所致
Carey-Coombs 杂音	急性风湿热时活动性二尖瓣瓣膜炎征象该杂音柔和,发生于舒张早期,变化较大,比器质性二尖瓣狭窄的音调高可能由严重的二尖瓣反流通过非狭窄的二尖瓣口所致,也可能是一短的紧随 S_3 的杂音
Austin-Flint 杂音	见于主动脉瓣关闭不全等疾病该杂音历时短,性质柔和,吸入亚硝酸异戊酯后杂音减轻应用升压药后杂音可增强
三尖瓣狭窄	慢性肺心病患者,由于右心室肥大,心脏顺时针转位可在心尖部听到三尖瓣相对性狭窄所致的杂音
左心房黏液瘤	左心房黏液瘤部分堵塞二尖瓣口所致,与体位有关

七、治疗

狭窄程度轻无明显临床症状者,无须治疗,应适当避免剧烈运动,风湿热后遗症者应预防风湿热复发。有症状的二尖瓣患者,应予以积极治疗。

（一）内科治疗

1.一般治疗

(1)适当休息,限制钠盐入量(2 g/d),使用利尿剂,通过减轻心脏前负荷改善肺淤血症状。

(2)急性肺水肿的处理:洋地黄的应用需谨慎,因洋地黄可增强右心室收缩力,有可能使右心室射入肺动脉内的血量增多,导致肺水肿的加重,但可应用常规负荷量的1/2～2/3,其目的是减慢心率而非增加心肌收缩力,以延长舒张期,改善左心室充盈,提高左心室搏出量。适合于合并快心室率心房颤动和室上性心动过速者。

(3)栓塞性并发症的处理:有体循环栓塞而不能手术治疗的患者,可口服抗凝剂,如华法林等。对于有栓塞危险的患者,包括心房颤动、40 岁以上伴巨大左心房者,也应接受口服抗凝药治疗。

(4)心律失常的处理:快心室率心房颤动应尽快设法减慢心室率,可使用洋地黄类药物,若疗效不满意,可联合应用地尔硫䓬、维拉帕米或β受体阻滞剂。对于轻度二尖瓣狭窄患者不伴巨大左心房,心房颤动<6个月,可考虑药物复律或电复律治疗。

2.介入治疗

经皮球囊二尖瓣成形术(PBMV)是治疗二尖瓣狭窄划时代的进展,患者无须开胸手术,痛苦小,康复快,且具有成功率高、疗效好的特点。

(1)PBMV的适应证:①中、重度单纯二尖瓣狭窄,瓣叶柔软,无明显钙化,心功能Ⅱ、Ⅲ级是PBMV最理想的适应证;轻度二尖瓣狭窄有症状者亦可考虑;心功能Ⅳ级者需待病情改善,能平卧时才考虑。②瓣叶轻、中度钙化并非禁忌,但若严重钙化且与腱索、乳头肌融合者,易并发二尖瓣关闭不全,因此宜做瓣膜置换手术。③合并慢性心房颤动患者,心腔内必须无血栓。④合并重度肺动脉高压,不宜外科手术者。⑤合并轻度二尖瓣关闭不全,左心室无明显肥大者。⑥合并轻度主动脉瓣狭窄或关闭不全,左心室无明显肥大者。

(2)PBMV禁忌证:①合并中度以上二尖瓣关闭不全。②心腔内有血栓形成。③严重钙化,尤其瓣下装置病变者。④风湿活动。⑤合并感染性心内膜炎。⑥妊娠期,因放射线可影响胎儿,除非心功能Ⅳ级危及母子生命安全。⑦全身情况差或合并其他严重疾病。⑧合并中度以上的主动脉狭窄和(或)关闭不全。

(二)外科治疗

目的在于解除瓣口狭窄,增加左心搏出量,改善肺血循环。

(1)手术指征:凡诊断明确,心功能Ⅱ级以上,瓣口面积小于 $1.2 \ cm^2$ 而无明显禁忌证者,均适合手术治疗。严重二尖瓣狭窄并发急性肺水肿患者,如内科治疗效果不佳,可行急诊二尖瓣扩张术。

(2)手术方式:包括闭式二尖瓣分离术、直视二尖瓣分离术、瓣膜修补术或人工瓣膜替换术。

八、预后

疾病的进程差异很大,从数年至数十年不等。预后主要取决于狭窄程度及心脏肥大程度,是否多瓣膜损害及介入、手术治疗的可能性等。

一般而言,首次急性风湿热发作后,患者可保持10~20年无症状。然而,出现症状后如不积极进行治疗,其后5年内病情进展非常迅速。研究表明,有症状的二尖瓣狭窄患者5年死亡率为20%,10年死亡率为40%。

(丁　勇)

第七节　二尖瓣关闭不全

一、病因

二尖瓣关闭不全(mitral incompetence,MI)严格来说不是一种原发病而是一种临床综合征。任何引起二尖瓣复合装置包括二尖瓣环、瓣膜、腱索、乳头肌病变的因素都可导致二尖瓣关闭不全,其诊断容易但确定病因难。按病程进展的速度和病程的长短可分为急性和慢性。

(一)慢性病变

慢性二尖瓣关闭不全进展缓慢、病程较长,病因包括以下几点。

1.风湿性心脏病

在不发达国家风湿性心脏病引起者占首位,其中半数以上合并二尖瓣狭窄。

2.退行性病变

在发达国家,二尖瓣脱垂为最多见原因;二尖瓣黏液样退行性变、二尖瓣环及环下区钙化等退行性病变也是常见原因。

3.冠心病

常见于心肌梗死致乳头肌功能不全。

4.其他少见原因

先天性畸形、系统性红斑狼疮、风湿性关节炎、心内膜心肌纤维化等。

(二)急性病变

急性二尖瓣关闭不全进展快、病情严重、病程短,病因包括以下几点。

1.腱索断裂

腱索断裂可由感染性心内膜炎、二尖瓣脱垂、急性风湿热及外伤等原因引起。

2.乳头肌坏死或断裂

乳头肌坏死或断裂常见于急性心肌梗死致乳头肌缺血坏死而牵拉作用减弱。

3.瓣膜毁损或破裂

瓣膜毁损或破裂多见于感染性心内膜炎。

4.其他

心瓣膜替换术后人工瓣膜裂开。

二、病理生理

由于风湿性炎症使二尖瓣瓣膜纤维化、增厚、萎缩、僵硬、畸形,甚至累及腱索和乳头肌使之变粗、粘连、融合缩短,致使瓣膜在心室收缩期不能正常关闭,血液由左心室向左心房反流,病程长者尚可见钙质沉着。

(一)慢性病变

慢性二尖瓣关闭不全者,依病程进展可分为左心室代偿期、左心室失代偿期和右心力衰竭期 3 个阶段(图 7-9)。

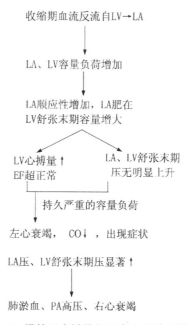

图 7-9 慢性二尖瓣关闭不全血流动力学图解

二尖瓣关闭不全时,在心室收缩期左心室内的血流存在两条去路,即通过主动脉瓣流向主动脉和通过关闭不全的二尖瓣流向左心房。这样,在左心房舒张期,左心房血液来源除通过四条肺静脉回流外,还包括左心室反流的血液而使其容量和压力负荷增加。由于左心房顺应性好,在反流血液的冲击下,左心房肥大,缓解了左心房压力的增加,且在心室舒张期,左心房血液迅速注入左心室而使容量负荷迅速下降,延缓了左心房压力的上升,这实际上是左心房的一种代偿机制,体积增大而压力正常(见图7-10),可使肺静脉与肺毛细血管压长期维持正常。与急性二尖瓣关闭不全相比,肺淤血发生晚、较轻,患者主述乏力而呼吸困难。

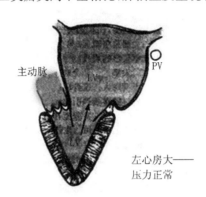

主动脉　PV

LV

LV

左心房大——
压力正常

图7-10　慢性二尖瓣关闭不全

　　对于左心室,在心室收缩期由于反流,使得在舒张期时由左心房流入左心室的血液除了正常肺循环回流外还包括反流的部分,从而增加了左心室的容量负荷。早期左心室顺应性好,代偿性扩大而使左心室舒张末期压力上升不明显,且收缩时左心室压力迅速下降,减轻了室壁紧张度和能耗而有利于代偿。左心室这种完善的代偿机制,可在相当长时间(大于20年)无明显左心房肥大和肺淤血,左心排血量维持正常而无临床症状。但一旦出现临床症状说明病程已到一定阶段,心排血量迅速下降而致头昏、困倦、乏力,迅速出现左心力衰竭、肺水肿、肺动脉高压和右心力衰竭,心功能达Ⅳ级,成为难治性心力衰竭,病死率高,患者出现呼吸困难、体循环淤血症状。

　　(二)急性病变

　　急性二尖瓣关闭不全早期反流量大,进展迅速,左心房、左心室容量和压力负荷迅速增加,没有经过充分的代偿即出现急性左心力衰竭,使得心排血量迅速下降,心室压力上升,左心房及肺静脉压迅速上升,导致肺淤血和肺间质水肿。患者早期即出现呼吸困难、咯血等左心力衰竭和肺淤血症状,病程进展迅速,多较快死于急性左心力衰竭。由于来不及代偿,左心房、左心室肥大不明显(见图7-11、图7-12),X线检查示左心房、左心室大小正常,反流严重者可见肺淤血和肺间质水肿征象。

三、临床表现

　　(一)症状

　　1.慢性病变

　　患者由于左心良好的代偿功能而使病情有无症状期长,有症状期短的特点。

收缩期血流反流自LV→LA

↓

LA、LV容量负荷骤增
急性扩张能力有限

↓

LV舒张末期压、LA压急剧↑

↓

急性左心衰竭:肺淤血
急性肺水肿

图7-11　急性二尖瓣关闭不全血流动力学图解

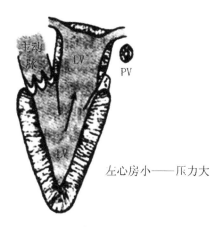

图 7-12　急性二尖瓣关闭不全

(1)代偿期:左心代偿功能良好,心排血量维持正常,左心房压力及肺静脉压也无明显上升,患者可多年没有明显症状,偶有因左心室舒张末期容量增加而引起的心悸。

(2)失代偿期:患者无症状期长,通常情况下,从初次感染风湿热到出现明显二尖瓣关闭不全的症状,时间可长达 20 年之久。但一旦出现临床症状即说明已进入失代偿期。随着左心功能的失代偿,心排血量迅速下降,患者出现疲劳、头昏、乏力等症状。左心室舒张末期压力迅速上升,左心房、肺静脉及肺毛细血管压上升,引起肺淤血及间质水肿,出现劳力性呼吸困难,开始为重体力劳动或剧烈运动时出现,随着左心力衰竭的加重,出现夜间阵发性呼吸困难及端坐呼吸等。

(3)右心力衰竭期:肺淤血及肺水肿使肺小动脉痉挛硬化而出现肺动脉高压,继而引起右心力衰竭,患者出现体循环淤血症状,如肝大、上腹胀痛、下肢水肿等。

2.急性病变

轻度二尖瓣反流仅有轻度劳力性呼吸困难。严重反流,病情常短期内迅速加重,患者出现呼吸困难,不能平卧,咯粉红色泡沫痰等急性肺水肿症状,随后可出现肺动脉高压及右心力衰竭征象。处理不及时,则心排血量迅速下降出现休克,患者常迅速死亡。

(二)体征

1.慢性病变

(1)代偿期。心尖搏动:呈高动力型,左心室肥大时向左下移位。

心音:①瓣叶缩短所致的重度关闭不全(如风湿性心脏病),S_1 常减弱。②S_2 分裂,代偿期无肺动脉高压时,由于左心室射血时间缩短,主动脉提前关闭,产生 S_2 分裂,吸气时明显;失代偿产生肺动脉高压后,肺动脉瓣延迟关闭可加重 S_2 分裂。③心尖区可闻及 S_3,大约出现在第二心音后 0.10～0.18 秒,是中重度二尖瓣关闭不全的特征性体征,卧位时明显,其产生是由于血液大量快速流入左心室使之充盈过度,引起肥大的左心室壁振动所致。

心脏杂音:心尖区全收缩期吹风样杂音,是二尖瓣关闭不全的典型体征。其强度取决于瓣膜损害程度、反流量及左心房、室压差,可以是整个收缩期强度均等,也可以是收缩中期最强,然后减弱。杂音在左心力衰竭致反流量小时可减弱,在吸气时由于膈下降,心脏顺时针转位,回左心血流量减少,杂音相应减弱,呼气时相反。

杂音一般音调高、粗糙、呈吹风样、时限长,累及腱索或乳头肌时呈乐音样。其传导与前后瓣的解剖位置结构和血液反流方向有关,在前交界和前瓣损害时,血液反流至左心房的左后方,杂音可向左腋下和左肩胛间区传导;后交界区和后瓣损害时,血液冲击左心房的右前方,杂音可传导至肺动脉瓣区和主动脉瓣区;前后瓣均损害时,血液反流至左心房前方和左右侧,杂音向整个心前区和左肩胛间部传导。

心尖区舒张中期杂音,系由于发生相对性二尖瓣狭窄所致。通过变形的二尖瓣口血液的速度和流量增加,产生一短促、低调的舒张中期杂音,多在 S_3 之后,无舒张晚期增强,S_3 和它的出现提示二尖瓣关闭不全为中至重度。

(2)失代偿期(左心力衰竭期):心前区可触及弥散性搏动,心尖区可闻及舒张期奔马律,全收缩期杂音减弱。

(3)右心力衰竭期:三尖瓣区可闻及收缩期吹风样杂音。由于右心力衰竭,体静脉血回流障碍产生体循环淤血,患者可有颈静脉怒张、搏动、肝大、肝颈静脉回流征阳性、腹水及下垂性水肿等。

2.急性病变

患者迅速出现左心力衰竭,甚至出现肺水肿或心源性休克,常迅速死亡。

四、辅助检查

(一)心电图检查

病情轻者无明显异常,重者 P 波延长,可有双峰,同时左心室肥大、电轴左偏,病程长者心房颤动较常见。急性者,心电图可正常,窦性心动过速常见。

(二)X 线检查

慢性二尖瓣关闭不全早期,左心房、左心室形态正常,晚期左心房、左心室显著增大且与病变严重程度成比例,有不同程度肺淤血及间质水肿,严重者有巨大左心房,肺动脉高压和右心力衰竭征象(见图 7-13、图 7-14)。偶可见瓣膜瓣环钙化,随心脏上下运动,透视可见收缩时左心房膨胀性扩大。

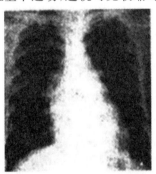

图 7-13 两肺充血,肺门大而模糊

心脏明显增大,以左心室为主,心尖下沉。心影中可见双心房阴影,肺动脉段及左心耳段皆突出。主动脉球缩小

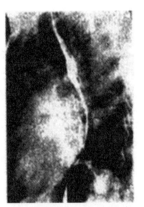

图 7-14 左心房段有明显压迹及后移

急性者心脏大小正常,反流严重者可有肺淤血及间质水肿征象,1～2 周内左心房、左心室开始扩大,一年还存活者,其左心房、左心室扩大已达慢性患者程度。

(三)超声心动图检查

(1)M 型 UCC:急性者心脏大小正常,慢性者可见左心房、左心室肥大,左心房后壁与室间隔运动幅度增强。

（2）二维 UCG 检查：可确定左心室容量负荷，评价左心室功能和确定大多数病因，可见瓣膜关闭不全，有裂隙，瓣膜增厚变形、回声增强，左心房、左心室肥厚，肺动脉增宽。

（3）多普勒 UCG 检查：可见收缩期血液反流，并可测定反流速度，估计反流量。

（四）心导管检查

一般没有必要，但可评估心功能和二尖瓣关闭不全的程度，确定大多数病因。

五、并发症

急性者较快出现急性左心力衰竭，慢性者与二尖瓣狭窄相似，以左心力衰竭为主，但出现晚，一旦出现则进展迅速。感染性心内膜炎较常发生（＞20％），体循环栓塞少见，常由感染性心内膜炎引起，心房颤动发生率高达 75％，此时栓塞较常见。

六、诊断与鉴别诊断

（一）诊断

根据典型的心尖区全收缩期吹风样杂音伴有左心房、左心室肥大，诊断应不困难。但应结合起病急缓、患者年龄、病情严重程度、房室肥大情况及相应辅助检查来确定诊断及明确病因。

（二）鉴别诊断

1.相对性二尖瓣关闭不全

由扩大的左心室及二尖瓣环所致，但瓣叶本身活动度好，无增厚、粘连等。杂音柔和，多出现在收缩中晚期。常有高血压、各种原因的主动脉关闭不全或扩张型心肌病、心肌炎、贫血等病因。

2.二尖瓣脱垂

可出现收缩中期喀喇音-收缩晚期杂音综合征。喀喇音是由于收缩中期，拉长的腱索在二尖瓣脱垂到极点时骤然拉紧，瓣膜活动突然停止所致。杂音是由于收缩晚期，瓣叶明显突向左心房，不能正常闭合所致。轻度脱垂时可仅有喀喇音，较重时喀喇音和杂音均有，严重时可只有杂音而无喀喇音。

3.生理性杂音

杂音一般为 1～2 级，柔和，短促，位于心尖和胸骨左缘。二尖瓣关闭不全的临床表现及实验室检查与血流动力学变化密切相关，血流动力学发展的每一阶段，均可引起相应的临床表现及实验室检查结果。

七、治疗

（一）内科治疗

急性者一旦确诊，经药物改善症状后应立即采取人工瓣膜置换术，以防止变为慢性而影响预后，积极的内科治疗仅为手术争取时间。

慢性患者由于长期无症状，一般仅需定期随访，避免过度的体力劳动及剧烈运动，限制钠盐摄入，保护心功能，对风心病患者积极预防链球菌感染与风湿活动及感染性心内膜炎。如出现心功能不全的症状，应合理应用利尿剂、ACE 抑制剂、洋地黄、β 受体阻滞剂和醛固酮受体拮抗剂。血管扩张剂，特别是减轻后负荷的血管扩张剂，通过降低左心室射血阻力，可减少反流量，增加前向心排血量，从而产生有益的血流动力学作用。慢性患者可用 ACE 抑制剂，急性者可用硝普钠、硝酸甘油或酚妥拉明静脉滴注。洋地黄类药物宜用于心功能Ⅱ、Ⅲ、Ⅳ级的患者，对伴有快心室率心房颤动者更有效。晚期的心力衰竭患者可用抗凝药物防止血栓栓塞。

（二）外科治疗

人工瓣膜替换术是几乎所有二尖瓣关闭不全病例的首选治疗。对慢性患者，应在左心室功能尚未严重损害和不可逆改变之前考虑手术，过分推迟可增加手术死亡率和并发症。手术指征：①心功能Ⅲ～Ⅳ级，Ⅲ级为理想指征，Ⅳ级死亡率高，预后差，内科疗法准备后应行手术。②心功能Ⅱ级或以下，缺乏症状者，若心脏进行性肥大，左心功能下降，应行手术。③EF＞50％，左心室舒张末期直径＜8.0 cm，收缩末期直径＜5.0 cm,心排血指数＞2.0 L/(min·m²),左心室舒张末压＜1.6 kPa(12 mmHg),收缩末容积指数＜50 mL/m²患者,适于手术,效果好。④中度以上二尖瓣反流。

八、预后

慢性二尖瓣关闭不全患者代偿期较长,可达 20 年。一旦失代偿,病情进展迅速,心功能恶化,成为难治性心力衰竭。内科治疗后 5 年生存率为 80%,10 年生存率近 60%,而心功能Ⅳ级患者,内科治疗 5 年生存率仅 45%。急性二尖瓣关闭不全患者多较快死于急性左心力衰竭。

（丁　勇）

第八章　胃十二指肠疾病

第一节　应激性溃疡

应激性溃疡又称应激性黏膜病变,是指机体在各种严重创伤、危重疾病等严重应激状态下继发的急性消化道黏膜糜烂、溃疡,乃至大出血、穿孔等病变,因其表现不同于常见的消化性溃疡,故命名为应激性溃疡。应激性溃疡也被称为急性出血性胃炎、急性糜烂性胃炎等。由不同应激因素引起的又有不同的命名,如继发于严重烧伤者称之为 Curling 溃疡,由中枢神经系统病损引起者称之为 Cushing 溃疡。

一、病因与发病机制

引发应激性溃疡的病因多而复杂,各种机体创伤、精神创伤、严重感染时人体都会出现应激反应,但是否出现应激性溃疡与病因(应激源)的强度及伤病者对应激的反应强弱有关。

常见应激性溃疡的病因:①严重颅脑外伤;②重度大面积烧伤;③严重创伤及各种大手术后;④全身严重感染;⑤多脏器功能障碍综合征或多脏器功能衰竭;⑥休克或心肺复苏术后;⑦心脑血管意外;⑧严重心理应激,如精神创伤、过度紧张等。应激性溃疡的发生是上述应激源使机体神经内分泌功能失调、对胃黏膜的损伤作用相对增强和胃黏膜自身保护功能削弱等因素综合作用的结果。

(一)神经内分泌功能失调

已有的研究证实在严重应激状态下中枢神经系统及其分泌的各种神经肽主要通过自主神经系统及下丘脑-垂体-肾上腺轴作用于胃肠靶器官,引起胃肠黏膜的一系列病理改变,导致发生应激性溃疡。其中下丘脑是应激时神经内分泌的整合中枢,下丘脑分泌的促甲状腺素释放激素(TRH)参与应激性溃疡的发生,其机制可能是通过副交感神经介导促进胃酸与胃蛋白酶原分泌以及增强胃平滑肌收缩造成黏膜缺血。此外,中枢神经系统内的 5-羟色胺也参与调节应激反应,其作用的强度与甲状腺激素水平和血浆皮质激素水平有关。应激状态下,交感神经-肾上腺髓质系统强烈兴奋,儿茶酚胺释放增多,糖皮质激素分泌增加,两者共同持续作用下胃黏膜发生微循环障碍,最终导致应激性溃疡的形成。

(二)胃黏膜损伤作用相对增强

应激状态使胃黏膜局部许多炎性介质含量明显增加,其中脂氧化物含量随应激时间的延长而升高,具有保护作用的巯基化合物含量反见降低,氧自由基随之产生增加,这些炎性介质和自由基均可加重黏膜的损害。

应激状态使胃十二指肠蠕动出现障碍,平滑肌可发生痉挛,加重黏膜缺血。十二指肠胃反流更使胆汁中的卵磷脂在胃腔内积聚使黏膜屏障受到破坏。在多数应激状态下,胃酸分泌受抑,但由于黏膜屏障功能削弱和局部损害作用增强,实际反流入黏膜内的 H^+ 总量增加,使黏膜内 pH 明显降低,其降低程度与胃黏膜损害程度呈正相关。H^+ 不断逆行扩散至细胞内,黏膜细胞呈现酸中毒状态,细胞内溶酶体裂解,释出溶酶,细胞自溶、破坏而死亡,加上能量不足,DNA 合成受损,细胞无法增殖修复,形成溃疡。

（三）胃黏膜防御功能削弱

正常的胃黏膜防御功能由两方面组成。

1.胃黏液-碳酸氢盐屏障

主要由胃黏膜细胞分泌附于胃黏膜表面的一层含大量 HCO_3^- 不溶性黏液凝胶构成,它可减缓 H^+ 和胃蛋白酶的逆向弥散,其中的 HCO_3^- 可与反渗的 H^+ 发生中和,以维持胃壁-腔间恒定的 pH 梯度。

2.胃黏膜屏障

胃黏膜上皮细胞的腔面细胞膜由磷脂双分子层结构及上皮细胞间的紧密连接构成,可防止胃腔内的胃酸、胃蛋白酶对胃黏膜的损伤作用。胃黏膜上皮迁移、增殖修复功能更是胃黏膜的重要保护机制。

应激状态下黏膜屏障障碍表现为黏液分泌量降低,黏液氨基己糖及保护性巯基物质减少,对胃腔内各种氧化物等有害物质的缓冲能力由此降低,黏膜电位差下降,胃腔内反流增加,黏膜内微环境改变,促进黏膜上皮的破坏。应激时肥大细胞释出的肝素和组胺可抑制上皮细胞的 DNA 聚合酶并降低其有丝分裂活性,使得上皮细胞增殖受抑。

在低血压、低灌流情况下,胃缺血、微循环障碍是应激性溃疡的主要诱因。缺血可影响胃黏膜的能量代谢,削弱其屏障功能。血流量不足也可导致 H^+ 在细胞内积聚,加重黏膜内酸中毒造成细胞死亡。

二、病理

根据诱发病因的不同,应激性溃疡可分为 3 类。

（一）Curling 溃疡

Curling 溃疡见于大面积深度烧伤后,多发生在烧伤后数天内,溃疡多位于胃底,多发而表浅;少数可发生在烧伤康复期,溃疡多位于十二指肠。

（二）Cushing 溃疡

发生颅脑外伤、脑血管意外时,颅内压增高,直接刺激中枢迷走神经核而致胃酸分泌亢进,导致Cushing 溃疡的发生。溃疡常呈弥漫性,位于胃上部和食管,一般较深或呈穿透性,可造成穿孔。

（三）常见性应激性溃疡

该类型多见于严重创伤、大手术、感染和休克后,也可发生在器官衰竭、心脏病、肝硬化和恶性肿瘤等危重患者。溃疡可散在于胃底、胃体含壁细胞泌酸部位。革兰氏阴性菌脓毒血症常引起胃黏膜广泛糜烂、出血和食管、胃、十二指肠或空肠溃疡。

病理肉眼所见胃黏膜均呈苍白,有散在红色瘀点,严重的有糜烂、溃疡形成。镜检可见多处上皮细胞破坏或整片脱落,溃疡深度可至黏膜下、固有肌层及浆膜层,一般在应激情况发生 4～48 小时后整个胃黏膜有直径 1～2 mm 的糜烂,伴局限性出血和凝固性坏死。如病情继续恶化,糜烂灶相互融合扩大,全层黏膜脱落形成溃疡,深浅不一,如侵及血管,破裂后即引起大出血,深达全层可造成穿孔。

三、诊断要点

应激性溃疡多发生于严重原发病、应激产生后的 3～5 天内,一般不超过 2 周,不同于消化性溃疡,其往往无特征性前驱症状,抑或症状被严重的原发病所掩盖。

主要的临床表现为上腹痛和反酸,可有呕血或黑便,甚至上消化道大出血,出现失血性休克,后者预后凶险。在危重患者发现胃液或粪便隐血试验呈阳性、不明原因短时间内血红蛋白的浓度降低 20 g/L 以上,应考虑有应激性溃疡出血可能。

纤维胃镜检查可明确诊断并了解应激性溃疡发生的部位以及严重程度。如应激性溃疡发生上消化道穿孔,视穿孔程度可有局限性或弥漫性腹膜炎的症状和体征。

Cushing 溃疡是由中枢神经病变引起的以消化道出血为主要临床表现的应激性溃疡,与一般应激性溃疡相比有以下特点:溃疡好发于食管和胃,呈多发性,形态不规则,直径 0.5～1.0 cm,部分溃疡较深易引起穿孔。

Curling 溃疡为发生于严重大面积烧伤后的应激性溃疡,溃疡多在胃、十二指肠,常为单个较深的溃疡,易发生出血,如发生大出血,病死率高。

四、防治措施

(一)预防

应激性溃疡重在预防发生。预防措施的核心是减轻应激反应,其中包括损伤控制、微创技术利用、快速康复和药物干预等现代医学理念和手段的综合应用。高危患者应作重点预防。发生应激性溃疡的高危人群:①高龄(年龄>65岁);②严重创伤(颅脑外伤、大面积烧伤、各种大型手术等);③各类休克或持续低血压;④严重全身感染;⑤多脏器功能衰竭、机械通气>2天;⑥重度黄疸;⑦凝血功能障碍;⑧脏器移植术后;⑨长期用免疫抑制剂与胃肠外营养;⑩一年内有溃疡病史。

另外,美国学者 Herzig 等提出的应激性溃疡致消化道出血的临床风险评分系统(表8-1)也可供临床参考。

表 8-1　应激性溃疡致消化道出血的临床风险评分系统

危险因素	评分
年龄>60岁	2
男性	2
急性肾功能不全	2
肝脏疾病	2
脓毒症	2
预防性抗凝药物	2
凝血障碍	3
合并内科疾病	3

注:低危<7分,低中危8~9分,中高危10~11分,高危>12分

应激性溃疡不仅是胃肠功能障碍的一种表现,同时也提示存在全身微循环灌注不良和氧供不足现象。预防措施应从全身和局部两方面同时着手。

1.全身性措施

积极去除应激因素,治疗原发病,纠正供氧不足,改善血流灌注,维持水、电解质和酸碱平衡。鼓励进食,早期进食可促进胃黏液分泌,中和胃酸,促进胃肠道黏膜上皮增殖和修复,防止细菌易位。不能口服进食者可予管饲。注意营养支持的实施与监测。

2.局部措施

对胃肠功能障碍伴胃潴留者应予鼻胃管减压。抑酸剂或抗酸剂的应用有一定的预防应激性溃疡发生的作用。推荐应用胃黏膜保护剂硫糖铝,硫糖铝有促进胃黏膜前列腺素释放、增加胃黏膜血流量和刺激黏液分泌的作用,同时能与胃蛋白酶络合,抑制该酶分解蛋白质,与胃黏膜的蛋白质络合形成保护膜,阻止胃酸、胃蛋白酶和胆汁的渗透和侵蚀,同时不影响胃液的 pH,不会有细菌过度繁殖和易位导致医院获得性肺炎发生率增加的危险。可给硫糖铝 6 g,分次口服或自胃管内灌入,用药时间不少于 2 周。此外,使用 L-谷氨酰胺/奥黄酸钠颗粒亦有一定预防作用。

(二)治疗

1.胃管引流和冲洗

放置鼻胃管,抽吸胃液,清除胃内潴留的胃液和胆汁,改善胃壁血液循环,减轻胃酸对黏膜溃疡的侵蚀作用。可用冷生理盐水做胃腔冲洗,清除积血和胃液后灌入 6~12 g 硫糖铝,可根据情况多次使用。反复长时间应用去甲肾上腺素加冰盐水灌注是有害的,因可加重黏膜缺血使溃疡不能愈合。口服或胃管中灌注凝血酶、巴曲酶有局部止血作用。

2.药物治疗

使用质子泵抑制剂(PPI)可迅速提高胃内 pH,以促进血小板聚集和防止凝血块溶解,达到使溃疡止血的目的。可予奥美拉唑或埃索美拉唑 80 mg 静脉推注,以后以 8 mg/h 的剂量维持。出血停止后应继续使用直至溃疡愈合,病程一般为 4~6 周。因奥美拉唑有损害中性粒细胞趋化性及吞噬细胞活性使其杀菌功能降低,故危重患者使用奥美拉唑有加重感染可能,应引起重视。生长抑素可抑制胃酸分泌,减少门静脉和胃肠血流量,如有应激性溃疡大出血可选用八肽生长抑素 0.1 mg,每 8 小时皮下注射 1 次,或生长抑素 14 肽 6 mg 24 小时持续静脉注射。

3.内镜及放射介入治疗

药物止血无效时,可经胃镜局部喷洒凝血酶、高价铁溶液等止血,或选择电凝、激光凝固止血。如果内镜治疗失败也可行放射介入定位、止血治疗,选择性血管栓塞止血尤其适合手术高风险的患者。

4.手术治疗

如出血量大无法控制,或反复多次大量出血应考虑手术治疗。手术术式以切除所有出血病灶为原则。全胃切除止血效果好,但创伤大病死率高。一般选用迷走神经切断加部分胃切除术或胃大部切除术。如患者不能耐受较大手术时,可对明显出血的部位行简单的缝扎术,或选择保留胃短血管的胃周血管断流术。

(尹　波)

第二节　消化性溃疡

消化性溃疡主要是指胃、十二指肠的溃疡,是最常见的疾病之一。主要病变是黏膜的局限性组织缺损、炎症与坏死性病变,深达黏膜肌层。溃疡的形成有多种因素,但酸性胃液对黏膜的消化作用是溃疡形成的基本因素,故称为消化性溃疡。十二指肠溃疡占消化性溃疡的 80%。最近 30 年来,国内外十二指肠溃疡的发病率和需要住院率逐步减少,但溃疡病的急性并发症,如穿孔、大出血、幽门梗阻,需入院急诊手术的病例并没有减少,因而外科治疗在溃疡病的治疗中仍有重要地位。

一、十二指肠溃疡

胃酸在十二指肠溃疡的发病机制中起重要的作用,早在 1910 年,Schwartz 就提出"无酸就无溃疡"。此外,十二指肠黏膜防御机制减弱和幽门螺杆菌(Hp)也在十二指肠溃疡的发生发展中发挥重要作用。

典型的十二指肠溃疡发生在十二指肠第一部(95%),最常见在距幽门 3 cm 以内(90%),发生在前后壁机会均等,偶可见两者均有。十二指肠溃疡一般不发生恶变。未经治疗的十二指肠溃疡自然史为自发性愈合和复发交替,至少 60% 的愈合的十二指肠溃疡在 1 年内复发,80%~90% 的在 2 年内复发。

(一)临床表现

1.症状

(1)节律性、周期性上腹疼痛,10% 以上患者可无症状。

(2)春、秋季节多发,夏季和冬季缓解。

(3)一般发生在餐后 90 分钟至 3 小时,常可夜间痛醒,进食和服抗酸药后缓解。

(4)疼痛性质的改变提示可能产生并发症,如溃疡疼痛变成持续性,不再为食物或抗酸药缓解,或放射至背部,提示溃疡可能穿透。

2.体征

(1)常规体检一般无异常发现。

(2)急性溃疡发作期,可出现上腹部轻压痛。

（二）辅助检查

（1）上消化道内镜检查可见溃疡面。内镜检查是十二指肠溃疡诊断的最重要方法,不仅可作出十二指肠溃疡的诊断,亦可检查其他病变,如胃溃疡、十二指肠炎、胃炎或食管炎。

（2）上消化道钡餐检查典型可见龛影,可作为十二指肠溃疡初步诊断依据。钡餐检查亦可用作其他病变的鉴别诊断,如钡餐检查有龛影,一般不再做内镜检查。

（3）胃酸测定和血清促胃液素测定主要用于胃泌素瘤的排除。胃酸对十二指肠的诊断作用不大,但术前术后测定胃酸,对评估患者行迷走神经切断术后迷走神经是否完整切断有帮助。成功的迷走神经切断后单胺氧化酶下降 70%。

（三）鉴别诊断

1.慢性胆囊炎

右上腹痛多为餐后发作,常向右肩和背部放射,可伴发热。多伴有厌油腻食物,超声检查多可确诊。

2.慢性胰腺炎

反复发作性腹痛,多在饭后或酗酒后发作,呈持续性,患者常采取一些体位来减轻疼痛。伴有消瘦和营养不良,晚期出现腹泻、糖尿病等症状。B超可见胰腺肿大,内部回声不均匀,胆管、胰管扩张等,CT检查可见胰腺不规则,内有钙化灶及结石表现。

3.功能性消化不良

症状无特异性。其 X 线检查是正常的。

4.胃泌素瘤

来源于胰腺 G 细胞的肿瘤,肿瘤往往 <1 cm,生长缓慢,大量分泌促胃液素,刺激壁细胞增生,分泌大量胃酸,导致胃、十二指肠壶腹部和不典型部位发生多发性溃疡。多发生于不典型部位,具有难治性特点,高胃酸分泌,空腹血清促胃液素 >200 pg/mL。

（四）治疗

治疗目的:疼痛缓解、促进溃疡愈合、防止复发、减少并发症。

1.非手术治疗

（1）避免致溃疡因素:烟草、刺激性调味品、精神过度紧张等,鼓励正常有规律的一日三餐。

（2）降低胃酸药物:包括抗酸药如氢氧化铝、组胺 H_2 受体阻滞剂如西咪替丁、质子泵抑制剂（PPI）如奥美拉唑,其中,质子泵抑制剂是目前最强有力的胃酸抑制剂。

（3）胃黏膜保护药物:硫糖铝、枸橼酸铋钾等。

（4）根治幽门螺杆菌方案:一般采用三联方案及两种抗生素合并胶态次枸橼酸铋,或抗分泌药,推荐方案为 PPI（标准剂量）+阿莫西林（1.0 g）+克拉霉素（0.5 g）,一天两次,共 7 天。

2.手术治疗

（1）适应证:①合并有穿孔、出血、梗阻的十二指肠溃疡患者。②无并发症的十二指肠溃疡出现以下情况者:穿透性溃疡、复合溃疡、球后溃疡患者;难治性溃疡,经严格的内科治疗,仍发作频繁,影响生活质量者;有穿孔或出血病史者,溃疡复发。

（2）手术禁忌证:①单纯性溃疡无严重并发症者。②年龄在 30 岁以下或60 岁以上又无绝对适应证。③患者有严重的内科疾病,致手术有严重的危险者。

（3）经典手术方式:①胃大部切除术。②胃迷走神经切断术。

（4）微创手术:腹腔镜下迷走神经切断术具有创伤小、疼痛轻微、住院时间短等优点,而腹腔镜胃大部切除术、胃空肠吻合术经实践证明安全可行。

（5）术后恢复:①术后继续给予抑酸治疗。②术后饮食由流质饮食向半流质、软食、普食过渡。

二、胃溃疡

胃溃疡患者平均胃酸分泌比正常人低,胃排空延缓、十二指肠液反流是导致胃黏膜屏障破坏形成溃疡的重要原因。幽门螺杆菌(Hp)感染和非甾体抗炎药(NSAID)是影响胃黏膜防御机制的外源性因素。根据溃疡位置可分为 4 型。①Ⅰ型:最常见,占 57%,位于小弯侧胃切迹附近,发生在胃窦和胃体黏膜交界处临床症状不典型,胃酸分泌正常或偏低。②Ⅱ型:复合溃疡,占 22%,呈高胃酸分泌。内科治疗往往无效,易合并出血,常需手术治疗。③Ⅲ型:占 20%,幽门管溃疡或距幽门 2 cm 以内的胃溃疡,临床症状与十二指肠溃疡相似,常呈高胃酸分泌。内科治疗容易复发。④Ⅳ型:高位溃疡,多位于胃近端,距食管胃连接处 4 cm 以内,较少见。患者多为 O 型血,常为穿透性溃疡,易并发出血和穿孔,梗阻少见。

(一)临床表现

胃溃疡发病年龄多为 40~59 岁,较十二指肠溃疡晚了 15~20 年。腹痛节律性不如十二指肠溃疡明显,进食加重,且发生在进餐后 0.5~1 小时,进食不能缓解。疼痛性质多为深在性痛,常有恶心、呕吐。体检通常是正常的,发作或穿透性溃疡上腹部剑突下或稍偏左侧可有压痛。

(二)辅助检查

(1)上消化道内镜检查:内镜检查可正确评估溃疡的范围和程度,胃溃疡有一定的恶性可能,因此所有胃溃疡必须做活检,胃窦和胃体黏膜活检用尿素酶试验或组织学检查评估幽门螺杆菌(Hp)感染。

(2)钡餐检查:良性胃溃疡的 X 线特征包括突出胃轮廓外的龛影,放射形黏膜皱襞至溃疡边缘,周围黏膜完整,无充盈缺损。

(三)鉴别诊断

1.胃癌

癌性溃疡常较大(直径>2.5 cm),边缘隆起不规则,呈"火山口"样,溃疡底部不平整、质硬、污秽。必要时多次活检以排除恶性胃溃疡。

2.功能性疾病

不完全的食管裂孔、萎缩性胃炎、肠易激综合征等功能性疾病的非特异的症状常与胃溃疡的症状混淆。相应的放射学检查或胃镜检查是鉴别的必要手段。

(四)治疗

1.非手术治疗

主要应用组胺 H_2 受体拮抗药和质子泵抑制剂治疗,溃疡的愈合更重要的是依靠治疗的持续时间,而不是抑酸剂的程度。质子泵抑制剂是针对难治性溃疡最有效的制剂。治疗 6~8 周检查无充分愈合的证据,须重做活检,即使是恶性胃溃疡也可能暂时愈合,若第 3 次复发或怀疑为恶性肿瘤,是手术指征。

2.手术治疗

良性溃疡选择性手术的两个主要目的是切除溃疡灶及受损的黏膜组织和减少胃酸和蛋白酶的分泌,其次是减少胆汁反流和胃潴留。

(1)手术适应证:①经严格的内科治疗 4~6 周,溃疡未愈合或愈合后又复发者。②年龄在 45 岁以上的患者。③巨大溃疡(>3 cm),穿透性溃疡或高位溃疡者。④出现出血、穿孔、梗阻等并发症或可疑恶性肿瘤。

由于胃溃疡有一定的恶性可能,因此手术指征可适当放宽。

(2)经典手术方式。①胃大部切除术:Billroth Ⅰ式胃切除术是Ⅰ型和Ⅲ型胃溃疡最常用的术式,因这类胃溃疡大多数十二指肠正常,易于 Billroth Ⅰ式重建,而术后并发症较 Billroth Ⅱ式胃切除为少。②高位溃疡可行溃疡局部切除加远端的胃部分切除术,也可行局部切除加近段选择性迷走神经切断术。③复合溃疡,手术方式同十二指肠溃疡。

三、术后并发症

(一)术后梗阻

1.吻合口梗阻

一般胃切除患者在术后 3~6 天可开始耐受口服进食,若食后引起腹胀、呕吐,可继续给予禁食、胃肠减压、肠外营养等治疗措施,最早可在术后第7天进行钡餐检查,早期吻合口梗阻的主要原因为吻合口水肿,通过保守治疗可缓解,若梗阻继续延长,不能解除,则考虑为手术技术不当,需再次手术。

2.输入袢梗阻

输入袢梗阻一般是由于胃空肠吻合时输入袢过长、粘连、扭曲、内疝等形成梗阻。输入袢梗阻为闭袢性梗阻,胆汁和胰液潴积导致肠内压增高,急性完全性梗阻时患者突发上腹部剧烈疼痛,呕吐频繁,呕吐物不含胆汁,查体上腹部压痛,偶可扪及包块,上消化道造影或CT有助于明确诊断。诊断明确或高度可疑时应及时手术,手术根据梗阻原因选择术式,如扭转复位,肠段坏死切除等。

当输入袢黏膜内翻过多、输入袢过短或过长、输入袢粘连成角时可发生慢性不全性梗阻,患者间歇性大量呕吐胆汁,多于餐后不久出现,呕吐前出现腹痛,早期考虑为吻合口处黏膜水肿,应予禁食、胃肠减压、肠外营养等保守治疗,持续不缓解时可行上消化道造影或CT予以诊断。

3.输出袢梗阻

输出袢梗阻与输出袢肠段粘连、大网膜水肿或横结肠系膜压迫有关,主要表现为腹痛、腹胀、恶心、呕吐,呕吐物含胆汁和食物,呕吐后腹胀缓解。上消化道造影可提示输出袢梗阻。经保守治疗如禁食、胃肠减压、肠外营养等无效后可考虑手术进行吻合口重建。

(二)术后胃出血

(1)术后胃管引流出的暗红色或咖啡色液体通常在24小时终止,极少引起明显循环容量减少,若术后引流新鲜血液,24小时后仍未停止,则为术后出血,术后2~3天内发生严重和持续的出血必须考虑再次手术,可在吻合口上方几厘米的胃壁另做一横切口,清除积血,予以止血。

(2)若术后5~6天发生出血,见于吻合口黏膜坏死、脱落,可在内镜下检查止血或再次手术。

(三)瘘

1.吻合口瘘

吻合口瘘多见于患者一般情况较差、缝合技术不当、组织血供不足的情况下,患者可发生发热、腹痛、腹膜炎的表现,若症状较轻,可先予充分引流,禁食、胃肠减压,肠外营养,抗感染、抑酸、抑制胰酶等保守治疗,感染情况及腹膜炎持续进展时需及时手术治疗。

2.十二指肠残端瘘

十二指肠残端瘘为Billroth Ⅱ式胃切除严重并发症,多发生于十二指肠球部周围广泛炎症、血供不足或患者营养状态不良的情况下。患者可于术后2~5天突发右上腹剧痛,有腹膜炎体征,体温、白细胞计数升高,可发生休克。病变局限、腹膜炎较轻的情况下可行穿刺引流,加强营养保守治疗。若腹膜炎明显,发生脓毒血症等严重并发症需及时手术治疗。

手术一般均需残端造瘘,并放置引流管及空肠饲养管,术后持续抗生素治疗,控制脓毒血症,应用生长抑素或其类似物减少漏出量。

(四)功能性胃排空障碍

发病原因不明,通常出现于术后最初两周,常在流质饮食改为半流质时发生,表现为上腹饱胀、呕吐,呕吐物为含胆汁的胃液,肠鸣音减弱。胃管引流量>800 mL/d。无明显水、电解质和酸碱平衡紊乱,造影可见胃无张力,稍扩大,造影剂滞留于胃内24小时以上,无机械性梗阻。可给予胃肠减压,静脉营养支持,多数患者可在3~4周后缓解。

(五)溃疡复发

复发原因多为迷走神经切除不完全或胃窦切除不够,大多数复发性溃疡可通过药物治疗获得理想的效果。反复复发的溃疡提示有胃泌素瘤或胃排空障碍。

(六)倾倒综合征

主要由于胃容积缩小和幽门括约肌功能丧失,食物过快由胃进入肠道所致的一系列症状,表现为胃肠道症状,如上腹胀满、恶心、腹部绞痛、腹泻等,神经循环系统如心慌、出汗、眩晕、无力等。

此类患者应以高蛋白、高脂肪、低糖食物为宜,避免过甜、过咸、过浓饮食和乳制品,固体食物较流质食物为好,少食多餐,应用抗组胺药、抗胆碱药、抗痉挛药和镇静药。

预防倾倒综合征主要是术中避免残胃过小和吻合口过大。

（七）碱性反流性胃炎

碱性反流性胃炎多见于BillrothⅡ式吻合术后,由于丧失了幽门括约肌,导致胆汁反流入胃,少数患者表现为上腹或胸骨后持续性烧灼痛,伴恶心、呕吐,进食后加重,胃镜可见胆汁反流入胃,胃黏膜充血、水肿、易出血,轻度糜烂。

诊断应排除其他上腹部疾病,尤其胃排空障碍。治疗方法为手术将BillrothⅡ式吻合改为Roux-en-Y胃空肠吻合,同时行胃迷走神经切断术。

（八）吻合口空肠溃疡

吻合口空肠溃疡多发于胃空肠吻合口对侧的空肠壁上,为胃酸作用于空肠黏膜所致,多见于以下情况。

（1）胃切除范围不够。

（2）胃窦部黏膜残留。

（3）空肠输入袢过长。

（4）空肠输入输出袢侧-侧吻合。

（5）胃迷走神经切断不完全。

（6）胃泌素瘤患者。表现为腹痛,常合并出血或慢性穿孔。

针对此并发症可采用制酸治疗,如穿孔形成腹腔脓肿或内瘘则需手术治疗。

（九）残胃癌

残胃癌指因良性疾病行胃部分切除术后5年以上残胃内发生的癌。多发生在BillrothⅡ式胃大部切除术后,与胃酸降低,胆汁反流有关。

四、胃十二指肠溃疡并发症的治疗

胃十二指肠溃疡的并发症包括穿孔、出血或幽门梗阻。这些并发症可发生于十二指肠溃疡或胃溃疡,幽门梗阻并发于十二指肠溃疡较多,而恶性肿瘤引起的幽门梗阻,则几乎全部发生于胃溃疡。

（一）溃疡急性穿孔

溃疡处于活动期时,其基底部组织发生坏死,在过度劳累、暴饮暴食、应用NSAIDs或免疫抑制剂等情况下,可能诱使溃疡突然穿破浆膜层,成为急性穿孔,引起腹膜炎。穿孔以急性穿孔最常见,十二指肠穿孔较胃溃疡穿孔多见,约占溃疡急性穿孔的90%,穿孔部位以十二指肠球部前壁最常见,相比之下,胃溃疡穿孔可发生在前壁或后壁。

1.临床表现

（1）症状:①多年的溃疡病史,穿孔前溃疡病症状加重。②突发上腹部刀割样剧痛,迅速波及全腹,惧怕翻身及深呼吸,可放射至肩部。③可有恶心、呕吐等上消化道症状。④少数伴休克症状。

（2）体征:①急性病容,焦急、出汗、呼吸变浅,心搏加快,可发热。②腹膜刺激征,腹壁板样强直,肠鸣音减弱或消失,腹式呼吸减弱,肝浊音界可消失。③少数患者如幼儿或老年、免疫抑制、四肢瘫痪或昏迷的患者,可不出现典型征象。

2.辅助检查

（1）立位腹平片:可见膈下游离气体。诊断可疑,应从鼻胃管向胃内注入400 mL气体后重复拍片,如未发现膈下游离气体也不能排除诊断。

（2）上消化道造影:应用钡剂较水溶性对比剂可靠,也没有增加感染或难以排出。

（3）诊断性腹腔穿刺:腹腔穿刺见胆汁或食物残渣,诊断更加确定。

（4）实验室检查:包括血常规、血清电解质和淀粉酶,常有白细胞计数升高和核左移,血清淀粉酶一般是正常的,可少量升高。穿孔时间较长需检查肾功能、血清肌酐、动脉血气分析,监测酸碱平衡状况。

3.鉴别诊断

(1)急性阑尾炎或急性乙状结肠憩室炎:穿孔后溢出胃液向下流向结肠旁沟,在右侧似急性阑尾炎,在左侧似急性乙状结肠憩室炎。急性阑尾炎或急性乙状结肠憩室炎一般体征较局限,无腹壁板样强直,X线检查无膈下游离气体。

(2)急性胆囊炎:穿孔后胃液积聚在胆囊和十二指肠附近,类似急性胆囊炎的胆囊穿孔。胆囊炎表现为右上腹绞痛或持续性疼痛伴阵发性加剧,向右肩放射,体检可触及肿大的胆囊,Murphy征阳性,坏疽穿孔会出现弥漫性腹膜炎,但不会出现膈下游离气体,B超提示胆囊炎或胆囊结石。

(3)急性胰腺炎:临床表现与溃疡急性穿孔十分相似,但腹痛有由轻转重的过程,肌紧张较轻。血、尿淀粉酶和腹腔穿刺液淀粉酶明显升高,X线检查无膈下游离气体,CT、B超提示胰腺肿胀。

4.治疗

(1)非手术治疗:适用于全身情况好,症状体征较轻的空腹穿孔,判断穿孔较小,腹膜炎已局限者,或经水溶性造影剂证实穿孔已封闭者。

包括禁食、水,胃肠减压,静脉补液,恢复血容量,留置导尿管以观察尿量,静脉应用抗生素,通常用广谱头孢菌素,静脉输注 PPI 等制酸药物。这些患者易发生膈下或肝下脓肿,可用经皮穿刺导管引流治疗。

(2)手术治疗:适应证如下。①凡不适合予非手术治疗的急性穿孔病例,如症状重、腹痛剧烈、饱腹穿孔等。②经非手术治疗6～8小时后病情仍继续加重者。术前准备有禁食、胃肠减压;纠正血流动力学紊乱;抗生素治疗。

(3)手术方式。①单纯修补术:操作简便易行,手术时间短,风险小,但是远期效果差,5年复发率高。②胃大部切除术:在患者的具体情况、手术条件和手术者的经验允许情况下,可行胃大部切除术,既解决了穿孔问题,又解决了溃疡病的治疗问题。首先考虑保障患者的生命安全,一般认为患者的一般情况良好,有幽门梗阻或出血史,穿孔在 12 小时以内,腹腔污染较轻时,可行胃大部切除术。③单纯修补＋高选择性迷走神经切除术:主要用于十二指肠溃疡穿孔,可降低溃疡复发率和再次手术率,但不适合穿孔时间＞24 小时或腹腔明显污染者。

(4)术后恢复:①持续胃肠减压。②术后给予 H_2 受体阻滞剂或 PPI。

(二)溃疡急性出血

胃十二指肠溃疡患者溃疡基底的血管被侵蚀而导致破裂出血,引起患者大量呕血、黑便,导致红细胞、血红蛋白明显下降,脉率加快,血压下降,出现休克或休克前期症状,称为溃疡大出血。十二指肠溃疡患者出血较胃溃疡出血多见,估计消化性溃疡出血患者约占全部上消化道出血住院患者的 50%。

1.临床表现

(1)症状:①患者多有典型溃疡病史,近期可有服用 NSAIDs 药物或皮质类固醇药物。②主要症状是呕血和解柏油样黑便,具体取决于出血的量和速度。③短期内失血超过 800 mL,可出现休克症状。

(2)体征:①腹部体征不明显,可有腹胀,上腹部轻压痛,肠鸣音亢进等。②出现休克时可有四肢湿冷、面色苍白、脉搏细速、呼吸急促、血压下降。

2.辅助检查

(1)急诊胃镜检查:可迅速明确出血部位和病因,24 小时内胃镜阳性率可达 70%～80%。检查见活动性出血也可尝试在内镜下凝血治疗。

(2)选择性腹腔动脉或肠系膜上动脉造影。用于血流动力学稳定的活动性出血患者,如出血量少或已停止,可能结果阴性。如明确出血点可采取栓塞等介入治疗。

(3)实验室检查:红细胞、血红蛋白降低。

3.鉴别诊断

(1)食管胃底静脉曲张破裂出血:出血量更大,一次出血常达 500～1 000 mL,常可引起休克,主要表现是呕血,单纯便血较少。

(2)出血性胃炎:患者多有酗酒、服用 NSAIDs 药物或肾上腺皮质激素药物史、休克、烧伤等应激后,胃镜下见表浅的多发胃黏膜糜烂,部分病例仅见弥漫性渗血。

(3)胃癌出血:癌组织中心缺血坏死,侵蚀血管出血,常引起黑便。

(4)胆道出血:常有胆道感染、肝外伤等病史,出血量不大,每次为200~300 mL,典型患者出现胆道出血三联症:胆绞痛、梗阻性黄疸、消化道出血。

4.治疗

(1)非手术治疗:对于出血量相对少、生命体征可控制平稳或非持续性出血的患者可先试行非手术治疗。①卧床休息,吸氧,建立静脉通道,监测生命体征。②快速滴注平衡盐溶液,根据血压、脉搏、尿量和周围循环状况判断失血量,无心脏病病史者收缩压降至9.3~12.0 kPa(70~90 mmHg),提示失血显著,达全身25%总血容量范围,出血量大时输注浓缩红细胞。休克患者用中心静脉导管监测血流动力学。

(2)手术治疗。

适应证:持续出血48小时;出血速度快,血流动力学不稳定或短时间内(6~8小时)需要输血>4个单位;年龄>60岁,有冠状动脉硬化症者;内镜止血失败或再出血风险较大;近期复发出血或合并其他并发症;血管造影栓塞无法止血或栓塞后再次大出血。

术前准备:禁食、胃肠减压;积极液体复苏,力争在血流动力学稳定的情况下进行手术;充分备血;应用H_2受体阻滞剂或质子泵抑制剂。

手术方式如下。①胃溃疡:连同溃疡切除远端胃,根据切除范围行Billroth Ⅰ式吻合或Billroth Ⅱ式吻合;溃疡切除,缝合胃切口,迷走神经切断合并幽门成形术;Ⅳ型溃疡可选用胃远端和小弯侧舌形连同溃疡一并切除,行Roux-en-Y吻合。②十二指肠溃疡出血:溃疡缝合止血并迷走神经干切断是最简单有效的手术;旷置溃疡的Billroth Ⅱ式胃大部切除术。

术后康复:①术后继续禁食、胃肠减压;②根据情况继续补液、营养支持,必要时输血治疗;③静脉应用抑酸药物。

(三)瘢痕性幽门梗阻

慢性十二指肠溃疡或幽门管溃疡引起幽门部或十二指肠球部狭窄、变形,或合并周围水肿时引起狭窄者称瘢痕性幽门梗阻。

1.病史与体格检查

(1)病史:①大多数有多年的胃、十二指肠溃疡史;②进行性上腹饱胀(食后)、呕吐,呕吐多发生在餐后30~60分钟,以下午和夜间多见,呕吐物含大量宿食,不含胆汁,呕吐后症状缓解;③患者体重减轻,甚至极度消瘦。

(2)体格检查:①患者有不同程度的消瘦、失水;②上腹部可见胃型及蠕动波,可闻及上腹震水音;③胃肠减压出大量胃内潴留物,每天减压量大;④盐水负荷试验。通过鼻胃管将700 mL盐水在3~5分钟注入胃内,关闭胃管,30分钟后回抽盐水,超过350 mL说明有梗阻。

2.辅助检查

(1)内镜检查:可见胃扩张含大量液体,幽门狭窄不规则,不能通过胃镜进入十二指肠。需做活检以排除恶性肿瘤。

(2)上消化道造影:可见扩大和无张力的胃,如少量造影剂进入十二指肠可见变形和瘢痕的球部,24小时后造影剂仍有存留提示瘢痕性幽门梗阻。

(3)实验室检查:患者可有贫血、持续性呕吐引起的代谢性碱中毒伴脱水,血清电解质测定显示低钾、低氯和碳酸氢盐升高。

3.鉴别诊断

(1)痉挛水肿性幽门梗阻:呕吐为间歇性,经胃肠减压及抑酸治疗后可缓解,胃镜未见明显瘢痕形成。

(2)胃窦部肿瘤引起的梗阻:胃镜活检及钡餐可明确诊断。

(3)十二指肠肿瘤或胰头癌压迫引起上消化道梗阻:十二指肠球部以下梗阻,呕吐物含胆汁,根据X线、胃镜可鉴别。

4.治疗

(1)非手术治疗:①建立鼻胃管吸引;②纠正血容量和水、电解质及代谢紊乱,肠外营养纠正营养状态;③抑酸治疗。

(2)手术治疗:瘢痕性梗阻是外科手术的绝对适应证。

术前准备:①完善相关检查;②鼻胃管减压 5～7 天,温盐水洗胃 1～2 天;③纠正水、电解质和代谢紊乱,恢复正氮平衡;④预防性使用抗生素;⑥给予 H_2 受体阻滞剂或质子泵抑制剂。

手术方式:①远端胃切除术;②胃窦切除加迷走神经切断;③迷走神经切断并引流术。

术后恢复:①继续加强营养支持;②给予 H_2 受体阻滞剂或质子泵抑制剂。

(尹 波)

第三节 胆汁反流性胃炎

胆汁反流性胃炎也称碱性反流性胃炎,按十二指肠内容物反流的程度分为十二指肠胃反流和十二指肠胃食管反流。因病理性十二指肠反流与胃炎、食管炎、胃溃疡,甚至胃癌(包括残胃癌)和食管癌等疾病的发生密切相关,对该病应予积极治疗。

一、病因

正常人也可有十二指肠短时逆蠕动,如在空腹和餐后偶有十二指肠胃反流,反流量小,胃排空正常,不会引起反流性胃炎,对人体无影响。但如发作频繁、反流量大、持续时间长,则可发生病理性损害。本病最常发生在 Billroth Ⅱ 式胃次全切除术后,少数也见于 Billroth Ⅰ 式胃次全切除术、胆囊切除术和 Oddi 氏括约肌成形术后。胃次全切除术后因丧失了具抗反流作用的幽门,极易发生十二指肠反流。胆囊功能障碍或胆囊切除术后,胆囊贮存浓缩胆汁以及间断排出胆汁的功能丧失,胆汁会不断排入十二指肠,空腹时胆汁反流增加而致病。许多功能性消化不良患者幽门和下食管括约肌功能性异常,频繁发生自发性松弛也可致十二指肠内容物反流。

在无胃或胆道手术史者中,内源性或外源性胃肠刺激引起幽门括约肌功能失调,也可造成反流性胃炎,但较少见。

二、发病机制

单纯胆汁接触胃黏膜一般不引起直接损害,但可刺激胃酸分泌,胆盐与胃酸结合后可增强酸性水解酶的活力而破坏溶酶体膜、溶解脂蛋白,最终破坏胃黏膜屏障,H^+ 逆向弥散增加,进入黏膜和黏膜下层后刺激肥大细胞释放组胺,后者又刺激胃酸和胃蛋白酶分泌,最终导致胃黏膜炎症、糜烂和出血。胆汁混有胰液时其损害作用要比单纯胆汁者为大,因胆汁中的卵磷脂与胰液中的磷脂酶 A2 起作用后转化成溶血卵磷脂;胆盐还能活化磷脂酶 A2 而使溶血卵磷脂生成增多,足量的溶血卵磷脂可损害胃黏膜,促使 H^+ 逆向弥散入黏膜造成损害。

促胃液素可刺激胃黏膜细胞增殖以增强其屏障作用,防止 H^+ 逆向弥散。胃次全切除术去除了胃窦,使促胃液素分泌减少 50%～75%,这是术后反流性胃炎常见发病的原因之一。胃大部切除术后胆汁反流入胃是一常见现象,但不是每一患者都发生症状,其发病原因与下列因素有关。①胃内细菌作用:正常人的胃液通常是无菌的,在胃切除术后反流液在胃内滞留时间长,且胃内大量壁细胞丧失,造成低酸或无酸环境,有利于残胃中需氧菌和厌氧菌的滋生,细菌分解胆盐成次级胆盐,后者可损伤胃黏膜。在有症状的患者中,胃液内都有革兰氏阴性杆菌或假单胞菌,抗生素可减轻其症状;相反,在无症状的患者中,胃液内多无细菌生长,这就是一明证。②胃排空障碍:在正常人十二指肠反流也常见,不过反流物会迅速被胃排空不会对胃黏膜造成损害,如存有胃排空障碍,十二指肠反流物潴留可引起症状。③胆酸成分改变:凡胆酸成分正常者不发生症状,而去氧胆酸明显增高者常有症状。④胃液中钠浓度:凡胃液中钠浓度超过15 mmol/L者易发生胃炎,而低于15 mmol/L者常无胃炎症状。

三、症状

大多数患者主诉中上腹持续性烧灼痛,餐后疼痛加重,服碱性药物不能缓解。少数患者可表现为胸骨后烧灼痛,与反流性食管炎有关。胆汁性呕吐是其特征性表现。由于胃排空障碍,呕吐多在夜间发生,呕吐物中伴有食物,偶可有少量血丝。因顾虑进食加重症状,患者常减少食量,可发生贫血、消瘦和营养不良。

四、并发症

从病理机制上看,十二指肠反流引起胃炎、食管炎、上消化道溃疡的原因是明确的,但更具临床意义的是下列情况。①残胃癌:是胃大部切除术后的严重并发症,大量研究表明胆汁反流是活动性胃炎的原因之一,并与胃黏膜萎缩和肠化生呈正相关,已明确胆汁是残胃黏膜癌变的促发因素;②Barrett食管:是一种癌前病变,是胃食管反流性疾病的严重阶段,Barrett食管柱状上皮的癌变与十二指肠反流关系密切;③本病严重者可致食管狭窄、溃疡、出血,反流的胃液也可侵蚀咽部声带和气管引起慢性咽炎、慢性声带炎和气管炎,临床上称之为Delahunty综合征,胃液反流吸入呼吸道可致吸入性肺炎。

五、诊断

反流性胃炎的症状无特异性,需进行一些辅助检查明确诊断。

（一）纤维胃镜检查

纤维胃镜检查应是首选方法,可直接观察胃炎和反流情况,后者应在患者无呕吐动作时观察,可见胃黏膜充血、水肿或呈糜烂状,组织学变化为胃小凹上皮增生、胃腺丧失等萎缩性胃炎表现,应注意反流性胃炎和其他胃炎的表现无特殊区别,且反流量大小与症状也无明显像关性,但胃镜检查是排除其他病变必不可少的措施。

（二）核素扫描

静脉内注入^{99m}Tc-HIDA,然后对胃区进行γ闪烁扫描,观察被检者禁食时和生理状态下的十二指肠胃反流情况,可以避免因插管、胃镜带来刺激而致不准确的检查结果,同时可确定反流的程度。

（三）胃液胃酸和胆酸测定

置胃管抽取空腹和餐后胃液,测定胆酸含量,如空腹基础胃酸分泌量<3.5 mmol/L、胆酸含量>30 μg/mL,可基本确定胆汁反流性胃炎。

（四）胃内胆红素测定

用Bilitec 2000监测仪(原理同分光光度计),能做24小时连续胃内胆红素监测,可直接反映胃内胆汁浓度。当胆红素吸光值(abs)$\geqslant 0.14$时诊断胆汁反流。

六、治疗

（一）药物治疗

常用药物有考来酰胺、铝碳酸镁、甲氧氯普胺、多潘力酮、西沙必利、抗酸制剂和甘珀酸等。考来酰胺为一碱性阴离子交换树脂,可与胃中胆盐结合,并加速其排空,开始时于每餐后1小时服4 g,并于临睡前加服1次,1～2周后减量,服用3个月仍无效,列为治疗失败。

（二）手术治疗

凡胃镜检查胃内有胆汁和碱性分泌物,具有弥漫性胃炎的组织学证据,症状持续而影响生活质量,内科治疗又无效时,可考虑手术治疗,手术方法很多,应根据具体情况选用。

1.改为 Billroth I 术式

原为 Billroth II 式胃大部切除者,如手术条件允许可改为 Billroth I 式,约半数患者的症状可获改善。

2.Roux-en-Y 型手术

原为 Billroth II 式手术者(图 8-1),将吻合口处输入袢切断,近侧切端吻合至输出袢。但有并发胃排空延迟而形成胃滞留综合征的缺点。

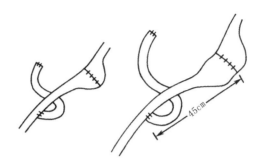

图 8-1　Roux-en-Y 型胃空肠吻合

3.空肠间置术

原为 Billroth I 式胃次全切除者,在胃十二指肠吻合口中间置入一段长约 20 cm 的空肠,有效率为 75%。

4.Tanner 手术

Tanner 手术适用于原为 Billroth II 式胃次全切除者(图 8-2),切断空肠输入袢,远切端与空肠输出袢吻合成环状袢,近切端吻合至原胃空肠吻合口 50 cm 的空肠上。为了防止吻合口溃疡的发生,可加做迷走神经切断术。

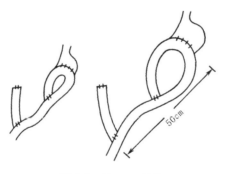

图 8-2　Tanner 手术

5.胆总管空肠 Roux-en-Y 吻合术

治疗原发性胆汁反流性胃炎效果较好。

（尹　波）

第四节　急性胃扩张

急性胃扩张系指因某种原因所引起的胃的极度扩张,腔内潴留大量液体,由于液体及电解质的丢失引起严重的全身紊乱。1842 年 Rokitansky 首先对急性胃扩张进行了临床描述,1873 年 Fiagge 又报告了一例,并对文献做了充分的复习,使该病成为一个独立的疾病。多年来,文献上对急性胃扩张进行了大量的报道,曾有过许多不同的命名。如原发性胃扩张,急性胃麻痹,急性肠系膜动脉压迫,急性胃、十二指肠淤滞症等。早年的报道多注意手术后的急性胃扩张,随着胃肠减压的广泛应用此类胃扩张已大为减少,但其他原因所引起的胃扩张还时有发生。因此,全面了解急性胃扩张的发病原因,正确认识急性胃扩张所带来的复杂与严重的病理生理改变,改进该病的预防及早期诊断,仍是提高临床疗效的关键。

一、病因与发病机制

急性胃扩张的病因可分为阻塞性和运动性障碍。阻塞性障碍包括肿瘤、胃扭转、肠系膜上动脉压迫综合征和医源性因素如 Nissen 胃底折叠术。运动性障碍导致急性胃扩张可能因糖尿病,副肿瘤现象或神经性贪食症引起。

手术后急性胃扩张常发生于腹部大手术后前几天,其发生原因也是多方面的。手术中粗暴的胃肠牵拉,迷走神经切断术后,由于反射性胃运动抑制或胃壁张力与蠕动的减弱,均可成为胃扩张的直接原因。在麻醉过程中大量空气吸入胃内,手术后的吸氧治疗,均可助长胃扩张的发生。严重创伤,特别是腹膜后出血及背部创伤,常引起反射性胃运动抑制,故急性胃扩张的发病机会显著增加,这类患者常有频繁的呕吐,如未进行妥善的处理,可能发展为严重的急性胃扩张。采用胸腹部石膏模型治疗骨折或骨结核时,由于包扎过紧,特别是将患者固定于后伸体态时,由于脊柱前突,使肠系膜上动脉更易压迫十二指肠横部,因而发生急性胃扩张,称之为石膏综合征。在某些饥饿及营养不良的人群,由于胃肠张力已低,胃肠道已有不同程度的萎缩,故在短时间进食大量难于消化饮食后,可能出现程度不同的胃扩张,这在灾荒年间也是屡见不鲜的。

除上述情况外,在某些严重疾病中,如糖尿病酸中毒、重症急性胰腺炎、肺心病、尿毒症及肝硬化昏迷等,均可发生急性胃扩张。其发生原因很可能与毒血症及电解质紊乱(尤其是缺钾)有关。

二、病理生理

胃扩张后势必将小肠推向下方,使肠系膜上动脉和肠系膜拉紧,压迫十二指肠横部,使胃、十二指肠内容瘀滞。胃液,胆汁及胰液的潴留又刺激胃及十二指肠黏膜分泌增加,进一步使胃扩张加重,加重了的胃扩张进一步推挤小肠及牵拉肠系膜,刺激内脏神经,加重胃、十二指肠麻痹。如此往复不已,形成恶性循环。

在急性胃扩张时,由于胃窦部受到机械性刺激,胃泌素分泌增多,进而促进了胃酸的分泌。当十二指肠横部受到肠系膜上动脉及肠系膜的压迫后,胆汁及胰液不能下行,也反流到胃中,使胃明显扩张。在本病的早期患者可有频繁的呕吐,但当胃壁完全麻痹并随着内容的剧增而变菲薄之后。患者反而不能呕吐以减轻胃内张力,使胃继续涨大,有时几乎占据整个腹腔。由于扩张胃内压力的增高,除胃壁继续变薄外,血液循环亦发生障碍,开始表现为静脉回流受阻,产生被动性渗出,进而引起黏膜出血糜烂,甚至穿孔破裂。

急性胃扩张的并发症包括坏死、穿孔、休克,甚至死亡。当胃内压力上升超过 0.3 kPa(30 cmH$_2$O),静脉流量的下降可能会导致缺血和梗死的胃壁发生破裂。胃壁坏死、破裂相关的病死率据报道分别为37.5% 和55.6%。如果其病理表现为黏膜缺血,表明胃梗死过程已经开始。早期手术干预是预防致命性并发症的关键。

三、临床表现

急性胃扩张虽然是一个独立疾病,但它作为手术后、外伤或某些严重疾病的并发症而发生。值得注意的是其发病并不急剧,从开始发病到表现出典型症状需要一个过程。

溢出性呕吐往往是引人注目的第一个症状。患者在感到上腹部饱满感或撑胀感的同时,开始出现频繁的呕吐。每天总量可达到数千毫升,但亦有的患者呕吐量不大。当患者出现呕吐时,检查腹部多能出现上腹胀满,有的可见到胃型,叩诊呈鼓音,可测出震水音,肠鸣音多减弱。与呕吐及腹胀相比,腹痛多不严重,主要为上腹或脐周胀痛,但当胃扩张发展到严重程度时,由于液体及电解质的丢失可出现轻度口渴、脉快、表浅静脉萎陷、尿少及血压降低等症状。未得到及时治疗的患者可出现烦躁不安，甚至出现神志障碍及休克。

根据早期文献报道，本病的病死率可高达 60%，近年来随着诊断及治疗方法的改进，病死率已大为降低，但预后仍不容乐观。

四、诊断及鉴别诊断

根据发病历史、典型症状及体征，诊断并不困难。有价值的诊断方法包括以下几种。

(1)腹部 X 线片：立位 X 线摄片可发现胃内巨大气液平面，胃的下缘可达盆底，在侧位平面上，可见充气胀大的十二指肠影像。

(2)CT 检查可见扩张胀大的胃的解剖影像学改变。

(3)当进行胃肠减压时，胃管送入胃腔后即可有大量液体及气体吸出，可在若干小时内连续吸出数千毫升。

(4)化验室检查：多能反映严重脱水、电解质紊乱及酸碱失衡，往往有血尿素氮升高。

本病应与弥漫性腹膜炎所致的肠麻痹及高位机械性肠梗阻鉴别。前者有明显的腹膜刺激征象，且体温及白细胞计数均升高，肠鸣音消失。后者多伴有阵发性腹痛，肠蠕动增强，呕吐物多为小肠内容。腹部膨胀不如急性胃扩张显著，吸净胃内容物后症状不能立即减轻。

五、治疗

对于急性胃扩张，应把重点放在预防上。腹部手术时操作要轻柔，手术切口要适当，避免粗暴地牵拉。麻醉过程中避免空气大量吸入，对于腹部复杂手术及腹部损伤后应用胃肠减压，直到胃肠功能恢复，是预防急性胃扩张的有效措施。

急性胃扩张一旦确诊，应给予以下治疗。

(1)禁食及胃肠减压：吸净胃、十二指肠内容，使胃、十二指肠回缩。保持休息以便恢复其张力与蠕动功能。为了改善循环及清除附着在黏膜表面上的糜烂坏死组织，可用温盐水反复洗胃。禁食时间一般较长，避免早期进食引起扩张的反复。

(2)补充血容量及纠正酸碱失衡：由于急性胃扩张常导致大量液体的丢失及血流动力学紊乱，故应先补充足够量的血浆及其他胶体液，积极纠正酸碱失衡，注意水分及电解质的补充，待尿量恢复后再补钾。为胃肠道功能的恢复创造条件。

(3)为了促进患者的恢复，可给予补气健脾及理气开郁的中药，改善胃肠道的功能。

(4)对出现以下情况者，应行开腹探查手术：①胃肠减压无效，病情继续恶化。②X 线可见气腹。③腹腔穿刺可见血性渗液或者呈腹膜炎体征。术中探查若合并胃壁血运障碍应切除坏死的胃壁或行部分胃切除术。

（尹　波）

第五节　胃　扭　转

胃扭转是指胃正常位置的固定机制障碍或胃邻近器官病变使胃移动，导致胃沿不同轴向发生部分或全部的异常旋转。1866 年由 Berti 等首次报道。胃扭转少见，诊断不易，常延误治疗。其急性型发展迅速，病死率高；而慢性型的症状多不典型，亦不易早期发现。

一、病因

胃扭转的发生与其解剖及病理性改变关系密切，胃主要由食管下端和幽门上下固定，其形态由胃肝、胃十二指肠、胃脾、胃膈韧带所维持。新生儿胃扭转是一种先天性畸形,可能与小肠旋转不良有关,使胃脾韧带或胃结肠韧带松弛而致胃固定不良。多数可随婴儿生长发育而自行矫正。

成人胃扭转多存在解剖学因素。较大的食管裂孔疝、膈疝、膈膨出以及十二指肠降段外侧腹膜过度松弛使食管裂孔处的食管下端和幽门部不易固定。此外,胃下垂和胃大、小弯侧的韧带松弛或过长等都是胃扭转发病的解剖学因素。

暴饮暴食、剧烈呕吐、急性结肠胀气、急性胃扩张和胃逆蠕动等是导致急性型胃扭转的诱因。胃周围的炎症和粘连可牵扯胃壁而使其固定于不正常位置而出现扭转,是慢性型胃扭转出现的诱因。

二、分型

（一）按发病的缓急及临床表现

分为急性和慢性两型。

（1）急性胃扭转常有急腹症表现。

（2）慢性胃扭转病程较长,症状不典型且反复发作。

（二）根据胃扭转的范围

分为胃全部扭转和部分扭转。

（1）胃全部扭转是指除与横膈相贴的胃底部分外整个胃向前向上的扭转。由于胃贲门部相对固定,胃全部扭转多不超过 180°。

（2）部分胃扭转是指胃的一部分发生扭转,通常是胃幽门部,偶可扭转 360°。

（三）按扭转的轴心胃扭转

分为器官轴扭转型、系膜轴扭转型和混合型。

1.器官轴扭转型

器官轴扭转型是最常见类型。胃体沿贲门幽门连线的轴心（纵轴）发生扭转。多数是沿顺时针向前扭转,即胃大弯向上向前扭转,使其旋转至胃小弯上方,但偶尔也有相反方向的向后扭转。贲门和胃底部的位置基本上无变化,多为慢性胃扭转。

2.系膜轴扭转型

胃随着胃大、小弯中点连线的轴心（横轴）发生旋转。多数是幽门沿顺时针方向向上向前向左旋转,有时幽门可至贲门水平。少数情况下,胃底部沿逆时针方向向下向右旋转。胃系膜轴扭转可造成严重血运障碍,常需紧急手术。

3.混合型

兼有上述两型不同程度的扭转。

三、临床表现

急性胃扭转起病较突然,发展迅速,多有急腹症临床表现。可分为上腹部（膈下型）或左胸部（膈上型）疼痛。膈下型胃扭转患者上腹部显著膨胀而下腹部保持平坦;膈上型胃扭转患者常出现左胸部症状而上腹部无异常。胸痛可放射至臂部、颈部并伴随呼吸困难,故常被误诊为心肌梗死。如扭转程度完全,梗阻部位在胃近端,则表现为 Brochardt 三联症:上腹局限性膨胀、干呕和胃管不能置入。如扭转程度较轻,则临床表现不典型。

慢性胃扭转多系不完全性质,若无梗阻,可无明显症状,偶在胃镜、胃肠钡餐检查或腹部手术而被发现。或表现为类似溃疡病或慢性胆囊炎等病变。如腹胀、恶心、呕吐,进食后加重,服用制酸剂,症状不能缓解,以间断发作为特征。部分患者因贲门扭转狭窄出现吞咽困难,或因扭转部位黏膜损伤出现呕血及黑便等。

四、辅助检查

（一）上消化道内镜检查

胃镜进镜受阻，胃腔正常形态消失，多有黏膜扭曲、充血水肿、胃液潴留、幽门水肿、胃角变形等表现。

（二）腹部 X 线检查

胃肠钡餐检查具有重要意义。

（1）器官轴扭转型的 X 线下可见 2 个胃泡，球部位于幽门右下方，胃大弯上翻，构成胃顶缘，胃小弯向下呈凹面向下的弧形，呈斜置的"大虾状"。

（2）系膜轴扭转型的 X 线表现为胃内见 2 个液平，胃窦翻至左上方，幽门及十二指肠球部向右下倾斜，整个胃呈"蜷曲状"，胃黏膜呈十字交叉。

（3）混合型扭转：兼上述两型不同程度表现。

五、诊断

急性胃扭转依据 Brochardt 三联症（即早期呕吐，随后干呕；上腹膨隆，下腹平坦；不能置入胃管）和 X 线钡剂造影可诊断。慢性胃扭转可依据临床表现、胃镜和 X 线钡剂造影诊断。

六、治疗

急性胃扭转必须施行手术治疗，否则胃壁血液循环受到障碍而发生坏死。急性胃扭转患者病情重，多伴有休克、电解质紊乱或酸碱平衡失调，应及时纠正上述病理生理改变的同时尽早手术；如能成功置入胃管，则可待急性症状缓解和进一步检查后再行手术治疗。

在剖开腹腔时首先看到的大都是横结肠系膜及后面绷紧的胃后壁。由于解剖关系的紊乱以及膨胀的胃壁，外科医师常不易认清病变情况。此时宜通过胃壁穿刺将胃内积气和积液抽尽，缝合穿刺处，再行探查。在胃体复位后，根据所发现的病理变化，如膈疝、食管裂孔疝、肿瘤、粘连带等，行切除或修补等处理。如未能找到有关的病因和病理机制者可行胃固定术，通常是将脾下极至胃幽门处的胃结肠韧带及胃脾韧带致密地缝到前腹壁腹膜上，以防扭转再次发生。近年有报道对不适宜手术的患者行经皮内镜导引下置入胃造瘘管，待胃与腹前壁粘连完全后再予拔除。慢性胃扭转多数可经透视或胃镜下复位可治愈，保守治疗无法复位者可行手术治疗。近来有报道应用腹腔镜技术行固定术治疗胃扭转取得了良好的效果。

（尹 波）

第六节 胃 下 垂

胃下垂是指直立位时胃大弯抵达盆腔而小弯弧线的最低点降至髂嵴连线以下所出现的临床综合征。

一、病因和发病机制

胃下垂可分为先天性或后天性。先天性胃下垂常伴有肝、肾、脾、横结肠下垂，是内脏全部下垂的一个组成部分。后天性胃下垂多与慢性消耗性病变并存。

胃下垂是一种功能性疾病，由于胃平滑肌或胃的固定韧带松弛所致。胃的两端即贲门和幽门相对固定，胃大、小弯侧的胃结肠韧带、胃脾韧带、肝胃韧带对胃体也起一定的固定作用。正常胃体可在一定的范围内向上下、左右或前后方向移动，如膈肌悬吊力不足，支持腹内脏器的韧带松弛，腹内压降低，则胃的移动度增大而发生下垂。

胃壁具有张力和蠕动两种运动性能，按照胃壁的张力情况可将其分为四个类型，即高张力、正常张力、低张力和无张力型,低张力和无张力型胃极易发生下垂。如长期劳累,用脑过度致大脑皮层及皮层下中枢功能失调,导致自主神经功能紊乱,致使胃壁张力减弱,则易发生胃下垂。

胃下垂常见于瘦长体型的女性、经产妇、多次腹部手术而伴腹肌张力消失者,尤多见于消耗性疾病和进行性消瘦者。

二、临床表现

轻度下垂者可无症状。明显下垂者可伴有胃肠动力低下及分泌功能紊乱等表现,如上腹部不适、易饱胀、畏食、恶心、嗳气及便秘等。上腹部不适多于餐后、长期站立和劳累后加重,平卧时减轻。下垂的胃排空常较缓慢,故会出现胃潴留及继发性胃炎的症状。此外,常有消瘦、心悸、站立性低血压和晕厥等症状。

体检可见多为瘦长体型,肋下角<90°。站立时上腹部可扪及明显的腹主动脉搏动。上腹部压痛点不固定,冲击触诊或快速变换体位可听到脐下震水音。常可同时触及下垂的肾、肝和结肠等脏器。

三、诊断

胃下垂的诊断主要依靠 X 线检查。根据站立位胃角切迹与两侧髂嵴连线的位置,将胃下垂分为3度。轻度:角切迹的位置低于髂嵴连线下 1.0～5.0 cm;中度:角切迹的位置位于髂嵴连线下 5.1～10.0 cm;重度:角切迹的位置低于髂嵴连线下 10.1 cm 以上。进钡餐后可见胃呈鱼钩形,张力减退,上端细长,而下端则显著膨大,胃小弯弧线的最低点在髂嵴连线以下。胃排空缓慢者可伴有钡剂滞留现象。

四、治疗

胃下垂主要采用内科对症治疗。少吃多餐,食后平卧片刻,保证每天摄入足够的热量和营养品。加强腹部肌肉的锻炼,以增强腹肌张力。也可试用中医中药治疗。症状明显者,可放置胃托。胃固定术的效果不佳,如折叠缝合以缩短胃的小网膜,或将肝圆韧带穿过胃肌层而悬吊固定在前腹壁上,现多已废弃不用。

（尹　波）

第七节　肥厚性幽门狭窄

肥厚性幽门狭窄是常见疾病,占消化道畸形的第 3 位。早在 1888 年丹麦医师 Hirchsprung 首先描述本病的病理特点和临床表现,但未找到有效治疗方法。1912 年 Ramstedt 在前人研究基础上创用幽门肌切开术,从而使病死率明显降低,成为标准术式推行至今。目前手术病死率已降至 1% 以下。

依据地理、时令和种族,有不同的发病率。欧美国家较高,在美国每 400 个活产儿中 1 例患此病,非洲、亚洲地区发病率较低,我国发病率为 1/3000。男性居多,占 90%,男女之比为(4～5)：1。多为足月产正常婴儿,未成熟儿较少见,第一胎多见,占总病例数的 40%～60%。有家族聚集倾向,母患病,则子女患病可能性增加 3 倍。

一、病理解剖

本病的主要病理改变是幽门肌层显著增厚和水肿,尤以环肌为著,纤维肥厚但数量没有增加。幽门部呈橄榄形,质硬有弹性。当肌肉痉挛时则更为坚硬。一般测量长 2～2.5 cm,直径 0.5～1 cm,肌层厚 0.4～0.6 cm,在年长儿肿块还要大些。但肿块大小与症状严重程度和病程长短无关。肿块表面覆有腹膜且甚光滑,由于血供受压力影响,色泽显得苍白。肥厚的肌层挤压黏膜呈纵形皱襞,使管腔狭小,加上黏膜水肿,以后出现炎症,使管腔更显细小,在尸解标本上幽门仅能通过 1 mm 的探针。细窄的幽门管向胃窦部移行时腔隙呈锥形逐渐变宽,肥厚的肌层逐渐变薄,二者之间无精确的分界。但在十二指肠侧则界限明显,胃壁肌层与十二指肠肌层不相连续,肥厚的幽门肿块类似子宫颈样突入十二指肠。组织学检查见肌层肥厚,肌纤维排列紊乱,黏膜水肿、充血。由于幽门梗阻,近侧胃扩张,胃壁增厚,黏膜皱襞增多且水肿,并因胃内容物滞留,常导致黏膜炎症和糜烂,甚至有溃疡。

肥厚性幽门狭窄病例合并先天畸形相当少见,约7%。食管裂孔疝、胃食管反流和腹股沟疝是最常见的畸形,但未见有大量的病例报道。

二、病因

对幽门狭窄的病因和发病机制至今尚无定论,多年来进行大量研究,主要有以下几种观点。

（一）遗传因素

在病因学上起着很重要的作用。发病有明显的家族性,甚至一家中母亲和7个儿子同病,且在单卵双胎比双卵双胎多见。双亲中有一人患此病,子女发病率可高达6.9%。若母亲患病,其子发病率为19%,其女为7%;如父亲患病,则分别为5.5%和2.4%。经过研究指出幽门狭窄的遗传机制是多基因性,既非隐性遗传亦非伴性遗传,而是由一个显性基因和一个性修饰多因子构成的定向遗传基因。这种遗传倾向受一定的环境因素而起作用,如社会阶层、饮食种类、季节等。发病以春秋季为高,但其相关因素不明。常见于高体重的男婴,但与胎龄的长短无关。

（二）神经功能

从事幽门肠肌层神经丛研究的学者发现,神经节细胞直至生后2~4周才发育成熟。因此,许多学者认为神经节细胞发育不良是引起幽门肌肉肥厚的机制,否定了过去幽门神经节细胞变性导致病变的学说。但也有持不同意见者,其观察到幽门狭窄的神经节细胞数目减少不明显,但有神经节细胞分离、空化等改变,这些改变可能造成幽门肌肥厚。如神经节细胞发育不良是原因,则早产儿发病应多于足月儿,然而二者并无差异。近年研究认为肽能神经的结构改变和功能不全可能是主要病因之一,通过免疫荧光技术观察到环肌中含脑啡肽和血管活性肠肽神经纤维数量明显减少,应用放射免疫法测定组织中P物质含量减少,由此推测这些肽类神经的变化与发病有关。

（三）胃肠激素

幽门狭窄患儿术前血清促胃液素升高曾被认为是发病原因之一,经反复实验,目前并不能推断是幽门狭窄的原因还是后果。近年研究发现血清和胃液中前列腺素(PGS)浓度增高,由此提示发病机制是幽门肌层局部激素浓度增高使肌肉处于持续紧张状态,而致发病。亦有人对血清胆囊收缩素进行研究,结果无异常变化。近年来研究认为一氧化氮合成酶的减少也与其病因相关。幽门环肌中还原性辅酶Ⅱ(NAD-PHd)阳性纤维消失或减少,NO合酶明显减少,致NO产生减少,使幽门括约肌失松弛,导致胃输出道梗阻。

（四）肌肉功能性肥厚

有学者通过细致观察,发现有些出生7~10天的婴儿将凝乳块强行通过狭窄幽门管的征象。由此认为这种机械性刺激可造成黏膜水肿增厚。另一方面也导致大脑皮层对内脏的功能失调,使幽门发生痉挛。两种因素促使幽门狭窄形成严重梗阻而出现症状。但亦有持否定意见,认为幽门痉挛首先应引起某些先期症状,如呕吐,而在某些呕吐发作很早进行手术的病例中却发现肿块已经形成,且肥厚的肌肉主要是环肌,这与痉挛引起幽门肌肉的功能性肥厚是不相符的。

（五）环境因素

发病率有明显的季节性高峰,以春秋季为主,在活检组织切片中发现神经节细胞周围有白细胞浸润。推测可能与病毒感染有关,但检测患儿及其母亲的血、粪和咽部均未能分离出柯萨奇病毒,检测血清抗体亦无变化,用柯萨奇病毒感染动物亦未见相关病理改变。

三、临床表现

症状出现于生后3~6周,亦有更早的,极少数发生在4个月之后。呕吐是主要症状,最初仅是回奶,接着为喷射性呕吐。开始时偶有呕吐，随着梗阻加重，几乎每次喂奶后都要呕吐。呕吐物为黏液或乳汁，在胃内滞留时间较长则吐出凝乳，不含胆汁。少数病例由于刺激性胃炎，呕吐物含有新鲜或变性的血液。有报道幽门狭窄病例在新生儿高胃酸期发生胃溃疡及大量呕血者，亦有报告发生十二指肠溃疡者。在呕吐之后婴儿仍有很强的觅食欲，如再喂奶仍能用力吸吮。未成熟儿的症状常不典型，喷射性呕吐并不显著。

随呕吐加剧，由于奶和水摄入不足，体重起初不增，继之迅速下降，尿量明显减少，数天排便1次，量少且质硬，偶有排出棕绿色便，被称为饥饿性粪便。由于营养不良、脱水，婴儿明显消瘦，皮肤松弛有皱纹，皮下脂肪减少，精神抑郁呈苦恼面容。发病初期呕吐丧失大量胃酸，可引起碱中毒，呼吸变浅而慢，并可有喉痉挛及手足抽搐等症状，以后脱水严重，肾功能低下，酸性代谢产物滞留体内，部分碱性物质被中和，故很少有严重碱中毒者。如今，因就诊及时，严重营养不良的晚期病例已难以见到。

幽门狭窄伴有黄疸，发生率约2%。多数以非结合胆红素升高为主。一旦外科手术解除幽门梗阻后，黄疸就很快消退。因此，这种黄疸最初被认为是幽门肿块压迫肝外胆管引起，现代研究认为是肝酶不足的关系。高位胃肠梗阻伴黄疸婴儿的肝葡糖醛酸转移酶活性降低，但其不足的确切原因尚不明确。有人认为酶的抑制与碱中毒有关，但失水和碱中毒在幽门梗阻伴黄疸的病例中并不很严重。热能供给不足亦是一种可能原因，与Gilbert综合征的黄疸病例相似，在供给足够热量后患儿胆红素能很快降至正常水平。一般术后5~7天黄疸自然消退，无需特殊治疗。

腹部检查时将患儿置于舒适体位，腹部充分暴露，在明亮光线下，喂糖水时进行观察，可见胃型及蠕动波。检查者位于婴儿左侧，手法必须温柔，左手置于右胁缘下腹直肌外缘处，以示指和环指按压腹直肌，用中指指端轻轻向深部按摸，可触到橄榄形、光滑质硬的幽门肿块，1~2 cm大小。在呕吐之后胃空瘪且腹肌暂时松弛时易于扪及。当腹肌不松弛或胃扩张明显时肿块可能扪不到，可先置胃管排空胃，再喂给糖水边吸吮边检查，要耐心反复检查，据经验多数病例均可扪到肿块。

实验室检查发现临床上有失水的婴儿，均有不同程度的低氯性碱中毒，血液PCO_2升高，pH升高和低氯血症。必须认识到代谢性碱中毒时常伴有低钾现象，其机制尚不清楚。小量的钾随胃液丢失外，在碱中毒时钾离子向细胞内移动，引起细胞内高钾，而细胞外低钾，同时肾远曲小管上皮细胞排钾增多，从而造成血钾降低。

四、诊断

依据典型的临床表现，见到胃蠕动波、扪及幽门肿块和喷射性呕吐等3项主要征象，诊断即可确定。其中最可靠的诊断依据是触及幽门肿块。同时可进行超声检查或钡餐检查以助明确。

（一）超声检查

诊断标准包括反映幽门肿块的3项指标：幽门肌层厚度≥4 mm，幽门管长度≥18 mm，幽门管直径≥15 mm。有人提出以狭窄指数（幽门厚度×2÷幽门管直径×100%）>50%作为诊断标准。超声下可注意观察幽门管的开闭和食物通过情况。

（二）钡餐检查

诊断的主要依据是幽门管腔增长（>1 cm）和管径狭窄（<0.2 cm），"线样征"。另可见胃扩张，胃蠕动增强，幽门口关闭呈"鸟喙状"，胃排空延迟等征象。有报道随访复查幽门环肌切开术后的病例，这种征象尚可持续数天，以后幽门管逐渐变短而宽，然而有部分病例不能恢复至正常状态。术前患儿钡餐检查后须经胃管洗出钡剂，用温盐水洗胃以免呕吐而发生吸入性肺炎。

五、鉴别诊断

婴儿呕吐有各种病因，应与下列各种疾病相鉴别，如喂养不当、全身性或局部性感染、肺炎和先天性心脏病、颅内压增加的中枢神经系统疾病、进展性肾脏疾病、感染性胃肠炎、各种肠梗阻、内分泌疾病以及胃食管反流和食管裂孔疝等。

六、治疗

（一）外科治疗

采用幽门环肌切开术是最好的治疗方法,疗程短,效果好。术前必须经过 24～48 小时的准备,纠正脱水和电解质紊乱,补充钾盐。营养不良者给静脉营养,改善全身情况。手术是在幽门前上方无血管区切开浆膜及部分肌层,切口远端不超过十二指肠端,以免切破黏膜,近端则应超过胃端以确保疗效,然后以钝器向深层划开肌层,暴露黏膜,撑开切口至 5 mm 以上宽度,使黏膜自由膨出,局部压迫止血即可。目前采用脐环内弧形切口和腹腔镜完成此项手术已被广泛接受和采纳。患儿术后进食在翌晨开始为妥,先进糖水,由少到多,24 小时渐进奶,2～3 天加至足量。术后呕吐大多是饮食增加太快的结果,应减量后再逐渐增加。

长期随访报道患儿术后胃肠功能正常,溃疡病的发病率并不增加;而 X 线复查见成功的幽门肌切开术后有时显示狭窄幽门存在 7～10 年之久。

（二）内科治疗

内科疗法包括细心喂养的饮食疗法,每隔 2～3 小时 1 次饮食,定时温盐水洗胃,每次进食前 15～30 分钟服用阿托品类解痉剂等 3 方面结合进行治疗。这种疗法需要长期护理,住院 2～3 个月,很易遭受感染,效果进展甚慢且不可靠。目前美国、日本有少数学者主张采用内科治疗,尤其对不能耐受手术的特殊患儿,保守治疗相对更安全。近年提倡硫酸阿托品静脉注射疗法,部分病例有效。

（邹智勇）

第八节　十二指肠憩室

十二指肠憩室并不少见,但由于多数憩室无临床症状,不易及时发现,其确切的发病率难以统计。憩室的发现与诊断方法及检查者的重视程度有直接关系。文献报道,尸检中十二指肠憩室发现率高达 22%,内镜检查发现率为 10%～20%,胃肠钡餐检查发现率约为 2%。本病多见于 50 岁以上人群,发病率随年龄增长而升高,30 岁以下发病较少见。

一、病因

憩室形成的基本病因是十二指肠肠壁的局限性薄弱和肠腔内压力升高。肠壁局限性薄弱可能与肠壁肌层先天性肌层发育不良或退行性变有关。十二指肠憩室好发于十二指肠降部内侧,接近十二指肠乳头处。该部位是胚胎前肠与中肠的结合部,又有胆胰管通过,因此缺乏结缔组织支持,为一先天性薄弱区。随着年龄的增长,十二指肠腔内长期的压力冲击,使薄弱区肠壁向外膨出,形成憩室。Oddi 括约肌收缩牵拉十二指肠,也是促进憩室形成的因素之一。

二、病理

十二指肠憩室有多种不同的分类方法,依据憩室壁组织结构的不同可将十二指肠憩室分为原发性和继发性两类,前者憩室壁是由黏膜、黏膜下层及稀疏的平滑肌组成,又称假性憩室,其发生与局部肠壁的先天性薄弱有关。继发性憩室常因十二指肠溃疡瘢痕牵拉所致,憩室壁为肠壁全层,又称真性憩室,偶见于十二指肠球部溃疡者。

根据憩室与十二指肠腔的不同关系,可分为腔外型憩室和腔内型憩室。绝大部分的十二指肠憩室凸向肠腔外属腔外型憩室。腔内型憩室极其罕见,迄今全世界文献报道不足百例。腔内型憩室完全位于十二指肠腔内,其外表面和内表面均被覆十二指肠黏膜。此型憩室是十二指肠先天性发育异常所致,约

40％的病例可伴有消化道其他部位的发育异常或先天性心脏病等先天性畸形。腔内型憩室虽极罕见，却易引起胆道、胰腺疾病和十二指肠梗阻。

目前临床上又根据憩室所在部位对十二指肠憩室进行分类，按憩室与十二指肠乳头的关系，可将降部憩室分为距乳头 2.5 cm 以内的乳头旁憩室（JPD）和远离十二指肠乳头的非乳头旁憩室。乳头旁憩室与胆总管、胰管以及 Vater 壶腹在解剖上关系密切。偶尔可有十二指肠乳头直接开口于憩室内者，称为憩室内乳头。乳头旁憩室是十二指肠憩室的主要类型，占 70％以上。其他部位的十二指肠憩室相对少见。十二指肠憩室多为单个，约占 90％，多发性憩室约占 10％，可同时伴有胃肠道其他部位憩室形成。

约 10％的十二指肠憩室可继发一系列病理变化，从而导致相应的并发症。由于憩室颈部狭小，食物残渣进入憩室后不易排出而潴留在腔内，可发生急、慢性憩室炎和憩室周围炎，并可发生憩室内溃疡、出血、穿孔、十二指肠梗阻和胆胰疾病等并发症。由于 JPD 与胆胰管及十二指肠乳头在解剖上关系密切，不仅可能对胆胰管产生机械性压迫，而且憩室炎症伴发的水肿和瘢痕形成可直接影响乳头功能，使胆汁、胰液排泄受阻。憩室内细菌过度繁殖和乳头功能不良引起的上行性胆道感染可导致反复发作的胆管结石、胆管炎和胰腺炎。

三、临床表现

绝大多数的十二指肠憩室并无临床症状，可能是在 X 线钡餐检查、十二指肠镜检查、手术或尸检时偶然发现。当憩室出现并发症时则可有相应的临床表现，其主要临床表现大致可分为以下 5 类。

（一）憩室炎

憩室炎主要是由于食物的潴留和继发性感染炎症所致，常见有上腹部疼痛、饱胀、嗳气、呕吐、腹泻、黑便等。腹泻可能与憩室内食物潴留、细菌过度繁殖有关。部分患者可因腹泻而致严重营养不良，或因反复出血黑便而致贫血。

（二）胆胰疾病

胆胰疾病多见于 JPD 患者主要表现为胆囊结石、反复发作的胆管结石、胆管炎或胰腺炎。症状的出现与 JPD 对胆总管和胰管的机械性压迫导致胆胰液引流不畅，憩室内细菌过度繁殖和乳头功能不良引起的上行性胆道感染有关。此类患者，如仅行胆囊切除和（或）胆总管探查，而未作憩室的相应处理，则术后胆总管结石、复发性胆管炎或胰腺炎发生率很高。

（三）急性大出血

虽较少见，但出血量可以很大，严重时可致失血性休克。DSA 检查偶可显示出血部位，其他现代检查手段对确定出血部位鲜有帮助。多数患者需经手术探查后方告确诊。

（四）十二指肠梗阻

腔内型憩室易引起十二指肠梗阻。较大的腔外形憩室也可因内容物潴留压迫十二指肠致肠梗阻。

（五）急性穿孔

临床罕见，但后果严重，病死率高达 50％。表现为急腹症，腹痛表现与急性胰腺炎相似，且伴有血清淀粉酶升高，因而常常与急性胰腺炎相混淆。唯腹部 X 线片检查可显示右上腹部气体聚积，若同时口服泛影葡胺则可显示十二指肠穿孔，并可见造影剂被局限于腹膜后。CT 检查有助于进一步确诊。然而，大多数憩室穿孔术前诊断困难，甚至剖腹探查时仍遭误诊。若术中发现胰十二指肠附近腹膜后蜂窝织炎或脓肿内含有胆汁样液体，则应考虑到十二指肠憩室穿孔可能。

四、辅助检查

十二指肠憩室的诊断可分为两步进行，首先是确定憩室的存在，然后是明确憩室与临床症状的关系。为确定憩室的诊断，目前主要采用以下几种检查方法。

（一）上消化道钡剂造影

常规钡剂造影能显示大部分十二指肠憩室，但对较小或颈部狭窄的憩室诊断较难。低张十二指肠造影能显示小而隐蔽的憩室,是目前首选的检查方法。

(二)电子十二指肠镜检查

十二指肠镜检查的憩室检出率高于钡剂造影,且能同时除外胃十二指肠其他疾病,并可直接观察憩室与乳头的关系。若同时作 ERCP 检查则能显示憩室与胆胰管的关系,了解是否同时存在胆胰管病变。尤其适用于 JPD 伴有胆胰疾病拟行手术治疗的患者。

(三)CT 检查

较小的憩室不易显示,对突入胰腺实质内的较大憩室 CT 检查常能显示。

通过上述检查绝大多数十二指肠憩室可被检出。但要准确判定临床症状是否由憩室引起常有一定困难。若十二指肠造影显示憩室内钡剂滞留 6 小时以上,憩室相应部位有深在压痛,则憩室炎的诊断基本明确。必须强调的是,十二指肠憩室在临床上非常常见,但出现临床症状者仅约 10%,同时约 1/3 的十二指肠憩室患者可伴有溃疡病、空肠憩室、结肠憩室等疾病,十二指肠憩室的症状又与此类疾病的症状常难以区别。因此,在确定症状性憩室诊断之前,必须进行系统而详细的检查,排除消化道其他病变,警惕把检查中无意发现的十二指肠憩室作为"替罪羊"而遗漏引起症状的真正原因。

五、治疗

(一)治疗原则

无症状的十二指肠憩室不需要治疗。已确诊为急慢性憩室炎者,若未合并大出血或穿孔,也应首先采用非手术疗法,包括饮食调节,制酸剂、解痉剂的应用,调整体位促进憩室排空,酌情应用抗生素等。手术指征应从严把握,对内科治疗无效并屡发憩室炎、出血、压迫邻近器官或穿孔者可考虑手术治疗。

(二)手术治疗

1.手术指征

(1)十二指肠憩室诊断明确,有长期的上腹痛、呕吐或反复出血,憩室相应部位有压痛,经各种检查排除了其他腹部疾病,内科治疗无效者。

(2)憩室合并胆道结石、梗阻或胰腺炎者。

(3)憩室并发大出血者。

(4)憩室穿孔,出现腹膜炎或腹膜后蜂窝织炎及脓肿形成者。

(5)憩室并发十二指肠梗阻,非手术治疗无效者。

2.术前准备

充分的术前准备是确保手术成功的关键。术前憩室的准确定位有利于术中探查和术式选择。术者必须观看正位和左、右前斜位钡剂十二指肠造影片,以明确憩室的部位、大小和数目。JPD 患者应争取行十二指肠镜检查,观察憩室开口的大小、位置及与乳头开口的关系。对伴有胆总管扩张、胆管结石、波动性黄疸及有胆管炎病史者应行 ERCP 或 MRCP 检查,尽可能了解憩室与胆胰管之间的关系。憩室炎患者若伴有严重的营养不良,应在术前加以纠正。

3.手术方法

十二指肠憩室的手术方法分为两类,一类是直接针对憩室的手术方法,包括憩室切除术和憩室内翻缝合术;另一类是不直接处理憩室而采用各种转流(十二指肠憩室化)或内引流手术。术式的选择应根据憩室本身的解剖情况、伴发疾病的类型和严重程度以及术者的经验决定。

(孙晨昆)

第九章　肝 脏 疾 病

第一节　肝 脏 外 伤

　　肝脏外伤是指由锐性或钝性暴力而引起的肝脏完整性被破坏,病理学可分类为被膜下破裂、中央型肝破裂和真性肝破裂。病因分为因锐性外力所致的开放性肝外伤和钝性暴力所致的闭合性肝外伤。肝外伤的临床表现因肝脏损伤的病理类型、损伤范围和严重程度而不同。最常见的为右上腹痛和腹膜刺激征,严重者会有休克表现。休克发生率及病情分级和肝外伤的严重性呈正相关。严重肝外伤导致肝内的大量血液和胆汁的混合液积聚在肝脏周围,可刺激膈肌,放射致右下胸及右肩痛。腹膜刺激征较胃穿孔等消化液直接刺激为轻。积血量大者可伴明显腹胀。肝脏外伤较轻者仅有局限性小的裂伤或肝被膜下破裂,患者症状局限,可仅表现为右上腹疼痛和不明显的压痛。

　　注意:肝右叶比肝左叶更易遭受外伤,平均高达 4～7 倍。以右膈顶部外伤最多见。肝内血肿若与胆道相通可致胆道出血,血肿的继发感染可出现肝脓肿,血肿压迫可致肝组织缺血坏死。

一、诊断要点

　　(一)病史与体检

　　(1)病史:①上腹痛为主,可伴有腹胀、恶心、呕吐。②往往有暴力或锐器直接或间接作用于胸腹部的外伤史。③不断加重的腹腔内出血和腹膜刺激征。

　　注意:肝硬化及肝癌患者,仅需轻度外伤即可破裂。部分肝癌患者甚至出现自发性肝破裂。

　　(2)体格检查:①右上腹出现压痛、反跳痛,伴随局限性甚至全腹肌紧张。②被膜下的血肿可表现为右上腹胀痛、肝区包块、肝脏浊音区扩大。③积血量大者可有腹部移动性浊音和直肠刺激症状。④右上腹、右下胸或右腰部皮肤挫伤及右胸部第六肋以下骨折应考虑肝外伤。

　　(二)辅助检查

　　(1)腹部超声、超声造影:彩超可检查腹腔和腹膜后积血,显示肝脏被膜连续性破坏的部位和形态。发现可疑无回声区,有凝血块出现时显示异常高回声。超声造影能更清晰地显示肝脏创面,尤其通过静脉造影剂发现肝脏异常增强区可判断活动性出血的部位和出血量。

　　注意:超声造影相较于超声更易检测出创面的活动性出血,可显著提高肝外伤的诊断率。

　　(2)诊断性腹腔穿刺术、腹腔穿刺灌洗术:诊断性腹腔穿刺术抽出不凝血证实腹腔内出血的正确率达80%以上,腹腔穿刺灌洗术的正确率几乎为100%。腹腔内出血是手术探查的重要指征。

　　注意:腹腔穿刺术出血量少可能有假阴性的结果。一次结果阴性不能除外肝脏损伤可能,怀疑肝脏创伤者,需在不同位置及时间,重新穿刺检查。

　　(3)实验室检查:疾病早期可有白细胞计数、谷丙转氨酶和谷草转氨酶升高。随病情加重,红细胞计数、血红蛋白和血细胞比容会逐渐下降。

注意:血清谷丙转氨酶在肝中选择性浓缩,肝损伤后大量释放,所以肝外伤时谷丙转氨酶较谷草转氨酶更有诊断意义。怀疑腹腔内出血时需定期复查血常规,以免延误病情。

(4)X线检查:X线征象多为间接表现。肝创伤时可能显示肝区阴影增大,右侧膈肌升高,右侧胸腔积液,甚至右侧肋骨骨折。X线透视可见膈肌运动减弱。

(5)CT:肝脏被膜下破裂会在肝被膜与肝实质之间形成新月形或凸透镜形低密度区。中央型肝破裂显示肝实质内边缘模糊的异常低密度区。真性肝破裂可见肝脏一处或多处不规则线性低密度影。

(6)MRI:MRI能更精确地显示肝损伤程度。急性肝外伤 T_2WI 出现明显高信号,6～8 天后转变为血肿外缘高信号并逐渐向中心转变。

注意:当血流动力学不稳定时,切忌苛求完善各种影像学检查而延误诊治。

(7)肝动脉造影:肝动脉造影既是检查手段又是治疗方法,必要时可及时栓塞外伤所致的出血动脉以控制出血。

(三)分级标准

较为通用的是美国创伤外科学会(AAST)的肝外伤分级标准,共分 6 级。

Ⅰ级:包膜下血肿;<10% 表面积的非膨胀性血肿裂伤;包膜下涉及实质深度<1 cm 的撕裂。

Ⅱ级:包膜下血肿;占肝脏表面积 10%～50% 的实质内血肿;直径<10 cm 的非膨胀性血肿;裂伤,包膜撕裂长度<10 cm,深度在 1～3 cm 之间。

Ⅲ级:包膜下血肿;大于肝脏 50% 表面积的血肿或进行性扩张的膨胀性血肿;实质内血肿,直径>10 cm 的血肿或膨胀性血肿;裂伤,实质裂伤深度>3 cm。

Ⅳ级:裂伤;实质裂伤累及 25%～75% 肝叶,或在一肝叶中累及 1～3 个肝段。

Ⅴ级:裂伤;实质裂伤累及>75% 肝叶,或在同一肝叶内累及 3 个以上肝段;血管,近肝静脉的损伤。

Ⅵ级:肝血管性撕脱伤。

(四)鉴别诊断

(1)胸腹壁挫伤:局限性的压痛,皮下淤血、血肿。做腹肌收缩动作时疼痛加重,屈身侧卧位时疼痛减轻。

鉴别要点:胸腹壁挫裂症状往往更局限,病情变化波动小,少有全身症状,挫伤广泛时可有发热。

(2)脾脏破裂:左上腹腹痛为主,左上腹体征明显,腹式呼吸受限。

鉴别要点:脾脏破裂可打及左上腹固定包块,伴脾大的 Balance 征。

(3)小肠损伤:腹胀、腹痛症状明显,伴恶心、呕吐,腹膜刺激征强烈。创伤后肠鸣音消失。

鉴别要点:小肠破裂时,诊断性腹腔穿刺可抽出肠液、胆汁以及食物残渣。

(4)结直肠损伤:腹膜内结肠破裂诊断性腹腔穿刺液呈粪便样液体,腹膜外结肠破裂者腰部压痛较腹部压痛更明显,影像学检查发现腹膜后积气及腰大肌阴影模糊。直肠损伤时直肠指诊指套染血。

(5)胰腺损伤:上腹部深入腹腔的损伤都要考虑。腹腔穿刺或腹腔灌洗液淀粉酶升高。彩超及 CT 方便证实。

鉴别要点:胰腺损伤后血清淀粉酶测定缺乏特异性。

二、治疗

(一)非手术治疗

卧硬板床休息,加强腰背肌锻炼,辅以理疗、NSAIDS 类药物及牵引治疗。

非手术治疗指征包括以下几点。

(1)患者血流动力学稳定。

(2)患者神志清楚,无昏迷、休克。

(3)有影像学资料证实肝实质裂伤轻微或肝内血肿,无活动性出血。

(4)未合并其他需手术的腹内脏器损伤。

注意:血流动力学稳定且无腹膜刺激征的患者,无论损伤程度,应以保守治疗为主。

方法:绝对卧床休息,禁食,胃肠减压,预防性广谱抗生素应用(以减少形成肝脓肿和腹腔脓肿),定期监测肝功,定期腹部 CT 检查,选择性肝动脉造影。

(二)手术治疗

(1)适应证:①肝脏外伤休克患者;②积极补液治疗,血流动力学仍不稳定者;③创伤性肝血肿进行性增大者;④创伤性肝血肿并发感染者;⑤经观察,病情不好转甚至加重者。

(2)禁忌证:高龄体弱及血友病患者慎行手术治疗。

(3)术前准备:①完善常规术前检查;②肝脏及腹部彩超或 CT 等影像学诊断依据;③迅速建立输液通道;④积极交叉配血并术中备血。

(4)手术方式:①单纯缝合术;②局部清创加大网膜填塞及缝合修补术;③筛网肝修补术;④肝动脉结扎术;⑤填塞法;⑥肝切除术;⑦肝移植术;⑧腹腔镜破裂修补术。

(5)手术常见并发症:①感染;②出血;③创伤性胆道出血;④胆漏⑤创伤性肝囊肿⑥肝肾综合征。

(6)术后康复:①开腹手术术后 2~3 日可下地活动。②腹腔镜破裂修补患者,术后 1 日后可下地活动。③排气后即可拔除胃肠减压管;④术后第 1 日间断性夹闭尿管,患者有憋尿感后拔除尿管;⑤排气后即可进食,如无合并腹腔内其他脏器损伤,建议早期进食或肠内营养;⑥术后 1 个月可适当进行轻体力劳动。

三、健康教育

了解患者一般状况,把握患者心理动态,客观阐述病情,指导患者及家属配合。

因急诊入院,术前无充足时间详细指导,故术后应加强指导呼吸功能锻炼,重视消毒卫生重要性,练习有效排痰,加强活动及卧床指导,加强营养指导。

注意:尤其是钝性所致肝外伤,诊断难度较大,病死率高于开放性肝外伤,更要敦促患者积极就诊。

四、转诊条件

(1)涉及医疗服务内容超出医疗机构核准登记的诊疗科目范围的。

(2)依据卫生计生委规定,基层医疗卫生机构不具备相关医疗技术临床应用资质或手术资质的。

(3)重大伤亡事件中伤情较重及急危重症,病情难以控制的。

(4)在基层医疗卫生机构就诊 3 次以上(含 3 次)仍不能明确诊断,需要进一步诊治的。

(5)病情复杂,医疗风险大、难以判断预后的。

(邵存华)

第二节 肝 脓 肿

一、细菌性肝脓肿

(一)流行病学

细菌性肝脓肿通常指由化脓性细菌引起的感染,故亦称化脓性肝脓肿。本病病原菌可来自胆管疾病(占 16%~40%),门静脉血行感染(占 8%~24%),经肝动脉血行感染报道不一,最多者为 45%,直接感染者少见,隐匿感染占 10%~15%。致病菌以革兰氏阴性菌最多见,其中 2/3 为大肠埃希菌,粪链球菌和变形杆菌次之;革兰氏阳性球菌以金黄色葡萄球菌最常见。临床常见多种细菌的混合感染。细菌性肝脓肿 70%~83% 发生于肝右叶,这与门静脉分支走行有关。左叶者占 10%~16%;左右叶均感染者为 6%~14%。脓肿多为单发且大,多发者较少且小。少数细菌性肝脓肿患者的肺、肾、脑及脾等亦可有小脓肿。尽管目前对本病的认识、诊断和治疗方法都有所改进,但病死率仍为 30%~65%,其中多发性肝脓肿的病死率为 50%~88%,而孤立性肝脓肿的病死率为 12.5%~31%。本病多见于男性,男女比例约为 2:1。但目前的许多报道指出,本病的性别差异已不明显,这可能与女性胆管疾患发生率较高,而胆源性肝脓肿在化脓性肝脓肿发生中占主导地位有关。本病可发生于任何年龄,但中年以上者约占 70%。

(二)病因

肝由于接受肝动脉和门静脉双重血液供应,并通过胆管与肠道相通,发生感染的机会很多。但是在正常情况下由于肝的血液循环丰富和单核吞噬细胞系统的强大吞噬作用,可以杀伤入侵的细菌并且阻止其生长,不易形成肝脓肿。但是如各种原因导致机体抵抗力下降时,或当某些原因造成胆管梗阻时,入侵的细菌便可以在肝内重新生长引起感染,进一步发展形成脓肿。化脓性肝脓肿是一种继发性病变,病原菌可由下列途径进入肝。

1.胆管系统

这是目前最主要的侵入途径,也是细菌性肝脓肿最常见的原因。当各种原因导致急性梗阻性化脓性胆管炎,细菌可沿胆管逆行上行至肝,形成脓肿。胆管疾病引起的肝脓肿占肝脓肿发病率的 21.6%~51.5%,其中肝胆管结石并发肝脓肿更多见。胆管疾病引起的肝脓肿常为多发性,以肝左叶多见。

2.门静脉系统

腹腔内的感染性疾病,如坏疽性阑尾炎、内痔感染、胰腺脓肿、溃疡性结肠炎及化脓性盆腔炎等均可引起门脉属支的化脓性门静脉炎,脱落的脓毒性栓子进入肝形成肝脓肿。近年来由于抗生素的应用,这种途径的感染已大为减少。

3.肝动脉

体内任何部位的化脓性疾患,如急性上呼吸道感染、亚急性细菌性心内膜炎、骨髓炎和痈等,病原菌由体循环经肝动脉侵入肝。当机体抵抗力低下时,细菌可在肝内繁殖形成多发性肝脓肿,多见于小儿败血症。

4.淋巴系统

与肝相邻部位的感染如化脓性胆囊炎、膈下脓肿、肾周围脓肿、胃及十二指肠穿孔等,病原菌可经淋巴系统进入肝,亦可直接侵及肝。

5.肝外伤后继发感染

开放性肝外伤时,细菌从创口进入肝或随异物直接从外界带入肝引发脓肿。闭合性肝外伤时,特别是中心型肝损伤患者,可在肝内形成血肿,易导致内源性细菌感染。尤其是合并肝内小胆管损伤,则感染的机会更高。

6.医源性感染

近年来,由于临床上开展了许多肝脏手术及侵入性诊疗技术,如肝穿刺活检术、经皮肝穿刺胆管造影术(PTC)、内镜逆行胰胆管造影术(ERCP)等,操作过程中有可能将病原菌带入肝形成肝的化脓性感染。肝脏手术时由于局部止血不彻底或术后引流不畅,形成肝内积血积液时均可引起肝脓肿。

7.其他

有一些原因不明的肝脓肿,如隐源性肝脓肿,可能肝内存在隐匿性病变。当机体抵抗力减弱时,隐匿病灶"复燃",病菌开始在肝内繁殖,导致肝的炎症和脓肿。Ranson 指出,25%隐源性肝脓肿患者伴有糖尿病。

(三)临床表现

细菌性肝脓肿并无典型的临床表现,急性期常被原发性疾病的症状所掩盖,一般起病较急,全身脓毒性反应显著。

1.寒战和高热

寒战和高热多为最早也是最常见的症状。患者在发病初期骤感寒战,继而高热,热型呈弛张型,体温在38~40 ℃,最高可达41 ℃,伴有大量出汗,脉率增快,一日数次,反复发作。

2.肝区疼痛

由于肝增大和肝被膜急性膨胀,肝区出现持续性钝痛;出现的时间可在其他症状之前或之后,亦可与其他症状同时出现,疼痛剧烈者常提示单发性脓肿;疼痛早期为持续性钝痛,后期可呈剧烈锐痛,随呼吸加重者提示脓肿位于肝膈顶部;疼痛可向右肩部放射,左肝脓肿也可向左肩部放射。

3.乏力、食欲缺乏、恶心和呕吐

由于伴有全身毒性反应及持续消耗,患者可出现乏力、食欲缺乏、恶心、呕吐等消化道症状。少数患者还出现腹泻、腹胀以及顽固性呃逆等症状。

4.体征

肝区压痛和肝增大最常见。右下胸部和肝区叩击痛;若脓肿移行于肝表面,则其相应部位的皮肤呈红肿,且可触及波动性肿块。右上腹肌紧张,右季肋部饱满,肋间水肿并有触痛。左肝脓肿时上述症状出现于剑突下。并发于胆管梗阻的肝脓肿患者常出现黄疸。其他原因的肝脓肿,一旦出现黄疸,表示病情严重,预后不良。少数患者可出现右侧反应性胸膜炎和胸腔积液,可查及肺底呼吸音减弱、啰音和叩诊浊音等。晚期患者可出现腹水,这可能是由于门静脉炎以及周围脓肿的压迫影响门静脉循环及肝受损,长期消耗导致营养性低蛋白血症引起。

(四)诊断

1.病史及体征

在急性肠道或胆管感染的患者中,突然发生寒战、高热、肝区疼痛、压痛和叩击痛等,应高度怀疑本病的可能,做进一步详细检查。

2.实验室检查

白细胞计数明显升高,总数达$(1～2)×10^{10}$/L或以上,中性粒细胞在90%以上,并可出现核左移或中毒颗粒,谷丙转氨酶、碱性磷酸酶升高,其他肝功能检查也可出现异常。

3.B超检查

B超检查是诊断肝脓肿最方便、简单又无痛苦的方法,可显示肝内液性暗区,区内有"絮状回声"并可显示脓肿部位、大小及距体表深度,并用以确定脓腔部位作为穿刺点和进针方向,或为手术引流提供进路。此外,还可供术后动态观察及追踪随访。能分辨肝内直径2 cm以上的脓肿病灶,可作为首选检查方法,其诊断阳性率可达96%以上。

4.X线片和CT检查

X线片检查可见肝阴影增大、右侧膈肌升高和活动受限,肋膈角模糊或胸腔少量积液,右下肺不张或有浸润,以及膈下有液气面等。肝脓肿在CT图像上均表现为密度减低区,吸收系数介于肝囊肿和肝肿瘤之间。CT可直接显示肝脓肿的大小、范围、数目和位置,但费用昂贵。

5.其他

如放射性核素肝扫描(包括ECT)、选择性腹腔动脉造影等对肝脓肿的诊断有一定价值。但这些检查复杂、费时,因此在急性期患者最好选用操作简便、安全、无创伤性的B超检查。

(五)鉴别诊断

1.阿米巴性肝脓肿

阿米巴性肝脓肿的临床症状和体征与细菌性肝脓肿有许多相似之处,但两者的治疗原则有本质上的差别,前者以抗阿米巴和穿刺抽脓为主,后者以控制感染和手术治疗为主,故在治疗前应明确诊断。阿米巴肝脓肿常有阿米巴肠炎和脓血便的病史,发生肝脓肿后病程较长,全身情况尚可,但贫血较明显。肝显著增大,肋间水肿,局部隆起和压痛较明显。若粪便中找到阿米巴原虫或滋养体,则更有助于诊断。此外,诊断性肝脓肿穿刺液为"巧克力"样,可找到阿米巴滋养体。

2.胆囊炎、胆石症

此类病有典型的右上部绞痛和反复发作的病史,疼痛放射至右肩或肩胛部,右上腹肌紧张,胆囊区压痛明显或触及增大的胆囊,X 线检查无膈肌抬高,运动正常。B 超检查有助于鉴别诊断。

3.肝囊肿合并感染

这些患者多数在未合并感染前已明确诊断。对既往未明确诊断的患者合并感染时,需详细询问病史和仔细检查,亦能加以鉴别。

4.膈下脓肿

膈下脓肿往往有腹膜炎或上腹部手术后感染史,脓毒血症和局部体征较化脓性肝脓肿为轻,主要表现为胸痛,深呼吸时疼痛加重。X 线检查见膈肌抬高、僵硬、运动受限明显,或膈下出现气液平。B 超可发现膈下有液性暗区。但当肝脓肿穿破合并膈下感染者,鉴别诊断就比较困难。

5.原发性肝癌

巨块型肝癌中心区液化坏死而继发感染时易与肝脓肿相混淆。但肝癌患者的病史、发病过程及体征等均与肝脓肿不同,如能结合病史、B 超和 AFP 检测,一般不难鉴别。

6.胰腺脓肿

有急性胰腺炎病史,脓肿症状之外尚有胰腺功能不良的表现;肝无增大,无触痛;B 超以及 CT 等影像学检查可辅助诊断并定位。

(六)并发症

细菌性肝脓肿如得不到及时、有效的治疗,脓肿破溃后向各个脏器穿破可引起严重并发症。右肝脓肿可向膈下间隙穿破形成膈下脓肿;亦可再穿破膈肌而形成脓肿;甚至能穿破肺组织至支气管,脓液从气管排出,形成支气管胸膜瘘;如脓肿同时穿破胆管则形成支气管胆瘘。左肝脓肿可穿破入心包,发生心包积脓,严重者可发生心脏压塞。脓肿可向下穿破入腹腔引起腹膜炎。有少数病例,脓肿穿破入胃、大肠,甚至门脉、下腔静脉等;若同时穿破门静脉或胆管,大量血液由胆管排出十二指肠,可表现为上消化道大出血。细菌性肝脓肿一旦出现并发症,病死率成倍增加。

(七)治疗

细菌性肝脓肿是一种继发疾病,如能及早重视治疗原发病灶可起到预防的作用。即便在肝脏感染的早期,如能及时给予大剂量抗生素治疗,加强全身支持疗法,也可防止病情进展。

1.药物治疗

对急性期,已形成而未局限的肝脓肿或多发性小脓肿,宜采用此法治疗。即在治疗原发病灶的同时,使用大剂量有效抗生素和全身支持治疗,以控制炎症,促使脓肿吸收自愈。全身支持疗法很重要,由于本病的患者中毒症状严重,全身状况较差,故在应用大剂量抗生素的同时应积极补液,纠正水、电解质紊乱,给予维生素 B、维生素 C、维生素 K,反复多次输入少量新鲜血液和血浆以纠正低蛋白血症,改善肝功能和输注免疫球蛋白。目前多主张有计划地联合应用抗生素,如先选用对需氧菌和厌氧菌均有效的药物,待细菌培养和药敏结果明确再选用敏感抗生素。多数患者可望治愈,部分脓肿可局限化,为进一步治疗提供良好的前提。多发性小脓肿经全身抗生素治疗不能控制时,可考虑在肝动脉或门静脉内置管滴注抗生素。

2.B 超引导下经皮穿刺抽脓或置管引流术

适用于单个较大的脓肿,在 B 超引导下以粗针穿刺脓腔,抽吸脓液后反复注入生理盐水冲洗,直至抽出液体清亮,拔出穿刺针。亦可在反复冲洗吸净脓液后,置入引流管,以备术后冲洗引流之用,至脓腔直径小于 1.5 cm 时拔除。这种方法简便,创伤小,疗效亦满意。特别适用于年老体虚及危重患者。操作时应注意:①选择脓肿距体表最近点穿刺,同时避开胆囊、胸腔或大血管。②穿刺的方向对准脓腔的最大径。③多发性脓肿应分别定位穿刺。但是这种方法并不能完全替代手术,因为脓液黏稠,会造成引流不畅,引流管过粗易导致组织或脓腔壁出血,对多分隔脓腔引流不彻底,不能同时处理原发病灶,厚壁脓肿经抽脓或引流后,脓壁不易塌陷。

3.手术疗法

(1)脓肿切开引流术:适用于脓肿较大或经非手术疗法治疗后全身中毒症状仍然较重或出现并发症者,如脓肿穿入腹腔引起腹膜炎或穿入胆管等。常用的手术途径有以下几种。①经腹腔切开引流术:取右肋缘下斜切口,进入腹腔后,明确脓肿部位,用湿盐水垫保护手术野四周以免脓液污染腹腔。先试穿刺抽得脓液后,沿针头方向用直血管钳插入脓腔,排出脓液,再用手指伸进脓腔,轻轻分离腔内间隔组织,用生理盐水反复冲洗脓腔。吸净后,脓腔内放置双套管负压吸引。脓腔内及引流管周围用大网膜覆盖,引流管自腹壁戳口引出。脓液送细菌培养。这种入路的优点是病灶定位准确,引流充分,可同时探查并处理原发病灶,是目前临床最常用的手术方式。②腹膜外脓肿切开引流术:位于肝右前叶和左外叶的肝脓肿,与前腹膜已发生紧密粘连,可采用前侧腹膜外入路引流脓液。方法是做右肋缘下斜切口或右腹直肌切口,在腹膜外间隙,用手指推开肌层直达脓肿部位。此处腹膜有明显的水肿,穿刺抽出脓液后处理方法同上。③后侧脓肿切开引流术:适用于肝右叶膈顶部或后侧脓肿。患者左侧卧位,左侧腰部垫一沙袋。沿右侧第12肋稍偏外侧做一切口,切除一段肋骨,在第1腰椎棘突水平的肋骨床区做一横切口,显露膈肌,有时需将膈肌切开到达肾后脂肪囊区。用手指沿肾后脂肪囊向上分离,显露肾上极与肝下面的腹膜后间隙直达脓肿。将穿刺针沿手指方向刺入脓腔,抽得脓液后,用长弯血管钳顺穿刺方向插入脓腔,排出脓液。用手指扩大引流口,冲洗脓液后,置入双套管或多孔乳胶管引流,切口部分缝合。

(2)肝叶切除术适用于:①病期长的慢性厚壁脓肿,切开引流后脓肿壁不塌陷,长期留有无效腔,伤口经久不愈合者。②肝脓肿切开引流后,留有窦道长期不愈者。③合并某肝段胆管结石,因肝内反复感染、组织破坏、萎缩,失去正常生理功能者。④肝左外叶内多发脓肿致使肝组织严重破坏者。肝叶切除治疗肝脓肿应注意术中避免炎性感染扩散到术野或腹腔,特别对肝断面的处理要细致妥善,术野的引流要通畅,一旦局部感染,将导致肝断面的胆瘘、出血等并发症。肝脓肿急诊切除肝叶,有使炎症扩散的危险,应严格掌握手术指征。

(八)预后

本病的预后与年龄、身体素质、原发病、脓肿数目、治疗及时与合理以及有无并发症等密切相关。有人报道多发性肝脓肿的病死率明显高于单发性肝脓肿。年龄超过50岁者的病死率为79%,而50岁以下则为53%。手术病死率为10%～33%。全身情况较差,肝明显损害及合并严重并发症者预后较差。

二、阿米巴性肝脓肿

(一)流行病学

阿米巴性肝脓肿是肠阿米巴病最多见的主要并发症。本病常见于热带与亚热带地区,好发于20～50岁的中青年男性,男女比例约为10∶1。脓肿以肝右后叶最多见,占90%以上,左叶不到10%,左右叶并发者亦不罕见,脓肿单腔者为多。国内临床资料统计,肠阿米巴病并发肝脓肿者占1.8%～20%,最高者可达67%。综合国内外报道4819例中,男性为90.1%,女性为9.9%。农村高于城市。

(二)病因

阿米巴性肝脓肿是由溶组织阿米巴原虫所引起,有的在阿米巴痢疾期间形成,有的发生于痢疾之后数周或数月。据统计,60%发生在阿米巴痢疾后4～12周,但也有在长达20～30年或之后发病者。溶组织阿米巴是人体唯一的致病型阿米巴,在其生活史中主要有滋养体型和虫卵型。前者为溶组织阿米巴的致病型,寄生于肠壁组织和肠腔内,通常可在急性阿米巴痢疾的粪便中查到,在体外自然环境中极易破坏死亡,不易引起传染;虫卵仅在肠腔内形成,可随粪便排出,对外界抵抗力较强,在潮湿低温环境中可存活12天,在水中可存活9～30天,在低温条件下其寿命可为6～7周。虽然没有侵袭力,但为重要的传染源。当人吞食阿米巴虫卵污染的食物或饮水后,在小肠下段,由于碱性肠液的作用,阿米巴原虫脱卵而出并大量繁殖成为滋养体,滋养体侵犯结肠黏膜形成溃疡,常见于盲肠、升结肠等处,少数侵犯乙状结肠和直肠。寄生于结肠黏膜的阿米巴原虫,分泌溶组织酶,消化溶解肠壁上的小静脉,阿米巴滋养体侵入静脉,随门静脉血流进入肝;也可穿过肠壁直接或经淋巴管到达肝内。进入肝的阿米巴原虫大多数被肝内单核-吞噬细胞消灭;仅当侵入的原虫数目多、毒力强而机体抵抗力降低时,其存活的原虫即可繁殖,引起肝组织充血炎症,继而原虫阻塞门静脉末梢,造成肝组织局部缺血坏死;又因原虫产生溶组织酶,破坏静脉壁,溶解肝组织而形成脓肿。

（三）临床表现

本病的发展过程一般比较缓慢,急性阿米巴肝炎期较短暂,如不能及时治疗,继之为较长时期的慢性期。其发病可在肠阿米巴病数周至数年之后,甚至可长达 30 年后才出现阿米巴性肝脓肿。

1.急性肝炎期

在肠阿米巴病过程中,出现肝区疼痛、肝增大、压痛明显,伴有体温升高(持续在 38～39 ℃),脉速、大量出汗等症状亦可出现。此期如能及时、有效治疗,炎症可得到控制,避免脓肿形成。

2.肝脓肿期

临床表现取决于脓肿的大小、位置、病程长短及有无并发症等。但大多数患者起病比较缓慢,病程较长,此期间主要表现为发热、肝区疼痛及肝增大等。

(1)发热:大多起病缓慢,持续发热(38～39 ℃),常以弛张热或间歇热为主;在慢性肝脓肿患者体温可正常或仅为低热;如继发细菌感染或其他并发症时,体温可高达 40 ℃以上;常伴有畏寒、寒战或多汗。体温大多晨起低,在午后上升,夜间热退时有大汗淋漓;患者多有食欲缺乏、腹胀、恶心、呕吐,甚至腹泻、痢疾等症状;体重减轻、虚弱乏力、消瘦、精神不振、贫血等亦常见。

(2)肝区疼痛:常为持续性疼痛,偶有刺痛或剧烈疼痛;疼痛可随深呼吸、咳嗽及体位变化而加剧。疼痛部位因脓肿部位而异,当脓肿位于右膈顶部时,疼痛可放射至右肩胛或右腰背部;也可因压迫或炎症刺激右膈肌及右下肺而导致右下肺肺炎、胸膜炎,产生气急、咳嗽、肺底湿啰音等。如脓肿位于肝的下部,可出现上腹部疼痛症状。

(3)局部水肿和压痛:较大的脓肿可出现右下胸、上腹部膨隆,肋间饱满,局部皮肤水肿发亮,肋间隙因皮肤水肿而消失或增宽,局部压痛或叩痛明显。右上腹部可有压痛、肌紧张,有时可扪及增大的肝脏或肿块。

(4)肝增大:肝往往呈弥漫性增大,病变所在部位有明显的局限性压痛及叩击痛。右肋缘下常可扪及增大的肝,下缘钝圆有充实感,质中坚,触痛明显,且多伴有腹肌紧张。部分患者的肝有局限性波动感,少数患者可出现胸腔积液。

(5)慢性病例:慢性期疾病可迁延数月甚至 1～2 年。患者呈消瘦、贫血和营养性不良性水肿甚至胸腔积液和腹水;如不继发细菌性感染,发热反应可不明显。上腹部可扪及增大坚硬的包块。少数患者由于巨大的肝脓肿压迫胆管或肝细胞损害而出现黄疸。

（四）并发症

1.继发细菌感染

继发细菌感染多见于慢性病例,致病菌以金黄色葡萄球菌和大肠埃希菌多见。患者表现为症状明显加重,体温上升至 40 ℃以上,呈弛张热,白细胞计数升高,以中性粒细胞为主,抽出的脓液为黄色或黄绿色,有臭味,光镜下可见大量脓细胞。但用抗生素治疗难以奏效。

2.脓肿穿破

巨大脓肿或表面脓肿易向邻近组织或器官穿破。向上穿破膈下间隙形成膈下脓肿;穿破膈肌形成脓胸或肺脓肿;也有穿破支气管形成肝-支气管瘘,常突然咳出大量棕色痰,伴胸痛、气促,胸部 X 线检查可无异常,脓液自气管咳出后,增大的肝可缩小;肝右叶脓肿可穿破至心包,呈化脓性心包炎表现,严重时引起心脏压塞;穿破胃时,患者可呕吐出血液及褐色物;肝右下叶脓肿可与结肠粘连并穿入结肠,表现为突然排出大量棕褐色黏稠脓液,腹痛轻,无里急后重症状,肝迅速缩小,X 线显示肝脓肿区有积气影;穿破至腹腔引起弥漫性腹膜炎。Warling 等报道 1122 例阿米巴性肝脓肿,破溃 293 例,其中穿入胸腔 29%,肺 27%,心包 15.3%,腹腔 11.9%,胃 3%,结肠 2.3%,下腔静脉 2.3%,其他 9.25%。国内资料显示,发生破溃的 276 例中,破入胸腔37.6%,肺 27.5%,支气管 10.5%,腹腔 16.6%,其他 7.6%。

3.阿米巴原虫血行播散

阿米巴原虫经肝静脉、下腔静脉到肺,也可经肠道至静脉或淋巴道入肺,双肺呈多发性小脓肿。在肝或肺脓肿的基础上易经血液循环至脑,形成阿米巴性脑脓肿,其病死率极高。

（五）辅助检查

1.实验室检查

（1）血液常规检查：急性期白细胞总数可达（10～20）×10⁹/L，中性粒细胞在80％以上，明显升高者应怀疑合并有细菌感染。慢性期白细胞总数升高不明显。病程长者贫血较明显，血沉可增快。

（2）肝功能检查：肝功能多数在正常范围内，偶见谷丙转氨酶、碱性磷酸酶升高，清蛋白下降。少数患者血清胆红素可升高。

（3）粪便检查：仅供参考，因为阿米巴包囊或原虫阳性率不高，仅少数患者的新鲜粪便中可找到阿米巴原虫，国内报道阳性率约为14％。

（4）血清补体结合试验：对诊断阿米巴病有较大价值。有报道结肠阿米巴期的阳性率为15.5％，阿米巴肝炎期为83％，肝脓肿期可为92％～98％，且可发现隐匿性阿米巴肝病，治疗后即可转阴。但由于在流行区内无症状的带虫者和非阿米巴感染的患者也可为阳性，故诊断时应结合具体患者进行分析。

2.超声检查

B超检查对肝脓肿的诊断有肯定的价值，准确率在90％以上，能显示肝脓性暗区。同时B超定位有助于确定穿刺或手术引流部位。

3.X线检查

由于阿米巴性肝脓肿多位于肝右叶膈面，故在X线透视下可见到肝阴影增大，右膈肌抬高，运动受限或横膈呈半球形隆起等征象。有时还可见胸膜反应或积液，肺底有云雾状阴影等。此外，如在X线片上见到脓腔内有液气面，则对诊断有重要意义。

4.CT

CT可见脓肿部位呈低密度区，造影强化后脓肿周围呈环形密度增高带影，脓腔内可有气液平面。囊肿的密度与脓肿相似，但边缘光滑，周边无充血带；肝肿瘤的CT值明显高于肝脓肿。

5.放射性核素肝扫描

放射性核素肝扫描可发现肝内有占位性病变，即放射性缺损区，但直径小于2 cm的脓肿或多发性小脓肿易被漏诊或误诊，因此仅对定位诊断有帮助。

6.诊断性穿刺抽脓

这是确诊阿米巴肝脓肿的主要证据，可在B超引导下进行。典型的脓液呈巧克力色或咖啡色，黏稠无臭味。脓液中查滋养体的阳性率很低（为3％～4％），若将脓液按每毫升加入链激酶10 U，在37 ℃条件下孵育30分钟后检查，可提高阳性率。从脓肿壁刮下的组织中，几乎都可找到活动的阿米巴原虫。

7.诊断性治疗

如上述检查方法未能确定诊断，可试用抗阿米巴药物治疗。如果治疗后体温下降，肿块缩小，诊断即可确立。

（六）诊断及鉴别诊断

对中年男性患有长期不规则发热、出汗、食欲缺乏、体质虚弱、贫血、肝区疼痛、肝增大并有压痛或叩击痛，特别是伴有痢疾史时，应疑为阿米巴性肝脓肿。但缺乏痢疾史，也不能排除本病的可能性，因为40％阿米巴肝脓肿患者可无阿米巴痢疾史，应结合各种检查结果进行分析。应与以下疾病相鉴别。

1.原发性肝癌

同样有发热、右上腹痛和肝大等，但原发性肝癌常有传染性肝炎病史，并且合并肝硬化占80％以上，肝质地较坚硬，并有结节。结合B超检查、放射性核素肝扫描、CT、肝动脉造影及AFP检查等，不难鉴别。

2.细菌性肝脓肿

细菌性肝脓肿病程急骤，脓肿以多发性为主，且全身脓毒血症明显，一般不难鉴别（表9-1）。

3.膈下脓肿

膈下脓肿常继发于腹腔继发性感染，如溃疡病穿孔、阑尾炎穿孔或腹腔手术之后。本病全身症状明显，但腹部体征轻；X线检查肝向下推移，横膈普遍抬高和活动受限，但无局限性隆起，可在膈下发现液气面;B超提示膈下液性暗区而肝内则无液性区;放射性核素肝扫描不显示肝内有缺损区;MRI检查在冠状切面上能显示位于膈下与肝间隙内有液性区,而肝内正常。

表 9-1 细菌性肝脓肿与阿米巴性肝脓肿的鉴别

鉴别点	细菌性肝脓肿	阿米巴性肝脓肿
病史	常先有腹内或其他部位化脓性疾病,但近半数不明	40%～50%有阿米巴痢疾或"腹泻"史
发病时间	与原发病相连续或隔数日至10天	与阿米巴痢疾相隔1～2周,数月至数年
病程	发病急并突然,脓毒症状重,衰竭发生较快	发病较缓,症状较轻,病程较长
肝	肝增大一般不明显,触痛较轻,一般无局部隆起,脓肿多发者多	增大与触痛较明显,脓肿多为单发且大,常有局部隆起
血液检查	白细胞和中性粒细胞计数显著增高,少数血细菌培养阳性	血细胞计数增高不明显,血细菌培养阴性,阿米巴病血清试验阳性
粪便检查	无溶组织阿米巴包囊或滋养体	部分患者可查到溶组织内阿米巴滋养体
胆汁	无阿米巴滋养体	多数可查到阿米巴滋养体
肝穿刺	黄白或灰白色脓液能查到致病菌,肝组织为化脓性病变	棕褐色脓液可查到阿米巴滋养体,无细菌,肝组织可有阿米巴滋养体
试验治疗	抗阿米巴药无效	抗阿米巴药有效

4.胰腺脓肿

本病早期为急性胰腺炎症状。脓毒症状之外可有胰腺功能不良,如糖尿、粪便中有未分解的脂肪和未消化的肌纤维。肝增大亦甚轻,无触痛。胰腺脓肿时膨胀的胃挡在病变部前面。B超扫描无异常所见,CT可帮助定位。

(七)治疗

本病的病程长,患者的全身情况较差,常有贫血和营养不良,故应加强营养和支持疗法,给予高糖类、高蛋白、高维生素和低脂肪饮食,必要时可补充血浆及蛋白,同时给予抗生素治疗,最主要的是应用抗阿米巴药物,并辅以穿刺排脓,必要时采用外科治疗。

1.药物治疗

(1)甲硝唑:为首选治疗药物,视病情可给予口服或静脉滴注,该药疗效好,毒性小,疗程短,除妊娠早期均可适用,治愈率70%～100%。

(2)依米丁:由于该药毒性大,目前已很少使用。对阿米巴滋养体有较强的杀灭作用,可根治肠内阿米巴慢性感染。本品毒性大,可引起心肌损害、血压下降、心律失常等。此外,还有胃肠道反应、肌无力、神经闪痛、吞咽和呼吸肌麻痹。故在应用期间,每天测量血压。若发现血压下降应停药。

(3)氯喹:本品对阿米巴滋养体有杀灭作用。口服后肝内浓度高于血液200～700倍,毒性小,疗效佳,适用于阿米巴性肝炎和肝脓肿。成人口服第1、第2天每天0.6 g,以后每天服0.3 g,3～4周为1个疗程,偶有胃肠道反应、头痛和皮肤瘙痒。

2.穿刺抽脓

经药物治疗症状无明显改善者,或脓腔大或合并细菌感染病情严重者,应在抗阿米巴药物应用的同时,进行穿刺抽脓。穿刺应在B超检查定位引导下和局部麻醉后进行,取距脓腔最近部位进针,严格无菌操作。每次尽量吸尽脓液,每隔3～5天重复穿刺,穿刺术后应卧床休息。如合并细菌感染,穿刺抽脓后可于脓腔内注入抗生素。近年来也加用脓腔内放置塑料管引流,收到良好疗效。患者体温正常,脓腔缩小为5～10 mL后,可停止穿刺抽脓。

3.手术治疗

常用术式有两种。

(1)切开引流术:下列情况可考虑该术式。①经抗阿米巴药物治疗及穿刺抽脓后症状无改善者。②脓肿伴有细菌感染,经综合治疗后感染不能控制者。③脓肿穿破至胸腔或腹腔,并发脓胸或腹膜炎者。④脓肿深在或由于位置不好不宜穿刺排脓治疗者。⑤左外叶肝脓肿,抗阿米巴药物治疗不见效,穿刺易损伤腹腔脏器或污染腹腔者。在切开排脓后,脓腔内放置多孔乳胶引流管或双套管持续负压吸引。引流管一般在无脓液引出后拔除。

(2)肝叶切除术:对慢性厚壁脓肿,引流后腔壁不易塌陷者,遗留难以愈合的无效腔和窦道者,可考虑做肝叶切除术。手术应与抗阿米巴药物治疗同时进行,术后继续抗阿米巴药物治疗。

(八)预后

本病预后与病变的程度、脓肿大小、有无继发细菌感染或脓肿穿破以及治疗方法等密切相关。根据国内报道,抗阿米巴药物治疗加穿刺抽脓,病死率为 7.1%,但在兼有严重并发症时,病死率可增加 1 倍多。本病是可以预防的,主要在于防止阿米巴痢疾的感染。只要加强粪便管理,注意卫生,对阿米巴痢疾进行彻底治疗,阿米巴肝脓肿是可以预防的;即使进展到阿米巴肝炎期,如能早期诊断、及时彻底治疗,也可预防肝脓肿的形成。

(邵存华)

第三节 肝 囊 肿

一、病因与病理

肝囊肿临床上较为常见,分先天性与后天性两大类,后天性多为创伤、炎症或肿瘤性因素所致,以寄生虫性如肝包虫感染所致最多见。先天性肝囊肿又称真性囊肿,最为多见,其发生原因不明,可由先天性因素所致,可能与肝内迷走胆管与淋巴管在胚胎期的发育障碍,或局部淋巴管因炎性上皮增生阻塞,导致管腔内分泌物滞留所致。可单发,亦可多发,女性多于男性,从统计学资料来看,多发性肝囊肿多有家族遗传因素。

肝囊肿多根据形态学或病因学进行分类,Debakey 根据病因将肝囊肿分为先天性和后天性两大类,其中先天性肝囊肿又可分为原发性肝实质肝囊肿和原发性胆管性肝囊肿,前者又可分为孤立性和多发性肝囊肿;后者则可分为局限性肝内主要胆管扩张和 Caroli 病。后天性肝囊肿可分为外伤性、炎症性和肿瘤性,炎症性肝囊肿可由胆管炎性或结石滞留引起,也可与肝包囊病有关。肿瘤性肝囊肿则可分为皮样囊肿、囊腺瘤或恶性肿瘤引起的继发性囊肿。

孤立性肝囊肿多发生于肝右叶,囊肿直径一般从数毫米至 30 cm 不等,囊内容物多为清晰、水样黄色液体,呈中性或碱性反应,含液量一般在 500 mL 以上,囊液含有清蛋白、黏蛋白、胆固醇、白细胞、酪氨酸等,少数与胆管相通者可含有胆汁,若囊内出血可呈咖啡样。囊壁表面平滑反光,呈乳白色或灰蓝色,部分菲薄透明,可见血管走行。囊肿包膜通常较完整,囊壁组织学可分三层。①纤维结缔组织内层:往往衬以柱状或立方上皮细胞。②致密结缔组织中层:以致密结缔组织成分为主,细胞少。③外层为中等致密的结缔组织,内有大量的血管、胆管通过,并有肝细胞,偶可见肌肉组织成分。

多发性肝囊肿分两种情况,一种为散在的肝实质内很小的囊肿,另一种为多囊肝,累及整个肝脏,肝脏被无数大小不等的囊肿占据。显微镜下囊肿上皮可变性扁平或缺如;外层为胶原组织,囊壁之间可见为数较多的小胆管和肝细胞。多数情况下合并多囊肾、多囊脾,有的还可能同时合并其他脏器的先天性畸形。

二、临床表现

由于肝囊肿生长缓慢,多数囊肿较小且囊内压低,临床上可无任何症状。但随着病变的持续发展,囊肿逐渐增大,可出现邻近脏器压迫症状,如上腹饱胀不适,甚至隐痛、恶心、呕吐等,少数患者因囊肿破裂或囊内出血而出现急性腹痛。晚期可引起肝功能损害而出现腹水、黄疸、肝大及食管静脉曲张等表现,囊肿伴有继发感染时可出现畏寒、发热等症状。体检可发现上腹部包块,肝大,可随呼吸上下移动、表面光滑的囊性肿物以及脾大、腹水及黄疸等相应体征。

肝囊肿巨大时 X 线平片可有膈肌抬高,胃肠受压移位等征象。

B 超检查见肝内一个或多个圆形、椭圆形无回声暗区,大小不等,囊壁菲薄,边缘光滑整齐,后方有增强效应。囊肿内如合并出血、感染,则液性暗区内可见细小点状回声漂浮,部分多房性囊肿可见分隔状光带。

CT 表现为外形光滑、境界清楚、密度均匀一致。平扫 CT 值在 0～20 Hu,增强扫描注射造影剂后囊肿的 CT 值不变,周围正常肝组织强化后使对比更清楚。

MRI 图像 T_1 加权呈极低信号,强度均匀,边界清楚;质子加权多数呈等信号,少数可呈略低信号;T_2 加权均呈高信号,边界清楚;增强后 T_1 加权囊肿不强化。

三、诊断

肝囊肿诊断多不困难,结合患者体征及 B 超、CT 等影像学检查资料多可做出明确诊断,但如要对囊肿的病因做出明确判断,需密切结合病史,应注意与下列疾病相鉴别。①肝包虫囊肿:有疫区居住史,嗜伊红细胞增多,Casoni 试验阳性,超声检查可在囊内显示少数漂浮移动点或多房性、较小囊状集合体图像。②肝脓肿:有炎症史,肝区有明显压痛、叩击痛,B 超检查在未液化的声像图上,多呈密集的点状、线状回声,脓肿液化时无回声区与肝囊肿相似,但肝脓肿呈不规则的透声区,无回声区内见杂乱强回声,长期慢性的肝脓肿,内层常有肉芽增生,回声极不规则,壁厚,有时可见伴声影的钙化强回声。③巨大肝癌中心液化:有肝硬化史以及进行性恶病质,B 超、CT 均可见肿瘤轮廓,病灶内为不规则液性占位。

四、治疗

对体检偶尔发现的小而无症状的肝囊肿可定期观察,无需特殊治疗,但需警惕其发生恶变。对于囊肿近期生长迅速,疑有恶变倾向者,宜及早手术治疗。

(一)孤立性肝囊肿的治疗

1.B 超引导下囊肿穿刺抽液术

B 超引导下囊肿穿刺抽液术适用于浅表的肝囊肿,或患者体质差,不能耐受手术,囊肿巨大有压迫症状者。抽液可缓解症状,但穿刺抽液后往往复发,需反复抽液,有继发出血和细菌感染的可能。近年有报道经穿刺抽液后向囊内注入无水酒精或其他硬化剂的治疗方法,但远期效果尚不肯定,有待进一步观察。

2.囊肿开窗术或次全切除术

囊肿开窗术或次全切除术适用于巨大的肝表面孤立性囊肿,在囊壁最菲薄、浅表的地方切除 1/3 左右的囊壁,充分引流囊液。

3.囊肿或肝叶切除术

囊肿在肝脏的周边部位或大部分突出肝外或带蒂悬垂者,可行囊肿切除。若术中发现肝囊肿较大或多个囊肿集中某叶或囊肿合并感染及出血,可行肝叶切除。此外,对疑有恶变的囊性病变,如肿瘤囊液为血性或黏液性或囊壁厚薄不一,有乳头状赘生物时,可即时送病理活检,一旦明确,则行完整肝叶切除。

4.囊肿内引流

术中探查如发现有胆汁成分则提示囊肿与肝内胆管相通,可行囊肿空肠 Roux-en-Y 吻合术。

(二)多发性肝囊肿的治疗

多发性肝囊肿一般不宜手术治疗,若因某个大囊肿或几处较大囊肿引起症状时,可考虑行一处或多处开窗术,晚期合并肝功能损害,有多囊肾、多囊膜等,可行肝移植或肝、肾多脏器联合移植。

(邵存华)

第四节 肝 包 虫 病

一、概述

肝包虫病是由棘球蚴绦虫(犬绦虫)的蚴虫(棘球蚴)侵入肝脏而引起的寄生虫性囊性病变,为牧区常见的人畜共患的寄生虫病,分为单房性包虫病(包虫囊肿)和泡状棘球蚴病(滤泡型肝包虫病)两类。前者多见,分布广泛,多见于我国西北和西南牧区。本病可发生于任何年龄和性别,但以学龄前儿童最易感染。当人食用被虫卵污染的水或食物,即被感染。棘球蚴可在人体各器官生长,但以肝脏受累最为常见,约占70%,其次为肺(约20%)。

二、病因及流行病学

包虫病是一种人畜共患病,在我国西部牧区及相邻地区流行,且历史悠久,因为发病缓慢,常常得不到重视和及时治疗,严重威胁人民健康,在中国五大牧区之一的新疆,包虫病分布全区。人群包虫病患病率为0.6%~5.2%。在北疆地区绵羊包虫的平均感染率为50%,个别地区成年绵羊包虫感染率几乎达到100%;南疆地区绵羊平均感染率为30%;全疆牛包虫感染率40%,骆驼感染率60%,猪感染率30%,犬的感染率平均为30%。有关部门1987年在北疆某地一个乡调查7~14岁中小学生319名,包虫病患病率0.94%,1999年同地调查404名同龄学生,患病率上升到2%。甘肃省畜间包虫在高发区牛、羊的平均感染率达到70%~80%,个别乡镇牲畜感染率高达100%;感染率在20%以上的县占全省总县数的32.55%;家犬感染率为36.84%,而60年代家犬包虫感染率为10.11%。青海省和西藏的高原牧区畜间包虫感染率同样呈高发水平。本病可发生于任何年龄及性别,但最常见的为20~40岁的青壮年,男女发病率差异不大。

三、病理及病理生理学

棘球蚴绦虫(犬绦虫)最主要的终宿主是犬,中间宿主主要为羊、牛、马,人也可以作为中间宿主。成虫寄生于犬的小肠上段,以头节上的吸盘和小钩固着小肠黏膜上,孕节或虫卵随粪便排出,污染周围环境,如牧场、畜舍、土壤、蔬菜、水源及动物皮毛等,孕节或虫卵被人或多种食草类家畜等中间宿主吞食后,在小肠中卵内六钩蚴孵出,钻入肠壁血管,随血循环至肝、肺等器官,经5个月左右逐渐发育为棘球蚴。棘球蚴生长缓慢,需5~10年才达到较大程度。棘球蚴的大小和发育程度不同,囊内原头蚴的数量也不等,可由数千至数万,甚至数百万个。原头蚴在中间宿主体内播散会形成新的棘球蚴,进入终宿主体内则可发育为成虫。

六钩蚴在其运行中可引起一过性的炎性改变,其主要危害是形成包虫囊,包虫囊最常定位于肝。其生长缓慢,五到数十年可达到巨大。包虫囊周围有类上皮细胞、异物巨细胞、嗜酸粒细胞浸润及成纤维细胞增生,最终形成纤维性包膜(外囊)。包虫囊囊壁分为两层,内层为生发层,有单层或多层的生发细胞构成,有很强的繁殖能力。生成层细胞增生,形成无数的小突起,为生发囊,其内含有头节。生发囊脱落于囊中称为子囊。包虫囊壁的外层为角质层,呈白色半透明状,如粉皮,具有吸收营养及保护生发层的作用,镜下红染平行的板层状结构,包虫囊内含无色或微黄色体液,液量可达数千毫升,甚至20 000 mL。囊液中的蛋白质含有抗原体。囊壁破裂后可引起局部变态反应,严重者可发生变应性休克。包虫囊肿由于退化、感染等,囊可以逐渐吸收变为胶冻样,囊壁可发生钙化。

泡状棘球蚴病较少见,主要侵犯肝脏。其虫体较短,泡状蚴不形成大囊泡,而成海绵状,囊周不形成纤维包膜,与周围组织分界不清,囊泡内为豆腐渣样蚴体碎屑和小泡,囊泡间的肝组织常发生凝固性坏死,病变周围肝组织常有肝细胞萎缩、变性、坏死及淤胆现象。最终可致肝硬化、门静脉高压和肝功能衰竭。

四、临床表现

（一）症状

患者常有多年病史,就诊年龄以 20～40 岁居多。早期症状不明显,可仅仅表现为肝区及上腹部不适,或因偶尔发现上腹部肿块始引起注意,较难与其他消化系统疾病相鉴别。随着肿块增大压迫胃肠道时,可出现上腹部肿块、肝区的轻微疼痛、坠胀感、上腹部饱胀及食欲减退、恶心、呕吐等症状;当肝包虫囊肿压迫胆管时,出现胆囊炎、胆管炎及阻塞性黄疸等;压迫门静脉可有脾大、腹水。出现毒性和变态反应时表现为消瘦、体重下降、皮肤瘙痒、荨麻疹、血管神经性水肿等,甚至变应性休克。

肝包虫病主要的并发症有二:一是囊肿破裂;二是继发细菌感染。包虫囊肿可因外伤或误行局部穿刺而破入腹腔,突然发生腹部剧烈疼痛、腹部肿块骤然缩小或消失,伴有皮肤瘙痒、荨麻疹、胸闷、恶心、腹泻等变态反应,严重时发生休克。溢入腹腔内的生发层、头节、子囊经数月后,又逐渐发育成多发性包虫囊肿。若囊肿破入肝内胆管,由于破碎囊膜或子囊阻塞胆道,合并感染,可反复出现寒热、黄疸和右上腹绞痛等症状。有时粪便内可找到染黄的囊膜和子囊。继发细菌感染时,主要为细菌性肝脓肿的症状,表现为起病急、寒战、高热、肝区疼痛等。但因有厚韧的外囊,故全身中毒症状一般较轻。囊肿可破入胸腔,表现为脓胸,比较少见。

（二）体征

早期体征较少。肝包虫囊肿体积增大,腹部检查可见到右肋缘稍膨隆或上腹部有局限性隆起。囊肿位于肝上部,可将肝向下推移,可触及肝脏;囊肿如在肝下缘,则可扪及与肝相连的肿块,肿块呈圆形,表面光滑,边界清楚,质坚韧,有弹性感,随呼吸上下移动,一般无压痛。叩之震颤即包虫囊肿震颤征;囊肿压迫胆道或胆道内种植时,可出现黄疸;囊肿压迫门静脉和下腔静脉,可出现腹水、脾大和下肢水肿等。囊肿破裂入腹腔,则有腹膜炎的体征。

五、辅助检查

（一）实验室检查

(1)嗜酸粒细胞计数:升高,通常为 4%～12%。囊肿破裂尤其是破入腹腔者,嗜酸粒细胞显著升高,有时可达 30% 以上。

(2)包虫囊液皮内实验(Casoni 试验):是用手术中获得的透明的包虫囊液,滤去头节,高压灭菌后作为抗原,一般用 1：(10～100)等渗盐水稀释液 0.2 mL 做皮内注射,形成直径为 0.3～0.5 cm 的皮丘,15 分钟后观察结果。皮丘扩大或周围红晕直径超过 2 cm 者为阳性。如在注射6～24 小时后出现阳性反应者为延迟反应,仍有诊断价值,阳性者提示该患者感染包虫。本试验阳性率可达 90%～93%,泡状棘球蚴病阳性率更高。囊肿破裂或并发感染时阳性率增高;包囊坏死或外囊钙化可转为阴性;手术摘除包囊后阳性反应仍保持 2 年左右。肝癌、卵巢癌及结核包块等可有假阳性。

(3)补体结合试验:阳性率为 80%～90%,若棘球蚴已死或包虫囊肿破裂,则此试验不可靠。但此法有助于判断疗效。切除囊肿 2～6 个月后,此试验转为阴性。如手术一年后补体结合试验仍呈阳性,提示体内仍有包虫囊肿残留。

(4)间接血凝法试验:特异性较高,罕见假阳性反应,阳性率为 81%,摘除包囊 1 年以上,常转为阴性。可借此判定手术效果及有无复发。

(5)ABC-ELISA 法:即亲和素-生物素-酶复合物酶联免疫吸附试验,特异性和敏感性均较好。

(6)Dot-ELISA 法:操作简单,观察容易,适合基层使用。

（二）影像学检查

(1)X 线检查:可显示为圆形、密度均匀、边缘整齐的阴影,或有弧形钙化囊壁影。肝顶部囊肿可见到横膈抬高,动度受限,亦可有局限性隆起,肝影增大。位于肝前下部的囊肿,胃肠道钡餐检查可显示胃肠道受压移位。

（2）B超：表现为液性暗区，边缘光滑，界限清晰，外囊壁肥厚钙化时呈弧形强回声并伴有声影有时暗区内可见漂浮光点反射。超声波检查可清楚地显示并确定囊肿的部位、大小及其与周围组织的关系，有时可发现子囊的反射波。对肝包虫病有重要的诊断意义，也是肝包虫囊肿的定位诊断方法。对肝泡状棘球蚴病需要结合病史及 Casoni 试验进行诊断。

（3）CT：可明确显示囊肿大小、位置及周围器官有无受压等。

六、诊断

本病主要依据疫区或动物接触史及临床表现做出诊断，棘球蚴对人体的危害以机械损害为主。由于其不断生长，压迫周围组织器官，引起细胞萎缩、死亡。同时，因棘球蚴液溢出或渗出，可引起变态反应。症状重、体征少是其主要特点。

凡有牧区居住或与狗、羊等动物接触史者，上腹部出现缓慢生长的肿瘤而全身情况良好的患者，应考虑本病的可能性。凡是怀疑有肝包虫病的患者，严禁行肝穿刺，因囊中内压升高，穿刺容易造成破裂和囊液外溢，导致严重的并发症。

诊断需注意以下几点。

（一）病史及体征

早期临床表现不明显，往往不易发觉。在询问病史时应了解患者居住地区，是否有与狗、羊等接触史，除以上临床症状，体征外，需进行以下检查。

（二）X 线检查

肝顶部囊肿可见到横膈升高，动度受限，亦可有局限性隆起，肝影增大。有时可显示圆形，密度均匀，边缘整齐的阴影，或有弧形囊壁钙化影。

（三）包虫皮内试验（Casoni）试验

肝包虫的特异性试验，阳性率达 $90\%\sim95\%$，有重要的诊断价值。肝癌、卵巢癌及结核包块等曾见有假阳性。

（四）超声波检查

超声波检查能显示囊肿的大小和所在的部位，有时可发现子囊的反射波。

（五）同位素肝扫描

同位素肝扫描可显示轮廓清晰的占位性病变。

七、鉴别诊断

肝包虫囊肿诊断确定后，应同时检查其他部位尤其是肺有无包虫囊肿的存在。本病主要与以下疾病鉴别。

（一）肝脓肿

细菌性肝脓肿常继发于胆道感染或其他化脓性疾病，多起病急骤，全身中毒症状重，寒战、高热，白细胞计数明显升高，血细菌培养可阳性。阿米巴肝脓肿多继发于阿米巴痢疾后，起病较慢，全身中毒轻，常有不规则发热及盗汗，如无继发感染，血培养阴性，而脓液为特征性的棕褐色，无臭味，镜检可找到阿米巴滋养体。

（二）原发性肝癌

早期可仅有乏力、腹胀及食欲减退，难以鉴别，但进行性消瘦为其特点之一，同时常有肝区持续性钝痛、刺痛或胀痛。追问既往病史很重要，肝包虫病常有流行区居住史。血清甲胎蛋白（AFP）测定有助于诊断。

（三）肝海绵状血管瘤

瘤体较小时可无任何症状，增大后常表现为肝大压迫邻近器官，引起上腹部不适、腹痛及腹胀等，多无发热及全身症状。通过 B 超、肝动脉造影、CT、MRI 或放射性核素肝血池扫描等检查，不难诊断。

（四）非寄生虫性肝囊肿

有先天性、创伤性、炎症性及肿瘤性之分。以先天性多见,多发者又称多囊肝。早期无症状,囊肿增大到一定程度,可产生压迫症状。B超可作为首选的诊断及鉴别方法。

八、治疗

肝包虫病的治疗目前仍以外科手术为主,对不适合手术者,可行药物治疗。

（一）非手术治疗

1.应用指征

早期较小、不能外科手术治疗或术后复发经多次手术不能根治的棘球蚴,也可作为防止播散于手术前应用。

2.药物选择及方法

可试用阿苯达唑每次 400～600 mg,每日 3 次,21～30 天为一个疗程;或甲苯达唑,常用剂量200～400 mg/d,21～30 天为一个疗程,持续 8 周,此药能通过弥散作用透入包虫囊膜,对棘球蚴的生发细胞、育囊和头节有杀灭作用,长期服药可使包虫囊肿缩小或消失,囊肿萎陷和完全钙化率 40%～80%。新的苯丙咪唑药物丙硫哒唑更容易被胃肠道吸收,对细粒棘球蚴合并感染的病例更有效。常用剂量200～400 mg/d,共 6 周。也可选用吡喹酮等药物治疗。

3.PAIR 疗法

在超声波引导下穿刺-抽吸-灌洗-再抽吸方法,疗效显著。

（二）手术治疗

手术治疗是肝包虫囊肿主要的治疗方法,可根据囊肿有无并发症而采用不同的手术方法。为了预防一旦在术中发生囊肿破裂,囊液溢入腹腔引起变应性休克,可在术前静脉滴注氢化可的松 100 mg。

1.手术原则

彻底清除内囊,防止囊液外溢,消除外囊残腔和预防感染。

2.手术方法

（1）单纯内囊摘除术。①适应证:适用于无并发症(即囊肿感染和囊肿破裂)者。②手术要点:显露包虫囊肿后,用碘伏纱布或厚纱布垫将手术区与切口和周围器官隔离,以免囊内容物污染腹腔导致变应性休克。用粗针头穿刺囊肿抽尽囊液,在无胆瘘的情况下,向囊内注入30%氯化钠溶液或10%的甲醛溶液,保留 5 分钟,以杀死头节,如此反复 2～3 次,抽空囊内液体(注:上述溶液也可用碘伏溶液代替)。如囊内液体黏稠,可用刮匙刮除。然后切开外囊壁,取尽内囊,并用浸有 30%氯化钠溶液或 10%甲醛溶液的纱布擦抹外囊壁,以破坏可能残留的生发层、子囊和头节,再以等渗盐水冲洗干净。最后将外囊壁内翻缝合。如囊腔较大,不易塌陷,可将大网膜填入以消灭囊腔。

（2）内囊摘除加引流术。①适应证:包虫囊肿合并感染或发生胆瘘。②手术要点:在内囊摘除的基础上,在腔内置多孔或双套管负压吸引引流。如感染严重,残腔大,引流量多,外囊壁厚而不易塌陷时,可在彻底清除内囊及内容物后,行外囊与空肠侧"Y"形吻合建立内引流。③注意事项:引流的同时应用敏感抗生素;当引流量减少、囊腔基本消失后开始拔管。

（3）肝切除术。①适应证:单发囊肿体积巨大、囊壁坚厚或钙化不易塌陷,局限于半肝内,而且患侧肝组织已萎缩;限于肝的一叶、半肝内的多发性囊肿和肝泡状棘球蚴病者;引流后囊腔经久不愈,遗留瘘管;囊肿感染后形成厚壁的慢性囊肿。②手术方法:根据囊腔的位置和大小,可考虑做肝部分切除或肝叶切除。

（4）囊肿并发破裂后的处理:囊肿破裂后所产生的各种并发症或同时伴有门静脉高压者,也称为复杂性囊肿。此时处理原则是首先治疗并发症,应尽量吸除腹腔内的囊液和囊内容物,并放置橡胶管引流盆腔数日。然后,根据病情针对肝包虫囊肿进行根治性手术。对囊肿破入胆管内伴有胆道梗阻的患者,应切开胆总管,清除包虫囊内容物,并做胆总管引流。术中应同时探查并处理肝包虫囊肿。

3.术后并发症及处理

(1)胆瘘:囊液呈黄色者表示存在胆瘘,应将其缝合,并在缝合外囊壁残腔的同时,在腔内置多孔或双套管引流。

(2)继发性棘球蚴病:多由手术残留所致,可再次手术或改用药物治疗。

(3)遗留长期不愈的窦道:可行窦道造影,了解窦道的形态、走向及与病灶的关系,行肝部分切除或肝叶切除。

(邵存华)

第五节 肝血管瘤

一、概述

肝血管瘤是肝脏常见的良性肿瘤,肿瘤生长缓慢,病程长达数年以上。本病可发生于任何年龄,但以30~50岁居多。女性多见。多为单发,也可多发;左、右肝的发生率大致相等。肿瘤大小不一,大者可达十余千克,小者仅在显微镜下才能确诊。

二、病因

血管瘤的病因学仍然不清楚,大多数研究人员认为,它们是良性的、先天性的错构瘤。肿瘤的生长是进行性膨胀的结果,而非源于增生或者肥大,血管瘤压迫周围肝脏组织,保持一个可以解剖的平面。在怀孕或者口服避孕药期间肿瘤生长和出现症状,同时血管瘤组织内雌激素受体含量明显高于周围正常肝组织,提示雌激素可能在肿瘤的生长过程中起重要作用。

三、病理及病理生理学

肝血管瘤可分为海绵状血管瘤和毛细血管瘤,前者多有血栓。它在尸检中的检出率为0.4%~20%。肝血管瘤大小不一,最小者需在显微镜下确认,巨大者下界达盆腔。当病变大于4 cm时称为巨大血管瘤。肿瘤可发生于肝脏任何部位,但常位于肝右叶包膜下,多数为单发,多发者约占10%。肉眼观察呈紫红色或蓝紫色,不规则分叶状。质地柔软或弹性感,亦可较坚硬,与周围肝实质分界清楚,切面呈网状。血管瘤内并发血栓形成时有炎症改变。多数血管瘤常可见到退行性病理变化,如包膜纤维性硬化、陈旧的血栓机化、玻璃样变伴有胶原增加,甚至钙化等。

四、分型

根据纤维组织多少可将其分为四型。

(一)肝脏海绵状血管瘤

此型最多见。肿瘤切面呈蜂窝状,由充满血液及机化血栓的肝血窦组成。血窦壁内衬以内皮细胞,血窦之间有纤维间隔,大的纤维隔内有小血管和残余胆管分布。纤维隔和管壁可发生钙化或静脉石。瘤体与正常肝组织分界明显,有一纤维包膜。

(二)硬化性血管瘤

血管塌陷或闭合,间隔纤维组织极丰富,血管瘤呈退行性改变。

(三)肝毛细血管瘤

以血管腔狭窄、纤维间隔组织丰富为其特点,此型少见。

(四)血管内皮细胞瘤

此型罕见,为起源于血管内皮细胞的肝肿瘤,病因未明,女性占60%。肿瘤由树枝状细胞和上皮样细胞组成,间质显著硬化,其特征为多源性和广泛的窦样和脉络样浸润。常因腹痛就诊或因剖腹探查时偶然发现。肿瘤生长缓慢,30%的患者有 5 年生存期。有学者认为,本型肯定恶变,几乎均伴有肝内蔓延,属良性血管瘤和肝血管内皮细胞肉瘤的中间型,并将其单列为上皮样血管内皮细胞瘤。

五、临床表现

(一)症状

常无明显的自觉症状,直径>4 cm 的病变中有 40%的病例引起症状,而直径>10 cm 的病例中 90%引起症状。压迫邻近器官时,可出现上腹部不适、腹胀、上腹隐痛、嗳气等症状。由血栓引起的症状也可以是间歇性的。疼痛的原因可能包括梗死和坏死、相邻结构受压、肝包膜膨胀或血液流速过快。

(二)体征

腹部肿块与肝相连,表面光滑,质地柔软,有囊性感及不同程度的压痛感,有时可呈分叶状,但是血管瘤较小且位于肝脏内部时,常不可触及。有时血管瘤内可听见血管杂音。自发性破裂罕见,在巨大血管瘤病例中,可能会出现消耗性凝血病,患者出现弥散性血管内凝血和 Kasabaeh-Merrit 综合征(血管瘤伴血小板减少综合征)。

六、辅助检查

(一)超声

单用超声检查对于 80%的直径<6 cm 的病变能够做出明确的诊断。

(1)二维灰阶超声检查:显示肝内强回声病变(67%~79%),边界大多清楚,或病变区内强回声伴不规则低回声,病变内可履示扩张的血窦,较大血管瘤异质性更强,需要进一步的影像学检查。

(2)彩色多普勒:肝血管瘤的血流显示多在边缘出现,且血管走行较为平滑,色彩均匀,无彩色镶嵌图像。频谱多普勒多表现为低速中等阻力指数的血流频谱。

(3)超声造影:动脉期呈周边环状增强伴附壁结节状突起,门脉期呈缓慢向心性充填,瘤体可完全充填或不完全充填,回声高于周围肝组织,此方式与增强 CT 表现一致,当对比剂充填不完时,瘤体内可能存在血栓或纤维化改变。少数血管瘤在动脉期、门脉期及延迟期呈无增强,考虑瘤体内为血栓或纤维化改变。

(二)CT 检查

对于直径>2 cm 以上病变诊断的敏感性和特异性超过 90%。三相螺旋 CT 能增加良性病变的检出率。

(1)平扫:多表现为结节状或者肿块状的低密度影,直径<4 cm 的肿瘤边界清楚,密度均匀;直径>4 cm 者,边界可分叶,少数扫描层面瘤内出现不多的密度更低区,肿瘤大而瘤内密度更低,这与肝细胞肝癌多数层面出现多数密度更低区的特征有明显不同。海绵状血管瘤瘤内的密度更低区在病理上是血栓机化,故增强后扫描仍显示低密度。

(2)"两快一长"增强扫描:本病的 CT 特征,主要表现在"两快一长"增强扫描上。典型表现是快速注射碘对比剂后 1 分钟,在瘤的周边或者一侧边缘出现数目不等、密度高于同层正常肝或近似主动脉的小结节强化。注药后 2 分钟见上述瘤边的高密度强化向瘤中心扩大,密度仍高于同层正常肝或近似主动脉的小结节强化,其后,随着时间的推移,注药后 5~7 分钟,上述瘤周的强化渐扩大到全瘤范围内。强化密度从高于至渐等于正常肝,并保持等密度至注药后 10~15 分钟或者更长。上述碘对比剂充盈"快进慢出"的特征,与肝细胞肝癌碘对比剂充盈的"快进快出"表现不同,有鉴别诊断意义。

(3)常规增强扫描:可出现"两快一长"增强扫描注药后某一段时间内的 CT 特征。具体表现由肿瘤在肝内的部位以及扫描速度而定。在肝上部的肿瘤,常规增强扫描时,肿瘤层面多落在手推法注药后的 1~2 分钟。但如果用高压注射器以 3 mL/s 速度注射,则肝上部肿瘤可落在注药后的 1 分钟之内的层面,故肿瘤边缘可见多数的小结节强化。在肝下部的肿瘤,因 CT 机扫描速度慢,肿瘤所在的层面可能落在注药后的 5 分钟,故肿瘤可表现为全瘤强化。

(4)动态增强扫描:在常规 CT 的同层动态增强扫描或螺旋 CT 的全肝双期增强扫描上,多表现为动脉期瘤内边缘有少数小点状或小结节状的强化灶,强化密度高于周围正常肝组织,近似同层主动脉的密度。门脉期瘤内的边缘性强化灶略微增大变多,密度仍高于周同正常肝组织,近似同层主动脉的密度。如加扫注药开始后 5 分钟或以后的延时扫描,可出现全瘤强化,并逐渐降为等密度。上述动态增强扫描表现与"两快一长"增强扫描大体相同,不同的是,动态增强扫描的动脉期时间比手推法注药的"两快一长"增强扫描提前 30～60 秒,故瘤内的边缘性强化的病灶可能比"两快一长"注完药后第 1 分钟内的强化灶要少。

(三)MRI

准确、无创,但价格昂贵,敏感度＞90％。

(1)平扫:T_1WI 上病灶直径≤4 cm,多为圆形、卵圆形低密度影,边界清楚。大的病灶可以分叶,信号可不均匀,其中可见更低的信号或者混杂影,为瘤内发生囊变、纤维瘢痕、出血或者血栓等改变所致。T_2WI 多回波技术对于肝海绵状血管瘤的检出和定性有重要作用。随着 TE 的延长,肿瘤信号逐渐增高,在重 T_2WI 上,病灶信号最高,边界锐利,称"亮灯征",为肝海绵状血管瘤的特征性表现。

(2)增强:多期增强的典型表现为动脉期肿瘤周边环型或一侧边缘小点状或小结节状强化灶,门脉期边缘性强化灶增多、增大,强化区域逐渐向中央扩展,延迟期为高信号或者等信号充填。较小的病灶,动脉期可表现为全瘤的强化,但门脉期和延迟期始终为高信号。较大的病灶由于有时有纤维瘢痕、出血或者栓塞,中心可始终无强化。

(3)少见表现:厚壁型海绵状血管瘤,血管腔隙之间纤维组织多,血管腔隙小,造影剂不易进入或者进入很慢,在动脉期、门脉期及延迟期上始终无明显强化。加长延时期可见病灶逐渐大部分或者全部充填。

(四)核素显像

肝血管瘤由血窦构成,静脉注入 ^{99m}Tc-红细胞后,需要一定时间后才能在血窦中原有的未标记的红细胞混匀,故有缓慢灌注的特点。小的血管瘤往往在 5～10 分钟即达到平衡,之后放射性不再增强。较大的血管瘤有时需要 1～2 小时以后才能达到平衡,放射性明显增高,接近心血池强度。因此,常规需要早期和延迟两种显像。大的血管瘤由边缘向中心缓慢填充,如瘤内有纤维化,则表现为放射性缺损,但整个病灶区放射性强度高于周边正常肝组织。平衡后血池期如病变显示不清或可疑时,加做血池层显像可提高病变检出率。部分肝血管瘤病例表现为血流、血池显像相匹配。即病变在动脉相有充盈,静脉相仍可见,达到平衡后血池相时,逐渐填充增浓。而另有些病例变现血流、血池不相匹配,即病变动脉相不充盈,静脉相也往往有放射性缺损,到平衡后血池相,放射性随时间的增强而逐渐增浓。几乎所有病例病变区的放射性活度在平衡后期均明显高于肝组织。肝血池显像病变局部过度充盈,对于肝血管瘤的诊断具有相当的特异性,假阳性很少。

(五)血管造影

肝血管瘤血管造影的表现取决于瘤体的组织学类型,薄壁者血管腔隙宽,进入造影剂多,形成血管湖。由于腔壁内无肌肉组织,进入腔内的造影剂时间比较长,且可逐渐弥散,甚至充盈整个瘤体。厚壁者血管腔隙窄,进入造影剂少。事实上,瘤体内薄壁和厚壁者并存,所以,图像上见大小不等的血管湖。肝血管瘤血管造影表现:血管瘤的肿瘤血管呈团状或丛状,没有血管包绕、侵及和静脉早期显影,血管瘤内血流停滞缓慢,最多停留 30 秒,血管瘤的肝动脉和分支没增粗,仅血管瘤供血动脉增粗。

(六)实验室检查

肝脏血清学指标在没有肝脏基础性病变时常在正常范围,但肿瘤较大压迫引起梗阻性黄疸时,可能会有肝酶水平升高、胆红素含量增加。

七、诊断

本病的诊断主要依靠临床表现以及影像学检查来确诊。以往对于较小的血管瘤术前诊断比较困难,目前由于影像学诊断技术的发展,临床诊断符合率大大提高。

（1）临床表现：肿瘤生长缓慢，病程长，较大的肿瘤表面光滑，质地中等有弹性感可压缩。

（2）B超检查：可见有血管进入或血管贯通征。巨大肿瘤，扫查中探头压迫肿瘤，可见肿瘤受压变形。

（3）CT检查：主要表现为平扫表现为境界清楚的低密度区，增强扫描表现为"早出晚归"的特征。

（4）核磁检查：可出现所谓的"灯泡征"。

（5）肝血管造影：可发现肿瘤有较粗的供应血管，具有特征性表现。

八、鉴别诊断

（一）原发性肝癌

有肝炎或肝硬化背景或证据；肝痛、上腹肿块、纳差、乏力、消瘦、不明原因发热、腹泻或右肩痛、肝大、结节感或右膈抬高；少数以癌结节破裂急腹症、远处转移为首发症状；AFP阳性。

（二）继发性肝癌

继发性肝癌可在腹腔脏器恶性肿瘤手术前或手术时发现；亦可在原发癌术后随访时发现。超声显像、核素肝扫描、CT、磁共振成像（MRI）或选择性肝动脉造影等显示散在性实质性占位，占位常为大小相仿、多发、散在，CT或血池扫描无填充，^{99m}Tc-PMT扫描阴性，超声示"牛眼征"，难以解释的CEA增高等，鉴别并不困难。

（三）肝脓肿

不规则发热，尤以细菌性肝脓肿更显著。肝区持续性疼痛，随深呼吸及体位移动而增剧。体检发现肝脏多有肿大（肝脏触痛与脓肿位置有关），多数在肋间隙相当于脓肿处有局限性水肿及明显压痛。白细胞及中性粒细胞计数升高可达$(20\sim30)\times10^9/L$，阿米巴肝脓肿患者粪中偶可找到阿米巴包囊或滋养体，酶联免疫吸附（ELISA）测定血中抗阿米巴抗体可帮助确定脓肿的性质，阳性率为$85\%\sim95\%$。肝穿刺阿米巴肝脓肿可抽出巧克力色脓液；细菌性可抽出黄绿色或黄白色脓液，培养可获得致病菌。早期脓肿液化不全时，增加与肝血管瘤鉴别难度，尤其是低回声型血管瘤。CT检查可见单个或多个圆形或卵圆形界限清楚、密度不均的低密区，内可见气泡。增强扫描脓腔密度无变化，腔壁有密度不规则增高的强化，称为"环月征"或"日晕征"。MRI T_1WI脓液为低信号，脓肿壁厚薄不一，脓液壁外侧有低信号的水肿带，T_1WI脓液为高信号，脓肿壁厚薄不一，呈稍高信号，脓液壁外侧的水肿带也呈高信号。核素显像表现为放射性缺损区。

（四）肝局灶性结节增生（FNH）

一般也无症状，与肝血管瘤主要靠影像学来鉴别诊断。超声表现：可以有低、高或混合回声，缺乏特征性，可见纤维分隔。CT表现，平扫：肝内低密度或等密度改变，边界清楚。当中心存在纤维性瘢痕时，可见从中心向边缘呈放射状分布的低密度影像为其特征。增强：可为高密度、等密度或低密度不等，主要因其供血情况而不同。病变内纤维分隔无增强，动脉晚期病变呈低密度。血管造影：典型病变可表现为血管呈放射状分布，如轮辐样和外围血管的抱球现象。同位素^{99m}Tc胶体硫扫描：65%的病变可见有核素浓聚，因该种病变内有肝巨噬细胞，所以能凝聚核素，这点和肝血管瘤不同，因而有较高诊断价值。

九、治疗

肝血管瘤生长缓慢，经长期随访仅有大约10%的血管瘤会进行性增大，其余无明显变化，并且不会恶变。因此，需要经手术治疗者仅为少数。对肝血管瘤治疗的原则：直径<5 cm，者不处理，定期观察；直径≥10 cm主张手术切除；直径6~9 cm者依情而定；有以下情况者可考虑手术：年轻患者尤其是育龄期妇女，瘤体继续生长机会大者；肿瘤靠近大血管，继续生长估计会压迫或包绕大血管给手术增加难度者；患者症状较明显，尤其是精神负担重者；合并有其他上腹部良性疾病（如胆囊结石等）需手术可一并处理者；随访中发现瘤体进行性增大者。而有以下情况者，则不主张手术，年龄超过60岁的中老年患者；重要脏器有严重病变不能耐受手术者。

常见治疗方法如下。

（一）肝血管瘤切除术

较小的血管瘤一般采用沿其假包膜剥离或沿瘤体周边正常肝组织切除等方法,可达到出血少、彻底切除病灶的目的。很少需采用全肝血流阻断术。

（二）肝血管瘤捆扎术

血管瘤捆扎术对较小的瘤体是一种安全、有效、简便的治疗方法。近年来,随着血管瘤切除率的提高,采用捆扎术治疗的患者逐渐减少。目前,常用于多发性血管瘤主瘤切除后较小瘤体的捆扎,或其他疾病行上腹部手术时对较小血管瘤的顺便处理。

（三）肝动脉结扎加放疗术

肝血管瘤主要由肝动脉供血,结扎肝动脉后可暂时使瘤体缩小变软,结合术后放疗可使瘤体机化,减轻症状,但长期效果有限。主要用于无法切除的巨大血管瘤,近年来,由于新技术的采用,以往认为不能切除的血管瘤已能顺利切除,故该种方法已很少应用。

（四）术中血管瘤微波固化术

主要用于无法切除的巨大血管瘤。采用此疗法的重要步骤之一是必须阻断第一肝门,减少瘤体内血液流动,使微波热能不会被血流带走而能集中于被固化瘤体的周围。术中微波固化术已很少采用。

（五）肝动脉插管栓塞术（TAE）

经过栓塞后部分血管瘤可缩小机化。一般栓塞剂碘化油、明胶海绵等对较大的瘤体效果较差,无水乙醇、鱼肝油酸钠、平阳霉素对管内皮具有强烈刺激性的栓塞剂应用后,可达到使血管瘤内皮细胞变性、坏死,血管内膜增厚,管腔闭塞的目的。治疗后瘤体能不同程度的缩小。但是,由于栓塞剂对血管的强烈刺激性,在对血管瘤起栓塞作用的同时,也常常累及到肝门部血管及正常肝内血管,造成一些严重的并发症,常见的有肝细胞梗死、肝脓肿、胆道缺血性狭窄及胆管动脉瘘等。TAE治疗肝血管瘤仍有争议,其原因有:TAE对小血管瘤的效果较好,但5 cm及5 cm以下的血管瘤往往不需治疗;大血管瘤的TAE治疗长期效果差,难以达到瘤体缩小机化的目的。TAE术后瘤体与肝裸区、网膜等建立了广泛的侧支循环,增加了手术难度及出血量;TAE可造成肝脏坏死、肝脓肿、胆道缺血性狭窄等严重并发症。

目前,真正难处理的是那些多发性、弥漫性或生长在肝实质内的中央型血管瘤,而生长在肝表面、肝脏一叶或半肝以上的巨大血管瘤,均能获得完整切除（包括尾叶血管瘤）,由于血管瘤极少合并肝硬化,因此,行肝小叶切除也很少发生肝功能衰竭。对肝血管瘤的处理不能像肝癌那样积极,虽然许多用于肝癌治疗的方法也可用于血管瘤的治疗,但两种疾病的性质不同,不能认为对血管瘤治疗有效就认为其治疗合理。如果指征不明确,宁愿观察也不要随意治疗,以免造成严重的后果。

（邵存华）

第六节　肝细胞腺瘤

肝细胞腺瘤是一种女性多发的肝脏良性肿瘤,通常由类似正常的肝细胞所组成。

一、病因与病理

主要与口服避孕药的广泛应用有关。在口服避孕药没有问世以前该病的发生率相当低,Edmondson统计,1918—1954年洛杉矶总医院的5 000例尸检,仅发现2例。20世纪60年代至70年代,该病的发病率显著增高。1973年Baum报道了口服避孕药与肝细胞腺瘤的关系,发现避孕药及同类药物均与肝细胞腺瘤有明显的关系,在美国肝细胞腺瘤几乎都发生于服避孕药物5年以上的妇女,发生率约为3.4%,据认为雌激素能使肝细胞增生,孕激素使肝血管肥大。该病晚期易恶变。但在临床上往往还可见到一些并无服避孕药物历史的成年男性、婴儿、儿童等患者。

肝细胞腺瘤多发生于无肝硬化的肝右叶内,左叶少见。多为单发的孤立结节,可有或无包膜,境界清楚、质软,表面有丰富的血管,直径从 1～2 cm 到 10 cm 大小,切面呈棕黄色,内有暗红色或棕色出血或梗死区,无纤维基质。少数有蒂,有时可见不规则坏死后所遗留的瘢痕标志。往往可见较粗的动静脉内膜增生性改变。光镜所见肝细胞腺瘤由分化良好的肝细胞所组成,细胞较正常肝细胞为大,因为有较多的糖原或脂肪,胞质常呈空虚或空泡状。细胞排列成片状或条索状,无腺泡结构。很少有分裂象,核浆比正常。无明显的狄氏腔,无胆管。电镜检查瘤细胞内细胞器缺乏。有时瘤体由分化不同的肝细胞组成,若有明显的异型性应警惕同时并有肝细胞癌的可能。

二、临床表现

肝细胞腺瘤生长缓慢,早期多无临床症状,往往于体检或剖腹手术时发现。该病多发生于15～45 岁服避孕药的育龄妇女,其中以 20～39 岁最为多见。男性及儿童也可发病。随着肿瘤逐渐增大,可出现腹胀、隐痛或恶心等压迫症状。肝细胞腺瘤有明显的出血倾向。当瘤内出血时可有急性腹痛,甚至出现黄疸。遇外伤瘤体破裂,可造成腹腔内大出血,出现低血容量性休克及贫血,甚至引起循环衰竭而死亡。

(一)肝功能、AFP、ALP

通常都在正常范围。

(二)影像学检查

(1)B超示肿瘤边界清楚、光滑。常可见明显包膜,小的肝腺瘤多呈分布均匀的低回声,大的肝腺瘤亦是分布欠均匀的低回声或间以散在边缘清晰的增强回声,部分还可呈较强的回声斑,但后方不伴声影,肿瘤后方多无增强效应,较大的肝腺瘤内常伴有出血或坏死液化,超声图像上显示有不规则的液性暗区。

(2)CT 表现。①平扫:肝内低密度或等密度占位性病变,出血、钙化可为不规则高密度,边缘光滑,周围可见"透明环"影,常为特征性表现。病理基础一般是由瘤周被挤压的肝细胞内脂肪空泡增加而致。②增强:早期可见均匀性增强,之后,密度下降与正常肝组织呈等密度。晚期呈低密度。其瘤周之透明环无增强表现。③肿瘤恶变可呈大的分叶状肿块或大的坏死区,偶尔可见钙化。

(3)放射性核素^{67}Ga扫描表现为冷结节,^{99m}Tc PMT 表现为早期摄入、排泄延迟以及放射性稀疏。

(4)细针穿刺细胞学检查能明确诊断,但有出血的可能,应慎重对待。

三、诊断

首先要引起注意的是男性也可以患肝腺瘤,其次就是与肝癌的鉴别诊断。根据患者病史、实验室检查以及影像学综合检查,多数患者可做出诊断。

四、治疗

手术切除为最好的治疗方法,因肝细胞腺瘤有出血及恶变的危险,且常与肝癌不易相区别。故有学者主张一旦发现,均应行手术治疗。又因有学者发现在停用口服避孕药后有些肝细胞腺瘤患者肿瘤可发生退化,故多数学者认为对于＞5 cm 的肝细胞腺瘤应积极手术治疗;小于5 cm 的肿瘤,若无症状或症状较轻者,在停用口服避孕药的情况下,定期行 CT 或 B 超检查,若继续增大,则行手术治疗。对于因肝细胞腺瘤破裂所致腹腔内出血者,应根据患者情况酌情处理。对于手术切除有困难的患者应做活检确诊,并长期随访。

(邵存华)

第七节　原发性肝肉瘤

原发性肝肉瘤是起源于肝脏间叶组织的恶性肿瘤,占原发性肝肿瘤的 1%～2%,远较上皮来源的肝细胞癌少见。主要有血管肉瘤、纤维肉瘤、平滑肌肉瘤、未分化肉瘤、癌肉瘤和 Kaposi 肉瘤。

一、肝血管肉瘤

肝血管肉瘤是最常见的肝脏间叶组织肿瘤，又名恶性血管内皮细胞瘤、血管内皮细胞肉瘤及库普弗细胞肉瘤。美国每年约有 25 例肝血管肉瘤报道，几乎均发生于成年人，且常于 60~70 岁之间发病。部分与接触二氧化钍、氯乙烯、砷化物等致癌物有关。

肿瘤常为多中心发生，呈界限不清的出血性结节，结节大小自数毫米至数厘米，有时可见海绵状瘤样结构区。有时瘤结节为灰白色，弥漫散布于全肝内。肝血管肉瘤以常侵犯肝静脉为特征，形成肺、脾、脑等处的转移，转移灶常表现为出血性结节。血管肉瘤组织学特点为间变的内皮细胞沿血窦或毛细血管浸润性生长，细胞呈多层或乳头状排列突向窦腔。窦间仍可见肝细胞小梁的存在。瘤细胞长梭形，核大，浓染，核仁小，胞浆嗜酸性，细胞周界不清，有瘤巨细胞形成。瘤组织常发生出血、坏死、纤维化。肝血管肉瘤与儿童期肝血管内皮瘤的区别在于细胞核的异型性、核分裂象较多见和瘤巨细胞的形成。

肝血管肉瘤最常见初始症状为腹痛和腹部不适，其他为腹部肿胀、进行性肝功能衰竭、体重降低、食欲缺乏和呕吐。由于肝血管肉瘤生长迅速，50% 发现时已有远处转移，故预后较差。不能手术切除者大多发现后半年内死亡，能手术切除者术后生存亦仅 1~3 年，大多死于复发。该病对放疗和化疗不敏感。Penn 报道 9 例行肝移植治疗的肝血管肉瘤患者，2 年生存率为 10%，无一例术后生存超过 28 个月。

二、肝纤维肉瘤

发病年龄 30~73 岁，85% 为男性。症状大多非特异，可伴有严重低血糖，很少破裂出血。肿瘤可发生于肝包膜的间皮下层，因而梭形的肿瘤细胞类似腹膜的纤维恶性间皮瘤。据载肝纤维肉瘤最大者重 7 kg，切面灰白色，有坏死及出血灶，有时有囊性退行变。显微镜下为梭形细胞成束状交错排列，端尖，有胶原及网状纤维与肿瘤细胞混杂，胞核深染而细长，有分裂象。预后较差。

三、肝平滑肌肉瘤

肝平滑肌肉瘤多见成年人。症状有上腹肿块、腹痛、消瘦。源起于肝静脉者可引起 Budd-Chiari 综合征，位于肝流出道者比肝内者预后更差，源起于肝圆韧带者则比肝内者好。切面淡红色伴黄色坏死区及暗红色出血区。可见细长的梭形细胞束交叉排列，胞浆轻微嗜酸性有纵纹，胞核深染细长，端钝，常见分裂象。免疫组织化学法对肿瘤的诊断很有帮助，Actin，HHF35 呈胞浆阳性；Vimentin 常呈弥漫阳性；约 1/3 的肝平滑肌肉瘤 Desmin 阳性。电镜示肌纤丝、胞浆内有致密小体及边缘致密斑。但电镜形态并不是诊断该肿瘤的必要条件。胃肠道和子宫平滑肌肉瘤常转移至肝脏形成转移性肝肉瘤肿瘤。原发性肝平滑肌肉瘤平均生存期 20 个月，手术切除后预后较好。

四、肝癌肉瘤

肝癌肉瘤包含上皮组织和间叶组织的恶性成分，临床罕见，多伴有肝硬化。上皮和间叶组织恶变可混杂发生，也可单独同时发生于肝脏。

五、肝未分化肉瘤

肝未分化肉瘤也称为肝胚胎性肉瘤，主要发生于 6~15 岁少儿。发现时大多已达 10~20 cm，很少有包膜，分界清，质地软，切面呈囊性并可有胶冻样改变。镜下该肿瘤最基本组织学改变是肿瘤细胞呈胚胎间叶样分化特征，没有明确上皮性分化，瘤细胞呈长梭形、星形或纺锤形，轮廓不清，偶可见异形多核巨细胞形成，易见核分裂，间质为疏松的黏液样基质，有时可见囊性变。肿瘤细胞内外可见 PAS 阳性物，这些 PAS 阳性物为 α 抗胰蛋白酶。50% 肿瘤组织内有髓外造血，以及伴出血、坏死等。因该肿瘤分化幼稚，无论手术，还是化疗、放疗，患者常在 1 年内死亡。

六、原发性肝 Kaposi 肉瘤

该瘤极少见,继发性的多见于 AIDS,肝内浸润是全身病变的一部分。

原发性肝肉瘤常无乙肝背景,血清标志物与影像学检查亦无特征性改变。诊断有赖于病理。但如疑及血管肉瘤则应避免穿刺活检,以免引起致命出血。

治疗以手术切除为主,因多数发病时病灶较大、病变范围已广泛或有肝外转移,根治切除率低,化疗效果亦不敏感,肝动脉化疗栓塞可使部分病情得到控制。

（邵存华）

第八节　原发性肝癌

一、原发性肝癌的病因学

目前认为肝炎病毒有 A、B、C、D、E、G 等数种以及 TTV。已经有大量的研究证明,与肝癌有关的肝炎病毒为乙、丙型肝炎病毒。即 HBV 与 HCV 慢性感染是肝癌的主要危险因素。

（一）乙型肝炎病毒与肝癌发病密切相关

HBV 与肝癌发病间的紧密联系已得到公认,国际癌症研究中心已经确认了乙型肝炎在肝癌发生中的病因学作用。据估计,全球有 3.5 亿慢性 HBV 携带者。世界范围的乙型肝炎表面抗原(HBsAg)与肝癌关系的生态学研究发现,HBsAg 的分布与肝癌的地理分布较为一致,即亚洲、非洲为高流行区。当然在局部地区,HBsAg 的分布与肝癌的地理分布不一致,例如格陵兰 HBsAg 的流行率很高,但肝癌发病率却很低。病例研究发现,80% 以上的肝癌患者都有 HBV 感染史。分子生物学研究发现,与 HBV 有关的 HCC 中,绝大多数的病例可在其肿瘤细胞 DNA 中检出 HBV DNA 的整合。研究发现,慢性 HBV 感染对肝癌既是启动因素,也是促进因素。

（二）丙型肝炎病毒(HCV)与肝癌发病的关系

据估计全球有 1.7 亿人感染 HCV。丙型肝炎在肝癌发生中的重要性首先是由日本学者提出的。IARC 的进一步研究也显示了肝癌与丙型肝炎的强烈的联系。

但有研究发现,HCV 在启东 HCC 及正常人群中的感染率并不高,因此 HCV 可能不是启东肝癌的主要病因。最近启东的病例对照研究显示,HCV 在启东 HBsAg 携带者中的流行率也不高(2.02%),HBsAg 携带者中肝癌病例与对照的 HCV 阳性率并无显著差别。

二、诊断和分期

（一）肝癌的分期

原发性肝癌的临床表现因不同的病期而不同,其病理基础、对各种治疗的反应及预后相差较大,故多年来许多学者都曾致力于制订出一个统一的分型分期方案,以利于选择治疗、评价结果和估计预后。与其他恶性肿瘤一样,对肝癌进行分期的目的是:①指导临床制订合理的治疗计划。②根据分期判断预后。③评价治疗效果并在较大范围内进行比较。因此,理想的分期方案应满足以下两个要求:分期中各期相应的最终临床结局差别明显;同一分期中临床结局差别很小。

1.Okuda 分期标准

日本是肝癌高发病率国家。Okuda 等根据 20 世纪 80 年代肝癌研究和治疗的进展,回顾总结了 850 例肝细胞肝癌病史与预后的关系,认为肝癌是否已占全肝的 50%、有无腹水、清蛋白是否大于 30 g/L 及胆红素是否少于 30 mg/L 是决定生存期长短的重要因素,并以此提出三期分期方案(表 9-2)。

与非洲南部的肝癌患者情况不同,日本肝癌患者在确诊前大多已经合并了肝硬化,并有相应的症状。而且随着20世纪80年代诊断技术的提高,小肝癌已可被诊断和手术切除。因此Okuda等认为以清蛋白指标替代Primack分期中的门脉高压和体重减轻来进行分期的方案更适用于日本的肝癌患者。Okuda称Ⅰ期为非进展期,Ⅱ期为中度进展期,Ⅲ期为进展期。对850例肝癌患者的分析表明,Ⅰ、Ⅱ、Ⅲ期患者中位生存期分别为11.5个月、3.0个月和0.9个月,较好地反映了肝癌患者的预后。

表 9-2 Okuda 肝癌分期标准

分期	肿瘤大小 >50% (+)	肿瘤大小 <50% (-)	腹水 (+)	腹水 (-)	清蛋白 <0.3 g/L (3 g/dL)(+)	清蛋白 >0.3 g/L (3 g/dL)(-)	胆红素 >0.175 μmol/L (3 mg/dL)(+)	胆红素 <0.175 μmol/L (3 mg/dL)(-)
Ⅰ	(-)		(-)		(-)			(-)
Ⅱ	1 或 2 项(+)							
Ⅲ	3 或 4 项(+)							

2.国际抗癌联盟制定的 TNM 分期

根据国际抗癌联盟(UICC)20世纪80年代中期制定并颁布的常见肿瘤的TNM分期,肝癌的TNM分期如表9-3。

表 9-3 UICC 肝癌 TNM 分期

分期	T	N	M
Ⅰ	T_1	N_0	M_0
Ⅱ	T_2	N_0	M_0
ⅢA	T_3	N_0	M_0
ⅢB	$T_1 \sim T_3$	N_1	M_0
ⅣA	T_4	N_0, N_1	M_0
ⅣB	$T_1 \sim T_4$	N_0, N_1	M_1

表中,T——原发肿瘤、适用于肝细胞癌或胆管(肝内胆管)细胞癌。

Tx:原发肿瘤不明。

T_0:无原发病证据。

T_1:孤立肿瘤,最大直径在2 cm或以下,无血管侵犯。

T_2:孤立肿瘤,最大直径在2 cm或以下,有血管侵犯;或孤立的肿瘤,最大直径超过2 cm,无血管侵犯;或多发的肿瘤,局限于一叶,最大的肿瘤直径在2 cm或以下,无血管侵犯。

T_3:孤立肿瘤,最大直径超过2 cm,有血管侵犯;或多发肿瘤,局限于一叶,最大的肿瘤直径在2 cm或以下,有血管侵犯;或多发肿瘤,局限于一叶,最大的肿瘤直径超过2 cm,有或无血管侵犯。

T_4:多发肿瘤分布超过一叶;或肿瘤侵犯门静脉或肝静脉的一级分支;或肿瘤侵犯除胆囊外的周围脏器;或穿透腹膜。

注:依胆囊床与下腔静脉之投影划分肝脏之两叶。

N——区域淋巴结,指肝十二指肠韧带淋巴结。

N_x:区域淋巴结不明。

N_0:区域淋巴结无转移。

N_1:区域淋巴结有转移。

M——远处转移。

M_x:远处转移不明。

M_0:无远处转移。

M_1:有远处转移。

3.我国通用的肝癌分型分期方案

根据肝癌的临床表现,1977年全国肝癌防治研究协作会议上通过了一个将肝癌分为3期的方案。该方案如下。

Ⅰ期:无明确的肝癌症状与体征者。

Ⅱ期:介于Ⅰ期与Ⅲ期之间者。

Ⅲ期:有黄疸、腹水、远处转移或恶病质之一者。

此项方案简单明了,便于掌握,在国内相当长的时间内被广泛采用,并于1990年被收录入《中国常见恶性肿瘤诊治规范》,作为我国肝癌临床分期的一个标准。

4.1999年成都会议方案

1977年的3个分期的标准虽简便易记,但Ⅰ~Ⅲ期跨度过大,大多数患者集中在Ⅱ期,同期中病情有较大出入。因此中国抗癌协会肝癌专业委员会1999年在成都第四届全国肝癌学术会议上提出了新的肝癌分期标准(表9-4),并认为大致可与1977年标准及国际TNM分期相对应。

表9-4　成都会议原发性肝癌的分期标准

分期	数量、长径、位置	门静脉癌栓 (下腔静脉、胆管癌栓)	肝门、腹腔 淋巴结肿大	远处 转移	肝功能 Child 分级
Ⅰ	1或2个、<5 cm、在1叶	无	无	无	A
Ⅱa	1或2个、5~10 cm、在1叶,或<5 cm、在2叶	无	无	无	A 或 B
Ⅱb	1或2个、>10 cm,或3个、<10 cm、在1叶,或1或2个、5~10 cm、在2叶	无或分支有	无	无	A 或 B
Ⅲ	癌结节>3个,或>10 cm,或在2叶,或1或2个、>10 cm、在2叶	门静脉主干	有	有	C

此分期的特点:①未采用国际TNM分期中关于T的划分,认为小血管有无侵犯是一个病理学分期标准,肝癌诊断时多数不能取得病理学检查,难以使用此项标准。②肝功能的好坏明显影响肝癌的治疗选择与预后估计,因而肝功能分级被列入作为肝癌分期的一个重要指标。严律南等分析504例肝切除患者资料,认为此分期与国际TNM分期在选择治疗方法、估计预后方面作用相同,且应用简便,值得推广。

5.2001年广州会议方案

在1999年成都会议肝癌分期标准基础上,中国抗癌协会于2001年年底广州全国肝癌学术会议提出了新的分期标准,建议全国各肝癌治疗中心推广使用。分期方案如下。

Ⅰa:单个肿瘤直径小于3 cm,无癌栓、腹腔淋巴结及远处转移;Child A。

Ⅰb:单个或两个肿瘤直径之和小于5 cm,在半肝,无癌栓、腹腔淋巴结及远处转移;Child A。

Ⅱa:单个或两个肿瘤直径之和小于10 cm,在半肝或两个肿瘤直径之和小于5 cm,在左右两半肝,无癌栓、腹腔淋巴结及远处转移;Child A。

Ⅱb:单个或多个肿瘤直径之和大于10 cm,在半肝或多个肿瘤直径之和大于5 cm,在左右两半肝,无癌栓、腹腔淋巴结及远处转移;Child A。

有门静脉分支、肝静脉或胆管癌栓和(或)Child B。

Ⅲa:肿瘤情况不论,有门脉主干或下腔静脉癌栓、腹腔淋巴结或远处转移之一;Child A 或 B。

Ⅲb:肿瘤情况不论,癌栓、转移情况不论;Child C。

(二)肝癌的临床表现

1.首发症状

原发性肝癌患者首先出现的症状多为肝区疼痛,其次为纳差、上腹肿块、腹胀、乏力、消瘦、发热、腹泻、急腹症等。也有个别患者以转移灶症状为首发症状,如肺转移出现咯血,胸膜转移出现胸痛,脑转移出现癫痫、偏瘫,骨转移出现局部疼痛,腹腔淋巴结或胰腺转移出现腰背疼痛等。肝区疼痛对本病诊断具有一定的特征性,而其他症状缺乏特征性,常易与腹部其他脏器病变相混淆而延误诊断。

2.常见症状

(1)肝区疼痛:最为常见的症状,主要为肿物不断增长,造成肝被膜张力增大所致。肿瘤侵及肝被膜或腹壁、膈肌是造成疼痛的直接原因。肝区疼痛与原发性肝癌分期早晚有关,早期多表现为肝区隐痛或活动时痛,中、晚期疼痛多为持续性胀痛、钝痛或剧痛。疼痛与肿瘤生长部位有关,右叶肿瘤多表现为右上腹或右季肋部痛,左叶肿瘤可表现为上腹偏左或剑突下疼痛。当肿瘤侵及肝被膜时,常常表现为右肩背疼痛。当肿瘤突然破裂出血时,肝区出现剧痛,迅速波及全腹,表现为急腹症症状,伴有生命体征变化。

(2)消化道症状:可出现食欲减退、腹胀、恶心、呕吐、腹泻等。食欲减退和腹胀较为常见。食欲减退多为增大的肝脏或肿物压迫胃肠道及患者肝功能不良所致。全腹胀往往为肝功能不良伴有腹水所致。腹泻多较为顽固,每日次数可较多,为水样便或稀软便,易与慢性肠炎相混淆。大便常规检查常无脓血。

(3)发热:大多为肿瘤坏死后吸收所致的癌热,表现为午后低热,无寒战,小部分患者可为高热伴寒战。吲哚美辛可暂时退热。部分患者发热为合并胆管、腹腔、呼吸道或泌尿道感染所致。经抗生素治疗多可控制。

(4)消瘦、乏力、全身衰竭:早期患者可无或仅有乏力,肿瘤组织大量消耗蛋白质及氨基酸,加之患者胃肠道功能失调特别是食欲减退、腹泻等,使部分患者出现进行性消瘦才引起注意。当患者进入肿瘤晚期,可出现明显的乏力,进行性消瘦,直至全身衰竭出现恶病质。

(5)呕血、黑便:较为常见,多与合并肝炎后肝硬化、门静脉高压有关,也可为肿瘤侵入肝内门静脉主干造成门静脉高压所致。食管、胃底静脉曲张破裂出血可引起呕血,量较大。门脉高压所致脾大、脾亢引起血小板减少是产生出血倾向的重要原因。

(6)转移癌症状:肝癌常见的转移部位有肺、骨、淋巴结、胸膜、脑等。肿瘤转移到肺,可出现咯血;转移至胸膜可出现胸痛、血性胸腔积液;骨转移常见部位为脊柱、肋骨和长骨,可出现局部明显压痛、椎体压缩或神经压迫症状;转移至脑可有神经定位症状和体征。肿瘤压迫下腔静脉的肝静脉开口时可出现 Budd-Chiari 综合征。

3.常见体征

(1)肝大与肿块:肝大与肿块是原发性肝癌最主要、最常见的体征。肿块可以在肝脏局部,也可全肝大。肝表面常局部隆起,有大小不等的结节,质硬。当肝癌突出于右肋下或剑突下时,可见上腹局部隆起或饱满。当肿物位于膈顶部时,X 线可见膈局部隆起,运动受限或固定。少数肿物向后生长,在腰背部即可触及肿物。

(2)肝区压痛:当触及肿大的肝脏或局部性的肿块时,可有明显压痛,压痛的程度与压迫的力量成正比。右叶的压痛有时可向右肩部放射。

(3)脾大:常为合并肝硬化所致。部分为癌栓进入脾静脉,导致脾淤血而肿大。

(4)腹水:多为晚期征象。当肝癌伴有肝硬化或癌肿侵犯门静脉时,可产生腹水,多为漏出液。当肿瘤侵犯肝被膜或癌结节破裂时,可出现血性腹水。肝癌组织中的肝动脉-门静脉瘘引起的门脉高压症临床表现以腹水为主。

(5)黄疸:多为晚期征象。当肿瘤侵入或压迫大胆管时或肿瘤转移至肝门淋巴结而压迫胆总管或阻塞时,可出现梗阻性黄疸,黄疸常进行性加重,B 超或 CT 可见肝内胆管扩张。当肝癌合并较重的肝硬化或慢性活动性肝炎时,可出现肝细胞性黄疸。

(6)肝区血管杂音:肝区血管杂音是肝癌较特征性体征。肝癌血供丰富,癌结节表面有大量网状小血管,当粗大的动脉突然变细,可听到相应部位连续吹风样血管杂音。

(7)胸腔积液:常与腹水并存,也可为肝肿瘤侵犯膈肌,影响膈肌淋巴回流所致。

(8)Budd-Chiari 综合征:当肿物累及肝静脉时,可形成癌栓,引起肝静脉阻塞,临床上可出现肝大、腹水、下肢肿胀等,符合 Budd-Chiari 综合征。

(9)转移灶体征:肝癌肝外转移以肺、骨、淋巴结、脑、胸膜常见,转移至相应部位可出现相应体征。

4.影像学检查

(1)肝癌的超声诊断:肝癌根据回声强弱(与肝实质回声相比)可分为如下4型。①弱回声型:病灶回声比肝实质为低,常见于无坏死或出血、质地相对均匀的肿瘤,提示癌组织血供丰富,一般生长旺盛。该型较常见,约占32.1%。②等回声型:病灶回声强度与同样深度的周围肝实质回声强度相等或相似,在其周围有明显包膜或者晕带围绕,或出现邻近结构被推移或变形时,可有助于病灶的确定。该型最少见。约占5.6%。③强回声型:其内部回声比周围实质高。从组织学上可有两种不同的病理学基础,一种是回声密度不均匀,提示肿瘤有广泛非液化性坏死或出血,或有增生的结缔组织;另一种强回声密度较均匀,是由其内弥漫性脂肪变性或窦状隙扩张所致。强回声型肝癌最常见,约占42.7%。④混合回声型:瘤体内部为高低回声混合的不均匀区域,常见于体积较大的肝癌,可能是在同一肿瘤中出现各种组织学改变所致。此型约占15.5%。

肝癌的特征性图像。①晕征:大于2 cm的肿瘤随着肿瘤的增大,周边可见无回声晕带,一般较细而规整,晕带内侧缘清晰是其特征,是发现等回声型肿块的重要指征。声晕产生的原因之一为肿瘤周围的纤维结缔组织形成的假性包膜所致;也可能是肿块膨胀性生长,压迫外周肝组织形成的压缩带;或肿瘤本身结构与正常肝组织之间的声阻差所致。彩超检查显示,有的晕圈内可见红、蓝彩色动静脉血流频谱,故有的声晕可能由血管构成。声晕对于提示小肝癌的诊断有重要价值。②侧方声影:上述晕征完整时,声束抵达小肝癌球体的侧缘容易发生折射效应而构成侧方声影。③镶嵌征:在肿块内出现极细的带状分隔,把肿瘤分成地图状,有时表现为线段状,此特征反映了癌组织向外浸润性生长与纤维结缔组织增生包围反复拮抗的病理过程,多个癌结节也可形成这样的图像。镶嵌征是肝癌声像图的重要特征,转移癌则罕见此征象。④块中块征:肿块内出现回声强度不同、质地不同的似有分界的区域,反映了肝癌生长发育过程中肿块内结节不同的病理组织学表现,如含肿瘤细胞成分、脂肪、血供等不同的结构所形成的不同回声的混合体。

(2)肝癌的CT表现:现在从小肝癌和进展期肝癌的CT表现及肝癌的CT鉴别诊断三方面分别讲述。

小肝癌的CT表现(图9-1、图9-2):小肝癌在其发生过程中,血供可发生明显变化。增生结节、增生不良结节以及早期分化好的肝癌以门脉供血为主,而明确的肝癌病灶几乎均仅以肝动脉供血。其中,新生血管是肝癌多血供的基础。因此,肝脏局灶性病变血供方式的不同是CT诊断及鉴别诊断的基础。小的明确的肝癌表现为典型的高血供模式:在动脉期出现明显清晰的增强,而在门静脉期对比剂迅速流出。早期分化好的肝癌、再生结节或增生不良结节均无此特征,而表现为与周围肝组织等密度或低密度。

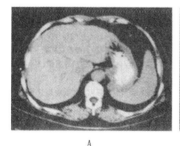 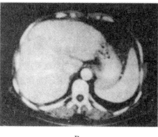 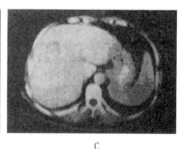

| A | B | C |

图 9-1 小肝癌(直径约2 cm)CT扫描影像(一)

A.平扫显示肝脏右叶前上段圆形低密度结节影;B.增强至肝静脉期,病灶为低密度,其周围可见明确的小卫星结节病灶;C.延迟期,病灶仍为低密度

形态学上,小肝癌直径<3 cm,呈结节状,可有假包膜。病理上50%~60%的病例可见假包膜。由于假包膜较薄,其CT检出率较低。CT上假包膜表现为环形低密度影,在延迟的增强影像上表现为高密度影。

进展期肝癌的CT表现:进展期肝癌主要可分为3种类型(巨块型、浸润型和弥漫型)。①巨块型肝癌边界清楚,常有假包膜形成。CT可显示70%~80%的含有假包膜的病例,表现为病灶周围环形的低密度影,延迟期可见其增强;癌肿内部密度不均,尤其在分化较好的肿瘤有不同程度的脂肪变性。②浸润型肝癌表现为不规则、边界不清的肿瘤,肿瘤突入周围组织,常侵犯血管,尤其是门静脉分支,形成门脉瘤栓。判断有无门脉瘤栓对于肝癌的分期及预后至关重要。③弥漫型肝癌最为少见,表现为肝脏多发的、弥漫分布的小癌结节,这些结节大小和分布趋向均匀,彼此并不融合,平扫为低密度灶。

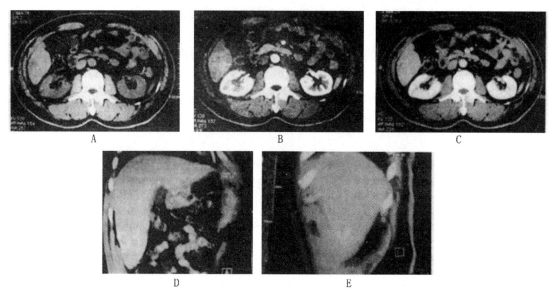

图 9-2 小肝癌(直径约 2 cm)CT 扫描影像(二)

A.平扫,可见边缘不清的低密度灶;B.动脉晚期,病变呈中度不规则环形增强;C.门脉期,病变内对比剂
流出,病变密度减低;D.冠状位重建影像,可清晰显示病变;E.矢状位重建影像,病变呈不规则环形增强

(3)肝癌的 MRI 表现:肝癌可以是新发生的,也可以由不典型增生的细胞进展而来。在肝硬化的肝脏,肝癌多由增生不良结节发展而来。近来,一个多中心的研究结果显示,增生不良结节为肝癌的癌前病变。过去肝癌在诊断时多已为进展期病变,但近年来随着对肝硬化及病毒性肝炎患者的密切监测、定期筛查,发现了越来越多的早期肝癌。

组织学上,恶性细胞通常形成不同厚度的梁或板,由蜿蜒的网状动脉血管腔分隔。肝癌多由肝动脉供血,肝静脉和门静脉沿肿瘤旁增生,形成海绵状结构。

影像表现(图 9-3、图 9-4):肝癌的 MRI 表现可分为三类。孤立结节/肿块的肝癌占 50%,多发结节/肿块的肝癌占 40%,而弥漫性的肝癌占不到 10%。肿瘤内部有不同程度的纤维化、脂肪变、坏死及出血等使肝癌 T_1、T_2 加权像的信号表现多种多样。肝癌最常见的表现是在 T_1 加权像上为略低信号,在 T_2 加权像上为略高信号,有时在 T_1 加权像上也可表现为等信号或高信号。有文献报道 T_1 加权像上表现为等信号的多为早期分化好的肝癌,而脂肪变、出血、坏死、细胞内糖原沉积或铜沉积等均可在 T_1 加权像上表现为高信号。此外,在肝血色病基础上发生的肝癌亦表现为在所有序列上相对的高信号。T_2 加权像上高信号的多为中等分化或分化差的肝癌。有文献报道 T_2 加权像上信号的高低与肝硬化结节的恶性程度相关。肝癌的继发征象有门脉瘤栓或肝静脉瘤栓、腹水等,在 MRI 上均可清晰显示。

早期肝癌常在 T_1 加权像上表现为等/高信号,在 T_2 加权像上表现为等信号。可能是由于其中蛋白含量较高所致。直径小于 1.5 cm 的小肝癌常在 T_1 加权像和 T_2 加权像上均为等信号,因此只有在针剂动态增强的早期才能发现均匀增强的病变。肝动脉期对于显示小肝癌最为敏感,该期小肿瘤明显强化。但此征象并不特异,严重的增生不良结节也表现为明显强化。比较特异的征象是增强后 2 分钟肿瘤信号快速降低,低于正常肝脏的信号,并可在晚期显示增强的假包膜。有学者报道,肝硬化的实质中出现结节内结节征象提示早期肝癌,表现为结节外周低信号的铁沉积和等信号的含铁少的中心。

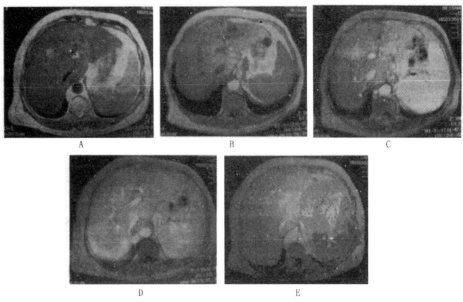

图 9-3 小肝癌(直径约 2 cm)MRI 表现

A.T$_2$加权像,可见边界不光滑之结节影,呈高信号;B.屏气的梯度回波的 T$_1$ 加权像,病灶呈略低于肝脏的信号;C.动脉期,病灶明显均匀强化,边缘不清;D.门脉期,病灶内对比剂迅速流出,病变信号强度降低;E.延迟期,未见病灶强化

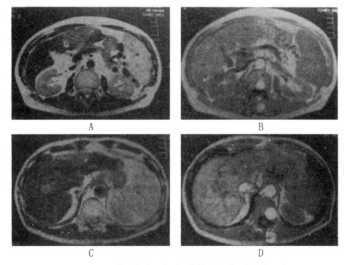

图 9-4 肝硬化(多年,多发肿块/结节型肝癌)表现

A、C 为 T$_2$ 加权像,B、D 为 T$_1$ 加权像;A、B 上可见肝左叶较大的不规则肿块影,边缘不光滑,呈略低 T$_1$ 信号,略高 T$_2$ 信号;C、D 上肝右叶前段可见小结节,呈略低 T$_1$ 信号,略高 T$_2$ 信号

　　肝癌多血供丰富。对比剂注射早期的影像观察有助于了解肿瘤的血管结构。由于 MRI 对钆剂比 CT 图像对碘剂更加敏感,所以 MRI 有助于显示肝癌,尤其是直径＜1.5 cm 的肿瘤。有学者比较了多期螺旋 CT 和动态钆剂增强的 MRI,结果显示早期钆剂增强影像检出 140 个结节,而早期螺旋 CT 发现 106 个结节。在动态增强的 MRI 检查中,肝细胞特异性对比剂的应用改善了病变的显示情况。如 Mn-DPDP 的增强程度与肝癌的组织分化程度相关,分化好的比分化差的病变强化明显,良性的再生结节也明显强化。而在运用单核-吞噬细胞系统特异性对比剂 SPIO 时,肝实质的信号强度明显降低,肝癌由于缺乏 Kupffer 细胞,在 T$_2$ 加权像上不出现信号降低,相对表现为高信号。

　　(4)肝癌的 DSA 表现:我国原发性肝癌多为肝细胞癌(HCC),多数有乙肝病史并合并肝硬化。肝癌大多为富血管性的肿块,少数为乏血管性。全国肝癌病理协作组依据尸检大体病理表现,将肝癌分为三型:①巨块型,为有完整包膜的巨大瘤灶,或是由多个结节融合成的巨块,直径多在 5 cm 以上,占 74%。②结节型,单个小结节或是多个孤立的大小不等的结节,直径<3 cm 者称为小肝癌,约占 22%。③弥漫型,病灶占据全肝或某一叶,肝癌常发生门静脉及肝静脉内瘤栓,分别占 65% 和 23%。也可长入肝胆管内。

肝脏 DSA 检查可以确定肿块的形态、大小和分布,显示肝血管的解剖和供血状态,为外科切除或介入治疗提供可靠的资料。由于肝癌的供血主要来自肝动脉,故首选肝动脉 DSA,对已疑为结节小病变者可应用慢注射法肝动脉 DSA,疑有门静脉瘤栓者确诊需门静脉造影。

肝癌的主要 DSA 表现如下。①异常的肿瘤血管和肿块染色:这是肝癌的特征性表现。肿瘤血管表现为粗细不等、排列紊乱、异常密集的形态,主要分布在肿瘤的周边。造影剂滞留在肿瘤毛细血管内和间质中,则可见肿块"染色",密度明显高于周边的肝组织。肿瘤较大时,由于瘤体中心坏死和中央部分的血流较少,肿瘤中心"染色"程度可减低。②动脉分支的推压移位:瘤体较大时可对邻近的肝动脉及其分支造成推移,或形成"握球状"包绕。瘤体巨大时甚至造成胃十二指肠动脉、肝总动脉或腹腔动脉的推移。弥漫型肝癌则见血管僵直、间距拉大。③"血管湖"样改变:其形成与异常小血管内的造影剂充盈有关,显示为肿瘤区域内的点状、斑片状造影剂聚积、排空延迟,多见于弥漫型肝癌。④动-静脉瘘形成:主要是肝动脉-门静脉瘘,其次是肝动脉-肝静脉瘘。前者发生率很高,有作者统计高达 50% 以上,其发生机制在于肝动脉及分支与门静脉相伴紧邻,而肿瘤导致二者沟通。DSA 可检出两种类型。一为中央型,即动脉期见门脉主干或主枝早期显影;一为外周型,即肝动脉分支显影时见与其伴行的门脉分支显影,出现"双轨征"。下腔静脉的早期显影提示肝动-静脉瘘形成。⑤门静脉瘤栓:依瘤栓的大小和门静脉阻塞程度出现不同的征象,如腔内局限性的充盈缺损、门脉分支缺如、门脉不显影等。

上述造影征象的出现随肿瘤的病理分型而不同。结节型以肿瘤血管和肿瘤染色为主要表现,肿块型则还有动脉的推移,而弥漫型则多可见到血管湖和动-静脉瘘等征象。

5.并发症

(1)上消化道出血:原发性肝癌多合并有肝硬化,当肝硬化或门静脉内癌栓引起门静脉高压时,常可导致曲张的食管胃底静脉破裂出血。在手术应激状态下或化疗药物作用下,门静脉高压性胃黏膜病变可表现为大面积的黏膜糜烂及溃疡出血。上消化道出血往往加重患者的肝性脑病,成为肝癌患者死亡的原因之一。上消化道出血经保守治疗可有一部分患者症状缓解,出血得到控制。

(2)肝癌破裂出血:为肿瘤迅速增大或肿瘤坏死所致,部分为外伤或挤压所致肿瘤破裂出血,常出现肝区突发剧痛。肝被膜下破裂可出现肝脏迅速增大、肝区触痛及局部腹膜炎体征,B 超或 CT 可证实。肝脏完全破裂则出现急腹症,可引起休克,出现移动性浊音,腹穿结合 B 超、CT 检查可证实。肝癌破裂出血是一种危险的并发症,多数患者可在短时间内死亡。

(3)肝性脑病:常为终末期表现,多由肝硬化或肝癌多发引起门静脉高压、肝功能失代偿所致,也可因上消化道出血、感染或电解质紊乱引起肝功能失代偿所致,常反复发作。

(4)旁癌综合征:原发性肝癌患者由于肿瘤本身代谢异常而产生或分泌的激素或生物活性物质引起的一组症候群称为旁癌综合征。了解这些症候群,对于肝癌的早期发现有一定现实意义。治疗这些症候群,有利于缓解患者痛苦,延长患者生存期。当肝癌得到有效治疗后,这些症候群可恢复正常或减轻。

低血糖症:原发性肝癌并发低血糖的发生率达 8%~30%。按其临床表现和组织学特征大致分为两型。A 型为生长快、分化差的原发性肝癌病程的晚期,患者有晚期肝癌的典型临床表现,血糖呈轻中度下降,低血糖易控制;B 型见于生长缓慢、分化良好的原发性肝癌早期,患者无消瘦、全身衰竭等恶病质表现,但有严重的低血糖,而且难以控制,临床上需长期静点葡萄糖治疗。发生低血糖的机制尚未完全明确,可能包括:①葡萄糖利用率增加,如肿瘤释放一些体液性因素具有类似胰岛素样作用,或肿瘤摄取过多的葡萄糖。②肝脏葡萄糖产生率降低,如肿瘤置换大部分正常肝组织或肝癌组织葡萄糖代谢改变,并产生抑制正常肝脏代谢活性的物质。

红细胞增多症:原发性肝癌伴红细胞增多症,发生率为 2%~12%,肝硬化患者出现红细胞生成素增多症被认为是发生癌变的较敏感指标。其与真性红细胞增多症的区别在于白细胞与血小板正常、骨髓仅红系增生、动脉血氧饱和度减低。红细胞增多症患者，外周血象红细胞（男性高于 $6.5\times10^{12}/L$，女性高于 $6.0\times10^{12}/L$）、血红蛋白（男性高于 175 g/L，女性高于 160 g/L）、血细胞比容（男性超过 54%，女性超过 50%）明显高于正常人。少数肝硬化伴晚期肝癌患者红细胞数不高，但血红蛋白及血细胞比容相对增高，可能与后期血清红细胞生成素浓度增高，反馈抑制红细胞生成有关，患者预后较差。原发性肝癌产生红细胞增多症机制不明，可能的解释为：①肝癌细胞合成胚源性红细胞或红细胞生成素样活性物质。②肝癌产生促红细胞生成素原增多，并释放某种酶，把促红细胞生成素转变为有生物活性的红细胞生成素。

高钙血症：肝癌伴高血钙时。血钙浓度大多超过 2.75 mmol/L，表现为虚弱、乏力、口渴、多尿、厌食、恶心，如血钙超过 3.8 mmol/L 时，可出现高血钙危象，造成昏迷或突然死亡。此高血钙与肿瘤骨转移时的高血钙不同，后者伴有高血磷，临床上有骨转移征象。高血钙症被认为是原发性肝癌旁癌综合征中最为严重的一种。高血钙产生的可能原因：①肿瘤分泌甲状旁腺激素或甲状旁腺激素样多肽，它通过刺激成骨细胞功能，诱导骨吸收增强，使骨钙进入血流；它能使肾排泄钙减少而尿磷增加，因此出现高血钙与低血磷症。②肿瘤和免疫炎症细胞产生的许多细胞活素具有骨吸收活性。③肿瘤可能制造过多的活性维生素 D 样物质，它们促进肠道钙的吸收而导致血钙增高。

高纤维蛋白原血症：高纤维蛋白原血症可能与肝癌有异常蛋白合成有关，约有 1/4 可发生在 AFP 阴性的肝癌患者中。当肿瘤被彻底切除后，纤维蛋白原可恢复正常血清水平，故可以作为肿瘤治疗彻底与否的标志。

血小板增多症：血小板增多症的产生机制可能与促血小板生成素增加有关。它和原发性血小板增多症的区别在于血栓栓塞、出血不多见，无脾大，红细胞计数正常。

高脂血症：高脂血症可能与肝癌细胞自主合成胆固醇有关。伴有高脂血症的肝癌患者，血清胆固醇水平与 AFP 水平平行，当肿瘤得到有效治疗后，血清胆固醇与 AFP 可平行下降，当肿瘤复发时，可再度升高。

降钙素增高：肝癌患者血清及肿瘤中降钙素含量可增高，可能与肿瘤异位合成降钙素有关。当肿瘤切除后，血清降钙素可恢复至正常水平。肿瘤分化越差，血清降钙素水平越高。伴高血清降钙素水平的肝癌患者，生存期较短，预后较差。

性激素紊乱综合征：肝癌组织产生的绒毛膜促性腺激素，导致部分患者血清绒毛膜促性腺激素水平增高。原发性肝癌合并的性激素紊乱综合征主要有肿瘤性青春期早熟、女性化和男性乳房发育。性早熟可见于儿童患者，几乎均发生于男性，其血清及尿中绒毛膜促性腺激素活性增高。癌组织中可检出绒毛膜促性腺激素，血中睾酮达到成人水平，睾丸正常大小或轻度增大，Leydig 细胞增生，但无精子形成。女性化及乳房发育的男性患者，血中催乳素及雌激素水平可增高，这与垂体反馈调节机制失常有关。当肿瘤彻底切除后，患者所有女性的特征均消失，血清中性激素水平恢复正常。

三、治疗

（一）治疗原则
原发性肝癌采用以手术为主的综合治疗。

（二）具体治疗方法
1.手术切除
手术切除是目前治疗肝癌最有效的方法。
（1）适应证：肝功能无显著异常，肝硬化不严重，病变局限，一般情况尚好，无重要器官严重病变。
（2）禁忌证：黄疸、腹水、明显低蛋白血症和肝门静脉或肝静脉内癌栓的晚期肝癌患者。
（3）手术方式：局限于一叶，瘤体直径小于 5 cm，行超越癌边缘 2 cm，非规则的肝切除与解剖性肝切除，可获得同样的治疗效果。伴有肝硬化时，应避免肝三叶的广泛切除术。全肝切除原位肝移植术不能提高生存率。非手术综合治疗后再行二期切除或部分切除，可以获得姑息性效果。

175

2.肝动脉插管局部化疗和栓塞术

目前多采用单次插管介入性治疗方法。

(1)适应证及禁忌证:癌灶巨大或弥散不能切除;或术后复发的肝癌,肝功能尚可,为最佳适应证,或作为可切除肝癌的术后辅助治疗。对不可切除的肝癌先行局部化疗及栓塞术,肿瘤缩小后再争取二期手术切除。亦可用于肝癌破裂出血的患者。严重黄疸、腹水和肝功能严重不良应视为禁忌证。

(2)插管方法:经股动脉,选择性肝动脉内置管。

(3)联合用药:顺铂(80 mg/m²)、阿霉素(50 mg/m²)、丝裂霉素(10 mg/m²)、替加氟(500 mg/m²)等。

(4)栓塞剂:采用碘油或明胶海绵并可携带抗癌药物,或用药微球作栓塞剂。

(5)局部效应:治疗后肿瘤可萎缩(50%～70%)。癌细胞坏死,癌灶有假包膜形成,瘤体或变为可切除,术后患者可有全身性反应,伴有低热,肝区隐痛和肝功能轻度异常,一周内均可恢复。

3.放射治疗

放射治疗适用于不宜切除、肝功能尚好的病例。有一定姑息疗效,或结合化疗提高疗效,对无转移的局限性肿瘤也有根治的可能。亦可作为转移灶的对症治疗。

4.微波、射频、冷冻及乙醇注射治疗

这些方法适用于肿瘤较小而又不宜手术切除者。在超声引导下进行,优点是安全、简便、创伤小。

5.生物学治疗

生物学治疗主要是免疫治疗。方法很多,疗效均不确定,可作为综合治疗中的一种辅助疗法。

(三)治疗注意事项

(1)肝癌术后是否给予预防性介入治疗,存在争议。

(2)目前手术是公认的治疗肝癌最有效的方法,要积极争取手术机会,可以和其他治疗方法配合应用。

(3)肝癌的治疗要遵循适应患者病情的个体化治疗原则。

(4)各种治疗方法要严格掌握适应证,综合应用以上治疗方法可以取得更好的疗效。

(5)肝癌患者治疗后要坚持随访,定期行 AFP 检测及超声检查,以早期发现复发转移病灶。

(邵存华)

第九节　转移性肝癌

肝脏恶性肿瘤可分为原发性肝癌和转移性肝癌两大类。原发性肝癌包括常见的肝细胞肝癌,少见的胆管细胞癌,罕见的肝血管肉瘤等。身体其他部位的癌肿转移到肝脏,并在肝内继续生长、发展,其组织学特征与原发性癌相同,称之为肝转移癌或继发性肝癌。在西方国家,继发性肝癌的发生率远高于原发性肝癌,造成这种情况的原因是多方面的,而后者的发病率低是其中的影响因素之一;我国由于原发性肝癌的发病率较高,继发性肝癌发生率相对低于西方国家,两者发病率相近。国内统计两者之比为 2:1～4:1,西方国家高达 20:1 以上。在多数情况下,肝转移癌的发生可被看成是原发性肿瘤治疗失败的结果。目前,虽然肝转移癌的综合治疗已成为共识,但外科治疗依然被看作治疗转移性肝癌最重要、最常见的手段,尤其是对结直肠癌肝转移而言,手术治疗已被认为是一种更积极、更有效的治疗措施,其 5 年生存率目前可达 20%～40%。近年来,随着对肝转移癌生物学特性认识的加深,肝脏外科手术技巧的改进以及围术期支持疗法的改善,肝转移癌手术切除的安全性和成功率已大大提高,手术死亡率仅为 1.8%,5 年生存率达 33.6%。因此,早期发现、早期诊断、早期手术治疗是提高肝转移癌远期疗效的重要途径,手术切除肝转移癌灶可使患者获得痊愈或延长生命的机会,因此对肝转移癌的外科治疗需持积极态度。

一、肝转移癌的发病机制及临床诊断

（一）肝转移癌的病理基础及来源

肝脏是全身最大的实质性器官，也是全身各种肿瘤转移的高发区域，这与肝脏本身的解剖结构、血液供应和组织学特点有关。

肝脏的显微结构表现为肝小叶，肝小叶是肝脏结构和功能的基本单位。小叶中央是中央静脉，围绕该静脉为放射状排列的单层细胞索（肝细胞板），肝板之间形成肝窦，肝窦的壁上附有 Kuffer 细胞，它具有吞噬能力。肝窦实际上是肝脏的毛细血管网，它的一端与肝动脉和门静脉的小分支相通，另一端与中央静脉相连接。肝窦直径为 9~13 mm，其内血流缓慢，肝窦内皮细胞无基底膜，只有少量网状纤维，不形成连续结构，因此，在血液和肝细胞之间没有严密的屏障结构，有助于癌细胞的滞留、浸润。此外，肝窦通透性高，许多物质可以自由通过肝窦内皮下间隙（Disse 间隙）。Disse 间隙有富含营养成分的液体，间隙大小不等，肝细胞膜上的微绒毛伸入该间隙，癌细胞进入 Disse 间隙后可逃避 Kuffer 细胞的"捕杀"。这些结构特点有助于癌细胞的滞留、生长与增生。

在血液循环方面，肝脏同时接受肝动脉和门静脉双重的血液供应，血流极为丰富，机体多个脏器的血液经门静脉回流至此，为转移癌的快速生长提供了较为充足的营养。有关转移癌的血供研究表明：当瘤体小于 1 mm 时，营养主要来源于周围循环的扩散；瘤体直径达 1~3 mm 时，由肝动脉、门静脉、混合的毛细血管在肿瘤周围形成新生的血管网；当瘤体进一步增大，直径超过 1.5 cm，从血管造影等观察，血液供应 90% 主要来自肝动脉，瘤体边缘组织的部分血供可能来自门静脉，也有少部分肝脏转移癌的血液供应主要来自门静脉。

这些因素都在肝转移性肿瘤的形成中起着决定作用，使肝脏成为肿瘤容易侵犯、转移、生长的高发区域。在全身恶性肿瘤中，除淋巴结转移外，肝转移的发病率最高。据 Pickren 报道。在 9 700 例尸体解剖中共发现恶性肿瘤 10 912 个，其中有肝转移者 4 444 例，占 41.4%，是除淋巴结转移（57%）外转移部位最多的器官。

转移性肝癌的发生与原发肿瘤类型、部位有关，全身各部位的癌肿，以消化道及盆腔部位（如胃、小肠、结肠、胆囊、胰腺、前列腺、子宫和卵巢等）的癌肿转移至肝脏者较为多见，临床统计转移性肝癌中腹腔内脏器癌肿占 50%~70%，有 40%~65% 的结直肠癌、16%~51% 的胃癌、25%~75% 的胰腺癌、65%~90% 的胆囊癌产生肝转移，临床资料还表明结直肠癌与其肝转移癌同时发现者为 16%~25%，大多数是在原发处切除后 3 年内出现肝转移；其次是造血系统肿瘤，占 30%；胸部肿瘤（包括肺、食管肿瘤）占 20%；还有少数来自女性生殖系、乳腺、软组织、泌尿系的肿瘤等，如 52% 的卵巢癌、27% 的肾癌、25%~74% 的支气管癌、56%~65% 的乳腺癌、20% 的黑色素瘤、10% 的霍奇金病出现肝转移。肾上腺、甲状腺、眼和鼻咽部的癌肿转移至肝脏者亦不少见。中国医学科学院肿瘤医院经病理检查发现，在 83 例转移性肝癌中，原发灶来源于结直肠癌占 24%，乳腺癌占 16%，胃癌占 13%，肺癌占 8%，其他尚有食管癌、鼻咽癌、淋巴瘤、胸腺瘤、子宫内膜癌等。资料还显示，随着年龄增大，转移性肝癌发生率降低。按系统划分，转移性肝癌来源依次为消化、造血、呼吸及泌尿生殖系统等。

（二）转移途径

人体各部位癌肿转移至肝脏的途径有门静脉、肝动脉、淋巴和直接浸润四种。

1.门静脉转移

凡血流汇入门静脉系统的脏器，如食管下端、胃、小肠、结直肠、胰腺、胆囊及脾等的恶性肿瘤均可循门静脉转移至肝脏，这是原发癌播散至肝脏的重要途径。有人报道门静脉血流存在分流现象，即脾静脉和肠系膜下静脉的血流主要进入左肝，而肠系膜上静脉的血流主要汇入右肝，这些门静脉所属脏器的肿瘤会因不同的血流方向转移至相应部位的肝脏。但临床上这种肿瘤转移的分流情况并不明显，而以全肝散在性转移多见。其他如子宫、卵巢、前列腺、膀胱和腹膜后组织等部位的癌肿，亦可通过体静脉和门静脉的吻合支转移至肝；也可因这些部位的肿瘤增长侵犯门静脉系统的脏器，再转移至肝脏；或先由体静脉至肺，然后

再由肺到全身循环而至肝脏。经此途径转移的肿瘤占肝转移癌的 35%～50%。

2.肝动脉转移

任何血行播散的癌肿均可循肝动脉转移到肝脏,如肺、肾、乳腺、肾上腺、甲状腺、睾丸、卵巢、鼻咽、皮肤及眼等部位的恶性肿瘤均可经肝动脉而播散至肝脏。眼的黑色素瘤转移至肝脏者也较常见。

3.淋巴转移

盆腔或腹膜后的癌肿可经淋巴管至主动脉旁和腹膜后淋巴结,然后倒流至肝脏。消化道癌肿也可经肝门淋巴结循淋巴管逆行转移到肝脏。乳腺癌或肺癌也可通过纵隔淋巴结而逆行转移到肝脏,但此转移方式较少见。临床上更多见的是胆囊癌沿着胆囊窝的淋巴管转移到肝脏。

4.直接浸润

肝脏邻近器官的癌肿,如胃癌、横结肠癌、胆囊癌和胰腺癌等,均可因癌肿与肝脏粘连使癌细胞直接浸润而蔓延至肝脏,右侧肾脏和肾上腺癌肿也可以直接侵犯肝脏。

(三)病理学特点

转移癌的大小、数目和形态多变,少则 1～2 个微小病灶,多则呈多结节甚至弥漫性散在生长,也有形成巨块的,仅有约 5%的肝转移灶是孤立性结节或局限于单叶。转移灶可发生坏死、囊性变、病灶内出血以及钙化等。转移性肝癌组织可位于肝脏表面,也可位于肝脏中央。癌结节外观多呈灰白色,质地硬,与周围肝组织常有明显分界,肝转移癌灶多有完整包膜,位于肝脏表面者可有凸起或凹陷,癌结节中央可有坏死和出血。多数肝转移癌为少血供肿瘤,少数肝转移癌血供可相当丰富,如肾癌肝转移。来自结、直肠癌的肝转移癌可发生钙化,钙化也可见于卵巢、乳腺、肺、肾脏和甲状腺癌肿的转移。来自卵巢与胰腺癌(特别是腺癌或囊腺癌)的转移灶可发生囊变。肉瘤的肝转移灶常表现为巨大肿块,并伴有坏死、出血等。转移性肝癌的病理组织学变化和原发病变相同,如来源于结直肠的腺癌组织学方面可显示腺状结构,来自恶性黑色素瘤的肝转移癌组织中含有黑色素。但部分病例由于原发性癌分化较好,使肝脏转移灶表现为间变而无法提示原发病灶。与原发性肝癌不同,转移性肝癌很少合并肝硬化,一般也无门静脉癌栓形成,而已产生肝硬化的肝脏则很少发生转移性肿瘤。Jorres 等报道 6 356 例癌症患者尸体解剖发现有 300 例肝转移癌中,仅有 2 例伴有肝硬化,认为其原因可能是硬化的肝脏血液循环受阻和结缔组织改变限制了肿瘤转移和生长。肝转移癌切除术后肝内复发率为 5%～28%,低于原发性肝癌切除术后肝内复发率。

临床上根据发现转移性肝癌和原发肿瘤的先后分为同时转移、异时转移以及先驱性肝转移。同时转移是指初次诊断或者外科治疗原发性肿瘤时发现转移病灶,发生率为 10%～25%。资料显示,年龄、性别与肝转移无关,但大城市患者发生肝转移少于小城市和农村地区,这与在大城市易得到早期检查、早期发现有关。同时性肝转移癌发生率和临床病理分期明显相关,晚期患者中发病率较高,且多呈分散性多结节病灶。异时转移是指原发性肿瘤手术切除或局部控制后一段时间在随访中发现肝转移病灶,大多数在原发灶切除后 2～3 年内发现,其发生率尚不清楚。同时转移和异时转移可占肝转移的 97%。先驱性肝转移是指肝转移病灶早于原发肿瘤发现,其发生率较低。

(四)肝转移癌的分期

判明肿瘤分期对治疗方案选择、预后判断、疗效考核、资料对比极为重要,近几十年来国内外对肝转移癌的分期提出了多种分类标准。

Fortner 对术后证实的肝转移进行了以下分级。①Ⅰ级:肿瘤局限在切除标本内,切缘无癌残留。②Ⅱ级:肿瘤已局部扩散,包括肿瘤破溃、直接蔓延至周围邻近器官、镜下切缘癌阳性、直接浸润至大的血管或胆管。③Ⅲ级:伴有肝外转移者,包括肝外淋巴结转移、腹腔内其他器官转移、腹腔外远处转移。

Petlavel 提出肝转移癌的分期需要兼顾转移灶的大小、肝功能状态和肝大情况,依此将肝转移癌分为四期。资料表明Ⅰ期预后最好,中位生存期为 21.5 个月,Ⅱ、Ⅲ、Ⅳ期中位生存期分别为 10.4 个月、4.7 个月和 1.4 个月。

Genneri 认为肝转移癌的预后主要与肝实质受侵犯的程度有关。根据转移灶的数目和肝实质受侵犯程度将肝转移癌分为三期:Ⅰ期为单发性肝转移,侵犯肝实质 25%以下;Ⅱ期为多发性肝转移,侵犯肝实质 25％以下或单发性肝转移累计侵犯肝实质 25％～50％；Ⅲ期为多发性肝转移,侵犯肝实质 25％～50％或超过 50％。他认为Ⅰ期最适合手术治疗,Ⅱ期、Ⅲ期则应侧重于综合治疗。

Petreli 进一步肯定了肝实质被侵犯的程度是影响预后最重要的因素。肝实质受侵犯程度可以通过测量肝脏被肿瘤侵犯的百分比、肝脏大小和肝功能试验(包括碱性磷酸酶和胆红素水平)来判断,其他影响预后的因素主要为肝转移癌结节的数目以及分布(单叶或双叶)、大小、能否手术切除、出现时间(与原发灶同时或异时)、有无肝外转移、肝外侵犯的类型、患者功能状况、有无症状或并发症等。

(五)转移性肝癌的临床表现

转移性肝癌常以肝外原发性癌肿所引起的症状为主要表现,但因无肝硬化,病情发展常较后者缓慢,症状也较轻。临床表现:①原发性肿瘤的临床表现;②肝癌的临床表现;③全身状况的改变。

1.原发性肿瘤的临床表现

早期主要表现为原发肿瘤的症状,肝脏本身的症状并不明显,大多在原发肿瘤术前检查、术中探查或者术后随访时候发现。如结直肠癌出现大便性状改变,黑便、血便等;肺癌出现刺激性干咳和咯血等。部分原发性肿瘤临床表现不明显或晚于肝转移癌,是造成肝转移癌误诊、延诊的主要因素。继发性肝癌的临床表现常较轻,病程发展较缓慢。诊断的关键在于查清原发癌灶。

2.肝癌的临床表现

随着病情的发展,肝癌转移性肿瘤增大,肝脏转移的病理及体外症状逐渐表现出来,出现了如消瘦、乏力、发热、食欲缺乏、肝区疼痛、肝区结节性肿块、腹水、黄疸等中晚期肝癌的常见症状。也有少数患者出现继发性肝癌的症状以后,其原发癌灶仍不易被查出或隐匿不现,因此,有时与原发性肝癌难以鉴别。消瘦与恶性肿瘤的代谢消耗、进食少、营养不良有关;发热多是肿瘤组织坏死、合并感染以及肿瘤代谢产物引起,多不伴寒战;肝区疼痛是由于肿瘤迅速生长使肝包膜紧张所致;食欲缺乏是由于肝功能损害,肿瘤压迫胃肠道所致;肝区疼痛部位和癌肿部位有密切关系,如突然发生剧烈腹痛并伴腹膜刺激征和休克,多有肝转移癌结节破裂的可能;腹部包块表现为左肝的剑突下肿块或(和)右肝的肋缘下肿块,也可因肝转移癌占位导致肝大;黄疸常由于癌肿侵犯肝内主要胆管,或肝门外转移淋巴结压迫肝外胆管所引起,癌肿广泛破坏肝脏可引起肝细胞性黄疸。

3.全身状况的改变

由于机体消耗增多和摄入减少,患者往往出现体重减轻,严重者出现恶病质。如发生全身多处转移,还可出现相应部位的症状,如肺转移可引起呼吸系统的临床表现。

(六)诊断方法

1.实验室检查

(1)肝功能检查:肝转移癌患者在癌肿浸润初期肝功能检查多属正常,乙肝、丙型肝炎病毒感染指标往往呈阴性。随肿瘤的发展,患者血清胆红素、碱性磷酸酶(AKP)、乳酸脱氢酶(LDH)、γ-谷氨酰转肽酶(GGT)、天门冬氨酸转氨酶(AST)等升高,但由于肝转移癌多数不伴肝炎、肝硬化等,所以肝脏的代偿功能较强。在原发性肝癌中常出现的白/球蛋白比例倒置、凝血酶原时间延长等异常,在肝转移癌中则极少出现。在无黄疸和骨转移时,AKP 活性增高对诊断肝转移癌具有参考价值。

(2)甲胎蛋白(AFP):肝转移癌中 AFP 的阳性反应较少,主要见于胃癌伴肝转移。大约 15％的胃癌患者 AFP 阳性,其中绝大多数患者在 100 μg/L 以下,仅 1％～2％患者超过200 μg/L。切除原发病灶后即使保留转移癌,AFP 也可以降至正常水平。

(3)癌胚抗原(CEA):消化道肿瘤,特别是结直肠癌肿瘤患者的 CEA 检查,对于肝转移癌的诊断十分重要。目前多数学者认为 CEA 检查可作为肝转移癌的辅助诊断指标,尤其是对无肿瘤病史、肝内出现单个肿瘤病灶、无明确肝炎病史、AFP 阴性的患者,必须复查 CEA 等指标,以警惕肝转移癌的发生。一般认为CEA 水平迅速升高或 CEA 超过 20 μg/L 是肝转移的指征,但其变化与肿瘤大小并无正相关。若 CEA阳性,需复查 B 超、CT、结肠镜等寻找原发病灶以明确诊断或随访。肝转移癌术后动态监测 CEA 对于手术切除是否彻底、术后辅助化疗疗效、肿瘤复发具有重要意义。在清除所有癌灶后,CEA 可降至正常水平。原发性结直肠癌术后 2 年应定期监测,可 3 个月 1 次,如果 CEA 升高,应高度怀疑肿瘤复发,同时有 AKP、LDH、CEA 明显增高提示肝转移。CEA 升高时,有时影像学检查并无转移迹象,此时常需通过核素扫描或剖腹探查才能发现。此外,国外文献报道胆汁中的 CEA 敏感性远较血清 CEA 高。Norton 等研究发现,结直肠癌肝转移患者,胆汁 CEA 水平是血清的 29 倍,这对原发病灶在术后肝转移以及隐匿性癌灶的发现尤为重要。

(4)其他肿瘤标志物测定:其他部位的肿瘤患者如出现 5'-核苷磷酸二酯酶同工酶 V(5'-NPDV)阳性常提示存在肝内转移的可能,同时它也可以作为肝转移癌术后疗效和复发监测的指标,但不能区分原发性和转移性肝肿瘤。其他临床常用的肿瘤标志物还有酸性铁蛋白、CA 19-9、CA50、CA242 等,它们在多种肿瘤特别是消化系统肿瘤中均可增高,但组织特异性低,可作为肝转移癌检测的综合判断指标。

2.影像学检查

影像学检查方法同原发性肝癌。转移性肝癌在影像学上可有某些特征性表现:①病灶常为多发且大小相仿;②由于病灶中央常有液化坏死。在 B 超和 MRI 上可出现"靶征"或"牛眼征";③CT 扫描上病灶密度较低,有时接近水的密度,对肝内微小转移灶(<1 cm)普通的影像学检查常难以发现而漏诊,可采用 CT 加动脉门静脉造影(CTAP),其准确率可达 96%;对这些微小转移灶的定性诊断,目前以正电子发射断层扫描(PET)特异性最强,后者以 ^{18}F-氟脱氧葡萄糖(^{18}F-FDG)作为示踪剂,通过评价细胞的葡萄糖代谢状况确定其良恶性。

(七)诊断

肝转移癌的诊断关键在于确定原发病灶,其特点是:①多数有原发性肿瘤病史,以结直肠癌、胃癌、胰腺癌等最常见。②常无慢性肝病病史。如 HBV、HCV 标记物多阴性。③由于肝转移癌很少合并肝硬化,所以体检时癌结节病灶多较硬而肝脏质地较软。④影像学显示肝内多个散在、大小相仿的占位性病变,B 超可见"牛眼"征,且多无肝硬化影像,肝动脉造影肿瘤血管较少见。

临床上诊断的依据:①有原发癌病史或依据;②有肝脏肿瘤的临床表现;③实验室肝脏酶学改变,CEA 增高而 AFP 可呈阴性;④影像学发现肝内占位性病变,多为散在、多发;⑤肝脏穿刺活检证实。

对于某些组织学上证实为肝转移癌,但不能明确或证实原发性肿瘤起源的情况,临床上并不少见,如 Kansaa 大学医院所记载的 21 000 例癌症患者中,有 686 例(3.2%)未明确原发癌的部位。对于此类病例需要通过更仔细的病史询问、更细致的体格检查以及相关的影像学和实验室检查来判断。例如原发肿瘤不明时,乳腺、甲状腺及肺可能是原发灶;粪便潜血阳性提示胃肠道癌,胃镜、结肠镜、钡餐及钡灌肠检查对诊断有帮助;疑有胰体癌时,应行胰腺扫描及血管造影等。

(八)鉴别诊断

1.原发性肝癌

患者多来自肝癌高发区,有肝癌家族史或肝病病史,多合并肝硬化,肝功能多异常,肝癌的并发症较常见,病情重且发展迅速,AFP 等肿瘤标志呈阳性,影像学呈"失结构"占位性病变,孤立性结节型也较多见;肝转移癌多有原发肿瘤病史和症状,很少合并肝硬化,肝功能多正常,病情发展相对缓慢,AFP 多正常,CEA 多增高,影像学发现肝脏多个散在占位结节,可呈"牛眼"征。但 AFP 阴性的原发性肝癌和原发灶不明确的肝转移癌之间的鉴别诊断仍有一定困难,有时需依靠肝活检,当组织学检查发现有核居中央的多角形细胞、核内有胞质包涵体、恶性细胞被窦状隙毛细血管分隔、胆汁存留、肿瘤细胞群周围环绕着内皮细胞等表现时,提示为原发性而非继发性肝癌。

2.肝血管瘤

一般容易鉴别。女性多见,病程长,发展慢。临床症状多轻微,实验室酶学检查常属正常。B 超见有包膜完整的与正常肝脏有明显分界的影像,其诊断符合率达 85%;CT 表现为均匀一致的低密度区,在快速增强扫描中可见特征性增强,其对血管瘤的诊断阳性率近 95%;血管造影整个毛细血管期和静脉期持续染色,可见"早出晚归"征象。

3.肝囊肿

病史较长,一般情况好,囊肿常多发,可伴多囊肾,B超提示肝内液性暗区,可见分隔,血清标志物AFP、CEA阴性。

4.肝脓肿

肝脓肿多有肝外感染病史,临床可有或曾有发热、肝痛、白细胞计数增高等炎症表现,抗感染治疗有效。超声检查可见液平,穿刺为脓液,细胞培养阳性。

5.肝脏肉瘤

此病极少见,患者无肝脏外原发癌病史。多经病理证实。

二、治疗

(一)手术切除

与原发性肝癌一样,转移性肝癌的治疗也是以手术切除为首选,这是唯一能使患者获得长期生存的治疗手段,如大肠癌肝转移切除术后5年生存率可达25%～58%,而未切除者2年生存率仅为3%,4年生存率为0。

转移性肝癌的手术适应证近年来有逐渐放宽的趋势。最早对转移性肝癌的手术价值还存在怀疑,直到1980年Adson和VanHeerdon报道手术切除大肠癌肝脏孤立性转移灶取得良好效果,才确定手术切除是孤立性肝转移癌的首选治疗方法。以后有许多研究发现,多发性与孤立性肝转移癌切除术后在生存率上并无明显差异,因而近年来手术切除对象不只是限于孤立病灶,位于肝脏一侧或双侧的多发转移灶也包括在手术适应证内,至于可切除多发转移灶数目的上限,以往通常定为3～4个,有学者认为以转移灶的数目作为手术适应证的依据没有足够理由,不可机械从事,只要保证有足够的残肝量和手术切缘,任何数目的肝转移癌均为手术切除的适应证。有肝外转移者以往被认为是手术禁忌证,近年来的研究发现,只要肝外转移灶能得到根治性切除,可获得与无肝外转移者一样好的疗效,故也为手术治疗的适应证。目前临床上掌握转移性肝癌的手术指征:①原发灶已切除并无复发,或可切除,或已得到有效控制(如鼻咽癌行放疗后);②单发或多发肝转移灶,估计切除后有足够的残肝量并可保证足够的切缘;③无肝外转移或肝外转移灶可切除;④无其他手术禁忌证。

转移性肝癌的手术时机,原则上一经发现应尽早切除。但对原发灶切除后近期内刚发现的较小转移灶(如<2 cm)是否需要立即手术,有学者认为不必急于手术,否则很可能在手术后不久就有新的转移灶出现,对这样的病例可密切观察一段时间(如3个月)或在局部治疗下(如PEI)观察,若无新的转移灶出现再做手术切除。对同时转移癌的手术时机也是一个存在争议的问题,如大肠癌在原发灶手术的同时发现肝转移者占8.5%～26%,是同期手术还是分期手术尚有意见分歧,有学者认为只要肝转移灶可切除、估计患者能够耐受、可获得良好的切口显露,应尽可能同期行肝癌切除。

转移性肝癌的手术方式与原发性肝癌相似,但有如下几个特点:①由于转移性肝癌常为多发,术中B超检查就显得尤为重要,可以发现术前难以发现的隐匿于肝实质内的小病灶,并因此改变手术方案;②因很少伴有肝硬化,肝切除范围可适当放宽以确保阴性切缘,切缘一般要求超过1 cm,因为阴性切缘是决定手术远期疗效的关键因素;③由于转移性肝癌很少侵犯门静脉形成癌栓,肝切除术式可不必行规则性肝叶切除,确保阴性切缘的非规则性肝切除已为大家所接受,尤其是多发转移灶的切除更为适用;④伴肝门淋巴结转移较常见,手术时应做肝门淋巴结清扫。

转移性肝癌术后复发也是一个突出的问题,如大肠癌肝转移切除术后60%～70%复发,其中50%为肝内复发,是原转移灶切除后的复发还是新的转移灶在临床上难以区别。与原发性肝癌术后复发一样,转移性肝癌术后复发的首选治疗也是再切除,其手术指征基本同第一次手术。再切除率文献报道差别较大,为13%～53%,除其他因素外,这与第一次手术肝切除的范围有关,第一次如为局部切除则复发后再切除的机会较大,而第一次为半肝或半肝以上的切除则再切除的机会明显减小。

（二）肝动脉灌注化疗

虽然手术切除是转移性肝癌的首选治疗方法，但可切除病例仅占 10%～25%，大多数患者则因病灶广泛而失去手术机会，此时肝动脉灌注化疗（HAI）便成为这类患者的主要治疗方法。转移性肝癌的血供来源基本同原发性肝癌，即主要由肝动脉供血，肿瘤周边部分有门静脉参与供血。与全身化疗相比，HAI 可提高肿瘤局部的化疗药物浓度，同时降低全身循环中的药物浓度，因而与全身化疗相比，可提高疗效而降低药物毒性作用，已有多组前瞻性对照研究证明，HAI 对转移性肝癌的有效率显著高于全身化疗。HAI 一般经全置入性 DDS 实施，后者可于术中置入；也可采用放射介入的方法置入，化疗药物多选择氟尿嘧啶（5-FU）或氟尿嘧啶脱氧核苷（FudR），后者的肝脏清除率高于前者。文献报道 HAI 治疗转移性肝癌的有效率为 40%～60%，部分病例可因肿瘤缩小而获得二期切除，对肿瘤血供较为丰富者加用碘油栓塞可使有效率进一步提高。但转移性肝癌多为相对低血供，这与原发性肝癌有所不同，为了增加化疗药物进入肿瘤的选择性，临床上有在 HAI 给药前给予血管收缩药（如血管紧张素Ⅱ等）或可降解性淀粉微球暂时使肝内血流重新分布，以达到相对增加肿瘤血流量、提高化疗药物分布的癌/肝比值之目的，从而进一步提高 HAI 的有效率。

前瞻性对照研究表明，与全身化疗相比，HAI 虽然显著提高了治疗的有效率，但未能显著提高患者的生存率，究其原因主要是由于 HAI 未能有效控制肝外转移的发生，使得原来死于肝内转移的患者死于肝外转移。因此，对转移性肝癌行 HAI 应联合全身化疗（5-FU＋四氢叶酸），或加大化疗药物的肝动脉灌注剂量，以使部分化疗药物因超过肝脏的清除率而"溢出"肝脏进入全身循环，联合使用肝脏清除率低的化疗药物，如丝裂霉素（MMC）亦可达到相同作用。

（三）其他

治疗转移性肝癌的方法还有许多，如射频、微波、局部放疗、肝动脉化疗栓塞、瘤体无水酒精注射、氩氦刀等。

（李　政）

第十节　门静脉高压症

一、临床表现

门静脉高压症可发生于任何年龄，多见于 30～60 岁的中年男性。病因中以慢性肝炎为最常见，在我国占 80% 以上，其他病因有血吸虫病、长期酗酒、药物中毒、自身免疫性疾病和先天异常等。其临床表现包括两方面：一是原发疾病本身如慢性肝炎、肝硬化或血吸虫病引起的虚弱乏力、食欲缺乏、嗜睡等。另一类是门静脉高压所引起的，如脾大和脾功能亢进、呕血黑便及腹水等。

（一）症状

1.脾大和脾功能亢进

所有门静脉高压症患者都有不同程度的脾大。体检时，多数可在肋缘下扪及脾脏，严重者脾下极可达脐水平以下。随着病情进展，患者均伴有脾功能亢进症状，出现反复感染、牙龈及鼻出血、皮下瘀点、瘀斑、女性月经过多和头晕乏力等症状。

2.黑便和（或）呕血

所有患者均有食管胃底静脉曲张，其中 50%～60% 可在一定诱因下发生曲张静脉破裂出血。诱因有胃酸反流、机械性损伤和腹压增加。出血的表现形式可以是黑便、柏油样便，也可以是呕血伴黑便，这与出血量和出血速度相关。如出血量大、速度快，大量血液来不及从胃排空，即可发生呕血伴黑便，出血量特大时，可呕吐鲜血伴血块，稀便也呈暗红色。少量的出血可以通过胃肠道排出而仅表现为黑便。由于食管胃底交通支特殊的位置和组织结构,以及肝功能损害使凝血酶原合成障碍,脾功能亢进使血小板计数减少,因此出血自止困难。

出血早期可出现脉搏加快、血压下降等血容量不足的表现,如不采取措施或者出血速度极快,患者很快就进入休克状态。组织灌注不足、缺氧等可使肝功能进一步损害,最终导致肝性脑病。据统计,上消化道大出血是门静脉高压症死亡的主要原因之一,占 42%。首次大出血的病死率为 19.3%,再次出血的病死率为 58%。而一旦发生出血,1 年内再出血率可达 70%,2 年内接近 100%。

3.腹水

1/3 患者有腹水。腹水的产生往往提示肝功能失代偿,出血、感染和手术创伤可以加重腹水。少量腹水时患者可以没有症状,大量腹水时患者出现腹胀、气急、下肢水肿和尿少等症状,合并感染时会出现腹膜炎征象。如果通过保肝、利尿和休养等措施使腹水得以消退,说明肝功能有部分代偿能力。有些患者的腹水治疗后亦难消退,即所谓难治性腹水,提示预后不佳。

(二)体征

患者一般营养不良,可有慢性肝病的征象如面色晦暗、巩膜黄染、肝掌、蜘蛛痣、男性乳房发育和睾丸萎缩。腹部检查可见前腹壁曲张静脉,程度不一,严重者呈蚯蚓样,俗称"水蛇头"。肝右叶不肿大,肝左叶可在剑突下扪及,质地硬,边缘锐利,形态不规则。脾脏增大超过左肋缘,严重者可达脐下。肝浊音界缩小,移动性浊音阳性。部分患者下肢有指压性水肿。

二、检查

(一)实验室检查

1.血常规

脾功能亢进时全血细胞计数均减少,其中白细胞和血小板计数下降最早,程度重。前者可降至 3×10^9/L 以下,后者可降至 30×10^9/L 以下。红细胞计数减少往往出现较晚,程度较轻。

2.肝功能

门静脉高压症患者的肝功能均有不同程度异常,表现为总胆红素升高,清蛋白降低,球蛋白升高,白球蛋白比例倒置,凝血酶原时间延长,转氨酶升高等。肝炎后和酒精性肝硬化的肝功能异常往往比血吸虫性肝硬化严重。

3.免疫学检查

肝硬化时血清 IgG、IgA、IgM 均可升高,一般以 IgG 升高为最显著,可有非特异性自身抗体,如抗核抗体、抗平滑肌抗体等。乙肝患者的乙肝病毒标记可阳性,同时应检测 HBsAg、HbcAb IgM 和 IgG、HbeAg、HbeAb 和 HBV-DNA,了解有无病毒复制。丙肝患者的抗 HCV 抗体阳性。乙肝合并丁肝患者抗 HDV 阳性。

肝活检虽然可以明确肝硬化的病因和程度,肝炎的活动性,但是无法了解门静脉高压的严重程度,而且可能引起出血、胆漏,存在一定的风险,应该慎用。

(二)特殊检查

1.食管吞钡 X 线检查

钡剂充盈时,曲张静脉使食管轮廓呈虫蚀状改变;排空时,曲张静脉表现为蚯蚓样或串珠样负影。此项检查简便而安全,容易被患者接受。但是它仅能显示曲张静脉的部位和程度,无法判断出血的部位,对上消化道出血的鉴别诊断有一定的局限性。

2.内镜检查

内镜已经广泛应用于食管静脉曲张检查,基本取代吞钡 X 线检查,成为首选。过去认为内镜检查容易引起机械性损伤,诱发曲张静脉破裂出血。随着内镜器械的更新换代和操作技术的熟练,对有经验的内镜医师而言这种风险已经很小。内镜检查可观察食管胃底曲张静脉的范围、大小和数目,观察曲张静脉表面黏膜有无红色条纹、樱红色斑或血泡样斑,这些改变统称为红色征,红色征往往预示着患者出血的风险

183

明显加大。急症情况下内镜可清楚、直观地观察出血部位,有条件时,可对曲张静脉进行硬化剂注射或者套扎。同时,内镜可深入胃及十二指肠,了解有无出血病灶,有很好的鉴别诊断价值。

3.腹部超声检查

B超可以显示肝的大小、密度、质地及有无占位,脾脏大小,腹水量。彩色多普勒超声可以显示门静脉系统血管的直径、血流量、血流方向、有无血栓以及侧支血管开放程度。

4.磁共振门静脉系统成像(MRA)检查

可以整体地、三维显示肝血管系统、门静脉系统、侧支血管分布位置、肾血管及肾功能状态,具有无创、快捷、准确和直观等优点,对门静脉高压症的手术决策有重要的指导作用。MRA 结合多普勒超声已经成为门静脉高压症的术前常规检查项目。

5.CT 检查

CT 结合超声检查可以了解肝体积、密度及质地,腹水量,有助于判断患者对手术的耐受力和预后,但更重要的是排除可能同时存在的原发性肝癌。

三、诊断

详细询问病史以了解病因。例如有无血吸虫病、病毒性肝炎、酗酒或者药物中毒等引起肝硬化的病史;有无腹部外伤、手术、感染或者晚期肿瘤等可能引起门静脉炎症、栓塞或外在压迫的因素。询问上消化道出血的情况,主要是出血的时间、程度、次数、频度和治疗措施。有无输血史。了解有无脾功能亢进的表现,如贫血、经常感冒、牙龈和皮下出血、月经量多等。了解是否有过腹水的表现,如腹胀、食欲缺乏、乏力和下肢水肿等。

体检时注意营养状况,有无贫血貌、黄疸、肝掌、蜘蛛痣、腹壁脐周静脉曲张、肝大、脾大及腹水等。

对于血象变化不完全符合脾功能亢进者,必要时需行骨髓穿刺涂片检查,以除外骨髓造血功能障碍。按照 Child 标准或者国内标准对肝功能检查指标进行分级,以评价患者的肝功能储备。病原学检查时应同时检测甲胎蛋白以除外伴发肝癌的可能。

影像学检查可显示肝、脾、门静脉系统的改变,内镜检查可显示食管胃底曲张静脉的情况,两者结合可为门静脉高压症提供一幅三维图像。这既有助于明确诊断,又可为制订治疗方案提供参考。

如有典型的病史,结合实验室检查、影像学检查和内镜检查,门静脉高压症的诊断均可确立。

四、鉴别诊断

(一)上消化道出血

凡遇急性上消化道出血患者,首先要鉴别出血的原因及部位,除了曲张静脉破裂出血以外,常见原因还有胃癌和胃十二指肠溃疡。

从病史上分析,胃癌好发于老年患者,多数有较长时间的中上腹隐痛不适、食欲缺乏、呕吐和消瘦。门静脉高压症好发于中年患者,有较长的肝炎、血吸虫病或者酗酒病史,表现为面色晦暗、肝掌、蜘蛛痣、腹壁静脉曲张、脾大和腹水。溃疡病好发于青年患者,季节变化易发,多数有空腹痛、嗳气和反酸等典型症状。从出血方式和量上分析,溃疡病和胃癌的出血量少,速度慢,以黑便为主,药物治疗有效。曲张静脉破裂的出血量大,速度快,以呕吐鲜血为主,同时伴有暗红色血便,药物治疗往往无效。

内镜检查对于急性上消化道出血的鉴别诊断很有价值,它既能及时地查明出血部位,进而明确出血原因,也能做应急止血治疗。值得注意的是,在门静脉高压症伴上消化道出血的患者中,有 25% 不是因为曲张静脉破裂,而是门脉高压性胃黏膜病变(PHG)或者胃溃疡。这些患者常合并有反流性胃炎,同时胃黏膜淤血、缺氧,从而导致胃黏膜糜烂出血。

如果情况不允许做内镜检查,可采用双气囊三腔管压迫法来帮助鉴别诊断。如经气囊填塞压迫后出血停止,胃管吸引液中不再有新鲜血液,可确定为食管胃底曲张静脉破裂出血。三腔管压迫同时也可用来暂时止血,避免患者失血过多,为下一步治疗争取时间。

（二）脾大和脾功能亢进

许多血液系统疾病也可能有脾大、周围血全血细胞减少等情况，但这些患者无肝炎病史，肝功能正常，内镜和影像学检查也没有门静脉压力增高的征象，一般容易鉴别。鉴别困难时可行骨髓穿刺涂片或活检。

（三）腹水

肝硬化腹水需要与肝静脉阻塞综合征、缩窄性心包炎、恶性肿瘤以及腹腔炎症（特别是结核性腹膜炎）引起的腹水作鉴别。除了典型的病史和体征以外，影像学检查是很好的鉴别方法。绝大多数可借此得到明确的诊断。如果怀疑是恶性肿瘤和炎症引起的腹水，还可通过腹腔穿刺抽液来获得直接证据。

五、治疗

肝硬化的病理过程是难以逆转的，由肝硬化引起的门静脉高压症也是无法彻底治愈的。外科治疗只是针对其所引起的继发症状，如食管胃底静脉曲张、脾大和脾功能亢进、腹水而进行。其中又以防治食管胃底曲张静脉破裂出血为最主要的任务，目的是为了暂时挽救患者的生命，延缓肝功能的衰竭。本节主要介绍这方面的内容。

根据食管胃底曲张静脉破裂出血的自然病程，预防和控制上消化道出血的治疗包括 3 个层次：①预防首次出血，即初级预防；②控制活动性急性出血；③预防再出血，后两项称为次级预防。

（一）预防首次出血

药物是预防曲张静脉出血的重要方法。首选非选择性 β 受体阻滞剂，如普萘洛尔、纳多洛尔及噻吗洛尔等，这类药物的作用机制是：①通过 β_1-受体阻滞减少心排出量，反射性引起脾动脉收缩，减少门静脉血流量；②通过 β_2-受体阻滞，促进内脏动脉收缩，减少门静脉血流量；③直接作用于门静脉侧支循环，降低食管、胃区域的血流量。研究证实给予足量非选择性 β 受体阻滞剂后门静脉压力可降低 20%～30%，奇静脉压力可降低 30%，首次出血的相对风险降低 45%～50%，绝对风险降低 10%。目前临床常用的是普萘洛尔，10～20 mg，一天 2 次，每隔 1～3 天增加原剂量的 50% 使之达到有效浓度。目标是使静息时心率下降到基础心率的 75% 或达 50～60 次/分，然后维持治疗至少 1 个月。可长期用药，根据心率调整剂量。普萘洛尔的禁忌证包括窦性心动过缓、支气管哮喘、慢性阻塞性肺部疾病、心力衰竭、低血压、房室传导阻滞及胰岛素依赖性糖尿病等。

扩血管药物如硝酸酯类也能降低门静脉和侧支循环的阻力，从而降低门静脉压力。但没有证据表明其在降低首次出血发生率和病死率方面的优势。所以，目前不主张单独或联合使用硝酸酯类药物来预防首次出血。

内镜治疗也可以用于预防首次出血。相比硬化剂治疗，套扎治疗根除曲张静脉快，并发症少，疗效优于药物治疗，因此可推荐使用。

是否需要行手术以预防首次出血，目前还存在争议。大量统计数据表明，肝硬化患者中约有 40% 存在食管胃底静脉曲张，而其中 50%～60% 可能并发大出血。这说明有食管胃底静脉曲张的患者不一定会发生大出血。临床上还看到，部分从未出血的患者在预防性手术后反而发生出血。另外，肝炎后肝硬化患者的肝功能损害都比较严重，手术也会给他们带来额外负担，因此一般不主张做预防性手术。

（二）控制活动性急性出血

食管胃底曲张静脉破裂出血的特点是来势迅猛，出血量大，如不及时治疗很快就会危及生命。因此，处理一定要争分夺秒，不一定非要等待诊断明确。

1.初步处理

包括维持循环、呼吸功能和护肝疗法 3 个方面。在严密监测血压、脉搏和呼吸的同时，应立即补液、输血，防止休克。如果收缩压低于 10.7 kPa（80 mmHg），估计失血量已达 800 mL 以上，应快速输血。补液、输血时应该注意：①切忌过量输血，由于肝硬化患者均存在水钠潴留，血浆容量比正常人高，过多的输注反而会导致门静脉压力增高而再出血。因此，在补充丧失量时只需维持有效循环或使血细胞比容维持在 30% 即可；②以输注 24 小时内新鲜血为宜，由于肝硬化患者缺乏凝血因子并伴有纤溶系统异常，血小板计数也明显减少,大量输注库存血会加重凝血功能障碍。另外,肝硬化患者红细胞内缺乏具有将氧转运到组织能力的 2,3-双磷酸甘油酸,而库存血中此物质也呈进行性降低,因此新鲜血不但能纠正凝血功能障碍,而且还能改善组织的氧供。如果无条件输注新鲜血,可在输血的同时加输适量新鲜血浆及血小板;③避免或少用含盐溶液,因为肝硬化患者存在高醛固酮血症,水钠潴留,含盐溶液会促进腹水的形成。

出血时应维持呼吸道的通畅,给氧。有大量呕血时应让患者头侧转,防止误吸导致窒息。年老体弱、病情危重者可考虑呼吸机维持呼吸。

出血时应给予护肝药物,改善肝功能。忌用任何对肝肾有损害的药物,如镇静剂、氨基糖苷类抗生素。出血时容易并发肝性脑病,原因有血氨升高、脑缺氧、低钾血症和过量使用镇静剂等,而血氨升高是主要原因。因此,预防肝性脑病除了积极改善肝血供以外,可给予高浓度葡萄糖液和大量维生素,必要时还可加用脱氨药物如乙酰谷氨酰胺与谷氨酸盐,以及左旋多巴(对抗假性神经递质制剂)。支链氨基酸对维持营养和防治肝性脑病有重要价值。同时清除肠道内积血。为抑制肠道细菌繁殖以减少氨的形成和吸收,可经胃管或三腔管用低温盐水灌洗胃腔内积血。然后用 50%硫酸镁 60 mL 加新霉素 4 g 由胃管内注入,亦可口服 10%甘露醇溶液导泻或盐水溶液灌肠。忌用肥皂水灌肠,因碱性环境有利于氨的吸收,易诱发肝性脑病。半乳糖苷-果糖口服或灌肠也可减少氨的吸收,还可以促进肠蠕动,加快肠道积血的排出。

由于呕吐(吐血)、胃肠减压及冲洗,患者容易出现低钾血症和代谢性碱中毒。使用利尿剂也可增加尿钾的丢失,加重碱中毒。两者共同作用既可以阻碍氧向组织中释放,又可增加氨通过血-脑屏障的能力,加重肝功能的损害,诱发肝性脑病。因此,应密切监测血气分析和电解质,及时纠正低钾血症和代谢性碱中毒。

2.止血治疗

(1)药物止血:门静脉压力的高低取决于门静脉血流量的多少,以及肝内和门体间侧支循环的压力高低这两个因素。门静脉血流量取决于心排血量和内脏小动脉的张力。血管收缩剂和血管扩张剂是经常使用的两类止血药物,前者选择性作用于内脏血管床,通过减少门静脉血流量直接降低门静脉压力,而后者是通过减小门静脉和肝血窦的阻力来降低门静脉压力,两类药物联合应用可以最大限度地达到降压的目的。

特利加压素是人工合成的赖氨酸血管升压素,具有双重效应:即刻发挥缩血管作用,然后其末端甘氨酰基脱落,转化为血管升压素继续发挥晚发的缩血管效应。因此它的生物活性更持久,且因为对平滑肌无作用而使全身反应轻,临床推荐为一线使用。特利加压素的标准给药方式:最初 24 小时用 2 mg,每4 小时静脉注射 1 次,随后 24 小时用 1 mg,每 4 小时静脉注射 1 次。

血管升压素:属半衰期很短的肽类,具有强烈的收缩内脏血管、减少心排出量、减慢心率、减少门静脉血流量以及降低肝静脉楔压的作用。常用剂量:以 5%葡萄糖将药物稀释成 0.1～0.3 U/mL,用 0.4 U/min速度作外周静脉滴注,并维持 24 小时。若有效,第 2 天减半用量,第 3 天用 1/4 剂量。此药最严重的并发症为脑血管意外、下肢及心肌缺血,因此不作为一线治疗。使用时应同时静脉滴注硝酸甘油(10～50 μg/min),这样不仅可抵消对心肌的不良反应,而且可使门静脉压力下降更明显。另外,血管升压素还具有抗利尿激素作用,可导致稀释性低钠血症、尿少及腹绞痛,使用时应注意。

生长抑素:天然的生长抑素为 14 肽,由下丘脑的正中隆起和胰岛的 α 细胞合成和分泌。除了具有调节内分泌激素的作用外,还具有血管活性作用,故可用于急性出血的治疗。生长抑素可选择性地减少内脏尤其是肝的血流量,因此具有降低门静脉压力和减少侧支循环血流量的作用。同时对全身其他部位血管没有影响,心搏出量和血压不会改变。生长抑素在肝代谢,其半衰期非常短,正常人仅 2～3 分钟,肝硬化者为 3～4.8 分钟。所以需要不间断静脉滴注。用法为首剂 250 μg 静脉推注,继以 250 μg/h 持续静脉滴注,必要时可将剂量加倍。有证据表明双倍剂量的效果优于标准剂量。人工合成的 8 肽生长抑素类似物——奥曲肽,其半衰期可达 70～90 分钟,作用更强,持续时间更长。用法为首剂 100 μg 静脉推注,继以 25～50 μg/h 持续静脉滴注。生长抑素应该在出血后尽早使用,一般维持 3～5 天,短期内无效应考虑其他止血措施。

（2）二腔管止血：由于患者出血程度的减轻和药物控制出血的效率提高，真正需要使用三腔管来止血的患者明显减少，占5％～10％。这项措施是过渡性的，目的就是暂时止血或减少出血量，为后续治疗赢得时间。它操作简便，不需要特殊设备，止血疗效确切，可以在大多数医院开展。现在最常用的是双气囊三腔管，胃气囊呈球形，容积200 mL，用于压迫胃底及贲门以减少自胃向食管曲张静脉的血流，也能直接压迫胃底的曲张静脉。食管气囊呈椭圆形，容积150 mL，用于直接压迫食管下段的曲张静脉。三腔管还有一腔通胃腔，经此腔可以行吸引、冲洗和注入药物、营养等治疗。三腔管主要用于下列情况：①药物治疗无效且无内镜治疗条件；②内镜治疗无效且无手术条件；③作为术前准备以减少失血量，改善患者情况的措施。首次使用三腔管止血的有效率达80％，但拔管后再出血率为21％～46％，且与肝功能代偿情况直接有关。再出血后再压迫的止血率仅为60％，而第2次止血后再出血率为40％。

应用三腔管的患者应安置在监护室里。放置前应做好解释工作，减轻患者的心理负担。放置时应该迅速、准确。放置后应让患者侧卧或头部侧转，便于吐出唾液。定时吸尽咽喉部分泌物，以防发生吸入性肺炎。三腔管放置后应作标记，严密观察，慎防气囊上滑堵塞咽喉引起窒息。注水及牵引力量要适度，一般牵引力为250 g。放置期间应每隔12小时将气囊放空10～20分钟，以免压迫过久使食管胃底黏膜糜烂、坏死，甚至破裂。三腔管一般先放置24小时，如出血停止，可先排空食管气囊，再排空胃气囊，观察12～24小时。如又有出血可再向胃、食管气囊注水并牵引，如确已止血，可将管慢慢拉出，拔管前宜让患者口服适量液状石蜡。放置三腔管的时间不宜超过3～5天，如果仍有出血则三腔管压迫治疗无效，应考虑采取其他方法。三腔管的并发症发生率为10％～20％，主要有鼻孔区压迫性坏死、吸入性肺炎、纵隔填塞、窒息、食管破裂等。已有致死性并发症的报道。

（3）内镜止血：急症内镜既可以明确或证实出血的部位，又可以进行止血治疗，是非手术止血中必不可少的、首选的方法。

硬化剂注射治疗（EST）：经内镜将硬化剂注射到食管胃底的曲张静脉周围或血管腔内，既可栓塞或压迫曲张静脉而控制出血，又可保留其他高压的门静脉属支以维持肝的血供。常用硬化剂为1％乙氧硬化醇，每次注射3～4个点，每点4～5 mL，快速推注。注射后局部变白，24小时形成静脉血栓、局部坏死。7天左右形成溃疡，1个月左右纤维化。出血患者经药物或三腔管压迫初步奏效后6～24小时或止血后1～5天就可行EST。初步止血成功后，需在3天或1周后重复注射。如经注射治疗后未再出血，亦应在半年及一年时再注射一次，以防血管再通而再次出血。EST的急症止血率可达90％以上，但近期再出血率为25％～30％。说明EST适用于急症止血，待出血停止后还应采用其他措施以防止再出血。EST的并发症发生率为9％，主要有胸痛、食管黏膜脱落、食管漏、食管狭窄、一过性菌血症、门静脉栓塞及肺栓塞等。

食管曲张静脉套扎治疗（EBL）：在内镜下用橡皮圈套扎曲张静脉以达到止血的目的。其方法是在贲门上5 cm范围内套扎6～8个部位的曲张静脉。EBL的急症止血率为70％～96％，并发症发生率低于EST，但再出血率高于EST。

EST和EBL不适合用于胃底曲张静脉破裂出血，因为胃底组织较薄，易致穿孔。

组织黏合剂注射治疗：组织黏合剂是一种合成胶，常用的是氰丙烯酸盐黏合剂。黏合剂一旦与弱碱性物质如水或者血液接触则迅速发生聚合反应，有使血管闭塞的效果。方法是将1∶1的碘油和黏合剂混合液1～2 mL快速注入曲张静脉腔内，每次注射1～2点。注射后黏合剂立即闭塞血管，使血管发生炎症反应，最终纤维化，而黏合剂团块作为异物被自然排入胃腔，这一过程需1～12个月。此方法的急症止血率为97％，近期再出血率仅5％。并发症发生率为5.1％，主要有咳嗽、脾梗死、小支气管动脉栓塞、脓毒症、短暂偏瘫等。此方法可用于胃底曲张静脉破裂出血的治疗。

（4）介入治疗止血：介入治疗包括脾动脉部分栓塞术（PSE）、经皮肝食管胃底曲张静脉栓塞术（PTVE）和经颈静脉肝内门腔静脉分流术（TIPSS）。后两者可用于急症止血治疗。

PTVE：1974年由瑞典人Landerquist和Vang首先应用于临床。在局麻下经皮穿刺肝内门静脉，插入导管选择性地送入胃冠状静脉，注入栓塞剂堵塞曲张静脉可达到止血目的。常用栓塞剂有无水乙醇、吸收性明胶海绵和不锈钢圈等。这种方法适用于药物、三腔管和内镜治疗无效而肝功能严重失代偿的患者。PTVE 的急症止血率为 70%～95%，与内镜治疗相当。技术失败率为 5%～30%。早期再出血率为 20%～50%。并发症有腹腔内出血、血气胸和动脉栓塞(肺、脑、门静脉)等。由于 PTVE 不能降低门静脉压力，再出血率较高，故它只是一种暂时性的止血措施。待患者病情稳定、肝功能部分恢复后，还应该采取其他的治疗预防再出血。

TIPSS：1988 年由德国人 Richter 首先应用于临床。它是利用特殊的器械，通过颈静脉在肝内的肝静脉和门静脉之间建立起一个有效的分流通道，使一部分门静脉血不通过肝而直接进入体循环，从而降低门静脉压力，达到止血的目的。常用的金属内支架有 Wallstent、Palmaz、Strecker-stent 及国产内支架等。适应证：①肝移植患者在等待肝供体期间发生大出血；②非手术治疗无效而外科手术风险极大的出血患者；③外科手术后或内镜治疗后再出血的患者。如肝内外门静脉系统有血栓或闭塞则不适用。据资料报道，TIPSS 术后门静脉主干压力可由 (29.3±2.4)mmHg 降至(16.5±1.5)mmHg(1 mmHg＝0.1333 kPa)。血流量可由 13.5 cm/s±4.8 cm/s 增至 52.0 cm/s±14.5 cm/s。曲张静脉消失率为 75%，急症止血率为 88%，技术成功率为 85%～96%。并发症有腹腔内出血、胆道损伤、肝功能损害、感染和肝性脑病等。TIPSS 术后支架的高狭窄率和闭塞率是影响其中远期疗效的主要因素。6 个月、12 个月的严重狭窄或闭塞发生率分别为 17%～50%、23%～87%。若能解决好这一问题，则 TIPSS 可能得到更广泛的应用。

(5)手术止血：如果选择适当，前述的几种治疗方法可使大多数患者出血停止或者减轻，顺利地度过出血的危险期，为下一步预防再出血治疗创造全身和局部条件。所以，目前多不主张在出血时行急诊手术。当然，如果经过 24～48 小时非手术治疗，出血仍未被控制，或虽一度停止又复发出血，此时过多的等待只会导致休克、肝功能恶化，丧失手术时机。因此，在这种情况下，只要患者肝功能尚可，如没有明显黄疸和肝性脑病，转氨酶正常，少量腹水，就应该积极地施行急症手术以挽救生命，手术方式以创伤小、时间短、止血效果确切的断流术为主。据资料报道断流术的急症止血率为 94.9%。

(三)预防再出血

如前所述，门静脉高压症患者一旦发生出血，1 年内再出血率可达 70%，2 年内接近 100%。每次出血都可加重肝功能损害，最终导致肝功能衰竭。所以，预防再出血不仅能及时挽救患者的生命，而且能阻止或延缓肝功能的恶化，所以是治疗过程中的重要举措。

1.内镜治疗

由于技术和器械的进步，内镜已经成为预防再出血的重要手段。其优点是操作容易，创伤小，可重复使用，在一定时期内可降低再出血风险。缺点是曲张静脉复发率高，因此长期效果不甚理想。相比硬化剂注射，套扎术更加适合用于预防再出血。

2.药物治疗

β受体阻滞剂是预防再出血的主要药物。与内镜相比，药物具有风险低、花费少的优点，但再出血率较高。因此，现在多数是将药物和内镜治疗联合应用。文献报道，套扎术联合β受体阻滞剂的疗效优于单独使用药物或内镜治疗的疗效。

3.介入治疗

脾动脉部分栓塞术(PSE)可以用于预防再出血。优点是创伤小、并发症少、适应证广，特别适用于年老体弱、肝功能严重衰竭无法耐受手术的患者。但是，PSE 降低门静脉压力的作用是短暂的，一般 3～4 天后就逐渐恢复到术前水平。因此其远期疗效不理想。而且脾动脉分支栓塞后，其所供应的脾组织发生缺血、坏死，继而与膈肌致密性粘连，侧支血管形成，增加以后脾切除术的难度。因此，对于以后可能手术治疗的患者来说，PSE 应当慎用。

经颈静脉肝内门腔静脉分流术(TIPSS)相当于外科分流手术，也可用于预防再出血。但是，TIPSS 术后的高狭窄率和闭塞率是影响其中长期效果的主要因素，所以目前主要应用于年老体弱、肝功能 Child C 级不适合手术，或者在等待肝移植期间有出血危险的患者。

4.手术治疗

虽然肝移植是治疗门静脉高压症的最好方法,但是由于供肝有限,治疗费用昂贵等原因,肝移植还难成为常规治疗手段。因此,传统的分流或断流手术在预防再出血中仍然占有重要地位。尽管手术也是一种治标不治本的方法,但相对于其他治疗手段来说,其预防再出血的长期效果仍有优势。

(1)手术时机:手术时机的选择非常重要,因为出血后患者的全身状况和肝功能都有不同程度的减退。表现为营养不良、贫血、黄疸、腹水和凝血功能障碍。过早手术不仅会使手术本身风险增加,而且会增加术后并发症发生率和病死率。但是过长时间的准备可能会等来再次出血,从而错失手术时机。有上消化道大出血史的患者,只要肝功能条件允许,宜尽早手术。近期有大出血的患者,在积极护肝、控制门静脉压力的准备下,宜在 1 个月内择期手术。

(2)术式选择:以往的经验是根据肝功能 Child 分级来选择手术方式:对 A、B 级的患者,可选择行分流或断流术。对 C 级的患者应积极内科治疗,待恢复到 B 级时再手术,术式也宜选择断流术。若肝功能始终处于 C 级,则应放弃手术。但是肝功能 Child 分级反映的是肝功能储备,强调的是手术的耐受性,它没有考虑门静脉系统的血流动力学变化。

随着对门静脉系统血流动力学的认识加深,现在的个体化治疗是强调根据术前和(或)术中获得的门静脉系统数据来选择手术方式。术前主要依靠影像学资料,其中最简便和常用的是磁共振门静脉系统成像(MRA)和彩超,从中可以估计门静脉血流量和血流方向,为术式的选择提供一定的参考:①如果门静脉为向肝血流且灌注接近正常,可行断流术;②如果门静脉为离肝血流,可行脾-肾静脉分流术、肠-腔静脉侧-侧或架桥分流术,不宜行断流术、肠-腔静脉端-侧分流术及远端脾-肾静脉分流术(Warren 术);③如果门静脉系统广泛血栓形成,则不宜行断流术或任何类型的分流术。术中插管直接测定门静脉压力是最简单、可靠的方法,比较脾切除前后的门静脉压力改变对选择术式、判断预后具有较强的指导意义。如果切脾后门静脉压力<0.34 kPa(35 mmH$_2$O),仅行断流术即可。如>0.34 kPa (35 mmH$_2$O),则宜在断流术基础上再加行分流术,如脾-肾或脾-腔静脉分流术。

(3)分流术:分流术是使门静脉系统的血流全部或部分不经过肝而流入体静脉系统,降低门静脉压力,从而达到止血的目的。分流术的种类很多,根据对门静脉血流的不同影响分为完全性、部分性和选择性3 种。完全性分流有门-腔静脉分流术。部分性分流有脾-肾或脾-腔静脉分流术、肠-腔静脉分流术及限制性门-腔静脉分流术等。选择性分流有 Warren 术和冠-腔静脉分流术。这样的分类是有时限性的,如部分性分流随着时间的推移可转变为完全性分流,选择性分流到后期可能失去特性而成为完全性分流。血管吻合的方式也很多,有端-侧、侧端、侧-侧和 H 架桥,主要根据手术类型、局部解剖条件和术者的经验来选择。许多分流术式由于操作复杂、并发症多和疗效不甚理想而已被淘汰,目前国内应用比较多的有脾-肾静脉分流术、脾-腔静脉分流术、肠-腔静脉侧-侧或 H 架桥分流术和 Warren 术。

脾-肾静脉分流术:1947 年由 Linton 首先应用于临床。方法就是脾切除后行脾静脉与左肾静脉端-侧吻合,使门静脉血通过肾静脉直接进入体循环。它的优点在于:①直接降低胃脾区静脉压力;②减少脾脏回血负荷,同时有效解除脾功能亢进症状;③维持一定的门静脉向肝血流,减少肝性脑病的发生;④脾静脉口径相对固定,不会随时间推移而明显扩张;⑤保留门静脉和肠系膜上静脉的完整性,留作以后手术备用。北京人民医院报道 140 例的术后再出血率为 2.7%,肝性脑病发生率为 3.8%,5 年、10 年和 15 年生存率分别为 67.8%、52% 和 50%,总体疗效较好。适应证:肝功能 Child A、B 级,反复发生上消化道出血伴中度以上脾大和明显的脾功能亢进,食管胃底中重度静脉曲张,术中脾切除后门静脉压力>0.34 kPa(35 cmH$_2$O),脾静脉直径>10 mm,左肾静脉直径>8 mm,左肾功能良好。禁忌证:年龄>60 岁,伴有严重的心、肺、肾等器官功能不全;肝功能 Child C 级;急性上消化道大出血;有食管胃底静脉曲张,但无上消化道出血史;有胰腺炎史或脾静脉内血栓形成。

脾-腔静脉分流术:1961 年由麻田首先应用于临床,是脾-肾分流术的变种,适用于肥胖、肾静脉显露困难和肾有病变的患者。由于下腔静脉管壁厚、管径大,故无论是解剖还是血管吻合均较肾静脉容易。另外,下腔静脉血流量大,吻合口不易发生狭窄或血栓形成。其疗效优于脾-肾分流术,而肝性脑病发生率低于门-腔分流术。钱志祥等报道 24 例的手术病死率为 4.2%,无近期再出血。平均随访 18 年,再出血率为 4.3%,肝性脑病发生率为 4.3%。5、10 和 15 年生存率分别为 87%,78.3% 和 74%。但是,由于脾、腔静脉距离较远,所以要求脾静脉游离要足够长,在有胰腺炎症或脾蒂较短的患者,解剖难度较大。另外,在吻合时要尽量避免脾静脉扭曲及成角,防止吻合口栓塞。所以,从解剖条件上来看能适合此术式的患者并不多。适应证和禁忌证同脾-肾分流术。

肠-腔静脉分流术:20 世纪 50 年代初由法国的 Marion 和 Clatworthy 首先应用于临床。现在多用于术后再出血和联合手术中。该术式的优点是操作简便、分流量适中、降压范围合理、术后肝性脑病发生率低。常用的吻合方式有 H 型架桥、侧-侧吻合和端-侧吻合。后者由于存在术后下肢水肿和严重的肝性脑病而被弃用。H 型架桥有两个吻合口,且血流流经此处时呈直角状态,所以容易导致血流缓慢、淤滞,血栓形成。这在选用人造血管架桥时更加明显。侧-侧吻合时血流可以直接从高压的肠系膜上静脉注入下腔静脉,不需要转两个直角,降压效果即刻出现且不容易形成血栓。因此,目前首选侧-侧吻合,吻合口径 <10 mm。此方法受局部解剖条件的限制较多,如肠系膜上静脉的外科干长度过短或肠、腔静脉间距过宽,易使吻合口张力过大甚至吻合困难。所以在解剖条件不理想时宜采用 H 形架桥。适应证:反复发生上消化道出血,食管胃底中重度静脉曲张,且脾、肾静脉局部条件不理想;断流术后或门-体分流术后再出血。

Warren 术:1967 年由 Warren 首先应用于临床。1989 年 Warren 又提出应在分流前完全离断脾静脉的胰腺属支。因此,现在的 Warren 术应包括远端脾-肾静脉分流术＋脾-胰断流术,它属于选择性分流术。在门静脉高压状态下,内脏循环分为肠系膜区和胃脾区,两者在功能上保持相对独立。Warren 术能够降低胃脾区的压力和血流量以防止食管胃底曲张静脉破裂出血,同时保持肠系膜区的高压状态以保证门静脉向肝血流。为防止术后脾静脉"盗血",要求术中结扎脾静脉的所有属支、肠系膜下静脉、胃右静脉、胃网膜右静脉和胃左静脉。Henderson 分析 25 所医院的 1 000 例患者,手术病死率为 9%,再出血率为 7%,肝性脑病发生率为 5%～10%,5 年生存率为 70%～80%。虽然此术式在理论上最符合门静脉高压症的病理生理改变,但在实践中仍存在不少问题,比如手术操作复杂,手术时间长,术后易产生吻合口血栓、腹水、淋巴漏和乳糜漏等,临床效果远不如报道的好。因此,目前主要用于肝移植等待供体以及有保留脾脏要求(如青少年)的患者。

(4)断流术:断流术是通过阻断门、奇静脉之间的反常血流,达到止血的目的。近年来国内应用广泛,目前已占到门静脉高压症手术的 90%。与分流术相比,断流术有以下特点:①术后门静脉压力不降反升,增加了门静脉向肝血流;②主要阻断脾胃区,特别是胃左静脉(冠状静脉食管支)的血流,针对性强,止血效果迅速而确切;③术后并发症少,肝功能损害轻,肝性脑病发生率低;④手术适应证较宽;⑤操作相对简单,适合在基层医院开展。断流术的方式很多,国内主要应用贲门周围血管离断术以及联合断流术。

贲门周围血管离断术(Hassab 手术):1967 年由 Hassab 首先应用于临床。原方法仅游离食管下段约 3 cm,没有切断、结扎高位食管支和(或)异位高位食管支。虽然操作简单,急症止血效果确切,但术后再出血率较高。因此,裘法祖等对其进行了改进,要求至少游离食管下段 5～7 cm,结扎冠状静脉食管支、高位食管支和异位高位食管支。经过多年的实践,此术式更趋完善,逐渐成为治疗门静脉高压症的主要术式。操作上主要有以下几方面要求。①有效:紧贴胃食管外壁,彻底离断所有进入的穿支血管;②安全:减轻手术创伤,简化操作步骤;③合理:保留食管旁静脉丛,在一定程度上保留门-体间自发形成的分流。杨镇等报道 431 例的手术病死率为 5.1%,急诊止血率为 94.9%。平均随访 3.8 年,5 年、10 年再出血率为 6.2%、13.3%。5 年、10 年肝性脑病发生率为 2.5%、4.1%。5 年、10 年生存率可分别达到 94.1%、70.7%。适应证:反复发生上消化道出血;急性上消化道大出血,非手术治疗无效;无上消化道出血史,但有食管胃底中重度静脉曲张伴红色征、脾大和脾功能亢进;分流术后再出血;区域性门静脉高压症。禁忌证:肝功能 Child C 级,经过积极的内科治疗无改善;老年患者伴有严重的心、肺、肾等器官功能不全;门静脉和脾静脉内广泛血栓形成;无上消化道出血史,仅有轻度食管胃底静脉曲张、脾大和脾功能亢进;脾动脉栓塞术后。

联合断流术(改良 Sugiura 术):1973 年由 Sugiura 首先应用于临床。Sugiura 认为食管胃底黏膜下曲张静脉内的反常血流占到脾胃区的 1/8~1/6,这是 Hassab 术后再出血率较高的主要原因。因此,他主张在 Hassab 手术后再横断食管下端或胃底的黏膜下静脉网以降低再出血率。Sugiura 报道 671 例的手术病死率为 4.9%,术后再出血率为 1.4%,无肝性脑病。由于 Sugiura 术式要分胸、腹二期施行,患者往往无法耐受,手术病死率高。因此,许多学者对 Sugiura 术进行了改良,目前常用的方法是完全经腹行脾切除＋Hassab 术,然后再阻断食管胃底黏膜下的反常血流。阻断方法:①食管下端或胃底横断再吻合术;②食管下端胃底切除术;③食管下端或胃底环形缝扎术;④胃底黏膜下血管环扎术;⑤Nissen 胃底折叠术等。目前这部分操作基本上由吻合器或闭合器来完成。复旦大学中山医院普外科在 1995－2005 年共完成 174 例改良 Sugiura 术,采用的是闭合器胃底胃壁钉合术。在完成脾切除＋Hassab 术后,在胃底、体交界处大弯侧切开胃壁 1 cm,放入直线型切割吻合器(75~80 mm,先将刀片去除)或钳闭器(XF90),先钳夹胃前壁,换钉仓后再钳夹胃后壁,最后缝合胃壁上小切口。手术病死率为 2.3%,并发症发生率为 11.5%,无肝性脑病。远期再出血率、肝性脑病发生率和 5 年生存率分别为 15%、2% 和 95.2%,因此我们认为改良 Sugiura 术是治疗门静脉高压症的理想术式。手术适应证和禁忌证同贲门周围血管离断术。

(5)联合手术:由于分流、断流术的疗效不能令人满意,因此,从 20 世纪90 年代开始有人尝试行联合手术,以期取长补短,获得较分流或断流单一手术更好的临床效果。所谓的联合手术就是在一次手术中同时做断流术和分流术,断流术采用贲门周围血管离断术,分流术采用脾-肾静脉分流术,肠-腔静脉侧-侧或 H 型架桥分流术。目前认为分、断流联合手术具有以下优点:①直接去除引起上消化道出血的食管胃底曲张静脉,减少再出血的机会;②缓解离断侧支后的门静脉高血流状态,降低门静脉压力;③减轻和预防门静脉高压性胃病。有医院总结了 12 年 117 例联合手术的效果。与术前相比,门静脉直径平均缩小 0.4 cm,压力平均下降 16%。无手术死亡,近期无再出血,远期再出血率为 8.3%,肝性脑病发生率为 16.6%。5、10 年生存率分别为 98.3% 及 84.6%。吴志勇等指出在各种联合手术中,脾切除、脾-肾静脉分流加贲门周围血管离断术不受门静脉血流动力学状态的限制,手术适应证宽。而且可预防脾、门静脉血栓形成,保持肠系膜上-门静脉的血流通畅,为将来可能的分流术或肝移植保留合适的血管条件。认为这种术式可作为联合手术中的首选。但也有学者提出,门静脉高压症的手术效果取决于患者的肝功能状况,与术式关系不大。既然如此,就没有必要在断流术的基础上再行分流术,这样只能增加手术难度和创伤,延长手术时间,加重肝功能的损害。分、断流联合手术有无优势,尚需要大样本前瞻性临床研究进行深入的探讨。

(李 政)

第十一节 肝 移 植

一、概述

各种原因引起的肝脏疾病发展到晚期危及生命时,采用外科手术的方法,切除已经失去功能的病肝,然后把一个有生命活力的健康肝脏植入人体内,挽救濒危患者生命,这个过程就是肝移植,俗称"换肝"。肝移植术是治疗终末期肝病的重要技术,通过肝移植,可以使晚期肝病患者在绝境中重获新的生机。

二、适应证

原则上,当各种急性或慢性肝病用其他内外科方法无法治愈,预计在短期内(6~12 个月)无法避免死亡者,均是肝移植的适应证。起初肝移植仅是一个挽救生命的过程,而现在,随着外科技术的不断发展、新型免疫抑制剂的应用和临床经验的不断积累,肝移植围术期并发症和死亡率显著下降,术后存活率和存活时间不断提高。因此,肝脏病变所产生的症状导致患者的生存质量严重下降时,也成为肝移植的主要适应证之一。近年来原位肝移植所治疗的疾病病种不断扩大,迄今为止,据不完全统计,肝移植已被成功用于60多种肝脏疾病的治疗,依据疾病的性质,可概括分为终末期肝硬化疾病、肝脏恶性疾病、先天性代谢疾病和急性或亚急性肝功能衰竭。

三、禁忌证

(一)绝对不适合做肝移植手术的人群

(1)存在难以控制的感染(包括细菌、真菌、病毒感染)者。

(2)艾滋病病毒感染(HIV)者。

(3)难以戒除的酗酒或药物依赖者。

(4)患有不可逆脑组织损害者。

(5)肝外存在难以根治的恶性肿瘤者。

(6)有难以控制的心理障碍或神经病。

(二)一般情况不考虑做肝移植手术的人群

(1)受体年龄=65岁或<1岁。

(2)存在外科解剖困难的情况。

(3)肝脏进展期恶性肿瘤。

(4)存在严重心、肺、肾等重要器官病变。

(5)既往有精神病病史。当然,这只是相对的,临床上需要根据患者各自的情况来定。

四、术前检查

肝移植术前全身性系统检查主要是对心、肺、肾等重要脏器功能的评估、心理精神状态的评估、营养状况评估以及感染性疾病评估。具体来说可以分为常规检查、特殊检查和个体化检查这3类。

常规检查主要有血液、尿液、粪便、痰液检查,以及胸部X线片、心电图、腹部B超检查。

特殊检查主要有肝脏彩色超声和腹部磁共振或CT血管成像(了解门静脉、肝动脉、肝静脉和下腔静脉的解剖和血流情况),以及胆道系统的磁共振成像(了解肝内外胆道的解剖结构)。

个体化检查主要是根据初步检查的结果决定是否进行更深入的检查,如乙肝患者加作HBV-DNA和病毒耐药变异株的检查;原有心肺疾患者,选择性加作肺功能测定、超声心动图、冠脉造影、24小时动态心电图等。

五、手术方式

(一)原位肝移植

切除病肝及肝上、肝下下腔静脉,供肝植入原位时端-端吻合下腔静脉,重建门静脉、肝动脉和胆管。切除病肝前,根据血流动力学的状况,决定是否建立静脉-静脉转流,指征如下:严重的腹膜后侧支循环形成;围术期肾功能不全;阻断试验血流动力学不稳定;小肠或肠系膜水肿;急性肝功能衰竭;手术经验不足。

(二)背驮式肝移植、改良背驮式肝移植

保留受体下腔静脉,置供肝于原位,其肝中、肝左静脉共干与所保留的受者同名共干作端-端吻合,供肝下腔静脉远端自行缝合。术毕,植入肝"驮"于受体下腔静脉之上。

改良PBLT主要是改变肝后下腔静脉的吻合方式,以解决PBLT回流道不畅的问题。

(三)劈离式肝移植

劈离式肝移植是把一个尸体供肝劈割成两半分别移植给两个不同的受体。

(四)活体亲属供肝移植

取近亲属的部分肝(左外叶、左或右半肝)移植给受体,前提是务必保证对供体尽量少的危害性,而受体又能获得与常规肝移植相似的效果。活体肝移植与尸体肝移植比较优点明显:供体的血液循环稳定,不存在供肝灌注不足的问题;亲属提供供肝,组织相容性好,术后排斥反应轻,患者与移植肝的存活率高;手术不受供体时间、地点的限制,冷缺血时间短。

(五)辅助性肝移植

辅助性肝移植是临床肝移植的一个重要分支,保留受者全部或部分肝脏,将供肝部分或全部植入受者体内,使肝衰竭者得到临时支持,以等待原肝功能的恢复,或使原肝缺失的代谢、解毒等功能得到代偿。

六、注意要点

(1)对于良性终末期肝病,选择适当的手术时机是手术成功与否的关键。最好的手术时机是患者肝功能刚进入失代偿期,此时疾病无康复机会,而患者又能耐受手术。一般认为良性终末期肝病,当出现下列情况之一时,即应考虑实施肝移植:①出现一种或多种并发症:食管胃底曲张静脉破裂出血、顽固性腹水、肝肾综合征、肝性脑病、自发性腹膜炎、严重凝血功能障碍等;②严重影响生活质量,如难以控制的瘙痒、严重嗜睡、严重慢性疲劳和进行性营养不良等;③对于乙型病毒性肝炎所致急性肝功能衰竭,由于病死率高,应行紧急肝移植。

(2)对肝脏恶性肿瘤实施肝移植仍有较大争论,主要是由于选择移植手术的多数为肝癌晚期无法切除的巨大肿瘤或多发性肿瘤患者,术后免疫抑制剂的大量应用,导致肿瘤的复发或远处转移。国内外大量报道小肝癌合并肝硬化肝移植术后远期存活率与良性疾病相近,因此国内外很多移植中心把肝移植作为小肝癌合并肝硬化的首选治疗方式。对于无肝外转移的进展期肝癌,失去手术切除或其他治疗的可能性,虽然术后复发率较高,一般认为只要经济条件许可,有适当供体,为延长生命,提高生活质量,也可以考虑肝移植术。

（李　政）

第十章　胆道疾病

第一节　急性胆囊炎

急性胆囊炎(acute cholecystitis)是胆囊发生的急性炎症性疾病,在我国腹部外科急症中位居第二,仅次于急性阑尾炎。

一、病因

多种因素可导致急性胆囊炎,如胆囊结石、缺血、胃肠道功能紊乱、化学损伤、微生物感染、寄生虫、结缔组织病、变态反应等。急性胆囊炎中90%~95%为结石性胆囊炎,5%~10%为非结石性胆囊炎。

二、病理生理

胆囊结石阻塞胆囊颈或胆囊管是大部分急性结石性胆囊炎的病因,其病变过程与阻塞程度及时间密切相关。结石阻塞不完全且时间较短者,仅表现为胆绞痛,阻塞完全且时间较长者,则发展为急性胆囊炎,按病理特点可分为4期:水肿期为发病初始2~4天,由于黏膜下毛细血管及淋巴管扩张,液体外渗,胆囊壁出现水肿;坏死期为发病后3~5天,随着胆囊内压力逐步升高,胆囊黏膜下小血管内形成血栓,堵塞血流,黏膜可见散在的小出血点及坏死灶;化脓期为发病后7~10天,除局部胆囊壁坏死和化脓,病变常波及胆囊壁全层,形成壁间脓肿甚至胆囊周围脓肿,镜下见有大量中性粒细胞浸润和纤维增生。如果胆囊内压力持续升高,胆囊壁血管因压迫导致血供障碍,出现缺血坏疽,则发展为坏疽性胆囊炎,此时常并发胆囊穿孔;慢性期主要指中度胆囊炎反复发作以后的阶段,镜下特点是黏膜萎缩和胆囊壁纤维化。

严重创伤、重症疾病和大手术后发生的急性非结石性胆囊炎由胆囊的低血流量灌注引起,胆囊黏膜因缺血缺氧损害和高浓度胆汁酸盐的共同作用而发生坏死,继而发生胆囊化脓、坏疽甚至穿孔,病情发展迅速,并发症率和死亡率均高。

三、临床表现

(一)症状

急性结石性胆囊炎患者以女性多见,起病前常有高脂饮食的诱因,也有学者认为与劳累、精神因素有关。其首发症状多为右上腹阵发性绞痛,可向右肩背部放射,伴恶心、呕吐、低热。当胆囊炎病变发展时,疼痛转为持续性并有阵发性加重。出现化脓性胆囊炎时,可有寒战、高热。在胆囊周围形成脓肿或发展为坏疽性胆囊炎时,腹痛程度加剧,范围扩大,呼吸活动及体位改变均可诱发腹痛加重,并伴有全身感染症状。约1/3患者可出现轻度黄疸,多与胆囊黏膜受损导致胆色素进入血液循环有关,或因炎症波及肝外胆管阻碍胆汁排出所致。

（二）体征

体检可见腹式呼吸受限，右上腹有触痛，局部肌紧张，Murphy 征阳性，大部分患者可在右肋缘下扪及肿大且触痛的胆囊。当胆囊与大网膜形成炎症粘连，可在右上腹触及边界欠清、固定压痛的炎症包块。严重时胆囊发生坏疽穿孔，可以出现弥漫性腹膜炎体征。

（三）实验室检查

主要有白细胞计数和中性粒细胞比值升高，程度与病情严重程度有一定的相关性。当炎症波及肝组织可引起肝细胞功能受损，血清 ALT、AST 和碱性磷酸酶（AKP）升高，当血总胆红素升高时，常提示肝功能损害较严重。

（四）超声检查

超声检查是目前诊断肝胆道疾病最常用的一线检查方法，对急性结石性胆囊炎诊断的准确率高达85%～90%。超声检查可显示胆囊肿大，囊壁增厚，呈现"双边征"，胆囊内可见结石，胆囊腔内充盈密度不均的回声斑点，胆囊周边可见局限性液性暗区。

（五）CT

可见胆囊增大，直径常＞5 cm；胆囊壁弥漫性增厚，厚度＞3 mm；增强扫描动脉期明显强化；胆囊内有结石和胆汁沉积物；胆囊四周可见低密度水肿带或积液区（图 10-1）。CT 扫描可根据肝内外胆管有无扩张、结石影鉴别是否合并肝内外胆管结石。

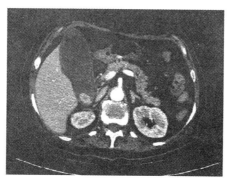

图 10-1　胆囊结石伴急性胆囊炎

（六）核素扫描检查

可应用于急性胆囊炎的鉴别诊断。经静脉注入^{99m}Tc EHIDA，被肝细胞摄取并随胆汁从胆道排泄清除。因急性胆囊炎时多有胆囊管梗阻，故核素扫描时一般胆总管显示而胆囊不显影，若造影能够显示胆囊，可基本排除急性胆囊炎。

四、诊断

结合临床表现、实验室检查和影像学检查，即可诊断。注意与上消化道溃疡穿孔、急性胰腺炎、急性阑尾炎、右侧肺炎等疾病鉴别。当合并黄疸时，注意排除继发性胆总管结石。

五、治疗

（一）非手术治疗

非手术治疗为入院后的急诊处理措施，也为随时可能进行的急诊手术做准备。包括禁食，液体支持，解痉止痛，使用覆盖革兰氏阴性菌和厌氧菌的抗生素，纠正水、电解质平衡紊乱，严密观察病情，同时处理糖尿病，心血管疾病等合并症。60%～80%的急性结石性胆囊炎患者可经非手术治疗获得缓解而转入择期手术治疗。而急性非结石性胆囊炎多病情危重，并发症率高，倾向于早期手术治疗。

（二）手术治疗

急性结石性胆囊炎最终需要切除病变的胆囊，但应根据患者情况决定择期手术、早期手术或紧急手术。手术方法首选腹腔镜胆囊切除术,其他还包括开腹手术、胆囊穿刺造瘘术。

1.择期手术

对初次发病且症状较轻的年轻患者,或发病已超过 72 小时但无急症手术指征者,可选择先行非手术治疗。治疗期间密切观察病情变化,尤其是老年患者,还应注意其他器官的并存疾病,如病情加重,需及时手术。大部分患者通过非手术治疗病情可获得缓解,再行择期手术治疗。

2.早期手术

对发病在 72 小时内的急性结石性胆囊炎,经非手术治疗病情无缓解,并出现寒战、高热、腹膜刺激征明显、白细胞计数进行性升高者,应尽早实施手术治疗,以防止胆囊坏疽穿孔及感染扩散。对于 60 岁以上的老年患者,症状较重者也应早期手术。

3.紧急手术

对急性结石性胆囊炎并发穿孔应进行紧急手术。术前应尽量纠正低血压、酸中毒、严重低钾血症等急性生理紊乱,对老年患者还应注意处理高血压、糖尿病等合并症,以降低手术死亡率。

(三)手术方法

1.腹腔镜胆囊切除术

腹腔镜胆囊切除术(laparoscopic cholecystectomy,LC)为首选术式。

(1)术前留置胃管、尿管。采用气管插管全身麻醉。

(2)患者取头高脚低位,左倾 15°。切开脐部皮肤 1.5 cm,用气腹针穿刺腹腔建立气腹,CO_2 气腹压力 1.6～1.9 kPa(12～14 mmHg)。经脐部切口放置 10 mm 套管及腹腔镜,先全面探查腹腔。手术采用三孔或四孔法,四孔法除脐部套管外,再分别于剑突下 5 cm 置入 10 mm 套管,右锁骨中线脐水平和腋前线肋缘下 5 cm 各置入 5 mm 套管,三孔法则右锁骨中线和腋前线套管任选其一(图 10-2 和图 10-3)。

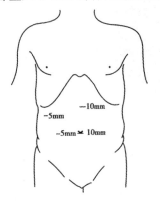

图 10-2 四孔法 LC 套管位置

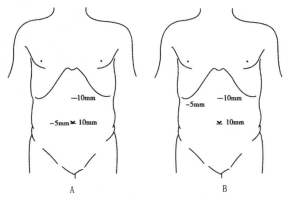

图 10-3 三孔法 LC 套管位置

(3)探查胆囊:急性胆囊炎常见胆囊肿大,呈高张力状态。结石嵌顿于胆囊颈部,胆囊壁炎症水肿,甚至化脓、坏疽,与网膜和周围脏器形成粘连。先用吸引器结合电钩分离胆囊周围粘连,电钩使用时一定要位于手术视野中央。

(4)胆囊减压:于胆囊底部做一小切口吸出胆汁减压,尽可能取出颈部嵌顿的结石。

(5)处理胆囊动脉:用电钩切开胆囊浆膜,大部分急性胆囊炎的胆囊动脉已经栓塞并被纤维束包裹,不需刻意骨骼化显露,在钝性分离中碰到索条状结构,紧贴壶腹部以上夹闭切断即可。

(6)处理胆囊管:沿外侧用吸引器钝性剥离寻找胆囊管,尽量远离胆总管,确认颈部与胆囊管连接部后,不必行骨骼化处理,确认"唯一管径"后,靠近胆囊用钛夹或结扎锁夹闭胆囊管后离断。对于增粗的胆囊管可用阶梯施夹法或圈套器处理。胆囊管里有结石嵌顿则需将胆囊管骨骼化,当结石位于胆囊管近、中段时,可在结石远端靠近胆总管侧胆囊管施夹后离断;当结石嵌顿于胆囊管汇入胆总管部时,需剪开胆囊管大半周,用无创伤钳向切口方向挤压,尝试将结石挤出,不能直接钳夹结石,以避免结石碎裂进入胆总管。确认结石完整挤出后,夹闭胆囊管远端。

（7）处理胆囊壶腹内侧：急性炎症早期组织水肿不严重，壶腹内侧一般容易剥离。但一些肿大的胆囊壶腹会延伸至胆总管或肝总管后壁形成致密粘连无法分离，此时不能强行剥离，可试行胆囊大部分或次全切除，切除的起始部位应选择壶腹-胆囊管交接稍上方，要保持内侧与后壁的完整，切除胆囊体和底部。残留的壶腹部黏膜仍保留分泌功能，需化学烧灼或电灼毁损，防止术后胆漏，电灼时间宜短。

（8）剥离胆囊：胆囊炎症可波及肝脏，损伤肝脏易出现难以控制的出血，应"宁破胆囊，勿损肝脏"，可允许部分胆囊黏膜残留于胆囊床，予电凝烧灼即可。剥离胆囊后胆囊床渗血广泛，可用纱块压迫稍许，然后电凝止血。单极电凝无效可改用双极电凝。

（9）取出胆囊：将胆囊及结石装入标本袋，由剑突下或脐部套管孔取出，亦可放置引流管后才取出胆囊。遇到巨大结石时，可使用扩张套管。

（10）放置引流管：冲洗手术创面，检查术野无出血、胆漏，于 Winslow 孔放置引流管，由腋前线套管孔引出并固定。解除气腹并缝合脐部套管孔。

（11）术中遇到下列情况应中转开腹：①胆囊组织质地偏硬，不排除癌变可能。②胆囊三角呈冰冻状，组织致密难以分离，或稍作分离即出现难以控制的出血。③胆囊壶腹内侧粘连紧密，分离后出现胆汁漏，怀疑肝总管、左右肝管损伤。④胆囊管-肝总管汇合部巨大结石嵌顿，有 Mirrizi 综合征可能。⑤胆肠内瘘。⑥胆管解剖变异，异常副肝管等。

（12）术后处理：包括继续抗生素治疗，外科营养支持，治疗并存疾病等。24～48 小时后观察无活动性出血、胆漏、肠漏等情况后拔除引流管。

2.其他手术方法

（1）部分胆囊切除术：术中胆囊床分离困难或可能出现大出血者，可采用胆囊部分切除法，残留的胆囊黏膜应彻底电凝烧灼或化学损毁，防止残留上皮恶变、形成胆漏或包裹性脓肿等。

（2）超声或 CT 引导下经皮经肝胆囊穿刺引流术（percutaneous transhepatic gallbladder drainage，PT-GD）：适用于心肺疾患严重无法接受胆囊切除术的急性胆囊炎患者，可迅速有效地降低胆囊压力，引流胆囊腔内积液或积脓，待急性期过后再择期手术。禁忌证包括急性非结石性胆囊炎、胆囊周围积液（穿孔可能）和弥漫性腹膜炎。穿刺后应严密观察患者，警惕导管脱落、胆汁性腹膜炎、败血症、胸腔积液、肺不张、急性呼吸窘迫等并发症。

六、几种特殊类型急性胆囊炎

（一）急性非结石性胆囊炎

胆囊有明显的急性炎症但其内无结石，多见于男性及老年患者。病因及发病机制尚未完全清楚，推测发病早期由于胆囊缺血及胆汁淤积，胆囊黏膜因炎症、血供减少而受损，随后细菌经胆道、血液或淋巴途径进入胆囊内繁殖，发生感染。急性非结石性胆囊炎往往出现在严重创伤、烧伤、腹部大手术后、重症急性胰腺炎、脑血管意外等危重患者中，患者常有动脉粥样硬化基础。

由于并存其他严重疾病，急性非结石性胆囊炎容易发生漏诊。在危重患者，特别是老年男性，出现右上腹痛和（或）发热时，应警惕本病发生。及时行 B 超或 CT 检查有助于早期诊断。B 超影像特点：胆囊肿大，内无结石，胆汁淤积，胆囊壁增厚>3 mm，胆囊周围有积液。当存在肠道积气时，CT 更具诊断价值。

本病病理过程与急性结石性胆囊炎相似，但病情发展更快，易出现胆囊坏疽和穿孔。一经确诊，应尽快手术治疗，手术以简单有效为原则。在无绝对禁忌证时，首选腹腔镜胆囊切除术。若病情不允许，在排除胆囊坏疽、穿孔情况下，可考虑局麻行胆囊造瘘术，术后严密观察炎症消退情况，必要时仍需行胆囊切除术。术后给予抗休克，纠正水、电解质及酸碱平衡紊乱等支持治疗，选用广谱抗生素或联合用药，同时予以心肺功能支持，治疗重要脏器功能不全等。

（二）急性气肿性胆囊炎

临床上不多见，指急性胆囊炎时胆囊内及其周围组织内有产气细菌大量滋生产生气体积聚，与胆囊侧支循环少、易发生局部组织氧分压低下有关。发病早期，气体主要积聚在胆囊内，随后进入黏膜下层，致使黏膜层剥离,随病情加重气体可扩散至胆囊周围组织,并发败血症。本病易发于老年糖尿病患者,临床表现为重症急性胆囊炎,腹部 X 线检查及 CT 检查有助诊断,可发现胆囊内外有积气。注意与胆肠内瘘,十二指肠括约肌功能紊乱引起的胆囊积气,及上消化道穿孔等疾病相鉴别。气肿性胆囊炎患者病情危重,可并发坏疽、穿孔、肝脓肿、败血症等,死亡率较高,15%～25%,应尽早手术治疗,手术治疗原则与急性胆囊炎相同。注意围术期选用对产气杆菌有效的抗生素,如头孢哌酮与甲硝唑联用。

(三)胆囊扭转

胆囊体以胆囊颈或邻近组织器官为支点发生扭转。胆囊一般由腹膜和结缔组织固定于胆囊床,当胆囊完全游离或系膜较长时,可因胃肠道蠕动、体位突然改变或腹部创伤而发生顺时针或逆时针扭转。病理上主要以血管及胆囊管受压嵌闭为特征,病变严重性与扭转程度及时间密切相关。扭转 180°时,胆囊管即扭闭,胆汁淤积,胆囊肿大。超过 180°为完全扭转,胆囊静脉受压回流受阻,表现为胆囊肿大,胆囊壁水肿增厚,继而动脉受累,胆囊壁出现坏疽、穿孔。当扭转达 360°时,胆囊急性缺血,胆囊肿大,呈暗红甚至黑色,可有急性坏疽,但穿孔发生率较低。

本病临床罕见,误诊率高,扭转三联征有助提示本病。①瘦高的老年患者,特别是老年女性,或者合并脊柱畸形。②典型的右上腹痛,伴恶心、呕吐,病程进展迅速。③查体可扪及右上腹肿块,但无全身中毒症状和黄疸,可有体温脉搏分离现象。扭转胆囊在 B 超下有特殊影像:胆囊锥形肿大,呈异位漂浮状,胆囊壁增厚。由于胆囊管、胆囊动静脉及胆囊系膜扭转和过度伸展,在胆囊颈的锥形低回声区混杂有多条凌乱的纤细光带,但后方无声影。CT 检查见胆囊肿大积液,与肝脏分离。磁共振胰胆管造影(MRCP)可清晰显示肝外胆管因胆囊管扭转牵拉呈"V"形。

高度怀疑或确诊胆囊扭转均应及时手术,首选腹腔镜胆囊切除术。因胆囊扭转造成胆囊三角解剖关系扭曲,可先复原正常胆囊位置,以利于保护胆总管。

(邵存华)

第二节　慢性胆囊炎

慢性胆囊炎是胆囊慢性炎症性病变。大多数合并胆囊结石,也有少数为非结石性胆囊炎。临床上可表现为慢性反复发作性上腹部隐痛、消化不良等症状。

一、病因和发病机制

(一)病因

慢性胆囊炎多发生于胆石症的基础上,且常为急性胆囊炎的后遗症。其病因主要是细菌感染和胆固醇代谢失常。常见的病因有下面几条。

1.胆囊结石

结石可刺激和损伤胆囊壁,引起胆汁排泌障碍。约 70%慢性胆囊炎的患者胆囊内存在结石。

2.感染

感染源常通过血源性、淋巴途径、邻近脏器感染的播散和寄生虫钻入胆道而逆行带入。细菌、病毒、寄生虫等各种病原体均可引起胆囊慢性感染。慢性炎症可引起胆管上皮及纤维组织增生,引起胆管狭窄。

3.急性胆囊炎的延续

急性胆囊炎反复迁延发作,使胆囊纤维组织增生和增厚,病变较轻者,仅有胆囊壁增厚,重者可以显著肥厚,萎缩,囊腔缩小以至功能丧失。

4.化学刺激

当胆总管和胰管的共同通道发生梗阻时,胰液反流进入胆囊,胰酶原被胆盐激活并损伤囊壁的黏膜上皮。另外,胆汁排泌发生障碍,浓缩的胆盐又可刺激囊壁的黏膜上皮造成损害。

5.代谢紊乱

由于胆固醇的代谢发生紊乱,而致胆固醇沉积于胆囊的内壁上,引起慢性炎症。

(二)发病机制

1.胆管嵌顿

胆囊是胆囊管末端的扩大部分,可容胆汁 30~60 mL,胆汁进入胆囊或自胆囊排出都要经过胆囊管,胆囊管长 3~4 cm,直径 2~3 mm,胆囊管内黏膜又形成 5~7 个螺旋状皱襞,使得管腔较为狭小,这样很容易使胆石、寄生虫嵌入胆囊管。嵌入后,胆囊内的胆汁就排不出来,这样,多余的胆汁在胆囊内积累,长期滞留和过于浓缩,对胆囊黏膜直接刺激而引起发炎。

2.胆囊壁缺血、坏死

供应胆囊营养的血管是终末动脉,当胆囊的出路阻塞时,由于胆囊黏膜仍继续分泌黏液,造成胆囊内压力不断增高使胆囊膨胀、积水。当胆囊缺血时,胆囊抵抗力下降,细菌就容易生长繁殖,趁机活动起来而发生胆囊炎。

3.胆汁蓄积

由于胆囊有储藏胆汁和浓缩胆汁的功能,因此胆囊与胆汁的接触时间比其他胆道长,而且,接触的胆汁浓度亦高,当此时人的胆道内有细菌时,就会发生感染,形成胆囊炎的机会当然也就增多了。

二、临床表现

(一)症状

许多慢性胆囊炎患者可无临床症状,只是在手术、体格检查时发现,称为无痛性胆囊炎。本病的主要症状为反复发作性上腹部疼痛。腹痛多发于右上腹或中上腹部,腹痛常发生于晚上和饱餐后,常呈持续性疼痛。当胆总管或胆囊管发生胆石嵌顿时,则可发生胆绞痛,疼痛一般经过 1~6 小时可自行缓解。可伴有反射性恶心、呕吐等症状,但发热和黄疸不常见,于发作的间歇期可有右上腹饱胀不适或胃部灼热、嗳气、反酸,厌油腻食物、食欲缺乏等症状。当慢性胆囊炎伴急性发作或胆囊内浓缩的黏液或结石进入胆囊管或胆总管而发生梗阻,呈急性胆囊炎或胆绞痛的典型症状。

(二)体征

体格检查可发现右上腹部压痛,发生急性胆囊炎时可有胆囊触痛或 Murphy 征阳性。当胆囊膨胀增大时,右上腹部可扪及囊性包块。

三、诊断要点

(一)症状和体征

有部分患者可无特殊症状,一般主要症状为反复发作性上腹痛。可伴有恶心呕吐等症状,于间歇期有胃部灼热,反酸等胃肠道症状,但发热黄疸不常见。查体上腹部压痛,当胆囊膨胀增大时,右上腹部可扪及囊性包块。

(二)实验室检查

血常规:白细胞总数升高。

(三)影像学检查

1.超声检查

超声检查是最重要的辅助手段,可测定胆囊和胆总管的大小,胆石的存在及囊壁的厚度,尤其对结石的诊断比较准确可靠。见图 10-4。

2.放射学检查

腹部 X 片可显示胆囊膨胀和阳性结石的征象,罕见的胆囊钙化(瓷瓶胆囊)有并发胆囊癌的特殊临床意义。胆囊、胆道造影术可以发现胆石胆囊变形缩小及胆囊浓缩和收缩功能不良等慢性胆囊炎征象,口服双倍量造影剂有利于胆囊显影及测定胆囊浓缩和收缩功能。

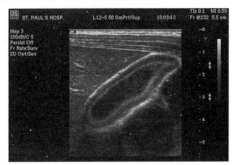

图 10-4　慢性胆囊炎

（四）放射性核素扫描

用^{99m}Tc-PMT 静脉注射行肝胆动态显像,如延迟超过 1～4 小时才显示微弱影像,而肠道排泄正常,首先考虑慢性胆囊炎。如静脉注射辛卡利特（人工合成缩胆囊素）0.02 mg/kg,或缩胆囊素（CCK）后 30 分钟,如胆囊排除率＜40％,支持慢性胆囊炎伴胆囊收缩功能障碍的诊断。

四、治疗原则

（一）内科治疗

非结石性慢性胆囊炎患者以及结石性慢性胆囊炎患者症状较轻无反复发作者,可内科保守治疗。嘱患者平时低脂饮食,可口服消炎利胆片 6 片每天 3 次或 33％～50％硫酸镁 10 mL 每天 3 次,另外可口服一些溶石或排石的中药。腹痛明显者可用抗胆碱能药物解除平滑肌痉挛。经常保持愉快的心情,注意劳逸结合,寒温适宜。劳累、气候突变、悲观忧虑均可诱发慢性胰腺炎急性发作。

（二）外科治疗

对于有症状特别是反复急性发作的慢性胆囊炎,伴有较大结石,胆囊积水或有胆囊壁钙化者以及反复发作胆绞痛、胆囊无功能者行胆囊切除术是一个合理的根本治疗方法,但对仅有胆绞痛的胆囊病变较轻的患者,行胆囊切除后症状多不能缓解。

手术适应证有以下几点。

（1）临床症状严重,药物治疗无效,病情继续恶化,非手术治疗不易缓解的患者。

（2）胆囊肿大或逐渐增大,腹部压痛明显,腹肌严重紧张或胆囊坏疽及穿孔,并发弥漫性腹膜炎者。

（3）急性胆囊炎反复发作,诊断明确,经治疗后腹部体征加重,有明显腹膜刺激征者。

（4）化验检查,血中白细胞计数明显升高,总数在 $20×10^9$/L 以上者。

（5）黄疸加深,属胆总管结石梗阻者。

（6）畏寒,寒战,高热并有中毒休克倾向者。

（邵存华）

第三节　胆道出血

一、诊断

（一）症状

感染性胆道出血最多见,常发生在有严重的胆道感染或胆道蛔虫的基础上,突发上腹剧痛,后出现消化道大出血,经治疗后可暂时停止,但数天至两周的时间,出血又复发,大量出血可伴有休克。其次是肝外伤后发生的胆道出血,另外,还有医源性的损伤,如肝穿刺组织活检、肝穿刺置管引流、胆道手术及肝手术等。

（二）体检

面色苍白,皮肤、巩膜黄染,右上腹可有压痛,肠鸣音亢进,伴休克时,血压明显下降。

（三）实验室检查

血红蛋白和红细胞计数下降,白细胞及中性粒细胞计数升高。

（四）辅助检查

选择性肝动脉造影作为首选的方法可确定出血部位,增强 CT 对出血部位的定位也有帮助。

二、鉴别诊断

胃及十二指肠出血:常有慢性"胃病"史,出血后腹痛常减轻;胆道出血患者常有胆管炎反复发作病史,出血后腹痛常加剧,腹腔动脉造影可明确出血部位。

三、治疗原则

全身支持治疗:补充血容量,应用止血药物,纠正水电解质平衡紊乱,抗生素预防胆道感染,解痉止痛。

经皮选择性肝动脉造影及栓塞术是首选的治疗方法,特别是对病情危重、手术后胆道出血的患者,因为此种情况下实施手术的危险性较大,技术上亦较困难。

当不具备肝动脉栓塞的条件,而有大量出血时,需在较短时间的准备之后,应积极手术探查,术中清除血凝块,解除胆道梗阻,行胆总管引流,根据情况不同,目前常用的控制出血的方法如下。

(1)结扎出血的肝叶肝动脉支,当定位不够明确时,亦可结扎肝固有动脉。

(2)肝部分或肝叶切除术 对于肝外胆管出血,手术可以查清出血的来源,若出血来自胆囊,应行胆囊切除术;若出血来自肝动脉,则应切除或结扎该破溃的肝动脉支,单纯缝合胆管黏膜上的溃疡,一般不能达到止血的目的,很快又再破溃出血。手术时应同时处理胆道的病变,建立充分的胆道引流以控制感染。

（邵存华）

第四节　胆囊息肉样病变

胆囊息肉样病变,或称胆囊隆起样病变,是指向胆囊腔内突出的胆囊壁局限性病变,随着 B 超技术的进步,胆囊隆起样病变的检出率明显增加。

胆囊息肉样病变分为两大类:①真性肿瘤:包括腺瘤、癌等;②假性肿瘤:包括腺肌增生症、胆固醇性息肉、黄色肉芽肿等。

一、胆固醇息肉

（一）诊断

1.症状和体检

大部分患者无症状,可有右上腹或中上腹隐痛不适,合并结石或息肉位于胆囊颈部有较长蒂时,可有胆绞痛。多无体征。

2.实验室检查

多无异常。

3.辅助检查

B 超是首选检查。B 超表现为高回声或等回声团,无声影,不随体位移动。

（二）鉴别诊断

1.胆囊结石

可有发作性右上腹痛或无症状,B超表现为后方伴声影的强回声光团,有助鉴别诊断。部分胆囊息肉样病变患者可合并有胆囊结石。

2.其他性质的胆囊息肉样病变

B超是主要鉴别手段。多个小息肉多为胆固醇息肉;单发息肉,直径<1 cm,多为炎性息肉或腺瘤。

3.胆囊癌

早期无特异症状,晚期可表现为右上腹包块、黄疸。早期病变不易鉴别,主要依靠B超检查。直径>1 cm,无蒂,回声不均应考虑胆囊癌。CT表现为隆起样病变、基底较宽,或胆囊壁增厚,囊壁不规则,向腔内外生长的肿物。

（三）治疗原则

有症状的胆囊息肉,原则上应行胆囊切除术;合并有胆囊结石的胆囊息肉样病变也应行胆囊切除术;无症状者,如病变多发,有蒂,直径<1 cm,可定期复查B超随诊;直径>1 cm,基底较宽,边缘不规则,回声不均者,或随诊中直径有增大,形态恶变者,应手术治疗。术中应注意检视胆囊标本,肉眼观察可疑恶性病变者应在术中送冰冻病理检查。病理证实恶性病变时应及时中转开腹行胆囊癌根治术。

二、胆囊腺肌增生症（GBA）

（一）诊断

GBA可分为3型:①弥漫型:整个胆囊壁呈弥漫性增厚;②节段型:在增厚的胆囊壁中出现环状狭窄,把胆囊分隔成相互连通的腔;③局限型（基底型）:又称胆囊腺肌瘤,胆囊底部囊壁呈局限性增生。

1.症状和体检

各型均无特异性症状,常合并胆囊结石及胆囊炎,主要表现为胆囊结石和胆囊炎症状,可有反复发作的右上腹痛,大部分患者可无症状。多无体征。

2.实验室检查

多无异常。

3.辅助检查

术前诊断主要依赖于影像学检查,诊断的主要依据是胆囊壁增厚及罗-阿窦显影。B超检查主要表现为明显增厚的胆囊壁内可见点状或小圆形无回声或强回声区,部分可见彗星尾征。CT及MRI较B超有更高的诊断准确率。MRI在显示胆囊壁病变、罗-阿窦显影上均优于CT。

（二）鉴别诊断

1.胆囊结石及胆囊炎

部分患者可合并存在。胆囊炎时有炎症性改变,结合B超及CT、MRI等影像学检查,有助鉴别诊断。

2.胆囊癌

早期病变有时影像学鉴别诊断较困难。

（三）治疗原则

目前认为胆囊腺肌增生症,尤其是节段型GBA,有恶变可能,一旦考虑胆囊腺肌增生症诊断,对于合并胆囊结石、胆囊炎者,节段型GBA,肿物直径超过1 cm,以及中老年患者,应积极行手术治疗。单纯胆囊切除术是有效的治疗方法,术后标本应常规送病理检查。

三、胆囊腺瘤

（一）诊断

1.症状和体检

大部分患者可无症状,合并有胆囊结石或胆囊炎时可有反复发作的右上腹痛。多无体征。

2.实验室检查

多无异常。

3.辅助检查

诊断主要依靠影像学检查,特别是 B 超检查,B 超能显示胆囊腺瘤的大小、形态、内部血流、基底情况、是否随体位变化、是否合并胆囊结石等,可与其他胆囊息肉样病变鉴别,但常较困难。

(二)鉴别诊断

1.胆囊结石及胆囊炎

部分患者可合并胆囊结石,胆囊炎时有炎症性改变。

2.胆囊癌

B 超可从大小、形态、基底、血流多方面特征加以鉴别,但早期病变有时影像学鉴别诊断较困难。

(三)治疗原则

胆囊腺瘤是胆囊腺癌的癌前病变,一经诊断胆囊腺瘤应及早手术治疗。手术方式为胆囊切除术。术中应检视胆囊标本,如怀疑恶性病变应送术中冰冻病理检查。如证实为恶性病变应根据肿瘤侵犯深度决定是否中转开腹行胆囊癌根治术。

(邵存华)

第五节　胆胰肠结合部损伤

一、诊断

(一)病因

一般都有明确的上腹部外伤史或医源性操作经过,后者包括逆行胰胆管造影和(或)Oddi 括约肌切开等。

(二)症状

多数在外伤或操作后 24 小时内出现,早期可有腹痛,常被病因掩盖而忽视。随着腹膜后感染的加重体温逐步升高,早期可出现感染中毒性休克。

(三)体征

病程早期无典型体征,偶可出现局限性腹膜炎;病程晚期腹痛和感染加重,严重者可出现休克、多脏器功能衰竭。

(四)实验室检查

感染早期可有白细胞和中性粒细胞计数升高;发生休克和多器官功能衰竭时,有相应的改变。

(五)辅助检查

逆行胰胆管造影过程中发现造影剂外溢;CT 可发现腹膜后积气、胆总管周围组织水肿或积液,偶见非血管结构内造影剂沉积。

二、鉴别诊断

需除外逆行胰胆管造影后产生的胰腺炎和胆管炎,胆红素和淀粉酶升高可明确诊断,当同时合并胆胰肠结合部损伤时,不能鉴别。

三、治疗原则

非手术治疗受到严格限制,在严格禁食、胃肠减压、抑酸、生长抑素和抗生素治疗前提下,密切临床观察一般不超过 12～24 小时;某些逆行胰胆管造影术中发现造影剂外溢或 CT 发现腹膜后积气,经鼻留置胆管引流(ENBD)可部分增加保守治疗的成功率,但仍然不能替代手术干预。

早期外科干预能显著降低病死率。术中应充分清创引流和旷置十二指肠(包括胃造瘘、胆总管造瘘、空肠造瘘)以控制和降低感染,增加营养支持。

(邵存华)

第六节 胆 石 症

胆石症是胆道系统的常见病,因急性症状而住院的胆石症占外科急腹症的第 2～3 位。

一、流行病学

胆石症的发病率在不同地区、国家及民族差别很大。在美国成年人中胆石症。可达 10%,其中印第安人的发病率更高。北欧、中美与南美皆为高发地区,日本的成年人中胆石症的发病率<5%,而在东非胆石症极为少见。亚太地区原发性胆管结石的发病率明显高于欧美国家。有学者等调查天津市胆石症的总自然发生率为 8.2%,并发现易患因素是:①胆囊结石易患因素与年龄、居住地、性别和营养有密切关系,$P<0.05$。其顺序为年龄>居住>性别>营养。②胆管结石发生率与农民、居住地、年龄和工人有密切关系,其顺序为农民>年龄>居住地>工人。③胆囊合并胆管结石自然人群发生率与居住地、工人、营养和年龄 4 种易患因素有关,其顺序为居住地>工人>营养>年龄。

西方国家的胆石症以女性,40 岁以上肥胖者为多见,胆固醇结石为主。

我国胆石症患者女性稍多于男性,年龄范围较宽。据国内尸检材料统计,胆石症检出率约为 7%,80 岁以上的老年人可高达 23%。根据国内 26 个省市 146 所医院经手术治疗的 11 298 例的分析,胆囊结石最为多见,共 5 967 例,占 52.8%;胆囊、胆总管结石 1 245 例,占 11.0%;肝外胆管结石 2 268 例,占 20.1%;肝内胆管结石 1 818 例,占 16.1%,原发性肝内、外胆管结石发病率为 36.2%,较 20 世纪 60 年代报告的 50% 已有所降低。胆石症患者占普外住院患者总数的 10.05%。在这一大组病例中,男 3 707 例,女 7 635 例,男女之比为 1:2。在西北及华北地区,男女之比为 1:3,但在华南地区则为 1:1。发病年龄最小者仅 3 岁,最高者为 92 岁,平均年龄为 48.5 岁。胆石症发病的高峰年龄为 50～60 岁。在我国的西安、兰州等西北地区以胆固醇为主要成分的胆囊结石为多,胆囊癌的发病率亦较高。

近年来,在我国一些中心城市胆囊结石与原发性胆管结石的比例已经发生了明显的变化。胆囊结石与胆管结石的比例,在北京为 3.4:1,在上海为 3.2:1,在天津为 4.5:1。胆固醇结石在天津市占 64.8%,在上海占 71.4%,北京地区胆固醇结石与胆红素缩石之比为 1:0.98,但在广大农村、边远地区及个别胆石症高发地区,仍以胆管结石及胆红素结石为最常见。这些情况显然与食品结构及结石的发病原因不同有关。

二、病因与发病机制

胆石症形成的机制是十分复杂的。近年的研究表明,临床上常见的两大类结石(胆色素与胆固醇结石)的形成机制不同。

(一)胆色素结石

胆色素结石多呈棕色或橘色、不定形、大小不一、易碎、切面呈层状,常遍布于肝内、外胆管系统。胆石的成分,以胆色素钙为主,胆固醇的含量一般不超过 20%。

胆色素结石形成机制与胆道的慢性炎症、细菌感染、胆汁淤滞、营养因素等有关。常见的致病因素有复发性化脓性胆管炎、胆道阻塞、胆道寄生虫病(最常见的是胆道蛔虫病和中华分支睾吸虫感染)。感染是导致结石形成的首要因素,感染细菌主要是肠道菌属,大多数患者的胆汁培养均有细菌生长,其中最主要的是大肠埃希菌,厌氧性细菌亦较常见。胆汁淤滞是原发性胆管结石形成时的必要条件之一,因为只有在淤滞条件下,胆汁中成分才能沉积并形成结石。引起胆汁淤滞的原因是多方面的:胆总管下端炎症、狭窄是常见的原因,有时胆总管下端可能并无机械性梗阻,但并不排除由胆管炎所引起的胆管下端水肿和Oddi括约肌痉挛时所致的功能性梗阻,在梗阻的近端,胆道内压力升高,胆管扩张,胆流缓慢,因而有利于结石形成。在此种情况下,胆道寄生虫病能促使结石形成,在不少患者中可见到以虫体或虫卵为核心所形成的结石。

正常胆汁中,胆红素主要是水溶性的胆红素二葡萄糖醛酸酯的结合型胆红素,但结石中的胆红素主要是不溶于水的游离胆红素。因而,胆汁中结合型胆红素的去结合化是形成结石的原因。胆道感染时,大肠埃希菌属和一些厌氧杆菌感染能产生 β-葡萄糖醛酸酶,此酶在 pH 为 7.0 条件下,能将结合型胆红素水解生成游离胆红素,游离胆红素与钙离子结合形成不溶于水的胆红素钙,形成了胆色素结石。另外,胆汁中有来自组织的内源性葡萄糖醛酸苷酶,它的最适 pH 为 4.6,在适宜情况下,亦能水解胆汁中的结合型胆红素。此外,胆汁中的黏蛋白、酸性黏多糖、免疫球蛋白等大分子物质,炎性渗出物,脱落的上皮细胞、细菌、寄生虫、胆汁中的金属离子等,均参与结石的形成。

(二)胆固醇结石

该类结石与胆固醇代谢障碍有关。种种原因使胆固醇含量增多和(或)胆盐、卵磷脂减少,使胆固醇浓度相对增多,则胆固醇就会从胆汁中析出而形成结石。1968 年 Admirand 和 Small 用三角坐标来表示胆汁中胆固醇、胆盐和卵磷脂的相互关系。三角坐标中的任何一点都同时反映 3 种物质在胆汁中的含量百分比(指其中一种物质占 3 种物质总含量的百分比)。正常胆汁的各点都应在三角坐标的曲线以下,而胆固醇和混合结石患者的各点都在曲线上或曲线以上。

造成过饱和胆固醇沉淀的原因与以下因素有关:①肝脏胆固醇代谢异常;②肝肠循环障碍使胆酸池缩小;③饮食因素;④胆囊黏膜上皮脱落、雌性激素的影响等。

然而,近年来许多学者的研究发现,不但胆固醇结石患者胆囊胆汁中的胆固醇多呈过饱和状态,而且有 40%~80% 的正常人胆囊胆汁也常是过饱和的。此外,肝胆汁的胆固醇浓度往往比胆囊胆汁高得多,胆固醇结石却大都在胆囊内形成。这样,人们已认识到 Admirand-Small 三角还不能充分地说明结石形成的机制。近十年来胆固醇结石形成机制的研究主要在以下方面。

1.胆汁动力学平衡体系的研究

胆固醇在胆汁中主要以微胶粒和泡两种形式维持其溶解状态。微胶粒由胆固醇、磷脂、胆盐组成。泡是胆固醇、磷脂组成的复合体,两者相互联系,可以相互转化,在胆汁中形成一个动力学平衡体系,对胆固醇的溶解和析出起调节作用。泡可以溶解 80% 以上的肝胆汁中的胆固醇,是胆汁中胆固醇溶解及转运的主要形式。薄片是新发现的胆固醇、磷脂组成的聚合体,可以溶解一部分胆固醇,其作用机制尚待进一步研究。胆盐通过转运蛋白所产生电化学梯度分泌进入毛细胆管,而胆固醇与磷脂结合,以泡的形式由细胞支架(微管、微丝等)转运通过毛细胆管上皮细胞细胞膜,两个过程在一定程度上相互独立。当泡进入肝胆汁后,才与胆盐相互作用形成微胶粒,在成石性胆汁中泡与微胶粒同时存在。在某些情况下,如胆汁胆固醇分泌增加,胆盐分泌减少,以及某些促成核因子作用下等。胆固醇可以从微胶粒向泡转移,并使泡体积增大,不稳定,并容易发生聚集融合,从单层小泡到大泡进而形成复层大泡,析出胆固醇晶体,并可进一步形成胆固醇单水结晶,而单水结晶的生长和聚集是胆固醇结石的雏形。各种研究表明,由于胆汁胆固醇动力学平衡体系被破坏而产生的胆固醇过饱和是结石形成的基础。

2.胆固醇过饱和胆汁产生的机制

过饱和胆汁是胆固醇结石产生的先决条件。80% 的胆固醇在肝脏代谢,而胆固醇结石患者肝胆汁成核时间比胆囊胆汁短,故而肝脏是胆固醇过饱和胆汁的产生场所。过饱和胆汁产生的机制很复杂,主要有以下几个途径。

(1)胆固醇分泌增加:目前认为造成胆固醇分泌增加的因素:①HMG-辅酶 A 还原酶活性增高,导致肝细胞合成分泌胆固醇增加。20 世纪70 年代,Salen G、Cogne 等发现胆固醇结石患者的 HMG-辅酶 A 还原酶活性增高,以后 Key、Maton 等也从不同角度证实了这一结果;②酰基辅酶 A-胆固醇酰基转移酶(acyl coenzyme A-cholesterol acyltransferase,ACAT)的系统活性降低,致使胆固醇转化为胆固醇酯减少。ACAT 是胆固醇酯化过程中的限速酶,广泛存在于肝脏及胆囊黏膜中,20 世纪 80 年代以来,陆续报道 ACAT 在胆固醇结石患者的肝脏中活性降低,从而致使游离胆固醇分泌增加,促使结石形成;③脂类代谢紊乱。20 世纪 80 年代以来,不少学者报道胆固醇结石患者存在着明显的脂类代谢紊乱,主要是:低密度脂蛋白(low-density lipoprotein,LDL)及乳糜微粒(chylomicron,CM)含量和(或)具有活性的受体数目增加;极低密度脂蛋白胆固醇(very low densitylipoprotein-cholesterol,VLDL-C)含量增加;胆固醇逆向转运的载体高密度脂蛋白(HDL)含量和(或)其在肝细胞膜上的受体数目减少;④由于 7-α 羟化酶活性降低,导致胆固醇合成胆酸减少,胆固醇分泌过多,年龄是一个重要因素。

(2)胆酸代谢障碍:胆汁酸是胆汁的主要成分,也是胆固醇体内代谢的最终产物。在肝细胞内质网微粒体酶系统作用下,胆固醇可逐步衍化为胆酸,7-α 羟化酶为这一过程的限速酶。大部分胆固醇结石患者存在胆酸代谢障碍,主要表现在以下几方面。①肝脏合成胆酸下降。胆酸合成主要受限速酶胆固醇 7-α 羟化酶及另外两个关键酶:12-α 羟化酶、27-羟胆固醇-7-α 羟化酶的调节,也受胆固醇以及肝脏胆酸流量的反馈调节。胆固醇 7-α 羟化酶、12-α 羟化酶等都是细胞色素 P450 家族成员(CYP7A),在胆固醇结石患者中活性降低。②胆盐肠肝循环被破坏。对胆汁酸代谢动力学变化与胆固醇结石病的关系有过不少研究,表明胆盐肠肝循环被破坏可使体内胆酸池下降,从而导致结石形成。③胆盐成分改变:近年来国内外学者对胆盐成分变化对成石的影响进行了一系列的研究。胆固醇结石胆汁中去氧胆酸(DCA)的比例增加;胆酸(CA)鹅去氧胆酸(CDCA)比例升高;甘氨结合胆酸增多而牛磺结合胆酸减少(G/T 比例升高)。

3.促、抗成核因子

肝胆汁的胆固醇饱和度比胆囊胆汁高,但胆固醇结石很少在肝胆管内形成,从而提示在胆囊胆汁中存在着促成核因子,而 40%～80% 正常人胆囊胆汁为过饱和胆汁,却未形成结石,所以胆囊胆汁中还存在着抗成核因子。

(1)促成核因子:能促使胆固醇结晶析出的胆汁蛋白质中,有黏蛋白性和非黏蛋白性的糖蛋白,而后者有选择性与刀豆蛋白凝结素 A 结合的特性。大部分为免疫球蛋白、磷脂酶、纤维连接蛋白等。①黏蛋白:胆囊黏膜上皮细胞分泌一种黏蛋白,可促使胆固醇成核。过饱和胆汁、胆盐、前列腺素、阿司匹林及炎症刺激等均可影响黏蛋白分泌。黏蛋白分泌过多时,可形成黏性弹力凝胶具有很强的胶着性,可使胆固醇结晶处于胶体状中,并促使其产生聚集,也有可能促进泡融合,形成复层泡,并减弱泡之间的排斥力;②免疫球蛋白:Harvey 等分离、提纯了 ConA 结合蛋白,其中一部分被证实为免疫球蛋白,主要为 IgM 和 IgA 以后,这一研究小组的报告指出 IgG 也具有明显的促成核活性,在胆固醇结石存在的胆囊胆汁中,IgG 的平均浓度是色素结石组或对照组的 3 倍,并且与 CSI 关系密切,当 CSI 处于 1.2～1.4 时 IgG 浓度最高。胆盐,尤其是 DC 可刺激 IgG 分泌,就成核活性而言,IgM＞IgG＞IgA;③其他促成核糖蛋白:近年来,国内外学者应用亲和层析、高效液相等技术,提纯到许多具有促成核活性的糖蛋白;如 130 kDa 糖蛋白,42 kDa 糖蛋白,纤维连接蛋白等。

(2)抗成核因子:20 世纪 80 年代初,Seuell 等人就在胆固醇结石患者的胆囊胆汁中发现多种载脂蛋白,Ktbe 等将 Apo Ai、Apo A2 加入模拟胆汁中,可使成核时间延长 1 倍。另外,12 kDa、58 kDa、63 kDa 的糖蛋白,以及胆汁蛋白的片段等被认为具有抗成核作用。

4.胆囊动力学异常

早在 1856 年 Meckel von、Hensbach 就已提出胆汁淤滞是胆石一个重要发病因素。

胆囊运动过缓导致胆囊剩余容积增大,当胆囊胆汁处于过饱和状态,且滞留在胆囊内时间过长时,可沉淀在胆囊黏膜表面,并且刺激黏蛋白的分泌,促使胆固醇成核。大量的动物实验表明,在结石形成之前,胆囊收缩力就已减弱。Carey 等发现,正常人 50% 的肝胆汁进入胆囊,另 50% 排入十二指肠;而在胆固醇结石患者中,只有 30% 肝胆汁进入胆囊,70% 则排入十二指肠,从而说明胆固醇结石患者胆囊排空容积减少,利用现代影像技术,如超声波、核素扫描等发现胆固醇结石患者的空腹胆囊容积、餐后或静脉注射缩胆囊素(CCK)后残余容积均较正常人大,胆囊排空也延迟。

5.胆固醇结石的免疫学研究

胆固醇结石患者往往伴有急、慢性胆囊炎提示感染也可能是胆石形成的重要因素,在炎症反应中,细胞因子充当了一个重要角色。TNF-α 可以使肝细胞摄取胆酸,特别是牛磺胆酸减少。IL-6 可抑制体外原代培养的肝细胞摄取胆盐,还抑制牛磺胆酸的转运蛋白以及 Na^+,K^+-ATP 酶的活性,TNF、IL-2、IL-4 等可降低细胞色素 P450(如 CYP2A、CYP3A 等)的活性,而胆酸合成的限速酶 7-α 羟化酶就是 CYP7a。

6.胆固醇结石的分子遗传病因学研究

胆固醇结石患者有明显的家族聚集倾向。多数学者认为,胆固醇结石是具有遗传背景的多基因疾病。与胆固醇结石成因关系密切的 7-α 羟化酶、载脂蛋白、胆固醇转运蛋白等均发现存在基因多态性。寻找胆固醇结石成因的独立候选基因已成为当前的一个研究热点。

(三)黑色结石

近年来黑色结石受到普遍的重视,有人称之为第 3 结石。根据日本东北大学第一外科的报告,在20 世纪 70 年代,黑色结石仅占 10% 以下,但到 20 世纪 80 年代已增加到 22%,现在已知,黑色结石的形成往往与并存的疾病背景和施行过某些特定的手术有关。

1.肝硬化与胆石

有学者报告,在肝硬化的患者中并发胆石者为 13.3%,约为一般成年人的两倍。在这些结石中黑色结石占半数以上。在推论肝功能障碍与黑色结石形成的关系时,作者认为:肝硬化患者常有高胆红素血症,有利于结石的形成;另外,由于充血性脾大及脾功能亢进,可增加红细胞的破坏及溶血或为黑色结石的来源。

2.溶血性黄疸与胆石

溶血性黄疸的患者,由于高胆红素血症存在常并发胆囊黑色结石。在佐藤寿雄报告的因溶血性黄疸而施行脾切除术的 58 例中,有 28 例(48%)已发生胆石,其中黑色结石 23 例,占 82%。

3.胃切除术后的胆石症

许多报告证实在胃次全切除术后胆石症的发病率明显增高。有学者对胃切除前没有胆石的300 例,进行了术后随访,术后发生结石者 58 例,占 19.3%。另有学者对 120 例因胃癌而进行胃次全切除术的患者进行了随访。在随访半年以上的 43 例中,有 11 例发生了结石,发生率为 26%。一些学者认为,胃切除术后的时间与胆石发生率之间似无明显的关系,术后两年之内胆石的发生率已达 20% 左右,说明在术后短期内即开始有结石形成。从结石的部位来看,仍以胆囊结石为主。从结石种类来分析,黑色结石约占40%,其次为胆固醇结石,胆色素钙结石约占 17.4%。研究表明,在胃切除术后胆囊收缩功能低下,多呈弛缓性扩张,经过 3~6 个月后运动功能才大体上恢复到术前水平。该学者认为胆囊收缩功能低下,胆汁排出延缓,进而引起炎症,是术后结石形成的主要原因。如果对胃癌的患者进行胆道周围淋巴结清除术,由于胆囊周围粘连,会进一步加重排空障碍,从而结石形成的机会也进一步增加。

4.心脏瓣膜替换术后的结石

瓣膜替换术后胆石的发生率明显增高。Mevendins 报告,胆石的发生率高达 31%,均为黑色结石。有学者对日本东北大学胸外科进行过瓣膜替换手术 1 年以上的 103 例患者进行了随访观察,发生胆石者17 例,占 16.5%。替换机械瓣膜的胆石发生率高于生物瓣。因机械瓣更易产生溶血。结石以黑色结石为主。

除上述 4 种特殊情况外,有的报告还表明,在Ⅳ型高脂血症胆石的发生率增高。研究表明,此类患者肝 HMG-辅酶 A 还原酶的活性增高,约为正常人的两倍,故此类患者的胆汁多属于胆固醇超饱和胆汁,这可能是胆石发生率高的主要原因。糖尿病患者胆石发生率亦较高。佐藤寿雄等报告,男性发生率为14%,女性为 16%。成石的原因可能是多方面的,有人认为与糖尿病患者胆囊收缩功能低下有关,还有人报告糖尿病患者胆汁酸浓度下降,从而引起胆固醇的超饱和。

三、病理生理

胆石症发生后,可引起胆道系统、肝脏以及全身一系列病理解剖及病理生理改变,主要有以下几项。

(一)胆囊

由于胆石的长期刺激及继发感染可引起急性或慢性胆囊炎,胆囊管发生梗阻后可导致胆囊积水,若继发细菌感染,则可形成胆囊积脓。胆囊坏死穿孔后则出现胆汁性腹膜炎。胆囊颈部结石可对肝总管形成压迫,甚至导致肝总管梗阻、坏死、穿孔,临床上可发生感染、黄疸,称为 Mirizzi 综合征。

(二)胆管

胆管结石造成胆管梗阻后使胆汁流通不畅,出现胆道压力增高,临床上表现为梗阻性黄疸。若有继发性细菌感染则可出现轻重不同的胆管炎。

(三)肝脏

胆石症引起的继发性肝损害与胆石的部位、胆管梗阻的程度与持续时间有关。据临床肝脏活体组织检查所见,胆管结石的患者几乎百分之百、胆囊结石则有 70% 以上的患者肝脏形态学改变,病变程度可由轻微的炎细胞浸润直至胆源性肝脓肿、间质性肝炎、局灶性肝萎缩病和胆汁性肝硬化。

(四)全身损害

当胆石症并发严重感染及梗阻性黄疸时,可引起败血症等一系列全身性损害,甚至导致多器官系统衰竭。

四、胆石症的分类

(一)根据结石形态特点分类

1.结石部位

结石部位包括:①胆囊结石;②胆总管及肝总管结石;③肝内胆管结石。

2.结石大小

结石大小包括:①泥沙样结石及微结石(横径<0.3 cm);②小结石(横径<0.5 cm);③中结石(横径0.5~1.5 cm);④大结石(横径≥1.5 cm)。

3.结石形状

圆形、梭形、多角形、不规则形等。

4.结石数量

单发结石、多发结石。

(二)根据结石成分和结石表面、剖面的特点分类

1.放射状石

灰白、透明,剖面呈放射柱状,由结晶组成,核心多为少量色素颗粒团块。

2.年轮状石

年轮状石多为棕黄色,切面有放射状结晶,同时具有多个同心圆的深棕色年轮纹,此年轮纹非真正层次不能分离。

3.岩层状叠层石

淡黄或灰白,呈致密光滑的叠层状,可以剥离,实体镜下为片状胆固醇结晶组成,各层间夹有细线状结构,为胆红素颗粒或黑色物质组成。

4.铸形无定形石

铸形无定形石多为深棕色结右,其形态由于所在解剖部位不同而各异,切面无定形结构。电镜下为大量胆红素颗粒和一些胆固醇结晶所构成。

5.沙层状叠层石

剖面呈松弛的同心圆层状,为大小相仿的胆红素颗粒组成,各层间被白色颗粒分离,经定性大部分为

胆固醇,少数结石的间隔为黑色物质所组成。

6.泥沙状石

棕色、易碎、小块或泥沙状,电镜下皆为稀疏的胆红素颗粒集聚。

7.黑色结石

黑色结石即所谓"纯色素"石,见于胆囊内,直径约为 0.5 cm,黑色有光泽、硬、表面不规则,切面如柏油状。电镜下为片状颗粒状结构,排列极为致密。

第 1～3 类结石的主要成分为胆固醇,此类结石多发生于胆囊内。第 4～6 类结石主要成分为胆红素钙结石,此类结石可以发生在胆道的任何部位,但以肝内胆管与胆总管为多见,结石无一定形状,有时呈泥沙或胆泥状,硬度不一,常易压碎。

(三)根据中医辨证特点分类

(1)气滞型(肝郁气滞型)。

(2)湿热型(湿热蕴结型)。

(3)毒热型(热毒积聚型)。

(4)血瘀型(肝郁血瘀型)。

(四)根据临床特点分类

1.胆囊结石

(1)无症状胆囊结石。

(2)有症状胆囊结石(绞痛性、急性及慢性胆囊炎)。

(3)胆囊与胆管结石:①以胆囊结石症状为主的胆石症;②以胆管症状为主的胆石症。

(4)伴有严重并发症的胆囊结石:①胆囊管狭窄;②胆囊积水;③胆囊积脓;④胆囊胰腺炎;⑤Mirizzi综合征;⑥并发胆囊癌的胆囊结石;⑦并发 Oddi 括约肌狭窄的胆囊结石。

2.胆管结石

(1)胆总管下端结石:①伴括约肌狭窄;②无括约肌狭窄。

(2)胆总管结石。

(3)肝内胆管结石:①右肝管结石;②左肝管结石;③多发性肝内胆管结石。

(4)胆囊与胆管结石。

(5)伴有严重并发症的胆管结石:①梗阻性黄疸;②急性梗阻性化脓性胆管炎(AOSC);③胆管炎性肝脓肿;④胆道出血;⑤胰腺炎;⑥胆汁性肝硬化;⑦并发胆管癌变。

(五)胆囊结石的 B 型超声分类

CT 和 B 型超声波均能够初步满足这种分类的要求。由于 B 型超声波费用低廉且可进行多次重复检查,故更受到医学界的重视。

日本有学者提出了如下的分类方法,很有参考价值。

1.大结石

直径在 1.0 cm 以上的结石为大结石,根据其超声影像的特点分为 3 型。

(1)Ⅰ型结石:胆石表面呈现较浊回声的光团影像,向内部逐渐减弱,结石下面可出现声影,根据光团的形状又可分为Ⅰa(球型)、Ⅰb(半月型)及Ⅰc(新月型)。此类结石为胆固醇结石,无钙化。

(2)Ⅱ型结石:在结石的浅部出现一个狭窄的强回声光团,伴有一个强声影此为Ⅱa,如在结石的中心部又出现一个强光点则为Ⅱb。多为伴有钙化的混合结石,呈层状结构。

(3)Ⅲ型结石:结石虽可显示,但光团较弱,声影亦较模糊不清。此类结石为色素结石,多容易伴有细菌感染。

2.小结石

直径在 1.0 cm 以下的结石属于小结石,多发性为主,根据其占据胆囊容积的大小及结石群体结构又可分为:①充满型结石;②堆积型结石;③游离型结石;④浮游型结石;⑤块状型结石。充满型结石及堆积型结石除表示结石数量多以外,也反映胆囊运动功能已经丧失或严重障碍。小结石容易引起胆囊管的梗阻及容易引发胰腺炎。

五、临床表现

胆石症的症状和体征与胆石的部位、大小、胆管梗阻的程度以及并发症的有无等因素有关,现将主要临床表现分述如下。

（一）临床症状

1.腹痛

腹痛是胆石症的主要临床表现之一。胆石症发作时多有典型的胆绞痛,为上腹和右上腹阵发性痉挛性疼痛,伴有持续性加重,常向右肩部或肩胛部放射。腹痛的原因是胆石从胆囊移动至胆囊管或胆管内结石移动至胆总管下端或从扩张的胆总管移行至壶腹部时结石嵌顿所引起。由于胆囊管或胆道梗阻使胆囊或胆管内压升高,胆囊或胆总管平滑肌扩张及痉挛,企图将胆石排出而产生剧烈的胆绞痛。90％以上的胆绞痛为突然发作,常发生在饱餐、过劳或激烈运动之后。除剧烈胆绞痛外,患者常表现坐卧不安;甚至辗转反侧,心烦,常大汗淋漓,面色苍白,恶心呕吐。每次发作持续时间可以数十分钟到数小时。如此发作往往需持续数天才能完全缓解。疼痛缓解和消失表示结石退入胆囊或嵌顿于胆管下端的结石移动或通过松弛的括约肌排出胆道,此时其他症状亦随之消失。由于结石所在部位的不同,腹痛的临床表现特征也有所不同。

（1）胆囊结石:胆囊内结石(尤其是较大结石)不一定均产生绞痛,有的可以终生无症状,称之为安静胆囊结石。胆囊颈部结石极易引起急性梗阻性胆囊炎。胆囊袋,又称哈德门袋(Hartmann pouch),是胆囊颈部一个袋状结构,极易堆积结石而产生胆绞痛。除胆绞痛外,还可出现恶寒、发热等感染症状,严重病例由于炎性渗出或胆囊穿孔可引起局限性或弥漫性腹腔炎,因而出现腹膜刺激症状。部分病例可在腹部检查时触及胀大的胆囊。如结石不大或胆囊管直径较粗时,从胆囊排出的结石进入胆总管,但可能嵌顿在壶腹部引起胆绞痛、梗阻性黄疸、化脓性胆管炎,甚至出血性坏死性胰腺炎。

（2）胆总管结石:约75％的患者有上腹部或右上腹部阵发性剧烈绞痛,继疼痛之后约70％的患者出现黄疸,黄疸的深浅随结石嵌顿的程度而异,且有波动性升降、如胆石阻塞胆道合并胆道感染时,可同时出现腹痛、寒战与高热、黄疸三联征症状。病变在胆总管时,疼痛多局限在剑突下区,如感染已波及肝内小胆管时,可出现肝区胀痛和叩击痛。

（3）肝内胆管结石:常缺乏典型的胆绞痛,发作时常有患侧肝区持续性闷胀痛或叩击痛,伴有发热、寒战与不同程度的黄疸。一侧肝内胆管结石多无黄疸。如结石位于肝右叶疼痛可放散至右肩及背部;左侧肝胆管结石放散至剑突下、下胸部。如结石梗阻于肝左、右胆管或二、三级胆管,亦可引起高位梗阻性化脓性胆管炎的表现。

2.胃肠道症状

胆石症急性发作时,继腹痛后常有恶心、呕吐。呕吐内容物为胃内容物,此后腹痛并不缓解。急性发作后常有厌油腻食物、腹胀和消化不良等症状

3.寒战与发热

与胆道感染的程度有关;胆囊炎多继发于胆囊结石,它们之间有互为因果的关系,可出现不同程度的发热,梗阻性坏疽性胆囊炎可有寒战及高热,胆管结石常并发急性胆管炎,而出现腹痛、寒战高热和黄疸三联征。当胆总管或肝内胆管由于结石、蛔虫和胆管狭窄等造成胆管急性完全梗阻时,胆管扩张,胆管内压升高,管腔内充满脓性胆汁,大量细菌和内毒素滞留于肝内,通过肝窦状隙进入血液循环而导致败血症和感染性休克,此种病变称之为急性梗阻性化脓性胆管炎(AOSC)。典型的AOSC除上述三联征外,还可出现血压降低(四联征),如再出现神志障碍则称之为Reynald五联征。

4.黄疸

胆囊结石一般不出现黄疸,但约有10％的患者可以出现一过性黄疸。发生黄疸的原因可有以下几

种：①胆囊炎同时并发胆管炎或结石排出至胆总管；②肿大的胆囊压迫胆总管，引起部分性梗阻，即Mirizzi综合征；③由于感染引起肝细胞一过性损害，在合并胆总管结石时，70％以上的患者可以出现黄疸，黄疸呈波动性，如不清除结石或解除梗阻，虽经各种药物治疗亦消退很慢，迁延日久可引起胆汁性肝硬化。

（二）体格检查

胆囊结石的体征与胆道梗阻的有无及炎症的严重程度密切相关。

1.全身检查

在发作期呈急性病容，感染严重者有体温升高及感染中毒征象，如伴有呕吐或进食困难可有脱水、酸中毒表现，当引起胆道梗阻时巩膜与皮肤有黄染。

2.腹部检查

胆囊结石的腹部压痛多局限于剑突偏右侧或（和）右上腹胆囊区，胆囊复发性梗阻时可触及胀大的胆囊，随着炎症的加重，也可出现肌紧张与反跳痛。莫菲征在胆囊结石引起的胆囊炎中多呈阳性。

胆管结石的腹部压痛多在剑突下偏右侧，可能触及胀大的胆囊；位于肝内胆管的结石压痛在右肝区，有时伴有肝大；左肝管结石压痛位于剑突或左上腹部。

六、诊断与鉴别诊断

（一）诊断

根据病史、体检及必要的特殊检查，胆石症的诊断多无困难。对于少数缺乏明确病史及典型症状的病例，特别是老年患者，需借助于超声波或X线检查加以确诊。在出现梗阻性黄疸时，要结合实验室和其他胆道图像检查加以确诊。对胆石症的诊断，不能仅仅满足于是否有胆石的初级层次诊断，还应对结石的部位、结石的大小及数目、胆囊的形态与功能改变、胆总管下端（包括Oddi括约肌）有无梗阻，以及是否合并有其他并发症等作出明确的判断。现将常用的诊断方法及检查程序分述如下。

1.病史与临床表现

除无症状的胆石症外，70％以上的患者有典型的胆绞痛或胆道感染的病史，部分患者可有胆道手术史。为了能全面明确胆石症的诊断，必须仔细询问胆绞痛发作的情况，以及胆绞痛与其他症状如恶心呕吐、发热寒战、黄疸等之间的关系。腹部检查要注意压痛点的位置、右上腹饱满和胀大的胆囊。

2.实验室检查

（1）在胆石症的发作间歇期，实验室检查多无阳性发现。

（2）发作期的检查所见与急性胆囊炎、急性胆管炎或AOSC相同。

（3）如出现梗阻性黄疸可见血清胆红素增高，血清碱性磷酸酶和r-谷氨酰转肽酶升高。黄疸持续时间较长，可有不同程度的肝功能损害，严重可出现凝血机制障碍。对梗阻性黄疸患者要按"半急症"对待，尽可能在较短时间完成各项检查并采取有效的治疗措施。

3.十二指肠引流液检查

十二指肠液中查到胆沙或胆固醇结晶，有助于诊断，若查到细菌或寄生虫卵则更有参考价值。胆汁缺乏说明胆囊管有梗阻或者胆囊功能已经丧失。

4.超声波检查法

该法是一种无创伤性的检查方法，是胆石症的首选诊断方法。除能发现胆石的光团和声影外，还能了解胆管扩张的程度、胆囊的大小和炎症程度，对疾病能做出定性定量的诊断，对选择治疗方法很有帮助。

5.内镜逆行胆胰管造影术（ERCP）检查

ERCP为一种诊断与介入治疗的理想方法。ERCP常能显示胆管的内部病变，如结石阴影、胆管扩张的程度以及胆管下端有无梗阻等。

6.经皮肝穿刺胆道造影术（PTC）检查

PTC是梗阻性黄疸的重要检查方法。一般在CT或B型超声波导向指引下进行PTC，可显示胆管扩张的程度和梗阻部位。肝内胆管扩张达 0.5 cm 以上者,PTC 的成功率可达 95% 上。

7.手术中胆管造影、胆道镜检查与 B 超检查

胆管结石的术中检查也十分重要,除常规检查外,应用手术中胆道造影与胆道镜检查可以大大减少残余结石的发生率。胆道镜检查还能直接观察胆道黏膜,做出胆管炎的形态学分类,对胆管的其他病变,如胆管狭窄、肿瘤等也能作出准确的判断。

术中 B 超检查已在越来越多的临床单位中应用于临床。此种检查方法更便于肝内胆管结石的定位,同时还可较具体的了解肝、胰等邻近器官的病理损害,对于提高胆石症的手术效果有十分重要的实用价值。值得注意的是,上述几种特殊检查除需要有专用设备外,进行这些检查还延长了手术时间,增加了手术污染的机会,故应严重选择适应证,注意无菌操作,以免给患者增加额外负担。

(二)鉴别诊断

胆石症的鉴别诊断亦十分重要。

1.发作期需要鉴别的疾病

先天性胆总管囊性扩张、胆道蛔虫病、胆道运动障碍、溃疡病穿孔、胰腺炎、肠梗阻、右侧肾结石、右下肺炎或胸膜炎等。

2.非发作期需要鉴别的疾病

肝炎、肝硬化、肝或胆囊癌、胆管癌、壶腹周围癌、慢性胰腺炎、胰腺癌等。值得提出的是,胆石症常常伴发或继发于许多其他消化道疾病,如肝硬化、溃疡病、先天性胆总管囊性扩张、胆囊癌等。这些都增加胆石症的诊断与鉴别诊断上的困难性。

七、治疗

回顾我们治疗胆石症的历史,不难发现,20 世纪 50 年代以前基本上是采用外科手术治疗,20 世纪 60 年代在中草药治疗的基础上出现了排石疗法,20 世纪 70 年代许多单位开展了溶石疗法。之后,随着现代化诊断设备与技术的引进,人们发现原来采用的中药治疗对某些病例存在较大的盲目性,疗效也不肯定。而对于胆道感染、胆道功能性疾患疗效甚佳,因此在中西医结合围术期、胆道感染、胆道术后应用中药防止结石再生等方面有广泛应用并获良好临床结果。

胆石症治疗方法的选择,要根据患者的周身情况,发病原因,以及结石的位置、大小、伴随的病变等,进行合理的选择,有时还需要几种治疗方法配合使用。

(一)合理的选择治疗方法

1.胆囊结石

原则上宜采用手术治疗,但也要区分不同情况,灵活对待。

(1)无症状胆囊结石:对这类结石是不是需要施行预防性胆囊切除术,目前尚有不同意见。主张不做胆囊切除术的理由是,这类患者术前无症状或仅有轻微上腹部疼痛,如贸然手术,于术后症状有时比术前还要多。多数外科医师认为,凡确属在查体中发现的无症状结石,均可采用定期随诊的方法进行观察,待有明确的手术指征时再考虑手术。口服溶石药物对肝功能有一定损害,一般不主张采用。如有急性发作,应立即进行手术治疗,切除胆囊。

(2)症状性胆囊结石。①伴急性胆囊炎的胆囊结石:除并发急性梗阻性坏疽性胆囊炎的胆囊结石需采用急性期手术治疗外,多数病例均先采用中西医结合非手术治疗以控制急性症状。然后进行胆道系统的全面检查,根据检查结果再决定施行手术治疗或非手术治疗。②伴慢性胆囊炎的胆囊结石:若患者已有反复发作,胆道系统检查有多发或较大结石者,宜采用手术治疗。对于 3 mm 以下的微小结石,直径<0.5 cm 的小结石,有人认为是一种危险结石,因游动性大,容易嵌顿在胆囊管内或引起胰腺炎等严重并发症,宜早期手术。③胆囊结石伴有继发性胆总管结石:这类结石原则上宜采用手术治疗,但在具备较好内镜条件的单位,应先行内镜括约肌切开术(EST),先取出胆总管结石然后再行腹腔镜胆囊切除术,可缩小手术范围,减少住院时间。④伴有严重并发症的胆囊结石:这类结石应及时采用手术治疗,术前应尽量

将病变的性质和程度判定清楚,以便选用合理的手术术式并最大限度地避免手术并发症的发生。

2.胆管结石

胆管结石的适应证选择,大致可分为以下两类情况。

(1)非手术治疗适应证:肝胆管泥沙样结石、胆总管结石直径<2.0 cm,均可采用十二指肠镜取石,一些内镜中心具有胆道镜的"子母镜",更可以取出肝内胆管的结石。

当胆总管下端的狭窄段不超过2 cm,结石直径不超过2 cm者,可先行经内镜括约肌切开术(EST),用网篮取出结石,对较小分散的结石可给予复方大柴胡汤以增加胆汁分泌,冲刷胆道,可取得良好的治疗效果。较大结石可采用液电碎石或激光碎石的方法一次或数次取出结石。据天津市中西医结合急腹症研究所一组病例统计,在施行 EST 及中药治疗的115 例中,排出结石者114 例,占99.1%,其中完全排净者105 例;结石排净率为91.3%。

(2)手术治疗的适应证:对于有一叶或一段肝组织萎缩、肝内胆管多发结石、伴有胆管(肝内或肝外)狭窄以及其他并发症的胆管结石,应采用手术治疗。

(二)非手术治疗方法

1.排石疗法

在20世纪80年代,有人将具有疏肝利胆、通里攻下作用的中药与具有解痉止疼效果的针刺疗法和能促进排便作用的硫酸镁按时间顺序联合给予,称之为排石的"总攻疗法",以增加疗效。

该种"排石"方法在20世纪七八十年代广为应用,对适应证选择较好的病例有一定疗效,但在排石过程中还应密切观察病情变化。如患者先有腹痛加重,随后突然缓解、体温下降或黄疸消退,往往提示为排石现象;若腹痛持续不止,体温升高,脉搏加快,血压下降,黄疸加重,则是病情加重,服用通便药物时,切忌太过,对体质虚弱者还要适当补液。排石过程中还进行常规的大便筛石。遇有结石过大、严重胆道感染、结石与胆管壁粘连等情况,排石可能无效,应及时中转手术。

2.溶石疗法

胆石的溶解剂亦具备以下条件:①具有促进胆固醇、胆色素的溶解能力;②对身体无毒;③能与胆石较长时间接触或能维持一定的浓度。

胆囊结石的溶石疗法:目前最常用口服溶石剂是鹅去氧胆酸(CDCA)和熊去氧胆酸(UDCA)。胆囊结石的溶解剂只对无钙化的胆囊胆固醇结石效果较好,而且结石的直径在0.5 cm 以下、胆囊功能较好的病例。CDCA 的开始剂量为每天1 000 mg,然后减至每天500 mg。近年不少报告指出:CDCA 并非治疗胆石症的理想药物,因为溶石率较低(一般在20%左右)、服药时间长(一般要服半年到1 年)、停药后结石还会再度形成。重要的是此类胆酸制剂对肝功能有一定损害,要每月进行肝功能检查,一旦有肝功能异常即应停药。

3.内镜取石

由于现代科技的发展,内镜性能的不断改善,在胆石症的治疗中也发挥越来越明显的作用。内镜取石的途径如下。①经十二指肠镜取石:用网篮或取石钳取石;②胆道镜或经皮肝胆道镜取石:胆道镜取石已相当普遍,可手术中取石,亦可手术后经过 T 型管窦道进行取石。经皮肝胆道镜取石多用于胆管狭窄或不能接受再次手术的病例;③经腹腔镜胆道镜取石术,即"二镜联合"取石术:这种技术已在一些有条件的医疗中心应用于胆管结石中。首先在腹腔镜下切开胆总管,再以胆道镜进行胆道探查、取石。该术式不仅可用于肝外胆道结石的患者的治疗,亦可用于肝内胆管结石患者。其疗效确切,恢复快,住院时间短,已获得成熟经验;④碎石疗法:多用于胆道术后的残余结石中,可通过十二指肠镜进行,其碎石方法有:机械碎石、电气水压碎石、ND-YAG 激光碎石。

4.胆囊结石的体外冲击波碎石

体外冲击波碎石自1985 年开始应用于临床,最初始于德国慕尼黑大学,现已有不少国家开始应用。最初的体外冲击波碎石装置由冲击波发生装置,超声波或 X 线装置、浴漕、脱气及给水装置以及油压悬动台等。新一代的碎石装置已不必以水浴方式进行操作。体外冲击波碎石主要适用于以下几种情况:①无钙化的胆固醇结石;②单发结石或最多不超过 3 个的多发结石,最大直径不超过3.0 cm;③当患者体位变化时,可见移动的结石;④胆囊功能较好,适合于服用溶石剂者;⑤无严重系统疾病又能耐受冲击波治疗者。患者在硬膜外或全身麻醉后先用 B 型超声波捕捉结石,随后移动悬动台对好冲击波焦点,再次用B 型超声波或 X 线核对位置。发射冲击波约 1 800 次,治疗时间为 20~45 分钟,冲击波治疗后 2 小时可经口进食,次日生活可转为正常。

在冲击波治疗 1 周前开始口服溶石剂,每天 CDCA 及 UDCA 各 300 mg,一般需服用以碎石完全排净后 3 个月为止。

根据德国 Sackmann 的报告,97 例患者进行了 101 次冲击波碎石治疗,除1 例外均取得了良好的碎石效果。碎石的排出还需要一定的时间:1 个月内排净者仅 30%,3 个月为 56%;6 个月为 75%。在碎石及排石的过程中患者可出现一定的反应,在 Sackmann 报告的病例中,有 36 例(37.1%)有偶发的肚腹痛,有一个患者并发了轻度胰腺炎。

经近 30 年的临床应用,体外碎石并未显示出早期报道的临床疗效。日本村田等人的报告表明,B 型超声Ⅰa 型胆石消失率最高,可达 70%,Ⅰb 型为38.9%,Ⅰc 型则仅为 15.4%。结石愈大消失率愈低,10~14 mm 结石的消失率为 83.3%,15~19 mm 者为 61.5%,20~24 mm 者为 35%,25~29 mm 者仅为33.3%。

体外冲击波碎石为胆囊结石的治疗开辟了一条可能的新途径,但还必须正确地选择治疗适应证及进一步改进碎石及排石措施,否则也难取得满意的疗效。

(三)手术疗法

手术疗法是治疗胆石症十分重要的手段。由于我国胆石症在发病上的一些特点,如肝内胆管结石多、胆管狭窄多等,在胆石症的手术疗法上也积累了十分丰富的经验,治疗效果也不断提高。

手术时机:胆石症的手术时机,应根据胆道伴随病变的不同情况来选定。在可能的情况下,应尽量选择择期手术,避免急症手术。只是在胆道伴随有严重急性病变、难于用非手术疗法控制时,方考虑急症或早期手术,如胆囊结石伴有急性坏疽性胆囊炎,胆管结石并发急性梗阻性化脓性胆管炎等。

在有下列两种情况时,可考虑分期手术。

1.胆囊结石的分期手术

胆囊结石并发急性坏疽性胆囊炎,因患者周身情况较差或伴有其他重要器官并发症或因胆囊周围解剖关系不清,难于采用胆囊切除术时,可先行经皮肝胆囊穿刺引流术(PTGD)或胆囊造瘘术,待病情好转后(一般为术后 3 个月左右),进行第 2 次手术。

2.胆管结石的分期手术

在胆管结石合并急性梗阻性化脓性胆管炎(AOSC)或急性高位梗阻性化脓性胆管炎(AHOSC)时,以及布满胆管的肝内与肝外胆管结石(还常伴有胆管狭窄或肝叶的萎缩等),也很难采用 1 期手术予以解决。第 1 期手术通常要解决严重的感染或对肝脏影响较大的肝内梗阻问题,第 2 期手术再解决胆道的残余结石或建立新的胆肠引流。

(何洪坤)

第七节　肝移植后胆管狭窄

一、概述

随着肝移植病例的增加,肝移植术后胆管狭窄在胆管良性狭窄中所占比例有所上升。国外资料统计显示 10%~30%的原位肝移植患者在术后 2 年内出现吻合口狭窄。肝移植术后胆管良性狭窄根据狭窄部位可分为吻合口狭窄与非吻合口狭窄。根据狭窄出现的时间可分为可以分为早期狭窄（肝移植术后60天以内），中期狭窄（术后60天至1年）和晚期狭窄。早期狭窄通常与吻合技术相关。而中期和晚期狭窄通常是血供不足的结果。早期的端端吻合口处的暂时性狭窄通常在移植术后30~60天内出现，可能与术后水肿和炎症有关。这类患者对置入临时支架（3个月）治疗反应良好，很少需再次手术。中期狭窄和晚期狭窄对中长期支架（6~12个月）治疗反应良好，但复发率较高，部分患者需要长期和反复的内镜治疗。由于肝移植患者长期处于免疫抑制状态，机体抵抗力差，组织修复慢，通常合并症较多，因此对此类患者应严格掌握适应证，并应根据其具体情况，制定切实可行的诊疗计划。

二、适应证与禁忌证

（一）适应证

原位肝移植术后，有以下情况者适合ERCP诊疗。

（1）吻合口狭窄。

（2）非吻合口的肝外胆管狭窄，通常大胆管的局限性狭窄治疗效果较理想，小胆管的弥漫性狭窄疗效差。

（3）肿瘤复发所致的肝外胆管梗阻。

（二）禁忌证

（1）生命体征不稳定，ERCP禁忌者。

（2）严重凝血功能障碍者。

（3）已行胆-肠吻合的病例，一般无法抵达供体胆道，通常不适合ERCP诊疗。

（4）非大胆管梗阻所致的黄疸病例，或胆管广泛狭窄、硬化、坏死患者，ERCP治疗往往无效，且容易导致严重感染等并发症，应尽量避免行ERCP。

三、术前准备

（一）器械准备

（1）与普通ERCP、ERBD术和EST取石术基本相同，应采取严格无菌措施。

（2）采用治疗型十二指肠镜（工作钳道在3.2 mm以上）。

（3）导丝：一般需准备头端具有柔软亲水材料的超滑导丝，容易通过狭窄部位，并准备好各种特殊导丝以备胆管超选所需。

（4）扩张导管（探条）为一前端逐渐变细的Teflon导管，可用作狭窄段的初步扩张，便于其他器械的导入，须准备6~10 F各种规格，必要时需逐级扩张。

（5）柱状扩张气囊：气囊的长度为2~8 cm，一般胆总管的狭窄采用直径8~12 mm气囊，肝内胆管狭窄多采用6 mm气囊，括约肌扩张术采用8~10 mm的气囊较为安全；扩张时应采用稀释的造影剂液体，为有效控制扩张的压力，还应准备带有压力表的加压注射器，不同的气囊导管耐受的压力不同，术前应仔细阅读产品说明书。

（6）需准备各种规格的塑料胆道支架，为提高狭窄段的支撑效果，通常采用7~8.5 F的细支架多根。

（7）可回收全覆膜金属支架，对合适的病例可置入可回收全覆膜金属支架。

（二）患者准备

（1）除常规术前检查外，建议有条件均行MRCP检查，以初步了解胆道病变的情况，避免不必要的ERCP操作，黄疸病例却无肝内胆管显著扩张，通常都无法得益于ERCP诊疗，应予避免。

（2）术前应预防性给予抗生素，术后加强抗感染治疗，以减少术后感染性并发症。

（3）由于肝移植术后胆管狭窄病情复杂，操作时间通常较长，且在扩张过程中可能产生疼痛，术前应给予患者适量镇痛镇静剂，有条件者建议采用静脉麻醉下操作。

四、处理原则

内镜治疗肝移植术后胆管良性狭窄其他与其他胆管良性狭窄相似,通常包括两个步骤,一是扩张狭窄,控制黄疸及感染;二是保持狭窄的通畅,防止再狭窄,避免再次手术。由于手术改变了原有的胆道结构,胆道弯曲角度变大,使导丝通过狭窄段变得困难。并且排异反应、血供不佳等因素使得胆管吻合口愈合较慢,局部较为薄弱,对狭窄段的扩张更需小心谨慎。

对于移植术后不同时期的患者要采用分阶段循序渐进的原则进行规范化处理。移植后初期的狭窄(<1个月)或存在吻合口胆漏的患者,不可贸然采取扩张治疗以免引起吻合口撕脱或加重胆漏。可留置单根支架或鼻胆管引流;早期狭窄(1~3个月),一般仅作探条扩张,然后留置1~2根支架引流;后期狭窄(>3个月),条件许可应采用水囊充分扩张加多支架治疗,支架支撑至少6~12个月。对于单纯吻合口狭窄,且狭窄位置距肝门胆管分叉处≥2 cm亦可考虑应用可回收全覆膜金属支架。见表10-1。只有采用规范化的治疗方案循序渐进地进行处理,才能降低内镜治疗的风险,提高治疗效果。

表 10-1　肝移植术后吻合口狭窄内镜处理原则

狭窄发生时间	扩张方式	置入支架数目	维持时间
<1个月	不扩张	1个	1个月
1~3个月	探条扩张	2个	1~2个月
>3个月	气囊扩张	3~4个	>6~12个月

五、操作方法

(1)行常规胆道插管造影,了解胆道病变情况,确定治疗方案。

(2)经切开刀插入导丝,通过狭窄部位,留置导丝。

(3)胆漏的处理:将导丝插入漏口以上胆系,漏出量较大的胆漏建议采用鼻胆管外引流,较小或相对局限的胆漏可采用支架引流,如能进入胆汁聚积的囊腔内,也可在胆管引流的同时留置囊腔引流。

(4)吻合口狭窄的处理:循导丝插入细的扩张管通过狭窄段,然后更换略粗的扩张管进行逐级扩张,直至扩张到≥8.5 F。

(5)退出扩张管,如条件许可的应继续采用气囊扩张,选用口径合适的柱状气囊(柱状气囊直径通常不应超过吻合口上、下胆管的直径),顺导丝插入扩张气囊,将气囊的中点置于狭窄段的中央,进行狭窄段充分扩张。应在透视监控下用加压注射器逐步增加气囊充盈的压力,直至狭窄环消失或至气囊最大承受压力,维持数分钟后抽出注射的液体;较为坚硬的狭窄,再重复扩张操作一次。

(6)抽出气囊内液体,维持囊内压力为负压,慢慢退出气囊,同时留置导丝在位。

(7)插入第二根导丝,经导丝逐一置入塑料胆道支架,最后根据情况尽可能多地留置塑料支架,支撑在狭窄处,支架支撑期应维持12月以上,期间如发生支架阻塞或移位应及时予以更换。

(8)胆栓/结石的处理:通常位于吻合口以上,且多伴有吻合口不同程度的狭窄,如患者已移植超过6个月且无胆道伴发症,可考虑实施吻合口气囊扩张及乳头括约肌切开后扩张,然后用取石篮或球囊取出胆栓/结石,结石较大时可采用机械碎石后取出。取石/栓后通常还需行吻合口支架支撑治疗。

(9)全覆膜金属支架置入:对于单纯吻合口狭窄,且狭窄位置距肝门胆管分叉处≥2 cm亦可考虑应用可回收全覆膜金属支架。在置入金属支架前先采用探条作初步的扩张,然后继续采用气囊进行狭窄段充分扩张,随后置入可回收全覆膜金属支架支撑在狭窄处。注意置入金属支架时尽可能将吻合口位于金属支架中央,这有利于减少支架移位,其次应注意支架近端应位于肝总管,避免置入左右肝管,防止一侧胆汁引流不畅引起急性胆管炎。支架支撑期应维持6~12月,期间如发生支架阻塞或移位应及时予以更换。但应避免超过12月,防止覆膜损坏组织长入支架网眼导致支架无法取出。

(10)对于因肝脏恶性肿瘤行肝移植患者可因术后肿瘤复发导致肝外胆管恶性梗阻,对于该类梗阻处理方式与肝外胆管恶性梗阻相同。

六、注意事项

(1)肝移植术后吻合口胆漏与狭窄常常伴随发生,应遵循"先治漏,后治窄"的原则,先行简单的胆管引流,待胆漏愈合后再处理胆管狭窄。

(2)导丝通过狭窄时常常会遇到困难,应耐心细致,采用多种不同性能的导丝反复尝试,并与各类导管(如切口刀、扩张管、球囊导管等)协调配合。可根据狭窄局部情况、目标胆管的方向与导丝走行的方向采用调节切开刀刀弓方向插入技术、导丝头端塑型技术、三腔造影导管辅助超选技术、气囊充气相对拉直胆管瞬间插入技术等配合技术进行超选。

(3)肝移植后胆漏的恢复较普通手术后胆漏为慢,通常需留置引流2月以上。

(4)吻合口狭窄的扩张治疗应遵循"循序渐进"的原则,对于移植后1月以内的病例不宜盲目扩张,否则可能招致吻合口撕裂,可单纯留置支架或鼻胆管引流;对移植不足3个月的患者,也不宜实施气囊激进扩张,可用探条进行初步扩张,然后留置1~2根塑料支架;对超过3个月的吻合口狭窄,如无胆漏存在,可考虑柱状气囊扩张然后给予多支架支撑治疗。

(5)狭窄扩张术成功的关键是导丝及扩张器能顺利通过狭窄段,由于狭窄段往往较坚硬,导丝通过后需从较细的扩张管开始逐级扩张,如较细的扩张管仍无法通过,可试用金属的支架回收器,其前端部有一段螺纹,可通过旋转慢慢通过狭窄段。若仍无法通过狭窄段,可考虑应用经导丝针状刀狭窄电灼术,通常能顺利通过狭窄段。

(6)对于ERCP途径导丝反复超选仍不能通过狭窄段的患者可考虑经皮经肝穿刺顺行插入导丝通过狭窄段与ERCP对接。

(7)放置多根支架时,应尽量超选肝内不同的目标胆管,进行多位点引流既可提高引流效果,又使支架处于相对稳定的状态,不易发生移位。并且留置多根小口径支架的疗效可能优于少量大口径支架,因为支架数越多,其在截面上越接近圆柱形,支撑效果越佳。

(8)吻合口以上胆管存在多处狭窄,需要实施双侧胆管逐一扩张,然后留置双侧支架治疗。

(9)支架支撑期不宜少于6个月,通常需6到12个月,非吻合口多发狭窄通常需支撑12个月以上,期间可酌情进行内镜复查,再次实施狭窄扩张并更换支架。

(10)已清除胆栓或结石的患者,可短期留置鼻胆管引流,以预防胆道感染的发生。

(11)对于肝移植术后良性狭窄,切记不可置入非覆膜自膨式金属支架。

(12)肝移植后胆管狭窄内镜治疗的目的,不仅仅是减轻黄疸和控制胆道感染,最终目的是解除或改善胆管狭窄,争取满意的长期疗效;如果通过反复内镜治疗不能改善胆管狭窄,必要时应考虑手术治疗。

(13)多发缺血性非吻合口狭窄需要较为复杂的内镜治疗。累及大部分肝内胆管的缺血性损伤导致移植物存活差,事实上,对高达50%患者的非吻合口狭窄尽管多次尝试球囊扩张、碎片清除、支架置入,但疗效差,针对这类患者最好的治疗是再次移植。

七、临床评价

肝移植术后胆漏的患者,通过及时合理的内镜下处理,多数能得到治愈。内镜结合腹腔引流或PTCD治疗,治愈胆漏的成功率可达81.3%,平均胆管引流期为(3.3±2.5)个月。虽然肝移植后胆管狭窄在操作难度上比胆囊切除术后的胆管狭窄高,但两者在治疗效果上均较良好。只要采用规范化的治疗方案循序渐进地进行处理,肝移植后胆管狭窄患者内镜下治疗成功率可达74%~90%,全肝移植所致的胆管狭窄内镜治疗的成功率达70%~100%,活体部分肝移植病例可达60%~75%。通常单纯吻合口狭窄的疗效优于合并非吻合口狭窄的病例;采用气囊扩张的方法,其疗效优于不扩张或单纯采用探条扩张;留置3根(21 F)以上支架的病例,疗效优于2根以下支架的方式。全覆膜金属支架的管壁薄,管腔大,其平均通畅期为9～12个月,延长了更换支架的周期,因此可能对治疗困难的良性胆道狭窄有较大的应用价值,放置覆膜金属支架可以实现一次性大口径的扩张,但目前仍缺乏大样本的临床研究,有待进一步论证。对于存在非吻合口胆管多发狭窄的病例往往效果欠佳,针对这类患者最好的治疗是再次移植。

目前对于肝移植术后胆管狭窄的治疗多数情况下将内镜下放置胆道支架作为首选。将来也可能会出现新型支架以提高治疗效果减少并发症的发生。生物可降解支架、覆膜金属支架甚至是可抑制内皮细胞生长和纤维化的药物洗脱支架等的研制必将为胆管狭窄的治疗提供更多的选择。

(何洪坤)

第八节　肝门部胆管恶性梗阻

一、概述

肝门部胆管恶性梗阻可由多种不同的肿瘤所致,包括原发性胆管癌(Klatskin瘤)、直接蔓延侵犯到肝管汇合处的肿瘤(例如胆囊癌和肝癌),以及转移到肝门淋巴结或肝脏的肿瘤,占胆管恶性梗阻的2/3以上。肝门部胆管恶性梗阻根据胆管累及与梗阻部位的不同可以分为四型,即Bismuth-Corlette分型。其中Ⅰ型肿瘤位于肝总管,未侵及左右肝管汇合处;Ⅱ型肿瘤侵及左右肝管汇合处;Ⅲa型肿瘤侵及右肝管,未侵及左肝管;Ⅲb型肿瘤侵及左肝管,未侵及右肝管;Ⅳ型肿瘤侵及左右肝管。由于缺乏预防及早期诊断手段,大部分患者发现时已无法行根治性切除,其手术切除率仅为15%～20%。肝门部胆管恶性梗阻预后极差,绝大多数患者在1年内死亡,平均存活期不足6个月,5年生存率小于10%。

对于肝门部胆管癌引起的梗阻应首先评估能否进行手术切除,因为手术切除是唯一根治的方法。在进行任何干预前,应该对所有患者肿瘤的可切除性进行全面评估,因为置入支架产生的炎症或感染常会使评估更为困难。评估后对于无法根治性切除或合并胆管炎的肝门部胆管恶性梗阻,可进行姑息治疗,包括外科胆管旁路手术、经皮或内镜胆管引流。通过ERCP进行胆管支架引流是首选的姑息性治疗手段。

但肝门部胆管恶性梗阻的姑息治疗难度远比远端恶性胆管梗阻困难得多,尤其是进展期的患者(BismuthⅡ型或Ⅱ型以上),胆管树多处累及,存在多点梗阻、梗阻段长且各胆管系间互不交通等问题,一方面增加了内镜治疗的难度,其胆道支架置入成功率在80%左右,另一方面增加了并发症发生的风险尤其是感染的风险。因为如胆管引流不完全,注射造影剂会导致严重的胆管炎,因此内镜下放置胆道支架要非常慎重,要严格把握指征,并且操作时尽量少注射造影剂。影像学检查对于肝门部胆管癌患者制定治疗计划是非常必要的。ERCP前的CT和(或)MRCP检查具有较高的参考价值,有助于术前指导引流方式与部位选择,预测引流效果与预后,如条件许可,建议在ERCP介入前常规采用(尤其是MRCP)。对于成功置入支架的肝门部胆管恶性梗阻患者其症状均能得到明显的缓解。但目前没有依据显示内镜下支架置入可以延长患者生存期。

二、适应证与禁忌证

(一)适应证

(1)肝门部胆管恶性梗阻术前减黄患者。

(2)不能手术切除的肝门部胆管恶性梗阻患者。

(3)不适于手术切除或拒绝手术切除的肝门部胆管恶性梗阻患者。

(4)性质不明的肝门部胆管梗阻患者。

(二)禁忌证

(1)生命体征不稳定,ERCP禁忌者。

（2）严重凝血功能障碍者。

三、术前准备

（一）器械准备

（1）与普通 ERCP、ERBD 或 EMBE 术基本相同，应采取严格无菌措施。

（2）如考虑置入多根支架应选用治疗型十二指肠镜（工作钳道在 3.2 mm 以上）；需准备多根及多种不同特性的导丝用于肝内胆管超选，一般需准备头端具有柔软亲水材料的超滑导丝（0.035″/0.89 mm、长约 4 m），容易通过狭窄部位；0.025″ 的超细导丝有时有助于通过重度胆管狭窄段。

（3）准备各种扩张附件，包括 6～11.5 F 的扩张导管为可用作狭窄段的初步扩张，便于其他器械的导入；柱状扩张气囊，一般采用直径 6～8 mm 气囊，Hurricane 柱状扩张气囊头端仅 5.8 F，可用于重度胆管狭窄段的扩张，扩张方法同 EPBD。

（4）准备各种规格的胆道塑料支架、鼻胆引流管和（或）金属支架。

（二）患者准备

（1）除常规术前检查外，建议常规行 CT 和（或）MRCP，尤其是 MRCP 有助于指导引流的方式与部位选择，预测引流效果与预后，避免不必要的 ERCP 操作。

（2）术前应预防性给予抗生素，术后加强抗感染治疗，以减少术后感染性并发症。

（3）由于肝门部胆管恶性梗阻病情复杂，操作时间通常较长，且在扩张过程中可能产生疼痛，术前应给予患者适量镇痛镇静剂，有条件者建议采用静脉麻醉下操作。

（4）对重度黄疸患者在 ERCP 操作前应予静脉补液治疗，保证有效循环血量，减少术后急性肾功能不全的发生。

四、处理原则

肝门部胆管恶性梗阻的姑息治疗，包括外科胆管旁路手术、经皮或内镜胆管引流。对肝门胆管恶性梗阻，目前还没有关于比较手术和支架置入疗效的前瞻性研究。通常认为胆管旁路手术的早期并发症和死亡率均较高，但通畅期较长，黄疸复发的概率较小。内镜支架置入的费用较低。但两者对患者的长期生存率均无明显作用。但与经皮肝穿刺支架置入相比，内镜下支架置入具有明显的优势。内镜途径支架置入创伤较经皮肝途径小，引流效果较好，且不易发生电解质紊乱，并发症发生率也较低。目前通过 ERCP 进行胆管支架引流是首选的姑息性治疗手段。

由于肝门部梗阻比较复杂，因此选择放置塑料支架还是金属支架，放置单根支架引流一侧胆道系统还是双支架引流两侧胆道系统甚至置入多支架要根据患者的具体情况而定。对于 Bismuth Ⅰ 型肝门部胆管恶性梗阻，通常只需放置一根胆道支架就可以解决胆道引流问题。但对于 Bismuth Ⅱ 型以上的肝门部胆管恶性梗阻就需考虑是放置两个支架达到左右肝内胆管都充分引流的目的，还是仅放置一根胆道支架就能缓解患者的临床症状。通常只需引流到正常肝脏的 1/4～1/3 就可以缓解黄疸，因此单侧引流通常是足够的。有研究表明，80% 的 Ⅱ 型或 Ⅲ 型的患者置入 1 个支架后引流效果良好。对于引流效果不佳的患者再次置入第二根支架仍能有效。另有研究证实单侧支架置入成功率明显升高，并发症发生率则降低。单一支架置入时引流右侧还是左侧胆系？理论上左侧肝门部胆管近肝门部的分支更少，因此引流左侧胆系似乎更有效，但研究证实单一引流左侧或右侧肝内胆管的效果无显著差异。总之，对于多数肝门部肿瘤病例，选择区域较大的一侧进行单侧胆管引流通常是安全和有效的；双侧支架引流适合于 Bismuth Ⅱ 型肿瘤以及双侧胆管均已显影的病例，避免未引流区域的污染导致胆管炎。术前 MRCP 可以作为定位引流的参考，避免不必要的使用造影剂，并且根据可引流的胆管树的大小，可选择左肝管或右肝管进行支架置入。

不能手术的肝门部胆管恶性梗阻放置金属支架也是不错的选择。理论上，对于肝门部胆管恶性狭窄，金属支架的引流效果应优于塑料支架，因为金属支架有网眼，不影响胆管侧支的引流，金属支架口径大，理论上通畅期长于塑料支架。此外，由于大多数肝门部肿瘤病理类型为硬癌，其向支架腔内生长的可能性小。但是金属支架价格昂贵,并且金属支架一旦置入数天后便不能取出,因此,只有在确定不能手术或拒绝手术的恶性肿瘤患者才能使用金属支架。但目前关于肝门部胆管恶性梗阻的金属支架引流与塑料支架引流的比较研究还很少。通常对于Ⅰ型、Ⅱ型或肝内某组胆管树交通、代偿良好、引流胆系丰富(超过全肝胆系的40%)、估计引流效果理想的Ⅲ或Ⅳ型且无其他重要器官功能障碍或肿瘤广泛转移、预计可存活3～6月以上的患者可考虑置入金属支架。对于那些放置塑料支架后引流效果良好,但发生快速(小于1个月)或者反复堵塞的患者,在更换支架时也可考虑置入金属支架。

对于肝内多级分支均已受侵犯的病例,可供引流的区域十分有限,预计引流范围小于1/4,那么任何途径的引流都不会使患者获益。如果患者没有任何可觉察的症状,应避免内镜干预,因为内镜干预诱发胆管炎的风险要大于内镜引流所获得的益处。如已进行内镜干预,建议采用鼻胆管进行"试验性"引流,如引流效果满意再更换为支架引流。

五、操作方法

(1)行常规选择性胆道插管,插管成功后先在梗阻段以远的胆管造影,显影梗阻段远端及梗阻段以远的胆管情况,在导管未进入梗阻以上胆管之前不要盲目注射过多造影剂。

(2)经切开刀插入导丝,通过狭窄部位,根据术前影像有目的地选择目标胆管,借助导丝选择梗阻严重且分支丰富的胆系;超选成功后拔除导丝,留置切开刀对目标胆管进行充分抽吸胆汁,观察胆汁性状、量,必要时对胆汁进行细菌培养。如抽吸量大才可少量注射造影剂,如果抽出的胆汁十分有限,不可贸然注射造影剂,而应重新选择引流部位;避免多处造影而不能完全引流,增加感染的机会。

(3)对梗阻段近端胆管进行造影,显影梗阻段近端及梗阻段以近胆管情况,造影时应避免加压注射,防止多重显影,避免胆囊过度显影,以减少术后胆道感染的机会。

(4)重新经切开刀插入导丝进入目标胆管,一边注射造影剂一边缓慢退出切开刀至梗阻段,对梗阻段进行显影,了解胆道病变情况,包括梗阻段上、下缘、梗阻段长度、形状、局部口径,确定治疗方案。

(5)对诊断未明或需取得病理学和(或)细胞学诊断的病例可行狭窄段细胞刷检或经乳头活检,然后根据先前确定的治疗方案进行处理。

(6)BismuthⅠ型的处理:通常置入一根支架即可。退出导管,保留导丝,对梗阻段进行充分扩张(扩张探条,必要时可考虑采用柱状气囊扩张),选择一根合适规格的金属或塑料支架循导丝插入支架及其配套的输送器通过梗阻部位,到达目标位置,持续透视和内镜监控下将支架缓缓释放到位(图10-5)。

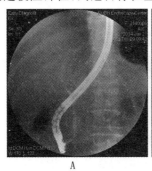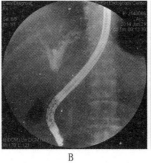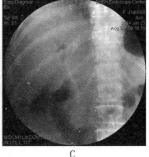

A   B   C

图 10-5 BismuthⅠ型的处理

A.ERC 示肝总管可见一细线样狭窄,长约 1.3 cm,肝内胆管少量显影;B.在导丝引导下插入左肝内胆管,抽出大量淤滞的胆汁后造影见梗阻段以上胆管呈软藤样扩张,左右肝管交通;C.置入一根金属支架,近端位于左肝管,远端位于十二指肠,中间未完全扩张的部分系狭窄部位,肝内胆管的造影剂顺畅流出

(7)BismuthⅡ型的处理:对于 BismuthⅡ型患者,双支架置入最为适宜(塑料或金属均可),因为两侧2级肝管分支均未受侵,如能在左右肝管各置入一根支架可对肝脏起到完全引流。经切开刀插入第一根导丝,插入一侧肝内胆管,退出切开刀留置导丝;然后另插入切开刀及导丝,超选至对侧的肝内胆管,根据

上述造影方法对该侧胆管与梗阻段进行显影,退出切开刀并留置导线,导丝在镜外作好标记分清左右。

(8)Bismuth Ⅲ或Ⅳ型的处理:应用上述方法进行常规 ERCP 检查,根据术前影像学检查与胆管造影结果确定放置鼻胆管或支架及支架的数目与种类。如决定放置一根支架,其操作方法同上(图10-6)。

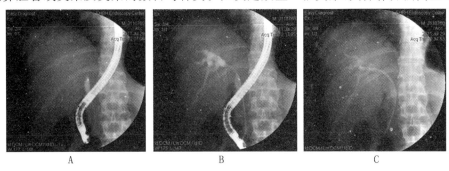

图 10-6 Bismuth Ⅲ或Ⅳ型的处理

A.ERC 示肝总管处梗阻,端部呈尖锐样;B.在导丝引导下插入右肝内胆管,抽出大量淤滞的胆汁后造影见右肝内胆管呈软藤样扩张,肝总管及右肝管梗阻段呈细线样,长约 1.5 cm,8.5 F 扩张管无法通过狭窄段,用 7.5 F 扩张导管能通过梗阻段;C.置入一根 7 F-12 cm 塑料支架于右肝管,末端位于乳头外,肝内胆管的造影剂顺畅流出

(9)循另一根导丝再次进行狭窄段的扩张,同时确定置入第二根支架的规格,最后置入第二根支架。

(10)对Ⅱ型以上肝门部胆管恶性梗阻的病例,如需同期进行多点引流,可根据病情对鼻胆管引流、塑料支架引流和金属支架引流三种引流方法结合应用,既可以放置两种不同材料的支架,又可内、外引流联合应用,通过增加引流途径,扩大引流范围,以期提高引流效果,降低并发症的发生。

(11)联合引流适合合并胆道感染或胆管瘤栓出血病例。

六、术后处理

(1)同 ERCP、ERBD 及 EMBE。

(2)术后加强抗感染治疗,至少持续 4 到 5 天以减少术后感染性并发症。

(3)如发生已造影但未能引流的情况,一旦出现胆管炎表现及时行 PTCD 进行引流,避免感染性休克的发生。

七、注意事项

(1)导管插入后抽吸胆汁试验是十分重要的步骤,有助于判断胆管的引流范围与引流方案的确定。如单侧胆系抽吸量大于 40 mL 可考虑置入单金属支架。

(2)造影导管或切开刀抽吸胆汁困难时可通过拉刀弓或上下移动防止胆管壁堵塞吸引口;因造影导管和切开刀的注射腔较小,如胆汁较黏稠时可能抽吸困难,可换用 8.5 F 或更大口径的扩张导管进行抽吸。但有时因体位关系胆汁可能滞留在胆管低位而难以抽出,这时可与术前 CT 和(或)MRCP 结果了解所超选胆系的大小,如明确为目标胆管,虽抽吸量小,也可用少量造影剂进行造影确定。

(3)如胆管可供引流的区域十分有限,预计引流范围小,为减少术后感染的发生,可进行空气造影或不造影直接进行引流。

(4)应避免对萎缩叶或肿瘤叶胆管进行显影与引流,以免增加术后胆管炎的发生率。

(5)扩张导管或柱状气囊无法通过梗阻段时,可试用金属的支架回收器,其前端部有一段螺纹,可通过旋转慢慢通过狭窄段。若仍无法通过狭窄段,可考虑应用经导丝针状刀狭窄电灼术,通常能顺利通过狭窄段。

(6)导丝分别超选到位及狭窄段充分扩张是成功的关键,应反复扩张,尤其是在已置入一根支架后仍应扩张另一侧狭窄段,这是十分必要的。

(7)如果乳头附近有狭窄,内置管插入有困难,或拟放置较大口径的内置管时或行多支架置入时,可事先行乳头括约肌切开。

(8)留置塑料支架时为提高引流效果和支架的引流时效,根据所用内镜的钳道尽可能选用最大口径的内置管,最常规使用的塑料支架是外径8.5~10 F的支架,长度(一般指前后倒刺间的距离)由梗阻段上缘距乳头外的长度决定,通常仍需留有1~2 cm的余地。

(9)塑料支架置入过程中,内镜与乳头之间的距离不宜过远,避免支架在十二指肠腔内伸出过长,导致力难以传导或支架向十二指肠滑出,而应借助内镜抬钳器的上举运动、向上弯曲角扭及左旋拉镜等动作将支架逐渐送入。

(10)多塑料支架置入时,操作中也可以采用先插入一侧导丝及支架,然后再插入另一侧导丝及支架的方法,但一般而言,同时预先留置两根导丝,再逐一置入支架的成功率较高,放置三根以上支架时,应争取同时留置两根以上导丝。

(11)内置管放置好后,应仔细观察其引流效果,尽量吸出胆汁和造影剂,确信引流满意后方可退出内镜。

(12)ERBD最大的缺陷是支架置入后,经一段时间的引流容易为胆泥组织等阻塞,造成引流失效。一般7 F支架的平均通畅期为1个月左右,8.5 F支架为2~3个月,10 F为3~4个月,12 F为4~5个月。一旦患者黄疸复发或有胆管炎发作,应及时更换失效的支架,可采用圈套器、取石篮或专用的支架回收器将阻塞的支架取出,然后置入新支架。

(13)金属支架置入时其长度必须选择适当,部分支架在膨张过程中会缩短,因而所确定长度应以扩张后的长度为准,同时考虑到肿瘤的继续生长,梗阻段两端的支架长度应在2 cm以上为宜。

(14)金属支架定位必须准确,由于释放过程中支架只能后退不能前进,因而释放前可略深一点,释放过程中可不断后拉调整。若支架须向近端进一步调整,如有可能可推进外鞘,回收已部分释放的支架。支架可回收程度各产品不同,应注意SEMS可回收标记位置。

(15)金属支架治疗肝门部狭窄时,支架完全释放后,因肝门部支架存在角度,退出放置导管和导丝,须注意推送器头端不能触碰支架,防止支架移位。肝门狭窄严重时,释放后狭窄段支架膨胀尚不完全,头端可能会出现退出困难,可等待支架膨开后,逐渐用力缓慢退回放置导管,以免造成SEMS移位,如金属支架远端位于乳头外可用十二指肠镜头端固定支架远端再缓慢退回放置导管,这可减少支架移位的发生。

(16)对于发展较快的肿瘤,EMBE后肿瘤组织容易经支架网眼向内生长,引起支架阻塞。对胆总管梗阻的病例,目前可选用覆膜的金属支架,但覆膜支架不宜用于肝门部胆管梗阻。

(17)金属支架一般难以取出,一旦支架阻塞需重新行ERCP检查,可在原支架中央重新置入一根金属或塑料支架,往往仍能起到退黄效果。

(18)单金属支架置入时金属支架远端可根据梗阻位置与长度留置在乳头内或乳头外。

(19)双金属支架置入根据支架是否并行置入可分为并行置入法与"Y"形支架置入法。但均需同时预先留置至少两根导丝。如采用并行置入法,第一根支架的末端最好能留置在乳头外,便于第二根支架的插入,如有可能尽量将两根支架的末端均留置在乳头外,便于以后支架阻塞后的再处理(图10-7)。也可采用塑料支架过渡法来放置双金属支架。如采用Zilver 635进行双金属支架置入时,两根支架交替释放直至完全释放,但建议留置金属支架远端在胆管内同一平面,这有利于支架阻塞后的再处理(图10-8)。也可采用"Y"形金属支架置入,但操作相对较并行双金属支架置入法为复杂。

(20)放置的顺序应"先难后易",即以较难插入的一侧先置入,由于左侧肝管路径长且弯曲角度大,故一般主张先插入左侧支架较稳妥。

(21)在放置了第一根支架后,仍应再行对侧通路的探条扩张,此时如受制于第一根支架,可考虑用金属螺旋支架取出器进行扩张,多能奏效。

(22)胆道的多方法联合引流需根据患者的具体情况及局部引流条件,灵活机动地选择引流方法,并无固定的模式或方案可循。一般引流范围大、胆汁量大的一侧行内引流,引流范围小的一侧行外引流;抽出胆汁基本正常的一侧置内引流,血性胆汁或脓性胆汁的一侧置外引流。如塑料支架与金属支架联合置入,应先置入塑料支架再置入金属支架。

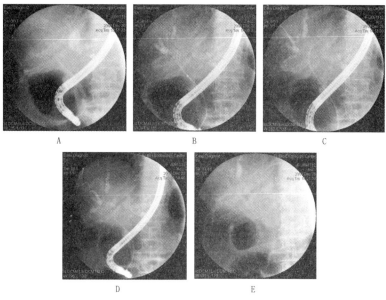

图 10-7 并行置入法

A.女,71 岁,进行性皮肤黄染,影像学诊断为肝门胆管癌Ⅳ型。导丝超选至左肝内胆管,充分抽出淤滞的胆汁后造影示肝门部胆管呈细线样狭窄,梗阻段以上左肝内胆管呈软藤样扩张;B.保留左侧导丝,再插入一根导丝超选至右肝内胆管,充分抽出淤滞的胆汁后造影示右肝管亦呈细线样狭窄,梗阻段以上右肝内胆管呈软藤样扩张,左、右肝管互不交通,用 8.5 F 扩张导管分别充分扩张左右狭窄段;C.循左侧导丝插入一根金属支架推送器到位后逐步释放;D.左侧金属支架完全释放,远端位于乳头外;E.用扩张探条扩张右侧通路后再置入右侧金属支架,两侧造影剂均顺利排出

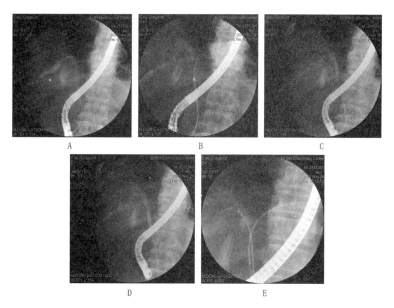

图 10-8 采用 Zilver 635 进行双金属支架置入

A.男,59 岁,进行性皮肤黄染伴瘙痒,影像学诊断为肝门胆管癌Ⅲ型。采用工作通道为 4.2 mm 十二指肠镜行 ERCP,双导丝分别超选至左右肝内胆管,造影示肝门部胆管呈细线样狭窄,累及胆管分叉处及左肝管,梗阻段以上左、右肝内胆管扩张明显,左右肝管互不交通;B.用扩张探条充分扩张两侧狭窄段;C.用柱状扩张气囊依次充分扩张右侧狭窄段;D.用柱状扩张气囊依次充分扩张右侧狭窄段;E.同时插入两根金属支架推送器(6 F)至左、右肝管

(23)对于 Bismuth Ⅳ 型,尤其是肝内多级分支均已受侵犯的病例,可供引流的区域十分有限,应慎用支架引流,否则较易引起棘手的胆道感染;建议采用鼻胆管进行"试验性"引流,一旦引流效果满意再更换为支架引流。

(24)术后常规给予抗生素,至少持续 4 到 5 天,有胆管炎及肝门部胆管梗阻的病例应适当延长抗生素的应用,以后仍应长期给予胆盐类及其他利胆药物,并间断给予口服抗生素,有利于防治胆道感染,延长支架的通畅期限。

(25)内镜支架引流后,如果主要胆系未能成功引流、黄疸控制欠佳、或有胆道感染表现时,应及时考虑经皮经肝穿刺对未介入的区域进行引流(PTCD),以提高治疗效果。

(26)肝门部胆管恶性梗阻尤其是 Bismuth Ⅱ 型以上病例的内镜治疗具有较大的技术难度和操作风险,建议在有经验的内镜中心实施 ERCP 诊疗。

八、临床评价

肝门部胆管恶性梗阻内镜下支架置入具有创伤小、安全性高、对患者生理干扰小等优点,其成功率在 80% 左右,ERCP 术后胆管炎的发生率为 17%～49%。在临床已广泛用于中晚期恶性胆管梗阻的姑息性治疗。除了能显著改善皮肤瘙痒与黄疸外,还可改善腹部不适感、体重下降、食欲减退和睡眠状况。尽管有研究显示胆管引流后代谢与免疫指标似乎有所好转,但没有依据显示内镜下支架置入可以延长生存期。有前瞻性随机研究对无法根治性切除的胆总管远端恶性肿瘤患者,分别采用胆肠旁路手术和内镜下胆管支架(10 F 支架)引流,结果显示内镜治疗组在减黄有效率和患者生存期等方面与手术组相似,但在并发症、30 天死亡率和平均住院天数上明显优于手术组,仅在支架阻塞再治疗率上高于手术组,但两种方法对患者生存期均无明显作用。但目前没有关于肝门部胆管恶性梗阻内镜治疗与手术姑息治疗的相关研究资料。与经皮经肝穿刺支架置入术相比,内镜下支架置入减黄成功率较高,并发症的发生率较低。但如内镜下支架置入失败或内镜支架置入后如果主要胆系未能成功引流、减黄效果欠佳、或出现胆道感染表现时,应及时对未引流区域进行 PTCD,以提高治疗效果。

与 EMBE 相比 ERBD 操作相对容易,成功率略高,并且支架位置可以调整,支架堵塞后可更换并且价格相对低廉。但因塑料支架腔较小故容易阻塞,容易移位并且术后感染性并发症发生率高。而金属支架具有支架腔大引流效果好,支架移位率低等优点,但其成功率较塑料支架略低,且支架一旦置入无法调整位置,无法内镜下取出,并且费用昂贵。通常金属支架的疗效均优于塑料支架,平均通畅期在 5～9 个月。

就肝门部胆管恶性梗阻多支架引流来说同期放置两根以上胆道塑料支架一般并不增加操作的并发症,相反由于扩大了引流范围,术后发生胆道感染的机会有所下降,控制黄疸的疗效大为提高。但放置多根支架的技术要求较高,操作的成功率仅 60% 左右。同期置入双侧金属支架,治疗无法切除的肝门部肿瘤操作成功率为 80%～100%,通常操作成功后,患者的退黄效果都十分理想,但支架后期阻塞的再介入仍是十分棘手的问题,双支架引流的中位通畅期可达 150～488 天。

针对肝门部胆管恶性梗阻,将胆管腔内射频消融术和(或)光动力治疗与内镜下支架内引流术联合应用取得了一定的效果,延长了患者的生存期,但目前缺乏大规模的随机对照研究,其有效性仍有待证实。此外,碘粒子胆道塑料支架、多种抗肿瘤药洗脱支架对胆道肿瘤的可能有治疗作用,但其有效性仍需进一步研究证实。

(何洪坤)

第九节 胆道先天性疾病

一、胆道闭锁

胆道闭锁是一种极为严重的疾病,如果不治疗,不可避免地会发展为肝硬化、肝衰竭以致死亡。其发病率在成活新生儿中为 1/5 000～1/12 000,亚洲明显高于西方国家。一般认为无种族差异,尚未发现与之相关遗传因素,大约 10% 的病例合并其他畸形。1959 年 Kasai(葛西)首创肝门空肠吻合术治疗"不可治型"胆道闭锁,使疗效显著提高。近年来,肝移植治疗胆道闭锁已获成功,胆道闭锁的治疗已进入一个崭新的时代。

(一)病因

迄今,对于病因尚无定论,临床上可以把它分成 3 组或者 4 组。

1.合并先天性畸形类的胆道闭锁

该类又可分为两型:合并畸形为先天畸形综合征的胆道闭锁(例如:多脾副脾综合征、猫眼综合征)或者合并孤立散发的畸形的胆道闭锁(例如:食管闭锁、肠闭锁)。

2.囊性胆道闭锁

肝外阻塞的胆道结构被囊肿代替。虽然囊肿都与肝内胆管相通,但是该类型胆道闭锁与合并梗阻的胆总管囊肿截然不同。

3.巨细胞病毒相关性胆道闭锁

该类型患儿存在显著的血清 CMV 阳性抗体,考虑围生期巨细胞感染导致胆道闭锁。

4.孤立型胆道闭锁

该类型患儿数量最多,但是该类型胆道闭锁患儿的发病时间、炎症程度以及胆管阻塞程度各不相同。

一些病例已经可以明确是在胎儿期发生的,在出生的时候梗阻情况已经出现,称作"发育性胆道闭锁"。它包括了第 1 和第 2 组的病例。第 3 组病例梗阻的发生机制很可能是在围生期由于病毒介导的胆道系统闭塞。最常见的孤立性胆道闭锁是最难辨别病因的,因此被简单地定为不合并其他异常的胆道闭锁。它们有些是在最开始的时候发生的,另一些则是在围生期发生的。从近期研究结果来看,越来越多的理论支持胆道闭锁的发生起源于围生期获得性损伤。目前比较公认的观点是围生期胆道上皮的损伤,可能由病毒所激发,造成机体细胞免疫紊乱(以 T 细胞免疫为主),随之带来一系列病理改变,诸如肝脏纤维化、胆管上皮凋亡、细胞内胆汁淤积。

(二)病理

胆道闭锁病理特征为肝外胆管表现不同程度的炎症梗阻,受累胆管狭窄、闭塞,甚至完全缺如。胆囊亦纤维化、空瘪或有少许无色或白色黏液。组织学检查示胆管存在不同阶段的炎症反应,大多呈纤维索状。纤维索位于肝门部的横断面上尚可见一些不规则的胆管结构,与肝内胆管相通,这些胆管结构即为 Kasai 手术的解剖基础。研究发现,肝内胆管亦存在与肝外胆管相似的损害,肝内、外胆管的同时累及又与 Kasai 手术的疗效及并发症密切相关。胆道闭锁的肝脏损害与新生儿肝炎相似,但前者汇管区纤维化及胆小管增生明显,具有一定的鉴别诊断价值。胆道闭锁按胆管受累而闭塞的范围可分为 3 个基本型。Ⅰ型为胆总管闭塞,约占 10%;Ⅱ型为肝管闭塞,占 2%;Ⅲ型为肝门部闭塞,即所谓"不可治型",约占所有病例的 88%。根据远端胆管是否开放或肝门部病变差异,可再分亚型、亚组。

(三)合并畸形

胆道闭锁的合并畸形比其他先天性外科疾病的发生率为低,各家报告相差较大,在 7%～32% 之间,主要是血管系统(下腔静脉缺如、十二指肠前门静脉、异常的肝动脉)、消化道(肠旋转不良)、腹腔内脏转位等。

（四）临床表现

胆道闭锁的典型病例，婴儿为足月产，在生后 1~2 周时往往被家长和医师视作正常婴儿，大多数并无异常，粪便色泽正常，黄疸一般在生后 2~3 周逐渐显露，有些病例的黄疸出现于生后最初几天，当时误诊为生理性黄疸。粪便变成棕黄、淡黄、米色，以后成为无胆汁的陶土样灰白色。但在病程较晚期时，偶可略现淡黄色，这是因胆色素在血液和其他器官内浓度增高而少量胆色素经肠黏膜进入肠腔掺入粪便所致。尿色较深，将尿布染成黄色。黄疸出现后，通常不消退，且日益加深，皮肤变成金黄色甚至褐色，可因瘙痒而有抓痕。肝大，质地坚硬。脾脏在早期很少扪及，如在最初几周内扪及肿大的脾脏，可能是肝内原因，随着疾病的发展而产生门静脉高压症。

在疾病初期，婴儿全身情况尚属良好，但有不同程度的营养不良，身长和体重不足。疾病后期可出现各种脂溶性维生素缺乏，维生素 D 缺乏可伴发佝偻病串珠和阔大的骨骺。由于血流动力学状况的改变，部分动静脉短路和周围血管阻力降低，在心前区和肺野可听到高排心脏杂音。

（五）实验室检查

血清胆红素水平持续不变或进行性上升，特别是当结合胆红素占总胆红素 50% 以上时，是诊断胆道闭锁最重要的实验室检查指标。有学者发现，当结合胆红素占总胆红素的 20% 以上，就应该开始评估。其他指标如 γ-谷氨酰转氨酶高峰值高于 300 U/L，呈持续性高水平或迅速增高状态对诊断有参考价值。谷丙转氨酶、谷草转氨酶及碱性磷酸酶等均没有特异性。

（六）早期诊断

如何早期鉴别阻塞性胆管疾病，是新生儿肝炎综合征，还是胆道闭锁，是极为重要。因为从目前的治疗结果来看，手术时间在日龄 60 天左右者，术后胆汁排出率可达 82%~90%，黄疸消退率 55%~66%；如手术时间延迟，术后胆汁排出率为 50%~61%。由于患儿日龄的增加，肝内病变继续发展，组织学观察可见肝细胞的自体变性和肝内胆系的损害，日龄在 90~100 天者小叶间胆管数显著减少，术后黄疸消退亦明显减少，由此可见早期手术的必要性。

但要作出早期诊断是个难题，必须在内外科协作的体制下，对乳儿黄疸病例进行早期筛选，在日龄 30~40 天时期进行检查，争取 60 天以内手术，达到早期诊断和治疗的要求。对于黄疸的发病过程、粪便的色泽变化、腹部的理学检查，应作追迹观察，进行综合分析。目前认为下列检查有一定的诊断价值。

1. 血清胆红素的动态观察

每周测定血清胆红素，如胆红素量曲线随病程趋向下降，则可能是肝炎；若持续上升，提示为胆道闭锁。但重型肝炎伴有肝外胆道阻塞时，亦可表现为持续上升，此时则鉴别困难。

2. 超声显像检查

超声显像探及肝门部的三角形纤维块或肝门处囊性扩张是具诊断特异性的，但对于绝大多数 Ⅲ 型肝门部闭塞的诊断意义有限；多数 B 超仅提示胆囊较小或充盈不佳，胆总管 1~2 mm，很难判断是否存在管腔结构，手术中往往也发现胆总管存在，有或没有管腔，而闭锁最严重部位大多位于总肝管。

3. ^{99m}Tc-diethyl iminodiacetic acid（DIDA）排泄试验

经静脉注入 ^{99m} 锝制剂后，如放射性核素积聚在肝内，肠道不显影，则提示胆道完全性梗阻，胆道闭锁可能性大，但这一检查结果也不是完全肯定，对于同时也存在梗阻性病变的婴儿肝炎综合征鉴别诊断作用不大，目前临床采用不多。

4. 十二指肠引流液分析

胆道闭锁患儿十二指肠液不含胆汁，化验示无胆红素或胆酸，理论上是可行的。但临床上多数儿科医师认为置管入十二指肠，一是比较痛苦，小儿配合有困难，二是如何保证导管进入十二指肠亦有一定难处。与通过临床判断（包括症状、生化检查及 B 超和核素检查的结果）比较，在诊断符合率上没有优势，大多数不采用。

5. 诊断性治疗

对于 30 天左右的胆汁排泄受阻的患儿，可以进行 7 天的实验性治疗，包括使用熊去氧胆酸和甲泼尼

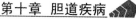

松(静脉)等,再次复查胆红素是否有所下降,如果明显下降,可以强烈提示婴儿肝炎综合征。

6.剖腹或腹腔镜下胆道造影

对病程已接近2个月而诊断依然不明者,应剖腹或腹腔镜下胆道造影,如发现胆囊,做穿刺得正常胆汁,提示近侧胆管系统未闭塞,术中造影确定远端胆管系统。

7.其他

亦有运用 CT、ERCP 或 MRCP 诊断胆道闭锁的报道,但与超声比较,在胆道闭锁的诊断方面,这些影像学诊断方法均并不具有诊断价值。

(七)治疗

1.外科治疗

Kasai 根治术开创了"不可治型"胆道闭锁治疗的新纪元,直至目前,Kasai 根治术仍然是胆道闭锁的首选手术方法,肝移植可用于晚期病例和 Kasai 根治术失败的病例。Kasai 根治术强调早期诊断和治疗,手术年龄应在60天左右,最迟不超过90天。

Kasai 根治术手术的关键是要彻底剪除肝门纤维块,此时操作最好在手术放大镜下进行,使剪除断面的侧面达门静脉入口的肝实质,纵向达门静脉后壁水平,切除肝门纤维块的深度是此手术的关键性步骤,过浅可能未达到适宜的肝内小胆管,过深损伤肝实质影响手术吻合处的愈合。一般切除肝门纤维块时肝表面上只保存很薄一层包膜;其次,对于剪除创面的止血要慎用电凝,特别是左右肝管进入肝实质处,此时压迫止血可以达到一定效果。胆道重建的基本式式仍为 Roux-en-Y 式空肠吻合术,目前各种改良术式结果并不理想。

术后最常见的并发症为胆管炎,发生率在50%,甚至高达100%。有些学者认为这是肝门吻合的结果,阻塞了肝门淋巴外流,致使容易感染而发生肝内胆管炎。不幸的是每次发作加重肝脏损害,因而加速胆汁性肝硬化的进程。应用三代头孢菌素7~19天,可退热,胆流恢复,常在第1年内预防性联用抗生素和利胆药。另一重要并发症是吻合部位的纤维组织增生,结果胆流停止,再次手术恢复胆汁流通的希望是25%。此外,肝内纤维化继续发展,结果是肝硬化,有些病例进展为门脉高压、脾功能亢进和食管静脉曲张。

2.术后药物治疗

有效的药物治疗对于改善胆道闭锁肝肠吻合术后的预后极为重要。因为手术本身虽然可以延长患儿的生命,却不能逆转肝脏的损伤及进行性的肝脏硬化,大约70%的患儿最终需要肝移植才能长期生存。近年来认识到胆管和肝脏的免疫损伤可能与胆道闭锁的发病以及术后肝功能进行性恶化有关,使得通过药物辅助治疗改变疾病的进程成为可能。

(1)术后激素治疗皮质类固醇作为辅助治疗的主要组成部分,被认为可以明显改善术后的生存质量,增加自体肝生存的年限。由于胆管炎本身的炎症性质以及相关的免疫机制异常可能与胆道闭锁的发病有关,从理论上讲,肝肠吻合术后可以使用药物(如类固醇)等来减少免疫介导的肝脏损伤、改善胆汁引流、减少反流性胆管炎的发生率。目前正在进行临床 RCT 研究证实。

(2)术后利胆药物的长期应用包括去氢胆酸、胰高血糖素、前列腺素 E_2,熊去氧胆酸。其中熊去氧胆酸显著改善必需脂肪酸的缺乏,并能降低胆红素水平,目前作为常规使用获得良好疗效,尚未有不良反应报道。临床上推荐口服熊去氧胆酸 10 mg/(kg·d),术后进食即开始,一般维持1~2年,亦有口服终身的报道。

(3)术后预防性抗生素的应用20世纪90年代后3代头孢菌素成为主导,有时结合氨基糖苷类。3代头孢通过被动分泌途径在胆汁中达到足够的浓度。

(八)预后

随着肝移植的开展,胆道闭锁的预后得到极大改善。但是 Kasai 手术仍是目前外科治疗的一线选择。长期生存的依据:①生后10~12周之前手术;②肝门区有一大的胆管(>150 μm)③术后3个月血胆红素浓度<8.8 mg/dL。在经验丰富的治疗中心,50%~60%的患儿会有理想的胆汁引流,胆红素恢复正常

（＜20 μmol/L），这些患儿的长期生存质量良好。而 Kasai 手术无效者（术后 2～3 个月即可判断），需要考虑进行肝移植。

对胆道闭锁的治疗究竟是直接进行肝移植，还是行 Kasai 手术无效之后再行肝移植，目前的看法是应根据病儿的情况综合考虑。Kasai 手术与肝移植是相互补充的：①病儿年龄＜90 天，应先行 Kasai 手术，如病儿手术后没有胆流或仅有短暂胆汁引流，而且肝门部组织学检查显示胆道口径小，数量少，这些病儿不必行再次 Kasai 手术，因反复多次手术增加了以后肝移植的难度；②如病儿已＞90 天且无明显慢性肝病，可先开腹解剖肝门部了解有无残留肝管，如发现有开放的残留肝管，则可作 Kasai 手术，否则应行肝移植；③如病儿就诊时已有明显的肝病如肝硬化及门静脉高压，则应行肝移植。即使 Kasai 手术后胆汁引流满意，黄疸逐渐减轻，也应长期进行密切随访，如出现慢性肝脏病变，则应尽快行肝移植。近年活体部分肝移植治疗胆道闭锁的报道增多，病例数天见增加，手术年龄在 4 个月至 17 岁，3 年生存率在 90％以上。

二、胆管扩张症

胆管扩张症为较常见的先天性胆道畸形，以往认为是一种局限于胆总管的病变，因此称为先天性胆总管囊肿。于 1723 年 Vater 首例报道，1852 年 Douglas 对其症状学和病理特征作了详细介绍。一个多世纪以来，随着对本病认识的加深，近年通过胆道造影发现扩张病变可以发生在肝内、肝外胆道的任何部位，根据其部位、形态、数目等可分为多种类型，临床表现亦有所不同。本病在亚洲地区发病率较高，可发生在任何年龄，从新生儿至老年均有报道，由于产前超声的开展，很多患儿在产前就得到诊断，75％病例在 10 岁以前发病而得到诊断。女孩多见，女男之比大约为 3：1。

（一）病因

有关病因学说众多，至今尚未定论。多数认为是先天性疾病，亦有认为有获得性因素参与形成。主要学说有 3 种。

1.先天性异常学说

在胚胎发育期，原始胆管细胞增殖为一索状实体，以后再逐渐空化贯通。如某部分上皮细胞过度增殖，则在空泡化再贯通时过度空泡化而形成扩张。有些学者认为胆管扩张症的形成，需有先天性和获得性因素的共同参与。胚胎时期胆管上皮细胞过度增殖和过度空泡形成所造成的胆管壁发育薄弱是其先天因素，再加后天的获得性因素，如继发于胰腺炎或壶腹部炎症的胆总管末端梗阻及随之而发生的胆管内压力增高，最终将导致胆管扩张的产生。

2.胰胆管合流异常学说

该学说认为由于胚胎期胆总管与主胰管未能正常分离，两者的交接处距 Vater 壶腹部较远，形成胰胆管共同通道过长，并且主胰管与胆总管的汇合角度近乎直角相交。因此，胰管胆管汇合的部位不在十二指肠乳头，而在十二指肠壁外，局部无括约肌存在，从而失去括约功能，致使胰液与胆汁相互反流。当胰液分泌过多而压力增高超过胆道分泌液的压力时，胰液就可反流入胆管系统，产生反复发作的慢性炎症，导致胆管黏膜破坏和管壁纤维变性，最终由于胆管的末端梗阻和胆管内压力增高，使胆管发生扩张。胰胆管造影亦证实有胰管胆管合流异常高达 90％～100％，且发现扩张胆管内淀粉酶含量增高。

3.病毒感染学说

该学说认为胆道闭锁、新生儿肝炎和胆管扩张症的同一病因，是肝胆系炎症感染。在病毒感染之后，肝脏发生巨细胞变性，胆管上皮损坏，导致管腔闭塞（胆道闭锁）或管壁薄弱（胆管扩张）。但目前支持此说者已见减少。

（二）病理

胆管扩张可发生于肝内、肝外的任何部位，基本上是囊状扩张和梭状扩张两种形态。常见型是胆总管囊状扩张，肝内胆管不扩张或有多发囊状扩张，而扩张以下胆管显著狭小，仅有 1～2 mm 直径，胆管狭窄部位在胰外的游离胆总管与胰内胆总管的移行部，由于梗阻而致近侧胆管内压增高而导致囊形扩张和管壁增厚，合流形态为胆管→胰管合流型。胆总管梭状扩张病例的肝内胆管扩张至末梢胆管渐细，其狭窄部位在两管合流部和胰胆共通管的十二指肠壁内移行部两处,由于梗阻而致共通管轻度扩张和胆总管梭状扩张,合流形态为胰管→胆管合流型。发病时胆管扩张明显,症状缓解时略见缩小。

按病程的长短,扩张管壁可呈不同的组织病理变化,在早期病例,管壁呈现反应性上皮增生,管壁增厚,由致密的炎症性纤维化组织组成,平滑肌稀少,有少量或没有上皮内膜覆盖。囊状扩张的体积不一,腔内液体可自数十毫升以至千余毫升。囊内胆汁的色泽取决于梗阻的程度,胆汁黏稠或清稀呈淡绿色,胆汁可以无菌,如合并感染,常为革兰氏阴性菌。炎性病变发展较突然者,甚至可引起管壁穿孔。可发现囊内有小粒色素结石存在。恶变率随年龄的增长而增加,小儿病例不足 1%,而成人病例高达 15%,病理组织学证明,以腺癌为多,在囊壁组织及免疫组织化学的研究中,发现胆管上皮化生与癌变相关。

胆管阻塞的持续时间决定肝脏的病理改变,在早期门脉系统炎性细胞浸润,轻度胆汁淤积和纤维化。在婴儿,胆管增生和小胆管内胆汁填塞,类似胆管闭锁所见,但病变是可逆性的。如果梗阻持续和(或)上行性胆管炎发生,则有胆汁性肝硬化,并可继发门静脉高压及其并发症,腹水及脾大也有所见。

(三)分类

胆管扩张症的分类方法较多,现今可按扩张的部位,分为肝内、肝外和肝内外三大类型;又可按扩张的数目,分为单发和多发;按扩张的形态,分为囊状、梭状、憩室状等各种亚型;并可将合并的胰管异常、肝门狭窄、结石等一并作出表示。例如,多发性肝内胆管囊状扩张伴有结石,胆总管梭状扩张伴有胰胆管异常连接等。

(四)临床表现

多数病例的首次症状发生于 1~3 岁,随着 B 型超声波检查的普及,确诊的年龄较以往提早,目前已有较多产前诊断的报道。囊状型在 1 岁以内发病的占 1/4,其临床症状以腹块为主,而梭状型多在 1 岁以后发病,以腹痛、黄疸为主。

腹部肿块、腹痛和黄疸,被认为是本病的经典三联症状。腹块位于右上腹,在肋缘下,巨大者可占全右腹,肿块光滑、球形,可有明显的囊肿弹性感,当囊内充满胆汁时,可呈实体感,好似肿瘤。但常有体积大小改变,在感染、疼痛、黄疸发作期,肿块增大,症状缓解后肿块又可略为缩小。小的胆管囊肿,由于位置很深,不易扪及。腹痛发生于上腹中部或右上腹部,疼痛的性质和程度不一,有时呈持续性胀痛,有时是绞痛,病者常取屈膝俯卧体位,并拒食以减轻症状。腹痛发作提示胆道出口梗阻,共同管内压上升,胰液胆汁可以相互逆流,引起胆管炎或胰腺炎的症状,因而临床上常伴发热,有时也有恶心呕吐。症状发作时常伴有血、尿淀粉酶值的增高。黄疸多为间歇性,常是幼儿的主要症状,黄疸的深度与胆道梗阻的程度有直接关系。轻者临床上可无黄疸,但随感染、疼痛出现以后,则可暂时出现黄疸,粪色变淡或灰白,尿色较深。以上症状均为间歇性。由于胆总管远端出口不通畅,胰胆逆流可致临床症状发作。当胆汁能顺利排流时,症状即减轻或消失。间隔发作时间长短不一,有些发作频繁,有些长期无症状。

近年的报告,由于获早期诊断者逐渐增多,发现梭状扩张者增多,有三联症者尚不足 10%。多数病例仅有一种或两种症状。虽然黄疸很明显是梗阻性的,但事实上许多患者被诊断为肝炎,经反复的发作始被诊断。腹痛也缺少典型的表现,因此易误诊为其他腹部情况。肝内、外多发性胆管扩张,一般出现症状较晚,直至肝内囊肿感染时才出现症状。

Caroli 病:Caroli 于 1958 年首先描述肝内末梢胆管的多发性囊状扩张病例,因此先天性肝内胆管扩张症又称 Caroli 病,属于先天性囊性纤维性病变,认为系常染色体隐性遗传,以男性为多,主要见于儿童和青年。2/3 病例伴有先天性肝纤维化,并时常伴有各种肾脏病变,如多囊肾等,晚期病例并发肝硬化门静脉高压症。按 Sherlock 分类,分为先天性肝纤维化、先天性肝内胆管扩张症、先天性胆总管扩张症和先天性肝囊肿 4 类,统称肝及胆道纤维多囊病。肝胆系统可同时存在一种或一种以上的病变。本病以肝内胆管扩张和胆汁淤积所导致的胆小管炎症和结石为其病理和临床特点,但由于临床症状常不典型,可起病于任何年龄,反复发作右上腹痛、发热和黄疸。在发作时肝脏明显肿大,待感染控制后随着症状的好转,则肝脏常会较快缩小。肝功能损害与临床症状并不成正比。起病初期常被诊断为胆囊炎或肝脓肿,如若合并有先天性肝纤维化或肝外胆管扩张症等其他纤维囊性病变,则症状更为复杂,可出现肝硬化症状、肝外胆道梗阻症状,以及泌尿系感染症状等。近年来由于超声显像和各种胆道造影技术等诊断方法的应用,可获得肝内病变的正确诊断,因此病例报道也日见增多,但往往将其他原因压迫所致的继发性胆道扩张也包括在内,从而使 Caroli 病的概念出现混乱。

（五）诊断

本病的诊断可根据从幼年时开始间歇性出现的 3 个主要症状,即腹痛、腹块和黄疸来考虑。若症状反复出现,则诊断的可能性大为增加。囊状型病例以腹块为主,发病年龄较早,通过触诊结合超声检查,可以作出诊断。梭状型病例以腹痛症状为主,除超声检查外,还可行 MRCP 检查,才能正确诊断。

1.生物化学检查

血、尿淀粉酶的测定,在腹痛发作时应视为常规检查,有助于诊断。可提示本症有伴发胰腺炎的可能。或提示有胰胆合流,反流入胆管的高浓度胰淀粉酶经毛细胆管直接进入血液而致高胰淀粉酶血症。同时测定总胆红素、碱性磷酸酶、转氨酶等值均升高,在缓解期都恢复正常。

2.超声显像

超声显像具有直视、追踪及动态观察等优点。如胆道梗阻而扩张时,能正确地查出液性内容的所在和范围,胆管扩张的程度和长度,其诊断正确率可达 94% 以上。应作为常规检查的诊断方法。

3.磁共振胰胆管显像（MRCP）

MRCP 是近年快速发展起来的一种非介入性胰胆管检查方法,它能清晰显示胆管树的立体结构甚至胰管形态,即使在先天性胆管扩张症合并黄疸或急性胰腺炎时仍可进行检查,为术者制定手术方案提供了较理想的解剖学依据,目前临床上已经部分取代了 ERCP 的应用,其不足之处是部分病例的胰胆合流异常显示欠佳。

4.术中胆道造影

在手术时将造影剂直接注入胆总管内,可显示肝内、外胆管系统和胰管的全部影像,了解肝内胆管扩张的范围、胰管胆管的反流情况,有助于选择术式和术后处理。

（六）并发症

病变部的囊状扩张和远端胆管的相对狭窄所引起的胆汁引流不畅甚至阻塞是导致并发症的根源。主要并发症有复发性上行性胆管炎、胆汁性肝硬化、胆管穿孔或破裂、复发性胰腺炎、结石形成和管壁癌变等。

（七）鉴别诊断

在婴儿期主要应与胆道闭锁和各种类型的肝炎相鉴别,依靠超声检查有助于诊断。在年长儿应与慢性肝炎相鉴别。往往在第一次发作有黄疸时,可能被误诊为传染性肝炎,对于梭状型胆管扩张,或触诊肿块不清楚者,尤其如此。较长期观察和反复多次进行超声检查和生化测定,常能明确诊断。

（八）治疗

症状发作期的治疗,采取禁食 2~3 天,以减少胆汁和胰液的分泌,缓解胆管内压力。应用解痉剂以缓解疼痛,抗生素 3~5 天以预防和控制感染,以及相应的对症治疗,常能达到缓解症状的目的。鉴于其频繁的发作和各种并发症,宜及时进行手术治疗。

1.外引流术

应用于个别重症病例,如严重的阻塞性黄疸伴肝硬化、重症胆道感染、自发性胆管穿孔者,待病情改善后再作二期处理。

2.囊肿与肠道间内引流术

囊肿空肠 Roux-en-Y 式吻合术,但仍存在胰胆合流问题,因而术后还是发生胆管炎或胰腺炎症状,甚至需要再次手术,且术后发生囊壁癌变者屡有报道。所以目前已很少采用。

3.胆管扩张部切除胆道重建术

切除胆管扩张部位以及胆道重建,可采用肝管空肠 Roux-en-Y 式吻合术,主要的是吻合口必须够大,以保证胆汁充分引流。目前腹腔镜下操作进行胆管扩张部切除、肝管空肠 Roux-en-Y 式吻合术已广泛应用于临床,其疗效也已达到开放手术的效果。

至于肝内胆管扩张的治疗,继发于肝外胆管扩张者,其形态系圆柱状扩张,术后往往可恢复正常。如系囊状扩张则为混合型,肝外胆管引流后,不论吻合口多大,仍有肝内胆管淤胆、感染以致形成结石或癌变,故肝内有局限性囊状扩张者,多数人主张应行肝部分切除术。

Caroli 病的治疗:以预防和治疗胆管炎为主,长期应用广谱抗生素,但治疗效果一般并不满意。由于病变较广泛,所以外科治疗也时常不能成功。如病变限于一叶者可行肝叶切除,但据报道能切除者不足 1/3 病例。长期预后极差,随着目前肝移植成功率的提高,本病已有根治的病例报道。

胆管扩张症根治术后,即使达到了胰液和胆汁分流的目的,但部分病例仍经常出现腹痛、血中胰淀粉酶增高等胆管炎或胰腺炎的临床表现,此与肝内胆管扩张和胰管形态异常有关。症状经禁食、抗炎、解痉、利胆后可缓解,随着时间推移,发作间隔逐渐延长。长期随访 80% 病例得到满意效果。

(张 伟)

第十节　胆道系统免疫相关性疾病

一、原发性硬化性胆管炎

原发性硬化性胆管炎(primary sclerosing cholangitis,PSC)是一种慢性进行性胆汁淤积性肝胆疾病。其特征为不明原因的肝内外胆管串珠样改变和狭窄形成,病情可长期无症状,也可呈进行性加重,导致反复胆管梗阻和胆管炎发作,最终出现胆汁性肝硬化、门静脉高压和肝衰竭而死亡,缺乏有效的治疗方法,预后极差。

(一)流行病学

本病发病率在世界不同地区有差异,具体发病率不详。有研究表明约 2/3 的 PSC 患者合并有炎症性肠病,其中约 3/4 为溃疡性结肠炎,且多数为全结肠炎,男性占 60%～70%,年龄多在 30～40 岁,按此研究推测,美国 PSC 的发病率在(1～16)/100 000。同时,约 5% 的溃疡性结肠炎患者合并有 PSC。在不伴有溃疡性结肠炎的 PSC 患者中,女性较男性常见。8% 以上的患者可进展为胆管癌。

PSC 的病因至今仍不清晰,可能与遗传和自身免疫因素相关。目前有研究表明 PSC 发病与人类白细胞抗原(HLA)分子有密切联系,且因其与炎症性肠病的高相关性,自身免疫因素可能在其中也发挥重要作用。其他可能的病因还包括编码囊性纤维化跨膜受体基因发生突变以及反复的细菌感染等。目前较为合理的解释为发生基因突变的个体在外界环境的作用下,通过免疫学机制产生特定的表型而导致疾病的发生。

(二)病理学

原发性硬化性胆管炎可累及肝内外胆管的各个部位。以肝外胆管壁明显增厚及管腔狭窄最为常见。胆管壁增厚纤维化,管腔狭窄,内径仅有 3～4 mm。组织学上以胆管黏膜下的炎症细胞浸润和纤维化为特征,并不累及胆管黏膜。随着胆管炎、胆管周围炎、门静脉区炎性细胞浸润与纤维组织增生、胆汁淤滞,最终出现胆汁性肝硬化,门静脉高压。

(三)临床表现

1.症状

PSC 的症状多样,主要表现为慢性进行性胆管梗阻及胆管炎,常表现为间歇性发作,也可长期无临床症状。其发病多隐晦,初期表现不明显,多以乏力不适为主。随着疾病进展,可能会出现突发的瘙痒和进行性加重的黄疸。有时可伴消化道出血,这可能与多数 PSC 合并有 IBD 或存在门静脉高压有关。部分患者可因胆管炎发作而出现发热、慢性右上腹痛症状。疾病晚期可出现腹水、昏迷等症状。

2.实验室检查

PSC 血生化结果多提示胆汁淤积,其碱性磷酸酶(ALP)及谷氨酰转移酶(GGT)明显升高,谷丙转氨酶(ALT)及谷草转氨酶(AST)多仅为中度升高。在疾病被诊断时,血清胆红素及清蛋白水平多数正常,但随着病情的进展,总胆红素多升高,并以结合胆红素为主,呈梗阻性黄疸表现,而清蛋白水平多降低。

虽然高球蛋白血症并不常见,但约半数患者血清 IgM 水平升高,约 9% 患者 IgG4 水平升高。在合并有 IgG4 升高的 PSC 患者中,其疾病进展更快,但不同于其他 PSC 患者,其糖皮质激素治疗有效。因此所有 PSC 患者均应常规检测血清 IgG4 水平。

在 PSC 患者中也可检测到一些自身免疫性抗体,但原发性胆汁性肝硬化的特征性抗体抗线粒体抗体(AMA)在 PSC 患者中多为阴性。有研究表明,约超过半数的 PSC 患者的抗平滑肌抗体(ASMA)、抗核抗体(ANA)以及抗中性粒细胞胞浆抗体(ANCA)可呈阳性,但这并不是 PSC 特征性的表现。

3.影像学检查

PSC 在超声中多表现为胆管管腔明显狭窄,多为均匀性,胆管直径一般为 4 mm。在局限型或节段型患者中,可见胆管不规则扩张,胆管壁明显增厚,可达 4~5 mm。无结石及肿瘤声像。在 X 线造影及 MRCP 中多表现为肝内、外胆管弥漫性不规则的多发性狭窄,其中左右肝管汇合处狭窄较为多见,也最为严重,胆管分支僵硬变细或呈轻度扩张改变,类似"枯树枝样"。胆管可呈短段环状狭窄,狭窄后扩张呈"串珠样"改变,胆管黏膜光滑。其在影像学中有时难以与硬化性胆管癌相区别。

(四)诊断

PSC 的诊断一般依据提示胆汁淤积的血生化结果(尤其是血清 ALP 的升高),以及胆道影像学提示肝内、外胆管多发性狭窄,既可单纯累及肝内胆管或肝外胆管,也可二者均累及。同时还应排除明确病因所致的继发性硬化性胆管炎可能。

胆道影像学检查是 PSC 最重要的初始诊断步骤。通过超声,CT 或 MRI 检查可明确那些生化检查提示存在持续性胆汁淤积的患者是否有胆管梗阻,而进一步的 MRCP,ERCP 或 PTC 检查则可更清晰的了解胆道情况,是目前诊断 PSC 较为有效的方法。近年来,MRCP 已经基本取代 ERCP 及 PTC 成为可疑 PSC 最佳的诊断方法,但其敏感性可能仍稍逊于直接胆管造影检查。MRCP 的优势在于无创,比 ERCP 花费更少,且无诱发胰腺炎的风险,但对于狭窄部位不能进行直接的细胞学及组织学检查,不能同时治疗性干预所发现的一些情况,如结石、狭窄及肿瘤等,而 PTC 在临床上应用较少,仅适用于有胆管扩张者,一般因为胆管狭窄,成功率不高。

小胆管 PSC 所占比例不超过 PSC 总体的 5%。当因肝功能出现不明原因的胆汁淤积现象,影像学却未发现肝外大胆管的异常而怀疑存在小胆管 PSC 时,肝组织活检可有助于明确诊断,其特征性改变为管周"洋葱皮"样的纤维化征象,但其阳性率较低。因此,肝组织活检并不作为诊断 PSC 的必需检查项目。

PSC 可合并胆管癌,应注意鉴别。PSC 还需与 IgG4 相关性硬化性胆管炎,继发性硬化性胆管炎,自身免疫性肝炎,原发性胆汁性肝硬化等相鉴别。但临床鉴别诊断均困难,甚至有些硬化性胆管癌,在病理学上都可能不易鉴别。

(五)治疗

本病目前仍缺乏有效的治疗方法。

1.药物治疗

目前尚无确定的 PSC 药物治疗方案。熊去氧胆酸(UDCA)是目前在 PSC 药物治疗中被探讨最为广泛的一种药物,但至今同样未得到统一的结论。有研究表明使用 UDCA 后虽然能降低胆红素和转氨酶水平,但缺乏临床改善的依据,而高剂量的 UDCA 也并未获得更好的临床疗效,相反,却可能增加结肠肿瘤的发生概率。尽管尚未有良好的临床试验来验证 UDCA 在 PSC 患者中的最佳治疗剂量,但多数医师使用 20 mg/(kg·d)剂量来治疗 PSC。

免疫抑制剂如硫唑嘌呤、环孢素、FK506、糖皮质激素等,也已被广泛用于 PSC 的治疗,其理论上不仅能抑制炎症反应,减轻胆管壁纤维化,而且具有直接利胆、减轻黄疸的作用。

2.内镜治疗

目前随着内镜的发展,外科手术已很少被应用。内镜治疗的目的主要是缓解症状,改善肝功能。对于影像学检查明确的胆管狭窄的主要部位,应通过 ERCP 进行细胞学和组织学检查,以排除胆管癌的诊断,运用球囊扩张术对主要狭窄部位进行扩张,一般扩张后不需要常规放置支架,但对于重度狭窄者,可短期放置支架进行过渡。由于 PSC 所致的胆管梗阻可累及从微小胆管到肝外胆管的各级胆管树,但内镜治疗仅针对较大的胆管,因此 ERCP 仅适用于肝外胆管及肝内大胆管的显性狭窄,可减轻皮肤瘙痒和胆管炎等症状,并对胆管癌进行早期诊断,改善生存状况。

3.肝移植术

肝移植是治疗失代偿期肝硬化有确切疗效的方法。在 PSC 缺乏有效治疗的情况下,疾病从诊断发展到死亡或进行肝移植的中位时间为 10～12 年。而 PSC 患者肝移植后 5 年生存率可高达 80%～85%,是治疗 PSC 终末期的最好方法。但肝移植后 PSC 复发也相对常见,其移植 5 年后的复发率约为 20%。大多数患者可耐受疾病复发,而无显著的发病率和病死率,但有近 1/3 的复发 PSC 患者发展为进展期疾病。如果患者已发生癌变,其肝移植后辅助放化疗的效果也较好。

二、免疫球蛋白 G4 相关性硬化性胆管炎

免疫球蛋白 G4 相关性硬化性胆管炎(IgG4-related sclerosing cholangitis,IgG4-SC)作为 IgG4 相关性疾病之一,是一种特殊类型的硬化性胆管炎。其发病机制不明,特征性表现为大量 IgG4 阳性浆细胞浸润和广泛纤维化,胆管壁呈环状均匀增厚。其在临床上与原发性硬化性胆管炎、胰腺癌及胆管癌难以鉴别,但其对激素治疗反应佳,预后较好。

(一)流行病学

本病仍属少见,发病率尚不明确,但有逐渐增多的趋势。本病常见于老年男性,国外有报道表明患者平均年龄为 62～69 岁,男性占 85%～87%,国内报道仍较少。由于 IgG4 相关性疾病是一种可累及多系统的疾病,IgG4-SC 仅是其胆管受累的一种表现,其常常伴随有其他胆管外器官的病变,目前发现该病还可累及胰腺、胆囊、肝脏、后腹膜、纵隔、肾脏、肺脏、胃肠、泪腺及唾液腺等多种器官,其中以累及胰腺的自身免疫性胰腺炎最为常见,具体可见相关章节。

(二)病理学

IgG4-SC 的病变范围可累及肝内外胆管的各个部位,尤其是胆总管下段与肝门部胆管,其受累胆管管壁明显环状均匀增厚,纤维化及管腔狭窄。在组织学上可见胆管壁的 IgG4 阳性浆细胞大量浸润(IgG4 阳性细胞>10 个/HP)和严重纤维化,病变主要位于胆管壁黏膜下层,其特征是闭塞性静脉炎和胆管炎伴有胆管周围轮辐状纤维化,而相应动脉不受累,同时一般无胆管上皮损伤。可以累及除胰腺及胆管外的多种器官或组织如泪腺,后腹膜,肺脏,中枢神经系统,甲状腺,乳腺,前列腺及淋巴结等。

(三)临床表现

1.症状

梗阻性黄疸是其最常见的临床表现,黄疸程度多为轻、中度,且进展较慢,可伴有上腹痛,偶有腹胀及腹泻,而发热、剧烈的上腹痛和急性胆管炎、胰腺炎发作少见。腹部体征轻。对于伴有胆管外器官病变的患者,可出现相关器官轻、中度炎症表现,如唾液腺肿大。

2.实验室检查

血生化结果多提示为梗阻性黄疸和肝酶升高,表现为血清胆红素及碱性磷酸酶(ALP)水平明显升高,可伴有谷丙转氨酶(ALT)和谷草转氨酶(AST)升高。血常规多为正常,可有中性粒细胞轻度增多。

血清 IgG4 水平升高是 IgG4-SC 最具特征性的变化,目前将 IgG4≥135 mg/dL 作为 IgG4-SC 诊断标准之一,有研究表明当血清 IgG4 水平高于正常值上限 2 倍时其诊断 IgG-SC 的特异性高达 97%,敏感性为 50%。但其并不是 IgG4-SC 诊断的金标准,因为在少数恶性肿瘤病例中也会发现 IgG4 水平升高,如胆管癌或胰腺癌,有研究表明约 9%PSC 患者也存在血清 IgG4 水平升高。

部分 IgG4-SC 患者存在肿瘤标志物 CA199 和 CEA 水平升高。有研究表明约 48％的 IgG4-SC 患者伴有 CA199 升高,但多<100 U/mL,而合并有 CEA 升高的 IgG4-SC 较少见。故 CA199 与 CEA 并不能作为鉴别 IgG4-SC 与胆道恶性肿瘤的单独指标。

自身免疫性抗体的检测对于 IgG4-SC 的鉴别诊断存在帮助。约 45％的患者抗核抗体(ANA)阳性,而抗线粒体抗体(AMA)、抗平滑肌抗体(ASMA)、抗中性粒细胞胞浆抗体(ANCA)阳性率极低。这有助于与 PSC、原发性胆汁性肝硬化(PBC)相鉴别。

3.影像学检查

最常见的影像学表现为胆管狭窄和胆管壁增厚。狭窄位于胆总管下段较为常见,也可见于肝内胆管、肝门部胆管或多发狭窄,可呈弥漫性或局限性。常用的影像学检查有腹部彩超,磁共振胆道成像(MRCP),腹部增强 CT,ERCP,PTC 等。彩超检查可初步判断胆管狭窄及扩张情况,MRCP、CT 可较为直观地反映胆管狭窄部位及管壁均匀增厚情况,而直接胆道造影(ERCP 或 PTC)仍是目前评估胆管狭窄最为有效的检查手段(图 10-9,图 10-10)。

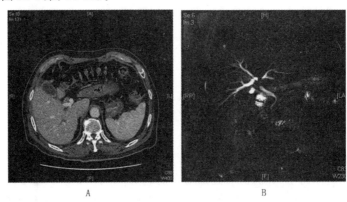

图 10-9　IgG4-SC 的 CT 及 MRCP

注:可见肝门部胆管管腔狭窄,胆管壁环形增厚,但肝内胆管扩张不明显

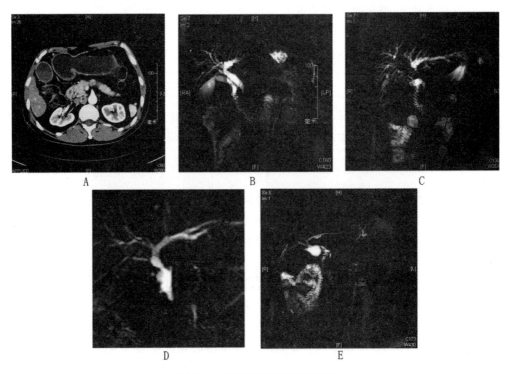

图 10-10　IgG4-SC 的 MRCP、CT

（四）诊断与鉴别

目前欧美及日本均有相似的诊断标准,而国内多采用 2012 年日本学者提出的 IgG4-SC 的临床诊断标准,其主要包含了 4 个方面:①典型的胆管影像学表现;②血清 IgG4 水平升高;③其他胆管外器官受累;④典型的组织病理学表现,而由于在临床上难以取到有效的胆管病理结果,通常还将激素治疗有效作为附加的诊断标准(表 10-2)。

表 10-2 2012 年日本 IgG4-SC 诊断标准

诊断项目

①胆管影像学提示胆管壁增厚合并有肝内胆管和(或)肝外胆管弥漫性或节段性狭窄

②血清 IgG4≥135 mg/dL

③同时合并有自身免疫性胰腺炎,IgG4-相关性泪腺或唾液腺炎,或 IgG4 相关性后腹膜纤维化改变

④组织病理学表现:

  a.显著的淋巴细胞和浆细胞浸润及纤维化

  b.IgG4 阳性浆细胞浸润:大于 10 个 IgG4 阳性浆细胞/高倍镜视野

  c.轮辐状纤维化

  d.闭塞性静脉炎

附加项:激素治疗有效

诊断:

明确诊断:①+③;①+②+④a,b;④a,b,c;④a,b,d

可能诊断:①+②+附加项

疑似诊断:①+②

诊断 IgG4-SC 应排除 PSC,恶性肿瘤如胰腺癌或胆管癌,明确病因所致的继发性硬化性胆管炎。若难以与恶性肿瘤相鉴别,需要通过经胆管内镜活检和超声内镜引导下细针穿刺活检等检查进一步排除恶性肿瘤可能,不能盲目行激素治疗。

日本 IgG4 相关性疾病研究协会在 2012 年根据胆管狭窄的部位将 IgG4-SC 分为 4 型(图 10-11)。1 型为胆总管下段狭窄,多伴有自身免疫性胰腺炎,其常常需与慢性胰腺炎、胰腺癌和胆管癌所致的胆总管下端狭窄等相鉴别,通常鉴别困难,可行导管内超声检查,超声内镜引导下细针穿刺活检,胆管细胞或组织活检等进行鉴别;2 型为肝内胆管狭窄,又根据狭窄段远端胆管有无扩张分为 2a 及 2b 两型,其在影像学检查上与 PSC 极为相似,需要通过肝组织活检来鉴别,由于相当一部分的 PSC 患者合并有炎症性肠病(IBD),因此行结肠镜检查 IBD 也有助于鉴别;3 型为胆总管下段及肝门部胆管狭窄同时存在;4 型为仅存在肝门部胆管狭窄,后两者在影像学上与肝门胆管癌或胆囊颈管癌相似,临床上鉴别极为困难,且术前难以取得有效的病理,行超声内镜检查,导管内超声检查及胆管细胞组织活检可能有助于鉴别。

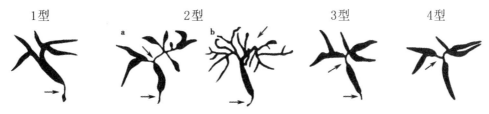

图 10-11 2012 年日本 IgG4-SC 分型

IgG4-SC 常常合并有其他器官受累,以自身免疫性胰腺炎最为常见,还可累及泪腺及唾液腺、后腹膜、胆囊、肝脏、纵隔、肾脏、肺脏、胃肠等。因此,临床上应注意其他器官的炎症表现,其有助于 IgG4-SC 诊断。

极为重要的是,少数 IgG4-SC 可能同时合并胆管癌,明确诊断极为困难,在确定治疗方案前应充分做

好知情同意,以免延误恶性肿瘤的治疗。同时还应排除明确病因导致的继发性硬化性胆管炎,如胆管结石,胆管癌,胆管损伤,手术相关,先天畸形,AIDS 相关性因素等。

（五）治疗

IgG4-SC 对于激素治疗效果显著,黄疸消退和肝功能改善的同时可见胆道狭窄消失或减轻,多数患者长期观察无复发。但在激素治疗前必须排除恶性肿瘤可能并进行充分,激素的应用除了延误恶性肿瘤的治疗外知情同意还可能会使肿瘤进展,因此单单根据临床影像学的典型表现或血清 IgG4 水平的变化并不是使用激素治疗的指征。

国际上尚缺乏激素治疗 IgG4-SC 的指南或共识,目前多参考自身免疫性胰腺炎的激素治疗方案进行治疗,一般多选用泼尼松龙进行治疗,对于难治性和复发性的 IgG4-SC 可联合使用免疫抑制剂,如硫唑嘌呤,吗替麦考酚酯等进行治疗,有助于维持缓解和减少复发。需监测血清 IgG 水平、生化、影像学及临床表现,仔细观察激素治疗的效果及疾病的复发情况,对于复发者可再次使用激素治疗。但目前免疫抑制剂的使用存在诸多不良反应,临床使用应谨慎。

Mayo Clinic 方案（2007 年）:泼尼松 40 mg/d,治疗 4 周,4～6 周内重复实验室和影像学检查,如果存在临床和影像学反应,泼尼松可逐渐减量（每周减少 5 mg）,直至完成 11 周的治疗。Kamisawa 方案（2010 年）:泼尼松龙 0.6 mg/(kg·d),3～6 个月内逐步减量至 5 mg/d,继续维持治疗（2.5～10 mg/d）至少 6 个月。

三、继发性硬化性胆管炎

继发性硬化性胆管炎（secondary sclerosing cholangitis,SSC）是一类由明确病因所致的慢性进行性胆汁淤积性疾病,其特征为慢性胆管炎症和闭塞性纤维化。

（一）流行病学

SSC 被认为是一类罕见疾病,发病率未知,目前有关其研究极少,多以个案报道为主,其进展快,生存期较 PSC 明显缩短。常见病因是长期的胆道狭窄或梗阻、反复感染、手术损伤、胆管缺血以及一些危重疾病等。

1.长期胆管狭窄或梗阻

长期的胆汁淤积或反复胆管炎的发作,可引起结石及狭窄的形成,从而进一步加重了胆汁淤积,最终导致硬化性胆管炎的发生。而这大部分均因胆道手术创伤所致,如术式选择不当、术中技术缺陷、未注意保护胆管血供、未注意保护 Oddi 括约肌功能等。

2.反复胆道感染

细菌、病毒、真菌及寄生虫均可成为 SSC 的病因,且均有个案报道。特别是对于免疫力低下的患者,如 AIDS 患者,其最常见的 SSC 病因即是寄生虫感染。目前认为其导致 SSC 的机制多与反复的炎症刺激,病原菌直接破坏胆管上皮细胞或诱导其凋亡等有关。

3.胆管缺血

由于胆总管的血供来源特殊,主要是由胰十二指肠上后动脉及胆囊动脉发出的无名微小血管在胆总管周围及其各层分支相互吻合形成的动脉网供血。因此,在胆道手术时,若过度游离胆管周围结缔脂肪组织,可能会造成胆管缺血,使胆管上皮细胞血供受到影响,引起缺血性胆管炎,并最终导致 SSC。同样,对于行肝动脉化学治疗栓塞、肝移植等手术时均可能造成胆管缺血而导致 SSC。

4.危重疾病

目前危重疾病所致的硬化性胆管炎有逐渐增多的趋势,如大面积烧伤、休克、急性呼吸窘迫综合征及长期的 ICU 治疗等因素所致的胆管炎都有个案报道。其发病机制仍可能与胆管缺血及反复炎症发作相关。

（二）病理学

SSC 的病理学特征与 PSC 极为相似,均表现为胆管炎性增生性病变,胆管壁增厚纤维化,管腔狭窄,但 SSC 病例病埋表现个体差异性较大。

（三）诊断

所有拟诊为 PSC 或 IgG4-SC 的患者均应考虑到 SSC 的可能性。其临床表现与 PSC 极为相似,仅从症状及影像学检查方面,甚至病理学上难以做出明确诊断,应结合患者病史,有无所致硬化性胆管炎的可能病因考虑,如胆道手术病史等,充分考虑 SSC 诊断的可能性。

（四）治疗

目前对于 SSC 没有有效的治疗方法。其治疗的目的主要为解除梗阻,缓解症状,改善生活质量。虽然没有明确的循证依据,熊去氧胆酸仍是首选的治疗药物,其能明显改善胆汁淤积状态。内镜治疗与肝移植手术也对其有一定帮助。

（孙晨昆）

第十一节　胆道寄生虫病

一、胆道蛔虫病

（一）概述

胆道蛔虫病是一种常见的胆道寄生虫病,农村儿童较为多见,是原发性胆管结石的原因之一。随着卫生条件的改善和防治工作的提高,近年来本病发生率已有明显下降。

（二）病因

肠道蛔虫病是常见的寄生虫病,蛔虫通常寄居在人体小肠的中段。当蛔虫寄生环境变化时而发生窜动,向上游动至十二指肠,便有可能进入胆道。胆道蛔虫病发生大致有以下原因:①蛔虫有喜碱厌酸的特性,胃酸度降低时蛔虫便可因其寄生环境的变化而向上游动至十二指肠,儿童和孕妇发病率较高,可能与其胃酸度低有关。②蛔虫有钻孔特性,上行游动至十二指肠时可经十二指肠乳头进入胆道,特别在 Oddi 括约肌收缩功能失调时,蛔虫更易钻入胆道。③全身或局部环境改变,如发热、呕吐、腹泻及饮酒等可刺激蛔虫活动,上行至十二指肠进入胆道。④驱蛔虫药应用不当,可刺激蛔虫钻入胆道。

（三）病理

蛔虫进入胆道时由于机械性刺激,引发 Oddi 括约肌痉挛收缩产生剧烈的上腹钻顶样绞痛,当虫体完全进入胆总管后,疼痛有所缓解。进入胆道内的蛔虫,可以停留在胆总管内或继续向上至肝内胆管,以左侧肝胆管较为常见,蛔虫经过胆囊管进入胆囊则较少见。虫体在胆总管内引起机械性胆道梗阻,胆汁排泄不畅致胆道内压增高,梗阻常为不完全性,较少引起黄疸。蛔虫同时可带入大量肠道内细菌进入胆道,在胆汁淤积的同时,细菌大量繁殖,可引起胆管炎、急性胆囊炎,并可能发生肝实质感染并脓肿形成,也可引发胆道出血、胆道穿孔等并发症,严重时可引发急性梗阻性化脓性胆管炎,危及生命。蛔虫进入胆道内后,仍可继续排卵,蛔虫卵亦可存在肝组织内,刺激周围组织反应,引起肝脏的蛔虫卵性肉芽肿。当蛔虫退出胆道时,上述病理改变或可消退。当蛔虫未退出胆道时,往往不能长期存活,虫体的尸体碎片或虫卵又可成为结石核心,引发胆石症。

（四）临床表现

1.病史

曾有便、吐蛔虫史,多有不当驱蛔虫史或有消化道功能紊乱病史。

2.症状

虫体刺激可产生 Oddi 括约肌的强烈收缩或痉挛。这种痉挛可引发剑突下偏右的剧烈阵发性绞痛,并有钻顶的感觉,以致患者坐卧不安,捧腹屈膝,但始终未能找到一舒适的体位。疼痛开始时可伴有恶心、呕吐。起病初期,一般无发冷、发热等胆道感染症状。患者可呕吐蛔虫,当虫体蠕动停止或括约肌疲劳时,疼痛可完全消失,因此,患者常有突发、突止的上腹部剧烈钻顶样绞痛。虫体带入的细菌大量繁殖并发胆道感染时,临床上可出现寒战、发热和黄疸等,甚至急性梗阻性化脓性胆管炎的临床表现,即 Reynolds 五联征,并发肝脓肿、胰腺炎时出现相应临床表现。

3.体征

腹部体征在缓解期可无明显异常,发作期可有剑突下或偏右方深压痛,无反跳痛和肌紧张,常与症状不符,体征轻微与症状不符是本病特点,黄疸少见。当伴有不同并发症时,可有相应体征。

(五)辅助检查

1.实验室检查

嗜酸粒细胞多增高,合并感染时白细胞计数增高。呕吐物、十二指肠引流液、胆汁或粪便中可查见蛔虫卵。

2.影像学检查

B 超可见胆道内典型的蛔虫声像图等;ERCP、MRCP 有助于诊断。

(六)诊断

剧烈的腹部绞痛与不相称的轻微腹部体征是本病的特点和诊断要点,结合 B 超和 ERCP 检查可明确诊断。诊断依据如下。

(1)幼虫移行至肝脏时,常引起暂时性肝炎,可表现为发热、荨麻疹和肝区钝痛不适。

(2)成虫移行肝脏时,常有以下特点:①发病初期常有胆道蛔虫的典型症状,如突发性上腹阵发性绞痛和不伴有与此绞痛相应的腹痛体征,疼痛间期则宛如常人。②发病过程中可并发急性化脓性胆管炎、肝脓肿和胆道出血以及感染中毒性休克等。③少数患者有吐蛔虫史。④粪便或十二指肠引流液中查到蛔虫卵,对诊断有参考意义。⑤超声检查对肝脓肿可提供重要诊断依据。

(七)鉴别诊断

1.急性胰腺炎

腹痛常为持续性剧痛,位于上腹或偏左,向腰背部放射、无钻顶感,腹部体征明显。血清淀粉酶可明显增高。但要注意胆道蛔虫病合并急性胰腺炎存在。

2.急性胆囊炎、胆囊结石

起病相对缓慢,腹痛多为持续性、阵发性加重,位于右季肋或剑突下,可向腰背部放射,疼痛没有胆道蛔虫病时严重,呕吐相对较少发生,腹部查体时右上腹压痛明显,可有肌紧张和反跳痛,B 超可资鉴别。

3.消化性溃疡穿孔

多有长年消化道症状,发病也急骤,但上腹剧痛可很快波及全腹,为持续性疼痛,查体腹膜炎体征显著。X 线检查 50％患者可见膈下游离气体。

4.急性胃肠炎

多有不洁饮食史,可有阵发性腹部绞痛,并恶心、呕吐,其疼痛程度没有胆道蛔虫病时剧烈,位置也多在脐周或偏上,腹部查体无明显压痛点,听诊肠鸣音亢进。

(八)治疗

1.非手术治疗

解痉镇痛、利胆驱虫、控制感染。早期的胆道蛔虫病一般采用中西医结合非手术治疗,治疗方法如下。

(1)解痉止痛:可针刺足三里、太冲、肝俞、内关等穴位;药物可用阿托品、山莨菪碱等胆碱能阻滞剂,阿托品成人每次 0.5～1.0 mg 肌内注射,单用解痉药物止痛效果欠佳时,加用镇痛药物,必要时给予哌替啶 50～100 mg 肌内注射,可间隔 8 小时注射一次。另外,加用维生素 K 类、黄体酮等肌内注射亦有作用。

(2)利胆驱蛔:常用 30％硫酸镁溶液口服、中药利胆驱蛔汤(木香、陈皮、郁金、乌梅、使君子肉、生大黄和玄明粉等),也可口服噻嘧啶等药物,经胃管注入氧气也可驱虫镇痛。驱虫时机最好在症状缓解期,如症状缓解后 B 超发现胆道内存在虫体残骸时,应继续服用利胆药物至少 2 周,以排除虫体残骸,预防结石形成。

（3）控制感染：应选用杀灭或抑制胆道内需氧菌和厌氧菌的抗生素，同时要求在胆汁中浓度较高，常用庆大霉素或头孢菌素，可配合使用甲硝唑。

2.手术治疗

在非手术治疗下症状不能缓解或出现并发症者，应及时用手术治疗。

（1）手术指征：①胆囊蛔虫病经非手术治疗3～5天症状仍未能缓解。②进入胆道蛔虫较多，难于用非手术方法治愈或合并胆管结石。③出现严重并发症，如重症胆管炎、急性坏死性胰腺炎、肝脓肿、胆汁性腹膜炎等。

（2）手术方式：①内镜下取虫，具有痛苦小、恢复快等优点，在胆道蛔虫急性发作时，若发现蛔虫尚未全部进入胆道内，可将其钳夹取出；当蛔虫已全部进入胆道内时，可将Oddi括约肌切开，并将异物钳伸入至胆总管内将蛔虫钳夹取出。如果已经并发急性胆管炎，则宜在术后行ENBD，引流胆汁控制感染。②胆总管探查取虫和引流：手术时切开胆总管后，尽量将肝内、外胆管中的蛔虫取尽，按摩肝脏有助于肝内胆管蛔虫排出，如有条件，可行术中胆道镜或胆道造影，明确胆道内是否残留虫体。手术毕，应放置一管径较粗的"T"形管，以便于手术后胆道内蛔虫排出。手术后应定期驱蛔治疗，以防肠道内蛔虫在手术后再次进入胆道内。

二、华支睾吸虫

（一）概述

华支睾吸虫病是因摄入含活的华支睾吸虫囊蚴的淡水鱼（虾）致华支睾吸虫寄生于人体肝内胆管，引起胆汁淤滞、肝损害的寄生虫病。

（二）流行病学

本病主要分布在东南亚，其中又以中国、朝鲜半岛、越南等地多见。考古学证实远在约2100年前我国已有本病存在。我国目前大部分省区均有本病发现，但感染率各地不尽相同，广东、东北两端感染率较高。

1.传染源

感染了华支睾吸虫的人和哺乳动物（如猫、狗、鼠、猪等）是主要的传染源。

2.传播途径

通过进食未经煮熟含有活的华支睾吸虫囊蚴的淡水鱼虾而从消化道感染。生食鱼肉或虾是主要的感染方式，此外，烤、煎等烹饪时间不够，未完全杀灭囊蚴，或炊具生、熟食不分也可致感染。

3.人群易感性

人类对本病普遍易感，因此只要进食了含活的华支睾吸虫囊蚴的淡水鱼虾均可被感染。不同地方人群的感染率差异主要与生活习惯、饮食嗜好及淡水鱼类分布的不同有关。

（三）病因病理

寄生在人体胆管的虫体数目多少不一，感染轻者仅有十余至数十条，可不出现明显的病理损害及临床表现。较严重的感染者，其肝内胆管中的虫体数目可多达上千条，甚至见于肝外胆道、胆囊、胆总管及胰管。成虫本身的机械刺激及其分泌物的化学刺激作用，使胆管上皮细胞发生脱落继而显著增生，可呈腺瘤样。随着感染时间延长，胆管壁增厚，管腔逐渐变窄而阻塞致胆汁淤积。有时阻塞以上之胆管扩张成圆筒形、壶形或憩室。胆管及门静脉周围纤维增生，淋巴细胞与嗜酸性粒细胞浸润，并向肝实质侵入。长期重复感染者可能导致肝纤维化。左肝管与肝外梗阻。继发细菌感染则发生胆管炎、胆囊炎。虫体进入胰管可导致胰管炎或胰腺炎。虫卵在胆道沉积后，可以其为核心形成胆道结石。长期的华支睾吸虫感染与胆管细胞癌的发生密切相关。

（四）临床表现

潜伏期为1～2个月。急性感染表现见于部分初次感染者，尤其是一次摄入大量囊蚴时。患者于摄入囊蚴一个月内可出现寒战、发热、右上腹胀痛、肝大伴压痛、轻度黄疸，部分患者有脾大。血中嗜酸性粒细胞增高,肝功能损害。数周后急性表现消失。

轻度感染者多无症状,偶因在粪便或胆汁中找到虫卵而得到确诊。

普通感染者可有食欲不振,上腹隐痛、腹胀、腹泻、乏力等症状,肝轻微肿大,尤以左叶为甚。部分患者尚可出现头痛、头晕、失眠、精神萎靡、记忆力减退等神经衰弱症状。偶有胆绞痛及阻塞性黄疸表现。

严重的慢性感染者除上述普通感染者所具有的症状更重之外,可伴有消瘦、水肿、贫血等营养不良体征,部分可进展至胆汁性或门脉性肝硬化,此时患者可出现黄疸、肝大、脾大及腹水等表现。

儿童患者可影响生长发育,严重者甚至可致侏儒症。

(五)辅助检查

1.血象

嗜酸性粒细胞增多,可有轻度贫血。

2.肝功能检查

肝功能多有轻微损害,血清球蛋白可增高。

3.虫卵检查

取粪便查虫卵对于确诊本病有重要意义,宜采用能显著提高阳性检出率的浓集虫卵的方法,如醛醚法、酸醚法或改良加藤法进行,并可同时做虫卵计数。虫卵计数有助了解感染程度及治疗效果,以十二指肠引流液检查虫卵,检出率更高。

4.免疫学检查

酶联免疫吸附试验(ELISA)等多种免疫学检查方法可用于检查患者血清中的特异性抗体或该虫的血清循环抗原和粪便抗原,可用于患者的初筛及流行病学调查。

5.物理检查

B超探查肝,肝内光点不均匀,有斑片状回声,肝内胆管可有扩张。

(六)诊断

1.流行病学资料

如有进食未经煮熟的淡水鱼或虾的病史有助诊断,但须注意部分患者因并未自觉而可能否认此类病史。

2.临床表现

在本病的疫区如有食欲不振等消化道症状、神经衰弱症状、肝区隐痛、肝大或有胆管炎、胆石症者应考虑本病的可能。

3.实验室检查

血象嗜酸性粒细胞增多、血清特异性抗体阳性或肝B超斑片状回声有助诊断,但确诊有赖粪便或十二指肠引流液发现虫卵。

(七)鉴别诊断

1.病毒性肝炎及肝炎后肝硬化

患者消化道症状及肝功能损害均较著,病原学检查可检出相关病毒标志阳性。

2.其他肝胆及肠道寄生虫病

根据不同虫卵的检出结果可与其他寄生虫病鉴别。

3.脂肪肝

肝功能损害较多轻微,与本病相似,但患者体型较多肥胖,血脂增高,B超可见肝质地较密,粪便中无虫卵发现,肝穿刺活检可确诊。

(八)治疗

1.病原治疗

吡喹酮是治疗本病的首选药物,为广谱抗蠕虫药,毒性低,吸收、代谢、排泄快,对华支睾吸虫病有肯定而满意的疗效。治疗剂量,无论感染轻重,以 25 mg/kg,可有头痛、头晕、腹痛、腹泻、恶心、乏力等,一般治疗剂量对心、肝、肾均无明显影响,个别患者可有心律失常、期前收缩等,治疗前宜做常规心脏检查(包括心电图),心功能不良者慎用或剂量酌减。此外,阿苯达唑于本病也有较好的去虫效果,剂量每次 10 mg/kg,2 次/天,连服 7 天,可获满意疗效,但疗程较长。短程治疗可选用总剂量 60～84 mg/kg 为,分 3 天服用,效果亦佳。本药较吡喹酮不良反应更轻,停药后自行缓解,驱虫更为安全。

2.对症和支持治疗

对重度感染有较重营养不良者,应加强营养,给予高度蛋白、高热量饮食,少量多餐。如患者消化功能不好,不能接受过多饮食则考虑静脉注射葡萄糖液、复方氨基酸、水解蛋白等以供应热量及补充蛋白质。肝功能明显损害者,使用护肝降酶药物保护肝,待情况好转后方予驱虫。合并胆道细菌感染时,加用抗菌药物。若合并胆总管狭窄梗阻、胆石症,则予手术治疗,术后予以驱虫。

三、胆道姜片虫

(一)概述

姜片虫本虫长扁圆形,肌肉丰富,因其肌肉收缩可使虫体的大小有显著不同。胆道姜片虫病是在奥狄括约肌松弛的情况下姜片虫可进入胆道而引起。姜片虫在胆道内起着异物阻塞的作用,并可从肠道带入细菌而引起急性胆管炎、胆囊炎,如果其死亡虫体或虫卵遗留在内,则可成为核心而形成胆结石。

(二)临床表现

应同时注意检查有无胆石症和胆道姜片虫病的有关体征。如有无黄疸、腹胀和腹部压痛;有无胆囊或肝大、脾大、肝区有无叩击痛,肠鸣音是否亢进;有无腹肌紧张及其范围和程度等。

(三)诊断

(1)须考虑胆石症与寄生虫病的密切关系,病原学检查至关重要。如粪检姜片虫虫卵必要时尚可进行各项免疫学检查。

(2)合并有胆石症的患者,尚须检查血、尿常规、肝功能、血清胆红素、血清碱性磷酸酶、尿三胆、血浆蛋白、凝血酶原活动度以及胆固醇等。十二指肠引流液检查十分重要,因可检查胆汁的清浊、颜色、稠度以及有关虫体、虫卵等;还可进行胆汁细菌培养,显微镜下检查时,应特别注意寄生虫卵及胆固醇,胆红素等结晶体。

(3)其他各项检查:X 线、B 型超声检查、CT 检查、经皮肝穿刺胆道造影(PTC)、放射性同位素胆道扫描以及经"T"形管导光纤维胆道窥镜检查,以至剖腹探查等对于胆石症和胆道姜片虫的诊断,都具有一定的价值。

(四)治疗

因本病多有严重并发症,患者处于休克状态,一般以手术治疗为原则,手术方法为切开胆总管取虫。术后待一般情况恢复后再行驱虫治疗。

(李　政)

第十二节　胆系良性肿瘤

胆系良性肿瘤多见于胆囊,而胆管中则少见。胆囊中最常见为胆囊息肉。胆囊息肉或称胆囊息肉样病变、胆囊隆起样病变,是向胆囊腔内突出的局限性息肉样病变的总称。本病自 B 超检查广泛应用于临床后发现率明显增加,其中以非肿瘤性息肉占绝大多数,如胆固醇息肉、炎性息肉、腺肌瘤样增生。

胆囊息肉可发生在胆囊黏膜上任何部位,大部分为多发,呈蒂状或疣状,向胆囊腔内突出,其基底部与正常胆囊黏膜相连,形态不一,大小不等。但大部分直径小于10 mm。

一、病理

（一）胆固醇息肉

胆固醇息肉最为常见，特点为胆囊黏膜上可见众多的小结节，疣状或带小蒂的赘生物，有的聚集，有的分散；黄色、透明、分叶状；质软易碎，直径一般小于 10 mm。镜检可见表面为柱状上皮细胞，极少有纤维成分。扫描电镜下可见黏膜表面微绒毛上附有胆固醇结晶。

（二）炎性息肉

炎性息肉单发或多发，有蒂或无蒂，呈乳头状，直径<10 mm；外观苍白，呈慢性炎症改变，周围胆囊壁有明显炎症。镜检见表面柱状上皮呈单层或少数呈多层覆盖，部分黏膜呈炎性坏死；黏膜下有淋巴细胞及单核细胞为主的炎性细胞浸润。扫描电镜下提示黏膜表面的绒毛减少、变短或缺损，呈"剥脱"状。

（三）腺瘤样增生

腺瘤样增生也叫增生性息肉，来源于上皮，通常无蒂，表面光滑，直径约 5 mm。单发或多发，多见于胆囊体、底部。组织学的特征为黏膜化生的上皮细胞增生为主，伴有上皮细胞增生，无异型性倾向。

（四）腺肌瘤样增生

腺肌瘤样增生多见于胆囊底部，呈一狭窄环，局部胆囊壁呈局限性增生、肥厚，直径平均为10 mm。有的可见息肉样物向腔内突出，也有的仅呈颗粒状，肉眼所见有时很难与胆囊癌鉴别。切面呈蜂窝状结构；镜检胆囊黏膜及平滑肌均明显增厚，腺腔由柱状上皮细胞构成，周围有数量不等的平滑肌增生、环绕。

二、临床表现与诊断

本病一般少有明显症状，部分病例可有上腹部不适或右季肋部疼痛，位于胆囊颈部的长蒂息肉或合并结石时可出现疼痛。

由于息肉类型较多，缺乏特异性临床表现，所以术前确诊困难。B超为首选检查方法，表现为胆囊壁上附着固定的光团而不伴声影，其中胆固醇息肉呈颗粒状或桑葚状不均的高回声，多发常见，直径<5 mm；炎性息肉或腺瘤多呈类圆形或乳头状实质性低回声，无蒂，直径<10 mm；腺肌瘤病的胆囊壁呈局限性增厚，突向腔内，肥厚的胆囊壁中呈小圆形囊泡影像和散在的回声光点；腺癌呈乳头状或结节状肿块向胆囊腔内突出，无蒂，边缘不整齐，回声不均匀的实质性光团，直径多>15 mm。CT 检查对胆囊息肉病变的诊断价值不如 B 超检查，内镜超声扫描（EUS）包括经皮肝穿刺胆囊双重造影（PTDCC）和胆囊镜检查（PTDCCS）可以进一步提高胆囊黏膜病变的定性诊断率，其确诊率高达 90％。

三、治疗

对胆囊息肉的治疗方法尚无一致意见，一般认为有临床特征能排除恶变者。如 B 超检查所见息肉直径<10 mm，多发为主；B超图像显示布满强回声光点，表面不光滑，常有细蒂垂于胆囊内；年龄<45 岁；不合并结石，也无明显主诉症状可暂缓手术，B超检查随访观察。因为胆囊息肉，尤其是最多见的胆固醇息肉迄今尚未见癌变报道，且胆囊切除并非完全没有危险，所以手术指征还应从严掌握。对症状明显，影响工作和生活者，合并慢性胆囊炎及结石者；息肉单发，直径超过 10 mm，基底较大或有蒂位于胆囊颈部者是胆囊切除的适应证。但目前由于本病术前确诊困难，患者常有恐癌心理，医者存在防止贻误恶变的想法，从而有使手术扩大化的趋势。

（李　政）

第十三节　肝外胆管癌

胆管分为肝内胆管和肝外胆管，通常所谓的胆管癌是指肝外胆管的恶性肿瘤，本节主要讨论肝外胆管癌的有关内容。

1889 年 Musser 首先报告了 18 例原发性肝外胆管癌,之后不少学者对此病的临床和病理特点进行了详细的描述。

一、流行病学

（一）发病率

以往曾认为胆管癌是一种少见的恶性肿瘤,但从近年来各国胆管癌的病例报告看,尽管缺乏具体的数字,其发病率仍显示有增高的趋势,这种情况也可能与对此病的认识提高以及影像学诊断技术的进步有关。早在 20 世纪 50 年代国外收集的尸检资料 129 571 例中显示,胆管癌的发现率为 $0.012\%\sim0.458\%$,平均为 0.12%。胆管癌在全部恶性肿瘤死亡者中占 $2.88\%\sim4.65\%$。我国的尸检资料表明肝外胆管癌占 $0.07\%\sim0.3\%$。目前西欧国家胆管癌的发病率约为 2/10 万。我国上海市统计 1988—1992 年胆囊癌和胆管癌的发病率为男性 3.2/10 万,女性 5.6/10 万;1993 年和 1994 年男性分别为 3.5/10 万和3.9/10 万,女性分别为 6.1/10 万和 7.1/10 万,呈明显上升趋势。

（二）发病年龄和性别

我国胆管癌的发病年龄分布在 20～89 岁,平均 59 岁,发病的高峰年龄为 50～60 岁。

胆管癌男性多于女性,男性与女性发病率之比为(1.5～3)：1。

（三）种族和地理位置分布

胆管癌具有一定的种族及地理分布差异,如美国发病率为 1.0/10 万,西欧为 2/10 万,以色列为 7.3/10 万,日本为 5.5/10 万,而同在美国,印第安人为 6.5/10 万。在泰国,肝吸虫病高发区的胆管癌发病率高达 54/10 万。

在我国以华南和东南沿海地区发病率为高。

二、病因

胆管癌的发病原因尚未明了,据研究可能与下列因素有关。

（一）胆管结石与胆管癌

1.流行病学研究

约 1/3 的胆管癌患者合并胆管结石,而胆管结石患者的 $5\%\sim10\%$ 将会发生胆管癌。流行病学研究提示了胆管结石是胆管癌的高危因素,肝胆管结石合并胆管癌的发病率为 $0.36\%\sim10\%$。

2.病理学研究

病理形态学、组织化学和免疫组织化学等研究已发现,结石处的胆管壁有间变的存在和异型增生等恶变的趋势,胆管壁上皮细胞 DNA 含量增加,增生细胞核抗原表达增高。胆管在结石和长期慢性炎症刺激的基础上可以发生胆管上皮增生、化生,进一步发展成为癌。

肝内胆管结石基础上发生胆管癌是尤其应该引起注意,因为肝内胆管结石起病隐匿,临床表现不明显,诊断明确后医师和患者大多首选非手术治疗,致使结石长期刺激胆管壁,引起胆管反复感染、胆管狭窄和胆汁淤积,从而诱发胆管黏膜上皮的不典型增生,最终导致癌变。

（二）胆总管囊状扩张与胆管癌

先天性胆管囊肿具有癌变倾向。由于本病大多合并有胰胆管汇合异常,胰液反流入胆管,胆汁内磷脂酰胆碱被磷脂酶氧化为脱脂酸磷脂酰胆碱,后者被吸收造成胆管上皮损害。在胰液的作用下,胆管出现慢性炎症、增生及肠上皮化生,导致癌变。囊肿内结石形成、细菌感染也是导致癌变发生的主要原因。

有报告 $2.8\%\sim28\%$ 的患者可发生癌变,成年患者的癌变率远远高于婴幼儿。

过去认为行胆肠内引流术除了反流性胆管炎外无严重并发症,但近年来报告接受胆肠内引流手术的患者发生胆管癌者逐渐增多。行囊肿小肠内引流术后,含有肠激肽的小肠液进入胆管内,使胰液中的蛋白水解酶激活,加速胆管壁的恶变过程。有调查表明接受胆肠内引流术后发生的胆管癌与胆管炎关系密切,因此,对接受胆肠内引流手术并有反复胆管炎发作的患者,要严密观察以发现术后远期出现的胆管癌。

（三）原发性硬化性胆管炎与胆管癌

原发性硬化性胆管炎组织学特点是胆管壁的大量纤维组织增生,与硬化型的胆管癌常难区别。一般认为原发性硬化性胆管炎是胆管癌的癌前病变。在因原发性硬化性胆管炎而死亡的患者尸解和行肝移植手术的病例中,分别有40%和9%～36%被证明为胆管癌。1991年,Rosen对Mayo医院70例诊断为原发性硬化性胆管炎的患者追踪随访30个月,其中15例死亡,12例尸检发现5例合并有胆管癌,发生率占尸检者的42%。

（四）慢性溃疡性结肠炎胆管癌

有8%的胆管癌患者有慢性溃疡性结肠炎;慢性溃疡性结肠炎患者胆管癌的发生率为0.4%～1.4%,其危险性远远高于一般人群。慢性溃疡性结肠炎患者发生胆管癌的平均年龄为40～50岁,比一般的胆管癌患者发病时间提早10～20年。

（五）胆管寄生虫病与胆管癌

华支睾吸虫病是日本、朝鲜、韩国和中国等远东地区常见的胆管寄生虫病,泰国东北地区多见由麝猫后睾吸虫所引起的胆管寄生虫病。吸虫可长期寄生在肝内外胆管,临床病理学上可见因虫体梗阻胆管导致的胆汁淤积和胆管及其周围组织之慢性炎症。有报道此种病变持续日久可并发胆汁性肝硬化或肝内外胆管癌,因而认为华支睾吸虫具有作为胆管细胞癌启动因子作用的可能性。研究发现胆管细胞癌发生率与肝吸虫抗体效价、粪便中虫卵数量之间呈显著的相关性。本虫致癌机制可能是:①虫体长期寄生在胆管内,其吸盘致胆管上皮反复溃疡和脱落,继发细菌感染,胆管长期受到机械刺激。②本虫代谢产物及成虫死亡降解产物所致的化学刺激。③与其他因素协同作用。如致癌物(亚硝基化合物等)以及本身免疫、遗传等因素导致胆管上皮细胞发育不良及基因改变。

（六）其他

过去认为,丙型肝炎病毒(HCV)是肝细胞病毒,病毒复制及其引起的细胞损伤局限于肝脏,但近来研究发现,HCV可以在肝外组织如肾、胰腺、心肌、胆管上皮细胞等存在或复制,并可能通过免疫反应引起肝外组织损伤。HCV感染可致胆管损伤,胆管上皮细胞肿胀,空泡形成,假复层化,基膜断裂伴淋巴细胞、浆细胞和中性粒细胞浸润。目前认为HCV的致癌机制是通过其蛋白产物间接影响细胞增生分化或激活癌基因、灭活抑癌基因而致癌,其中HCV C蛋白在致癌中起重要作用。C蛋白可作为一种基因调节蛋白,与癌基因在内调节细胞生长分化的一种或多种因子相互作用,使正常细胞生长失去控制形成肿瘤。

有报告结、直肠切除术后,慢性伤寒带菌者均与胆管癌的发病有关。有的放射性核素如钍可诱发胆管癌,另外一些化学致癌剂如石棉、亚硝酸胺,一些药物如异烟肼、卡比多巴、避孕药等,都可能和胆管癌的发病相关。

三、病理

（一）大体病理特征

根据肿瘤的大体形态可将胆管癌分为乳头状型、硬化型、结节型和弥漫浸润型四种类型。胆管癌一般较少形成肿块,而多为管壁浸润、增厚、管腔闭塞;癌组织易向周围组织浸润,常侵犯神经和肝脏;患者常并发肝内和胆管感染而致死。

1.乳头状癌

大体形态呈乳头状的灰白色或粉红色易碎组织,常为管内多发病灶,向表面生长,形成大小不等的乳头状结构,排列整齐,癌细胞间可有正常组织。好发于下段胆管,易引起胆管的不完全阻塞。此型肿瘤主要沿胆管黏膜向上浸润,一般不向胆管周围组织、血管、神经淋巴间隙及肝组织浸润。手术切除成功率高,预后良好。

2.硬化型癌

表现为灰白色的环状硬结,常沿胆管黏膜下层浸润,使胆管壁增厚、大量纤维组织增生,并向管外浸润形成纤维性硬块；伴部分胆管完全闭塞，病变胆管伴溃疡，慢性炎症，以及不典型增生存在。好发于肝门部胆管，是肝门部胆管癌中最常见的类型。硬化型癌细胞分化良好，常散在分布于大量的纤维结缔组织中，容易与硬化性胆管炎、胆管壁慢性炎症所致的瘢痕化、纤维组织增生相混淆，有时甚至在手术中冷冻组织病理切片检查亦难以做出正确诊断。硬化型癌有明显的沿胆管壁向上浸润、向胆管周围组织和肝实质侵犯的倾向，故根治性手术切除时常需切除肝叶。尽管如此，手术切缘还经常残留癌组织，达不到真正的根治性切除，预后较差。

3.结节型癌

肿块形成一个突向胆管远方的结节，结节基底部和胆管壁相连续，其胆管内表面常不规则。瘤体一般较小，基底宽、表面不规则。此型肿瘤常沿胆管黏膜浸润，向胆管周围组织和血管浸润程度较硬化型轻，手术切除率较高，预后较好。

4.弥漫浸润型癌

较少见，约占胆管癌的7%。癌组织沿胆管壁广泛浸润肝内、外胆管，管壁增厚、管腔狭窄，管周结缔组织明显炎症反应，难以确定癌原始发生的胆管部位，一般无法手术切除，预后差。

（二）病理组织学类型

肝外胆管癌组织学缺乏统一的分类，常用的是按癌细胞类型分化程度和生长方式分为6型：①乳头状腺癌；②高分化腺癌；③低分化腺癌；④未分化癌；⑤印戒细胞癌；⑥鳞状细胞癌等。以腺癌多见。分型研究报告各家不尽一致，但最常见的组织学类型仍为乳头状腺癌、高分化腺癌，占90%以上，少数为低分化腺癌与黏液腺癌，也有罕见的胆总管平滑肌肉瘤的报告等。

（三）转移途径

由于胆管周围有血管、淋巴管网和神经丛包绕，胆管癌细胞可通过多通道沿胆管周围向肝内或肝外扩散、滞留、生长和繁殖。胆管癌的转移包括淋巴转移、血行转移、神经转移、浸润转移等，通过以上多种方式可转移至其他许多脏器。肝门部胆管癌细胞可经多通道沿胆管周围淋巴、血管和神经周围间隙，向肝内方向及十二指肠韧带内扩散和蔓延，但较少发生远处转移。

1.淋巴转移

胆管在肝内与门静脉、肝动脉的分支包绕在Glisson鞘内，其中尚有丰富的神经纤维和淋巴。Glisson鞘外延至肝十二指肠韧带，其内存在更丰富的神经纤维、淋巴管、淋巴结及疏松结缔组织，而且胆管本身有丰富的黏膜下血管和淋巴管管网。近年来随着高位胆管癌切除术的发展，肝门的淋巴结引流得到重视。有人在27例肝门部淋巴结的解剖中，证明肝横沟后方门静脉之后存在淋巴结，粗大的引流淋巴管伴随着门静脉，且在胆囊淋巴结、胆总管淋巴结与肝动脉淋巴结之间有粗大的淋巴管相通。

淋巴转移为胆管癌最常见的转移途径，并且很早期就可能发生。有报道仅病理检验限于黏膜内的早期胆管癌便发生了区域淋巴结转移。胆管癌的淋巴结分组：①胆囊管淋巴结；②胆总管周围淋巴结；③小网膜孔淋巴结；④胰十二指肠前、后淋巴结；⑤胰十二指肠后上淋巴结；⑥门静脉后淋巴结；⑦腹腔动脉旁淋巴结；⑧肝固有动脉淋巴结；⑨肝总动脉旁前、后组淋巴结；⑩肠系膜上动脉旁淋巴结，又分为肠系膜上动脉、胰十二指肠下动脉和结肠中动脉根部以及第一支空肠动脉根部4组淋巴结。总体看来，肝门部胆管癌淋巴结转移是沿肝动脉途径为主；中段胆管癌淋巴结转移广泛，除了侵犯胰后淋巴结外，还可累及肠系膜上动脉和主动脉旁淋巴结；远段胆管癌，转移的淋巴结多限于胰头周围。

2.浸润转移

胆管癌细胞沿胆管壁向上下及周围直接浸润是胆管癌转移的主要特征之一。癌细胞多在胆管壁内弥漫性浸润性生长，且与胆管及周围结缔组织增生并存，使胆管癌浸润范围难以辨认，为手术中判断切除范围带来困难。此外，直接浸润的结果也导致胆管周围重要的毗邻结构如大血管、肝脏受侵，使手术切除范围受限而难以达到根治性切除，而癌组织残留是导致术后很快复发的主要原因之一。

3.血行转移

病理学研究表明，胆管癌标本中及周围发现血管受侵者达58.3%～77.5%，说明侵犯血管是胆管癌细胞常见的生物学现象。胆管癌肿瘤血管密度与癌肿的转移发生率明显相关,且随着肿瘤血管密度的增加而转移发生率也升高,提示肿瘤血管生成在胆管癌浸润和转移中发挥重要的作用。临床观察到胆管癌常常发生淋巴系统转移,事实上肿瘤血管生成和血管侵犯与淋巴转移密切相关。因此,在胆管癌浸润和转移发生过程中,肿瘤血管生成和血管侵犯是基本的环节。

4.沿神经蔓延

支配肝外胆管的迷走神经和交感神经在肝十二指肠韧带上组成肝前神经丛和肝后神经丛。包绕神经纤维有一外膜完整、连续的间隙,称为神经周围间隙。以往多认为,神经周围间隙是淋巴系统的组成部分,但后来许多作者通过光镜和电镜观察证明,神经周围间隙是一个独立的系统,与淋巴系统无任何关系,肿瘤细胞通过神经周围间隙可向近端或远端方向转移。统计表明,神经周围间隙癌细胞浸润与肝及肝十二指肠韧带结缔组织转移明显相关,提示某些病例肝脏、肝十二指肠韧带及周围结缔组织的癌转移可能是通过神经周围间隙癌细胞扩散而实现的。因此,神经周围间隙浸润应当是判断胆管癌预后的重要因素。

四、临床分型和临床表现

(一)胆管癌分类

从胆管外科处理胆管癌的应用角度考虑,肝外胆管癌根据部位的不同又可分为高位胆管癌(又称肝门部胆管癌)、中段胆管癌和下段(低位)胆管癌三类。不同部位的胆管癌临床表现也不尽相同。肝门部胆管癌又称为Klatskin肿瘤,一般是指胆囊管开口水平以上至左右肝管的肝外部分,包括肝总管、汇合部胆管、左右肝管的一级分支以及双侧尾叶肝管的开口的胆管癌。中段胆管癌是发生于胆总管十二指肠上段、十二指肠后段的肝外胆管癌。下段胆管癌是指发生于胆总管胰腺段、十二指肠壁内段的肝外胆管癌。其中肝门部胆管癌最常见,占胆管癌的1/2~3/4,而且由于其解剖部位特殊以及治疗困难,是胆管癌中讨论最多的话题。

Bismuth-Corlette根据病变发生的部位,将肝门部胆管癌分为如下五型,现为国内外临床广泛使用:Ⅰ型,肿瘤位于肝总管,未侵犯汇合部;Ⅱ型,肿瘤位于左右肝管汇合部,未侵犯左、右肝管;Ⅲ型,肿瘤位于汇合部胆管并已侵犯右肝管(Ⅲa)或侵犯左肝管(Ⅲb);Ⅳ型,肿瘤已侵犯左右双侧肝管。在此基础上,国内学者又将Ⅳ型分为Ⅳa及Ⅳb型。

(二)症状和体征

早期可无明显表现,或仅有上腹部不适、疼痛、纳差等不典型症状,随着病变进展,可出现下列症状及体征。

1.黄疸

90%以上的患者可出现,由于黄疸为梗阻性,大多数是无痛性渐进性黄疸,皮肤瘙痒,大便呈陶土色。

2.腹痛

主要是右上腹或背部隐痛,规律性差,且症状难以控制。

3.胆囊肿大

中下段胆管癌患者有时可触及肿大的胆囊。

4.肝大

各种部位的胆管癌都可能出现,如果胆管梗阻时间长,肝脏损害至肝功能失代偿期可出现腹水等门静脉高压的表现。肝门部胆管癌如首发于一侧肝管,则可表现为患侧肝脏的缩小和健侧肝脏的增生肿大,即所谓"肝脏萎缩-肥大复合征"。

5.胆管炎表现

合并胆管感染时出现右上腹疼痛、寒战高热、黄疸。

6.晚期表现

可有消瘦、贫血、腹水、大便隐血试验阳性等,甚至呈恶病质。有的患者可触及腹部包块。

五、诊断

胆管癌可结合临床表现、实验室及影像学检查而做出初步诊断。术前确诊往往需行胆汁脱落细胞学检查,术中可做活检等。肝外胆管癌术前诊断目的:①明确病变性质;②明确病变的部位和范围;③确定肝内外有无转移灶;④了解肝叶有无萎缩和肥大;⑤了解手术切除的难度。

（一）实验室检查

由于胆管梗阻之故,患者血中总胆红素（TBIL）、直接胆红素（DBIL）、碱性磷酸酶（ALP）和γ-谷氨酰转移酶（γ-GT）均显著升高,而转氨酶 ALT 和 AST 一般只出现轻度异常,借此可与肝细胞性黄疸鉴别。另外,维生素 K 吸收障碍,致使肝脏合成凝血因子受阻,凝血酶原时间延长。

（二）影像学检查

1.超声检查

B 超是首选的检查方法,具有无创、简便、价廉的优点。可初步判定:①肝内外胆管是否扩张,胆管有无梗阻。②梗阻部位是否在胆管。③胆管梗阻病变的性质。彩色多普勒超声检查可以明确肿瘤与其邻近的门静脉和肝动脉的关系,利于术前判断胆管癌尤其是肝门部胆管癌患者根治切除的可能性。但常规超声检查易受肥胖、肠道气体和检查者经验的影响,有时对微小病变不能定性,而且对手术切除的可能性判断有较大局限性。近年发展的超声内镜检查法（EUS）通过内镜将超声探头直接送入胃十二指肠检查胆管,不受肥胖及胃肠道气体等因素干扰,超声探头频率高,成像更清晰,对病灶的观察更细微,能弥补常规超声的不足,但作为侵入性检查,难免有并发症发生。

2.计算机断层成像（CT）

计算机断层成像是诊断胆管癌最成熟最常用的影像学检查方法,能显示胆管梗阻的部位、梗阻近端胆管的扩张程度,显示胆管壁的形态、厚度以及肿瘤的大小、形态、边界和外侵程度,可了解腹腔转移的情况。

（1）直接征象:受累部胆管管腔呈偏心性或管腔突然中断。①肿块型:局部可见软组织肿块,直径为 2～6 cm,边界不清,密度不均匀。②腔内型:胆管内可见结节状软组织影,凸向腔内大小为 0.5～1.5 cm,密度均匀并可见局限性管壁增厚。③厚壁型:表现为局限性管壁不均匀性增厚,厚度为 0.3～2 cm,内缘凹凸不平,占据管壁周径 1/2 以上。增强扫描后病灶均匀或不均匀强化,肝门区胆管癌肿瘤低度强化,胆总管癌强化低于正常肝管强化程度,胆总管末端肿瘤强化低于胰头的强化程度。值得注意的是胆管癌在 CT 增强扫描中延迟强化的意义,在动态双期扫描中呈低密度者占大多数,但是经过 8～15 分钟时间后扫描,肿瘤无低密度表现,大部分有明显强化。

（2）间接征象。①胆囊的改变:肝总管癌如累及胆囊管或胆囊颈部,可使胆囊壁不规则增厚、胆囊轻度扩张;晚期累及胆囊体部表现为胆囊软组织肿块。胆总管以下的癌呈现明显的胆囊扩大,胆汁淤积。②胰腺的改变:胰段或 Vater 壶腹癌往往胰头体积增大,形态不规则,增强扫描受累部低度强化;常伴有胰管扩张。③十二指肠的改变:Vater 壶腹癌可见十二指肠壁破坏,并可见肿块突入十二指肠腔内。④肝脏的改变:肝门部胆管癌直接侵犯肝脏时表现为肿块与肝脏分界不清,受累的肝脏呈低密度;肝脏转移时表现为肝脏内多发小的类圆形低密度灶。

3.磁共振（MRI）

MRI 与 CT 成像原理不同,但图像相似,胆管癌可表现为腔内型、厚壁型、肿块型等。近年出现的磁共振胰胆管成像（MRCP）,是根据胆汁含有大量水分且有较长的 T_2 弛豫时间,利用 MR 的重 T_2 加权技术效果突出长 T_2 组织信号,使含有水分的胆管、胰管结构显影,产生水造影结果的方法。

（1）肝门部胆管癌表现:①肝内胆管扩张,形态为"软藤样"。②肝总管、左肝管或右肝管起始部狭窄、中断或腔内充盈缺损。③肝门部软组织肿块,向腔内或腔外生长,直径可达 2～4 cm。T_1、T_2 均为等信号,增强后呈轻度或中等强化。④MRCP 表现肝内胆管树"软藤样"扩张及肝门部胆管狭窄、中断或充盈缺损。⑤肝内多发转移可见散在低信号影,淋巴结转移和（或）血管受侵有相应的表现。

（2）中下段胆管癌表现:①肝内胆管"软藤样"扩张,呈中度到重度。②软组织肿块,T_1 呈等信号,

T_2 呈稍高信号,增强后呈轻度强化。③梗阻处胆总管狭窄、中断、截断和腔内充盈缺损等征象。④胆囊增大。⑤MRCP 表现肝内胆管和梗阻部位以上胆总管扩张,中到重度,梗阻段胆总管呈截断状、乳头状或鼠尾状等,胰头受侵时胰管扩张呈"双管征"。

4.经皮肝穿刺胆管造影(PTC)和内镜逆行胆胰管造影(ERCP)

经 B 超或 CT 检查显示肝内胆管扩张的患者,可行 PTC 检查,能显示肿瘤部位、病变上缘和侵犯肝管的范围及其与肝管汇合部的关系,诊断正确率可达 90%以上,是一种可靠实用的检查方法。但本法创伤大,且可能引起胆漏、胆管炎和胆管出血,甚至需要急症手术治疗,因此 PTC 检查要慎重。PTC 亦可与ERCP 联用,完整地显示整个胆管树,有助于明确病变的部位、病灶的上下界限及病变性质。单独应用ERCP 可显示胆总管中下段的情况,尤其适用于有胆管不全性梗阻伴有凝血机制障碍者。肝外胆管癌在ERCP 上的表现为边缘不整的胆管狭窄、梗阻和非游走性充盈缺损。胆管完全梗阻的患者单纯行ERCP 检查并不能了解梗阻近侧的肿瘤情况,故同时进行 PTC 可加以弥补。

PTC 在肝外胆管癌引起的梗阻性黄疸具有很高的诊断价值,有助于术前确定肿瘤确切部位、初步评估能否手术及手术切除范围。虽然影像学诊断发展了许多新的方法,但不能完全替代 PTC。行 PTC 时如能从引流的胆汁中做离心细胞学检查找到癌细胞,即可确诊。还可以在 PTC 的基础上,对窦道进行扩张以便行经皮经肝胆管镜检查(PTCS),观察胆管黏膜情况,是否有隆起病变或黏膜破坏等。PTCS 如能成功达到肿瘤部位检查有很高价值,确诊率优于胆管造影,尤其是早期病变和多发病变的诊断。

5.选择性血管造影(SCAG)及经肝门静脉造影(PTP)

可显示肝门部血管情况及其与肿瘤的关系。胆管部肿瘤多属血供较少,主要显示肝门处血管是否受侵犯。若肝动脉及门静脉主干受侵犯,表示肿瘤有胆管外浸润,根治性切除困难。

(三)定性诊断方法

术前行细胞学检查的途径有 PTCD、ERCP 收集胆汁、B 超引导下经皮肝胆管穿刺抽取胆汁或肿块穿刺抽吸组织细胞活检,还可行 PTCS 钳取组织活检。国外还有人用经十二指肠乳头胆管活检诊断肝外(下段)胆管癌,报告确诊率可达 80%。

胆汁脱落细胞检查、经胆管造影用的造影管和内镜刷洗物细胞学检查,胆汁的肿瘤相关抗原检查、DNA 流式细胞仪分析和 ras 基因检测等方法,可提高定性诊断率,但阳性率不高。故在临床工作中不要过分强调术前定性诊断,应及时手术治疗,术中活检达到定性诊断目的。

(四)肿瘤标志物检测

胆管癌特异性的肿瘤标志物迄今为止仍未发现,故肿瘤标志物检测只能作为诊断参考,要结合临床具体分析。

1.癌胚抗原(CEA)

CEA 在胆管癌患者的血清、胆汁和胆管上皮均存在。检测血清 CEA 对诊断胆管癌无灵敏度和特异性,但胆管癌患者胆汁 CEA 明显高于胆管良性狭窄患者,测定胆汁 CEA 有助于胆管癌的早期诊断。

2.CA19-9 和 CA50

血清 CA19-9>100 U/mL 时对胆管癌有一定诊断价值,肿瘤切除患者血清 CA19-9 浓度明显低于肿瘤未切除患者,因此 CA19-9 对诊断胆管癌和监测疗效有一定作用。CA50 诊断胆管癌的灵敏度为94.5%,特异性只有 33.3%。有报道用人胆管癌细胞系 TK 进行体内和体外研究,发现组织培养的上清液和裸鼠荷胆管癌组织的细胞外液中,有高浓度的 CA50 和 CA19-9。

3.IL-6

在正常情况下其血清值不能测出。研究发现 92.9%肝细胞癌、100%胆管癌、53.8%结直肠癌肝转移和 40%良性胆管疾病患者的血清可测出 IL-6,从平均值、阳性判断值、灵敏度和特异性等方面,胆管癌患者显著高于其他肿瘤。IL-6 可能是诊断胆管癌较理想的肿瘤标志物之一。

六、外科治疗

（一）肝门部胆管癌的外科治疗

1.术前准备

由于肝门部胆管癌切除手术范围广，很多情况下需同时施行肝叶切除术，且患者往往有重度黄疸、营养不良、免疫功能低下，加上胆管癌患者一般年龄偏大，所以良好的术前准备是十分重要的。

（1）一般准备：系统的实验室和影像学检查，了解全身情况，补充生理需要的水、电解质等，并在术前和术中使用抗菌药物。术前必须确认心肺功能是否能够耐受手术，轻度心肺功能不良术前应纠正。凝血功能障碍也应在术前尽量予以纠正。

（2）保肝治疗：对较长时间、严重黄疸的患者，尤其是可能采用大范围肝、胆、胰切除手术的患者，术前对肝功能的评估及保肝治疗十分重要。有些病变局部情况尚可切除的，因为肝脏储备状态不够而难以承受，丧失了手术机会。术前准备充分的患者，有的手术复杂、时间长、范围大，仍可以平稳渡过围手术期。术前准备是保证手术实施的安全和减少并发症、降低死亡率的前提。有下列情况时表明肝功能不良，不宜合并施行肝手术，尤其禁忌半肝以上的肝或胰切除手术：①血清总胆红素在 256 μmol/L 以上；②血清清蛋白在 35 g/L 以下；③凝血酶原活动度低于 60%，时间延长大于 6 秒，且注射维生素 K 一周后仍难以纠正。④吲哚氰绿廓清试验（ICGR）异常。

术前应用 CT 测出全肝体积、拟切除肝体积，计算出保留肝的体积，有助于拟行扩大的肝门胆管癌根治性切除的肝功能评估。另外，糖耐量试验、前蛋白的测定等都有助于对患者肝功能的估计。术前保肝治疗是必需的，但是如果胆管梗阻不能解除，仅依靠药物保肝治疗效果不佳。目前常用药物目的是降低转氨酶、补充能量、增加营养。常用高渗葡萄糖、清蛋白、支链氨基酸、葡醛内酯、辅酶 Q_{10}、维生素 K、大剂量维生素 C 等。术前保肝治疗还要注意避免使用对肝脏有损害的药物。

（3）营养支持：术前给予合适的营养支持能改善患者的营养状况，使术后并发症减少。研究表明，肠外营养可使淋巴细胞总数增加，改善免疫机制，防御感染，促进伤口愈合。目前公认围手术期营养支持对降低并发症发生率和手术死亡率，促进患者康复有肯定的效果。对一般患者，可采用周围静脉输入营养；重症患者或预计手术较大者，可于手术前 5～7 天留置深静脉输液管。对肝轻度损害的患者行营养支持时，热量供应 2 000～2 500 kcal/d，蛋白质 1～1.5 g/(kg·d)。糖占非蛋白质热量的 60%～70%，脂肪占 30%～40%。血糖高时，可给予外源性胰岛素。肝硬化患者热量供给为 1 500～2 000 kcal/d，无肝性脑病时，蛋白质用量为 1～1.5 g/(kg·d)；有肝性脑病时，则需限制蛋白质用量，根据病情限制在 30～40 g/d。可给予 37%～50% 的支链氨基酸，以提供能量，提高血液中支链氨基酸与芳香族氨基酸的比例，达到营养支持与治疗肝病的双重目的。支链氨基酸用量 1 g/(kg·d)，脂肪为 0.5～1 g/(kg·d)。此外，还必须供给足够的维生素和微量元素。对于梗阻性黄疸患者，热量供应应为 25～30 kcal/(kg·d)，糖量为 4～5 g/(kg·d)，蛋白质为 1.5～2 g/(kg·d)，脂肪量限制在 0.5～1 g/(kg·d)。给予的脂肪制剂以中链脂肪和长链脂肪的混合物为宜。必须给予足够的维生素，特别是脂溶性维生素。如果血清胆红素＞256 μmol/L，可行胆汁引流以配合营养支持的进行。

（4）减黄治疗：对术前减黄、引流仍然存在争论，不主张减黄的理由如下。①减黄术后病死率和并发症发生率并未降低；②术前经内镜鼻胆管引流（ENBD）难以成功；③术前经皮肝穿刺胆管外引流（PTCD）并发症尤其嵌闭性胆管感染的威胁大。

主张减黄的理由是：①扩大根治性切除术需良好的术前准备，减黄很必要；②术前减压 3 周，比 1 周、2 周都好；③内皮系统功能和凝血功能有显著改善；④在细胞水平如前列腺素类代谢都有利于缓解肝损害；⑤有利于大块肝切除的安全性。国内一般对血清总胆红素高于 256 μmol/L 的病例，在计划实施大的根治术或大块肝切除术前多采取减黄、引流。普遍认为对于黄疸重、时间长（1 个月以上）、肝功不良，而且需做大手术处理，先行减黄、引流术是有益和必要的。如果引流减黄有效，但全身情况没有明显改善，肝功能恢复不理想，拟行大手术的抉择也应慎重。国外有人在减黄成功的同时，用病侧门静脉干介入性栓塞，促使病侧肝萎缩和健侧肝的增生,既利于手术,又利于减少术后肝代偿不良的并发症,可做借鉴。

(5)判断病变切除的可能性:是肝门部胆管癌术前准备中的重要环节,有利于制订可行的手术方案,减少盲目性。主要是根据影像学检查来判断,但是在术前要达到准确判断的目的非常困难,有时需要剖腹探查后才能肯定,所以应强调多种检查方式的互相补充。如果影像学检查表明肿瘤累及 4 个或以上的肝段胆管,则切除的可能性为零;如果侵犯的胆管在 3 个肝段以下,约有 50% 可能切除;如仅累及一个肝段胆管,切除率可能达 83%。如果发现肝动脉、肠系膜上动脉或门静脉被包裹时,切除率仍有 35%,但如血管完全闭塞,则切除率为零。有下列情况者应视为手术切除的禁忌证:①腹膜种植转移;②肝门部广泛性淋巴结转移;③双侧肝内转移;④双侧二级以上肝管受侵犯;⑤肝固有动脉或左右肝动脉同时受侵犯;⑥双侧门静脉干或门静脉主干为肿瘤直接侵犯包裹。

2.手术方法

根据 Bismuth-Corlette 临床分型,对Ⅰ型肿瘤可采取肿瘤及肝外胆管切除(包括低位切断胆总管、切除胆囊、清除肝门部淋巴结);Ⅱ型行肿瘤切除加尾叶切除,为了便于显露可切除肝方叶,其余范围同Ⅰ型;Ⅲa 型应在上述基础上同时切除右半肝,Ⅲb 型同时切除左半肝;Ⅳ型肿瘤侵犯范围广,切除难度大,可考虑全肝切除及肝移植术。尾状叶位于第一肝门后,其胆管短、距肝门胆管汇合部近,左右二支尾状叶肝管分别汇入左右肝管或左肝管和左后肝管。肝门部胆管癌的远处转移发生较晚,但沿胆管及胆管周围组织浸润扩散十分常见。侵犯汇合部肝管以上的胆管癌均有可能侵犯尾叶肝管和肝组织,有一组报道占 97%。因而,尾状叶切除应当是肝门区胆管癌根治性切除的主要内容。胆管癌细胞既可直接浸润,也可通过血管、淋巴管,或通过神经周围间隙,转移至肝内外胆管及肝十二指肠韧带结缔组织内,因此,手术切除胆管癌时仔细解剖、切除肝门区神经纤维、神经丛,有时甚至包括右侧腹腔神经节,应当是胆管癌根治性切除的基本要求之一。同时,尽可能彻底地将肝十二指肠韧带内结缔组织连同脂肪淋巴组织一并清除,实现肝门区血管的"骨骼化"。

(1)切口:多采用右肋缘下斜切口或上腹部屋顶样切口,可获得较好的暴露。

(2)探查:切断肝圆韧带,系统探查腹腔,确定病变范围。如有腹膜种植转移或广泛转移,根治性手术已不可能,不应勉强。必要时对可疑病变取活检行组织冰冻切片病理检查。肝门部肿瘤的探查可向上拉开肝方叶,分开肝门板,进入肝门横沟并向两侧分离,一般可以发现在横沟深部的硬结,较固定,常向肝内方向延伸,此时应注意检查左右肝管的受累情况。继而,术者用左手示指或中指伸入小网膜孔,拇指在肝十二指肠韧带前,触摸肝外胆管的全程、肝动脉、门静脉主干,了解肿瘤侵犯血管的情况。可结合术中超声、术中造影等,并与术前影像学检查资料进行对比,进一步掌握肿瘤分型和分期。根据探查结果,调整或改变术前拟定的手术方式。

(3)Ⅰ型胆管癌的切除:决定行肿瘤切除后,首先解剖肝十二指肠韧带内组织。贴十二指肠上部剪开肝十二指肠韧带前面的腹膜,分离出位于右前方的肝外胆管,继而解剖分离肝固有动脉及其分支,再解剖分离位于后方的门静脉干。三种管道分离后均用细硅胶管牵开。然后解剖 Calot 三角,切断、结扎胆囊动脉,将胆囊从胆囊床上分离下来,胆囊管暂时可不予切断。

在十二指肠上缘或更低部位切断胆总管,远端结扎;以近端胆总管作为牵引,向上将胆总管及肝十二指肠韧带内的淋巴、脂肪、神经、纤维组织整块从门静脉和肝动脉上分离,直至肝门部肿瘤上方。此时肝十二指肠韧带内已达到"骨骼化"。有时需将左、右肝管的汇合部显露并与其后方的门静脉分叉部分开。然后在距肿瘤上缘约 1 cm 处切断近端胆管。去除标本,送病理检验。如胆管上端切缘有癌残留,应扩大切除范围。切缘无癌残留者,如果胆管吻合张力不大,可直接行胆管对端吻合;但是通常切断的胆总管很靠下方,直接吻合往往困难,以高位胆管和空肠 Roux-en-Y 吻合术为宜。

(4)Ⅱ型胆管癌的切除:判断肿瘤能够切除后,按Ⅰ型肝门部胆管癌的有关步骤进行,然后解剖分离肝门板,将胆囊和胆总管向下牵引,用 S 形拉钩拉开肝方叶下缘,切断肝左内外叶间的肝组织桥,便可显露肝门横沟的上缘。如果胆管癌局限,不需行肝叶切除,则可在肝门的前缘切开肝包膜,沿包膜向下分离使肝实质与肝门板分开,使肝门板降低。此时左右肝管汇合部及左右肝管已经暴露。如汇合部胆管或左右肝管显露不满意,可在切除胆管肿瘤之前先切除部分肝方叶。

尾状叶切除量的多少和切除部位视肿瘤的浸润范围而定,多数医者强调完整切除。常规于第一肝门和下腔静脉的肝上下段预置阻断带,以防门静脉和腔静脉凶猛出血。尾叶切除有左、中、右三种途径,左侧(小网膜)径路是充分离断肝胃韧带,把肝脏向右翻转,显露下腔静脉左缘;右侧径路是充分游离右半肝,向左翻转,全程显露肝后下腔静脉;中央径路是经肝正中裂切开肝实质,直达肝门,然后结合左右径路完整切除肝尾叶。应充分游离肝脏,把右半肝及尾叶向左翻起,在尾叶和下腔静脉之间分离疏松结缔组织,可见数目不定的肝短静脉,靠近下腔静脉端先予以钳夹或带线结扎,随后断离。少数患者的肝短静脉结扎也可从左侧径路施行。然后,在第一肝门横沟下缘切开肝被膜,暴露和分离通向尾叶的 Glisson 结构,近端结扎,远端烧灼。经中央径路时,在肝短静脉离断之后即可开始将肝正中裂切开,从上而下直达第一肝门,清楚显露左右肝蒂,此时即能逐一游离和结扎通向尾叶的 Glisson 系统结构。离断尾状叶与肝左右叶的连接处,切除尾叶。

左右肝管分离出后,距肿瘤 1.0 cm 以上切断。完成肿瘤切除后,左右肝管的断端成形,可将左侧和右侧相邻的肝胆管开口后壁分别缝合,使之成为较大的开口。左右肝管分别与空肠行 Roux-en-Y 吻合术,必要时放置内支撑管引流。

(5)Ⅲ型胆管癌的切除:Ⅲ型胆管癌如果侵犯左右肝管肝内部分的距离短,不需行半肝切除时,手术方式与Ⅱ型相似。但是大多数的Ⅲ型胆管癌侵犯左右肝管的二级分支,或侵犯肝实质,需要做右半肝(Ⅲa型)或左半肝(Ⅲb型)切除,以保证根治的彻底性。

Ⅲa型胆管癌的处理:①同上述Ⅰ、Ⅱ型的方法游离胆总管及肝门部胆管;②距肿瘤 1 cm 以上处切断左肝管;③保留肝动脉左支,在肝右动脉起始部切断、结扎;④分离肿瘤与门静脉前壁,在门静脉右干的起始处结扎、缝闭并切断,保留门静脉左支;⑤离断右侧肝周围韧带,充分游离右肝,分离肝右静脉,并在其根部结扎;⑥向内侧翻转右肝显露尾状叶至腔静脉间的肝短静脉,并分别结扎、切断;⑦阻断第一肝门,行规则的右三叶切除术。

Ⅲb型胆管癌的处理与Ⅲa型相对应,保留肝动脉和门静脉的右支,在起始部结扎、切断肝左动脉和门静脉左干,在靠近肝左静脉和肝中静脉共干处结扎、切断,游离左半肝,尾叶切除由左侧径路,将肝脏向右侧翻转,结扎、切断肝短静脉各支。然后阻断第一肝门行左半肝切除术。

半肝切除后余下半肝可能尚存左或右肝管,可将其与空肠吻合。有时余下半肝之一级肝管也已切除,肝断面上可能有数个小胆管开口,可以成形后与空肠吻合。无法成形者,可在两个小胆管之间将肝实质刮除一部分,使两管口沟通成为一个凹槽,然后与空肠吻合;如果开口较多,难以沟通,而开口又较小,不能一一吻合时,则可在其四周刮去部分肝组织,成为一个含有多个肝管开口的凹陷区,周边与空肠行肝肠吻合。

(6)Ⅳ型胆管癌的姑息性切除:根据肿瘤切除时切缘有无癌细胞残留可将手术方式分为:R_0 切除——切缘无癌细胞,R_1 切除——切缘镜下可见癌细胞,R_2 切除——切缘肉眼见有癌组织。对恶性肿瘤的手术切除应当追求 R_0,但是Ⅳ型肝门部胆管癌的广泛浸润使 R_0 切除变得不现实,以往对此类患者常常只用引流手术。目前观点认为,即使不能达到根治性切除,采用姑息性切除的生存率仍然显著高于单纯引流手术。因此,只要有切除的可能,就应该争取姑息性切除肿瘤。如果连胆管引流都不能完成,则不应该再做切除手术。采取姑息性切除时,往往附加肝方叶切除或第Ⅳ肝段切除术,左右肝断面上的胆管能与空肠吻合则行 Roux-en-Y 吻合。如不能吻合或仅为 R_2 切除,应该在肝内胆管插管进行外引流,或将插管的另一端置入空肠而转为胆管空肠间"搭桥"式内引流,但要特别注意胆管逆行感染的防治问题。

(7)相邻血管受累的处理:肝门部胆管癌有时浸润生长至胆管外,可侵犯其后方的肝动脉和门静脉主干。若肿瘤很大、转移又广,应放弃切除手术;若是病变不属于特别晚期,仅是侵犯部分肝动脉或(和)门静脉,血管暴露又比较容易,可以行包括血管部分切除在内的肿瘤切除。

如胆管癌侵犯肝固有动脉,可以切除一段动脉,将肝总动脉、肝固有动脉充分游离,常能行断端吻合。如侵犯肝左动脉或肝右动脉,需行肝叶切除时自然要切除病变肝叶的供血动脉;不行肝叶切除时,一般说来,肝左动脉或肝右动脉切断,只要能维持门静脉通畅,不会引起肝的坏死,除非患者有重度黄疸、肝功能失代偿。

如胆管癌侵犯门静脉主干,范围较小时,可先将其无癌侵犯处充分游离,用无损伤血管钳控制与癌肿粘连处的门静脉上下端,将癌肿连同小部分门静脉壁切除,用 5-0 无损伤缝合线修补门静脉。如果门静脉受侵必须切除一段,应尽量采用对端吻合,成功率高;如切除门静脉长度超过 2 cm,应使用去掉静脉瓣的髂外静脉或 Gore Tex 人造血管搭桥吻合,这种方法因为吻合两侧门静脉的压力差较小,闭塞发生率较高,应尽量避免。

(8)肝门部胆管癌的肝移植:肝门部胆管癌的肝移植必须严格选择病例,因为肝移植后癌复发率相对较高,可达 20%～80%。

影响肝移植后胆管癌复发的因素如下。①周围淋巴结转移状况:肝周围淋巴结有癌浸润的受体仅生存 7.25 个月,而无浸润者为 35 个月;②肿瘤分期:UICC 分期Ⅲ、Ⅳ期者移植后无 1 例生存达 3 年,而Ⅰ、Ⅱ期患者移植后约半数人生存 5 年以上;③血管侵犯情况:有血管侵犯组和无血管侵犯组肝移植平均生存时间分别为 18 个月和 41 个月。

因此,只有在下列情况下胆管癌才考虑行肝移植治疗:①剖腹探查肯定是 UICC Ⅱ期;②术中由于肿瘤浸润,不能完成 R_0 切除只能做 R_1 或 R_2 切除者;③肝内局灶性复发者。肝移植术后,患者还必须采用放射治疗才能取得一定的疗效。

(9)肝门部胆管癌的内引流手术:对无法切除的胆管癌,内引流手术是首选的方案,可在一定时期内改善患者的全身情况,提高生活质量。适用于肝内胆管扩张明显,无急性感染,而且欲引流的肝叶有功能。根据分型不同手术方式也不同。

左侧肝内胆管空肠吻合术:适用于 BismuthⅢ型和少数Ⅳ型病变。经典的手术是 Longmire 手术,但需要切除肝左外叶,手术创伤大而不适用于肝管分叉部的梗阻。目前常采用的方法是圆韧带径路第Ⅲ段肝管空肠吻合术。此段胆管位于圆韧带和镰状韧带左旁,在门静脉左支的前上方,在肝前缘、脏面切开肝包膜后逐渐分开肝组织应先遇到该段肝管,操作容易。可沿胆管纵轴切开 0.5～1 cm,然后与空肠做 Roux-en-Y 吻合。此方法创伤小、简便、安全,当肝左叶有一定的代偿时引流效果较好,缺点是不能引流整个肝脏。为达到同时引流右肝叶的目的,可加 U 形管引流,用探子从第Ⅲ段肝管切开处置入,通过汇合部狭窄段进入右肝管梗阻近端,然后引入一根硅胶 U 管,右肝管的胆汁通过 U 管侧孔进入左肝管再经吻合口进入肠道。

右侧肝内胆管空肠吻合术:右侧肝内胆管不像左侧的走向部位那样恒定,寻找相对困难。最常用的方法是经胆囊床的肝右前叶胆管下段支的切开,与胆囊-十二指肠吻合,或与空肠行 Roux-en-Y 吻合。根据肝门部的解剖,此段的胆管在胆囊床处只有 1～2 cm 的深度,当肝内胆管扩张时,很容易在此处切开找到,并扩大切口以供吻合。手术时先游离胆囊,注意保存血供,随后胆囊也可作为一间置物,将胆囊与右肝内胆管吻合后,再与十二指肠吻合或与空肠行 Roux-en-Y 吻合,这样使操作变得更容易。

双侧胆管空肠吻合:对Ⅲa 或Ⅲb 型以及Ⅵ型胆管癌,半肝引流是不充分的。理论上引流半肝可维持必要的肝功能,但是实际上半肝引流从缓解黄疸、改善营养和提高生活质量都是不够的。因此,除Ⅰ、Ⅱ型胆管癌外,其他类型的如果可能均应作双侧胆管空肠吻合术,暴露和吻合的方法同上述。

(二)中下段胆管癌的外科治疗

位于中段的胆管癌,如果肿瘤比较局限,可采取肿瘤所在的胆总管部分切除、肝十二指肠韧带淋巴结清扫和肝总管空肠 Roux-en-Y 吻合术;下段胆管癌一般需行胰头十二指肠切除术(Whipple 手术)。影响手术效果的关键是能否使肝十二指肠韧带内达到"骨骼化"清扫。然而,有些学者认为,中段和下段胆管癌的恶性程度较高,发展迅速,容易转移至胰腺后和腹腔动脉周围淋巴结,根治性切除应包括胆囊、胆总管、胰头部和十二指肠的广泛切除,加上肝十二指肠韧带内的彻底清扫。对此问题应该根据"个体化"的原则,针对不同的患者而做出相应处理,不能一概而论。手术前准备及切口、探查等与肝门部胆管癌相同。

1.中段胆管癌的切除

对于早期、局限和高分化的肿瘤,特别是向管腔内生长的乳头状腺癌,可以行胆总管切除加肝十二指肠韧带内淋巴、神经等软组织清扫,但上端胆管切除范围至肝总管即可,最好能距肿瘤上缘 2 cm 切除。胆管重建以肝总管空肠 Roux-en-Y 吻合为好,也可采用肝总管-间置空肠-十二指肠吻合的方式,但后者较为烦琐,疗效也与前者类似,故一般不采用。

2.下段胆管癌的切除

(1)Whipple 手术及其改良术式:1935 年 Whipple 首先应用胰头十二指肠切除术治疗 Vater 壶腹周围肿瘤,取得了良好效果。对胆管癌患者,此手术要求一般情况好,年龄<70 岁,无腹腔内扩散转移或远处转移。标准的 Whipple 手术切除范围对治疗胆总管下段癌、壶腹周围癌是合适及有效的。

胰头十二指肠切除后消化道重建方法主要有以下几种。①Whipple 法:顺序为胆肠、胰肠、胃肠吻合,胰肠吻合方法可采取端侧方法,胰管与空肠黏膜吻合,但在胰管不扩张时,难度较大,并容易发生胰瘘。②Child 法:吻合排列顺序是胰肠、胆肠和胃肠吻合。Child 法胰瘘发生率明显低于 Whipple 法,该法一旦发生胰瘘,则仅有胰液流出,只要引流通畅,尚有愈合的机会。Whipple 与 Child 法均将胃肠吻合口放在胰肠、胆肠吻合口下方,胆汁与胰液经过胃肠吻合口酸碱得以中和,有助于减少吻合口溃疡的发生。③Cattell 法:以胃肠、胰肠和胆肠吻合顺序。

(2)保留幽门的胰头十二指肠切除术(PPPD):保留全胃、幽门及十二指肠球部,在幽门以远2～4 cm切断十二指肠,断端与空肠起始部吻合,其余范围同 Whipple 术。1978 年 Traverso 和 Longmire 首先倡用,20 世纪 80 年代以来由于对生存质量的重视,应用逐渐增多。该术式的优点在于简化了手术操作,缩短了手术时间,保留了胃的消化贮存功能,可促进消化、预防倾倒综合征以及有利于改善营养,避免了与胃大部分切除相关的并发症。施行此手术的前提是肿瘤的恶性程度不高,幽门上下组淋巴结无转移。该手术方式治疗胆管下段癌一般不存在是否影响根治性的争论,但是要注意一些并发症的防治,主要是术后胃排空延缓。胃排空延迟是指术后 10 天仍不能经口进流质饮食者,发生率为 27%～30%。其原因可能是切断了胃右动脉影响幽门与十二指肠的血供,迷走神经鸦爪的完整性破坏,切除了十二指肠蠕动起搏点以及胃运动起搏点受到抑制。胃排空延迟大多可经胃肠减压与营养代谢支持等非手术疗法获得治愈,但有时长期不愈需要做胃造瘘术。

(3)十二指肠乳头局部切除。①适应证:远端胆管癌局限于 Vater 壶腹部或十二指肠乳头;患者年龄较大或合并全身性疾病,不宜施行胰十二指肠切除术。手术前必须经影像学检查及十二指肠镜检查证明胆管肿瘤局限于末端。②手术方法:应进一步探查证明本式式的可行性,切开十二指肠外侧腹膜,充分游离十二指肠,用左手拇指和示指在肠壁外可触及乳头肿大。在乳头对侧(十二指肠前外侧壁)纵行切开十二指肠壁,可见突入肠腔、肿大的十二指肠乳头。纵行切开胆总管,并通过胆管切口插入胆管探子,尽量将胆管探子从乳头开口处引出,上下结合探查,明确肿瘤的大小和活动度。确定行本手术后,在乳头上方胆管两侧缝 2 针牵引线,沿牵引线上方 0.5 cm 用高频电刀横行切开十二指肠后壁,直至切开扩张的胆管,可见有胆汁流出。轻轻向下牵引乳头,用可吸收线缝合拟留下的十二指肠后壁和远端胆总管;继续绕十二指肠乳头向左侧环行扩大切口,边切边缝合十二指肠与胆管,直至胰管开口处。看清胰管开口后,将其上壁与胆总管缝合成共同开口,前壁与十二指肠壁缝合。相同方法切开乳头下方和右侧的十二指肠后壁,边切边缝合,待肿瘤完整切除,整个十二指肠后内壁与远端胆总管和胰管的吻合也同时完成。用一直径与胰管相适应的硅胶管,插入胰管并缝合固定,硅胶管另一端置于肠腔内,长约 15 cm。胆总管内常规置 T 管引流。

(4)中下段胆管癌胆汁内引流术:相对于肝门部胆管癌较为容易,一般选择梗阻部位以上的胆管与空肠做 Roux-en-Y 吻合。下段胆管梗阻时,行胆囊空肠吻合术更加简单,然而胆囊与肝管汇合部容易受胆管癌侵犯而堵塞,即使不堵塞,临床发现其引流效果也较差,故尽量避免使用。吻合的部位要尽可能选择肝总管高位,并切断胆管,远端结扎,近端与空肠吻合。不宜选择胆管十二指肠吻合,因十二指肠上翻太多可增加吻合口的张力,加上胆管肿瘤的存在,可很快侵及吻合口。中下段胆管癌随着肿瘤的生长,可能造成十二指肠梗阻,根据情况可做胃空肠吻合以旷置有可能被肿瘤梗阻的十二指肠。

(李 政)

第十四节　胆　囊　癌

胆囊癌为胆系原发性恶性肿瘤中最常见的疾病,占全部胃肠道腺癌中的 20％。其发病率占全部尸检中的 0.5％,占胆囊手术的 2％。主要发生在 50 岁以上的中老年人,发病率为 5％～9％,而 50 岁以下发病率为 0.3％～0.7％。女性多见,男女之比为 1∶3。胆囊癌的病因并不清楚,一般认为与胆囊结石引起的慢性感染所造成的长期刺激有关。本病属于中医学黄疸、胁痛、腹痛、积聚等范畴,其主要病因病机为肝气郁结,疏泄不利,脾气虚弱,水湿不化,致痰湿互结,湿热交蒸,瘀毒内阻,日久而形成。

一、诊断

(一)诊断要点

1.病史

上腹部疼痛不适或有胆囊结石。胆囊炎病史。

2.症状

主要表现为中上腹及右上腹疼痛不适,进行性加重,在后期可见持续性钝痛,腹痛可放射至右肩、背、胸等处。可有乏力、低热、食欲不振、嗳气、恶心、腹胀、体重减轻等,晚期可伴有恶病质表现。当癌肿侵犯十二指肠时可出现幽门梗阻症状。

3.体征

(1)腹胀:50％以上有右上腹压痛。当胆囊管阻塞或癌肿转移至肝脏或邻近器官时,有时可在右上腹扪及坚硬肿块。

(2)黄疸:晚期可见巩膜、皮肤黄染等。

4.并发症

(1)急性胆囊炎:因癌肿阻塞胆囊管引起的继发感染。

(2)阻塞性黄疸:约 50％患者癌肿侵犯胆总管可引起阻塞性黄疸。

5.实验室检查

化验检查对早期诊断意义不大。口服胆囊造影剂 85％以上不显影,仅 1％～2％可有阳性征象,个别情况下 X 线平片发现"瓷胆囊",则有诊断意义。

(1)生化检查。①血常规:可呈白细胞计数增高,中性粒细胞增高,有些病例红细胞及血红蛋白下降。②血沉增快。③血生化计数:部分患者胆红素增高,胆固醇增高,碱性磷酸酶增高。④腹水常规可呈血性。

(2)影像学检查。①胆囊造影:可通过口服法,静脉法或逆行胰胆管造影或经皮肝穿胆管造影法显示胆囊。如胆囊显影,则呈现胆囊阴影不完整,腔内可有充盈缺损,或有结石阴影,对诊断有一定价值。②B 超检查:诊断率 50％～90％,可发现胆囊内有实质性光团、无身影,或胆囊壁有增厚和弥漫性不规则低回声区,有时能发现肝脏有转移病灶,B 超是早期发现胆囊癌的较好方法。③CT 检查:可显示胆囊有无肿大及占位性病变影。诊断准确率为 70％～80％。④PET、PET-CT 检查:适用于胆囊肿块良、恶性的鉴别诊断、分期、分级以及全身状况的评估;治疗前后疗效评估;为指导组织学定位诊断及选择正确的治疗方案提供可靠依据。

(3)纤维腹腔镜检查:可见胆囊表面高低不平,或有结石,浆膜失去正常光泽,胆囊肿大或周围粘连,肝门区可有转移淋巴结肿大,但因胆囊区不宜做活检,同时周围粘连往往观察不够满意。所以此方法有一定局限性。

(4)病理学检查:手术探察中标本经病理切片,或腹腔穿刺活检以进行病理学诊断,证实胆囊癌。经腹穿胆囊壁取活组织做细胞学检查,对胆囊癌诊断正确率为 85％左右。

（二）鉴别诊断

本病需与慢性胆囊炎、胆囊结石鉴别。

胆囊癌早期表现不明显或表现为右上隐痛、食欲不振等，与慢性胆囊炎和胆囊结石相似，可通过B超、CT检查明确诊断，必要时行腹腔镜检查、PET-CT检查，均有助于诊断。

二、辨证

（一）肝气郁结证

右胁隐痛、钝痛及胃脘胀痛，嗳气，恶心，腹胀，纳差，或口干苦，或目黄、身黄，小便黄赤，苔薄，脉弦。

（二）痰瘀互结证

右胁胀痛或刺痛，胸闷纳呆，恶心呕吐，腹胀乏力，胁肋下或见积块，或身目俱黄，苔白腻，舌有瘀斑，脉弦滑。

（三）肝胆湿热证

右胁胀痛，或向右肩胛放射痛，胸闷且痛，恶心呕吐，口苦，身目发黄，小便黄赤，大便不畅，苔黄腻，脉弦滑。

（四）肝胆实火证

黄疸胁痛，高热烦躁，口苦口干，胃纳呆滞，腹部胀满，恶心呕吐，大便秘结，小便黄赤，苔黄糙，脉弦滑数。

（五）脾虚湿阻证

身目俱黄，黄色较淡，右胁隐痛或胀痛绵绵，脘闷腹胀，纳差肢软，大便溏薄，苔白腻，舌淡体胖，脉沉细或濡细。

三、综合治疗

胆囊癌的治疗方法有手术、化疗、放疗、介入治疗等。对Nevin Ⅰ、Ⅱ、Ⅲ、Ⅳ期的胆囊癌患者，手术是主要手段。即使是Nevin Ⅴ期患者，只要没有腹水、低蛋白血症、凝血障碍和心、肺、肝、肾的严重器质性病变，也不应放弃手术探查的机会。

（一）手术治疗

1.纯胆囊切除术

纯胆囊切除术仅适用于术后病理报告胆囊壁癌灶局限于黏膜者或虽然累及肌层，但癌灶处于胆囊底、体部游离缘者。对位于胆囊颈、胆囊管的早期胆囊癌，或累及肌层而位于胆囊床部位者，应再次手术，将胆囊床上残留的胆囊壁、纤维脂肪组织清除，同时施行胆囊三角区和肝十二指肠韧带周围淋巴清除术。

2.根治性胆囊切除术

根治性胆囊切除术适用于Nevin Ⅱ、Ⅲ期胆囊癌患者。切除范围：完整的胆囊切除；胆囊三角区和肝十二指肠韧带骨骼化清除；楔形切除胆囊床深度达2 cm的肝组织。

3.胆囊癌扩大根治性切除术

胆囊癌扩大根治性切除术适用于Nevin Ⅴ期胆囊癌患者，手术方式视癌肿累及的脏器不同而异。

4.胆囊癌姑息性手术

为解除梗阻性黄疸，可切开肝外胆管，于左、右肝管内植入记忆合金胆管内支架，或术中穿刺胆管置管外引流。为解除十二指肠梗阻，可施行胃空肠吻合术。

（二）放疗

为防止和减少局部复发，一些欧美国家积极主张将放疗作为胆囊癌的辅助治疗。国内已有少数报道，认为术前放疗可略提高手术切除率，且不会增加组织脆性和术中出血，术中放疗具有定位准确，减少或避免正常组织器官受放射损伤的优点，该方法对不能切除的晚期患者有一定的疗效，放疗被认为是最有希望的辅助治疗手段，放、化疗结合使用不仅可以控制全身转移，且放疗疗效可因一些放射增敏剂，如5-FU的使用而改善。目前国内病例资料尚少,有待于不断地总结和积累经验。

日本学者高桥等对 14 例胆囊癌进行了总剂量为 30 Gy 的术前放疗,结果发现接受术前放疗者其手术切除率略高于对照组,且不会增加组织脆性和术中出血。术中放疗的优点是定位准确、减少邻近正常组织不必要的放射损伤。照射范围应包括手术切面、肝十二指肠韧带和可疑有残留癌组织的部位。外照射是胆囊癌放疗中最常用的方法。常在术后 13～39 天进行。仪器包括 ^{60}Co,45 兆电子回旋加速器,直线加速器和光子治疗。照射范围为肿瘤周围 2～3 cm 的区域,包括胆囊床、肝门至十二指肠乳头胆管、肝十二指肠乳韧带、胰腺后、腹腔干和肠系膜上动脉周围淋巴结。常用总剂量为 40～50 Gy,共 20～25 次,每周 5 次。

Todoroki 等对 85 例Ⅳ期者行扩大切除术(包括肝叶切除和肝脏胰腺十二指肠切除术),12 例术后无残留(turnor residue,RT_0),47 例镜下残留(RT_1),26 例肉眼残留(RT_2)。所有患者中有 9 例加外照射,1 例行近距放疗,37 例行术中放疗(平均剂量 21 Gy)。术中放疗的 37 例中有 9 例再加外照射。结果辅助性放疗组局部控制率比单纯手术组明显升高(59.1% ：36.1%),总的 5 年生存率明显增加(8.9% ：2.9%)。辅助性放疗对镜下残留(RT1)组效果最好(5 年生存率为 17.2%,而单纯手术组为 0),对无残留组(RT0)和肉眼残留组(RT2)无明显效果。

(三)化疗

1.单药化疗

胆囊癌对多种传统的化疗药物均不敏感。如氟尿嘧啶(5-FU)、丝裂霉素(MMC)、卡莫司汀(BCNU)和顺铂(DDP)等单药疗效都比较低,尚无公认的好的化疗药物,而新一代细胞毒性化疗药的相继问世正在改变这一局面。

鉴于吉西他滨(GEM)与胰腺和胆管组织具有亲和性及多篇报道 GEM 治疗胆囊癌或胆管癌有效,已经开展了多项Ⅱ期临床研究。一般采用常规剂量,即 800～1200 mg/m^2,静脉滴注 30 分钟,第 1、8、15 天,每 4 周重复;药物耐受性好,Ⅳ度血液学毒性≤5%,非血液学毒性不常见,相当比例的有症状患者症状减轻和(或)体重增加。

临床前研究显示伊立替康(CPT-11)对胆系肿瘤具有活性。因此,Alberts 等设计了一项Ⅱ期临床试验,以评估其临床价值。总共 39 例患者入选,36 例可以评价,均经病理组织学或细胞学检查确诊为局部晚期或转移的胆管癌或胆囊癌。CPT-11 125 mg/m^2,静脉滴注,每周 1 次,连续应用 4 周,间隔 2 周。结果:获得 CR 1 例,PR 2 例,ORR 8%。提示 CPT-11 单药对胆系肿瘤疗效欠佳。毒副反应发生率高,但无特殊和不可预期的毒副反应发生。

2.联合化疗

如上所述,Ⅱ期临床试验提示 GEM 单药对于胆系肿瘤安全有效,已经有报道 GEM 与 DDP、奥沙利铂(L-OHP)、多西他赛(DCT)、CPT-11、Cap、MMC 或 5-FU 静脉持续滴注等组成联合方案,可以提高疗效,尚需进行随机研究证实联合化疗在疗效和生存上的优势。常用方案有 GP 方案和 MF 方案。

(四)介入胆道引流术

胆囊癌胆囊切除术后出现的阻塞性黄疸是难以手术治疗的,因为往往已有肝门的侵犯。通过内窥镜括约肌切开术放置引流管和金属支架管于胆总管的狭窄处可缓解胆道阻塞的症状。PTCD 方法也可缓解胆道阻塞的症状。施行肝内扩张胆管或胆总管与空肠吻合及做 U 管引流也是有效的减黄手术方法。

四、预防与护理

(一)预防

(1)胆囊癌的病因尚不清楚,与胆囊癌发病相关的危险因素有油腻食物饮食、慢性胆囊炎、胆囊结石等,故应注意饮食,预防胆囊炎和胆囊结石。

(2)胆囊腺瘤、腺肌瘤、胰胆管连接异常、瓷性胆囊易伴发胆囊癌,故得此病的患者应积极治疗原发病。

（二）护理

（1）注意心理的护理,家属和医护人员应积极调整患者的情绪,使其保持心情愉快。

（2）长期卧床导致患者出现腹胀、便秘,可按顺时针方向为患者进行腹部按摩,以利肠蠕动增快。

（3）晚期患者发热甚多,如为炎症引起,则需积极行抗感染治疗。常见的则是癌性发热,每天定时发作,多在午后或傍晚开始,夜间消退。发热时,应嘱患者多饮温开水,或淡盐水,或橘汁之类含维生素 C、钾的饮料。发热较高者,可用温开水或 50％酒精擦浴,也可针刺曲池、合谷、大椎等穴位。还可用吲哚美辛栓半粒塞肛,最好在发热前半小时至 1 小时用药,以阻止发热。

（4）疼痛患者按规定按时用镇痛药,并鼓励患者放松大脑,解除对癌痛的畏惧心理,多做其他娱乐活动,以分散精力,还可做锻炼,以"静"制痛。特别对晚期癌症剧痛患者的麻醉镇痛药使用不应有太多的顾虑,因为怕药物成瘾而减少或停止使用只会导致痛苦的延续和加重病情。

（李　政）

第十一章　胰腺疾病

第一节　急性胰腺炎

急性胰腺炎(acute pancreatitis,AP)是指胰腺及其周围组织被胰腺分泌的消化酶自身消化而引起的急性化学性炎症,临床表现以急性腹痛、发热,伴有恶心呕吐、血尿淀粉酶升高为特征。大多数患者病程呈自限性,20%～30%的病例临床经过凶险,总体病死率5%～10%。AP按病情程度可分为轻症急性胰腺炎(mild acute pancreatitis,MAP)和重症急性胰腺炎(severe acute pancreatitis,SAP)。MAP无器官功能障碍和局部并发症,保守治疗效果好。SAP病情发展迅猛,并发症多,病死率高,短期内可引起多器官系统功能障碍、乃至衰竭而危及生命。

一、病因

(一)胆道疾病

胆道疾病在我国仍是主要的发病因素,胆石症、胆道感染、胆道蛔虫等均可引起AP。胆道结石常是AP首发及反复发作的主要原因,发病机制主要为"共同通道学说"(图11-1),也与梗阻或Oddi括约肌功能不全有关,导致胆汁或十二指肠液反流入胰管,激活消化酶,损伤胰管黏膜,进而导致胰腺组织自身消化而引起胰腺炎。Lankisch等总结过去50年各国关于AP的20项研究显示,胆道疾病是AP发病的首要原因,占41%。

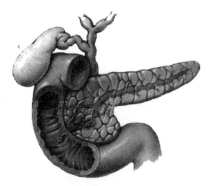

图11-1　胆道结石阻塞胆胰共同通道

(二)高脂血症

自Klatskin 1952年首次报道1例高血脂症胰腺炎以来,国内外学者对其进行了大量研究,发现高血脂症胰腺炎与甘油三酯有关,而与胆固醇无关。近年来随着我国居民饮食结构发生改变,动物性食物比例上升,使高血脂症引起的AP数量上升,国内有些报道认为高血脂症已成为AP的第二位病因。目前高血脂症引起AP的原因尚不明确,可能由于其导致动脉粥样硬化,使内皮细胞损伤,合成或分泌前列腺素

（PGI₂）减少，可激活血小板，释放血栓素（TXA₂），使 PGI₂-TXA₂ 平衡失调，胰腺发生缺血性损伤。另外高血脂症时血液黏稠度增加，有利于血栓形成；过高的乳糜微粒栓塞胰腺微血管或在胰腺中发生黄色瘤；胰腺毛细血管内高浓度的甘油三酯被脂肪酶水解，生成大量具有毒性的游离脂肪酸，引起毛细血管脂肪栓塞和内膜损伤，均可引起胰腺炎发作。随着人们生活水平的提高，高血脂症引起的 AP 患病率正逐渐增高，故在 AP 防治中应重视控制血脂水平。

（三）大量饮酒

酗酒是西方国家急、慢性胰腺炎的首要病因，在我国占次要地位。一般认为乙醇通过下列机制与酒精性胰腺炎有关：刺激胰腺分泌，增加胰腺对胆囊收缩素的敏感性，使胰液中胰酶和蛋白质含量增加，小胰管内蛋白栓形成，引起胰管阻塞，胰液排出受阻；使胰腺腺泡细胞膜的流动性和完整性发生改变，线粒体肿胀，细胞代谢障碍，细胞变性坏死；引起胆胰壶腹括约肌痉挛，导致胰管内压力升高；引起高甘油三酯血证直接毒害胰腺组织；刺激胃窦部 G 细胞分泌胃泌素，激发胰腺分泌；从胃吸收，刺激胃壁细胞分泌盐酸，继而引起十二指肠内胰泌素和促胰酶素分泌，最终导致胰腺分泌亢进。

（四）暴饮暴食

暴饮暴食使短时间内大量食糜进入十二指肠，引起乳头水肿和 Oddi 括约肌痉挛，同时刺激大量胰液和胆汁分泌，进而由于胰液和胆汁排泄不畅而引发 AP。故养成良好的进食习惯非常重要，尤其对患有胆源道疾病的患者进行饮食指导可能对预防 AP 有重要作用。

（五）其他病因

包括药物、妊娠、手术和创伤、胰腺肿瘤、特发性胰腺炎等。

1.药物

迄今为止已经发现超过 260 种药物与胰腺炎发病有关，常用药物如氢氯噻嗪、糖皮质激素、磺胺类、华法林、拉米夫定、他汀类药物等均能导致胰腺炎发生，其发病机制至今仍未完全阐明，其发病率呈逐年上升趋势。

2.手术和创伤

胃、胆道手术或 ERCP 容易引发术后胰腺炎。

3.感染

感染是 AP 的少见病因。现已发现细菌感染（伤寒杆菌、大肠埃希菌、溶血性链球菌）、病毒感染（柯萨奇病毒、HIV、泛嗜性病毒、乙肝病毒）和寄生虫感染（蛔虫、华支睾吸虫等）均能引起胰腺炎。

4.肿瘤

胰腺或十二指肠附近的良恶性肿瘤压迫导致胰管梗阻、胰腺缺血或直接浸润胰腺激活胰酶均可诱发 AP。

5.特发性胰腺炎（idiopathic acute pancreatitis，IAP）

部分胰腺炎未能发现明确病因，临床上称为特发性胰腺炎。

二、病理生理

正常情况下，胰液中的胰蛋白酶原在十二指肠内被胆汁和肠液中的肠激酶激活后，方具有消化蛋白质的作用。如果胆汁和十二指肠液逆流入胰管，胰管内压增高，使腺泡破裂，胰液外溢，大量胰酶被激活。胰蛋白酶又能激活其他酶，如弹性蛋白酶及磷脂酶 A。弹性蛋白酶能溶解弹性组织，破坏血管壁及胰腺导管，使胰腺充血、出血和坏死。磷脂酶 A 被激活后，作用于细胞膜和线粒体膜的甘油磷脂，使其分解为溶血卵磷脂，后者可溶解破坏胰腺细胞膜和线粒体膜的脂蛋白结构，致细胞坏死，引起胰腺和胰周组织的广泛坏死。饮酒能刺激胃酸分泌，使十二指肠呈酸性环境，刺激促胰液素分泌增多，使胰液分泌增加。乙醇还可增加 Oddi 括约肌阻力，或者使胰管被蛋白阻塞，导致胰管内压和通透性增高，胰酶外渗引起胰腺损伤。乙醇还可使自由脂肪酸增高，其毒性作用可引起胰腺腺泡细胞和末梢胰管上皮细胞损害。氧自由基损伤也是乙醇诱发胰腺损伤的机制之一。此外，细胞内胰蛋白酶造成细胞的自身消化也与胰腺炎发生有关,人胰腺炎标本的电镜观察发现细胞内酶原颗粒增大和较大的自身吞噬体形成。另外,脂肪酶使脂肪分解,与钙离子结合形成皂化斑,可使血钙降低。大量胰酶被吸收入血,使血淀粉酶和脂肪酶升高,并可导致肝、肾、心、脑等器官损害,引起多器官功能不全综合征(MODS)。

三、临床表现

AP 发病多较急,主要表现有腹痛、腹胀、腹膜炎体征及休克等,因病变程度不同而使临床表现复杂。

(一)腹痛

不同程度的腹痛常在饱餐或饮酒后 1~2 小时突然起病,呈持续性,程度多较重,也可因结石梗阻或 Oddi 括约肌痉挛而有阵发性加剧。腹痛位于上腹正中或偏左,有时呈带状,并放射到腰背部、左肩,患者常喜弯腰前倾,一般镇痛剂不能使疼痛缓解。腹痛原因包括胰腺肿胀,包膜张力增高,胰胆管梗阻和痉挛,腹腔化学性物质刺激和腹腔神经丛受压。

(二)恶心、呕吐

90%以上患者在起病时有频繁恶心、呕吐,呕吐后腹痛并不减轻,病程初期呕吐为反射性,呕吐物为食物和胆汁,至晚期因胰腺炎症渗出致麻痹性肠梗阻,呕吐物可有粪臭味。

(三)发热

根据胰腺炎的发病原因和是否继发感染,患者可出现不同程度的发热。若为胆源性胰腺炎,胆道感染可有寒战、高热。MAP 多为中等程度发热,体温一般不超过 38.5 ℃,SAP 体温常超过 39 ℃。早期的发热是由于组织损伤及代谢产物引起,后期发热常提示胰周感染、脓肿形成或其他部位如肺部感染的存在。若继发感染发生的较晚,病程中可有一个体温下降的间歇期。

(四)黄疸

胆源性胰腺炎时胆道感染、梗阻,胰头水肿造成胆总管下端梗阻,或 Oddi 括约肌痉挛水肿,都可引起梗阻性黄疸。病程长、感染严重者,可因肝功能损害而发生黄疸。

(五)休克

休克为 SAP 的全身表现,患者烦躁、出冷汗、口渴、脉细速、四肢厥冷、呼吸浅快、血压下降、尿少,进一步发生呼吸困难、发绀、昏迷、血压测不到、无尿等,主要原因是胰酶外渗、组织蛋白分解、多肽类物质释放使毛细血管通透性增加,腹膜及胰周组织受到刺激,大量组织液渗出至腹膜后和腹腔内,导致血容量大量减少。

(六)体征

1.腹膜刺激征

MAP 时腹部压痛轻,局限于上腹或左上腹,肌紧张不明显。SAP 时有明显的腹部压痛,范围广泛可遍及全腹,腹肌紧张明显。

2.腹胀、肠鸣音消失

腹膜后渗液、内脏神经刺激、腹腔内渗液导致肠麻痹,引起腹胀,随之肠鸣音消失。

3.腹水

MAP 一般无腹水或仅有少量淡黄色腹水。SAP 腹水多见,可从淡黄色、粉红色至暗红色,颜色深浅常可反映胰腺炎症的程度,腹水内胰淀粉酶通常很高。诊断性腹腔穿刺抽出血性腹水对 SAP 有诊断价值。

4.皮下出血征象

较少见,仅发生于严重的 SAP,在起病数日内出现,常伴有血性腹水。其发生机制为含有胰酶的血性渗液沿组织间隙到达皮下,溶解皮下脂肪,发生组织坏死、毛细血管破裂出血,表现为局部皮肤青紫色瘀斑。发生在腰部两侧的皮肤瘀斑称为 Grey-Turner 征,发生在脐周者称为 Cullen 征。

5.腹部包块

在部分患者由于胰腺水肿增大,小网膜囊积液,胰腺周围脓肿或假性胰腺囊肿形成,在上腹部可扪及边界不清有压痛的肿块。

四、辅助检查

（一）血清酶学检查

强调血清淀粉酶测定的临床意义，尿淀粉酶变化仅作参考。血清淀粉酶活性高低与病情不呈相关性。AP 血淀粉酶升高始于发病后 1～3 小时，24 小时达到高峰，超过 500 U/dL（Somogyi 法）有诊断意义，72 小时后降至正常；尿淀粉酶升高始于发病后 24 小时，可持续 1～2 周，超过 250～300 U/dL（Somogyi 法）有诊断意义。血清淀粉酶持续增高要注意病情反复、并发假性囊肿或脓肿、存在结石或肿瘤、肾功能不全、巨淀粉酶血症等。要注意鉴别其他急腹症引起的血清淀粉酶增高。血清脂肪酶活性测定具有重要临床意义，尤其当血清淀粉酶活性已经下降至正常，或其他原因引起血清淀粉酶活性增高时，血清脂肪酶活性测定有互补作用。血清脂肪酶活性与疾病严重度亦不呈正相关。

（二）血清标志物

推荐使用 C 反应蛋白（CRP），发病 72 小时后 CRP>150 mg/L 提示胰腺组织坏死。动态测定血清白细胞介素-6（IL-6），增高提示预后不良。

（三）影像学诊断

在发病初期 24～48 小时行 B 超检查，可以初步判断胰腺形态变化，同时有助于判断有无胆道疾病。但受 AP 时胃肠道积气影响，B 超可能不能做出准确判断，故推荐 CT 作为诊断 AP 的标准影像学方法，必要时可行增强 CT 或动态增强 CT 检查，根据炎症程度分为 A～E 级（Balthazar 分级）。A 级：正常胰腺；B 级：胰腺实质改变，包括局部或弥漫性腺体增大；C 级：胰腺实质及周围炎症改变，胰周轻度渗出；D 级：除 C 级外，胰周渗出显著，胰腺实质内或胰周单个液体积聚；E 级：胰腺或胰周有 2 个或多个积液区，不同程度的胰腺坏死。

五、诊断

以上腹痛为主诉的急腹症患者均需考虑急性胰腺炎可能，并进行相关检查，常规有血淀粉酶检查和 B 超或 CT。根据临床表现，实验室检查和影像学检查诊断并不困难。

六、治疗

因生长抑素类药物和外科营养支持的发展，现在 MAP 的治疗效果普遍较好。而 SAP 病情重，临床变化多样，存在较大的个体差异，虽经国内外学界多年探索，仍属复杂而疑难的临床问题，其治疗观点近年来也多有变化。AP 的基本治疗要点如下。

（一）发病初期的处理和监护

目的是纠正水、电解质紊乱，支持治疗，防止局部及全身并发症。内容包括血、尿常规检查，粪便隐血、血糖、肝肾功能、血脂、血清电解质测定，血气分析，心电监护，胸片，中心静脉压（IVP）测定，动态观察腹部体征和肠鸣音变化，记录 24 小时出入量。上述指标可根据患者具体病情作选择。常规禁食，对有严重腹胀、麻痹性肠梗阻者应留置胃管胃肠减压。在患者腹痛减轻或消失、腹胀减轻或消失、肠道动力恢复或部分恢复时可以考虑恢复流质饮食，开始以碳水化合物为主，逐步过渡至低脂饮食。血清淀粉酶活性不作为恢复饮食的判断指标。

（二）补液

补液量包括基础需要量和丢失液体量及继续丢失量，并根据间断复查实验室指标，调整水、电解质和酸碱平衡。

（三）镇痛

AP 诊断明确后，腹痛剧烈时可给予镇痛治疗，在严密观察病情下，可注射盐酸哌替啶。不推荐应用吗啡或胆碱能受体拮抗剂，如阿托品、消旋山莨菪碱等，因前者会收缩壶腹部和十二指肠乳头括约肌，后者则可能诱发或加重肠麻痹。

（四）抑制胰腺外分泌和应用胰酶抑制剂

生长抑素类药物可以有效抑制胰腺外分泌，已成为 AP 治疗的重要措施。H_2 受体拮抗剂和质子泵抑制剂可通过抑制胃酸分泌间接抑制胰腺分泌，并可预防应激性溃疡。蛋白酶抑制剂主张早期、足量应用，可选用加贝酯等。

（五）血管活性物药物

由于微循环障碍在 AP 发病中起重要作用，推荐应用改善胰腺和其他器官微循环的药物，如前列腺素 E_1 制剂、血小板活化因子拮抗剂、丹参制剂等。

（六）抗生素应用

对非胆源性 MAP 不推荐常规使用抗生素，而对胆源性 AP 应常规使用抗生素。AP 感染的致病菌主要为革兰氏阴性菌和厌氧菌等肠道常驻菌。使用抗生素应选用抗菌谱以革兰氏阴性菌和厌氧菌为主，脂溶性强，能有效通过血胰屏障的种类。推荐甲硝唑联合喹诺酮类药物为一线用药，疗效不佳时改用其他广谱抗生素，疗程不宜超过 7~14 天，否则可能导致二重感染。要注意真菌感染的诊断，如无法用细菌感染来解释的发热等表现，应考虑到真菌感染可能，可经验性应用抗真菌药，同时进行血液或体液真菌培养。

（七）营养支持

MAP 患者只需短期禁食，可仅需短期的肠外营养支持。SAP 患者常先施行全肠外营养支持，待病情趋向缓解，则过渡至肠内营养支持。肠内营养支持时需将鼻饲管放至 Treitz 韧带远端，输注能量密度为 4.187 J/mL 的要素营养物质，若能量不足，可辅以部分肠外营养支持。应注意观察患者反应，如能耐受则逐渐加大肠内营养支持剂量。应注意补充谷氨酰胺制剂。对于高血脂症患者，应减少脂肪类物质的补充。进行肠内营养支持时，应注意患者的腹痛、肠麻痹、腹部压痛等胰腺炎症状和体征是否加重，并定期复查电解质、血脂、血糖、总胆红素、血清清蛋白、血常规及肝肾功能等，以评价机体代谢状况，调整营养支持剂量。

（八）免疫增强剂

对于重症病例，可选择性使用胸腺素等免疫增强制剂。

（九）预防和治疗肠道衰竭

对于 SAP 患者，应密切观察腹部体征和排便情况，监测肠鸣音变化。早期给予促肠道动力药物，包括生大黄、硫酸镁、乳果糖等；给予微生态制剂调节肠道菌群；应用谷氨酰胺制剂保护肠道黏膜。同时可应用中药外敷，如皮硝。病情允许时应尽早恢复流质饮食或实施肠内营养支持，对预防肠道衰竭具有重要意义。

（十）中医中药

单味中药，如生大黄，复方制剂，如清胰汤、柴芍承气汤等被临床实践证明有效。中药制剂通过降低血管通透性、抑制巨噬细胞和中性粒细胞活化、清除内毒素而达到治疗功效。

（十一）胆源性 AP 的内镜治疗

对于怀疑或已经证实的胆源性 AP，如果符合重症指标，和（或）存在胆管炎、黄疸、胆总管扩张，或最初判断是 MAP，但在治疗中病情恶化，应首选内镜下括约肌切开术（EST）和鼻胆管引流。

（十二）并发症的处理

是 AP 治疗中较困难和复杂的部分，并发症多发生于 SAP，种类多样，个体差异较大。急性呼吸窘迫综合征（ARDS）是 AP 的严重并发症，治疗包括机械通气和大剂量、短程应用糖皮质激素，如甲泼尼龙，必要时行气管镜下肺泡灌洗术。对急性肾衰竭主要采取支持治疗，稳定血液循环，必要时透析。低血压与高动力循环相关，治疗包括密切的血流动力学监测，静脉补液和使用血管活性药物。AP 有胰液周围积聚者，部分会发展为假性胰腺囊肿，应密切观察，部分病例可自行吸收，若假性囊肿直径 > 6 cm，且出现周围压迫症状，可行穿刺引流或外科手术引流。胰腺脓肿是外科手术的绝对指征。上消化道出血可应用制酸剂，如 H_2 受体拮抗剂和质子泵抑制剂。

（十三）手术治疗

手术治疗主要针对 SAP，而确定其手术时机和手术方式仍是临床疑难问题，观点不甚统一。而对处于高度应激状态的 SAP 患者实施手术,创伤大,风险高,更应慎重决定。现在较多支持的观点包括对胆源性 SAP 伴有胆道梗阻和胆管炎但无条件行 EST 者,经积极保守治疗 72 小时病情未有好转者,出现胰周感染者应予手术干预。

1.手术步骤

(1)切口:上腹正中纵行切口对腹腔全面探查的灵活性较大,组织损伤小,但对暴露全部胰腺,探查腹膜后间隙和清除坏死组织较困难,在切口开放者或栅状缝合者更易发生肠道并发症。两侧肋缘下切口可以良好暴露全部胰腺,有利于清理两侧腹膜后间隙的坏死组织,且网膜与腹膜缝闭后,将小肠隔离于大腹腔,对横结肠系膜以上的小网膜囊可以充分引流或置双套管冲洗,若须重复手术,肠道损伤机会亦减少。近年来一些有经验的医师倾向于选择两侧肋缘下切口或横切口(图 11-2)。

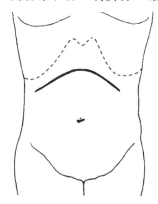

图 11-2 两侧肋缘下切口

(2)暴露胰腺:进入腹腔后先检查腹腔渗液,包括渗液量、性状及气味,抽取渗液做常规、生化、淀粉酶、脂肪酶检查和细菌培养。之后尽可能吸尽渗液,切开胃结肠韧带即可显露胰腺。

(3)确定胰腺坏死部位及坏死范围:发病 3 天内的手术,判断胰腺坏死部位和范围仍然是关键问题,也是当前尚未解决的问题。胰腺坏死范围一般分为局灶坏死(30%),大片坏死(50%~75%),和次全、全部坏死(75%~100%)。亦有以切除坏死组织的湿重区别程度,即局灶坏死(切除坏死组织湿重<50 g),大片坏死(<120 g),次全坏死(<190 g),超过 190 g,其中未检查到有活力组织者为完全坏死。

(4)胰腺坏死组织清除:用指捏法清除坏死组织,保护目测大致正常的组织。清除坏死组织无须十分彻底,对肠系膜根部的坏死组织切忌锐性解剖或试图完全清除,这样很可能会误伤肠系膜上动、静脉,发生致死性危险,明智的做法是任其自行脱落,经冲洗排出。坏死腔内应彻底止血,以免术中或术后发生大出血。清除的坏死物应称湿重并记录,以判断坏死范围,同时立即送细菌学检查,作革兰氏染色涂片和需氧、厌氧菌培养。标本需作病理检查,以进一步判断坏死程度。

胰腺坏死严重者往往在胰周和腹膜后间隙存留有大量渗出物,其中富含血管活性物质和毒素、脂肪坏死组织,故在清除胰内坏死组织的同时还应清除胰周和腹膜后间隙的坏死组织。探查腹膜后间隙时对胰腺头、颈部病变主要分离十二指肠结肠韧带,游离结肠肝曲、右侧结肠旁沟、肠系膜根部和肾周围;胰体尾部病变累及脾门、肾周围时,应游离结肠脾曲和左侧结肠旁沟、肠系膜根部。凡属病变波及范围均应无遗漏地探查,清除坏死组织,吸尽炎性渗液,特别应注意肾周围及两侧结肠后间隙的探查和清理。

(5)局部灌洗腔形成:将胰内、胰周和腹膜后间隙的坏死组织、渗出物清理后,用大量生理盐水冲洗坏死腔。缝合胃结肠韧带,形成局部灌洗腔。

(6)引流和灌洗:单纯胰腺引流目前已无人采用,无论胰腺坏死组织清除后或是胰腺规则性切除术后都必须放置引流和(或)进行双套管灌洗,放置位置包括小网膜囊,腹膜后间隙或结肠旁沟。胰腺广泛坏死者还须进行"栽葱"引流。有胆囊和胆总管结石并伴有黄疸,又不允许施行胆囊切除者应切开胆囊或胆总管取石,放置胆囊引流和胆总管 T 管引流。术后冲洗小网膜囊平均需 25 天,根据坏死范围大小而有不同,局灶性坏死平均 13 天,大片坏死平均 30 天,次全或全部胰腺坏死平均 49 天,最长 90 天。灌洗液体量局灶性坏死平均 6 L/24 h,大片、次全或全部坏死平均 8 L/24 h,最多可达 20 L/24 h。冲洗液体可以是等渗或稍高渗的盐水。停止灌洗的指征为吸出液培养无菌生长;组织碎片极少或未见(<7 g/24 h);淀粉酶同工酶和胰蛋白酶检查阴性。

(7)三造口术:指胆囊造口,胃造口和空肠造口。由于急性坏死性胰腺炎伴有肠梗阻、肠麻痹,特别是十二指肠空肠曲近端胃肠液潴留,胃液、胆汁和十二指肠液淤积,且胃肠道梗阻往往持续数周甚至数月,三造口术即针对此状况。近年来由于肠外营养支持的质量不断提高,加之三造口术在病变剧烈进展期难以达到预期目的,反而增加并发症危险,故而主张选择性应用。

(8)腹壁切口处理:急性坏死性胰腺炎病理变化复杂,尚无一种手术能将本病一次性治愈。胰腺坏死清除术辅以坏死区冲洗虽然手术次数减少,但再次乃至多次手术仍难避免。胰腺早期规则性切除术结果更差,据统计其再次手术的次数较坏死清除术更多。再次和多次坏死组织清除手术需要多次打开腹部切口,针对此点,提出对腹壁切口的几种不同处理方法:①如前所述将坏死区作成灌洗腔,插入两根粗而软的双套管,持续灌洗引流,切口缝合。②用不易粘连的网眼纱布覆盖内脏,再以湿纱垫填充于腹内空间和腹壁切口,腹壁切口不缝合,或做全层栅状缝合数针固定。根据病情需要,定期更换敷料。此法可动态观察病情,及时清除不断形成的坏死组织,进行局部冲洗,避免多次切开、缝合和分离粘连。但每次更换敷料均需在全麻下进行,切口形成肉芽创面后方可能在病房内更换敷料。此法仅适用于胰腺坏死已有明显感染,胰腺脓肿形成,或有严重弥漫性腹膜炎的病例。③胰腺坏死组织清除后,切口开放,填塞敷料,然后盖以聚乙烯薄膜,在腹壁安装尼龙拉链闭合切口。此法优点与切口开放填塞法相同,更因有拉链闭合切口,减少了经蒸发丢失的液体量。但反复全身麻醉,出血、肠瘘、感染等严重并发症风险也决定了此类方法必须严格选择病例,不可轻率施行。

2.术中要点

(1)胰腺坏死组织清除术的关键步骤是有效清除胰内、胰周和腹膜后间隙坏死组织及感染病灶,保护仍有活力的胰腺组织,尽量用手指做钝性分离,保护主要血管。肠系膜根部周围的坏死组织无须分离,切忌追求彻底清除而导致术中或术后大出血。必须彻底止血,必要时结扎局部主要供血血管,但若为肠系膜根部血管受累,只能修补不可结扎。

(2)选择引流管质地应柔软,以避免长期使用形成肠瘘。有严重腹膜炎时腹腔应灌洗 1~3 天。腹膜后间隙坏死,感染严重时应作充分而有效的引流。

(3)为不可避免的再次手术或重复手术所设计的腹部开放填塞或腹壁安装拉链术,要注意严格选择病例,不宜作为常规方式。

3.术后处理

(1)患者需 ICU 监护治疗。

(2)应用抗生素防治感染。选择广谱、对需氧及厌氧菌均有效的药物,或联合用药。

(3)严密监测主要脏器功能,及时治疗肺、肾、心、循环及脑功能不全。若有指征及时应用呼吸机辅助呼吸,观察每小时尿量及比重,观察神志、瞳孔变化。

(4)肠外营养支持,一旦肠功能恢复,即逐渐过渡至肠内营养支持。

(5)持续双套管冲洗,严格记录出入量,测量吸出坏死组织重量,吸出液行细菌培养,以决定何时停止冲洗。

(6)发现需要再次手术的指征,主要是经过坏死组织清除及冲洗,症状一度缓解却又再度恶化,高热不退,局部引流不畅。

(7)若发现坏死腔出血,应停止冲洗,出血量不大时可采用填塞压迫止血,出血量大则应急诊手术。

(8)发现继发性肠瘘,应立刻进行腹腔充分引流。

(9)主要并发症:胰腺坏死清除术的主要并发症为胰腺坏死进展,继发严重感染,形成胰腺脓肿或感染性假性胰腺囊肿;胰腺坏死累及主要血管发生大出血,继发休克;严重感染、中毒导致脓毒血症;多因素导致 MODS。①感染。坏死性胰腺炎手术中胰腺坏死组织细菌培养阳性率为 62.8%。手术引流不畅或感染进展时,细菌培养阳性率增高,术中培养阳性者病死率比培养阴性者高 1 倍。感染未能控制,发生脓毒血症者则存活率很低。②出血。往往由于术中企图彻底切除坏死组织或坏死、感染侵蚀血管引起。预防方法是术中对血管周围或肠系膜根部的坏死组织不必彻底清除,及时发现和处理出血。若发生大出血则病死率接近 40%。③肠瘘。包括小肠瘘和结肠瘘,是最常见的并发症之一。约 1/10 的患者发生肠瘘。与坏死病变侵蚀,反复行胰腺坏死组织清除术,或切口开放有关。④胰瘘。坏死性胰腺炎术后约 8% 的病例发生胰瘘,经充分引流,多可自行愈合。超过半年不愈合者应手术治疗。⑤假性胰腺囊肿。多在 SAP 发病 4 周以后形成,是由纤维组织或肉芽组织囊壁包裹的胰液积聚。直径<6 cm 无症状者可不处理,若发生感染或>6 cm 者,需作 B 超或 CT 引导下的介入引流,或手术行内引流或外引流。

(刘海明)

第二节　慢性胰腺炎

一、概述

慢性胰腺炎是各种原因所致的胰实质和胰管的不可逆慢性炎症,其特征是反复发作的上腹部疼痛伴不同程度的胰腺内、外分泌功能减退或丧失。

长期酗酒是慢性胰腺炎最主要的病因。甲状旁腺功能亢进的高钙血症和胰管内蛋白凝聚沉淀均可形成胰腺结石,导致慢性胰腺炎;此外,高脂血症、营养不良、血管因素、遗传因素、先天性胰腺分离畸形以及急性胰腺炎造成的胰管狭窄等均与本病的发生有关。

病理病变为不可逆改变。典型的病变是胰腺缩小,呈不规则结节样变硬。胰管狭窄伴节段性扩张,其内可有胰石或囊肿形成。显微镜下见:大量纤维组织增生,腺泡细胞缺失,胞体皱缩、钙化和导管狭窄。电子显微镜下可见致密的胶原和成纤维细胞增生,并将胰岛细胞分隔。

二、临床表现

腹痛是本病最常见症状。疼痛位于上腹部剑突下或偏左,常放射到腰背部,呈束腰带状。平时为隐痛,发作时疼痛剧烈,酷似急性胰腺炎。随着急性发作的次数增加,间歇期逐渐变短,最后呈持续痛。

疼痛的发作主要是由于结石或胰管上皮增生所造成的胰管阻塞,使胰液不能通畅流入十二指肠,管内压力增高所引起;在手术解除梗阻后,疼痛就得到缓解。如果梗阻原因得不到解除,反复急性发作,纤维化病变逐渐加重,最后是胰腺的主要管道多处出现狭窄,犹如串珠状,疼痛就更难缓解。

血糖增高和出现糖尿是胰腺内分泌腺遭到破坏的表现。由于胰腺炎的反复发作,胰岛破坏严重,胰岛素分泌减少。但与急性胰腺炎不一样,糖尿病不仅不会缓解,且日趋严重。

腹胀、不耐油腻、腹泻是胰腺外分泌缺少的症状。由于胰管的阻塞,腺泡被破坏,使蛋白酶、脂肪酶和淀粉酶的分泌减少,蛋白质、脂肪等吸收都受到影响,表现为大便次数增多,粪便量大、不成形、色浅、发亮带油粒,即所谓"脂肪泄"。由于吸收不良,加以进食后引起疼痛而畏食,患者逐渐消瘦,体质量减轻。

少数患者出现黄疸,是因为慢性胰腺炎在胰头的纤维病变,压迫胆总管下端,或因为同时伴有胆管疾患。如果引起慢性胰腺炎的病因是慢性酒精中毒,还可出现营养不良性肝硬化所引起的一系列症状。

三、诊断

依据典型临床表现,可做出初步诊断。

(一)常规检查
粪便检查可发现脂肪滴,胰功能检查有功能不足。

（二）超声检查

B超可见胰腺局限性结节，胰管扩张，囊肿形成，胰大或纤维化。

（三）腹部 X 线

腹部 X 线平片可显示胰腺钙化或胰石影。

（四）CT

CT 扫描可见胰实质钙化，呈结节状，密度不均，胰管扩张或囊肿形成等。CT 检查的准确性远较 B 超为高。

四、治疗

（一）非手术治疗

（1）病因治疗：治疗胆管疾病，戒酒。

（2）镇痛：可用长效抗胆碱能药物，也可用一般止痛药，要防止药物成瘾，必要时行腹腔神经丛封闭。

（3）饮食疗法：少食多餐，高蛋白、高维生素、低脂饮食，按糖尿病的要求控制糖的摄入。

（4）补充胰酶：消化不良，特别对脂肪泻患者，大量外源性胰酶制剂有一定治疗效果。

（5）控制糖尿病：控制饮食，并采用胰岛素替代疗法。

（6）营养支持：长期慢性胰腺炎多伴有营养不良。除饮食疗法外，可有计划地给予肠外和（或）肠内营养支持。

（二）手术治疗

手术治疗目的主要在于减轻疼痛，延缓疾病的进展，但不能根治。

1.纠正原发疾病

若并存胆石症应行手术取出胆石，去除病因。

2.胰管引流术

（1）经十二指肠行肝胰壶腹括约肌切开术或成形术：可解除括约肌狭窄，使胰管得到引流；也可经 ERCP 行此手术。

（2）胰管空肠侧侧吻合术：全程切开胰管，取除结石，与空肠做侧侧吻合。

3.胰腺切除术

有严重胰腺纤维化而无胰管扩张者可根据病变范围选用适宜的手术。

（1）胰体尾部切除术：适用于胰体尾部病变。

（2）胰腺次全切除术：胰远侧切除达胆总管水平，适用于严重的弥漫性胰实质病变。术后有胰岛素依赖性糖尿病的危险，但大部分患者可获得疼痛的减轻。

（3）胰头十二指肠切除术：适宜于胰头肿块的患者。可解除胆管和十二指肠梗阻，保留了富有胰岛细胞的胰体尾部。

（4）保留幽门的胰头十二指肠切除术：由于保留了幽门，较前者更为优越。

（5）保留十二指肠的胰头切除术：残留胰腺与空肠施 Roux-en-Y 吻合术，与 PPPD 效果相似。

（6）全胰切除术：适用于顽固性疼痛患者。半数以上患者可解除疼痛，但术后发生糖尿病、脂肪泻和体重下降，患者需终生依靠注射胰岛素及口服胰酶片的替代治疗。

（刘海明）

第三节 胰 岛 素 瘤

胰岛素瘤是一种罕见肿瘤，但在胰腺内分泌瘤中却最常见。约 95％ 为良性。男：女比约为 2：1。胰岛素瘤是起源于胰岛 B 细胞的肿瘤。B 细胞分泌胰岛素，大量的胰岛素进入血流，引起以低血糖为主的一系列症状。

一、病理

胰岛素瘤90%以上是单发的圆形肿瘤,直径多为1～2 cm,在胰头、胰体和胰尾三部分的发生率基本相等。但胰岛素瘤的大小,以及数目可以有很大变异。与其他内分泌肿瘤一样,肿瘤的大小和功能不一定呈平行关系。胰岛素瘤常有完整的包膜,呈红色或褐色,与正常胰腺组织分界较清楚。它主要由B细胞构成,间质一般很少,常有淀粉样变。电镜下瘤细胞内可见B细胞分泌颗粒。从形态学上鉴别良性和恶性胰岛细胞瘤有一定困难,诊断恶性胰岛素瘤的最可靠指标是发现有转移灶。

二、临床表现

胰岛素瘤可发生在任何年龄,平均年龄40岁左右,男性较女性多见(2∶1)。常在空腹时发作,主要表现为低血糖引起的中枢神经系统和自主神经系统方面的症状。

（一）意识障碍

意识障碍为低血糖时大脑皮质受到不同程度抑制的表现,如嗜睡、精神恍惚以至昏睡不醒,也可表现为头脑不清,反应迟钝,智力减退等。

（二）交感神经兴奋

交感神经兴奋为低血糖引起的代偿反应,如出冷汗、面色苍白、心慌、四肢发凉、手足颤软等。

（三）精神异常

精神异常为反复多次发作低血糖,大脑皮质受到损害的结果。

（四）癫痫样发作

癫痫样发作为最严重的神经精神症状,发作时意识丧失,牙关紧闭,四肢抽搐,大小便失禁等。

三、诊断

该病的诊断首先要依靠医务人员,如果他们能意识到本病的可能性,及时检查血糖,则多数患者可得到早期诊断。空腹血糖一般在2.8 mmol/L(50 mg/dL)以下。Whipple三联征对提示本病有重要的意义。

（1）症状往往在饥饿或劳累时发作。

（2）重复测定血糖在2.8 mmol/L(50 mg/dL)以下。

（3）口服或静脉注射葡萄糖后症状缓解。

现代的诊断手段可以提供定性和定位诊断,B超、CT、MRI以及选择性腹腔动脉造影对胰岛素瘤的发现和定位均有帮助。经皮经肝门静脉内置管,分段采血,测定胰岛素浓度,可达到定性和定位的目的,且可发现多发性胰岛素瘤的部位,有助于术中找到和不致遗漏多发的肿瘤。

四、治疗

一旦诊断明确,应及早进行手术治疗,以免引起脑细胞进一步损害。如为恶性肿瘤,延迟手术将会增加转移的机会,手术应注意以下几点。

（1）彻底检查胰腺各部分,特别注意胰腺背部、钩突部肿瘤。术中B超帮助瘤体定位非常有效。

（2）摘除一个肿瘤后,仍应警惕有多发肿瘤存在的可能,要避免遗漏,术中可连续测血糖以了解肿瘤组织是否切净。

（3）应以冰冻切片检查手术中摘除物是否为肿瘤组织。

（4）如病理检查证实为胰岛增生,则往往需要切除80%以上的胰腺组织。对于微小而数量众多不能切除干净的胰岛素瘤和已有转移的恶性胰岛素瘤可采用药物如二氮嗪、链佐霉素等,但这些药物长期应用均有一定不良反应。

（刘海明）

第十二章　脾脏疾病

第一节　脾功能亢进

脾功能亢进最早由 Chauffard 于 1907 年开始使用,用以描述因脾脏功能过度增强而不适当地隔离和破坏血液成分所引起的一组症状。主要表现为以下四个特点:①一种或多种末梢血细胞减少;②减少的血细胞的前体细胞在骨髓中增生或正常;③大多数病例合并脾大;④脾切除术后,上述症状多数能缓解或恢复正常。

一、发病机制

(一)脾内阻留学说

正常情况下脾内阻留有大量血小板和红细胞,而脾大时血小板阻留可达全身总数的 $60\%\sim90\%$,红细胞可达 30%。以 ^{51}Cr 标记患者的红细胞或血小板,回输后发现脾区 ^{51}Cr 量远超过肝脏及其他脏器。此外,脾大后血液在脾内循环时间明显延长,正常脾血循环时间平均为 2 分钟,而脾大者可延长至 1 小时以上。脾血循环时间延长不仅使细胞阻留增多,而且经实验证实病变脾每单位体积中的摄氧量也下降,脾血的葡萄糖浓度降低,酸度增高,在此恶劣环境下,血细胞活力下降,细胞膜稳定性差,易被吞噬破坏。

(二)体液抑制学说

1946 年 Dameshek 首先提出,脾脏在正常情况下会分泌一种抑制骨髓造血功能的内分泌激素,一旦此激素分泌过多,可过度抑制骨髓细胞的成熟和释放,并增加血细胞破坏。

(三)自身免疫学说

患者体内免疫系统产生针对自身血细胞抗原的抗体,对自身血细胞进行攻击,使血细胞破坏增加。Verheugt 等人已检测到抗红细胞抗体、抗血小板抗体和对各种中性粒细胞敏感的自身抗体。这些抗体多为 IgG,也可是 IgM 或 IgA。还有研究发现 IPH 患者淋巴细胞功能受抑制,OKT4/OKT8 比例增高,血液中抗核抗体和抗淋巴细胞抗体等自身抗体升高。在脾切除术后这些异常可消失。

(四)稀释学说

Blending 发现脾大时,血浆总容量明显增加,且与末梢血细胞减少呈显著相关性,因而推测脾大时循环血细胞减少与血液稀释有关。

二、病因和分类

脾功能亢进分原发性和继发性两大类。继发性脾功能亢进相对多见,是因某种原发病引起脾大后继之出现的脾功能亢进。门静脉高压是继发性脾功能亢进最常见的原因。而原发性脾功能亢进是指通过仔细检查(包括脾脏的病理检查),排除了可能引起继发性脾功能亢进的因素后的一类脾功能亢进。临床上多先有某种血细胞减少,然后才发现脾大,并在骨髓涂片中有相应的血细胞增生。但大多数原发性脾功能亢进(如先天性红细胞形态或代谢异常类疾病)的原发病因为异常的血细胞在脾脏破坏过多,脾脏功能代偿性增强。真正源于脾脏自发性功能亢进的疾病实为少数。Orrilly统计70年代前50年间2 056例脾大病例,57％的脾大有血液系统疾病,而81％的巨脾者为血液系统疾病。其余脾大病例中,19％有感染性疾病,11％有肝脏疾病,9％有充血性或炎症性疾病,余下的4％为原发性脾脏疾病或不明原因的疾病。通常伴有脾大的疾病主要为感染性疾病(疟疾、心内膜炎)、肝脏病和充血性疾病(充血性心衰)。巨脾的病例中最常见为慢性白血病,巨脾发生率最高的疾病为骨髓纤维化。他还在1996年回顾170例脾大病例,其中病因为肝脏病者占36％,血液病者占35％,感染性疾病占16％,炎症性疾病占5％,原发性脾脏疾病占4％,其他原因为3％。随着时代发展,脾大病因有所改变。

三、脾大的病理改变

充血性脾大的脾脏基本病理改变为红髓增生,脾窦扩大,脾索变窄,脾窦内皮细胞孔隙大小不等,血细胞在脾窦长时间停留,因缺氧红细胞脆性增加,红细胞和血小板在脾脏破坏明显增多。白髓也有增生,但远不如红髓增生明显。动脉树出现异常的重排,动脉终末支延长,毛细血管增生。动脉周围淋巴鞘范围扩大,巨噬细胞被激活,皮质下见到网状纤维增生和髓纤维样增生。与特发性门静脉高压症(IPH)相比,肝硬化患者的脾脏红髓的脾索狭窄更甚。在光镜下IPH患者脾脏小动脉周围呈纤维性变,在电镜下,这些纤维性变结构中含网状细胞。脾索中也有增厚的网状细胞层占据。研究发现,IPH脾脏病理改变类似于再生的脾脏。脾窦内皮细胞增生,向腔内凸出。

四、临床表现

脾功能亢进本身的表现主要是脾大和血细胞减少。脾大多为轻度和中度,少数可达脐下。一些患者自觉左上腹饱满或不适。脾大程度与脾功能亢进程度不成正相关。红细胞减少者可出现皮肤黏膜苍白、头晕、乏力、心悸等贫血症状。若血小板显著减少,则有出血倾向如皮肤瘀点、瘀斑、紫癜、黏膜出血等。粒细胞减少者易发生感染。在继发性脾功能亢进病例中同时合并有原发病表现。巨脾者偶有发生自发性脾梗死和自发性脾破裂的可能。前者表现为突然左上腹疼痛,一般有发热,梗死范围过大时可并发后期梗死灶细菌感染。后者则表现为突发的腹腔内出血和失血性休克。

五、诊断

(一)确定有无脾功能亢进

1.诊断依据

如下,其中以前三条最为重要。

(1)脾大。

(2)末梢血细胞减少:外周血中红细胞、白细胞和血小板计数单一或同时减少。

(3)增生性骨髓象:以外周血中减少的血细胞过度增生为主,部分病例可同时出现成熟障碍。

(4)放射性核素扫描:脾肝摄取率比大于2∶1和(或)红细胞、血小板半衰期缩短。

(5)脾切除术的效果:脾切除后可以使血细胞数接近或恢复正常。

2.鉴别诊断

脾功能亢进需与再生障碍性贫血、阵发性睡眠性血红蛋白尿(paroxysmal noctural hemoglobinuria,PNH)、巨幼细胞性贫血及血细胞减少性白血病等可以引起全血细胞减少的疾病鉴别。通过病史、体检、骨髓象检查及酸溶血试验等,一般不难区别。

(二)明确是原发性还是继发性脾功能亢进

根据病史、脾功能亢进合并的其他临床表现及辅助检查(包括组织活检),逐一寻找可引起继发性脾功能亢进的病因,若均排除,则脾功能亢进为原发性。

（三）脾脏大小的评估

1.触诊

一般脾大 2～3 倍时才能在肋下触及，因此肋缘下未触得脾脏并不能否定脾大，但增大的脾脏在能被触及前就有左侧肋缘上叩浊。临床上根据触诊结果常将肿大的脾脏分为三级：深呼吸时，脾脏在肋下不超过 3 cm 者为轻度肿大；自 3 cm 至脐水平线称为中度肿大；超过脐水平线以下则为重度肿大。

2.B超

不仅能对脾脏大小进行定量测量，还可以观察脾脏轮廓及内部结构，且测量脾脏各径线极为方便，对诊断脾大很敏感。由于脾脏大小、形态个体差异甚大，目前尚无统一标准，一般认为正常人脾脏最大长径小于 10～11 cm，厚径小于 3.5 cm。若：①最大长径＞12 cm；②厚径＞4.5 cm；③脾面积（长×厚）＞25 cm²，三者具备其一，则考虑为脾大。

3.CT

CT 仅显示脾脏横切面图像，对评估脾脏大小与 B 超相比并无优势，但对定性有较大帮助。CT 判断脾大的标准如下。

(1)脾脏厚度＞4.5 cm。

(2)脾脏下缘超过肝脏下缘，即扫描层面已见不到肝脏，但仍能见到脾脏。

(3)脾径大于 5 个肋单元。

4.核素 ^{99m}Tc 或 ^{113}In 扫描

对区别是脾脏还是其他腹腔内脏器，以及证实脾大或脾脏内部病变非常有用。

（四）脾脏功能的评估

脾功能亢进的程度能通过测定标记红细胞在循环中半衰期的缩短和脾、肝对其摄取比例的增加而得到定量的表示。以核素 ^{51}Cr 标记红细胞、血小板后回输体内，①测定其半衰期，若红细胞半衰期小于 25 天、血小板半衰期小于 6 天，则有诊断意义，半衰期越短，说明血细胞破坏速度越快。②分别于体外测得脾与肝摄取率，求其比值，正常脾与肝摄取率之比为 1：1，若大于 2：1 则提示脾脏阻留作用明显，重者可达(3～4)：1。

六、治疗

（一）药物治疗

临床上常用的治疗脾功能亢进的药物有促红细胞生成素、氨肽素、维生素 B₄、泼尼松和某些中药。但从总体来讲，药物治疗的效果不肯定，即使有作用，持续时间也较短暂，常有许多不良反应，有些药物价格昂贵，来源困难，因此只适用于某些轻度的血细胞减少者。输血或成分输血有时对治疗脾功能亢进有效，但同样持续时间太短，并容易发生反应，笔者医院既有因输血小板发生反应而死亡者。

（二）脾切除术

既往人们认为全脾切除对机体无太大影响，因而对脾外伤或其他脾脏疾病患者主张脾切除治疗。近 20 年，人们对脾脏的功能有了新的了解，发现脾脏在机体微观免疫中具有多方面的重要作用，如婴幼儿时期的脾脏在免疫系统的发生、成熟、产生特异性抗体和免疫调节过程中发挥重要影响；脾脏参与多种免疫球蛋白、补体、调整素以及免疫因子 tuftsin 的产生；脾脏对机体内血源性颗粒性抗原（如细菌）有过滤、廓清作用并可阻抑癌肿扩散性转移以及抗癌作用等。脾切除术后凶险性感染（OPSI）的发生与患者年龄和原发病有关。1 岁以内儿童脾切除后 OPSI 发生率高达 50%，而 1 岁以上儿童则降为 2.8%。原发病中，以遗传性红细胞增多症、地中海贫血、网状内皮细胞疾病等患者脾切除术后 OPSI 的发生率高。本病起病急骤，病情凶险，患者死亡率在 50% 以上。因此，对 4 岁以内的儿童不应作全脾切除术。有统计资料表明，成人肝硬化门静脉高压症患者脾脏切除后严重感染发生率达 6.1%。保脾手术在肝硬化门静脉高压症患者当中有逐年增加的趋势，但对保留多少体积脾脏既能保存脾脏的免疫功能又不致引起脾功能亢进复发，目前还没有统一的说法。

（三）脾栓塞术

为了使不能手术的患者得到治疗,有人曾用自身血凝块为一例肝硬化门静脉高压伴脾功能亢进的患者行脾栓塞,结果脾脏缩小及周围血细胞升高。还有人用明胶海绵栓塞肝硬化患者的脾动脉所有终末分支,使脾实质完全梗死,称全脾梗死。但因并发症和死亡率极高,此方法很快被放弃,目前仅用于治疗脾脏的恶性肿瘤。20 世纪 70 年代末,国外学者试行脾动脉主干栓塞术,用于治疗创伤性脾破裂效果较好。因其远端存在侧支循环,脾脏不会梗死,并发症少。1979 年 Spigos 首先将部分脾栓塞术应用于临床,产生部分脾切除效应,不仅削弱了脾脏破坏血细胞的能力,同时也削弱了产生血细胞相关抗体的功能,达到消除部分脾脏功能的作用。而且该手术后机体仍然维持正常的免疫功能和破血功能,避免了切脾后潜在感染和高黏滞血症的危险,这是与全脾切除和全脾栓塞最有意义的区别。其治疗脾功能亢进无严格禁忌证,用于门静脉高压症时,以肝功能 Child A 级或 B 级,脾中度大小,年轻患者效果满意。对于肝功能 C 级,代偿功能差,巨脾,年龄大,全身情况差,肾功能损伤严重者,效果较差。该术式是目前公认的治疗脾功能亢进的最好方法。在 X 线电视监测下行选择性脾动脉插管,栓塞脾实质的 20%～70%,可多次重复栓塞。栓塞后 3～4 个月,栓塞部分被吸收,残脾体积可保留数年不变。如首次栓塞脾实质达 80%,可不需重复栓。

（四）经皮脾内注射无水酒精

有学者提出对肝硬化脾功能亢进患者经皮脾内注射无水酒精治疗脾功能亢进。动物实验结果表明,经皮脾内注射无水酒精可造成脾实质的坏死,术后动物存活良好。临床操作时首先以超声波测量患者腹壁和脾脏厚度,确定进针部位和深度。然后在常规消毒和局部麻醉下,用 7 号腰穿针经皮刺入脾内,拔出针芯,套入装有无水酒精的注射器抽吸无回血即可缓慢注射,一般注射时间为 2～5 分钟,其间应多次抽吸针管,如有回血应调整针刺深度,无回血后方再注射。每次注射剂量为 5～10 mL,注射后局部按压半小时可起床活动。在治疗的第二周白细胞和血小板计数开始上升,而红细胞和血红蛋白上升不明显。治疗结束后一个月脾脏开始回缩,以中度脾大者回缩明显,而巨脾者效果较差。治疗后所有患者的肝功能及腹水均没有加重,部分患者肝功能有所改善,症状好转,腹水减轻,未发现出血现象。注射后的不良反应主要为左上腹疼痛和发热,一般可自行缓解,少数症状明显者给予对症治疗后均缓解。

（张　伟）

第二节　脾脓肿

一、概述

脾脓肿是脾脏的化脓性感染。某些引起脾大的感染性疾病或败血症、创伤及邻近器官的蔓延都可导致脾脓肿。临床上将脾脓肿分为三类:转移性脾脓肿、脾脏外伤和梗死引起的脓肿、邻近脏器化脓性感染直接侵袭脾脏所致的脾脓肿。脾脓肿中较多见的是厌氧菌和革兰氏阴性需氧菌感染,可有复合细菌感染。脓肿早期脾脏与周围组织无粘连,随炎症向脾表面波及,常与周围脏器发生致密粘连,还可穿入其他脏器,导致腹膜炎和内、外瘘的形成。也可穿破膈肌引起脓胸,或导致其他部位的转移性脓肿。

二、临床表现

(1)寒战、高热及左上腹疼痛,可伴恶心、呕吐及食欲不振等症状。

(2)脓肿向腹腔破溃后,可产生腹膜炎和感染中毒性休克的表现。

(3)脓肿向腹壁穿破时,则与腹壁脓肿极易混淆。

三、诊断要点

(1)有败血症、脾外伤史或邻近器官的化脓性感染,临床表现为寒战、高战及左上腹疼痛。

（2）局部明显的压痛、反跳痛及肌紧张,可触及肿大的脾脏。

（3）血白细胞及中性多核白细胞分类计数均明显升高,出现核左移。

（4）超声检查显示脾内多发或单发液性暗区;CT 显示脾内低密度灶;脾动脉造影及放射性核素扫描亦有助于诊断。

（5）X 线胸片可见左侧膈肌抬高、活动受限、左下肺肺炎、胸腔积液等表现。

四、治疗方案及原则

（一）全身支持治疗

给予充分的营养,纠正水及电解质平衡紊乱,高热时物理降温,对疼痛及呕吐给予对症处理。纠正贫血或低蛋白血症,必要时小量多次输新鲜血或血浆。

（二）抗生素治疗

首选广谱抗生素及抗厌氧菌抗生素,如有条件行脓液细菌培养或血培养检查,则根据细菌培养及抗生素敏感试验结果选用有效的抗生素。

（三）局部病变的处理

（1）及早行包括脓肿在内的脾切除术。

（2）对于脾脏周围粘连严重、行脾切除有困难,或全身情况较差不能耐受脾切除术者,可行脾脓肿切开引流术。

（3）对于症状重、全身状况极差、手术风险较大者,可考虑行 CT 或 B 超引导下经皮脾脓肿穿刺置管引流术。

（张　伟）

第三节　脾脏肿瘤

一、脾脏良性肿瘤

（一）分类

脾脏良性肿瘤临床罕见。根据起源组织的不同,主要分为三大类型。

1.脾错构瘤

极罕见,在脾切除术中发生率约 3/20 万,国内报道不足 10 例。其构成成分和脾正常成分相一致,又称脾内副脾、脾结节状增殖,也有文献称之为脾脏缺陷瘤,其病因是脾脏胚基的早期发育异常,使脾正常构成成分的组合比例发生混乱,瘤内主要是由失调的脾窦构成,脾小体很少见到,脾小梁缺如或偶尔可见。肉眼见瘤体切面呈圆形或椭圆形,边界清楚,无包膜,呈灰白色和浅红色。文献中脾错构瘤既有单发也有多发的报道。

2.脾血管瘤

脾血管瘤由海绵样扩张的血管构成,又称海绵状血管瘤、脾海绵状错构瘤、脾末梢血管扩张性血管瘤及脾血管瘤病,其发生基础系脾血管组织的胎生发育异常所致,亦罕见。

3.脾淋巴管瘤

在三种良性肿瘤中常见,占 2/3。脾淋巴管瘤系由囊性扩张的淋巴管构成,又称脾海绵状淋巴管瘤或脾囊性淋巴管瘤。其发生基础是先天性局部发育异常,阻塞的淋巴管不断扩张。

（二）临床表现与诊断

脾良性肿瘤常常单发,大小不一,形态各异,因其症状隐匿,临床诊断较困难,常常在尸检或剖腹探查时偶然发现,少数病例因巨脾引起左上腹肿块、疼痛、食后饱胀、气急及心悸等症状,或因脾功能亢进引起贫血及出血倾向而就诊时发现,也有部分病例因肿块囊性变及钙化而被临床检查发现。

影像诊断在脾肿瘤的诊断及鉴别诊断中具有重要价值。腹部 X 线平片可发现脾影增大及局部压迫征象,如左膈上抬、胃底及大弯受压、结肠脾曲右移等;肾盂静脉造影可显示左肾下移;B 型超声显示脾实质不均或结节状的低回声改变;CT 扫描可显示肝、肝圆韧带、镰状韧带、脾门及脾本身的变化;选择性脾动脉造影可显示周围组织的压迫性改变,亦可显示脾实质的缺损。

脾良性肿瘤应与寄生虫性脾囊肿、原发性恶性脾肿瘤及转移性脾肿瘤相鉴别。寄生虫性脾囊肿常系包囊虫性,X 线检查易见囊壁钙化,血象示嗜酸性粒细胞增多及特异性血清试验阳性可确诊。原发性恶性肿瘤往往症状较良性肿瘤突出,肿块增长速度快,全身进行性消瘦等有助于鉴别。转移性脾肿瘤常源于肺癌、乳腺癌、恶性黑色素瘤及脾周围脏器癌等,只要详细检查,不难发现原发癌灶及多脏器损害的表现。

（三）处　理

由于脾脏的良恶性肿瘤临床鉴别较为困难,目前主张一经发现,即应施行全脾切除术。对于肯定系良性肿瘤者,亦可考虑节段性脾切除或全脾切除后予以健康脾组织自体异位移植,尽可能保留脾脏的功能。也有人认为对于脾良性肿瘤可不作任何治疗,但应密切随访,定期复查。

脾良性肿瘤预后良好,但部分病例,尤其是脾血管瘤,因其动静脉交通的作用,易发生自发性脾破裂,引起致死性腹腔内出血。也有少数病例可发生恶变(如脾血管瘤恶变),引起肿瘤播散而导致患者死亡。

二、脾脏原发性恶性肿瘤

脾原发性非淋巴网织细胞恶性肿瘤非常罕见。国外 Das Gupla 1965 年报道了 198 例脾原发肿瘤后,只有零星报告。国内自 1986 年收集 41 例后,1997 年又报告 9 例原发脾肿瘤。文献大多为脾脏原发淋巴瘤的报告。据统计脾原发性恶性肿瘤仅占恶性肿瘤的 0.64％。

（一）病因与发病

脾脏肿瘤的起因至今尚未完全阐明。但近 30 年的研究发现了一些脾肿瘤发生的可能相关因素,如感染因素(某些病毒、分枝杆菌、疟原虫等)、遗传因素及其他脾脏慢性疾病等。Cecconi 等研究一组病例,认为 57％的脾脏淋巴瘤与感染有关,特别是与分枝杆菌的流行有关,也就是说它们的 B 超下表现一部分是结节状的,另一部分是非典型的。Wakasugi 报告一例慢性丙型肝炎病毒感染患者暴发 B 细胞淋巴瘤;Ozaki 等也证实,乙型肝炎病毒感染与脾脏 T/δT 细胞淋巴瘤相关;Kraus 报告一例心脏移植患者在 EB 病毒感染致淋巴组织异常增生后发生 T/δT 细胞淋巴瘤;Bates 等报告,在西非具绒毛状淋巴细胞的脾脏淋巴瘤和高度反应性疟疾性脾大有许多临床和免疫学的共同点,这一点为淋巴瘤发病机制的研究提供了线索。笔者在综合这些文献后分析认为,脾脏在受到病毒、细菌等病原体感染后,发生了非特异性的免疫反应,刺激了脾脏炎症区域内 B 淋巴细胞或 T 淋巴细胞的积聚和增生,在身体内部某些因素失去平衡的情况下,这种增生可能会变得不受限制而发展成肿瘤。另外,遗传因素及脾脏的一些慢性疾病与脾脏肿瘤的发病也可能有一定的关系。

（二）分类与病理

根据起源组织的不同,脾脏恶性肿瘤分为三大类。

1.脾血管肉瘤

系脾窦内皮细胞呈恶性增生所形成的肿瘤,又称恶性血管内皮瘤或内皮肉瘤。自 1879 年 Langhans 首例报告以来,国内外文献至 1997 年仅收集到 140 例。男:女比为 1.4:1,一般见于成年人,平均年龄 52 岁。多数患者于就诊时就有脾脏的肿大且常同时有肝脏的肿大。约 1/3 的患者发生脾破裂伴有血性腹水,其中多数病例发生肝、肺、骨或局部淋巴结的转移。

肉眼:脾大,被膜紧张,脾脏实质内有多个结节。结节紫红色、坚实、并可见出血、坏死、囊性变以及纤维化的区域。

镜下:组织学变化多端,有的区域呈实性的梭形细胞或多角形细胞的增生,其中可见被挤压的裂隙样管腔。有的区域可见相互吻合的小血管结构。在血管的腔内见有成堆的内皮细胞向管腔呈乳头样增生，内皮细胞胞体肥大，向管腔内突出呈钉突状。核大，富含染色质。核染色质和核仁呈粗团块状。核分裂象多见。肿瘤组织内可见出血和坏死，有时在原发肿瘤内见到髓外造血现象。

2.纤维肉瘤、梭形细胞肉瘤和恶性纤维组织细胞瘤

在脾原发性恶性肿瘤中最为少见。纤维肉瘤或梭形细胞肉瘤指脾脏本身纤维组织的恶性增生，1881年Weichsel baum首先描述，目前文献报告仍不足10例。镜下见瘤细胞多呈束状排列或弥漫成片，瘤细胞呈梭形，有明显异形性，形态极不规则，多核瘤巨细胞及核分裂象多见，核多呈枣核状，粗颗粒，分布不均，核仁多较明显，胞浆淡伊红色，间质胶原纤维多，瘤细胞间有较多网状纤维，V、G染色胞浆呈红色。

恶性纤维性组织细胞瘤又称恶性纤维黄色瘤、纤维黄色肉瘤。为近年来逐渐被人们注意的一种独立类型的恶性肿瘤。较多发生于四肢，极罕见于脾脏。本瘤较多发生于老年人，但也见于青年人。Mayo所报道的3例分别为48岁、51岁和54岁。男女无明显的差异。

肉眼：脾大，被膜紧张，脾内肿瘤呈分叶状，肿瘤的质地较为坚实，切面灰白、灰红、灰黄和黄褐色不一，呈多彩状。中心可有坏死和囊性变。一般难见编织样结构。

镜下：瘤组织内有多种细胞成分，即成纤维细胞、组织细胞、多核巨细胞、黄色瘤细胞及不等量的炎性细胞的浸润。

成纤维细胞及组织细胞有一定程度的异形性，表现核肥大、深染，核膜增厚，外形不规则，核仁明显。成纤维细胞呈梭形，形成胶原纤维束，作车幅状排列，这点在诊断上非常重要。

3.脾原发性恶性淋巴瘤

这是指原发于脾脏淋巴组织的恶性肿瘤，主要包括脾原发性霍奇金病和脾原发性非霍奇金淋巴瘤，而晚期恶性淋巴瘤的脾脏侵犯则不属此范畴。脾恶性淋巴瘤的发生率相对较高，占脾恶性肿瘤的2/3以上。国外Kaumhber 1931年作了首例报告，国内江晴芬1944年报告了首例，目前已有大量的病例报告。脾恶性淋巴瘤的分期，一般采用Ahmann的三期分级法，即：Ⅰ期，瘤组织完全局限于脾内；Ⅱ期，累及脾门淋巴结；Ⅲ期，累及肝或淋巴结。

（三）症状与体征

脾原发性恶性肿瘤早期常无特殊症状，患者就诊时往往呈现晚期癌肿状态，具体表现如下。

（1）脾脏自身的表现：肿大的脾脏大多在脐水平以下，有文献报告，最大可达脐下7.5 cm，呈渐进性增大，质硬，表面凹凸不平，活动度差，触痛明显。

（2）肿块所产生的局部压迫症状：如胃区饱胀、纳减、腹胀、心悸及气促等，甚至可引起泌尿系统的症状。

（3）恶性肿瘤的毒性表现：如低热、乏力、贫血、消瘦等。

部分病例可表现高热、白细胞计数减少，近1/4的病例可伴有肝大，也有部分病例因癌肿自发性破裂，以腹腔内出血作为就诊的首发症状。而脾脏不规则肿大，无长期发热，无脾功能亢进等，系脾原发性恶性肿瘤的特征。

（四）诊断与鉴别诊断

1.诊断标准

（1）最早的临床症状和体征表现在脾脏部位。

（2）血液生化及影像学检查有足够证据排除肾、肾上腺、结肠、腹膜、肠系膜和网膜的肿瘤。

（3）术中肝脏活检无肿瘤生长，肠系膜和腹主动脉旁淋巴结未见淋巴瘤病变。

影像检查在脾肿瘤的诊断中有举足轻重的作用。X线检查可发现脾影增大及局部压迫征象，但不具特殊性。B超检查可确定脾脏有无肿块，系实质或囊性，但不能区分良恶性。经皮穿刺活检，危险性较大，且穿刺部位难以定准。CT及磁共振不仅显示脾脏本身的病变，尚可显示肿块与邻近脏器的关系、淋巴结或肝脏的侵犯以及腹腔和胸腔的其他病变。选择性脾动脉造影可显示脾实质缺损等征象。

2.鉴别诊断

鉴于恶性肿瘤的早期征象不明显,甚至部分晚期病例也无特异表现,鉴别诊断更为重要,常需与下列疾病相鉴别。

(1)伴有脾大的全身性疾病:如门脉高压所致瘀血性脾大、恶性淋巴瘤和慢性白血病侵及脾脏等。

(2)脾本身的良性疾患:如脾脓肿、脾结核、脾囊肿及脾脏其他的良性肿瘤。

(3)脾邻近器官的疾患:如腹膜后肿瘤、肾脏肿瘤、胰腺肿瘤等。

上述这些疾患,往往借助于病史、体检、实验室检查及影像学诊断、淋巴结穿刺活检等手段可资鉴别。同良性肿瘤一样,脾脏原发性恶性肿瘤有相当的病例确诊仍需手术探查及病理学检查。

(五)处理与预后

脾脏原发性恶性肿瘤的治疗应首选脾切除加放疗或化疗,以延长患者生命,其中部分病例可有较长的存活期。治疗效果决定于病期、有否转移和肿瘤的生物学特性。早期病例手术治疗效果尚可,手术应行全脾切除,术中注意脾包膜的完整及脾门淋巴结的清扫。据文献报告,全脾切除后辅以放疗及化疗,5年生存率可达30%,部分病例术后生存长达23～27年。Ahmann报告49例脾淋巴瘤,Ⅰ、Ⅱ期3年生存率达60%,5年生存率45%。国内曲度收集了47例脾原发性恶性肿瘤,手术切除率达87.8%,但因诊治较晚,根治性切除率低,综合治疗措施不当,效果欠佳。

脾的恶性肿瘤诊治晚,预后较差,尤其是脾血管肉瘤,容易经血行转移,往往同时累及肝脏及其他器官,85%的患者在确诊前已有转移,也有人认为这种现象系肉瘤多中心性发生的结果。脾恶性肿瘤较易破裂,除外伤性破裂外,尚有自发性破裂,均可形成致死性腹腔内出血,并且可引起肿瘤的迅速播散。

三、脾脏转移性肿瘤

(一)概述

脾转移性肿瘤是指起源于上皮系统的恶性肿瘤,不包括起源于造血系统的恶性肿瘤。脾脏转移性肿瘤大多数系癌转移,主要经血管转移,仅少数经淋巴途径。Willis认为邻近器官的侵犯亦作为转移的另一途径考虑,而Harmann等人认为肿瘤的直接侵犯不应包括在转移性脾肿瘤之内。但多数人倾向前者,因为恶性肿瘤的转移途径通常认为是上述三个方面。笔者在临床工作中遇到4例脾转移癌,原发灶分别为肝、胃、直肠和子宫,均有腹腔淋巴结转移,而无腹腔外远处血行播散的证据,1例贲门癌脾内转移合并胃扭转作贲门癌连同脾脏在内的贲门癌切除术,术后生存1年。结合文献复习,笔者认为脾转移癌的转移途径以淋巴逆行途径为主,但对有全身广泛血行转移的患者,脾可作为转移脏器之一。转移性癌灶肉眼常表现为多数结节或单个结节,亦可表现为多数微小结节和弥漫性浸润。

综合文献,脾转移性肿瘤发生率9%～16%,较淋巴结、肺、肝等脏器为低,可能是由于癌细胞侵入脾脏的机会较少及脾脏对癌转移具有一定的免疫防御能力的缘故。通常在癌转移时,只有机体的抵抗力大为减低,侵入脾脏的癌细胞方可生长形成转移灶。据尸检报告,有广泛癌转移者50%以上同时有脾转移。有这么一种现象,脾转移性肿瘤百分率的高低与取材的范围成正比。资料表明,在恶性肿瘤患者转移性脾肿瘤的发生率镜检可高达30%～50%。可见,若对恶性肿瘤患者的脾脏行常规检查,可提高转移性脾脏肿瘤的检出率。

转移性脾肿瘤的原发灶可以是全身各个器官,来自血行播散的以肺癌、乳腺癌、卵巢癌及恶性黑色素瘤较为多见,淋巴途径的以腹腔脏器常见,常伴腹主动脉旁或脾周淋巴结肿大。通常,肿瘤脾转移可作为全身转移的一部分,少数情况下可作为乳腺癌、卵巢癌等原发病灶的唯一继发转移性器官。

(二)临床表现与诊断

脾转移性肿瘤患者,临床常无特殊症状,或仅表现为原发病症状。仅在脾脏明显增大时,可产生左上腹肿块、腹痛、纳减、消瘦等征象,以左上腹肿块为多见。少数患者还可伴继发性脾功能亢进、溶血性贫血、胸腔积液及恶病质等,也有少数病例因自发性脾破裂呈现急性腹痛、休克征象。

病史、症状及体征,实验室和影像学检查在脾转移性肿瘤诊断中具有重要价值。B型超声波可发现许

普通外科疾病临床诊疗思维

多临床上未能诊断的脾转移,CT及磁共振的诊断率达90%以上,选择性脾动脉造影可见血管强直、不规则狭窄、血管腔闭塞及不规则的新生血管形成。

(三)处理

脾脏转移性肿瘤,如果仅限于孤立性脾转移,可在全身综合治疗的基础上行全脾切除,疗效尚可。对于已有广泛转移者,则已失去手术治疗的时机。至于转移性脾肿瘤的自发性破裂,应予急症手术。

(张　伟)

第十三章　肠 道 疾 病

第一节　肠易激综合征

肠易激综合征(Irritable Bowel Syndrome,IBS)是一种常见的功能性肠病,以反复发作的腹痛或腹部不适为主要症状,排便后可改善,经常伴有排便习惯改变,但又缺乏形态学、组织学、细菌学及生化代谢方面的异常。本征最早于1820年由Powell报道,其特征是肠道功能的易激惹性。本征多见于中青年人,其世界范围患病率占普通人群的5%~25%,中国人群患病率5%~8%,严重影响患者的生活质量和正常的工作。所以,受到国内外学者的广泛重视。

根据功能性胃肠病罗马Ⅲ诊断标准,IBS可分为腹泻型(IBS-D)、便秘型(IBS-C)、混合型(IBS-M)和不定型(IBS-U)。

一、病因及发病机制

IBS的病因和发病机制尚未完全阐明。普遍认为可能存在多种因素。目前受到广泛重视的有精神(心理)应激因素,内脏感觉异常,肠道动力异常,免疫内分泌系统紊乱,脑-肠轴功能紊乱,肠道微生态改变等因素。

(一)精神(心理)应激因素

各种应激对胃肠道运动功能都具有广泛的影响,其中以结肠的功能紊乱持续的最久,在解除应激后很长时间里仍难以恢复。这不仅存在IBS患者,也同样见于正常人。不过IBS患者的阈值更低,表现得更敏感,更突出,更持久。大量资料表明,很多IBS患者都有心理障碍或精神的异常表现。症状的出现和加重之前常有遭受各种应激事件的经历。因症状而求医者较有症状不求医者相比,多有从小养成的赖医倾向和更多地有心理障碍,并对应激的反应更为敏感和激烈。所以,很多学者认为IBS是一种心身疾病。精神因素在IBS发病时可能有两种机制。一种认为IBS是机体对各种应激事件的超常反应,另一种是精神因素并非直接病因,但可诱发或加重症状,促使患者就医。

支持精神因素与IBS发病有关的证据:①到医院就诊的IBS患者中,伴有焦虑、抑郁、恐惧等精神因素,甚至有神经质、癔症、妄想、对抗等精神病学异常的发生率明显高于有IBS症状但未就诊者及无IBS症状的对照组;②精神状态的改变能诱发IBS症状的产生或复发,约65%的IBS患者精神症状出现于肠道症状之前;③实验研究发现,当IBS患者受到某些精神因素刺激时,可发生胃肠电活动、胃肠运动等胃肠运动功能紊乱;④抗抑郁等精神治疗可缓解部分IBS患者的临床症状。

但是,也有一些证据否认精神因素与IBS的发病有关。①非IBS胃肠功能紊乱性疾病(如非溃疡性消化不良、慢性便秘等)、乳糖不耐受症患者,伴有精神因素或精神病学异常的发生率与IBS患者相似;②没有一种特定的精神因素及某一种人格个性类型见于全部或大部分IBS患者;③有些IBS患者精神状态完全正常。

（二）内脏感觉异常

内脏感觉异常是 IBS 最主要的发病机制。主要表现在以下方面。

（1）IBS 患者对胃肠道充盈扩张、肠肌收缩的疼痛阈值明显降低。

（2）黏膜及黏膜下的传入神经末梢兴奋性降低。

（3）高级中枢对外周传入信息的感知异常。

（三）免疫内分泌系统紊乱

消化系统是一个大的内分泌器官，很多病症的发生和胃肠道激素的分泌状态密切相关。已有研究证实，IBS 患者餐后腹痛可能与缩胆囊素（CCK）有关。临床发现，CCK 阻滞剂能缓解餐后腹痛。此外还发现，给 IBS 患者静脉注射 CCK，其直肠、乙状结肠电节律改变为以每分钟 3 次的节律为主。IBS 患者，餐后 CCK 分泌的高峰延迟至餐后 40～80 分钟，与餐后胃肠反射推迟的时间一致。还有研究发现 IBS 患者晨起皮质醇水平升高，应激后呈现低水平反应状态，患者对外界刺激的易感性增强，说明 IBS 患者的排便情况可能与晨起血清皮质醇水平相关。研究还发现，IBS 患者结肠黏膜内分泌细胞的分布密度减少，有可能是导致肠神经系统活化受限，从而产生各种 IBS 症状的病理生理机制。

（四）脑-肠轴功能紊乱

肠道的神经支配与调节是通过肠神经系统、自主神经系统和中枢神经系统三者在不同层次相互联系、相互协调实现的，这个复杂的神经-内分泌网络称为脑-肠轴。以脑-肠轴为物质基础的脑肠间的交互作用关系称之为脑-肠互动。视觉、嗅觉等外源性输入信息或情感、思维等内感性信息通过中枢神经系统传出神经冲动影响肠道感觉、运动及分泌功能，而内脏感应也可以通过肠神经系统影响中枢神经系统的感知和情绪。自主神经系统在脑-肠轴中起桥梁作用，研究发现不同亚型的 IBS 患者存在自主神经功能异常，可能是导致 IBS 患者出现不同症状的主要病理机制。胃肠道和中枢神经系统双重分布的多种小分子肽类物质，称之为脑-肠肽，主要包括舒血管活性肽、P 物质、神经肽 γ、神经降压素、降钙素基因相关肽等，它们在外周和中枢广泛参与胃肠道生理功能的调节。

（五）肠道微生态改变

在临床实践中观察到，一些具有 IBS 症状的患者发病前曾患有细菌性痢疾，经针对细菌性痢疾的治疗后，痢疾症状缓解，细菌学检查转为阴性，但逐渐发生 IBS 症状。此外，阿米巴肠病、肠血吸虫病、肠蛔虫症等感染性肠病患者常在原发病治愈后出现 IBS 症状。可能是由于肠道感染改变了肠道菌群及肠道对各种刺激的反应能力所致。感染后 IBS（post-infectious IBS，PI-IBS）是近年研究热点，由于 PI-IBS 患者的肠道菌群存在差异，导致结肠黏膜存在低度炎症，进而诱发肠道免疫系统活化，导致 IBS 相关症状出现。

二、病理生理

IBS 曾被认为是生物心理的疾病，是心理因素，胃肠动力和食物传导异常共同作用的结果。研究发现 IBS 常伴有胃肠敏感性增加和肛门直肠功能的异常，调整这些异常也是我们治疗的目的。

有人认为，功能性肠病患者内脏输入神经和传入神经信息在中枢的识别能力的改变对自体内脏感觉和运动功能都是重要的。在便秘型和腹泻型 IBS 患者，分别表现为迷走神经功能的异常和交感、肾上腺素能神经功能异常。

最近，很多学者研究重点集中在感染性胃肠炎后可能存在的神经免疫的反应上。这种反应可导致胃肠感觉和运动功能异常。他们认为微细的炎性反应，如肠神经系统的浸润都有助于 IBS 的发生。

某些 IBS 患者还有碳水化合物的不耐受表现，这种表现同时也加重 IBS 的症状。糖类的不耐受性现象往往由患者的种属决定。如乳糖不耐受向现象在葡萄牙人和黑人发生率最高，而果糖和山梨醇的不耐受在北欧血统人中常见。

IBS 患者回肠对胆汁酸特别敏感。此外，应激和情绪的变化对 IBS 患者的胃肠道功能有明显的影响，往往加重 IBS 的临床症状。

综上所述，IBS 是一种较复杂的疾病，其病理生理学改变并非一致，呈多样性，有些机制还没有被揭示。目前认为其病理生理学的特征是对多种生理性和非生理性刺激的反应性增高。主要的表现如下。

（一）胃肠动力学异常

1.食管和胃

食管下端括约肌的压力降低，三相收缩增加，食管下段扩张耐受性差。胃食管反流，胃排空延缓多见。

2.小肠

腹泻型患者白天的移行性综合运动（MMCs）出现次数增多，空肠段出现较多簇状波，回肠推进性收缩增多；腹泻型患者小肠转运加快，而便秘型减慢。

回盲部：转运速度异常，腹泻型加快，腹胀明显者减慢。

3.结肠

结肠异常包括以下方面。①肌电：正常人进食后结肠平滑肌的峰电位立即增加，30分钟达到高峰，50分钟后静息下来。而IBS患者在前30分钟内增长缓慢，70~90分钟才达到高峰；②动力学：腹泻型患者乙状结肠腔内压力降低，而便秘型患者压力增高；③胃结肠反射：进食后结肠运动增强的持续时间明显延长；④对胆汁酸、新斯的明、CCK刺激的动力学反应增强；⑤腹泻型患者的近端结肠通过时间缩短，而便秘型患者延长。

4.直肠和肛门

直肠对气囊扩张的耐受性差，易引起过强收缩和腹痛。便秘型患者肛管直肠压力升高，肛门括约肌对直肠扩张的反应迟钝，排便时外括约肌异常收缩。

5.胆囊

给予CCK静脉注射后，便秘型患者收缩较正常人增强、腹泻型减弱。

（二）其他

（1）结肠黏膜黏液分泌增多。

（2）由于小肠转运增快，胆汁酸和短链脂肪酸等物质吸收不充分。

（3）小肠黏膜对刺激性物质的分泌性反应增强。

三、临床表现

IBS并无特异性的临床表现。所有的症状均可见于器质性胃肠病。其主要的症状为大便习惯的改变和腹痛。

（一）大便习惯改变

大便习惯的改变是IBS的一个重要的症状。IBS引起的肠道功能的异常往往在青年时出现。仅有一小部分患者从小就出现肠道功能紊乱。这种肠道功能异常往往逐渐加重，最终出现典型的便秘、腹泻和便秘腹泻交替的3种典型症状。

1.便秘

便秘是很难定义的一个症状，包括主观的症状和客观的指标。客观指标是每周排便次数3次或少于3次。主观症状为排便困难和排便疼痛。大便的软硬也是一个很难评价的指标。一般来说，大便习惯的改变包括3个方面：大便次数、大便的质地和排便的难易程度。

便秘可发生在IBS早期，呈进行性加重。迫使患者常常依赖于泻药和灌肠来维持大便的排出。因大便在结肠内存留的时间过长、水分吸收的过多而引起大便干硬。由于结肠、直肠的痉挛状态，引起便块的直径变小，往往形容为铅笔杆或束带样大便。另外，结肠袋强烈收缩，形成块状、球状大便，有如羊粪球样大便。随着便秘症状的加重，腹痛也越来越显著。排便后可能有腹痛的缓解，但常常有排便不尽的感觉，迫使患者进行反复的排便动作，有时排便的时间持续数小时。

2.腹泻

客观上，腹泻比便秘更难定义。一般来讲腹泻的含义包括大便次数的增多（每天超过3次）及大便性状的改变（稀便、糊状或水样便）。每天大便3次，并无不适者很难做出腹泻的诊断。相反，每天1次大量稀水便的患者不能排除在腹泻之外。往往测定肠道运动功能的状态有助于腹泻的诊断。

IBS的腹泻类型主要是少量多次的稀便,排便前往往有窘迫感和里急后重的感觉。便后这些症状消失,也有部分患者不伴腹痛,极少有患者在睡眠中因腹痛、腹泻而致醒。少数患者粪便中含有少量未被消化的食物残渣。最典型者,腹泻常发生在清晨和进食后。最开始排出是正常大便,接着是软便,最后是大量稀便。除乳糖不耐受的患者外,食后腹泻的程度和进食的量有关,而同进食的种类关系不大。腹泻可持续数十年,但极少因腹泻而发生消化不良、脱水、水电解质紊乱和酸碱平衡失调。小儿和青春期患者也不会因腹泻而影响生长发育。

3.便秘与腹泻交替

引起便秘与腹泻交替出现的原因之一是因为消化道运动功能紊乱的程度不稳定,或在病程中受到的刺激各异,肠道的反应不同所致。另一原因可能是医源性的。腹泻患者乱用止泻药可导致便秘,而便秘患者使用泻药不当又可引起腹泻。部分患者经过一段时间后便秘腹泻交替后转变为持续腹泻或持续性便秘。

(二)腹痛

腹痛是IBS最常见的症状。腹痛的性质可多种多样,有隐痛、胀痛、痉挛痛、烧灼痛、钝痛、刀刺样痛、刺痛,以胀痛、钝痛为常见。有的患者在腹部钝痛的基础上出现刺痛、刀割样痛。腹痛可很轻,也可很重,可局限在腹部的一象限,也可在全腹部。但最常见是在左下象限和整个下腹部。一般无放射痛,严重时伴有腰背痛。结肠扩张能诱发IBS患者腹痛。

疼痛常发生在进食后,排便后缓解。疼痛一般不在夜间发作,这一点可同肠器质性病变和炎症性病变相鉴别。

(三)腹胀、嗳气和排气增多

腹胀是IBS患者常见的症状。有些患者述大量嗳气和肛门排气。有时腹胀是患者最主要的症状。很多患者清晨时即觉腹胀,到下午和晚上越来越重。虽然某些IBS患者诉说有大量的气体排出,但实际测量发现其气体排出的总量仍在正常范围之内。还有研究显示,即使IBS患者肠腔内的气体很少,患者还有腹胀的感觉。这些都说明这类患者腹胀感的产生是因肠道对气体的耐受性下降,并非是肠腔内的气体明显增多所致。但也有研究表明通过CT的连续观察某些IBS的患者1天中的腹围可有3~4 cm的改变。所以,IBS患者腹胀的原因可能有肠腔内气体增多和肠管对气体的耐受性降低两种因素存在。

(四)其他消化道系统症状

有25%～50%的IBS患者有消化不良、烧心、恶心、和呕吐等症状,44%～51%患者有食管病变的症状。食管下括约肌静息压力的下降,食管体部收缩功能的异常可能是这些症状产生的原因。研究还发现IBS患者胃、小肠和胆囊的运动功能异常。

(五)全身症状

IBS患者症状的出现和加重常与精神因素或遭遇应激状态有关。部分患者可伴有自主神经功能紊乱,以及心理精神异常的表现,如失眠、焦虑、心悸、手心潮热、抑郁、紧张、多疑、敌意等。

四、诊断与鉴别诊断

因为IBS没有特异性的临床表现,没有特异性的实验室指标,也没有大体形态学,组织学和细菌学及生化代谢的异常,常不易与一些品质性、炎性疾病鉴别。IBS诊断首先是强调详细采集病史,分析和把握其临床特征,有步骤地进行检查,谨慎地排除可能的品质性疾病。诊断做出后还要注意随访,一般至少要2年,以确保诊断的准确性。

(一)诊断线索

诊断IBS的主要线索是病史。详细地询问病史,凡缓慢起病,反复发作或慢性迁延,临床表现为腹痛、便秘或腹泻,无特异性指征,即应考虑IBS诊断。

（二）诊断标准

到目前为止，尚无严格、确切、实用、特异性的诊断标准。

（1）Manning等1978年提出的标准，至今仍被广泛应用。Manning的诊断标准：①便后腹痛减轻；②腹痛时伴大便次数增多；③腹痛时排泄稀便；④明显腹胀。

（2）1988年罗马会议提出了诊断IBS的罗马标准。该标准也是根据症状判定的，具体为：①腹痛，可在便后缓解，或伴有大便次数和性状的改变。②具有以下2项或2项以上排便方面的异常：大便次数改变；大便性状改变（干、稀、水样）；排便过程改变（便急、窘迫、排便不尽感）；黏液便。③腹胀。

（3）1986年我国学者根据自己的临床经验和我国国情，拟定了IBS临床诊断标准和科研病例选择标准。为我国的IBS研究奠定了基础。

（三）诊断程序

应主张以下的诊断程序。

（1）首先根据病史和临床特征作出初步诊断可行B型超声波及消化道X线钡餐或钡灌肠造影检查，有条件者行纤维结肠镜检查。诊断较明确者可试行诊断性治疗并进一步观察。不提倡一开始就做拉网式的详查。

（2）对于诊断可疑和症状顽固、治疗无效患者，应选择以下方法进一步检查，一方面可进一步明确诊断，另一方面可发现症状产生的可能机制，有利于进行针对性更强的治疗。这些检查包括以下几项：①甲状腺功能测定；②乳糖氢呼吸试验；③粪便培养；④72小时粪便脂肪定量；⑤上消化道内镜检查和抽取胃、十二指肠液镜检、培养，排除小肠菌污染征和某些寄生虫感染；⑥小肠造影；⑦胃肠通过时间测定；⑧肛门直肠压力测定；⑨排粪造影；⑩食管、胃、十二指肠压力测定；⑪腹部CT，MR，MRCP；⑫ERCP；⑬^{75}Se-类胆碱牛磺酸试验（用于观察有无胆汁酸吸收不良）；⑭肠腔放置气囊扩张试验。

（四）鉴别诊断

在鉴别诊断方面，腹痛位于上腹部或右上腹者，应与胆囊、胰腺及十二指肠疾病相鉴别。肝胆胰超声波检查无创伤并可多次复查，值得提倡。上消化道钡餐造影及胃镜检查可排除胃十二指肠病变，必要时可行上腹部CT、MRCP或逆行胆胰管造影排除肝、胆、胰疾病。如腹痛位于下腹部，伴有排尿异常或月经异常者，应与泌尿系统疾病及妇科疾病鉴别。腹痛位于脐周者，需与肠道蛔虫症相鉴别。

以腹泻为主要症状者，应与感染性腹泻和吸收不良综合征相鉴别。如便常规检查发现大量白细胞、红细胞、脓细胞、大量黏液，提示感染性腹泻。应进一步做细菌培养及寄生虫学检查，明确感染原因。与吸收不良的鉴别需作吸收不良试验和粪脂检查。IBS与乳糖不耐受症的鉴别应选用乳糖吸收试验及氢呼气试验。

对于以便秘为主的IBS，应与药物不良反应所致的便秘、慢性便秘及结肠器质性疾病相鉴别。通过详细询问病史，充分了解药物作用及不良反应。停药后便秘改善有助于药物所致便秘的诊断。结直肠器质性疾病所致的便秘主要见于肿瘤和各种炎症所致的肠腔狭窄。除特有的临床表现外，X线钡灌肠及纤维结肠镜检查是确诊的主要手段。

五、治疗

因IBS的病因和发病机制还不十分清楚，迄今尚无根治的方法。IBS无器质性病变，治疗的主要目的是纠正病理生理改变，缓解症状，减少复发。IBS的病因、病理、自然病程及临床表现存在异质性，单一治疗难以奏效。现今治疗基本只限于对症处理。药物应用在于特异性地减轻某些症状，不作为首选，且避免长期使用。处理这类患者时首先应耐心解释，消除疑虑，取得患者的高度信任和充分合作。这是取得良好疗效的重要前提。治疗上应对每个患者进行认真的分析，确定发病因素和可能出现的主要病理反应，选择个体化和分级化的治疗方法。并在治疗过程中严格观察患者对治疗的反应，谨慎地把握尺度，避免矫枉过正。

治疗的措施大致有以下几方面：①对症处理为主；②寻找并消除促发因素，包括饮食治疗和精神、行为治疗;③矫正与症状相关的病理生理基础,如改善胃肠运动功能,解除肠管痉挛,减少肠内产气积气等。

（一）饮食治疗

目前尚无一种特定的食谱及摄食规律适用于所有的IBS患者。饮食疗法的原则是减少对消化道的不良刺激,避免食物变态反应和少摄入能在消化道内产气的食品,如奶制品、大豆、扁豆、卷心菜、洋葱、葡萄干等。应避免过分辛辣、甘、酸、凉、粗糙等刺激性食物。多食易消化,营养丰富的食物。便秘患者多摄入富含纤维素的食品和水果。对有过敏者的IBS患者,应避免摄入海鱼、海蟹等可能引起过敏的食品。对疑有乳糖不耐受症者,应避免大量饮牛奶及摄入大量的牛奶制品。细嚼慢咽,少嚼或不嚼口香糖,戒烟或减少吸烟量可减少吞入消化道内的气体。少饮碳酸饮料和少吃富含乳糖、豆类的食品可减少食物在消化过程中或在肠道中被细菌分解而产生的大量气体。高脂肪食物抑制胃排空、增加胃食管反应、加强餐后结肠运动。苹果汁、梨汁、葡萄汁可能引起腹泻。高纤维素食物(如麸糠)可刺激结肠转运,对改善便秘有明显效果。通过饮食疗法可减少消化道气体,对减轻腹胀和腹痛有一定作用。

（二）心理治疗

精神因素在IBS发病中占有重要的地位中,所以,心理治疗特别重要。首先医师要取得患者的信任,建立友善的关系。每次和患者接触时都应耐心,向患者耐心讲解本病的发病原因,病理过程和良性愈后。打消转为恶性病症,尤其是恶性肿瘤的顾虑。提高对治疗的信心,以便积极配合治疗。

对于有抑郁、精神高度紧张、焦虑等患者,可给予三环类抗抑郁药,如阿米替林10～25 mg,3 次/天或每晚1次;多塞平25 mg,2～3 次/天,或每晚1次;脱甲丙米嗪50 mg,1～3 次/天或每晚1次。也可选用镇静药,如地西泮2.5～10 mg,3 次/天,苯巴比妥15～30 mg,2～3 次/天,氯丙嗪10～25 mg,2～3 次/天。使用这些药物可缓解精神症状和腹部症状。

（三）抗痉挛和抗胆碱药物

抗胆碱药可阻断肠平滑肌细胞乙酰胆碱调节下的去极化反应,临床上常常用来治疗IBS的腹痛和餐后腹痛的治疗,也用于腹泻的治疗。对于便秘为主的患者,精神因素明显及某些女性患者疗效较差。国内临床常用的药物有颠茄、阿托品、山莨菪碱和丙胺太林等。其不良反应有尿潴留,心率加快,口干,青光眼等。

（四）钙通道阻滞剂

钙通道阻滞剂可以松弛痉挛的胃肠平滑肌。这类药物(如硝苯地平)常用于治疗IBS患者的腹痛。最近研究发现,有些钙通道阻滞剂,如匹维溴铵、奥替溴胺,可选择性地作用于消化道平滑肌,特别是小肠和结肠,被称为选择性消化道钙通道阻滞剂。如匹维溴铵仅作用于胃肠道平滑肌,对心肌、血管平滑肌无明显作用。匹维溴铵阻滞平滑肌细胞表面电位依赖性钙离子通道,能使IBS患者胃肠平滑肌峰电位数量减少,解除平滑肌痉挛,抵制餐后结肠运动反应,减轻无益的肠道痉挛性收缩,增强生理性蠕动,对很多药物引起的胃肠平滑肌收缩也有抑制作用。匹维溴铵的用法是,50 毫克/次,3 次/天,疗程为2～4 周。

（五）胃肠动力相关药物

洛哌丁胺2～4 mg,4 次/天,可抑制肠蠕动,止泻效果良好。多潘立酮是一种多巴胺受体阻滞剂,可促进胃、十二指肠排空和减弱胃结肠反射,每次10 mg,3 次/天。西沙必利通过对5-HT$_3$受体的拮抗和5-HT$_4$受体的激动来增加肌间神经丛节后纤维的乙酰胆碱的释放,对全胃肠动力有刺激作用。用法是每次10 mg,2～4 次/天。红霉素可作用于胃动素受体,刺激胃、小肠和结肠运动,并已开发出其强效衍生物Motilide,可能有类似西沙必利的作用。β受体阻断剂,如普萘洛尔,可增强直肠、乙状结肠的收缩,使肠腔内压力升高,可试用于腹泻型患者。

（六）激素和胃肠肽制剂

这方面的研究工作刚刚起步。生长抑素的类似物善宁可抑制大多数胃肠激素的释放,从而减少胃肠运动过程中的某些刺激因素。近来发现它可以提高IBS患者的痛阈。阿片肽拮抗剂纳洛酮和nalmefen glucoronide及CCK阻滞剂loxiglumide对减轻腹痛和改善排便有一定作用,但目前尚处于试用阶段。Leupromide是一种促性腺激素类药物,可影响女性排卵周期,对伴随于女性月经周期出现或加重的症状如恶心、胃排空减慢、大便紊乱、腹痛等有一定疗效。

综上所述,IBS的治疗多为对症疗法,目前尚无根治的措施。同时,因临床表现的多样性也很难用一种方法治疗所有患者。

(王开雷)

第二节 肠 结 核

肠结核是结核分枝杆菌侵犯肠道引起的一种慢性特异性感染。过去在我国比较常见,随着防痨工作的推广以及人民生活水平的提高,现发病率已大为降低。近年来结核病又出现死灰复燃趋势,耐药性结核菌株不断增加,肠结核的发病率也呈上升趋势,卫生部门已提出大力防治。

一、病因

肠结核多为继发性,最常见于活动性肺结核患者吞入含有大量结核菌的痰液;肠结核也可经血源感染,多见于粟粒性肺结核;或由邻近器官如女性生殖器官结核直接蔓延而致。原发性肠结核少见,一般由饮用污染牛结核分枝杆菌的牛奶引起。

二、病理

90%以上的肠结核患者病变位于回盲部和回肠,这是由于回盲部具有丰富的淋巴组织,而结核分枝杆菌多侵犯淋巴组织,并且食物在回盲部停留较久,增加回盲部感染机会。肠结核也可发生于肠道其他部位,大致趋向为离回盲部越远、发生概率越低。

本病的病理改变根据机体对结核分枝杆菌的免疫力和变态反应而定。机体变态反应强,病变以渗出为主,并可有干酪样坏死及溃疡,为溃疡型肠结核;机体免疫力好,则表现为肉芽组织增生,并可有纤维化,为增生型肠结核。溃疡型和增生型的分类不是绝对的,这两类病理变化常可不同程度地同时存在。

(一)溃疡型

此型肠结核多见。肠壁的淋巴组织呈充血水肿等渗出性改变,进而发生干酪样坏死,肠黏膜逐渐脱落而形成溃疡,常绕肠周径扩展,大小深浅不一。溃疡边缘和基底多有闭塞性动脉内膜炎,因此少有出血。受累部位常有腹膜粘连,故很少急性穿孔。晚期可有慢性穿孔,形成包裹性脓肿,并可穿透形成肠瘘。在修复过程中产生肠管的环形狭窄,并使肠段收缩变形,回肠与盲肠失去正常解剖关系。

(二)增生型

病变多局限于回盲部。虽可同时累及邻近的盲肠和升结肠,但多数患者仅一处受累。其病理特征是肠黏膜下纤维组织和结核肉芽肿高度增生,有时可见小而浅的溃疡和息肉样肿物。由于肠壁的增厚和病变周围的粘连,常导致肠腔狭窄和梗阻,但穿孔少见。

三、临床表现

肠结核多见于青少年,女性多于男性。溃疡型肠结核常有结核毒血症,表现为午后低热、盗汗、消瘦、食欲减退等,此外可同时有肠外结核的临床表现;增生型肠结核少有结核毒血症及肠外结核的临床表现。肠结核的并发症多见于晚期患者,常有肠梗阻,肠出血、穿孔、肠瘘、局限性脓肿等少见。常见临床表现如下。

(一)腹痛

腹痛部位多位于右下腹,反映肠结核多位于回盲部,并可有上腹和脐周的牵涉痛。腹痛性质为隐痛或钝痛,餐后加重,排便后减轻。增生型肠结核并发肠梗阻时,还可有绞痛,伴有腹胀、肠鸣音亢进等。

（二）腹泻和便秘

腹泻是溃疡型肠结核主要临床表现之一，多为水泻样便或稀便，少有黏液、脓血便及里急后重感。后期病变广泛，粪便可含有少量黏液和脓液，便血仍少见，间或有便秘。腹泻和便秘交替曾被认为是肠结核的临床特征，其实是胃肠功能紊乱的一种表现，也可见于其他肠道疾病。增生型肠结核以便秘为主。

（三）腹部肿块

腹部肿块主要见于增生型肠结核。当溃疡型肠结核合并有局限性腹膜炎，病变肠段与周围组织粘连，也可出现腹部肿块。肿块多位于右下腹，固定，质地中等，可有轻度压痛。

四、诊断

肠结核的临床表现及体征均无特异性，确诊不易。华山医院曾统计过肠结核患者中，有82.1%的病例同时伴有慢性腹痛和发热，因此对于有以上两个临床表现的患者，应考虑有肠结核的可能。

（一）影像学检查

X线检查包括X线胃肠钡餐造影和钡剂灌肠造影，具有特异性：溃疡性肠结核多表现为钡影跳跃现象、病变肠段黏膜紊乱、回肠盲肠正常夹角消失等；增生型肠结核则多表现为钡剂充盈缺损。

纤维结肠镜可直接观察到肠结核病灶，并可作活组织检查，有很大的诊断价值。血清抗结核抗体T-spot的检测具有较高的敏感性及特异性；肠镜病理若能发现病灶并进行活检可明确诊断。

（二）实验室检查

如粪便找抗酸杆菌、结核菌素试验以及血沉化验等对诊断有一定帮助。一些疑及肠结核的患者，可试行2~3周抗结核的治疗性诊断方法，观察疗效。对于增生型肠结核有时需要剖腹探查才能明确。

五、治疗

肠结核应早期采用敏感药物治疗，联合用药抗结核治疗持续半年以上，有时可长达一年半。常用的化疗药物有异烟肼、利福平、乙胺丁醇、链霉素、吡嗪酰胺等。有时患者中毒毒性症状过于严重，可在有效抗结核药物治疗下加用糖皮质激素，待症状改善后逐步减量，至6~8周后应停药。

手术仅限于完全性肠梗阻、慢性肠穿孔形成肠瘘或周围脓肿、急性肠穿孔或肠道大量出血经积极抢救无效等伴发并发症者，对右下腹肿块难以与恶性肿瘤鉴别时，也可剖腹探查以明确。手术方式根据病情而定，原则上应彻底切除病变肠段后行肠吻合术，曾有肠结核穿孔行修补术后并发肠瘘而导致再次手术的惨重教训。如病变炎症浸润广泛而固定时，可先行末端回肠横结肠端-侧吻合术，Ⅱ期切除病变肠段。手术患者术后均需接受抗结核药物治疗。

（王开雷）

第三节 克罗恩病

克罗恩病（Crohn disease，CD）是一种原因不明的胃肠道非特异性炎性疾病，从口腔至肛门各段消化道均可受累。末段回肠最常见。CD缺乏诊断的"金标准"，需要综合分析。临床表现以腹痛、腹泻、腹部包块、瘘管形成和肠梗阻等为主，可出现贫血、营养不良等全身表现，也可有关节炎、虹膜睫状体炎、坏疽性脓皮病等肠外表现。病理改变以胃肠道节段性或跳跃分布的非干酪性肉芽肿为特点。

曾被命名为末端回肠炎、小肠结肠炎、节段性肠炎、肉芽肿性肠炎、壁层性肠炎、瘢痕性肠炎等，1932年由Crohn首先报道，故命名为Crohn病，目前多被采用。

近年来本病的发生在国内外均有增高趋势，欧美国家发病率较高，北美为20.2/10万，欧洲12.7/10万，我国为0.07/10万~1.31/10万。本病主要发生于青少年，18~35岁为发病高峰，60岁以后也可发病,男、女无明显差别,男性略多于女性。

一、病因

长期以来,对 CD 的病因和发病机制进行了广泛的研究,但至今无定论。目前认为是遗传、环境、感染以及免疫等多因素共同作用所致。由于该病好发于淋巴组织最丰富的末端回肠,且病理改变主要为淋巴组织阻塞及增生,因此认为致病因子主要作用于肠壁及肠系膜的淋巴组织中。

（一）感染因素

Crohn 怀疑本病是由类似结核菌的分枝杆菌引起。有人从切除的病变肠段和肠系膜淋巴结中培养出 Kansasii 分枝杆菌或与结核菌类似的分枝杆菌,接种于动物体内可产生非干酪性肉芽肿,从而认为分枝杆菌可能为本病的病因。但有人观察到这些分枝杆菌在一些非炎症性肠病或正常人的肠道组织中也存在,故不能肯定其为确切的致病因素。也有人认为本病与病毒感染相关,如麻疹病毒、诺如病毒。

（二）遗传因素

观察资料表明,CD 与溃疡性结肠炎均与遗传因素有关。约 15% 患者的亲属罹患此病。目前认为 CD 为多基因病,同时也是遗传易感性疾病,患者在一定的环境因素作用下由于遗传易感而发病。近年来,全基因组关联分析已发现 71 个与 CD 相关的易感位点。

（三）免疫因素

CD 的发生可能与机体对肠道内各种抗原刺激的免疫应答异常有关。以下 5 点说明免疫异常在 CD 的发病机制中起重要作用:①炎性病变中有淋巴细胞、浆细胞和肥大细胞增生;②CD 可与其他免疫疾病同时存在;③本病有许多肠外表现,说明它是一个系统性疾病;④应用免疫抑制剂或激素可改善 CD 的临床症状;⑤可出现自身抗体、免疫复合物、T 细胞和吞噬细胞活力的异常。而机体缺乏对上述免疫反应"下调"的能力。

一些学者认为,由于肠内致病抗原与宿主肠上皮蛋白质之间有共同的抗原性,致机体的免疫系统也攻击自身的肠上皮细胞以及肠壁组织,这就是"自身免疫"学说。

有资料表明,肠内致病抗原除细菌和病毒外,也包括饮食成分,例如牛乳蛋白被认为对 CD 和 UC 有致敏作用,虽然这些蛋白质不一定是特异性的致病因素,但它们可以激发免疫反应。免疫球蛋白的分子生物学研究和 T 细胞受体基因的分析已表明肠壁内的淋巴细胞群体是多克隆的,可同时对多种抗原进行免疫应答,故难以区别原发和继发性免疫反应。

肠道菌群失调、肠屏障破坏、免疫失衡可能是 CD 发生的重要因素。CD 是一种典型的 Th1 型反应,多种因子参与了 CD 的发生。研究表明,CD 患者肠黏膜中效应 T 细胞(Th1 和 Th17)与调节性 T 细胞(Treg)之间比例失衡,并得到全基因组关联分析结果的支持,Th1 和 Th17 可分泌 IFN-γ、TNF-α、IL-17 和 IL-22,Treg 可分泌 IL-10 和 TGF-β,这将导致促炎因子与抗炎因子之间的平衡被打破,从而造成炎症损害和组织损伤。

（四）环境因素

CD 的发病率有地域和种族差异,其流行病学呈现出的时间和地理特征,表明环境因素在 CD 发病中起重要作用。CD 发病率以北欧、北美、英国等发达地区最高,这可能与工业化及西方化的生活方式相关。研究表明,在高发病率地区,来自低发病率地区的移民以及既往发病率较低的种族,其 CD 发病率也会增高。与 IBD 相关的环境因素很多,目前比较肯定的是吸烟与 CD 恶化有关。

（五）其他因素

其他因素包括阑尾切除术、口服避孕药、围生期管理及疫苗接种等。

二、临床表现

（一）消化系统表现

腹痛、腹泻和腹部包块是主要症状。

1.腹痛

80%～90%有腹痛,多位于右下腹或脐周,常伴有局部压痛。多为间歇性绞痛,进餐后加重,排便或排气后缓解。若腹痛持续加重,则提示病变进展或已出现内瘘等并发症。

2.腹泻

85%～90%有腹泻,每天3～5次,大便呈糊状或水样,可有黏液脓血便,直肠病变可有里急后重感。

3.便血

一般无便血,在结肠受累时可有少量便血。胃、十二指肠及空肠受累时,偶有黑便。

4.腹部包块

腹部包块多位于右下腹或脐周,固定的腹部包块提示有粘连,多有内瘘形成。

（二）全身表现

发热、营养障碍、贫血,青少年可见生长发育迟缓。

（三）肠外表现

皮肤黏膜表现(口腔溃疡、结节性红斑和坏疽性脓皮病)、关节损害(外周关节炎、脊柱关节炎等)、眼部病变(虹膜炎、巩膜炎、葡萄膜炎等)、肝胆疾病(脂肪肝、原发性硬化性胆管炎、胆石症等)、血栓栓塞性疾病等。

（四）并发症

肠梗阻最常见,腹腔脓肿、瘘管形成是CD的特征性病变,分为内瘘和外瘘,前者可通向其他肠管、膀胱、阴道、输尿管、肠系膜等,后者通向腹壁、肛周皮肤。肛周病变包括肛周脓肿、肛瘘、皮赘、肛裂等。急性穿孔和消化道大出血少见,病程长者可发生癌变。

三、辅助检查

（一）实验室检查

常见血红蛋白和清蛋白降低、血沉和C反应蛋白增高等;粪常规有红细胞、白细胞及黏液。粪便钙防卫蛋白量升高,与肠道炎症水平呈正相关,鉴别IBD与IBS时,阳性预测值为85%～90%。

（二）内镜检查

1.结肠镜

结肠镜检查和活检是CD诊断的常规首选检查方法,镜检应达末端回肠,一般表现为节段性、非对称性的各种黏膜炎性,特征性表现为非连续性病变、纵行溃疡和卵石样外观。活检应包括末段回肠及各段结肠。

2.小肠胶囊内镜

发现小肠黏膜异常较敏感,但缺乏特异性,可发生滞留。主要用于疑诊CD但结肠镜和小肠影像学检查阴性的患者。诊断小肠黏膜浅表损伤较MR和CT更敏感。

3.双气囊小肠镜

直视下可以取活检和镜下治疗,指导诊断和鉴别诊断。

4.上消化道内镜

上消化道内镜为CD的常规检查,尤其有上消化道症状。

（三）影像学检查

1.CT/MR肠道显像

CT/MR肠道显像是检查CD的标准影像学检查,可反映肠壁炎症改变程度、病变部位和范围、狭窄位置及其性质(炎性或纤维性狭窄),诊断腹腔内瘘管形成、脓肿或蜂窝织炎等。活动期CD典型的CT表现为肠壁增厚＞4 mm;肠黏膜和浆膜明显强化,呈"靶征"或"双晕征";肠系膜血管增多、扩张、扭曲,呈"木梳征";相应系膜脂肪密度增高、模糊;肠系膜淋巴结肿大等。同时,CT更有利于高位CD病变的诊断。MR有助于肛周病变的检查、确定瘘管类型和范围及其与周围组织的解剖关系。

2.钡剂灌肠和小肠造影

前者被结肠镜替代,后者被 CT 和 MR 替代。对于肠管狭窄和铅管样改变及腹腔内瘘的诊断具有临床价值。

3.腹部超声

对发现瘘管、脓肿和炎性包块具有一定价值,由于无创、价廉可用于疗效评价和随访。

（四）病理

1.外科标本

应沿系膜对侧缘中行剪开肠管固定。取材应包括淋巴结、末段回肠和阑尾。推荐在肉眼可见病变处和大致正常处进行多处取材。对于肠壁穿透性改变和瘘管形成及可疑癌变应重点取材和记录。

病变肠段通常被正常肠段分开,通常无过渡,病变呈节段性的跳跃分布。受累肠段黏膜充血溃疡、浆膜炎性渗出,小肠 CD 可见脂肪缠绕,具有很高的诊断价值。早期病变为小的阿弗他溃疡,发生在黏膜内的淋巴滤泡上,肉眼检查相邻黏膜正常;当阿弗他溃疡扩大,可融合为深的纵行线状溃疡,边缘黏膜水肿,将非溃疡黏膜分隔呈岛状,形成典型的铺路石样改变,可见炎性息肉和假息肉,愈合的溃疡可留下瘢痕。瘘管形成多见于小肠和回结肠 CD;透壁性炎症可形成纤维化和纤维肌性增生,导致肠管狭窄,肠壁增厚僵硬。

2.镜下特点

非干酪样肉芽肿是最重要的诊断依据,为上皮样组织细胞(单核细胞/巨噬细胞)聚集构成,通常为圆形。一般没有 Langhans 多核巨细胞和坏死组织,但可见多核巨细胞;常见于固有层和黏膜下层,也可见于肌层、浆膜和系膜淋巴结。

（1）外科手术切除标本:透壁性炎;聚集性炎症分布,透壁性淋巴细胞增生;由于黏膜下层纤维化,纤维肌肉破坏和炎症造成黏膜增厚;裂隙状溃疡;肠壁和淋巴结非干酪样肉芽肿;黏膜下神经纤维增生和神经节炎;相对正常黏膜上皮杯状细胞分泌黏液。

（2）内镜活检:多部位深度黏膜取材十分重要。推荐至少取 5 个部位,包括直肠和末段回肠,每个部位至少 2 块组织,内镜下未见异常的黏膜也应取活检。隐窝结构异常,扭曲、扩张、分支和缩短;溃疡和炎性浸润,阿弗他溃疡、深在口疮样和线状溃疡、刀切样裂隙;局灶性慢性炎症,固有膜内淋巴细胞、浆细胞增生;非干酪样肉芽肿;上皮幽门腺化生。内镜活检诊断 CD,有非干酪样肉芽肿至少再有 1 项其他形态学特点,就可以考虑确诊为 CD,但要排除结核;未见非干酪样肉芽肿时,至少再有 3 项其他形态学特点,才能考虑确诊为 CD。

（五）CMV 检测

活动期 CD,应对大溃疡底部肉芽组织进行免疫组织化学方法检测 CMV。

四、临床诊断

CD 缺乏诊断的"金标准",诊断需要结合临床表现、内镜、影像学和病理组织学进行综合分析并随访观察。

五、鉴别诊断

（一）急性阑尾炎

急性阑尾炎典型临床表现是转移性右下腹疼痛,压痛局限于麦氏点,腹痛先于发热出现。

急性期回结肠型 CD 一般无转移性腹痛,压痛范围比较广泛,不局限于麦氏点,发热先于腹痛出现;追问病史有反复发作的腹痛、腹泻和低热时,更应考虑 CD。这种情况青年患者更多见,常误诊为急性阑尾炎而手术,术中发现与急性阑尾炎不符,应仔细探查末段回肠及其系膜,如发现一段或数段边界清楚的充血水肿肠襻,并伴有相应淋巴结肿大,应考虑 CD。

（二）肠结核

回肠结肠型 CD 与肠结核鉴别相当困难。干酪样坏死性肉芽肿为肠结核诊断的特异性指标,其在活检中的检出率很低,因此强调,在活检未见干酪样坏死性肉芽肿的情况下,鉴别诊断要依靠临床表现、结肠镜及活检进行综合分析。

下列表现倾向 CD 诊断:肛周病变,肛瘘、肛周脓肿;腹腔感染,瘘管、腹腔脓肿;疑为 CD 的肠外表现,反复发作口腔溃疡、皮肤结节性红斑等;结肠镜肠黏膜典型的纵行溃疡、卵石样外观、病变累及≥4 个肠段。

下列表现倾向肠结核诊断:伴活动性肺结核,PPD 试验强阳性;结肠镜肠黏膜典型的环形溃疡、回盲瓣口固定开放;活检见干酪样坏死性肉芽肿分布在黏膜固有层,数目多、直径大,有融合,抗酸染色阳性。活检组织结核分枝杆菌 DNA 检测阳性有助肠结核诊断,干扰素 γ 释放试验（如 T-SPOT、TB）阴性有助排除肠结核。

鉴别诊断仍有困难,可予诊断性抗结核治疗,2～4 周症状明显改善,2～3 个月后肠镜复查病变痊愈或明显好转,可作出肠结核的临床诊断。绝大多数肠结核切除标本可在病变肠段和(或)肠系膜淋巴结病理组织学检查中发现干酪样坏死性肉芽肿而获病理确诊。

（三）小肠恶性淋巴瘤

病情进展较快。可较长时间局限在小肠,部分患者肿瘤可呈多灶性分布,与 CD 鉴别有一定困难。小肠系造影可见病变肠段内广泛侵蚀,呈较大的指压痕或充盈缺损;B 超或 CT 检查显示病变肠壁明显增厚、腹腔淋巴结肿大。活检免疫组化可确诊,必要时手术探查可获病理诊断。

（四）缺血性结肠炎

便血是重要症状。多位于结肠脾曲的局部炎性病变,多发于 50 岁以上,多伴发心血管疾病。

（五）溃疡性结肠炎

腹泻为主要症状,黏液脓血或便鲜血多见,有时左下腹部可扪及增粗的结肠。

（六）其他

如血吸虫病、慢性细菌性痢疾、阿米巴肠炎及其他感染性肠炎,出血性坏死性肠炎、放射性肠炎、胶原性肠炎、药物性肠病、白塞病、大肠癌,在鉴别诊断中亦需考虑。

六、治疗

治疗目标是诱导缓解、维持缓解、防治并发症,改善生活质量。

治疗方案的选择建立在对病情进行全面评估的基础上。治疗前要认真检查有无全身或局部感染,特别是使用激素、免疫抑制剂或生物制剂者。治疗过程中根据对药物的反应和耐受情况随时调整方案。

（一）一般治疗

强调戒烟与营养治疗。

1.必须要求患者戒烟

继续吸烟会降低药物疗效,增加手术率和复发率。

2.营养治疗

CD 患者营养不良常见,注意检查患者体重和 BMI,对铁、钙、维生素 D 和维生素 B_{12} 的缺乏作相应处理。对重症患者可予肠内外营养治疗。

（二）药物治疗

根据疾病活动严重程度和部位选择治疗方案。

1.轻度活动性 CD

氨基水杨酸类制剂和布地奈德。

2.中度活动性 CD

激素是治疗的首选。激素与硫唑嘌呤类药物或甲氨蝶呤（MTX）合用。激素无效或激素依赖时加用硫唑嘌呤类药物或 MTX。有研究证明这类免疫抑制剂对诱导活性 CD 缓解与激素有协同作用,但起效慢,AZA 在用药 12～16 周才达到最大疗效,其主要作用是在激素诱导缓解后,撤离激素继续维持缓解。生物制剂用于激素及免疫抑制剂治疗无效或激素依赖者,或不能耐受上述药物治疗者。在使用前必须排除淋巴瘤、结核等疾病。

3.重度活性 CD

病情严重、并发症多、手术率及病死率高,应及早采取积极有效措施处理。必须确定是否存在并发症,肠梗阻、肠穿孔及腹腔感染、机会感染,并及时治疗。静脉激素治疗。剂量为相当于泼尼松 0.75～1 mg/(kg·d)。最好是用琥珀酸氢化可的松,每 12 小时 1 次。英夫利昔单抗(IFX)可在激素无效时应用,亦可一开始就应用。合并感染者予广谱抗菌药物,纠正贫血和营养不良。必要时需手术治疗。

(三)手术治疗

1.手术指征

手术指征包括肠梗阻,急性穿孔及腹腔脓肿,瘘管形成,大出血,癌变,内科治疗无效或药物不良反应严重影响生存质量。

2.手术方法

根据 CD 病变部位、严重程度、全身状况、内科治疗情况及患者意愿,选择相应的手术方式,主要包括病变肠管切除术、内镜下狭窄扩张术、狭窄成形术等。手术目的是缓解症状,主张"节省肠管"的原则。CD 术后复发率极高,所以术后必须继续内科治疗,减少再手术次数,避免出现短肠综合征。

(1)回结肠病变:回盲部切除手术:出现肠梗阻症状,即使是缓解期,也应行手术治疗。病变累及肠管不超过 40 cm,处于中重度活动期(CDAI>220),即使患者对激素治疗反应良好,也无肠梗阻症状,往往在病程中也需要手术治疗,术后 50% 可能无须二次手术。回盲部切除术后出现吻合口狭窄,应优先选择内镜下狭窄扩张术,如果无效可再行狭窄成形术或肠管切除术。

经皮或开腹行腹腔脓肿引流术:伴发腹腔脓肿应优先选择经皮或开腹脓肿引流术和抗生素治疗,择期行肠管切除术。

(2)回肠病变:内镜狭窄扩张术:适用于病变长度不超过 4 cm 的轻中度肠管狭窄,手术成功率约为80%,可延迟甚至避免肠管切除。但 2% 可能发生穿孔及其他并发症,所以该手术应在 24 小时均可实施手术的医疗机构进行。

狭窄成形术:适宜肠管狭窄长度<10 cm 的病变。病变肠壁出现蜂窝织炎、癌变和活动性出血是该术式的禁忌证。在较短的肠段内出现多个狭窄,且切除后不会引起短肠综合征,更倾向于选择肠切除术。狭窄成形术安全并可节省肠管,但有报道发现在狭窄处易发生癌变,因此长期疗效还待随访。

肠管切除术:病变肠段切除术是 CD 手术治疗的传统术式之一,因其疗效较肯定而被广大外科医师所接受。传统观点认为,为了减少术后复发,肉眼观察切除的肠管两端应距病变 10 cm 以上。

Fazio 等将 131 例拟行小肠肠段切除治疗的 CD 患者随机分成两组,其中肠管切除范围限于肉眼病变肠管两侧 2 cm 组 75 例、切除范围达肉眼病变肠管两侧 12 cm 组 56 例,术后随访发现,虽然"扩大切除"组的术后复发率稍低,但差异无统计学意义(25% vs. 18%)。也有学者提出,为减少术后复发,应采取术中快速冷冻切片确定切除范围,但是,Fazio 等的研究结果同样证实了,该方法对术后复发率和再手术率无影响。目前倾向于小肠 CD 肠管切除范围限于肉眼观察距病变肠管两侧 2 cm。

(3)结直肠病变:结肠局限性病变行结肠节段切除:结肠两段以上节段性病变和全结肠弥漫性病变行全结肠切除加回直肠吻合;全结肠直肠弥漫性病变行腹会阴联合结直肠肛门切除加永久性回肠造口。Tekkis 等进行的一项 meta 分析认为,结肠节段性切除术(segmental colectomy,SC)与全结肠切除、回肠直肠吻合术(ileorectal anastomosis,IRA)比较,术后复发率及并发症发生率无差异,但 IRA 术后复发的平均时间较 SC 推迟约 4.4 年。亦有研究表明,SC 和 IRA 术后复发率相似,但 SC 术后功能优于 IRA。

直肠局限性病变行直肠前切除术、低位前切除术及超低位前切除术或拉出术,尽可能保留肛门功能;直肠弥漫性病变,可行腹会阴联合直肠肛门切除,永久性乙状结肠造口。

3.CD 外科治疗的相关问题

(1)肠管吻合技术:CD 术后吻合口复发常起于其近端肠管,所以吻合口的直径是关键问题。侧侧吻合口直径远大于端端吻合和端侧吻合,术后吻合口狭窄造成肠梗阻症状出现的较晚,所以提倡吻合器侧侧吻合。对 712 例 CD 行肠切除术,分别采用吻合器端端和侧侧吻合,结果显示吻合器端端吻合发生吻合口漏及相关并发症的风险更高,而两组吻合口复发率无显著差异。近期一项前瞻性研究表明,手缝与吻合器侧侧吻合进行比较,二者安全性及复发率无显著差异,表明导致吻合口狭窄造成肠梗阻的原因,不在于吻合方法,而取决于吻合口直径。

(2)腹腔镜技术的应用:腹腔镜技术娴熟的术者,可对首次接受手术治疗的回结肠型 CD 患者行腹腔镜回盲部切除术。对于更为复杂或者复发的患者,没有足够的证据支持腹腔镜手术为首选。

腹腔镜手术的优势在于肠道功能恢复快、住院时间短、术后并发症发生率低、术野体表美观等。一项长达 10 年的随机试验随访表明,开放和腹腔镜手术治疗回结肠型 CD,两组术后复发率相同。

(3)全结肠直肠切除回肠贮袋肛管吻合手术(IPAA):对于术前诊断为 UC,已行 IPAA 手术,术后大体标本诊断为 CD,所有证据表明,这种情况下术后并发症发生率更高,常出现吻合口狭窄或吻合口漏及肛门失禁,贮袋废弃率高达 50%,是 UC 和未定型结肠炎(indeterminate colitis,IC)患者的 6 倍,所以 CD 患者禁忌行 IPAA 手术。少数专家认为对于不伴有小肠和肛周病变的结肠型 CD,也可行 IPAA 手术,但遭到多数学者的强烈反对。

(4)偶然发现的末端回肠炎或盲肠炎:行腹腔镜阑尾炎切除手术时,意外发现末端回肠炎或盲肠炎,很难与 CD 鉴别诊断,不应盲目切除病变肠管。应反复探查是否存在近端肠管扩张,肠壁典型 CD 表现,肠系膜脂肪包裹等,还要追问是否有肠梗阻症状。

(5)CD 肛瘘无症状肛瘘无须处理,合并感染切开引流,当 CD 缓解后,肛瘘也可以缓解。

(尹 波)

第四节 肠 息 肉 病

通常认为在肠道广泛出现的突起性病变,数目在 100 枚以上者,称为肠息肉病。按 Morson 的分类法可分为:①腺瘤性息肉病;②错构瘤性息肉病;③炎症性息肉病;④其他,即不具有上述 3 类息肉病的特性无法分类者。此种分类法反映了息肉病的病因病理特点,有实用价值。

一、腺瘤性息肉病

腺瘤性息肉病包括家族性结肠息肉病(familial adenomatous polyposis,FAP)、Gardner 综合征、Turcot 综合征 3 种疾病。

(一)家族性结肠息肉病

FAP 是一种不大常见的遗传性疾病,它以在结肠和直肠发生大量的腺瘤性息肉为其特征,如不及时治疗,几乎所有的病例都要发生癌变,但由 FAP 引发的结直肠癌占全部结直肠癌的比例不足 1%。本病报道较早,对其认识是逐渐深化的。1882 年 Cripps 首先指出此病的遗传性质。1890 年 Handford 开始注意到本病癌变的特征。本病在人群中的发病率 3/10 万～10/10 万,男女患病比例相似。

1.病因及发病机制

本病是一种常染色体显性遗传病,外显率接近 100%。由于生殖细胞染色体 5q21 上的肿瘤抑制基因——APC 基因突变,是本病发生及遗传的基础。该病是按照单基因常染色体显性遗传特征进行遗传的,没有性连锁。高达 25%～30% 的患者中无家族史及基因学证据可查询,这可能系发生新的基因突变或基因嵌合所致,以后再按上述的遗传规律将该病遗传给其后代。典型的 FAP 通过世代传递方式将

APC 突变遗传下去,衰减型家族性腺瘤样息肉病(Attenuated familial adenomatous polyposis,AFAP)更多是由于特发性 APC 突变所致,还有一部分具有典型 FAP 临床特征的人群是由于 MUTYH 基因突变所致。

(1)APC 基因:正常 APC 基因是一个抑癌基因,定位于 5q21 编码区,由 15 个外显子构成,编码 309KD 蛋白。APC 蛋白在 Wnt 信号转导系统中充当核心角色。野生型 APC 下调 β-catenin 的表达,当 APC 基因突变或缺失导致相应蛋白异常时(很多结直肠癌中会出现)β-catenin 上调,导致其靶基因 c-myc 过表达,而 c-myc 则隶属于原癌基因家族。此外,APC 纯合子的缺失影响染色质接合,APC 对细胞迁移的作用在体内外实验中均得到证实。

(2)典型 FAP:患者 APC 基因突变往往发生在第 5 外显子和第 15 外显子 5′端,而 AFAP 的突变倾向于在 APC 基因 5′端和邻近第 1517 密码子的第 15 外显子 3′端或 1900 密码子远端。密码子 1250~1464 间发生突变,临床上表现为大量息肉出现。某些特异性位点突变则可以导致先天性视网膜色素上皮肥大(congenital hypertrophy of the retinal pigment epithelium,CHRPE),这种突变一般发生在第 9 外显子之后。密码子 1445~1578 间突变可能会导致严重的硬纤维瘤病。

(3)MUTYH:MUTYH-相关息肉病(MUTY human homologue gene-associated polyposis,MAP),系由 MUTYH 生殖细胞系双等位基因突变所致。该基因位于染色体 1p34.1,包含 16 个外显子,编码 1 个高度保守的 DNA 转葡萄糖激酶。该酶负责去除活性氧氧化反应(reactive oxygen species,ROS)导致 DNA 损伤后产生的腺嘌呤残基,当 MUTYH 基因突变,导致 DNA 损伤的碱基切除修复系统功能障碍,进而促进结直肠癌的发生。MUTYH 最常见的两个错义突变位点分别为外显子 Y179C 和外显子 G396D。

2.病理解剖

家族性结肠息肉病的息肉弥漫分布于结肠和直肠,以往认为大肠以外的息肉不常见,但最近有不少关于伴发胃和小肠息肉的报道。息肉外观呈粉红色,表面为分叶状,大小不等,绝大多数直径<0.5 cm,>1 cm 者不超过其总数的0.1%。腺瘤>1 cm 者易恶变。腺瘤的数目平均为 1 000 个,不少于 100 个。最多可超过 5 000 个。一般将 100 个腺瘤这个数目作为家族性结肠息肉病与多发性腺瘤相区别的界限。

结肠息肉病的腺瘤不仅数量多,而且处于发生的各个阶段。这与非息肉患者的腺瘤的数目相对稀少而且处于相对成熟的阶段有区别。观察切除的结肠标本,既可以看到带蒂的典型息肉,也可以见到很小的无蒂的黏膜结节。镜下可以观察到腺瘤形成的组织学上的各个阶段。最早期的病变仅累及单个腺管,其特点是上皮细胞深染和复层化,黏液分泌减少,细胞分裂增加,形成腺瘤性腺管。继而相邻的腺管聚集成团。当病变累及 8~10 个腺管的宽度,肉眼即可见到在黏膜表面突出大约 1 mm 直径的圆形隆起。此时开始具备一个小的腺瘤性息肉或称为腺管性腺瘤的特征。偶尔,大片黏膜尤其是腺管上部呈现上皮增长,可发生广基的、无蒂的绒毛状腺瘤。结肠息肉多数在儿童时期出现,最常见的部位是直乙交界,表现为小的黏膜结节,随年龄增长逐步累及全结直肠。至 15 岁时大约 50%患者发展成为典型息肉,35 岁时 95%患者发展成为典型息肉。

通常典型息肉发现 10 年左右,可能出现息肉恶变。上述两种类型的腺瘤都可恶变,但以含有绒毛成分者为甚。如镜下发现上皮增生,层数多、极向明显紊乱、细胞间变及核分裂明显增多,腺体共壁以及侵犯黏膜肌层等应考虑为腺瘤恶变。多数患者 40~50 岁出现结直肠癌,但也散见儿童和老年人的报道。

3.临床表现

便血是最常见的症状,为鲜红色或果酱样大便,有时伴腹泻或大便次数增多。因慢性失血可继发缺铁性贫血。黏液便和腹痛较少见。少数患者因肠梗阻、肠穿孔、下消化道严重出血或晚期癌症而就医。

大多数患者 30 岁以后才出现症状。根据 St.Mark 医院的统计,先证者出现症状的平均年龄是 32.9 岁,确诊为本病的平均年龄是 35.8 岁。而通过先证者作为线索对其家系成员进行调查所追查出的患者,有症状和无症状的平均年龄分别为 25.5 岁和 24.8 岁。因此腺瘤发生于出现症状前大约 10 年。

本病具有较高的胃、十二指肠息肉的发生率。大约 90%的 FAP 患者会发生胃底腺息肉(fundic gland

polyps,FGP),其中 40% 具有腺瘤样特征,但一般不会引起症状,没有恶变潜能。本病确诊后 10~20 年约 90% 患者可出现十二指肠腺瘤样息肉,为多发的,直径 1~5 mm 的小腺瘤,几乎没有症状,但有恶变的倾向。腺瘤尤其好发于十二指肠 2、3 段或壶腹周围,致使 FAP 患者中十二指肠或壶腹周围癌的发病率明显高于一般患者。壶腹部腺瘤患者还可以出现胰腺炎的表现。

小肠也可发生息肉,确切的发病率不详,主要受检查手段的影响。以双球囊小肠镜和胶囊内镜检查做评估手段,有 30%~75% 的 FAP 患者发现小肠息肉,多集中于近段空肠和末段回肠。极少有恶变。在 FAP 女性患者中,特别是年龄<35 岁的患者罹患甲状腺癌的可能是正常人群罹患甲状腺癌的 160 倍。大约 10% 的 FAP 可合并侵袭性纤维瘤病,又称为硬纤维瘤病或切带样纤维瘤。

4.诊断与鉴别诊断

对可疑的患者需行乙状直肠镜或纤维结肠镜检查,同时摘除数个息肉送病理化验;一般还需作双对比钡灌肠检查以明确整个结肠息肉的多少及分布情况。如息肉呈弥漫性分布,数目超过 100 个,活检证实为腺瘤,加上家族史则可确诊为本病。其他条件符合,虽没有家族史也不能排除本病,因可能有新的基因突变者出现。一旦发现先证者,应对其家系成员进行遗传学调查和定期随诊,以便早期发现新的病例。如条件许可,应行基因检测加以确认。

与典型的 FAP 患者不同,一部分相对轻型的 FAP 变异型患者,他们息肉数量较少(通常在 10~100 枚),主要累及近端结肠,很少累及直肠,诊断时年龄较大,平均 44 岁,恶变出现年龄较晚,平均 56 岁。临床上将这种 FAP 的变异型称为衰减型家族性腺瘤样息肉病(AFAP)。诊断此型较典型 FAP 相对困难,需要联合评估临床发现和 DNA 测序。

近年研究发现 MUTYH-相关息肉病(MUTYH-associated polyposis,MAP),系常染色体隐性遗传疾病,多数患者表现为散发。患者多发结直肠腺瘤,通常>10 个,<100 个,该腺瘤不出现 *APC* 基因的突变,是由于 *MUTYH* 双等位基因突变所致。临床表现同 AFAP 和 Lynch 综合征类似或重叠,多位于近端结肠,组织学为低级别腺瘤。可伴发胃底腺息肉,呈良性表现;伴发十二指肠腺瘤恶变率较高。可有肠外表现。诊断依靠 *MUTYH* 分子遗传学基因检测。

一旦确诊为本病,尚须行上消化道检查以便发现胃、十二指肠的病变。先天性视网膜色素上皮肥厚作为本病的特征之一,有报道该病损在低级别腺癌中出现,所以眼底镜检也应列为常规。

本病须与消化道的各种息肉病,主要包括错构瘤性息肉病(Peutz-Jeghers 综合征为代表)、家族性幼年性息肉病、炎症性息肉病、增生性息肉病相鉴别。

5.治疗

治疗本病的根本目的是预防癌症和保持良好的生活质量。一般年龄 16~18 岁的 FAP 患者应该每年或更短时间内进行结肠镜检查(根据息肉的负荷量),如果暂时不想手术,应同期切除较大的腺瘤。此外还需根据 Spigelman 分级进行胃十二指肠息肉的监测。

治疗的基本原则是采取手术方法切除病变的肠管以达到清除全部或大部腺瘤的目的。手术可分为以下 3 种。

(1)全结肠切除术和回直肠吻合术(ileorectal anastomosis,IRA):切除全部结肠,将保留 10~14 cm 的直肠与回肠吻合。此种保留直肠的手术适用于息肉无癌变的任何年龄患者,或结肠虽有癌变而直肠未受累的年轻患者。优点是保留了自然的排便功能,但腺瘤和癌赖以生存的直肠黏膜依然存在,直肠癌的威胁没有根除。因此除术前和术中须将直肠的腺瘤一一电灼外,术后仍须坚持每间隔 6 个月行 1 次直肠镜检查,并电灼新出现的腺瘤。如发生癌变则行直肠切除术。

(2)全直肠结肠切除术和永久性回肠造瘘术:直肠已有癌变的患者有施行此手术的指征,但一般主张即使直肠无癌变而结肠已有癌变的老年患者须将直肠与结肠一并切除。如勉强保留直肠,日后容易癌变。

(3)全结肠直肠切除、直肠黏膜剥除、回肠贮袋-肛管吻合术(ileal pouch anal anastomosis,IPAA):手术切除全直结肠,保留下段 2~3 cm 长直肠,切除直肠黏膜至齿状线,将回肠通过直肠肌管与肛管吻合。为改善回肠贮便功能,近年来学者们将回肠折叠成:J 形、S 形或 W 形的回肠贮袋,通过直肠肌管与肛管吻合。目前以 J 形贮袋应用较多。此类手术的优点为切除全部能癌变的大肠黏膜,同时保留了控制排便的括约肌功能。其缺点是合并症较多,如吻合口漏、盆腔感染、贮袋炎、小肠梗阻和性功能失调等,最后还有 5%～10% 的病例需改作永久性回肠造口。如果是直肠息肉数量较少的患者或女性患者考虑到 IPAA 术可能会影响生育,也可行全结肠切除回直肠吻合术,术后直肠腺瘤需每年 1～2 次内镜检查,行息肉切除。

（二）Gardner 综合征

本病以肠息肉病伴有多发软、硬组织的肿瘤或异常为特征。1951－1953 年 Gardner 等首先描述一种包括多发或弥漫性肠息肉病、骨瘤、纤维瘤和表皮样囊肿的综合征,后遂以其名命之。其遗传方式与家族性结肠息肉病相同,具有常染色体显性遗传特征。

本病与家族性结肠息肉病的主要区别是伴有软、硬组织的各类病变。在骨骼方面,最常见的是位于下颌骨的骨瘤,面骨以及颅骨的其他部位亦可发生。有时尚可见长骨皮质局限性增厚。牙齿的异常也颇为多见。软组织的病变最常见的有表皮样囊肿和皮肤的纤维瘤。此外亦可见侵袭性纤维瘤病,多见于术后肠系膜、腹壁及瘢痕组织区。本病常伴有胃、十二指肠或小肠息肉。十二指肠、壶腹周围恶性肿瘤的发病率较高。

本病与家族性结肠息肉病在结肠的表现没有区别,基本的病变都是腺瘤病。目前认为两种疾病的发生均缘于同一基因的突变。但由于表型的变异,致使 Gardner 综合征出现以硬纤维瘤和骨瘤为重要特征的种类繁多的临床表现。

本病的肠道症状与家族性结肠息肉病相同。但因有多种结肠外表现,当患者被诊断为结肠息肉病后,须确定有无结肠外病变存在。除一般查体外,还要包括上下颌骨、颅骨 X 线摄影,胃、十二指肠内镜检查等。一旦发现先证者,医师应劝其家系成员接受遗传咨询。鉴于下颌骨骨瘤是本病最常见的结肠外表现,因此需要对那些受本病威胁而在查体尚未发现有骨瘤的家系成员行下颌骨全景 X 线摄影,以便筛选出突变基因携带者。

本综合征的结肠息肉病的治疗与家族性结肠息肉病相同。但在手术治疗时保留直肠的指征要严格掌握,因此类患者在第 2 次手术切除直肠时常遇到直肠周围纤维化、盆底硬纤维瘤等困难。一般较小的骨瘤不需要处理。胃、十二指肠息肉发病率较高,应及时通过胃、十二肠镜切除或电灼。其他结肠外表现可分别情况给予处理。

（三）Turcot 综合征

1959 年 Turcot 报告了兄妹二人患结直肠腺瘤样息肉病并发中枢神经系统的恶性肿瘤的特殊病例,以后此种疾病被命名为 Turcot 综合征。本病非常罕见。对于本病遗传的传递方式仍有争议,一般认为可能系一种常染色体隐性遗传性疾病。其结肠腺瘤性息肉的数目常少于 100 个,且比家族性结肠息肉病的息肉为大。近年来其基因研究发现该病存在两个表型,一类来自于 DNA 错配修复基因 $hPSM2/hMLH1$ 的突变,临床表现为神经胶质母细胞瘤;另一类来源于 APC 基因的突变,临床表现为神经髓母细胞瘤。

二、错构瘤型息肉病

由于胚胎发育过程中的分化和增殖异常,导致正常组织结构排列紊乱形成错构瘤。错构瘤性息肉病(hamartomatous polyposis syndromes,HPS)包括 Peutz-Jeghers 综合征(Peutz-Jeghers syndrome,PJS);幼年性结肠息肉病(juvenile polyposis syndrome,JPS);Cronkite-Canada 综合征。

（一）Peutz-Jeghers 综合征

本病是一种以消化道息肉病伴有皮肤、口唇和口腔黏膜色素斑沉着为特征的常染色体显性遗传性疾病,故又称遗传性胃肠道息肉病伴黏膜皮肤色素沉着症。1896 年 Hutchinson 首先报道一对孪生姐妹的口唇均有黑素斑沉着,其同事 Weber 于 1919 年报道其中之一在 20 岁死于息肉所致的肠套叠。1921 年 Peutz 首先描述此病,1949 年 Jeghers 等阐明此病的显性遗传特征,以后本病即被称为 Peutz-Jeghers 综合征。

1.病因

本病系一种常染色体显性遗传疾病,家族中发病率为 30%～50%,也可发现散发病例。基因定位于

19p13.3，编码一种丝氨酸-苏氨酸激酶（STK11）。约 60% PJS 患者有 STK11 基因缺陷，该基因属于抑癌基因，其突变与 PJS 的错构瘤和色素斑形成有关，并可能增加其他部位出现良恶性肿瘤的危险性。

2.病理解剖

多发性息肉可分布于整个胃肠道，最多见于小肠（空肠多于回肠），其次为结肠及直肠，胃及阑尾较少见。数量以数十个至数百个不等。息肉大小不一，从数毫米无蒂的结节至直径超过 5 cm 带蒂的肿物。外观上呈典型的多分叶状，表面乳突状隆起。它们不是真性肿瘤，而是由黏膜肌的平滑肌纤维为基质和分化良好的腺体及潘氏、杯状、嗜铬细胞异常混合构成的错构瘤。此种息肉一般被视为良性病变，但有研究报告 PJS 患者的息肉可以观察到错构瘤→腺瘤→腺癌的组织学证据，恶变率 2%～3%。黑素斑的组织学所见如下：表皮基底层、棘细胞层色素增加，基底层黑素细胞数目增多。有人发现黑素细胞集中在真皮乳头之上方。真皮上层噬黑素细胞数目亦增加。

3.临床表现

本病的主要临床表现为黏膜和皮肤黑素沉着和胃肠道多发性息肉。

色素沉着发生早，常见于 10 岁以前的儿童。唇和口腔黏膜的病变在出生时或出生后头几年出现，且不消退；皮肤病变出现稍晚，当年龄大时可消退；色素沉着的部位主要在口唇和颊黏膜，而以下唇最多，有时亦出现在牙龈及腭部，舌部则很少。口唇周围皮肤以及眼睑、鼻孔周围皮肤均可发生色素沉着。色素沉着的另一主要部位是手足掌侧。少见于龟头、阴唇等处。色素通常是深褐色至黑色。大小为 2～5 mm，为圆形、椭圆形或不规则。不高出皮肤表面，呈散在性分布。

息肉病大多于青春期发病。可以没有症状或出现间歇性痉挛性腹痛。息肉出血则出现大便带血或黑便，偶尔可出现鲜血便。患者可因慢性失血而继发缺铁性贫血。

患者常以急性肠套叠的症状就诊。此时可表现为腹部绞痛、恶心和呕吐。腹部检查时可发现急性肠梗阻的体征，有时还能触及香肠状肿物。

需要注意的是本病胃肠道恶性肿瘤的发生率高于一般人群，主要是胃和十二指肠癌。一般认为本病患者中胃肠道外肿瘤的发生率高。常见的有卵巢肿瘤、乳腺癌、睾丸的精源细胞瘤、甲状腺瘤和胰腺癌等。

4.诊断

本病的临床表现比较特殊，诊断一般不难。凡具有口唇色素沉着、腹痛、便血和贫血等表现者应考虑到本病的可能。为确定诊断需行消化道钡餐造影和消化道内镜检查。此外，在小肠套叠手术时，应想到本病的可能。注意皮肤黏膜有无色素沉着，仔细检查胃肠道，避免漏诊。本病须与其他胃肠道息肉病鉴别。

5.治疗

鉴于本病基本上是良性疾病，如患者无明显症状可暂不行手术治疗。定期复查胃镜、结肠镜，对于胃、十二指肠和结肠内直径＞1 cm 的息肉应予以内镜下切除。也可通过钡餐、小肠系造影、钡灌肠气钡双重造影发现消化道息肉分布、大小、肠壁充盈缺损情况，对较大息肉可行肠镜下高频电切，必要时手术。除可减轻症状外，还可减少恶性肿瘤的发生。

对于常有腹痛，孤立息肉直径超过 2 cm 或由于慢性失血已经引起明显贫血的患者，应施行择期手术。手术方法以切开肠壁摘除息肉为主，对于息肉集中的肠段亦可行肠部分切除术。因手术的目的是解决临床症状而不是根治，因此应尽量保留肠管长度，切忌作广泛肠切除，以免发生短肠综合征。

并发肠套叠者，应视为急症，及时行手术治疗。根据肠管有无坏死行肠切除或复位术。手术时应仔细探查胃肠道，对散在的小肠息肉应分别切开肠壁予以摘除。

6.随访

此类患者应长期随访，除监测息肉本身的并发症外，还应定期采用一些必要检查手段尽早发现胃肠道恶性病变及胃肠道外肿瘤。

（二）幼年性结肠息肉病

McColl 于 1964 年报道首次报道，儿童发病为主，以胃肠道多发性息肉为特征的少见疾病，息肉主要分布于大肠，故称之为幼年性结肠息肉病（juvenile polyposis syndrome，JPS）。发病平均年龄 6.2～

7.3岁,成人亦有发生,仅占15%,男性居多。属于常染色体显性遗传性疾病,但也存在一些无家族史的散发病例。JPS患者发病分别有20%～30%与*BMPR1A*和*SMAD4*基因突变有关。

JPS息肉数目可从数十个到数百个,可遍布整个胃肠道,主要发生于远段大肠,小肠,胃亦可见。息肉大小不等,形态上息肉呈球形外观,有形成蒂的倾向。一般表面光滑,无分叶,呈淡红色,表面可有溃疡和出血。镜下特征是:黏膜固有层水肿肥厚伴炎性细胞浸润和腺管的囊性扩张,腺管上皮无异型。如息肉表面有溃疡时,间质可见。组织学上属于黏膜固有层间质成分形成的错构瘤型息肉。有时发现腺管由核深染的柱状上皮细胞所构成,呈现出腺瘤性息肉的特点。

本病于幼年时开始出现症状,表现为便血、黏液便、黑粪症、息肉脱垂、腹泻和腹痛,并可发生继发性贫血。诊断依靠内镜检查,Jass修订的诊断标准需具备如下3个条件之一:①结直肠发现5枚以上幼年性息肉;②全消化道出现幼年性息肉;③无论息肉数目的多少,但存在幼年性息肉病家族史者。无症状时不必治疗,有症状时可做息肉切除。部分患者终身存在患结直肠癌、胃癌可能,故推荐15岁开始,每3年行结肠镜、胃镜检查。

(三)Cronkhite-Canada综合征

本综合征首先由Cronkhite和Canada(1955)所描述。该征是以消化道息肉病合并皮肤色素沉着、脱毛、手指和足趾甲萎缩脱落等外胚层病变为特征。是一种获得性、非遗传性疾病。

息肉可分布在胃肠道任何部位,以胃和结肠为最常见,其次是小肠和十二指肠,食管罕见。息肉呈弥漫性分布,大小不等,但其直径多在0.5～1 cm之间,大者可达3 cm。息肉的组织学分类为错构瘤性息肉,具有幼年性息肉的特点。腺体呈囊性扩张、黏液潴留、炎细胞浸润及间质水肿等组织学特征。

色素沉着呈弥漫性分布于全身,为褐色或深褐色。外胚层病变还有指(趾)甲萎缩脱落和毛发脱落等。

本病大多于中年以后发病,无家族史。多以腹泻和腹痛为初发症状,其次是外胚层的病变,继而出现味觉异常。由于胃肠道的广泛病变,可导致大量的蛋白和电解质丢失。故低蛋白血症及钾、钙、镁缺乏的现象很常见。严重病例多于发病后6个月至1年死于恶病质。

根据本病发病年龄大,无家族史、息肉的分布特点,特有的外胚层病变以及腹泻、腹痛、低蛋白血症和电解质紊乱等临床特点,加上胃肠道蛋白丢失试验(^{131}IPVP或^{51}Cr-清蛋白试验)证实有胃肠道的异常的蛋白丢失,诊断不太困难。但须与其他胃肠道息肉病以及其他原因所致的蛋白丢失性肠病相鉴别。

本病一旦发病,进展很快,而且病情多危笃,故应尽可能早期诊断,早期治疗。需积极补充蛋白、电解质、维生素和矿物质以改善一般情况。有人采用糖皮质激素取得一定疗效。也有人建议借助仔细的X线检查以确定息肉密集的肠段以及蛋白丢失的放射性核素检查,选择最宜肠段行肠切除以减少肠道内蛋白的漏出。

三、炎症性息肉病

继发于肠道慢性炎症性疾病的息肉病,称之为炎症性息肉病。多见于溃疡性结肠炎、CD、肠结核、阿米巴痢疾和血吸虫病的消退期和治愈期。

息肉多分布于结肠和直肠。息肉多为椭圆形或呈棒状、楔状等不规则形态。息肉的形成与病变愈合时肠上皮的再形成有关;还与肠壁肌层纤维化收缩,黏膜下层水肿消退;炎症细胞浸润减轻等因素造成黏膜相对过剩有关。镜下可见息肉由比例不等的肉芽组织、浸润的炎细胞、不规则扩张的腺管和纤维组织所构成。这些息肉一般也称为假性息肉。

在西方,最常见的炎症性息肉病的原发疾病是慢性溃疡性结肠炎,在我国并发于血吸虫病的假性息肉病颇为常见,其组织学所见与上述相似,但息肉的黏膜下层常看到血吸虫卵。

这些息肉病在临床表现上和放射学检查方面容易与家族性结肠息肉病或其他类型的息肉病相混淆。但通过仔细地询问病史,尤其是进行息肉活检,是不难鉴别的。

治疗主要应针对原发疾病进行处理。

由于炎症或过敏免疫反应引起的胃肠道广泛的淋巴滤泡增生亦属于炎症性息肉病。此病可影响整个胃肠道或局限于大肠。常见于年轻人。息肉的直径大多在 1 mm 左右,很少超过 3 mm。息肉表面被覆盖着正常黏膜。于黏膜下和黏膜固有层的深部可见有滤泡形成的分化良好的淋巴组织。淋巴组织的外观类似淋巴结,但无包膜或淋巴窦。

本病为可逆性,可自行消退,不需治疗。但值得注意的是本病可与其他息肉病和家族性结肠息肉病合并存在而造成混淆。

(尹　波)

第五节　肠炎性疾病

一、急性出血性肠炎

急性出血性肠炎也称急性出血性坏死性肠炎(acute hemorrhagic necrotizing enteritis,AHNE),是一种危及生命的暴发性疾病,病因不清,其发病与肠道缺血、感染等因素有关,以春秋季节发病为多。病变主要累及小肠,呈节段性,但少数病例可有全部小肠及结肠受累,以出血、坏死为特征。主要临床表现为腹痛、腹胀、呕吐、腹泻、便血,重症可出现败血症和中毒性休克。本病主要发生于婴幼儿及儿童,成年人也有罹患。

(一)诊断

1.症状

发病急骤,开始以腹痛为主,多在脐周或遍及全腹,为阵发性绞痛或持续性疼痛伴阵发性加重。往往有寒战、发热。多伴腹泻,80%的患者有血便,呈血水样或果酱样,有时为紫黑色血便。60%的患者有恶心、呕吐。约 1/4 的患者病情较严重,可伴有中毒性休克。

2.体检

有不同程度的腹胀,腹肌紧张及压痛,肠鸣音一般减弱。有时可触及伴压痛的包块。

3.实验室检查

白细胞计数中度升高,大便潜血往往为阳性。部分患者大便培养有大肠埃希菌生长,厌氧培养可见到产气荚膜杆菌。

4.辅助检查

X 线腹部平片检查可见小肠扩张、充气并有液平,肠间隙增宽显示腹腔内有积液。

(二)鉴别诊断

儿童期发病易误诊为肠套叠或变应性紫癜,此外,尚需与细菌性痢疾、克罗恩病等相鉴别。

1.肠套叠

肠套叠表现为阵发性腹部绞痛,间断发作每次持续数分钟,缓解期患儿嬉戏如常,于腹痛发作时往往在右下腹可扪及肠壁肿块,肛门指诊可见指套染有血液无特殊腥臭味。对于回结肠套叠的病例常在早期出现果酱样大便,但小肠型套叠发生便血较晚。

2.变应性紫癜

变应性紫癜系变态反应性疾病,主要累及毛细血管壁而发生出血症状。对于肠道反应多系由肠黏膜水肿、出血引起,临床上多表现为突发性腹部绞痛,多位于脐周及下腹,有时甚为剧烈,但多可伴有皮肤紫斑、关节肿胀及疼痛,尿检查可发现蛋白尿、血尿或管型尿。

3.细菌性痢疾

临床上以发热、腹泻、腹痛、里急后重及排脓血便为主要特征。中毒性菌痢多发生在体质较好的儿童中,起病以重度毒血症、休克或中毒性脑病为主要症状,而肠道症状不明显或出现较晚。大便培养发现痢疾杆菌可明确诊断。

4.克罗恩病

多数患者表现为腹痛不适,呈间歇性发作,大便次数增多,常为不成形稀便,很少排黏液血便,且可有口腔溃疡等肠外表现。X线钡餐或钡灌肠可见黏膜皱襞增宽变平,走行紊乱,纵行或横行的线性溃疡呈现出刺状或线条状影像及"鹅卵石"征,Kantor"线状"征等典型表现。

(三)治疗原则

1.非手术疗法

(1)禁食、胃肠减压,输液、输血及适当的静脉营养。

(2)应用广谱抗生素及甲硝唑以抑制肠道细菌,特别是厌氧菌的生长。

2.手术疗法

(1)手术指征:经非手术治疗,全身中毒症状不见好转且有休克倾向,局部体征加重者;有明显腹膜刺激征考虑肠坏死穿孔者;有肠梗阻表现经非手术治疗不见好转者;反复肠道大出血非手术治疗无法控制者。

(2)手术方式:如肠管表现为充血和浆膜下出血,无坏死穿孔,亦无大量消化道出血,仅给予普鲁卡因肠系膜封闭即可。有肠穿孔或有不可控制的消化道出血,病变部可行一期切除吻合术。病变广泛,远端肠管无坏死,可切除坏死肠段,行双腔造瘘,待恢复后再行二期吻合。也可行一期吻合后远端做导管造瘘,待肠功能恢复后再将导管拔除。

二、假膜性肠炎

假膜性肠炎也称伪膜性肠炎。是一种急性肠道炎症,因在小肠或结肠的坏死黏膜表面有一层假膜(伪膜)而得名。本病易发生在大手术和应用广谱抗生素后,故也有人称之为手术后肠炎或抗生素相关性肠炎。假膜性肠炎的实质是肠道内菌群生态平衡失调,所以也可以见于休克、心力衰竭、尿毒症、结肠梗阻、糖尿病、白血病、再生障碍性贫血、心肺慢性疾病等。假膜性肠炎常单独发生在小肠、结肠,也可能两者同时发生。

(一)诊断

1.病史

有大型手术、广谱抗生素应用或化疗的病史。癌症和手术是重要的易感因素。手术前过度的机械性肠道准备也有可能诱发本病。

2.症状

突然出现高热、腹泻、排出大量黄绿色海水样或蛋花样水便,含有脱落的假膜。重型患者可出现高热、腹胀和明显的中毒症状,如精神紊乱、呼吸深促、手足发凉及出现休克。

3.体检

可见脱水及重病容,腹部膨胀,全腹肌抵抗和轻压痛,肠鸣音减弱。

4.实验室检查

大便涂片做革兰氏染色发现阳性球菌相对增多而阴性杆菌减少。双酶梭状芽孢杆菌抗毒素中和法测定大便中有艰难梭状芽孢杆菌毒素的存在。假膜性肠炎通常由两种菌群产生毒素致病:①艰难梭状芽孢杆菌;②凝固酶阳性的溶血性耐药金黄色葡萄球菌。

5.辅助检查

内镜检查见黏膜有急性炎症,上面有斑块或已融合成的假膜,活检见假膜内含有坏死上皮、纤维蛋白及炎性细胞。

(二)鉴别诊断

(1)肠扭转或肠套叠复位术后:肠扭转或肠套叠造成肠管缺血、缺氧,在血液循环改善后,由于毒素吸收出现高热及腹泻,有时需和假膜性肠炎鉴别。肠扭转或肠套叠复位术后出现的腹泻来自肠道积存的内容物,腹泻的次数和量少于假膜性肠炎而且不会越来越多,内容物包含的有形成分也多于假膜性肠炎,尽管可以有短暂的全身中毒症状但总的趋势呈逐渐缓解状态。大便不会出现典型的水样,更不可能有假膜,细菌涂片或培养不以球菌为主,也无艰难梭状芽孢杆菌。

(2)溃疡性结肠炎:溃疡性结肠炎往往有长期腹泻史,严重者每天可有十多次水样便,少数急性起病者发病急骤,可有全身严重的毒血症状,广泛的结肠病变可有中毒性巨结肠表现,直至发生肠穿孔和弥漫性腹膜炎。溃疡性结肠炎的病变以结肠、直肠为主,缺少假膜性肠炎的致病原因,有反复发作的趋势,粪便检查没有假膜和相关病原体,黏膜所见为多发性溃疡及息肉,钡灌肠、X线检查和结肠镜检查有助于作出诊断。

(3)还应注意与克罗恩病或急性出血性肠炎鉴别。

(三)治疗原则

(1)立即停用正在使用的广谱抗生素,改用万古霉素(或去甲万古霉素)或甲硝唑。

(2)口服考来烯胺,以利梭状芽孢杆菌毒素的排出。

(3)口服补充益生菌帮助纠正肠道菌群紊乱,如地衣芽孢杆菌、双歧杆菌三联活菌等。

(4)用正常人大便与等渗盐水混悬液保留灌肠(目前临床上已较少应用)。

(5)补充液体及电解质。

(6)如有中毒性休克,血容量恢复后不能维持血压时,可适当给予升压药物,同时给予肾上腺皮质激素以减少毒性反应。

三、溃疡性结肠炎

溃疡性结肠炎(ulcerative colitis,UC)是发生在结直肠的非特异性炎性疾病。通常将溃疡性结肠炎与克罗恩病(Crohn disease,CD)统称为炎症性肠病(inflam-matory bowel disease,IBD)。溃疡性结肠炎在外科临床并不少见,往往需要包括内、外科在内的综合治疗。今年来,随着基础研究的不断深入及各种检查技术的不断改进,对溃疡性结肠炎病因和发病机制也有了新的认识。由于诊断和治疗方法的改进,外科治疗观念的转变及新的手术方法的出现,已经使许多溃疡性结肠炎患者得到及时的诊断和治疗,术后生活质量有了明显的提高。

(一)诊断

1.临床表现

(1)慢性反复发作型:表现为慢性反复发作性腹泻,排黏液血便伴左下腹痛。

(2)暴发型:约占全部患者的10%,发病急骤,腹泻次数可达20次以上,水样便,可伴血、脓及黏液,下坠及里急后重感明显。

(3)重症:患者表现为脱水、低血钾、低蛋白血症、贫血及发热等中毒症状。

(4)肠外表现:口腔溃疡,皮肤结节性红斑,关节痛,结膜炎,虹膜睫状体炎等。

2.实验室检查

大便中有血、脓及黏液,但常不能发现致病菌。

3.辅助检查

(1)乙状结肠镜、电子(或纤维)结肠镜检查可发现全结肠和直肠黏膜弥漫性充血、水肿、粗糙呈颗粒状,脆易出血,散在大小深浅不一溃疡及假息肉样变。

(2)X线钡灌肠检查可见肠壁边缘模糊,黏膜皱襞呈粗大条状,结肠袋可消失。

(二)鉴别诊断

1.克罗恩病

克罗恩病和溃疡性结肠炎发病均以年轻者居多,男女同样受累,症状相似。少数患者,有时通过肠道X线检查,甚至经病变组织的病理切片检查,在鉴别上也有困难。克罗恩病表现为炎性肉芽肿、纤维化和溃疡病变,最常累及回肠末段,可同时累及小肠、结肠,直肠受累者不及半数。病变可局限于肠管的一处或多处,呈节段性分布。炎症波及肠壁各层。主要症状为腹泻、腹痛、低热、体重下降等。大便潜血可呈阳性,一般无便血。腹泻无定时。部分患者可出现肠梗阻症状,但多为不完全性。X线钡餐检查所见黏膜皱襞增宽变平,溃疡黏膜隆起呈鹅卵石样,肠管有长段狭窄或多发狭窄的线状征或跳跃式肠管扩张,而且常有口腔溃疡、皮肤、骨关节、眼部等肠外病变表现。

2.结肠癌

主要表现为排便习惯改变和大便带血,腹部隐痛或胀气,贫血,消瘦等全身消耗性症状。部分患者可触及腹部肿块。中晚期可出现急性或慢性肠梗阻表现。右半结肠癌以贫血消瘦等表现为主,而左半结肠癌则以肿瘤梗阻表现更为突出。腹部偶可触及质硬、表面不光滑、活动度小的肿块。大便潜血为阳性,癌胚抗原(CEA)可升高。钡灌肠可见结肠有充盈缺损、黏膜破坏、肠壁僵硬、肠腔狭窄等征象。内镜检查和活检可明确诊断。溃疡性结肠炎本身可以癌变。溃疡性结肠炎伴有肠管狭窄和肿物形成时,特别是那些病程超过10年的患者应考虑有结肠癌的可能。

3.慢性阿米巴肠炎

病变主要侵犯右侧结肠,也可累及左侧结肠,有散在性溃疡,溃疡较深且其间黏膜多属正常,粪便可找到阿米巴滋养体或包囊。抗阿米巴治疗有效。

4.慢性细菌性痢疾

常有急性细菌性痢疾病史;抗菌药物治疗有效。粪便培养可分离出痢疾杆菌,结肠镜检查时采取黏液脓血培养阳性率高。

(三)治疗原则

1.内科治疗

(1)充分休息:避免体力劳动和劳累过度。

(2)严格控制饮食:应给予易消化、无渣、少刺激性富含营养的食品,暂停服用牛奶及乳制品。

(3)药物治疗。①抗感染治疗:水杨酸偶氮磺胺吡啶,开始 0.5 g,每天 3 次,以后增至 3～6 g/d;②激素治疗:5 天大剂量疗法,即氢化可的松 300～500 mg/d,连续 5 天后改为口服泼尼松;③止泻药;④免疫抑制剂;⑤胃肠外营养。

2.外科治疗

在溃疡性结肠炎的治疗过程中,仍有 20％～30％的患者需行手术治疗。在传统的治疗方法中,往往是在内科治疗无效的情况下最终选用外科治疗。近年来,溃疡性结肠炎的治疗在观念上发生了改变,在病变早期积极地选用外科手术治疗取得了良好的治疗效果,患者的生活质量有了较大提高,治疗费用也相应降低,术后多数患者恢复了正常的工作和生活。然而,这种观点在国内尚未得到医师和患者的广泛认可。

(1)手术指征:①出现急性梗阻、大量出血、穿孔、中毒性巨结肠等并发症者需急症手术;②暴发型重症病例,经内科治疗 1 周无效;③慢性病变,反复发作,严重影响工作及生活者;④结肠已经成为纤维狭窄管状物,失去其正常功能者;⑤已有癌变或黏膜已有间变者;⑥肠外并发症,特别是关节炎,不断加重。

(2)手术方式。

肠造口术:包括横结肠造口术及回肠造口术,适合于病情严重、不能耐受一期肠切除吻合术者。

肠切除术:大致包括下列 4 种手术方式。①全结直肠切除,回肠造口术;②结肠切除、回肠-直肠吻合术;③全结直肠切除,Kock 回肠造口术;④结直肠切除、回肠贮袋-肛管吻合术。

(四)预后

溃疡性结肠炎的预后受多种因素的影响,取决于病型、有无并发症和治疗条件。近期治愈的标准为:临床症状基本消失;肠镜检查黏膜恢复正常;停药或仅有维持量药物;观察 6 个月无复发。

(孙晨昆)

第六节　痔

现代认为痔是肛垫病理性肥大、移位以及肛周皮下血管丛血流淤滞所形成的团块。现代概念与痔的传统定义有较大差别,传统认为痔是直肠下端黏膜下、肛管和肛缘皮肤下层的静脉丛淤血、扩张和迂曲所形成的柔软静脉团。痔在任何年龄都可发生,当其不伴出血、疼痛或脱垂等症状时,不能称之为疾病;只有当肛垫肥大合并上述症状时,才被认为是一种疾病。

一、概述

(一)病因

痔的病因尚未完全清楚,可以由多种因素引起,目前有下列几种学说。

1.肛垫下移学说

肛管血管垫是位于肛管、直肠的一种组织垫,又称"肛垫",系出生后就存在的解剖结构。肛垫的主要结构包括黏膜上皮、血管、Treitz 平滑肌、弹力纤维和结缔组织。在协助括约肌维持肛管的正常闭合以及精细控便等方面起着重要的作用。Treitz 肌由 Treitz(1853)首先描述,起自肛管内括约肌内侧面,该肌是介于肛门衬垫和肛管内括约肌之间的平滑肌,其功能是防止肛垫滑脱。随着年龄增长退行性变加重,肛垫松弛、肥大而易损伤出血,后期 Treitz 肌肥厚或断裂,肛垫下移脱出肛门。肛垫充血程度除受便秘、妊娠等肛管压力影响外,还与内分泌、精神等因素有关。

2.静脉曲张学说

已知痔静脉扩张、回流受阻是内痔成因之一。在解剖上,门静脉系统及其属支直肠静脉丛无静脉瓣,血液易于淤积而使静脉扩张、迂曲,加之直肠上、下静脉丛壁薄、位置浅、抵抗力弱及末端直肠黏膜下组织松弛,都不利于静脉回流而导致其扩张。屏气时腹内压增高、便秘、妊娠和盆腔内巨大肿瘤等因素,可使直肠静脉回流受阻而曲张成痔。慢性感染亦可损伤肛管、直肠静脉壁而导致静脉曲张。

3.遗传、地理及饮食因素

痔患者常有家族史,可能与饮食、排便习惯和环境等因素有关,但遗传是否与痔的发生有关,目前尚无明确证据。在我国山区和农村居民的痔发生率低,可能与其高纤维素饮食结构有关。

(二)病理和分类

根据所在的解剖部位不同,可将痔分为 3 类。

1.内痔位于齿状线上方

表面为黏膜覆盖,是肛垫的病理性肥大及移位,包括血管丛扩张、纤维支持结构松弛或断裂。常见于直肠下端的左侧、右前和右后 3 处。初起内痔突向肠腔,日久可逐渐突出肛门外,表现为便血和脱垂。

2.外痔位于齿状线下方

表面由肛周皮肤覆盖,皮下血管丛扩张,表现为隆起的软团块,常指血管性外痔。另有血栓性外痔、结缔组织外痔(皮垂)和炎性外痔。

3.混合痔在齿状线附近

此处为皮肤黏膜交界组织覆盖,是内痔和相应部位的外痔相融合而成,兼有内痔和外痔的两种特点。

二、内痔

(一)分期

关于痔的分期方法,一直没有取得一致的意见。1979 年,美国肛肠外科医师协会(ASCRS)组织痔的专题研讨会共介绍 4 种分类方法:Gabriel 分类法、Dodd 分类法、Smith 分类法和 Salvati 分类法。我国痔的分期一直参照 Salvati 分类法。我国的《痔诊断暂行标准》,根据痔出血和脱垂的严重程度将内痔分为 4 期。

1.第一期

主要是排便时出血,呈滴血或喷血状,出血量较多,痔块不脱出肛门。肛镜见直肠下端黏膜呈质软、红色的结节或团块状突起。

2.第二期

除便血外,排便时痔块可脱出肛门外,排便后可自行复位。

3.第三期

排便、用力屏气或咳嗽等腹内压增高时,痔块即可脱出肛门,不能自行复位,需用手推回或卧床休息后方可使痔块回纳。

4.第四期

痔块长期脱出于肛门外,不能回纳或回纳后立即脱出。

根据内痔发生的部位,分原发性内痔和继发性内痔,继发性内痔常与原发性内痔相连,两者都可脱出肛门外,呈梅花状者称环状痔。若内痔脱垂,水肿不能回纳,称嵌顿性内痔;若有血液循环障碍,称绞窄性内痔。

(二)临床表现

1.便血

便血为内痔最常见的早期症状。其特点是无痛性、间歇性便后出血。出血可呈滴血状或喷血状,数天后可自行停止。便秘、粪便干硬或食用刺激性食物是痔出血的常见诱因。

2.肿块脱出

内痔发展至第二三期时即可脱出肛门外。脱出的痔块初时便后可自行回纳,以后逐渐增大,不易自行复位,必须用手推回,不然脱出的痔块有嵌顿的可能。

3.疼痛和瘙痒

单纯性内痔无疼痛,当内痔或混合痔脱出嵌顿,出现感染、糜烂、血栓形成甚至坏死时则有不同程度的疼痛。痔块脱出或肛门括约肌松弛时,常有分泌物流出而刺激肛门皮肤,产生瘙痒不适甚至慢性湿疹。

(三)诊断

根据病史及直肠下端和肛门的检查,内痔诊断并不困难。除一期内痔外,其他三期内痔均可在肛门视诊下见到,必要时可于蹲位下用力屏气或排粪便后立即观察,这时可清楚地看到痔块大小、数目及部位。直肠指诊多无异常发现,但应除外直肠癌及直肠息肉等引起便血的其他病变。肛门镜检查大部分可直接窥视内痔呈紫红或暗红色结节状突起,有时局部伴出血或糜烂。

(四)鉴别诊断

内痔的诊断多无困难,但应与下列疾病鉴别。

1.直肠癌

临床上易将直肠癌误诊为内痔,这类教训已非罕见,主要原因是仅凭症状而诊断,也不详细询问便血的情况,忽视直肠指诊及内镜检查,尤其是直肠指诊。直肠癌为高低不平的肿块或边缘隆起的溃疡病灶,易出血,常伴有肠腔狭窄。

2.直肠息肉

可有便血,当息肉脱出肛门外时易被误诊为痔脱垂。但直肠息肉为圆形,呈实质性,多有蒂,色泽为黏膜样粉红色。

3.肛管、直肠脱垂

肛管、直肠脱垂与环状痔不同,直肠脱垂黏膜呈环形,表面光滑,色粉红,括约肌松弛,而环状痔黏膜呈梅花瓣状,色暗红。

(五)治疗

根据现代痔的概念,痔的治疗原则是治疗痔的症状而不是根治痔本身,因此以往见痔就治很显然是一种错误的观念,需要加以纠正。现代观点认为,痔无症状时不需要治疗,只有合并脱垂、出血、嵌顿和血栓时才需要治疗。对有症状的痔治疗目的是消除或缓解症状,不是根治有病理改变的肛垫。由于肛垫在控便过程中发挥作用,因而从保持肛垫和肛管黏膜完整性的角度出发,应该加强保守治疗和非手术治疗。手术治疗时不应破坏或尽量少破坏肛垫组织。内痔的治疗方法很多,在治疗上应采取个体化原则,根据病情选择使用。

1.生活习惯的调理

改善饮食结构,多饮水,多进膳食纤维,定时排便,保持大便通畅,避免腹泻或便秘,便秘时可用轻泻剂通便。温水坐浴,保持肛门部清洁,促进局部血液循环,有利于预防痔的发生和改善痔的初期症状。

2.非手术治疗

非手术治疗在消除症状方面疗效良好,不损伤肛垫,适用于症状、体征较轻的一二期的内痔,有症状的痔80%以上可经非手术治疗消除症状。

(1)药物内服:临床上治疗痔病的主要口服中成药,大致分为循环调节剂、纤维素增补剂和消炎止痛剂等几类。①循环调节剂:改善动、静脉张力,保护微循环和减轻肛门局部水肿,主要有痔血胶囊、柑橘黄酮片、草木犀流浸液片和槐角丸等。②纤维素增补剂:改善粪便性状,增加肠道蠕动,减轻排便阻力。适用于痔病症状轻微者,有麻仁丸和通泰胶囊等。③消炎止痛剂:具有抗炎、消肿和止痛作用。适用于痔的急性发作期,如出现内痔嵌顿、水肿或肛周炎症。有脏连丸、化痔丸和玄胡止痛片等。

(2)药物外用:可采用肛门栓剂、外敷膏剂和蒸洗剂。如痔疮宁栓、马应龙痔疮膏和复方角菜酸酯栓等。近年来使用的太宁栓剂,其主要活性成分角菜酸酯(海藻提取物)可长时间(8～12小时)在直肠黏膜面形成一层黏液性膜状保护结构,有效地隔离污染物,保护受损黏膜并使其修复;其所含二氧化钛和氧化锌有止痒、抗炎、减轻黏膜充血及收敛作用;且有一定润滑作用,利于粪便排出。治疗痔急性发作有效,且起效较快,安全性高,但对于痔的脱垂治疗效果差。

(3)非手术肛垫固定术:包括硬化剂注射法、胶圈套扎法、枯痔钉法和物理疗法如针灸疗法、微波疗法、红外线凝固疗法、冷冻和激光疗法等。①硬化剂注射法是19世纪一直沿用至今的有效方法,原理是硬化剂使局部形成无菌性炎症,致黏膜下组织纤维化,起止血和固定肛垫作用,而非血管栓塞。常用5%苯酚植物油、5%鱼肝油酸钠、5%叶酸尿素奎宁水溶液、4%明矾水溶液和消痔灵等。②胶圈套扎法自1963年Barron介绍以来,至今仍不失为一种介于注射疗法和手术疗法之间的有效方法,其原理是将胶圈套入内痔根部,阻断痔的血运,使其缺血坏死脱落,由于套扎点是在齿状线上方1cm以上,通常是无痛的。适用于各期内痔及混合痔的内痔部分,以第二三期内痔最适宜。③物理疗法有一定效果,但有并发症(如激光疗法,常有痔核炎症疼痛、肛缘水肿和创口愈合缓慢等;微波对散热能力差的组织和器官,较易产生伤害),其在治疗中不占优势地位,但患者易接受,治疗早期痔还是可行的。

3.肛管扩张术

Lord(1969)认为痔的存在与直肠下端及肛管出口狭窄有关,故主张用肛管扩张术治疗以降低肛管压力并使排便通畅,不再发生静脉丛充血,减轻痔的症状。扩肛术适用于肛管高压或疼痛剧烈者,如内痔嵌顿、绞窄。

4.手术治疗

痔的手术治疗主要以症状明显的三四期脱垂性内痔和混合痔为主,尤其是环形混合痔;或保守治疗无效才考虑手术治疗。传统式式过多破坏了肛垫组织,现已逐渐被吻合器肛垫悬吊术所替代。

(1)外剥内扎术:即开放性血管垫切除术。在痔块根部作V形切口,剥离、缝扎、切除曲张静脉团,最后缝合黏膜切口。一次最多只能切除3个孤立痔块,以免肛管失禁或狭窄。手术简单,愈合快,且并发症少,疗效可靠。

(2)痔环切术:治疗环状痔的一种手术方式,存在已有200余年的历史。但该手术完全破坏了齿线附近的黏膜,手术后黏膜外翻,大便失禁发生率高,近年来不大使用。

(3)吻合器痔上黏膜环切术:肛垫理论的发展使人们改变了痔手术的观念,20世纪90年代以来兴起的PPH手术是痔治疗的重要进展之一。该手术通过特制的吻合器环形切除肛垫上方(齿状线上2～

4 cm)直肠下端黏膜和黏膜下层组织一周并钉合,使脱垂肛垫上移,起到悬吊肛垫的作用,明显缓解脱垂症状;同时切断直肠黏膜下供应痔的部分动脉,术后痔血供减少,痔块在术后 2 周左右逐渐萎缩。原则上不切除痔块,若环形痔块大且严重脱垂,亦可同时切除其上半部分。近几年来,在 PPH 的基础上又发展了一种新的手术方式即选择性吻合器痔切除术(TST),其治疗原理及手术操作类似 PPH,区别在于其是选择性地切除痔上黏膜而非全部黏膜环切。二者在痔的症状改善上疗效相似,但在术后并发症(尿潴留、术后疼痛、出血、肛门坠胀、吻合口狭窄)方面,TST 明显优于 PPH 术,且 TST 操作更简单,术中突发事件更少。

5.急性嵌顿性内痔的手术治疗

内痔脱出嵌顿,特别是环形痔急性脱垂嵌顿,有广泛血栓形成及严重水肿,此时行急诊痔切除术被认为有可能发生化脓性门静脉炎等严重并发症,多采用非手术治疗,但治疗时间长,可并发溃疡和组织坏死,治疗成功后仍需择期手术。目前认为,痔急性期水肿并非感染所致,且肛周组织有较强的抗感染能力,行急诊痔切除与择期手术一样安全,并发症并不增加。若患者不宜行痔切除或痔套扎,可行侧位内括约肌切断术。此法适用于内括约肌张力过高和伴有肛管高压的患者。手术后疼痛即刻缓解,水肿、脱垂于手术后数天内逐渐好转。

三、外痔

外痔位于齿状线以下,表面为肛管皮肤覆盖。外痔可分为血栓性外痔、结缔组织外痔(皮垂)、血管性外痔及炎性外痔 4 种,常见的为血栓性外痔和结缔组织外痔。

(一)血栓性外痔

血栓性外痔较常见,可因外痔静脉丛的静脉炎导致静脉血栓形成,也可因用力排便或剧烈活动而使肛缘的静脉破裂,血液渗至皮下组织内形成血栓性肿块。临床表现为剧烈疼痛和局部肿胀,初起肿块较硬,触痛明显,数天后血块逐渐吸收变软,疼痛减轻。如发病在 1~2 天内而疼痛不减轻者,则需要切除血栓或切除痔核,如在发病后 3~4 天以后疼痛逐渐减轻,肿块缩小变软,往往不需手术,经对症治疗常可治愈。

(二)结缔组织外痔

结缔组织外痔简称皮垂,为肛门边缘皮肤皱褶、增厚形成的皮赘。其内为增生的纤维结缔组织,很少有扩张的血管,通常是血栓性外痔或肛门部手术的后遗症,多无明显症状,偶有瘙痒或异物感。可采用通便、保持肛门周围清洁和避免局部刺激等措施,一般不必行手术切除。

(邹智勇)

第七节 肛 裂

肛裂是齿状线下肛管皮肤层裂伤后形成的纵形缺血性溃疡,呈梭形或椭圆形,常引起剧烈疼痛,反复发作,难以自愈。肛裂绝大多数是在肛管后正中线上。

肛裂分急性和慢性两种。急性肛裂病史短,裂口创面新鲜,色红,基底浅平,无瘢痕形成。慢性肛裂病史长,裂口色苍白,基底深,底部肉芽组织增生、裂口上端常见肥大肛乳头,下端皮肤水肿增生形成"前哨痔"。此三者被称为肛裂"三联症"。慢性肛裂用非手术治疗很难痊愈。

一、病因

肛裂的发生可能与肛管的特殊解剖有关,肛管外括约肌在肛门后方形成肛尾韧带,该韧带的血供及伸缩性差。肛管向后、向下形成肛管直肠角,排便时肛管后侧所承受压力较大,在后正中位处易受损伤。慢性便秘患者,因大便干硬,排便时用力过猛,容易损伤肛管皮肤。如此反复损伤会使局部裂伤深及皮肤全层,形成一慢性溃疡。此外,齿状线附近的慢性感染,如肛窦炎等向下发展形成皮下脓肿,脓肿破溃后即形成慢性溃疡。

近来研究发现,肛裂的形成与内括约肌痉挛有关。内括约肌痉挛导致肛管压力增高,引起肛管在后壁本身血供差的基础上缺血症状加重。

二、症状与诊断

肛裂常见于中、青年人,常见症状为疼痛、便秘和便血,疼痛是肛裂的主要症状。排便时肛管扩张、干硬的粪块直接刺激肛裂溃疡面的神经末梢以及排便后肛管括约肌的长时间痉挛,导致了患者排便时和排便后肛门的剧烈疼痛,患者因肛门疼痛而不愿大便,久而久之引起便秘并使便秘加重,便秘后更为干硬的粪块通过肛管,使肛裂进一步加重,如此形成恶性循环。出血也是肛裂的常见症状,色鲜红,但出血量不多,仅见于粪便表面或在便纸上发现,很少发生大出血。

根据上述典型症状,结合体检发现肛管后正中位上的肛裂溃疡创面或肛裂"三联症",即可明确诊断。若侧方有肛裂或患多处裂口,应考虑克罗恩病、溃疡性结肠炎、结核病、白血病、AIDS 或梅毒的可能。如溃疡创面经适当的治疗后难以愈合,则有必要行活检以排除恶性肿瘤。

三、治疗

对肛裂的治疗原则是软化、通畅大便,制止疼痛,解除括约肌痉挛,促进溃疡创面愈合。具体需根据急、慢性肛裂来选择不同的治疗方案。浅表的急性肛裂可采用非手术治疗,多能治愈;慢性肛裂者多需手术治疗。

(一)非手术治疗

1.坐浴、照射

急性肛裂患者可通过软化大便,保持大便通畅,局部用浓度为 1∶5 000 高锰酸钾温水坐浴,或局部红外线、微波照射进行治疗。肛裂创面可用 20% 的硝酸银烧灼以利于肉芽组织生长。疼痛甚者,局部涂以镇痛油膏。

2.药物治疗

期望通过药物缓解内括约肌痉挛,改善局部血供,达到肛裂溃疡愈合的目的。由此诞生了几类有"化学性内括约肌切开术"作用的药物。

(1)一氧化氮供体:其代表药物为硝酸甘油膏(GTN),局部应用可降低肛管压力,使肛管的血管扩张。主要不良反应是头痛。耐受性和依从性差是影响疗效的重要因素。

(2)钙通道阻滞剂:通过限制细胞的钙离子内流降低心肌和平滑肌的收缩力,从而降低肛门内括约肌张力。常用的有硝苯地平和地尔硫䓬。硝苯地平局部应用与肛门内括约肌侧切术相比,治愈率分别为93% 和 100%。但口服钙通道阻滞剂治愈率低,且会出现较多的不良反应。

(3)肉毒杆菌毒素(BT):其注射治疗肛裂的主要机制是阻断神经和肛门内括约肌的联系,缓解内括约肌痉挛,降低肛管压力。1990 年始用于肛裂的治疗。有研究将其与硝酸甘油膏、地尔硫䓬软膏进行治疗比较,三者的治愈率相近,应用肉毒杆菌毒素的复发较多。主要不良反应是暂时性的肛门失禁。

慢性肛裂的药物治疗大部分学者认为应首选 GTN,GTN 治疗失败时采用 BT 注射疗法。

(二)手术治疗

1.肛管扩张术

该手术适用于急、慢性肛裂不伴有肛乳头肥大或"前哨痔"者。局麻下进行,要求扩肛逐步伸入 4~6 指,以解除括约肌痉挛。优点是操作简便,不需特殊器械,疗效快,术后只需每天坐浴即可。但此法可并发出血、肛周脓肿、痔脱垂及短时间大便失禁,并且复发率较高。

2.肛裂切除术

切除肛裂及周围瘢痕组织,使之形成一新鲜创面而自愈。全部切除"前哨痔"、肛裂和肛乳头肥大,并切断部分内括约肌。目前此法仍常采用,优点是病变全部切除,引流畅,便于创面从基底愈合;缺点是创面大,伤口愈合缓慢。

3.内括约肌切断术

基于慢性肛裂患者内括约肌张力过高的学说,内括约肌发生痉挛及收缩是造成肛裂疼痛的主要原因,故可用括约肌切断术治疗肛裂。自 1959 年 Eisenhammer 提出侧位内括约肌切断术以来,该手术已成为慢性肛裂的首选手术方法。但术者必须有熟练技术,掌握内括约肌切断的程度,否则可能造成肛门失禁的不良反应。方法有下列两种。

(1)侧位开放式内括约肌切断术:在肛管一侧距肛缘 1～1.5 cm 做约 1 cm 的横切口,确定括约肌间沟后用弯血管钳由切口伸到括约肌间沟,显露内括约肌后,直视下用电刀切断内括约肌,并切取一小段肌肉送活检,两断端严密止血。可一并切除肥大肛乳头和"前哨痔"。此法优点为直视下手术,切断肌肉完全,止血彻底,并能进行活组织检查。

(2)侧位皮下内括约肌切断术:摸到括约肌间沟,用小尖刀刺入内、外括约肌之间,由外向内将内括约肌切断。此法优点是避免开放性伤口,痛苦少,伤口小,愈合快;缺点是肌肉切断不够完全,有时易并发出血。

上述各术式有各自的特点,二者在治愈率和失禁率方面无明显差异。术者应根据患者病情及自身情况酌情选用。

(邹智勇)

第八节 肛 瘘

肛瘘是肛管或直肠与肛周皮肤相通的肉芽肿性管道,经久不愈或间歇性反复发作是其特点。早在公元前 5 世纪 Hippocrates 著文以及 1376 年 John 和 1612 年 Lowe 等著文讨论关于肛瘘的诊治方法以来,肛瘘的发病率不见下降,复杂性肛瘘的处理依然困难,肛瘘手术导致的肛门失禁等并发症仍有发生,故仍需重视。

一、病因及病理

除外先天性、肿瘤及外伤等,直肠肛管感染是肛瘘的主要病因。感染有特异性感染,如结核、克罗恩病、放线菌病及性病等;非特异性感染则多由肛腺隐窝炎症所致。

解剖学显示有两类肛腺起自直肠窦下部,一类是黏膜下层的单纯腺体结构,另一类是穿入肌层的腺体分支管,也称肌内肛腺,其数目在 6～8 个之间,该肛腺主要导管多向外下方穿入内括约肌,Lockhart Mummery 认为这些腺体提供的肠道细菌是引起直肠周围脓肿的途径。肛管感染是沿内、外括约肌行走的肛管纵肌向直肠肛管周围组织蔓延的。肛腺的数目、深度和形态变异很大,半数的肛管可见肛腺管,其中 33％穿入内括约肌,10％的导管壁有黏液生成细胞,导管的开口位于肛管的后方,这也就是肛瘘多发于后位的原因。位于肌层内的肛腺和具有黏液分泌功能者一旦发生感染尤易形成肛瘘。Seow-Choen 分析肛瘘管道肉芽组织的细菌学调查,发现大肠埃希菌、肠球菌和脆弱类杆菌是主要的需氧菌和厌氧菌。Goliger 认为肛腺隐窝感染学说并不能完全阐明肛瘘的发病过程,因为肛瘘肉芽组织中细菌量不多,毒力也不大。

总之,肛腺与肛瘘之间的关系至今仍未完全明确,但从肛管、直肠周围脓肿的两种不同类型来看,一类是肛腺与肛瘘有关的原发性急性肛腺肌间瘘管性脓肿,另一类是肛腺与肛瘘无关的急性非肛腺瘘管性脓肿。前一类肛管直肠周围脓肿经破溃或切开引流后,脓腔缩小,形成迂曲的管道,外口缩小,成为肛瘘。肛瘘有内口、外口、瘘管及支管。内口是引起肛瘘的感染入口,多在肛窦内或附近,肛管后部中线两侧多见。

有人称肛隐窝炎为肛瘘的伴发症或前驱病。肛隐窝炎好发于肛管后正中,这是因为该部位有较多且明显的隐窝,形似漏斗,易受粪便的刺激,肠腔内病原体可渗透到隐窝底部肛腺开口处,导致腺管水肿、阻塞而使炎症扩散。

肛瘘的主要瘘管是原发内、外口之间的瘘管,管道有弯有直,可浅可深,大多数瘘管行走在内、外括约肌之间,有的经过外括约肌进入坐骨肛门窝内,少数有分支。如主要瘘管引流不畅,可引发周围脓肿,破溃后形成小瘘管。外口是肛管直肠脓肿破溃或切开引流部位,在肛周皮肤上,大多靠近肛门。由于细菌不断通过内口进入瘘管,瘘管迂曲引流不充分,管壁由肉芽和纤维组织构成,故难以自行愈合。一般单纯性肛瘘只有一个内口和一个外口,这种类型最为多见,若外口暂时封闭,引流不畅,可继发脓肿,脓肿可向其他部位破溃形成另一外口。如此反复发作,可使病变范围扩大形成多个外口,这种肛瘘称为复杂性肛瘘。

肛瘘的发病及其发展:内口是感染的入口,已被公认,瘘管久治不愈是由于不断有感染来自内口,因此手术时正确寻找内口、切开或切除内口同时保护肛门括约肌功能是治愈肛瘘的关键。

二、分类

肛瘘的分类方法很多,常用的有 Goodsall 分类法、Milligan 分类法、Goligher 分类法、Steltzner 分类法和 Parks 分类法等。目前临床上最常用的是 Parks 分类法,该分类法对指导手术很有帮助。

Parks 分类法共分成括约肌间瘘(再分成单纯性、高位盲管、高位直肠瘘口和无会阴瘘口等几种)、经括约肌瘘(在高位或低位穿入外括约肌,又分成非复杂性和高位盲管两种)、括约肌上瘘和括约肌外瘘4种。

(一)括约肌间瘘

括约肌间瘘多为低位肛瘘,最常见,占70%左右,为肛管周围脓肿的结果。瘘管穿过内括约肌间在内、外括约肌间下行,开口于肛缘皮肤。

(二)经括约肌瘘

经括约肌瘘可分高、低位的肛瘘,占25%左右,多为坐骨肛门窝脓肿的结果。瘘管穿过内括约肌和外括约肌深、浅部之间,外口有一个或数个,并有分支相互沟通,外口距肛缘较近。

(三)括约肌上瘘

括约肌上瘘为高位肛瘘,较少见。瘘管向上穿过肛提肌,然后向下经坐骨肛门窝穿出皮肤。因瘘管常累及肛管直肠环,故手术需分期进行。

(四)括约肌外瘘

括约肌外瘘最少见,为骨盆直肠脓肿合并坐骨直肠脓肿的后果。瘘管穿过肛提肌而直接与直肠相通。这类肛瘘常见于克罗恩病或由外伤所致。

三、临床表现和诊断

肛瘘常有肛周脓肿自行破溃或切开引流的病史,此后伤口经久不愈,成为肛瘘的外口。主要症状为溢脓,脓液多少与瘘管长短及病程长短有关,有时瘘口暂时封闭,脓液积聚,可出现局部肿痛伴发热,以后封闭的瘘口破溃,又排出脓液。如此反复发作可形成多个瘘管互相沟通。少数患者可由外口排出粪便和气体。肛门皮肤因脓液刺激常感瘙痒、变色和增厚,甚或并发慢性湿疹。

外口常在肛周皮肤表面,凹陷或隆起,挤压有脓液流出,浅部的瘘管可在皮下摸到硬的条索,由外口通向肛门。高位肛瘘位置较深,不易摸到瘘管,且外口常有多个。如肛门左、右侧均有外口,应考虑为"马蹄形"肛瘘,这是一种特殊类型的肛瘘,瘘管围绕括约肌,由一侧坐骨肛门窝通向对侧,或呈半环形,如蹄铁状,在齿状线附近有一个内口,外口数目较多,位于肛门左右两侧。

诊断时需明确瘘管的走向,尽可能找到瘘管内口,方法有以下几种。

(一)直肠指诊

可初步了解内口位置、有无分支及其类型,指诊时可摸到内口似硬结,有压痛,按压后见脓液排出。

（二）肛镜检查

仔细检查齿状线上下,注意肛窦有无充血、凹陷或排脓,对可疑存在的内口可用探针探查以明确诊断。

（三）探针检查

可用探针探查瘘管的行径、方向和深浅。探针应细而软,从外口插入后沿管道轻轻探入,不可用力,以免探针穿破瘘管壁引起感染或假道。

（四）注入亚甲蓝染料

把5％亚甲蓝溶液自瘘管外口注入瘘道内,观察事先放入肛管直肠内白纱布上的染色部位以判断内口位置。对于复杂肛瘘患者有一定帮助。

（五）瘘管造影术

向瘘管内注入30％～40％的碘甘油或复方泛影葡胺,X线摄片可显示瘘管的部位、走向及分布。目前由于准确率不高,存在假阳性可能,故临床应用较少。

（六）Goodsall规律

在肛门中间划一横线,若肛瘘外口在横线前方,瘘管常呈直型,呈放射状分布;若外口在横线后方,瘘管常呈弯型,内口多在肛管后正中肛隐窝处。

（七）经肛门腔内超声检查

对确定肛瘘分类及内口位置有一定作用,但准确率较MRI略低。另外,腔内超声可用于判断肛门括约肌完整性和寻找较小的括约肌间脓肿。

（八）MRI检查

MRI检查可能是目前诊断肛瘘最为理想的手段之一,可在术前明确肛瘘类型,排除复发性肛瘘可能存在的其他原因。对复杂性肛瘘、马蹄形肛瘘和手术处理困难的病例,MRI检查有其优势且准确率高,临床正确使用MRI检查尚可提高手术成功率,并有效监测复杂性肛瘘的治疗效果。

四、治疗

肛瘘形成后不能自愈,需采用手术治疗。对有些复杂性或复发的肛瘘,如明确合并有结核、克罗恩病、放线菌病及性病时,需积极治疗合并的疾病,否则仅用手术不易治愈。手术方法是将瘘管切开,必要时将瘘管周围瘢痕组织同时切除,敞开创面以利于愈合。同时必须确定内口,并完全切除之,以防复发。根据瘘管深浅、曲直度及其与肛管括约肌的关系选用肛瘘切开、切除术或挂线疗法等治疗。非手术治疗包括热水坐浴,应用抗菌药物及局部理疗,但只适用于脓肿初期以及术前准备时。

（一）肛瘘切开术

该手术适用于低位肛瘘。手术时充分敞开瘘管,利用肉芽生长使创口愈合。手术中先要确定内口位置,用探针检查或由外口注入亚甲蓝,也可在探针引导下边切开瘘道边逐步探查直至找到内口为止。弄清瘘管与肛管直肠环的关系,如探针在环下方进入,可全部切开瘘道而不引起肛门失禁。如探针在环上方进入直肠(如括约肌上瘘或括约肌外瘘),则不可将瘘管全部切开,应用挂线疗法或分期手术。第一期将环下瘘管切开,环上瘘管用挂线扎紧;第二期等大部分外部伤口愈合后,肛管直肠环已粘连固定,此时再沿挂线处切开肛管直肠环。术中应切除边缘组织及瘘管壁上的腐烂肉芽,使伤口呈底小口大的V字形,以便创口由深向浅愈合。

（二）肛瘘切除术

肛瘘切除术适用于瘘管壁较硬的低位肛瘘。术中先确定内口,明确瘘管与肛管直肠环的关系,用组织钳夹住外口的皮肤,从外向内将瘘管壁及周围瘢痕组织一同切除;创面完全敞开或部分缝合,止血后填入碘仿纱条或凡士林纱布。

（三）挂线疗法

该方法适用于高位肛瘘或老年人有肛门手术史及肛管括约肌功能不良者以及瘘管走向与括约肌关系不明确的患者。

挂线疗法有两个目的:①松结扎以供引流之用,或用以刺激瘘管壁周围产生炎症并发生纤维化,或标记瘘道。②紧紧结扎挂线以缓慢切割管壁,使被结扎的括约肌发生血运障碍,逐渐受压并坏死,并使基底创面逐渐愈合。

此法的优点是肛管括约肌虽被切割,但不会收缩过多而改变位置,一般不会引起肛门失禁,术后2周左右被扎组织自行断裂。

该方法成功的要点:①要准确找到内口;②伤口必须从基底部开始,使肛管内部伤口先行愈合,防止表面皮肤过早粘连封闭。应用挂线疗法治疗复杂或高位肛瘘疗效满意,仅少数患者出现肛门失禁,复发率低。

(四)瘘管切除一期缝合术

适用于单纯性或复杂性低位肛瘘。术前需作肠道准备,术后控制排便5~7天,手术前、后使用抗菌药物。手术要点:①瘘管全部切除,留下新鲜创面;②皮肤及皮下脂肪不宜切除过多,便于伤口缝合;③伤口要缝合对齐,不留无效腔;④术中严格无菌操作,防止污染。

(五)视频辅助治疗肛瘘

视频辅助治疗肛瘘(VAAFT)是 Meinero 等在2006年提出的一种既可用于诊断,又可用于治疗复杂或高位肛瘘的新的微创手术方式,通过肛瘘镜直观地找到内口,在视频下准确处理内口,然后由内向外清除瘘管。通过对136例经 VAAFT 治疗的肛瘘患者随访,术中内口发现率达82.6%,术后一年治愈率达87.1%,未发现并发症。目前国内对该技术应用还较少,远期疗效还需进一步观察。但 VAAFT 对于肛瘘外科治疗器械的改进有一定的价值,有望为肛瘘的微创治疗开辟一条新的途径。

(邹智勇)

第九节 直 肠 癌

一、临床表现

早期直肠癌仅限于黏膜层常无明显症状,仅有间歇性少量便血和大便习惯改变。肿瘤进展后出现破溃,继发感染,可产生直肠刺激症状,表现为大便次数增多,里急后重或排便不尽感;肿瘤破溃感染后可有出血及黏液排出。便血为直肠癌最常见的症状,80%以上的直肠癌有便血。癌引起肠腔狭窄可致腹胀、腹痛、排粪困难甚至肠梗阻,如癌累及肛管括约肌,则有疼痛。男性直肠癌可侵犯尿道、前列腺和膀胱,女性直肠癌可侵犯阴道后壁,并出现相应症状。病程晚期,肿瘤可侵犯骶神经导致会阴部疼痛;癌转移至肝脏和腹膜时,可出现黄疸、腹水等征。

二、诊断

直肠癌早期症状不明显,最初多为无痛性便血、黏液血便或大便次数增多,不易引起重视,常被误诊为"痔疮"或"痢疾",使病情延误。因此对由上述表现者,应认真做下列检查。

(一)直肠指诊

直肠指诊目前仍是诊断直肠癌最基本、最重要和最简单的方法。直肠癌好发于直肠中、下段,约80%的直肠癌可经直肠指诊发现,在直肠癌被误诊者中,约80%是因未行直肠指诊。

(二)实验室检查

1.粪隐血试验

此方法简便易行,且由于80%~90%的直肠癌有便血,此试验可作为直肠癌普查初筛的常规检查,但阴性结果亦不能完全排除肿瘤。

2.血清癌胚抗原(CEA)检测

CEA 检测特异性较差,有一定的假阳性和假阴性,不适合普查和早期诊断,但对估计预后、检查疗效及复发有一定帮助。对 CEA 升高的直肠癌患者,术后应随访 CEA 水平,如下降表示手术效果好,如不降或反升则有复发或转移。化疗后如 CEA 下降,表示对化疗敏感,反之则无效。对术前 CEA 不升高者,术后监测 CEA 意义不大。

(三)内镜检查和影像学检查

1.直肠镜、乙状结肠镜检查

对所有指诊怀疑直肠癌者均应做内镜检查,在内镜直视下协助诊断并取活检做出病理诊断。取活检时需考虑不同部位的肿瘤细胞分化存在差异,要做多点活检,以便明确诊断。

2.钡剂灌肠、纤维结肠镜检查

适用于直肠上段或乙状结肠与直肠交界处癌的检查,尚可除外结肠部同时有多发性原发癌或息肉。

3.CT 检查

可明确肿瘤大小、肠壁内外及周围淋巴结受累情况,对直肠癌分期有重要意义。但难以发现直肠黏膜表面异常或直径<1 cm 的病灶,因此不能作为早期诊断的方法。当肿瘤向肠壁外生长,侵及周围组织使肠壁外侧轮廓模糊时,CT 有助于做出诊断。直肠癌在 CT 图像上表现为腔内肿块,肠壁局限性或环形增厚超过 2 cm,病变区 CT 值为 40~60 Hu,病变区弥漫性钙化或坏死导致病变中央密度降低,直肠周围组织结构模糊、增厚或密度增加。CT 对晚期和复发性直肠癌的评估意义较大,可以直接观察到肿瘤侵犯邻近组织,尤在 Miles 手术后不能做内镜和直肠腔内超声者,手术后 3 个月可做盆腔 CT 扫描作为基础,便于以后随访时对照用。随访时复查 CT,与术后 3 个月的摄片比较,若发现有组织影增大,中央出现低密度区或弥漫性钙化,则可能有复发。诊断不能明确时,可在 CT 引导下做细针吸取细胞学诊断。但 CT 对判断淋巴结转移准确性较差。

4.直肠腔内超声检查

直肠腔内超声检查是探测直肠癌外侵和直肠壁浸润的一种新的诊断方法,于 20 世纪 80 年代开始应用于临床,用于直肠癌的术前分期。腔内超声能准确地诊断出肿瘤所侵犯的部位及大小。在正常人,直肠内超声图像上可见到同心圆排列的直肠壁各层结构。由内向外分别是:黏膜、黏膜肌层、黏膜下层、肌层和浆膜或直肠周围脂肪。而肿瘤表现为局部破坏的不规则影像,失去了原直肠周围的正常腔隙结构。近年来,不少国内外文献报道,直肠腔内超声检查判断肿瘤侵犯深度对直肠癌术前分期较 CT 摄片更灵敏和精确。但腔内超声对淋巴结的检查只能估计其大小,不能分辨其性质。

5.MRI 检查

MRI 检查对盆腔肿块有较高的敏感性,能根据解剖学改变和信号强弱的变化来区别其良、恶性,对直肠癌的外侵,MRI 检查较 CT 更有意义,用于直肠癌的术前分期。MRI 检查尚优于直肠内超声检查,直肠内超声不能探测肿瘤的广度和传感器探头外的淋巴结,对直肠系膜淋巴结诊断准确率低,而 MRI 观察范围广,可识别肿瘤浸润深度、直肠系膜累及、淋巴结及肿瘤的位置,对直肠高位病变或狭窄亦可成像。

三、治疗

近年来,随着学者们对直肠盆底结构局部解剖、直肠癌肿瘤生物学的再认识,医疗器械设备的不断发展,外科医师手术技巧和手术方法的改进以及多学科规范化、个体化综合治疗的广泛应用,使直肠癌外科治疗模式发生了根本性的变化。现代直肠癌外科仍遵循肿瘤根治第一、器官功能保留最大化的治疗原则。直肠癌的外科治疗 5 年生存率在 50%~60%,局部复发率和远处转移的发生率较高。为了更好地提高治疗效果,应强调早期发现、早期诊断、早期治疗,对进展期直肠癌应强调规范化的综合治疗。

直肠癌手术应遵循 Heald 1982 年首先提出的全直肠系膜切除术(total mesorectal excision,TME)原则,所谓直肠系膜是一潜在间隙,内含淋巴和脂肪组织,不是真正的肠系膜。直肠癌术后局部复发最可能是由于原发肿瘤远侧的直肠系膜内残留了播散的癌组织。直肠癌外科治疗的 TME 定义为直视下完整锐性切除直肠及直肠系膜,并保证切除标本环周切缘阴性。该法切除了包括盆腔筋膜脏层内的全部直肠系膜,其目的在于整块地切除直肠原发肿瘤及所有的区域性播散。这一手术使术后5年局部复发率降至4%～10%,无瘤5年生存率为80%以上,这是近年来对直肠癌手术的理念革新和技术规范,被称为直肠癌手术新的"金标准"。

(一)手术治疗

直肠癌的治疗以手术根治切除为主,根治范围包括全部癌灶、两端足够的肠段、周围可能被癌浸润的组织及有关的肠系膜和淋巴结。

1.直肠癌根治,永久性结肠造瘘

(1)腹会阴联合切除术(APR手术):这一经典的手术方式由Miles于1908年首次提出,其手术过程和操作至今改变不多。适用于距肛缘7cm以下的直肠下段癌。手术范围包括乙状结肠及其系膜、直肠、肛管、肛提肌、坐骨肛门窝脂肪和肛周皮肤,一般包括全部乙状结肠及结肠系膜内直肠上、肠系膜下血管及淋巴结及连接直肠上部分腹膜。此手术缺点是需做永久性人工肛门,给患者带来不便。

(2)盆腔后部切除术(后盆腔清除术):主要适用于女性低位直肠癌,尤其癌位于直肠前壁或侵及直肠前壁Dukes B、C期的低位直肠癌,手术切除范围基本上同腹会阴联合切除,再联合阴道侧后壁、子宫和双侧附件一并切除。

(3)盆腔脏器清除术(全盆腔清除术):适用于直肠前壁癌向膀胱后壁及前列腺或者尿道浸润无法分离者。手术切除范围为腹会阴联合切除连同全膀胱、前列腺及部分后尿道一并切除。需做永久性人工肛门及尿路改道术。此手术创伤大,并发症多,术后粪便和尿路双重改道给患者生活带来很大不便,故临床应用较少。

(4)直肠癌扩大切除术:随着对直肠淋巴结转移规律的深入研究,近来发现直肠癌尤其是位于腹膜返折以下的直肠癌侧方淋巴结转移发生率较高。故对于癌下缘位于腹膜返折以下的直肠癌,有侧方淋巴结转移的可能性,除了进行上方淋巴结清扫外还应进行侧方清扫,即行扩大根治术。手术清扫范围为:腹会阴切口,上方清扫直肠系膜下动脉根部,如同APR手术,肛提肌于起始部切断,根部切断直肠下动脉,彻底清除坐骨肛门窝内脂肪淋巴组织,并清除髂内动脉及其主要分支周围的脂肪淋巴组织。对病灶局限固定于骶2平面以下、无远处转移的直肠癌,可合并行部分骶、尾骨切除。针对传统腹会阴联合切除术治疗低位直肠癌术后局部复发率较高的缺点,近年来提出了柱状腹会阴联合切除术(CAPR)的手术方法和经肛提肌外腹会阴联合切除术(ELAPE)。

2.保留肛管括约肌的直肠切除术

(1)直肠前切除术(Dixon手术):适用于肿瘤下缘距肛缘6～7cm以上的直肠中上段癌。远侧切断距肿瘤缘3～5cm,在腹腔内直肠与乙状结肠做吻合,完全保留肛门括约肌,该术是直肠癌切除术中控制排粪功能最为满意的一种手术。但是直肠下段切除组织和范围有限,根治不彻底,盆腔内吻合困难,术后有一定的并发症,如吻合口瘘、盆腔感染出血、吻合口狭窄和复发等。传统手工行结直肠吻合,现多采用吻合器手术,这是一种新型的外科技术,经过多年的临床实践效果满意。器械吻合优点为:扩大了前切除的适应证,使更低位的直肠癌得以经此手术保留了肛门括约肌功能。

吻合器手术过程与前切除大致相同,主要操作步骤为:在肿瘤下方3cm处用旋转头线型闭合器关闭并切断远端直肠,切除肿瘤段直肠、乙状结肠及其系膜淋巴结,近端结肠行荷包缝合并置入钉钻座,经肛门放入端-端吻合器,其锥形头从直肠闭合端中央戳空而出,插入钻座中心杆内,旋紧尾端螺杆使两断端靠紧,击发切割,打钉变成吻合。双吻合器方法较通常吻合器操作更简便、安全,吻合成功率高,对远端直肠可一次切割闭合,避免了低位盆腔内荷包缝合操作的困难和污染盆腔的缺点,尤其适用于低位和超低位直肠吻合术,成为低位直肠癌实行保肛手术的首选术式。

(2)经腹骶联合切除术:因中低位直肠癌经腹手法吻合困难,有学者采用腹骶联合切除术。右侧卧位,首先进腹游离直肠和乙状结肠,缝合腹壁,然后在骶尾部做横切口,切除尾骨,暴露直肠,将乙状结肠、直肠和肿瘤由骶部切口牵出,切除吻合后送入盆腔。该手术暴露好,吻合安全可靠,但手术费时,并发症多。

（3）经腹肛切除吻合术（Parks 手术）：适用于低位直肠肿瘤，肛提肌上方残留直肠太短而无法进行低位吻合者，腹部手术与前切除术相同，在肛提肌上约0.5 cm处将直肠横断，齿状线上 1 cm 处将黏膜环形切除，将近端结肠拉至肛缘，将结肠断端与肛管黏膜做吻合。为防止吻合口瘘，可做一临时性横结肠造口。

（4）直肠经腹、肛管拉出切除术（改良 Bacon 手术）：手术适应证和操作与 Parks 手术基本相同。在剥离直肠黏膜和切除直肠肿瘤后，经肛门拉出近端结肠 6～7 cm，将直肠残端与结肠浆肌层缝合固定，拉出肠段在术后 12～14 日在齿线平面切断，并将其断段与齿状线做一圈缝合，该术式现已较少应用。

（5）Maunsell-Weir 手术：经腹低位切除直肠和部分乙状结肠，将肛管、直肠外翻，近端结肠经肛门拖出，在肛外做结肠直肠吻合后退回盆腔。手术优点：保留了正常的排便反射及肛管括约肌功能，缺点为手术困难，根治性差，易出现吻合口瘘、狭窄及复发。

（6）Turnbull-Curait 手术：即将 Maunsell-Weir 手术分成二期手术：肛管、直肠残端拉出外翻，中央置一胶管，使外翻肛管、直肠与结肠浆膜愈合，2 周后切除外突的直肠和结肠，将结肠端与直肠黏膜缝合，推回肛门。手术比较安全，肛门功能较好。但可发生肠坏死。

（7）经括约肌间手术：分为内括约肌部分切除和内括约肌全切除。适用于 T 1和部分 T 2期低位直肠癌，腹部操作：远端超过盆底肌裂孔沿内外括约肌间隙游离，保证远端切缘阴性前提下行乙状结肠/直肠-肛管手法吻合，可做一临时性保护性造口。该术式肿瘤根治性和肛门功能评估还有待大样本资料长期随访。

（8）经前会阴平面超低位前切除术（APPEAR）：英国的 Williams 等首先应用，适用于常规需要行 APR 手术或全直肠切除手术而不能保肛的良恶性疾病。该技术是先通过腹部游离直肠中上段，再经前会阴平面（男性在直肠和尿道之间，女性在直肠和阴道之间）途径到达所谓"无人区"，游离下段直肠，切除标本后通过吻合器或手工缝合的方法保留肛管括约肌。"无人区"所含的直肠位于盆底肌肉组织中，其上界为肛提肌的上沿，下界为肛门外括约肌的上缘（在肛管直肠连接处为耻骨直肠肌），加行保护性回肠造口。

3.治愈性局部切除术

在对直肠癌病理学和生物学特性的深入研究中，人们发现早期直肠癌淋巴转移率低于10%，在早期病例中行局部扩大切除可获得治愈性的效果。但仍需按临床和病理学特点严格选择手术病例。此手术适用于：年老、体弱及合并严重器质性疾病不能耐受根治手术的患者，病灶限于黏膜层，位于直肠中下端直肠病灶，分化好或中等，直径＜3 cm，活动度好，与肌层无粘连、肠壁外无侵犯及无淋巴结转移的直肠癌。

（1）经肛门局部切除：经肛门局部切除术包括传统的经肛门局部切除术和经肛门内镜微创手术（TEM），适合于距齿状线 5 cm 以下的病灶，根据切除深度分为黏膜下切除及全层盘状切除。经肛门黏膜下切除术适用于病灶尚未侵及直肠肌层者，切缘距癌 1 cm 以上，经肛门全层盘状切除术适用于溃疡性肿瘤，将肠壁全层切除，切缘 2 cm 以上。对于超过 T 2的直肠癌不适于行局部切除术，因为随着分期的增加，淋巴结转移率增高，行局部切除术后的局部复发率也会增高。

（2）经括约肌局部切除：适合于齿状线上 5～12 cm 之间的 Dukes A 或 B 期肿瘤。术中需仔细切开括约肌每一层肌肉组织，切除肿瘤后用不吸收缝线逐层缝合切断的括约肌，为防止切口感染可做临时性肠造口。

（3）经骶骨部切除：适用于距齿状线 5cm 以上中上位直肠癌。在骶尾关节处做横切口，切除尾骨及部分骶骨，以获得对高位直肠肿瘤的暴露。

4.腹腔镜直肠切除术

美国的 COST 研究、欧洲的 COLOR 研究以及英国的 CLASSIC 研究奠定了腹腔镜手术在结肠癌手术治疗中的地位。目前腹腔镜直肠癌手术在国内外也已广泛开展，近年来 3D 腹腔镜手术、机器人辅助腹腔镜直肠手术也逐步在临床推广应用。其手术方法有以下几种：①腹腔镜辅助的腹会阴联合切除。腹腔镜下游离降结肠与乙状结肠，腹腔镜下分离结肠系膜血管，离断降结肠。会阴部做切口，直视下分离直肠下端与腹腔会合，拖出直肠及病灶，降结肠近端自左下腹拉出造口。②腹腔镜辅助直肠切除及通过吻合器吻合术。经腹腔镜分离左半结肠，离断结肠，经左下腹切口将直肠拉出，结扎血管，常规法切除病变肠段，在近端结肠做荷包放入吻合器钉钻座,放入腹腔,重建气腹,自肛门伸入管状吻合器,做降结肠直肠吻合。腹腔镜手术优点:手术切口小,疼痛轻,术后恢复快,缺点为需要一定时段的学习曲线,手术器械的依赖性强。

5.其他手术

(1)经腹直肠切除、永久性结肠造瘘术(Hartmann 手术):适用于直肠癌经腹切除后因全身和局部条件不宜做吻合者。手术操作基本与 Dixon 术相同,只是远端予以缝闭,近端自腹壁引出造瘘。

(2)结肠造瘘术:目的是减压和排粪。适用于伴急性肠梗阻及肿瘤无法切除者。分为临时性和永久性两类。造口方式可为端式造口和袢式造口。造口部位多选在乙状结肠或横结肠。

(二)转移和复发患者的治疗

1.局部复发直肠癌(LRRC)的治疗

直肠癌局部复发是指直肠癌根治术后原发肿瘤部位或者术野范围内出现与原发疾病病理相同的肿瘤。常见的复发部位有吻合口、盆腔器官、会阴部、骨性骨盆、淋巴结等,患者可出现肠梗阻、腹痛、便血、会阴部坠胀、包块、会阴部窦道不愈等临床症状。有时临床症状多不典型,与肿瘤复发部位密切相关,也较常被患者忽视。统计资料显示,60%～80% LRRC 患者在肿瘤根治术后 2 年内复发,50%的复发患者肿瘤局限于盆腔内。最新统计数据表明,进展期中低位直肠癌局部复发率为 6%～10%。虽然所占的百分比不高,但绝对数值还是不小。若不经治疗,LRRC 患者的中位生存期低于 8 个月。虽然放/化疗能部分改善 LRRC 患者的生活质量,但 LRRC 预后仍极差,中位生存期仅为 4～13 个月,许多患者常在痛苦和绝望中等待死神的来临,这是结直肠外科领域的诊治难题。多学科协作模式下的 LRRC 手术是目前唯一有机会根治直肠癌复发的治疗手段。对符合手术指征的患者而言,LRRC 不再是绝症,是有希望治愈的,应该摒弃姑息疗法的传统思想,采取多学科积极治疗。

2.肝转移的治疗

对于直肠癌切除术后肝转移手术的指征,以往受限于肝转移癌数目、大小、分布的可切除性标准已经被摒弃,取而代之以新的标准:所有的肝脏转移灶均 R_0 切除后,尚能够保留足够的残余肝(约 30%正常肝脏或 50%硬化肝脏);没有无法切除的肝外转移灶。对同期肝转移的处理多主张分期行肝转移灶切除。理由:①同期的切口暴露困难;②除发现转移灶外,可能还有隐藏着的微小结节而术前未做仔细检查;③原发灶生物学特性不明,不能选择手术类型;④分期切除比同期切除预后好。故尽可能原发灶切除后4～6 个月再行肝转移灶根治术。但随着微创外科技术和综合治疗手段的进步,现在有越来越多的医师逐步接受了原发灶和肝转移灶的同步切除手术。肝转移癌切除术后有 10%～20%的患者可在肝内再次复发,近来多主张再次手术以提高生存率。目前认为手术治疗直肠癌肝转移是唯一能治愈的手段,但切除率仅为 10%～15%。对许多不能切除的患者可通过全身化疗(可联合分子靶向药物)、肝动脉化疗等多种治疗手段来获得肿瘤降期,以获得更多的根治性切除机会,有效率为 50%～70%。

(三)男性直肠癌术后性功能障碍的处理

1.发生机制

男性阴茎勃起由副交感神经控制,起于骶2～4 的内脏传入纤维,自骶孔发出盆内脏神经沿盆腔与腹下神经汇合而形成盆丛;而射精则由交感神经控制,其于胸12 至腰1,沿主动脉下降,形成上腹下丛和分出腹下神经。盆丛位于直肠壶腹的外前侧,紧贴盆侧壁。在一般的经腹会阴切除手术不易损伤盆丛,但在 Miles 术会阴操作时,勃起神经可能随 Waldayer 筋膜的撕裂而在其骶根部断裂;副交感神经纤维更可在前列腺周围丛处损伤,如在直肠癌浸润直肠前列腺筋膜而行广泛切除时。交感神经损伤则多发生在其骶岬水平和直肠周围近腹膜处。Miles 术后性功能障碍的发生率可高达 20%,在扩大根治术后尤为多见,偶见于直肠前侧切除术后。

2.预防和治疗

关键在于术中保护自主神经,打开后腹膜后,在腹主动脉近分叉处的前方游离并保护交感神经,随后行淋巴结清扫。直视神经束的行径,在直肠侧后方切开其固有筋膜,认清腹下神经丛及其膀胱支和直肠支,保护其膀胱支,在骶前切断直肠及其直肠支神经。如癌已浸润直肠周围脂肪和直肠前列腺筋膜,行扩大根治术就很难保护前列腺周围丛副交感神经。在彻底清除癌和淋巴结病灶的条件下,自主神经的完整保护就成为次要地位。自主神经损伤引起的性功能障碍很难恢复,如应患者要求,可试行膨胀的阴茎假体植入术。

（四）放射治疗

1.直肠癌术前放疗

直肠癌术前放疗又称新辅助放疗,常结合氟尿嘧啶为基础的同期化疗,适用于距肛缘 10 cm 内 T3-4Nx或 TxN(＋)的进展期中低位直肠癌。目的:①使肿瘤缩小,提高手术切除率;②减少淋巴结转移;③减少远处转移;④减少局部复发机会。多采用体外照射,放疗后手术时间随剂量不同而异。长程放化疗:45～50 Gy/25～28 Fx,放疗同期联合氟尿嘧啶类药物,放疗结束后 6～10 周接受手术;短程放疗:25 Gy/5 Fx,放疗结束后 1 周接受手术。目前认为术前放疗比术后放疗更有效,术前放疗的局部复发率明显低于术后放疗。

2.直肠癌术后放疗

术后放疗可减少局部复发率,提高生存率。适用于手术切除不彻底,Dukes B、C 期患者或任何一期的直肠中、下段癌。常用剂量为 45～55 周内 45 Gy/(20～25)次。

3.直肠癌术前、术后放疗及放疗-手术-放疗

其被称之为"三明治"式治疗,此法可提高疗效。可于术前一次照射 5 Gy,然后手术,手术后再放疗 45 Gy/5 周。有报道称此法治疗的 5 年生存率为 78％,明显高于单纯手术者的 35％。

4.术中放疗

近年来有报道采用术中直视下放射治疗,这样可提高肿瘤组织的照射剂量并减少正常组织的不必要照射。应一次照射 10～20 Gy,适用于肿瘤过大而无法切除或局部复发病例,效果很好。

5.不能手术直肠癌的放疗

对晚期直肠癌不能手术者,部分患者在接受一定剂量的放疗后可以增加手术切除的机会,大多可以达到缓解症状或镇痛的效果。

（五）化学治疗

主要用于手术切除后预防复发或转移及治疗未切除尽的残留癌。在结、直肠癌的化疗领域中,最常用的化疗药物氟尿嘧啶(5-FU)目前仍占主导地位。

用药方案有下列几种。①每周给药一次方案:每次 5-FU 500～750 mg,缓慢静脉注射,每周 1 次。②负荷剂量方案:5-FU 每日 12 mg/kg,连用 5 日,以后隔日半量给药,直至出现毒性反应或 11 次后每周 15 mg/kg 维持,其有效率为 33％。辅助化疗的时间,有认为以 5-FU 为主的化疗药物,在术前术中就开始使用,即使癌肿早期,术前很可能已有远处转移灶存在,在术中其可消灭手术中逸出的癌细胞,术后化疗持续 0.5～2.0 年。

5-FU 可单独给药(氟嘧啶甲氨酸酯剂卡培他滨口服化疗)也可联合化疗,目的在于增加疗效,减少化疗药物的毒性和耐药性。目前有 5-FU 和丝裂霉素(MMC)或 5-FU 和顺铂(DDP)/奥沙利铂或 5-FU 和伊立替康联合等方法。部分患者联合分子靶向药物贝伐单抗或西妥昔单抗可进一步提高疗效。

(邹智勇)

第十四章　腹 外 疝

第一节　腹 股 沟 疝

发生在腹股沟区的腹外疝称为腹股沟疝。由于该区域解剖结构的缘故,腹股沟疝是最常见的腹外疝,占全部腹外疝的90%左右。常见腹股沟疝包括腹股沟斜疝、腹股沟直疝、股疝,其中以斜疝最多见,占腹股沟疝的90%。男性占大多数,男女比例约为15:1,以婴幼儿及老年人发病率最高。

一、小儿腹股沟斜疝

小儿腹股沟斜疝是最常见的小儿外科疾病之一,直疝异常罕见。与成人不同的是,小儿腹股沟斜疝多为胚胎期睾丸下降过程中腹膜鞘状突未能闭塞所致,是一先天性疾病,而成人腹股沟疝则是在腹膜鞘状突闭塞之后,因腹股沟区薄弱和腹内压力增高,腹膜受腹内压力外突而形成疝囊。小儿腹股沟斜疝在新生儿期即可发病,男性多见,右侧较左侧多2~3倍,双侧者少见,占5%~10%。

(一)胚胎学及病因

胚胎第5周,尿生殖嵴内侧的腹膜上皮增生、变厚,形成生殖上皮。第6周时,生殖上皮向生殖嵴增生、伸入,形成一些界限不清楚的生殖细胞索,称为原始生殖腺。第6~7周,如受精胚为XY型,因有Y染色体的存在,诱导原始生殖腺向睾丸方向发育。胚睾形成时,其位置相当于T_{12};3~4月时,位于腰部腹膜后腰椎旁,其前面的腹膜形成一皱襞;6月时,腹膜皱襞开始下降,睾丸在睾丸引带的牵引下降至腹股沟内环,并逐渐进入腹股沟管向外环及阴囊内下降;8月时降入阴囊。睾丸从腹股沟管内环经腹股沟管出外环进入阴囊底部,谓之睾丸下降过程。与此同时,覆盖在睾丸前的腹膜也随着下降,在腹股沟内环处斜向下内穿过腹股沟管形成一袋形突出,称之为腹膜鞘状突。腹膜鞘状突随同睾丸继续下降,最终达到阴囊,其盲端将睾丸大部分包围,但此时腹膜鞘状突与腹腔仍然保持相通。在出生前,腹膜鞘状突先从内环处闭塞,然后靠睾丸上部闭塞,最后整个精索部闭塞、退化成纤维索。仅遗留睾丸部分的腹膜鞘状突形成睾丸固有鞘膜腔,与腹腔隔绝不再相通(图14-1)。

如果腹膜鞘状突的发育延缓或停顿,出生时仍未闭塞或仅部分闭塞仍与腹腔相通(图14-2),则为腹腔内容物进入其中,形成腹股沟斜疝提供了发病的解剖学基础。但并非每一腹膜鞘状突未闭者都发生疝,据统计,出生时腹膜鞘状突未闭塞者可高达80%~94%,5个月以内的婴儿腹膜鞘状突未闭者达25.5%,甚至有学者报告1岁以内婴儿尸体解剖发现腹膜鞘状突未闭塞者高达57%,而腹股沟斜疝的发生率则远远低于该比率。其原因是,出生后大部分小儿的腹膜鞘状突仍能逐渐萎缩、闭塞,退化成纤维索,随着小儿年龄的增长,闭塞者增多,腹壁肌肉逐渐强壮,只有腹壁肌肉发育薄弱或有持续腹压增高的小儿,腹腔内脏器才能突入腹膜鞘状突形成疝。

引起腹内压增高的因素有,剧烈哭闹、长期咳嗽、便秘、排尿困难、腹内肿物、腹水等。如果未闭的腹膜鞘状突呈一狭细的管腔状或部分闭塞,则可形成不同类型的鞘膜积液。右侧睾丸下降迟于左侧,故出生后右侧腹膜鞘状突未闭塞、与腹腔保持相通者多见,因而发生疝的概率大大高于左侧。而且临床发现,左侧先发生腹股沟斜疝小儿,其右侧发生疝的可能性比较大,其原因可能与此有关。

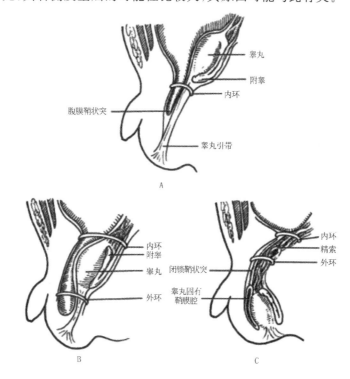

图 14-1 腹膜鞘状突形成及闭锁过程

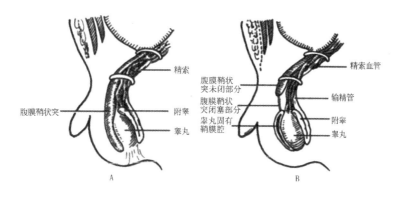

图 14-2 腹膜鞘状突闭塞异常

A.整个腹膜鞘状突出生时未闭塞;B.出生时仅部分腹膜鞘状突闭塞

此外,小儿腹股沟管的长度因年龄而异,1～4 cm 不等,而且年龄越小腹股沟管的长度越短,内环和外环亦越接近。新生儿的腹股沟管长约 1 cm,从内环到外环的走向几乎垂直,似直接穿出腹壁。当剧烈哭闹、长期咳嗽、便秘、排尿困难等引起腹内压增高时,受力方向直接指向腹壁皮下,缺少腹股沟管的缓冲和内环关闭制约作用。新生儿、婴儿多呈双髋屈曲、外旋、外展的仰卧位,腹壁肌肉松弛,收缩防卫力弱。因此婴儿期易发病,随年龄的增长、腹膜鞘状突闭塞、腹壁肌肉逐渐强壮、腹股沟管长度增加和内环关闭制约作用的增强,发病率逐渐降低。

女性胚胎子宫圆韧带源于胚胎期的中肾腹股韧带,卵巢下降时其拆屈成角,弯曲角的头侧发育为卵巢韧带,尾侧发育为子宫圆韧带。子宫圆韧带起自子宫角,自盆腔经过腹股沟管穿出,末端止于大阴唇结缔组织内,腹膜鞘状突也伴随子宫圆韧带通过腹股沟管到达大阴唇,在女性又名为 Nück 管,多数于出生后不久闭塞。据报道,出生 3～4 个月后仍有 30% 的女婴 Nück 管未闭。因子宫圆韧带通过的腹股沟管远较男性狭小,故女性很少发生腹股沟斜疝。由于婴儿的卵巢和子宫位置前倾,靠近腹膜,极易进入 Nück 管。因此,女婴腹股沟疝易发生子宫附件嵌顿,且年龄越小发生率越高。女性腹股沟疝中,滑动疝所占比例相对较高,婴幼儿及儿童滑动疝中多为附件及子宫,成人则多为肠管或膀胱。同男性一样,女性未闭塞、呈狭细管腔状的腹膜鞘状突亦可形成鞘膜积液,临床上称之为 Nück 管囊肿或圆韧带囊肿。

(二)病理

小儿腹股沟斜疝是由于腹腔脏器进入没有闭塞、并与腹腔相通的腹膜鞘状突所致,未闭塞的腹膜鞘状突是先天性腹股沟斜疝的疝囊。疝囊自腹壁下动脉外侧经腹股沟管穿出腹壁,位于精索的内前方并与精索紧贴,精索血管在输精管外侧,而且精索血管往往与输精管分离,手术中应特别注意。成人腹股沟斜疝则是在腹膜鞘状突闭塞之后,腹膜外突而形成疝囊,故疝囊与精索之间相对疏松(图 14-3)。

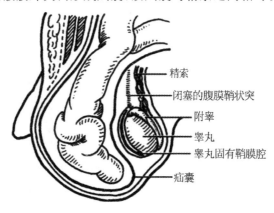

图 14-3 成人腹股沟斜疝

小儿的腹股沟管很短,尤其新生儿和婴儿,长度 1 cm 左右,腹股沟管几乎从腹壁直接穿出,内环和外环近乎重叠。因此,婴幼儿手术时,不必切开外环即可完成疝囊高位结扎手术。

新生儿和婴儿大网膜很短,极少突入疝囊,疝内容物最多见的是小肠。新生儿和婴儿回盲部系膜固定尚不完善,活动度较大,盲肠、阑尾不仅可以疝入右侧疝囊,而且可以疝入左侧疝囊内。随着年龄的增长和大网膜的发育,年长儿童的大网膜可疝入疝囊。少数患儿的盲肠或膀胱构成疝囊壁的一部分,形成滑动疝。

疝囊颈细小或外环比较狭小的初发疝或小婴儿疝,在剧烈哭闹、阵咳时导致腹内压突然升高,可推挤较多脏器扩张疝环并进入疝囊,腹内压暂时降低时,疝环弹性回缩,疝内容物不能回纳而发生嵌顿。小儿腹股沟斜疝嵌顿的疝内容物以肠管居多,嵌顿后出现肠梗阻的症状和体征。由于局部疼痛和肠管绞痛,患儿越发哭闹,腹内压持续增高,加之局部疼痛可反射性引起腹壁肌肉痉挛,加重嵌顿,难以还纳。较之成人,小儿的疝囊颈和疝环比较柔软,腹壁肌肉及筋膜组织薄弱,腹股沟管所受肌压力较小,肠系膜血管弹性也较好,故发生肠管绞窄、坏死者较少见,而且血液循环障碍由静脉回流受阻、淤血、水肿发展至肠坏死的进程相对缓慢。被嵌顿的肠管血液循环受阻,肠管可出现充血水肿、片状出血,肠管发绀,疝囊内多有渗液。肠管绞窄坏死后,阴囊内渗出液混浊、血性,阴囊红肿,并伴有全身中毒症状。精索长时间受压,睾丸血运受阻可发生梗死,发生率为 10%~15%。

女性患儿的疝内容物可有子宫、卵巢、输卵管,卵巢嵌顿和坏死的发生率高,阔韧带或卵巢血管蒂可进入疝囊并成为滑动疝疝囊的一部分。

根据腹膜鞘状突的闭塞程度以及疝囊与睾丸固有鞘膜腔的关系不同,小儿腹股沟斜疝分为睾丸疝和精索疝两种。睾丸疝的整个腹膜鞘状突未闭,疝囊由睾丸固有鞘膜腔和精索鞘膜构成,疝囊内可看到被鞘膜包裹的睾丸(图 14-4)。精索疝的腹膜鞘状突近睾丸部分闭塞而精索部分鞘膜未闭,疝囊止于精索部,与睾丸固有鞘膜腔不通,疝囊内看不到睾丸(图 14-5)。

(三)临床表现

1.一般症状和体征

多数在 2 岁以内发病,一般在生后数月出现症状与体征,生后 1 月内甚至在出生后第一次啼哭时即发病者并非鲜见。最初主要表现是腹股沟区可还纳性包块,当哭闹或其他原因致使腹内压增高时,包块可明显增大,安静、平卧、睡眠后包块可缩小或完全消失。一般不妨碍活动,不影响小儿正常发育。除非发生疝内容物嵌顿,很少有痛苦不适。年长儿可自述有坠胀感。

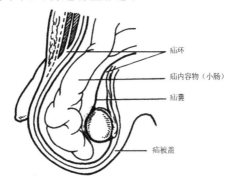

图 14-4　小儿(先天性)腹股沟斜疝(睾丸疝)

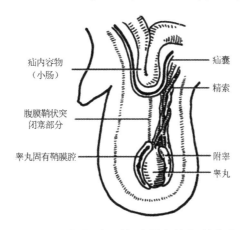

图 14-5　小儿(先天性)腹股沟斜疝(精索疝)

　　主要体征为腹股沟区可复性包块。包块大小不等,光滑柔软;包块较小者,多位于腹股沟管内或由腹股沟管突出到阴囊起始部,呈椭圆形;大者可突入阴囊,致阴囊肿大。无论包块位于阴囊内或精索处,其上界与腹股沟管、腹股沟内环均无明显界限,似有蒂柄通向腹腔内。内容物多为肠管,用手轻轻向上推挤,包块可还纳腹腔,还纳过程中有时可闻及肠鸣音("咕噜"声)。疝内容物还纳后可触及外环增大、松弛。刺激婴幼儿哭闹或嘱年长儿咳嗽的同时,将手指伸入外环可感觉有冲击感。以手指尖压住腹股沟管内环处,包块不能再膨出,移开手指后肿物再度出现。对继往有腹股沟区包块突出史、就诊时检查并未发现疝块的小儿,仔细检查局部可发现患侧腹股沟区较对侧饱满,疝内容物能坠入阴囊者其患侧阴囊较对侧大。将示指放在外环处在精索上方左右滑动时,可触及患侧精索较健侧增粗,并有两层丝绸摩擦的感觉(图14-6)。

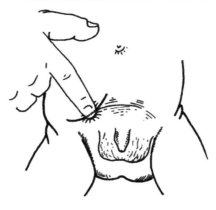

图 14-6　小儿腹股沟斜疝查体

此外,体格检查时应注意检查对侧是否亦有疝的存在。

2.小儿嵌顿性腹股沟斜疝的临床特点

(1)多发生于2岁以下婴幼儿,尤以疝囊颈细小、或外环比较狭小的初发疝、或小婴儿疝更易发生。国内学者报告524例小儿嵌顿性腹股沟斜疝中婴幼儿占90%,其中新生儿6例,婴儿111例,幼儿360例,学龄前至儿童仅47例。

(2)与成人相比,发生肠管绞窄、坏死者少见,而且出现的时间较晚。

(3)易导致睾丸萎缩及坏死,发生率为10%～15%。

(4)多在一阵剧烈哭闹、咳嗽后,疝块突然增大、变硬、不能回纳并有触痛。嵌顿的疝内容物以肠管居多,嵌顿后可出现腹痛,腹胀,呕吐,停止排气、排便等梗阻的症状。就诊较晚已发生绞窄者,阴囊可有水肿、发红、皮温增高、触痛等表现。并且有体温升高,白细胞计数增高,水、电解质失衡和酸碱平衡紊乱、中毒性休克等全身表现。

3.早产儿腹股沟斜疝的临床特点

(1)发病率高:据统计,早产儿的发病率可高达9%～11%,而足月新生儿腹股沟疝的发病率仅为3.5%～5.0%;双侧腹股沟斜疝的发生也较一般足月新生儿常见,文献报告低出生体重儿患者中约55%为双侧腹股沟斜疝,早产儿患者中约44%为双侧腹股沟斜疝,而成熟婴儿双侧疝仅为总发生率的8%～10%。

(2)疝嵌顿和并发症的发生率高:据统计,早产儿嵌顿疝的发生率为年长儿的2～5倍,年龄小于3个月的小儿腹股沟斜疝睾丸梗死的发生率为30%,显著高于一般小儿难复性嵌顿性腹股沟斜疝睾丸梗死的发生率(7%～14%)。尤以腹股沟斜疝伴发隐睾,未降睾丸恰好位于腹股沟内环外侧者更易发生睾丸梗死。部分女婴,卵巢或输卵管可因疝囊压迫,或生殖器官自身扭转导致卵巢缺血梗死。

(3)肠管嵌顿和绞窄是其最为严重的并发症:一旦发生肠管嵌顿,全身症状重笃。可有胆汁性呕吐、明显腹胀等表现,疝入脏器呈黑色或暗蓝色。腹部X线平片示小肠梗阻征象。病情进展迅速,严重者可有中毒症状,如心动过速(脉率>160次/分),白细胞计数>15×10^9/L,核左移,水、电解质及酸碱平衡紊乱。

4.女性腹股沟斜疝的临床特点

(1)发病率较男性低:虽然大约有30%的女婴在出生3～4个月后Nück管仍未闭塞,但女性圆韧带通过的腹股沟管远较男性狭小,女性腹股沟斜疝的发病率显著低于男性。美国学者报道6 321例腹股沟斜疝中,男性占94%,而女性只占6%。国内有学者报告728例小儿腹股沟斜疝,女性56例,占7.7%。而日本学者报告1976—1984年日本红十字医疗中心小儿外科收治小儿腹股沟斜疝2 211例,男孩1 274例(占57.1%),女孩937例(占42.9%),男性发病率虽仍高于女性,但女孩发病率则明显高于其他学者的报告比率。他认为以下几点可能是以前文献记载和其他学者报告女孩发病率低的原因:①过去报告的本病男、女发病率仅包括手术病例,如包括未手术病例,则女孩发病率高于过去报告数。②女孩腹股沟斜疝症状轻,未能引起家长的注意,未到医院诊治。③医师对其认识不足,检查方法不当导致漏诊。④外科医师对女孩手术持消极态度,未对其手术治疗。⑤有自愈的可能性。⑥手术延期者居多等。他对同时出生1个月后就诊的237例腹股沟斜疝婴儿进行为期1～9年的调查,结果142例中男孩133例(占93.7%)已行手术治疗,而95例女孩中仅62例(占65.5%)行手术治疗。对儿童期亦有本病的136例母亲进行调查研究发现,儿童期手术者仅37例(占27.2%),自愈者92例(占67.6%);92例自愈者中成人后又发病者34例(占37%),其中妊娠期发病者23例。

(2)嵌顿疝的比率高:女性腹股沟管狭小,故发生嵌顿的概率高,而且易导致嵌顿的子宫、卵巢、输卵管绞窄坏死,年龄越小发生率越高。有人报告未满1岁的267例女婴腹股沟斜疝中,133例有卵巢疝入。

(3)滑动疝的比率高:由于反复嵌顿、慢性炎症刺激等因素,女孩斜疝容易发生粘连并形成滑动疝。据统计,女性滑动疝占腹股沟斜疝12.5%,男性仅占0.9%。女孩滑动性疝的临床特点:发病年龄小,包块易脱出,外环口较大而松弛,包块大、形态不规则,在女婴及女童滑动疝中附件及子宫多见而且易嵌顿,卵巢嵌顿时局部症状重而全身症状轻,肠管嵌顿时则全身症状重。

（4）女性患儿腹股沟区解剖结构特殊：除嵌顿疝外多无症状，大部分患儿就诊时往往无包块存在，但有腹股沟区可复性包块病史。增加腹压时，可见患侧腹股沟区或大阴唇上方皮肤稍隆起或出现球型包块，可还纳。外环表面可触及患侧子宫圆韧带较健侧粗。

发生嵌顿后，患侧腹股沟区可见包块。如内容物为卵巢，有时可触及实质性轮廓。部分患儿其包块常不显著，仅见外环口有一隆起。直肠指诊，患侧内环较饱满或可以触及索状物。

（四）诊断与鉴别诊断

1.诊断

（1）病史除首发即为嵌顿疝外，几乎每一患儿都有腹股沟区可复性包块病史。

（2）体格检查时，局部可见椭圆形包块，包块有蒂柄通向腹腔，且容易还纳入腹腔，压迫内环处包块不能再膨出，外环增大松弛，手指伸入外环咳嗽或哭闹时可觉察冲动感等。对小儿有腹股沟区包块突出史、腹股沟区暂时查不到包块者，婴幼儿可刺激其哭闹或对腹部加压，年长儿可令其咳嗽、屏气、鼓腹、跑跳后再检查，多能查到包块并明确诊断。

（3）疝造影术诊断确有困难者应行疝造影术。即取一定量的泛影葡胺，经下腹注入腹腔内，嘱患儿头高脚低俯卧位，15分钟后摄片，造影剂进入疝囊显影即可确诊。

确诊后应注意是否有合并隐睾、鞘膜积液或双侧腹股沟斜疝的可能。

2.鉴别诊断

小儿腹股沟斜疝应与以下疾病鉴别。

（1）鞘膜积液：小儿鞘膜积液与先天性腹股沟斜疝的发病机制有相同之处，均系腹膜鞘状突发育延缓或停顿、出生时仍未闭塞或仅部分闭塞、与腹腔相通所致，其区别不过是未闭的腹膜鞘状突比较狭细而已。近年，依据其闭塞部位将其分为精索鞘膜积液和睾丸鞘膜积液两种类型。

精索鞘膜积液：腹膜鞘状突在睾丸上极闭塞，仅精索部与腹腔相通，液体积聚于睾丸以上的精索部位。肿块呈圆形或椭圆形，位于腹股沟管内或阴囊上方，能随精索移动，透光试验阳性，睾丸可触及。女性鞘膜积液位于腹股沟管内或大阴唇部。

睾丸鞘膜积液：整个腹膜鞘状突全程未闭，液体经精索鞘膜进入睾丸固有鞘膜腔。肿块位于阴囊内，囊性，用手挤压后缓慢变小，睾丸被包在鞘膜囊之中，肿块透光试验阳性。

精索鞘膜积液、睾丸鞘膜积液所形成的包块晨起或平卧休息后均可缩小或消失、活动和玩耍后增大。

（2）隐睾：睾丸位于腹股沟管内或阴囊上部，为实质性肿块，但较小，挤压胀痛。患侧阴囊发育较差，空虚、瘪缩，阴囊内触不到睾丸。轻挤时有下腹部胀痛。不少患儿两者并存，查体时既有疝的体征又有隐睾的体征。

（3）腹股沟淋巴结炎：嵌顿疝或绞窄疝应与之鉴别。腹股沟淋巴结炎患儿既往无腹股沟区包块史，伴有腹股沟区疼痛，发热，但无肠梗阻的症状和体征。肿块位于外环的外侧，边界清楚，与腹股沟管关系不密切，局部皮肤有红肿、温度升高和压痛等炎症改变。而疝块上界则与腹股沟管、腹股沟内环无明显界限，并呈蒂柄状通向腹腔。此外，一些腹股沟淋巴结炎患儿在腹股沟淋巴引流区域内有时可发现外伤或感染性病灶。B超检查有助于诊断。

（4）睾丸肿瘤：睾丸肿瘤多为无痛性实质性肿块，阴囊有沉重下坠感，不能还纳入腹腔内。部分患儿有性早熟现象。血清甲胎蛋白测定等对诊断有帮助。

（5）子宫圆韧带囊肿：子宫圆韧带囊肿也可促进腹股沟疝的发生，应注意两者的鉴别，但鉴别比较困难。

（五）治疗

1.小儿腹股沟斜疝治疗方法的选择

方法包括手术治疗和非手术治疗两种。

（1）手术治疗：虽然腹膜鞘状突在出生后仍可继续闭塞，但腹股沟斜疝一旦发生几乎无自愈可能，而且随着年龄增长和疝块增大，可随时发生嵌顿、绞窄影响睾丸发育，甚至危及生命。因此，从原则上讲，腹股沟斜疝确诊后均应早期手术治疗为宜。

（2）非手术治疗。

佩戴疝带或应用棉纱束带压迫腹股沟部：一般认为，该方法适用于年龄小或有严重疾病不宜手术者。新生儿疝应用本法压迫内环和腹股沟部，进而阻止疝内容物疝出，等待腹膜鞘状突在出生后最初数月中继续闭塞，以期增加疝"愈合"的机会。但对较大的疝或年龄在三四个月以上的小儿，非手术治疗治愈疝的可能性极小。而且婴幼儿棉纱束带或疝带不易固定，易被尿液粪渍浸污，并可压迫或擦伤皮肤；长期使用不仅使疝囊颈经常受到摩擦变得肥厚坚韧而增加嵌顿疝的发生率，甚至影响睾丸血运、或导致腹股沟管局部粘连进而增加手术困难和并发症。故作者认为，非手术治疗仅适用于伴有严重疾病不宜手术者。

注射治疗：应用腹股沟管内注射硬化剂的方法治疗腹股沟疝，在20世纪三四十年代，欧美曾风行一时。有学者于1996年报告，我国20世纪80~90年代仍有人应用此法治疗腹股沟斜疝。大量临床资料显示，该方法有以下弊端：①硬化剂进入腹腔后易引起腹膜炎、肠粘连或肠坏死。②易导致输精管和血管粘连、损伤。③腹股沟管局部瘢痕组织收缩使睾丸上缩招致医源性隐睾，影响睾丸发育。④腹股沟管局部形成瘢痕及组织粘连，注射治疗无效、需手术治疗者，手术的难度和手术并发症的发生率大大增加。故该方法已摒弃。

2.非手术治疗方法

（1）棉纱束带压迫法具体操作：让患儿平卧，将疝内容物还纳腹腔；取长棉纱束带对折成双头，折端放置于内环体表投影处及腹股沟管区，双头从髂嵴上方自背后绕到对侧腰部，返回到腹前部后将双头穿过折端，使形成扣环，正好压迫内环。再经过腹股沟部转向后方至臀上方腰部打结（图14-7）。可在内、外环处垫以棉纱或海绵，以加强压迫、减少皮肤擦伤。

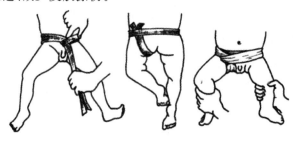

图14-7　小儿腹股沟斜疝棉纱束带压迫治疗

（2）佩戴疝带法：据某学者1989年报告，应用该法治疗腹膜鞘突未闭、无腹股沟管处肌肉薄弱或缺损的小儿腹股沟斜疝100余例，疝闭合率达70%。其疝带用尼龙制品制成，易于清洗，以具有弹性和拉力的疝盖帽防止小肠从腹股沟管旁疝出。

结构：①腰围（新生儿35~40 cm，婴儿40~45 cm，幼儿50~55 cm，儿童60~65 cm）。②半圆环。③疝帽（四周有松紧带牵拉、具有弹性）。④大腿固定带（图14-8）。

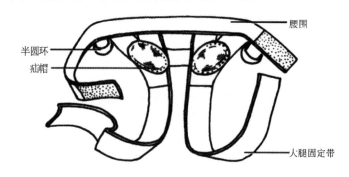

图14-8　小儿疝带

使用方法：将疝帽覆盖于腹股沟管疝内环处，回纳疝内容物入腹腔，固定腰围，将大腿固定带由会阴部向下绕过大腿后沿臀外缘向上,与同侧半圆环结扎固定(图 14-9)。固定时须注意无疝内容物疝出及松紧合适。单侧疝先固定患侧,双侧疝可先后固定两侧。佩戴该疝带后,患儿可下地随意行动,不妨碍大小便,若有污染应及时清洗。如佩戴不合适或有疝内容物疝出,须重新固定。每天松解、清洗臀部后再佩戴。新生儿、婴儿一般用疝带固定 2～3 周,不再有疝内容物疝出即视为痊愈,如再疝出,继续佩戴、固定 1 个月,重复检查;1 岁以后小儿固定 2～3 个月,松解疝带约 1 周未疝出即为疝已闭合,如仍有疝出时,可再固定;年龄较大儿童,如伴有腹肌薄弱、疝环大,固定 3～4 个月后仍有疝出者,宜转手术治疗。

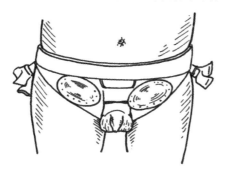

图 14-9　小儿腹股沟斜疝疝带佩戴示意图

目前,应用佩戴疝带治疗小儿腹股沟斜疝的临床医师相对较少,而且其疗效亦远差于某学者报告的疗效。

3.手术治疗

(1)手术时机:近年来,小儿麻醉技术和手术技术已大大提高,包括早产儿在内的腹股沟斜疝手术已非常安全。有学者报告北京儿童医院10 年收治 11 272 小儿腹股沟斜疝,嵌顿疝手术 633 例,7.8％小于 1 月,疗效满意。因此,年龄已不再是限制手术的主要因素。大量临床资料分析发现,小儿年龄越小腹股沟斜疝嵌顿率和并发症的发生率越高,年龄小于 2 月的腹股沟斜疝嵌顿发生率达 31％,新生儿嵌顿疝和各种肠管并发症的发生率为 34％,肠坏死率高达 45％,生后 8 周内手术者各种并发症(包括反复嵌顿所导致的睾丸萎缩、肠管坏死等)发生率最低。故越来越多的学者主张尽早手术为宜。

但多数学者认为,小儿腹股沟斜疝手术系择期手术,最好选择适宜时机手术。患有发绀性先天性心脏病、肺结核、营养不良、传染病等严重疾病以及病后身体虚弱的小儿应暂缓手术。早产儿、新生儿疝囊菲薄,手术极易撕裂疝囊、损伤精索血管和输精管,手术并发症的发生率较高。故主张,手术年龄以 6～12 个月为宜,凡反复嵌顿者应不受年龄限制。对手法复位失败或不宜行手法复位的嵌顿疝应行急症手术。

术前须先治愈影响手术耐受力的原有疾病,矫治原已存在的腹压增高因素,如慢性咳嗽、排尿困难、便秘等,选择适当季节实施手术。

(2)常见手术方法。①疝囊高位结扎术:婴幼儿腹股沟管短,不切开外环即能高位结扎疝囊。故通常取患侧腹直肌外缘下腹横纹处切口,或患侧耻骨结节外侧、外环体表投影处小切口。切开皮肤皮下组织及筋膜,显露精索后切开提睾肌,在精索内前方找到疝囊;切开疝囊探查后将其横断,近端分离至疝囊颈部,荷包缝合或"8"字贯穿结扎,去除多余的疝囊,远端任其开放。止血后分层缝合切口并重建或缩窄外环。由于腹膜鞘状突未闭塞或闭塞不全及腹压增高是小儿腹股沟斜疝的主要发病原因,腹壁薄弱并非其主要病因,只要在疝囊颈部高位结扎即可治愈。尤其婴幼儿,疝囊高位结扎术是最常用的疗法。②经腹腔疝囊离断术(LaRaque 术):取患侧腹直肌外侧缘下腹横纹切口,切开皮肤皮下组织及筋膜并逐层分离肌肉,在内环上方横行切开腹膜,显露内环。在内环下后方横行切断腹膜,使内环上下切线相连、疝囊与腹腔完全离断,分开精索血管及输精管,用丝线连续缝合腹膜(疝囊旷置、留在腹腔外),然后按层缝合切口。该手术寻找疝囊、高位结扎疝囊容易,无疝囊结扎位置低之弊端。但该方法较前一方法对局部和腹腔侵袭性大,有引起腹腔粘连之虞。故仅适用于常规腹膜外途径难以找到疝囊的小型婴幼儿疝或(和)复发疝。③Ferguson 疝修补术:适用于需要加强腹股沟管前壁的巨大疝伴有腹壁薄弱者。④双侧疝手术:多一期手术处理。可选用横贯两侧外环的一字形切口或两侧分别作切口行疝囊高位结扎手术;若需行双侧疝修补术者,应在两侧分别作斜切口实施手术。⑤滑动疝手术:小儿多为盲肠滑动疝,行疝囊高位结扎手术。女性腹股沟斜疝的手术:基本与男孩相同。子宫圆韧带与疝囊粘连紧密难以分离者,可不予分离,将其与疝囊一同在疝囊颈部结扎。如为输卵管滑动疝,则沿输卵管远端及两侧剪开疝囊后壁达疝囊颈部,还纳输卵管后缝合剪开疝囊后壁,使之形成完整疝囊后,再高位结扎。⑦腹腔镜下腹股沟斜疝高位结扎术:因小儿腹股沟斜疝为胚胎期睾丸下降过程中腹膜鞘状突未能闭塞所致,腹股沟区薄弱并非其发病因素,故仅作单纯的疝囊高位结扎即可达到治疗的目的,而不必像成人一样加行疝修补。腹腔镜手术可直接经腹缝合内环口,无须破坏腹股沟区解剖结构,不破坏提睾肌,不游离精索,同时腹腔镜下内环口及内环口周围的血管、输精管清晰可见,手术可避免因血管、神经损伤及导致缺血性睾丸炎发生,而且能同时检查和发现另一侧是否存在隐性疝,具有常规手术不可比拟的优越性。但在治疗小儿腹股沟斜疝的临床应用中发现,标准的腹腔镜器械粗大(直径 10 mm),手术时腹壁至少有 3 个操作孔,应用于小儿腹股沟斜疝,与传统手术相比其优点并不突出。因此,在实际推广应用中临床医师、患儿家长并不乐意接受该方法。近年来一些学者相继开展了微型腹腔镜手术或针式腹腔镜手术治疗小儿腹股沟斜疝的研究。有学者于 1999 年报告应用微型腹腔镜下行小儿腹股沟斜疝高位结扎术 112 例,也有学者于 2000 年报告用直径仅为 2 mm 的针式腹腔镜治疗小儿腹股沟斜疝 23 例 38 侧,与传统的手术方法相比,微型或针式腹腔镜手术以其损伤小,并发症少,术后不留瘢痕,疗效满意等优点更为患儿家长乐意接受和欢迎。

微型腹腔镜下行小儿腹股沟斜疝高位结扎术的操作大致为:①先在脐窝处作一个小切口,长度为 0.4 cm,穿刺 Veress 针充气形成人工气腹,置套管、进腹腔镜。②另一个切口在脐旁 3 cm,长度亦为 0.4 cm,置套管、进操作钳。③腹腔镜下找到患侧内环口,并探查另一侧有无隐性疝。④在患侧内环口的体表投影处作一小戳孔,长度 0.2 cm。⑤先后从同一戳孔穿入带线针和针钩。⑥在操作钳的配合下分别缝合内环口内半圈腹膜和外半圈腹膜,各 3 针左右,带线针把缝线带入腹腔,针钩缝合时又把缝线从腹腔带出,使内环口成一荷包缝合,线结打在戳口处皮下,内环口即被高位结扎。切口无需缝合。该手术虽然有 3 个切口,但是因为镜鞘和操作钳的口径小,切口只需 0.4 cm 长,脐窝处的切口与脐窝重叠,术后根本看不出有切口的痕迹,内环的体表投影处的戳孔因只进 0.15 cm 直径的带线针和针钩,切口只有 0.2 cm长,因此术后亦不易看到有切口痕迹,唯一可见的只有脐旁进操作钳的切口,但也只是 0.4 cm 长,血痂脱落后亦不会见到瘢痕。

针式腹腔镜下小儿腹股沟斜疝高位结扎术:针式腹腔镜手术分为有取出物和无取出物两种。前者必须有一个较大的取物切口,如腹腔镜下胆囊切除、阑尾切除等,在一定程度上限制了针式镜的广泛应用。后者仅行局部组织缺损的修复,无需切除组织并从镜鞘取出,使用针式腹腔镜及针式器械完成手术,创伤和创口小,皮肤免予缝线。而且,该手术创伤十分轻微,发生脐孔疝、切口疝、切口感染的可能性也微乎其微,其微创的优点极其明显的,但滑动疝、巨大疝及嵌顿疝则不宜采用该方法。

手术步骤:①气管插管,静脉复合麻醉,取平卧位。②脐窝处切一 2 mm 小切口,Veress 针穿刺充气形成人工气腹,气腹压力定为 6~10 mmHg。年龄小者压力可偏低,以视野暴露满意为限。③由脐窝处切口刺入 2 mm 针式 Trocar,再插入针式镜。④明确疝内环口的位置,并探查另一侧是否有隐性疝存在。⑤在脐左或脐右 3 cm 处再作一切口,由此切口刺入 2 mm 针式 Trocar 后入针式操作钳。⑥于内环口体表投影处刺孔进雪橇针(2-0 无针线)至腹腔,在视镜监视下,使针从内环口的 12 点至 1 点的位置穿出部分针体,在针式操作钳的协助下,将疝环内半或外半圈腹膜穿缝于针上后,将针体夹出腹腔外,线尾留于腹壁外,操作钳夹此缝合针退出体外待用。⑦再将操作钳进入鞘管内,用同样方法将疝环处线尾另侧缝针于原孔处,再次刺入腹腔,缝合疝环另外半圈腹膜,再将此针线也沿操作钳的鞘管夹出体外。⑧两根由同一孔夹出的线在体外打结后,抽拉疝环处体表进针的两根线尾,直视下使现环口紧缩至满意为止,再在体外将两根线尾打结并埋于皮下。应用雪橇针直接刺入腹腔后,利用另一操作钳持针缝合,减少了一个切口,腹壁仅有 2 个直径 2 mm 的切口,其中一个在脐窝的隐蔽处,皮肤免予缝合,术后不遗留瘢痕,美观。体外打结改变了以往需要持针在腹腔内的操作,使打结更简化,效果更确切。

4.嵌顿和绞窄疝的治疗

(1)手法复位。

适应证和禁忌证:由于小儿腹股沟管短,腹肌薄弱腹股沟管所受腹肌压力小,疝囊颈和内环较成人松软,外环口纤维组织亦较幼嫩,血管弹性好等解剖和生理特点,嵌顿后往往仅发生静脉回流受阻,而动脉血流受影响小,疝内容物从被嵌顿到坏死的病理进程比较缓慢,有利于实施手法复位。再者,嵌顿后疝囊周围组织水肿致使解剖关系不清,使原本就菲薄易撕裂的疝囊壁更加脆弱,增加了手术的难度。故对嵌顿12小时以内者,一般不急于手术,可试行手法复位。有学者报告524例嵌顿性腹股沟斜疝,其中509例(97.1%)门诊手法复位,仅15例急症手术治疗。但对下列情况不宜采用该法,应视为手法复位的禁忌:①嵌顿已超过12小时者。②试行手法复位治疗失败者。③新生儿嵌顿疝,难于判断嵌顿时间者。④局部或阴囊红、痛明显者。⑤已出现便血等绞窄征象者,或全身情况差,出现严重脱水和酸中毒、腹膜炎体征者。⑥嵌顿的疝内容物为实质性脏器,尤其女婴嵌顿疝内容物常为卵巢和输卵管,复位困难且易致其损伤者。

须指出的是:①嵌顿时间长短并非是手法复位的决定性因素,应采取个体化原则,结合病史、局部和全身情况而定。若疝块张力不大,阴囊无水肿、发红,全身情况尚好,虽嵌顿时间已超过12小时,仍可试行手法复位。②新生儿嵌顿疝并非手法复位之禁忌,是否手法复位,亦应依据局部和全身情况而定。有学者报告40例新生儿嵌顿疝,其中非手术成功率27.5%。主张如无绞窄坏死征象,可在手术准备的同时,在基础麻醉下试行手法复位,若能成功可在复位后适当时机手术,以减少急症手术之诸多不利因素所导致的并发症的发生。

操作步骤:①手法复位前先给予适量的解痉及镇静剂,如苯巴比妥和消旋山莨菪碱等。②垫高患儿臀部并屈髋屈膝,使腹肌松弛。③患儿安静或睡眠后,术者用左手拇指及示指在外环处轻柔按摩,以使局部水肿减轻、缓解痉挛和使疝壁肌肉松弛。然后将左手拇指和示指分别放在外环口两侧以固定"疝蒂",阻止复位时疝内容物被推挤到外环上方,并防止疝内容物在复位时因挤压滑入腹壁组织间隙形成腹壁间疝。④右手五指握住并托起疝块,手指并拢紧压疝块底部,向外环和腹股沟管方向均匀持续地加压推挤。此时患儿多醒来并哭闹,在其哭闹腹内压增加时,右手应持续用力以保复位压力不减,在患儿换气、腹压降低的短暂时间内,适当增加推挤力,以促使疝内容物复位。在复位的瞬间,术者能清楚地感觉到疝块滑入腹腔而消失,有时可听到肠管回纳腹腔时的"咕噜"声。复位后,疝块消失,腹股沟管及阴囊外形恢复正常,睾丸位置正常;患儿局部疼痛和腹痛消失,呕吐停止,腹胀减轻。而且由于复位前剧烈哭闹、体力消耗很大,复位后多数患儿非常疲惫,安静入睡。

估计无疝内容物绞窄坏死的患儿,如首次手法不成功,可在做急症手术准备的同时,让患儿安静睡眠、休息,在术前再试行手法复位一次,不少患儿可复位成功。由于疝内容物嵌顿后患儿哭闹剧烈,致使腹内处于持续高压状态,加之腹壁肌肉的反射性痉挛,疝内容物多难以自行还纳。但在镇静睡眠或麻醉后,随着哭闹停止、腹内压下降和腹壁肌肉松弛,有不少患儿自行还纳。

复位后,应密切观察病情变化,如一般情况良好,2~3天后局部组织水肿消退,可考虑手术治疗。如有:①疝块消失,但腹痛、呕吐、腹胀等症状不见减轻,应及时行X线和B超检查,以明确有无疝内容物在复位时因挤压滑入腹膜与腹壁肌肉间组织隙形成腹壁间疝可能。②出现发热、腹痛加重、腹膜刺激症状等弥漫性腹膜炎表现,或出现便血或出现气腹,表明已发生绞窄坏死的肠管被复位或并发肠管损伤和破裂,应急症剖腹手术。

手法复位注意事项:手法复位虽使多数小儿嵌顿性腹股沟斜疝得到缓解,免于急症手术。但若适应证和禁忌证掌握不严、手法不当将会带来严重后果。有学者认为手法复位时应注意以下事项:①严格适应证和禁忌证,估计已发生肠绞窄坏死者禁用手法复位。②切忌手法粗暴,以防暴力挤压导致肠管损伤或破裂形成弥漫性腹膜炎。③防止手法不当导致假性复位或腹壁间疝。④复位后应密切观察病情及腹部的变化,如出现肠管破裂形成弥漫性腹膜炎、假性复位或腹壁间疝,以及强力挤压造成肠壁损伤、复位后因肠管胀气发生迟发性破裂应急症手术。

并发症:①假性整复或形成腹壁间疝。复位时并未真正将疝内容物还纳腹腔,而是推挤时将其强行挤过内环,疝内容物未能全部还纳而嵌顿在疝囊颈处,疝内容物及疝囊被推挤到腹膜外与腹壁肌肉之间的间隙内形成腹膜前腹壁间疝。此时患儿虽腹股沟区和阴囊肿块消失,但右下腹仍有疼痛,肠梗阻症状可能继续存在,髂窝部有压痛性肿块,睾丸常被提到阴囊根部。必要时行 B 超检查,有助于诊断。②肠穿孔。发生原因包括两点:一是患者自行挤捏复位或医师手法粗暴导致肠管破裂穿孔;二是已绞窄坏死的嵌顿肠管被复位。手法复位后患儿出现便血或气腹,以及发热、腹痛加重、腹膜刺激症状等弥漫性腹膜炎的表现。腹腔穿刺可有助于诊断。③肠壁挫伤。多系复位时手法不当或粗暴所致。轻者仅有小的肠壁血肿,无明显临床症状或症状较轻,未引起家长及临床医师的注意和重视。重者可出现肠浆膜或黏膜下血肿或迟发性肠壁坏死穿孔。④肠系膜血肿。手法不当,强行推挤肠系膜所致。

(2)手术治疗:凡不宜采用手法复位者,如嵌顿已超过 12 小时疑有绞窄者、手法复位治疗失败者、新生儿期嵌顿疝不宜手法复位者、局部和阴囊红痛明显或出现便血等绞窄征象者、全身情况差并出现腹膜炎体征者、估计嵌顿的疝内容物为实质性脏器(如女婴嵌顿疝内容物为卵巢)者,应急症手术。新生儿、婴幼儿嵌顿疝采用下腹壁皮纹处横切口,年长儿采用斜切口。切开腹外斜肌腱膜和提睾肌后,先切开膨大水肿、增厚之疝囊;用盐水纱布将疝囊内肠管轻轻固定住,以防剪开疝环时滑入腹腔;如为逆行嵌顿疝,应将疝囊内两个肠祥间的腹内肠段拖出,然后仔细检查并确定嵌顿肠管的活力;如肠管已坏死,须作一期肠切除、肠吻合术。然后剥离疝囊,于疝囊颈部高位缝扎,按层缝合切口。一般不作腹股沟管重建或修补术。手术时应注意检查睾丸有无缺血坏死,睾丸坏死者须切除;怀疑其血液循环障碍者,可用针刺入睾丸,当有鲜血流出时应予以保留。

5.早产儿腹股沟斜疝的治疗

有些学者认为,较之于新生儿早产儿疝囊亦更加菲薄,手术易撕裂;而且各个器官、系统发育更不完善,手术耐受力不良,手术风险和难度大,手术后并发症发生率高。大量临床研究发现,早产儿的呼吸肌易于疲劳,全麻后较易发生窒息、肺部并发症和心动过缓。国外学者报告接受疝手术的 33 例早产儿中 11 例术后发生肺部并发症,其中 6 例有窒息发作,发生率明显高于同一研究中 38 例足月儿,后者仅 1 例发生肺部并发症。故主张,除嵌顿者外,应暂时以非手术治疗为宜;既是发生嵌顿,早产儿嵌顿性腹股沟斜疝手法复位的成功率达 70% 以上,把潜在的急症手术转化为择期手术是有益的。手法复位适用于全身情况良好的患儿。如出现中毒症状,如严重心动过速(脉率>160 次/分),白细胞计数增多并有核左移、明显腹胀、胆汁性呕吐、腹部 X 线平片示小肠梗阻征象等,应禁忌手法复位。手法复位前,可用短效镇静剂以使患儿保持安静。吗啡或其他鸦片制剂对早产儿、新生儿延髓呼吸中枢影响较大,应避免使用之。早产儿嵌顿疝手法复位的操作须在保温条件下进行,最好在新生儿 ICU 以及保育箱内实施,以免低温受冻而发生硬肿症。

亦有些学者认为,婴幼儿腹股沟斜疝并发症发生率较高,而且年龄愈小危险愈大。因此主张,早产儿腹股沟斜疝一旦确诊,宜早期选择手术治疗。手术以在内环水平作疝囊高位结扎即可,部分内环过于宽松者,可将内环下方的腹横筋膜缝合以缩小内环,但应避免缝合过紧而压迫精索血管,导致手术后睾丸梗死。早产儿双侧疝发生比率较高,手术中应注意探查对侧;但嵌顿疝手术时,不宜探查对侧,以免污染腹腔。

由于早产儿各个系统和组织器官发育尚未成熟、功能不健全、机体抵抗力差、生命力弱,而且多合并有其他疾病,手术耐受力差。因此,应积极治疗合并疾病、提高手术耐受力、加强护理,选择最佳时机确保手术的安全性和成功率。①对产时窒息或伴有肺透明膜病或呼吸窘迫综合征而接受呼吸支持、先天性心脏病所致心力衰竭、胎粪性腹膜炎或坏死性小肠结肠炎的早产儿可复性腹股沟斜疝,应待患儿上述疾病治愈、全身状况改善后再手术。②对低体重出生儿的可复性疝,应在全身情况明显改善、体重大于 2 200 g 时手术。有条件者,最好在患儿出新生儿 ICU 前完成手术。③有早产史、出院后发现腹股沟斜疝的患儿,应入院治疗。由于早产儿全麻后窒息和心动过缓的发生率较高,术后应严密观察,加强监护。

二、成人腹股沟斜疝

腹股沟斜疝是从腹壁下动脉外侧的腹股沟管内环处突出,通过腹股沟管向内下前方斜行,再穿过腹股沟管外环,形成的疝块,并可下降至阴囊。该疝是最常见的一种疝,统计结果表明,约占各种疝的80%,占腹股沟疝的90%;男性患者斜疝的发病率远较女性多,约占90%,且右侧斜疝发生为60%,高于左侧(约25%),两侧同时发病率为15%。

与小儿腹股沟斜疝不同,成人腹股沟斜疝是在腹膜鞘状突已经完全闭塞以后,因内环部薄弱而形成斜疝,疝囊进入腹股沟管是通过其后壁上的薄弱点而不是在精索之内,是后天获得性疝,故亦称后天性腹股沟斜疝。成人腹股沟斜疝有时不易与直疝鉴别,特别是在一些病史较长、疝孔较大的情况之下。

(一)病因及发病机制

1.腹股沟管区解剖缺陷及腹股沟管区肌肉生理防卫功能丧失

腹股沟管区解剖缺陷、后天获得性损害以及腹股沟管区肌肉生理防卫功能丧失,是成人腹股沟斜疝发病的基础。

(1)腹股沟管区解剖结构上的缺陷:成人腹膜鞘状突虽已经闭锁,但腹股沟管区则是一个无肌肉保护的腹壁薄弱处,由于精索或子宫圆韧带穿越通过,在此形成了呈螺旋阶梯状结构的腹股沟管,且该管并无真正完整的管壁;腹股沟管上壁腹内斜肌下缘和腹横腱膜弓所形成的弓状缘与腹股沟管下壁腹股沟韧带之间有一定距离,一般宽0.5~2.0 cm(约15%的人在2.0 cm以上),平均0.7 cm,使腹股沟管处成为一个无腹肌保护的腹壁薄弱区。尤其内环,即腹股沟管的内口,是精索或子宫圆韧带穿过时在腹横筋膜上形成的一个无完整结构的裂口,是下腹壁一个重要弱点。内脏对其压力足够大时极易突破此口进入腹股沟管成为斜疝。由于女性内环和腹股沟管较为狭小,故很少发生斜疝。

(2)后天获得性损害以及腹股沟管区肌肉生理防卫功能丧失:当腹横肌腱膜弓和腹内斜肌附着点高位发育不全、肌肉损伤、腹壁切口造成神经损伤而使肌肉萎缩影响其收缩,以及炎症粘连限制其移动时,使其难与腹股沟韧带靠拢而致其生理学上保护作用失效。当腹腔内对内环的压力足够大时,极易突破此口进入腹股沟管。在此种情况下,尽管腹膜鞘状突已经闭锁,但壁层腹膜可经腹股沟管突出形成新的疝囊,进而导致后天性腹股斜疝的发生。

另外,当腹横筋膜和腹横肌收缩时,凹间韧带和内环一起被牵向外上方,从而在腹内斜肌深面关闭了腹股沟管内环,阻止了疝囊的形成。由于种种原因,致使腹横肌与腹内斜肌对内环的括约作用减弱或丧失时,小可导致后天性腹股沟斜疝的发生。

2.腹腔内压增高

腹腔内压增高是促进各种腹外疝发生的重要因素之一。正常情况下,人直立时,内脏下垂入下腹及盆腔,腹股沟区腹壁受到的压力比平卧时增加3倍,有促进腹股沟斜疝形成的作用。在某些生理和病理情况下(包括:重体力劳动、慢性便秘、肝硬化腹水、慢性支气管炎肺气肿等),腹压增高并持续存在,势必要破坏腹股沟区的解剖结构和生理防卫功能。同时,腹腔内高压可致使内脏直接突破内环,进入腹股沟管形成腹股沟斜疝。

无论小儿或成人腹股沟斜疝,腹腔内高压在其发生发展过程中均起着重要的作用,而且腹腔内高压与腹壁抵抗力薄弱常常是后天性腹股沟斜疝的真正病因,腹股沟斜疝嵌顿也是腹腔内压骤然增高的结果。

3.生物学上的异常

生物学上的异常是导致腹股沟斜疝发生的辅助因素。临床实践证实,有些腹股沟管解剖结构缺陷以及长期腹腔内压力增高的人并不发生腹股沟斜疝,相反,很多既无先天性解剖缺陷、也无腹腔内压增高的从事轻体力劳动或脑力劳动的人同样可患腹股沟斜疝。显然,以先天性解剖缺陷和长期腹腔内压增高很难完全阐明腹股沟斜疝的发病机制。

由于腹股沟管的构成多为筋膜、腱膜和韧带等结缔组织,这些组织的强度和胶原代谢有关。因此,近20年来一些学者从这些组织的生物学角度,对腹股沟疝的发病原因及发病机制进行了大量研究。结果发现,腹股沟疝患者组织中羟脯氨酸含量减少,胶原生成低下,成纤维组织增殖率受到抑制。有学者对腹股沟疝患者腹股沟附近的腹直肌前鞘与正常人相同部位标本进行研究后发现,前者腹股沟附近腹直肌前鞘的胶原纤维直径细、薄弱,胶原含量少,羟脯氨酸的含量及结合率也明显低于后者;在成纤维细胞培养试验中,细胞增生率后者高于前者。

1981年,一些国外学者研究发现,严重吸烟者不但肺气肿及肺癌发生率高,而且腹股沟疝发生率也高,他们认为吸烟可造成循环中抑制蛋白溶解酶(如 α_1 抗胰蛋白酶)减少,使胶原分解增加,同时肺内产生蛋白溶解酶(包括弹力酶)进入血循环,使机体的胶原及弹性硬蛋白遭到破坏,在肺造成组织损害,产生肺气肿,在腹股沟区则破坏了腹横筋膜与腹横肌腱膜层,引起疝的发生。还有人认为腹股沟疝可能是全身胶原代谢障碍的一个局部表现,胶原的这种分解代谢超过合成代谢的代谢异常,必然引起上述构成腹股沟管的结缔组织结构薄弱,成为腹股沟疝的病理基础。

(二)临床表现

1.症状

腹股沟斜疝重要的临床表现是腹股沟部有一肿块突出。早期肿块较小可局限于腹股沟部,随病程进展,肿块逐渐增大并进入阴囊,形成上端狭小并向外斜行入腹股沟管,下端宽大、丰满,类似梨状的典型腹股沟斜疝肿块。易复性腹股沟斜疝除腹股沟部有肿块外,常无特殊症状,偶感局部胀痛,甚至引起上腹或脐周隐痛,这些症状随肿块出现而发生,肿块消失而缓解。成人常在站立、行走、劳动或咳嗽时肿块出现,安静和平卧休息时自动回纳,或用手按摩后消失。

疝形成后,由于疝内容物与疝内壁经常摩擦发生轻度炎症,两者之间逐渐形成粘连,以致疝内容物不能完全推回腹腔,形成难复性疝。难复性腹股沟斜疝主要临床表现是疝内容物不能完全回纳入腹,肿块仅有不同程度缩小,局部有不同程度的酸胀和下坠感。常见于病程长、疝囊大的患者。

滑动性疝其实也是难复性疝,症状基本与难复性疝一样,但由于盲肠、乙状结肠或膀胱等脏器已构成疝囊的一部分,患者常有一些"消化不良"和慢性便秘等消化道症状及排尿不尽症状。滑动疝一般肿块巨大,多见于40岁以上男性,且右侧多于左侧。

当腹股沟斜疝患者(少数人原先可无腹股沟疝病史)在强度用力劳动、剧烈咳嗽或排便等腹内压骤增的情况下,疝块突然增大、变硬,不能回纳腹腔,疼痛明显加剧,呈持续性并有触痛,即为嵌顿性疝。若嵌顿的疝内容物为肠管可出现腹部绞痛、恶心、呕吐、便秘、腹胀等肠梗阻症状。嵌顿疝若不及时处理,进一步发展则形成绞窄性疝,引起严重并发症如肠穿孔、腹膜炎等。绞窄性疝一般发生在嵌顿时间超过24～48小时,但少数严重者不到24小时也可发生绞窄。绞窄性疝常有毒血症表现,如体温升高、脉搏加快,甚至发生中毒性休克;有严重的水、电解质和酸碱平衡紊乱;肿块局部皮肤红、肿、痛等炎症表现。晚期肠壁发生缺血坏死、穿孔,肠内容物外溢,先是囊内感染,接着可引起被盖各层急性蜂窝组织炎或脓肿,感染延及腹膜则引起急性弥漫性腹膜炎。

2.体格检查

(1)全身检查:体检包括患者有无心肺疾病、腹部有无腹水和肿块、是否妊娠、前列腺肥大等检查,以了解疝形成原因。

(2)局部检查:体检应包括视诊、触诊、咳嗽冲击试验、手法回纳及外环和内环的检查等。

检查时,患者一般先采取站立位,显露包括腹股沟区的整个腹部,应观察肿块的位置、外形,触摸其质地、张力、温度等,并与对侧比较。小的疝块有时在检查时不见下降,即使让患者长久站立或咳嗽也属徒然。在这种情况下,可以仔细触摸两侧的精索,通常在患侧可摸到增厚的疝囊,可作为有疝存在的间接征象。阴囊内肿块应注意检查肿块四周缘,尤其注意其上缘,是否可以触摸到一条正常的精索。如肿块上缘有蒂柄而进入腹股沟管,则应考虑诊断为疝。

咳嗽冲击试验:检查者用手轻按肿块,嘱患者咳嗽,可以感到有膨胀性冲击感,同时可见肿块随之膨大微微下移,张力增大,即为"膨胀性咳嗽冲击试验"阳性,是疝的一大特征。当手指进入外环后,嘱患者咳嗽,指尖有冲击感为斜疝,此试验对确定疝囊位腹股沟管内,尚未突出外环的不完全性(或隐匿性)腹股沟斜疝有重要意义;若指腹有冲击感为直疝;若为股疝,手指伸入外环后嘱患者咳嗽,因股疝位于腹股沟韧带下,肿块依然可以脱出。

疝块回纳试验:手法回纳时,让患者仰卧,检查者托起疝块,紧压其下端,向腹股沟管走向(外上方)轻轻挤推,开始常有轻微阻力,随即很快肿块被推入腹腔而消失,在其进入腹腔时,若疝内容物是小肠,则听到咕噜声,内容物若为大网膜则有一种坚实感,无弹性。疝块回纳试验也可以患者站立时进行,检查者站在患者患侧旁,一手扶住患者腰背部,另一手从上而下地放在腹股沟区,与腹股沟韧带平行的位置,手法同前述,也可使疝块回纳。

压迫内环试验:待疝块回纳后,检查者用手紧压内环,再嘱患者用力咳嗽,疝块并不出现,但若移开手指则可见疝块自外上方向内下方鼓出,则可肯定为斜疝。这种压迫内环试验可以在术前用来鉴别斜疝和直疝。

若肿块触痛明显,质硬不能回纳,或肿块局部皮肤出现红、肿、热、痛炎症表现,则应考虑为嵌顿性或绞窄性疝。

疝块回纳腹腔后,以手指尖经阴囊皮肤伸入外环,可发现外环扩大(图14-10),一般情况,外环的大小临床意义不大。而在外环扩大时,指尖可顺之进入腹股沟管,检查和了解内环和腹股沟管后壁情况,对提出适宜的手术方式有指导意义。有的隐匿性斜疝可通过此试验而确立其存在,但这种检查方法对患者造成极不舒服的感觉,对诊断明确者不必常规施行。当手指进入腹股沟管,并很容易进入腹腔扪及腹腔内肠曲,说明内环扩大,且腹股沟管后壁已重度破坏,须作加强后壁的修补术。

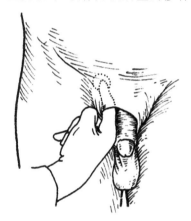

图14-10 检查外环口

(三)辅助检查

有一小部分患者,因疝囊小、肿块突出不明显不易引起注意或未能扪及肿块,而又常出现不明原因的下腹部或腹股沟区域的疼痛,以及并存其他疝或特殊类型斜疝,如 Richter、Littre 疝等,及时确诊十分困难。对于这些情况,可借助以下辅助检查来进行诊断。

1.疝造影术

1967 年,加拿大医师首先介绍了疝造影术,在一组 562 例腹股沟疝的患者中,临床诊断为单侧疝者 335 例,但对这些"单侧疝"患者做疝造影术检查后发现,77 例(22.9%)有对侧疝存在。自 1972 年开始,Gullmo 应用疝造影术选择性地对盆底及腹股沟区域的疝进行诊断,至 1989 年 Gullmo 已积累了 4 000 余例腹外疝的经验,其中 1 000 例腹股沟区域有症状而无体征的患者中,疝造影术后有 88.6% 的患者可确诊为腹股沟疝。Smedberg 曾为 78 例腹股沟区疼痛的运动员进行疝造影检查,有疼痛的一侧发现腹股沟疝者占 84.2%,故认为疝造影术不仅能诊断早期腹股沟疝,而且对不明原因的腹股沟区疼痛的患者是最好的鉴别诊断方法。据报告,对于施行了腹股沟疝修补术的患者,若腹股沟区症状残留或重新出现、又未扪及疝块者,经疝造影检查,60% 的患者可发现不同类型的疝存在,有的是原有的疝囊缩小,有的是对侧发现新的疝,还有的是很小的直疝或股疝。因此疝造影术为疝外科的发展提供了有价值的资料。在第一次手术前,它可以作出精确的诊断,包括疝的类型、数目,以协助手术方式的选择,有效地减少遗留疝的发生。在手术后施行疝造影术,既可诊断复发性腹股沟疝,又能较准确地分别出遗留疝、新发疝或真性复发疝,为其有效的外科治疗提供更为客观的依据。

(1)适应证:疝造影不是常规检查,其适应证如下。①病史中有可复性腹股沟肿块,但临床检查不能证实者。②下腹部有外伤史,经常隐痛不适,不能用其他原因解释者。③复发性疝,可准确显示疝囊数目、腹横筋膜破口或切开处的部位、大小。④疝手术后的随访。⑤另外在某些腹股沟区、下腹部或会阴部肿块诊断不明、需要鉴别时,也可考虑做疝造影以明确之。

(2)操作方法:疝造影前常规做碘过敏试验。具体步骤是:患者排尿后仰卧在透视台上,一般在左下腹作穿刺。应用一钝头空芯针,内插导管,以防穿破肠壁。可先在皮肤上做一小切口,逐步推入导针,待穿过腹膜,即有阻力突然消失感,穿破腹膜后,朝下方向推入导管,在透视下核定其位置,注入 60~80 mL 造影剂。亦有人即用细针腹穿,刺入腹腔后轻轻抽吸,如无血或气体则在电视屏监视下,注入造影剂 2~3 mL,证实穿刺正确后,再注入 60~80 mL 造影剂。摇低台脚,使造影剂聚于下腹部并充分充盈腹股沟区(也可俯卧,上腹置一托垫)。先检查有症状或可疑的一侧,嘱患者侧卧,检查侧在下,要求患者作几次收缩腹肌的动作(或用力屏气数次),即可摄片。然后,更换位置,造影另一侧。有时在数次屏气后,疝囊仍不显影,多为疝内容物堵紧疝门之故,可轻柔地还纳疝内容物,即可显影。

该方法简单,相对安全。但是,疝造影术仍有约 10%的并发症,如腹壁血肿、肠管损伤、造影剂注入肠道或膀胱以及腹痛等。故需严格掌握其适应证,慎重应用,并在操作中注意避免因穿刺而引起的不良反应及并发症,以防增加患者的痛苦。

2.B 型超声诊断

1981 年,有学者首先报道应用此法确诊了 3 例不能扪及肿块的疝患者。亦有学者报道,应用彩色多普勒超声诊断仪探查腹股沟疝患者的双侧腹壁下动脉,并根据疝囊颈和疝囊位于腹壁下动脉内侧还是外侧确定患者为直疝或斜疝,认为 B 型超声是腹股沟斜疝诊断与鉴别诊断的一种简便、准确、可行的方法。特别是彩色多普勒超声检查还可以观察疝内容物的血供情况,血流速度,以了解有无绞窄和坏死。

3.X 线检查

立位 X 线平片在嵌顿性腹股沟疝时显示肠胀气、阶梯状气液平等肠梗阻征象,有助于明确诊断。

4.CT 扫描

CT 扫描对于腹股沟斜疝与腹壁间疝、股疝、闭孔疝诊断与鉴别诊断有重要价值。

(四)诊断

一般说来,腹股沟斜疝根据上述症状和体检,可以确定诊断。但注意以下几个方面。

1.临床类型

应区别是可复性、难复性、嵌顿性和绞窄性腹股沟斜疝,根据不同的临床类型制定出不同治疗方案。

2.注意隐匿性斜疝的诊断

疝早期,疝囊底仅局限于腹股沟管内,未出外环口,疝块只出现在腹股沟区域,呈稍隆起的圆形或椭圆形半球状肿块,若患者肥胖,可因腹部体征明显而忽略疝的存在。

3.注意滑动性疝的诊断

滑动性斜疝的症状与一般斜疝相似,一般在术前不易确诊,但有些特殊的临床表现,有助于诊断。如疝内容为降结肠或乙状结肠时,患者常有在疝复位后才能排便;如为膀胱且较大时,排尿时常有"截尿"现象,即排尿后感疝部疼痛,在第一次排尿后疝块缩小,而不久又有尿意,形成一次尿两次排出现象。

4.注意两种疝同时存在可能性

在某些老年患者,由于腹壁松弛,可以在同侧发生斜疝和直疝,称为马鞍疝;约 15%患者可两侧同时发生斜疝。此外,腹股沟斜疝还可并存股疝和其他腹外疝。

(五)鉴别诊断

一般而言,腹股沟斜疝是一种容易诊断的疾病,但易与某些疾病相混淆,应注意与之鉴别。

1.腹股沟区域的直疝、股疝

应注意以下鉴别要点。

(1)注意疝的位置与疝出途径:要对腹股沟区的局部解剖有完整、立体感的认识,要判断疝是从腹股沟管、Hesselbach三角还是股管突出而来。腹股沟斜疝病程长者可进入阴囊,回纳后压住内环,疝块就不再出现。直疝则少见,Hesselbach三角位置偏内侧,不论病程长短,始终不进入阴囊,压迫内环疝块仍脱出。股疝出现于腹股沟韧带的内下方,与前者在解剖位置上有较大差距,腹股沟斜疝和直疝无论大小都不会扩展到此位置。

(2)注意疝块的外形:腹股沟斜疝疝块常呈椭圆形或梨形,其上方似有蒂柄;直疝呈半球形,基底较宽;股疝虽也呈半球形,但在平卧或回纳疝内容物后,疝块并不完全消失,且咳嗽时冲击感也不如前两者显著。

(3)注意嵌顿性疝:斜疝、股疝的嵌顿率高,直疝一般不发生嵌顿。

(4)术中注意检查腹壁下动脉与疝囊颈的关系:个别病例需要在术中检查腹壁下动脉与疝囊颈的关系,才能肯定是斜疝或直疝。

2.该区域的其他疾病

(1)睾丸鞘膜积液:本病是由于鞘状突的远端未闭合而形成,在阴囊内有肿块。疝块若进入阴囊,尤其是难复性疝,应与睾丸鞘膜积液鉴别。鞘膜积液所呈现的肿块完全局限在阴囊内,其上界可以清楚地摸到;而腹股沟斜疝来自腹腔,体外则摸不到肿块的上界,肿块有蒂柄通入腹腔深处。用透光试验检查肿块,鞘膜积液多能透光(即阳性),而疝块则不能透光。腹股沟斜疝可在肿块后方扪及实质感的睾丸;鞘膜积液时,睾丸在积液中间,故肿块各方均呈囊性而不能扪及实质感的睾丸。睾丸鞘膜积液发生感染时,应与嵌顿性斜疝相鉴别,前者有较长的不能复位的肿块病史,有局部炎症反应,而且患者没有肠梗阻的临床表现。

(2)交通性鞘膜积液:交通性鞘膜积液又名先天性鞘膜积液,其鞘膜囊与腹腔相连通,肿块的外形与睾丸鞘膜积液相似,但往往在起床数小时后才缓慢地出现并逐渐增大,平卧或挤压肿块,因积液流入腹腔,其体积可逐渐缩小。透光试验阳性。

(3)精索鞘膜积液:本病是睾丸的上方精索部的鞘状突一部分未闭合而形成,其特点是肿块小,有上下界,其下界与睾丸分界清楚。肿块不能因为卧床或捏压而消失,肿块位于腹股沟区睾丸上方,有囊性感,牵拉睾丸时可随之而上下移动,但无咳嗽冲击感,无回纳史,透光试验阳性。

(4)精索静脉曲张:由于左精索内静脉进入左肾静脉处为直角,不及右侧进入下腔静脉成钝角那样回流通畅;另外,左精索内静脉经常受到充满粪便的乙状结肠所压迫。所以,精索静脉曲张好发于左侧。而斜疝则多见右侧。精索静脉曲张者精索略粗,其曲张程度与病程发展、站立时间长短等有关,平卧时缩小,无咳嗽冲击感,站立时阴囊松弛,睾丸上端有迂曲的静脉丛,似蚯蚓状。精索静脉曲张透光试验阴性,触诊呈蚯蚓样感。

(5)睾丸扭转:睾丸扭转多见于睾丸下降不全的患者,患者突感睾丸剧烈疼痛,并有恶心、呕吐,有的呈休克状态。其临床表现如局部疼痛、腹痛、恶心、呕吐等与嵌顿性斜疝的症状颇相似,但睾丸扭转远比嵌顿性疝少见。患者睾丸肿大,阴囊水肿,睾丸与附睾分界不清,压痛明显。患者既往史中常有轻度可耐受的睾丸疼痛。睾丸扭转,常误诊为嵌顿性斜疝,但是斜疝患者多有可复性肿块史,而且发生嵌顿之后,胃肠道症状比较显著。

(6)睾丸下降不全:睾丸下降不全多位于腹股沟管内,由于发育不全,肿块都比正常睾丸为小。触诊肿块较坚实,边缘清楚,用手挤压时有一种特殊的睾丸胀痛感,同时患侧阴囊内摸不到睾丸。应注意的是,睾丸下降不全的患者,50%~90%同时有腹股沟斜疝。

(7)子宫圆韧带囊肿:女性患者,肿块位于腹股沟管,在腹股沟区有逐渐增大或大小变化不明显的圆形肿块,边界清楚,质坚韧有囊性感,张力高,不能回纳,挤压有酸胀,无蒂柄伸入腹腔深部,无咳嗽冲击感。伴有感染时局部红、肿痛,但无肠梗阻症状。

(8)腹股沟肿大的淋巴结:腹股沟韧带上方淋巴结慢性炎症有时成团肿胀,易误诊为斜疝,但淋巴结呈结节分隔,质较硬,膨胀性咳嗽试验阴性。若能找到原发感染灶更有助于鉴别。

(9)性病:性淋巴肉芽肿也可在腹股沟部形成肿块。患者有不洁性交史,曾有外生殖器的原发损害,如小丘疹、脓疱等。单侧或双侧腹股沟淋巴结肿大,疼痛,表面皮肤红或紫红色,多沿腹股沟韧带呈腊肠样排列。必要时可以作Frei氏试验,以明确诊断。

(10)髂腰部寒性脓肿:此病已渐少见,脊柱结核以及骨盆结核的干酪样脓液沿腰大肌流入腹股沟区,肿块往往较大,较腹股沟斜疝更偏外侧一些,多偏于髂窝处,与外环和阴囊无关。咳嗽时可有冲击感,平卧后稍缩小,边缘不清楚,但有波动感。还可以根据结核病史以及X线摄片以进一步明确诊断。

(六)治疗

1.非手术治疗

(1)适应证:成人腹股沟斜疝原则上均应手术治疗,但成人在遇下列情况时可考虑采用非手术治疗。①妇女怀孕在6个月以上者,由于子宫常将肠袢推向上腹部,故疝发生的机会较少,可暂缓手术。②估计患者严重疾患而享年不久者,如晚期癌症,或过于年迈的患者,无手术价值。③患者有腹内压增高现象者宜暂缓手术,待这些情况改善后再手术。④有严重的营养不良、贫血或新陈代谢性疾患,如结核、糖尿病等,也应待这些情况好转后再手术。

(2)禁忌证:成年患者如有下列情况,应视为应用疝带的禁忌。①不可回复、嵌顿性疝,肠梗阻和绞窄性疝是绝对禁忌。②巨大的疝或囊口甚大者。③并发有精索鞘膜积液或睾丸下降不全者,不宜用疝带治疗。

(3)佩带疝带:成年患者非手术治疗主要为佩带有弹性的疝带。疝带必须依照患者的体态和疝囊口的大小定制,用大小形态适合的疝带压在疝环处,使疝内容物留在腹腔内,防止它再脱出至疝囊内。佩带时,用疝带的一端软压垫对着疝环顶住,压垫必须大于疝环,才能压紧,并使腹股沟管恰好闭合,以阻止疝块突出。疝带白天佩带,夜间除去。但长期使用疝带后,可使疝囊颈部因反复摩擦变得肥厚坚韧,从而使疝内容与疝囊内壁发生粘连,易形成难复性疝。

2.手术治疗

手术治疗是治疗腹股沟斜疝最有效的方法。腹股沟斜疝若未得到及时处理,腹壁缺损将逐渐加重,如此下去,不但影响劳动能力,而且给日后手术治疗带来困难。原则上一经确诊,应早日手术,除有手术禁忌证和一些特殊情况下需暂缓手术。

(1)手术禁忌证:①身体极度衰竭,患者严重心血管、肺、肝、肾、脑等疾病,不能耐受麻醉及手术者。②因患晚期癌症或过度年迈而享年不久者,无手术价值。③手术部位有皮肤病患者。④有明显诱发疝的病因未能得到控制者。如前列腺肥大、肝硬化腹水、慢性支气管炎咳嗽严重者等。⑤处在多种疾病的活动期者,如糖尿病、结核等,患者发生嵌顿不能回纳或绞窄性疝,必须手术治疗除外。⑥腹股沟区软组织存有感染病灶者。

(2)传统的腹股沟斜疝修补术:自Bassini(1898)和Halsted(1889)介绍疝修补术以来,Bendavid统计已有81种腹股沟疝修补术式,争议不一。但传统手术的一般原则不外乎疝囊高位结扎及加强、修补腹股沟管壁。

疝囊高位结扎术:高位结扎是指在疝囊颈部以上结扎,切除近端疝囊,远端疝囊根据疝囊大小,可切除或留在原位。成人仅适用于斜疝绞窄发生肠坏死的病例。高位结扎的目的,在于恢复腹膜腔在腹股沟区域的正常状态,不留任何小突出而致复发。传统的方法是切开疝囊,检查并回纳内容物,再剥离疝囊至疝囊颈,内荷包缝扎,并缝吊固定于腹肌斜肌深面。有人行高位疝囊结扎时并不切开疝囊。Irving则采用不切除疝囊,将其内翻送入腹腔,外缝合结扎的方法。Potts在结扎前捻转疝囊以达高位结扎目的。还有报道,需切开精索内筋膜,向中枢分离达到腹膜前脂肪水平、或可确认内环和腹壁下动脉水平才达到高位结扎的目的,但要有一定的经验和熟练程度才能做到。一般说来,不论"内荷包""外荷包"或其他处理方式,只要结扎线切断后,残端能回缩到腹横肌深面而不再显露于手术野即可。用结扎线穿过腹横肌和腹内斜肌并予固定的方法不妥,这不仅日后肌纤维易撕裂,而且影响这些肌肉运动而失去部分掩闭功能。

腹股沟管壁的修补:腹股沟管壁的修补实际上是利用不同的邻近组织来加强腹股沟管前壁或后壁缺损,即腹壁薄弱处,以及缝闭腹股沟管封闭斜疝的突出通道。由于具体利用邻近组织的不同和如何修补的方法不一样,就导致了各类繁多的术式,各种术式的命名习惯上常依据主张如何修补的创始者的姓名而命名。传统的、临床上常用的有四种术式。①Ferguson 法:疝囊高位结扎后,不游离精索,将腹内斜肌下缘和腹横腱膜弓(或联合肌腱)在精索前面缝合于腹股沟韧带上,以加强腹股沟管前壁。目的在于消灭上述两者之间的薄弱区。此法适用腹横腱膜弓无明显缺损,腹股沟管后壁尚腱全的儿童和年轻人的小型斜疝。②Bassini 法:临床应用最广,是在疝囊高位结扎后,将精索游离提起,在精索的后面将腹内斜肌下缘和腹横腱膜弓缝至腹股沟韧带上,以加强腹股沟管后壁。此法适用于成人斜疝和腹壁一般薄弱者。③Halsted 法:此法是双重加强腹股沟管后壁的方法。与 Bassini 法不同之处是先将腹内斜肌下缘和腹横肌腱膜弓与腹股沟韧带缝合,再将腹外斜肌腱膜缝合于精索后方,精索置于皮下。因精索在皮下,可能影响其发育,故此法多适用于老年人,不适合于儿童和年轻患者,也适用于腹壁肌肉重度薄弱的斜疝。④Mc Vay 法:它与 Bassini 法的区别是,在精索的后面将腹内斜肌下缘和腹横肌腱膜弓缝至耻骨梳韧带上,可在加强腹股沟管后壁的同时加强腹股沟三角和间接封闭股环。此法适用于腹壁重度薄弱的成人、老人和复发性斜疝。

近代腹股沟区解剖学、生理学、腹股沟疝病理解剖以及发病机制的研究发现,以 Bassini、Halsted、Ferguson 和 Mc Vay 等为代表的传统腹股沟疝修补术存在着许多缺陷:①传统的疝修补术只注意加强腹股沟管的前壁或后壁,而不包括腹横筋膜层,特别是内环的修补(遗留下扩大的内环),疝即未能纠正或关闭疝发生缺损部位。按 Pascal 物理学原则,在封闭窗口的缺损部,承受内容物压力最大,故为术后复发保留了基础。②传统的疝修补术,特别是 Mc vay 手术,缝合修补缺损后,往往存在较大张力,术后易使组织撕裂或血液循环不良而影响愈合。③传统的疝修补术,多以腹股沟韧带作为支点来进行修补,而该韧带两端跨度大,为悬索状结构,常不能把“联合肌腱”拉向韧带一侧,而是两者相靠拢,像这样有一定张力的缝合修补只能维持数月。④腹股沟韧带在解剖层次上实为腹外斜肌腱膜的一部分,其与腹内斜肌弓状下缘和腹横腱膜弓相缝合,是在缺损平面以上的二不同解剖层次的修补,破坏了腹股沟管的正常解剖。⑤传统的疝修补术,造成了腹内斜肌和腹横肌弓状缘的移位、固定,破坏了由于这些肌肉收缩时,所产生的对腹股沟管的正常生理防卫作用。⑥传统的腹股沟疝修补手术可导致股疝的发病,据 Glassow(1970 年)报告,25%以上的股疝患者有腹股沟疝修补手术史,因为传统腹股沟疝手术采用腹股沟韧带修补,该韧带被牵拉上提,其张力性缝合修补造成股环口开大,为疝的突出打开了方便之门。

目前,疝修补术的观点发生了明显改变,除了注重内环修补外,注意按解剖层次修补,并强调在同一解剖层次进行无张力的缝合修补,使疝的病理解剖恢复为正常解剖结构。同时,考虑到腹股沟区的生理性防卫机制,尽量恢复其正常生理机能。由于腹横筋膜是防止疝发生的主要屏障,在疝发生后,腹横筋膜的病理解剖变化最先出现,也最严重。因此,近年来,疝修补术的重点是修复破损的腹横筋膜,恢复其解剖上的完整性和连续性。手术方式亦在传统手术的基础上加以改进。

Shouldice 法:加拿大多伦多 Shouldice 医院所采用的疝修补术,由 Shouldice 及其合作者 1950—1953 年创作,故又称为加拿大疝修补术。修补要点是从内环到耻骨结节切开腹横筋膜,将此分上下两叶,缝合内环边缘使之缩小后,先将下叶缝在上叶深面,再将上叶重叠于下叶浅面缝于腹股沟韧带上,这是手术关键。其外面将腹横肌、腹内斜肌弓状缘分两层缝合于腹股沟韧带上,共 4 层缝合。

Madden 法:重点在于切开腹股沟管后壁后,切除腹横筋膜薄弱部分,间断缝合腹横筋膜,重建内环与后壁。

Panka 法:强调精确地显露与修补内环,在腹内斜肌弓状缘深面找到腹横肌腱膜弓,将其与髂耻束缝合,再与腹股沟韧带缝合以加强修补。

腹膜前疝修补术:由 Nyhus 首先介绍,在内环口上方至耻骨结节上 3~4 cm 处取一横切口,内侧 1/3 切口在腹直肌前。切开皮下组织、腹直肌前鞘、腹外斜肌、腹内斜肌和腹横肌,向内拉开腹直肌,横行切开腹横筋膜进入腹膜前间隙,显露疝囊以及耻骨梳韧带、髂耻束、股环等。高位结扎处理疝囊后,将髂耻束与耻骨梳韧带缝合即可闭合股环。若为腹股沟斜疝和直疝,将腹横筋膜悬吊带前、后两脚缝合后,再将腹横腱弓与髂耻束或 Cooper 韧带缝合。最后分层缝合切口,该术式有别于从腹股沟管后壁前面显露腹横筋膜的方法,亦称为后进路疝修补术。该法重点是应用腹横筋膜及其附件来修补加强腹股沟管后壁。

（3）无张力疝修补术：由于腹内斜肌和腹横肌腱膜弓与腹股沟韧带之间间距宽为0.5～2.0 cm，传统的疝修补术，将不对合的这两样结构缝合在一起，缝合有张力以及造成组织结构破坏，易致手术失败。现代疝手术主张无张力疝修补术。从疝的病因方面来看，腹股沟区腱膜、筋膜和韧带的组织代谢障碍也可导致获得性腹股沟斜疝发生，将这些变性组织缝合在一起，不符合生物学原则，同时，也易致疝的复发。因此，从生物学观点来看，亦可使用自体或人工制作的组织片来修补疝。曾作为疝修补材料被应用的有：①金属材料。细银丝网、钽纱网、不锈钢丝网、钴铬合金网等。②非金属材料。福蒂森网（经拉伸和皂化的醋酯长丝）、聚乙烯纱布、尼龙、硅胶、矽状网、特氟龙、碳纤维、聚四氟乙烯等。③异种生物材料。鼠、牛、鹿、鲸等动物的肌腱肤等。④患者自身的筋膜、皮肤等。

以前疝成形术所用的自体组织片及术式：①同侧腹直肌前鞘瓣。将同侧腹直肌前鞘瓣向下翻转缝合至腹股沟韧带上。②自体阔筋膜。移植游离自体阔筋膜以修补腹股沟管后壁。③带蒂全层皮瓣腹股沟疝修补术。④带蒂股薄肌转移修补腹股沟疝或腹壁的巨大缺损等。近年来，随着近代高分子生物医学工业的发展，目前国内外应用人工补片修补各种腹外疝的报告日益增多，而应用自体组织作为修补材料的手术基本被放弃。

通常认为，植入人体的理想生物材料应达到以下要求：①在组织液中不引起物理变化。②无化学活性。③不存在炎症和异物反应。④无致癌性。⑤不产生过敏或致敏。⑥能耐受机械扭曲。⑦能被随意剪裁。⑧可消毒。但迄今为止，尚无一种生物材料达到以上要求。

当前临床常用的人工补片：①聚酯补片，又称涤纶补片。②聚丙烯补片。③膨化聚四氟乙烯补片。尤其后两种较能经受住考验，被临床医师广泛应用。

有关人工补片修补的方式文献报道较多，归纳起来，无张力疝修补手术可以分为：开放式无张力疝修补术和腹腔镜腹股沟疝修补术。

开放式无张力疝修补术包括以下几种。①腹膜前铺网法（Stoppa）：1975年法国医师Stoppa使用涤纶布作为材料，是将一张大的不吸收补片叠成伞状，经内环口塞至腹膜与腹横筋膜之间，补片以内环口为中心向四周展开，用补片加强薄弱的腹横筋膜，根据缺损的范围，使用足够的补片覆盖弓状线以下的单侧或双侧的腹膜前间隙，下面要超过耻骨肌孔，不缝合，补片借助腹腔内的压力贴定在腹壁之上，以后靠增生的纤维与组织固定，使补片没有伸展性，挡住内脏不能由腹壁缺损处突出，又称巨大补片加强内脏囊手术（giant prosthetic reinforce of the visceral sac，GPRVS）。此手术与传统手术相比，复发率低，并发症少，是最符合腹股沟生理、病理和解剖的手术方式，可用于各种类型的疝修补，但由于手术切口较长，解剖分离范围广，主要适用于复发疝、巨大疝（包括切口疝、脐疝、造瘘口旁疝）和双侧疝。该型手术一直未受到国内外学者的重视，但其理论基础在以后的无张力疝修补中具有十分重要的价值。②平片修补法（Lichtenstein手术）：1984年Lichtenstein等首先采用此种方法，1989年已连续应用于1 000例疝修补，并首先提出无张力疝修补的概念，至1993年，他们已对3125例成人腹股沟疝患者实施Lichtenstein手术，9年内仅有4例复发，是目前国外（小疝）使用最多的无张力疝修补术式。Lichtenstein手术是将补片桥接于腹内斜肌弓状下缘与腹股沟韧带之间，加强腹股沟后壁，精索经补片打孔穿出自补片前方经过，补片应缝合固定，内下侧缝至耻骨结节处，应超过并覆盖耻骨结节1.5～2.0 cm，内上缘缝至联合腱、腹直肌鞘外缘或腹外斜肌腱背面，外侧与腹股沟韧带和髂耻束缝合。③网塞充填修补法：1994年Shulman和Lichtenstein基于部分腹股沟疝疝环较小，后壁完好的特点，采用聚丙烯补片卷成塞子修补缺损，塞子边缘与四周用不吸收缝线固定2～5针。他们主张网塞充填法适用于直径小于3.5 cm的复发性腹股沟斜疝和直疝。④疝环充填式无缝合修补法（Gilbert，mesh plug&patch）：该手术方法是把网塞与补片结合在一起，首先采用聚丙烯网卷成伞型填塞疝环缺损，充填物可以在塞入疝环后自动撑开并附着于周围组织，然后置补片加强腹股沟管后壁，补片与充填物均不缝合固定。Gilbert方法操作简便、损伤小、并发症少、复发率低，可在局麻下完成，能早期下地，很快恢复日常活动和工作，对大的斜疝和其他类型的腹股沟疝的治疗也同样有效，手术适应证已几乎拓宽到任何类型的腹股沟疝。Rutkow和Robbins建议把伞型充填物及补片分别固定，并由美国Bard公司生产了定性产品，是国外目前流行的疝修补术，也是近年来发展最快的术式。⑤普理灵三合一无张力疝修补术(prolene hernia system,PHS):该手术应用美国强生公司生产的定型产品。由 3 部分组成,一个"底层片",应用腹膜前修补方法对耻骨肌孔行腹膜前修补;一个类似塞子的中间体,用来修补疝环;一个表层片修补腹股沟管后壁。

腹腔镜腹股沟斜疝修补术:自 1982 年 Ger 首先报道应用腹腔镜技术为 1 例腹股沟斜疝患者成功地施行腹腔镜腹股沟斜疝修补术以来,该技术的临床应用报道逐渐增多,修补的方式出现了多样化,给腹股沟疝修补术带来了一新技术和展示了广阔的前景。常用的手术方式主要有以下几种。①疝囊颈夹闭术:Ger 为第 1 例患者施行的就是这一手术,接着,又以患先天性斜疝的 Beagle 狗为对象进行实验研究。经脐部腹腔镜观察孔窥视两侧腹股沟区疝孔。在腹股沟管外部用手指加压,有助于疝孔定位,如有疝内容,在外部用手法复位。证实疝囊空虚后,在同侧脐水平半月线处另穿刺切口,放入 12 mm 套针和套管,从中可以插入订合器。用钳子夹住疝孔的外侧端,依次每 5~6 mm 各安上一个夹子以闭合疝孔,直至靠近精索。②经腹腹膜前疝修补术:该术式的基础是 Stoppa 的开放式腹膜前修补术,手术经腹腔在腹腔镜下剪开缺损上方的腹膜,解剖腹膜前间隙,切除疝囊后,选择适当大小的补片覆盖在内环口和直疝三角区,然后钉合固定补片。此方法操作简便,恢复快,疼痛轻微,术中可同时检查和处理双侧疝或对侧亚临床疝,术后并发症发生率和复发率低,尤其适用于复杂疝和多次复发疝,能避免开放手术引起的副损伤,是目前使用最多的腹腔镜修补方法。并发症主要有疝囊积液、尿潴留、腹股沟部血肿和气肿、阴囊血肿等。③腹腔内铺网修补法:该方法不解剖腹膜前间隙,而是通过腹腔镜把疝内容物还纳后直接把聚丙烯补片覆盖在缺损的腹膜内面固定,此手术损伤小、操作简单,近期疗效满意,但由于补片与内脏直接接触,可造成与粘连有关的严重并发症,补片可引起肠粘连甚至肠瘘,此种手术方式一度被遗弃,但随着防粘连补片(e-PTFE)的问世现又推广开来。④完全腹膜外修补法:该术式的基础也是 Stoppa 腹膜前的补片修补,与经腹腹膜前修补法的主要区别是腹膜前间隙的分离完全在腹膜外进行且不进入腹腔,在腹膜外建立"气腹",并完成腹膜前间隙的解剖操作,避免了腹腔内操作可能引起的各种并发症,同时还兼有腹膜前修补的优点,在临床上的应用正逐渐增加。但对有腹部手术史的患者和多次复发疝,由于解剖瘢痕和粘连容易造成损伤,选择完全腹膜外修补法时要特别慎重。

腹腔镜疝修补作为一种全新的术式逐渐在世界范围内开展,尤其近几年,随着微创手术经验的积累和技术的进步,加上手术本身术后不适少、疼痛轻、恢复快,可同时检查和治疗双侧腹股沟疝及股疝,对复发疝使用腔镜下疝修补可避免原入路引起的神经损伤和缺血性睾丸炎的发生,越来越多的患者和外科医师选择腹腔镜疝修补手术。

(4)特殊类型腹股沟斜疝处理。

嵌顿性和绞窄性疝的处理原则:腹股沟斜疝的内容物发生嵌顿较常见,疝内容为肠管者,易发生肠坏死和腹膜炎而死亡。嵌顿疝诊断通常不困难。一般情况下嵌顿疝一经确诊即应急诊手术,解除嵌顿,以防肠坏死。仅在下列情况下,可先试行手法复位:①嵌顿时间在 3~4 小时以内,局部压痛不明显,也无腹部压痛或腹肌紧张等腹膜刺激征者。②年老体弱或伴有其他较严重疾病而估计肠袢尚未绞窄坏死者。复位在注射镇静剂后,采取头低脚高位,医师用手托起阴囊,将突出的疝块向外上方的腹股沟管作均匀缓慢、挤压式还纳。注意切忌粗暴,以免挤破肠管。回纳后,还继续观察 24~48 小时,注意有无腹痛、腹肌紧张、便血以及肠梗阻现象是否得到解除。

成人嵌顿、绞窄疝,术前应作适当术前准备,包括补液纠正水、电解质紊乱、置胃管胃肠减压和给予广谱抗生素。手术宜在全麻或硬膜外麻醉下进行,切口要能完全暴露疝块。术中应切开内环外侧,尽快解除疝内容物的嵌顿状态,但必须防止疝内容物还纳腹腔,同时连同其远近两端约 20 cm 的肠管牵出,一同观察其活力。若怀疑坏死时,可在肠管系膜根部注射适量 0.25% 普鲁卡因,同时用温热盐水纱布热敷肠管,也可将肠管暂时还回腹腔,10~20 分钟后,再牵出腹腔仔细观察。如肠管颜色转为红色,肠蠕动及肠系膜内动脉搏动恢复,可送回腹腔。然后按一般易复性疝处理。经上述处理,肠管仍不能肯定有活力,则按肠管坏死处理。

如嵌顿的肠袢较多,应特别警惕逆行性嵌顿的可能。不仅要检查疝囊内肠袢的活力,还应检查位于腹腔内的中间肠襻是否坏死。切勿把活力可疑的肠管送回腹腔,以图侥幸。绞窄性疝,肠管已坏死、穿孔致疝囊积脓和疝被盖组织发生炎症时,应行局部切开引流。此时,勿切开嵌顿环,防止肠管回纳腹腔,引起腹膜炎。若局部引流后,肠梗阻并未解除,应作腹部探查,酌情施行肠切除吻合术,或施行病变肠管远近两侧正常组织肠管间侧侧吻合,待病情好转,再切除坏肠管。绞窄疝仅肠坏死者,可施行肠切除肠吻合术,但不宜作疝修补术,仅行疝囊高位结扎,因手术区污染严重,以免因感染致修补失败。此外,少数嵌顿性或绞窄性疝,因麻醉后疝环松弛,消毒时挤压局部,致肠管回缩入腹腔,手术切开疝囊无内容物。此时,必须仔细探查肠管或大网膜,必要时另作腹部切口,确定被嵌顿过肠管或大网膜是否坏死,而作相应处理。

滑动性疝的处理原则:手术治疗是滑动性疝唯一的治疗方法,手术的目的在于将参与组成疝囊的器官与疝囊的其他部分分离,还纳至其正常位置。修补去除滑动器官后的腹膜裂口,使之形成完全由壁层腹膜组成的疝囊,并按腹股沟疝的要求高位结扎疝囊,缩小并加强内环,防止受累部分腹膜外的肠襻脱垂,用符合解剖生理要求的方式修补腹股沟部的腹壁缺损。滑动性疝术后复发率较高,主要原因是因内环过大,故在修补时应特别注意加强修补该弱点。常用于滑动性疝的修补手术式有以下几种。①一般性腹股沟疝修补术:适用于疝囊内滑疝。②腹膜外修补法(Bevan 法):是滑动性疝修补术中最常用的一种,对一般病例较适合,但对巨大的滑动性疝因有较长一段肠曲受累,用本法修补后,可能引起肠襻的屈曲梗阻或影响血运。③腹腔内修补法(La Roque):是滑动性疝修补术中比较理想的一种,适用于有较大疝囊的患者,尤其是左侧的滑动性疝,对于疝囊较小或根本没有疝囊的,亦行之有效。近年来,有报道经腹膜前入路髂耻束修补、Shouldice 和无张力疝修补术加强滑动性疝患者缺损的腹股沟管后壁等方法。

复发性腹股沟斜疝的处理原则:腹股沟斜疝修补术后发生的疝称复发性腹股沟斜疝,应再次手术治疗。疝再次修补手术的基本要求如下。①由具有丰富经验的、能够做不同类型疝手术的医师施行。②所采用的手术步骤及修补方式只能根据每个病例术中所见来决定。③尽量应用无张力疝修补术。

三、老年腹股沟斜疝

老年人腹股沟斜疝属于后天获得性疝,是老年人的常见病之一。本病随年龄的增大而逐渐发展,少数斜疝发生嵌顿可引起急性肠梗阻,危害极大。有资料表明腹股沟疝嵌顿平均好发年龄为 56 岁,腹股沟疝绞窄的病死率为 13%~17%。据美国健康中心资料,美国每年因疝手术住院患者约 68 万人,其中 1/3 是 65 岁以上的老年人。我国老龄人口众多,不但老年疝的发病率高过西方国家,而且传统疝修补术后造成的高复发率也很突出,我国老年人腹股沟疝中是以斜疝占绝大多数,因此,探索老年腹股沟斜疝的治疗是当今外科所关注的一个热点问题。

(一)老年腹股沟斜疝的病因及病理特点

1.腹壁强度明显减弱

虽然老年人的腹膜鞘突已经闭锁,但仍在腹膜口处遗留漏斗形缺陷或内环较大,而且腹股沟区无肌肉保护,且又有精索穿越通过,形成了一薄弱区。在正常情况下,腹内斜肌和腹横肌的游离缘对内环和腹股沟管都具有括约肌作用。当这些肌肉收缩时,其游离缘包括腹直肌都向腹股沟韧带靠拢,凹间韧带以及内环一起被牵向外上方,从而使内环和腹股沟区间隙缩小,增强腹壁的抵抗力,阻止疝的形成。老年人由于衰老、组织发生退行性病变,使腹壁肌肉薄弱及腹横筋膜更脆弱,腹横肌腱膜弓和腹内斜肌难与腹股沟韧带靠拢,嵌闭机制失效,致使该区对腹内压力抵抗作用削弱。加之老年人群是较普遍存在使腹内压增高的疾病,当腹内压力骤增时,这些肌肉就失去防卫功能,内环松弛,腹内脏器乘机在内环处将腹膜向外推,形成腹股沟斜疝。

胶原蛋白作为腹横筋膜的主要成分,对维持腹横筋膜的抗张力强度起着决定性作用。已有研究证实,腹外疝患者的腹横筋膜弹力纤维断裂,胶原染色可见胶原结构稀疏、分离。由此可见,腹横筋膜抵御生理性或病理性腹内压升高的能力取决于所含胶原纤维的组成和其强度,而腹股沟区腹横筋膜胶原的含量随着年龄的增长而减少,两者呈明显负相关。随着年龄的增长,机体的代谢减慢,组织中的胶原因更新速率减慢而老化,易被破坏,致其含量减少。同时,成纤维细胞增殖受抑,数量也明显减少,这种退行性的组织改变,与血清中的蛋白酶和抗蛋白酶比率失衡及抗胰蛋白酶的缺乏有关。此外,老年人长期吸烟,烟草中的有害物质如自由基等进入血液循环,也扰乱了蛋白酶和抗蛋白酶系统,从而破坏了腹横筋膜的弹性蛋白和胶原,这些因素是老年人腹股沟斜疝发病率居高不下的重要原因。

2.多并存腹内压升高的疾病

腹内压升高是各种疝的重要诱发因素,而且前列腺肥大、慢性便秘和慢性支气管炎等易造成长期腹内压增高的疾病在老年人群是较普遍存在的,长期的腹内压增高进一步促进了老年人腹股沟疝的发生、发展。

3.发生绞窄疝的概率增加

老年人因韧带坚韧,血管硬化,嵌顿疝发生后发生绞窄疝的时间与低龄者相比时间提前,易发生肠坏死、中毒性休克。

(二)老年腹股沟斜疝的临床特点

1.临床症状多不明显

老年人腹股沟疝在无嵌顿的情况下临床症状多不明显,仅为腹股沟区的可复性肿块,部分患者有局部下坠及酸胀不适等轻微症状而不引起重视,所以该病病程多较长,达数年甚至数十年,还有的患者当发生了嵌顿,甚至出现肠梗阻、腹膜炎等情况才首次就诊。

2.易发生嵌顿和绞窄

老年腹股沟斜疝因病程长、反复疝出,使疝囊颈长期受到摩擦,表面损伤,以致和疝内容物发生粘连而不能还纳,造成大的疝块定居于阴囊。由于疝囊颈是疝囊的最狭窄的部分,所以斜疝易发生嵌顿和绞窄。

3.滑疝的发生率高

老年人腹股沟疝中滑疝发生率较其他年龄组为高,在临床上对老年男性、病史较长、巨大的阴囊型疝、常呈难复性表现但很少发生嵌顿者应怀疑有滑疝的可能。

4.巨型斜疝的发生率高

老年人由于体力活动量相对较小,而且疝的病程相对较长,疝口和疝囊较大,常形成巨型斜疝,但是,一旦形成巨型斜疝,发生嵌顿的机会反较青壮年为少。

5.多伴发其他疾病

除腹股沟斜疝一般所固有的体征外,老年人常伴有腹肌萎缩、腹壁张力降低、慢性肛肠疾病、前列腺肥大、慢性呼吸道疾病、心血管疾病等体征,应注意检查。

(三)老年腹股沟斜疝的治疗特点

老年人腹股沟斜疝的治疗包括非手术治疗和手术修补两种方法。老年人腹股沟斜疝如不早行手术,则腹股沟的解剖结构日益趋向薄弱,腹股沟内外环将更加扩大,有关肌肉、腱膜和韧带更加萎缩退化,增加修补难度和影响疗效,而且常有可能发生嵌顿或绞窄,给患者带来极大危害。因此,绝大部分老年腹股沟斜疝应尽早手术治疗为宜,只有在手术有禁忌证、患者不愿手术或手术暂时不能施行时而应用疝带。

1.非手术治疗

非手术治疗主要为佩带疝带,适用于年老体弱、生病不久或因身患其他重病不能施行手术者。佩带疝带时患者必须平卧,使疝内容物完全回纳后,再将大小形态适合的疝带压在疝环处,因此,疝带不适用于难复性疝。

2.手术治疗

老年人腹股沟斜疝的手术原则大体上与年轻人相同,主要是高位结扎并切除疝囊,缝闭内环和修补薄弱的腹壁。老年人腹股沟斜疝的手术方式和评价,应充分考虑到其特殊的解剖病理变化和所伴有的全身性器官功能的疾病。手术前对老年患者的全身状况应作出正确评价,改善老年患者全身营养状况,提高其机体免疫抗病能力,并对可能增加手术危险而又可以治疗的内科疾病认真加以处理,同时要重视对慢性咳嗽、排尿困难、顽固性便秘、腹水等引起腹内压增高的一些老年性疾病的控制和治疗,以期减少手术危险性和术后并发症。对于有些高龄患者,疝内肠管可贮有粪便,有时出现肠梗阻症状,称之为疝贮便,可用按摩及灌肠法促进排便后,再考虑择期手术。目前,常见的术式包括以下几种。

(1)传统的腹股沟斜疝修补术:虽 Bassini 法、Mc Vay 法及 Halsted 法等均已经历了一百多年的历史,目前,在许多基层医院仍是最常用的手术治疗方式,而在一些大中医院和经济发达地区则基本被无张力疝修补术所取代。据统计,传统腹股沟斜疝修补术有 10% 的复发率,究其原因主要是高张力的缝合、忽略和遗漏了与后壁关系密切的腹横筋膜的修补。自 20 世纪 80 年代以来,疝修补术逐渐集中到围绕腹横筋膜修补这一焦点上,摒弃了以往高张力缝合的疝修补,即转为流行的低张力 Shouldice 疝修补术,也就是把腹横筋膜自耻骨结节处向外上切开,直至内环,然后将切开的两叶予以重叠缝合。在 Shouldice 所在的医院中,复发率仅为 0.8%。但对于老年腹股沟斜疝患者,正如前述,腹横筋膜已明显退化,抗张力强度明显减弱,Shouldice 疝修补术用该层组织加强腹股沟管后壁,会使修补更显薄弱,易造成修补失败和复发,尤其是远期的复发。

(2)无张力疝修补术:此术士加强了腹横筋膜的强度,使腹股沟管后壁更加牢固,真正解决了疝发生的解剖学缺陷,此术式特别适用于老年患者。

3.几种特殊老年人腹股沟斜疝的处理

(1)腹股沟滑动性疝:此病多见于病史较长的老年患者,大多下坠至阴囊,疝块巨大。由于滑动过程容易发生粘连,而通常成为难复性疝,其病理学特点是和疝囊相连的组织内含有供应脱出脏器的主要血管,损伤切断后可使其失去活力,手术时须予注意。老年人滑动性疝,如疝巨大,有较长一段肠袢受累,应采用腹腔内修补术,以免引起肠袢屈曲梗阻或影响其血运。

(2)腹股沟巨型疝:老年患者腹壁肌肉及其腱膜、韧带萎缩变性,张力减退,病程亦较长,内环明显扩大,有时可有大量的腹腔内容(如小肠、结肠等)脱至疝囊内,形成巨型疝。对于此种巨型疝的修补,有人主张采取整块修复的方法。即从阴囊中将整个疝囊游离以后,连同其中的疝内容物整块回纳入腹腔,并利用疝囊底部以修补内环部的腹膜缺损,而无须切除疝囊和分离粘连的疝内容物。因肠袢之间的粘连并不等于一定会发生梗阻,在患者术前无肠梗阻症状的情况下,勉强分离粘连往往徒劳无益,有时反而会引起大出血或损伤肠管等并发症,甚至术后有发生粘连性肠梗阻的危险。对于腹壁明显缺损者宜选用人工修补材料加强之,以 Stoppa 手术最为适宜。切忌在张力过大情况下强行同邻近组织拉拢缝合,否则势必导致腱膜、韧带等即时或日后撕裂,造成新的缺损而导致疝复发。应注意下列事项:①术前应嘱患者平卧一周时间,平卧时臀部抬高,有利于疝内容物全部或部分自行回纳,增加腹腔内容。②将整个疝囊连同疝内容物整块回纳入腹腔后,多余腹膜不必切除,可采用内翻折叠缝合。

(3)并存疝:老年人虽以腹股沟斜疝多见,但由于 Hesselbach 三角薄弱,直疝发生率相对较高,且有腹股沟直疝、斜疝并存的可能,文献报告并存率为 4%。为避免遗漏并存疝,横断疝囊后,应常规以示指自疝环伸入腹腔,以确定疝环与腹壁下动脉的关系,探触 Hesselbach 三角的强度,有无筋膜缺损及隐存的腹膜外突。如证实并存疝存在,则于还纳直疝疝囊后,可向内牵引进一步分离已横断的斜疝近侧囊,使两个疝囊合并成一个疝囊,再作高位结扎。

(4)复发性疝:复发性疝再手术时需特别强调以下几个问题:①常规疝囊高位结扎的处理方法是疝囊内荷包+贯穿缝扎,但荷包不适用老年复发患者,因为老年复发疝的内环口大,荷包不易收紧,并容易撕裂腹膜。可采用重叠褥式缝合关闭疝囊颈,使疝囊大口变小口,最后贯穿缝扎+结扎。②在已关闭疝囊的下方将腹内斜肌下缘与腹横筋膜缝合 2~3 针,加强内环口。③对腹股沟区组织缺损较重、修补确实困难者,应从生物力学和生理学的角度来解决外科问题,以选用无张力疝修补术为宜。

老年患者术后最需控制的是疼痛、心力衰竭及感染,尤其是肺部感染对老年患者术后威胁最大,这不仅易引起疝的复发,而且可导致死亡。预防重于治疗,故对老年患者术后应鼓励早期下床活动,或半坐体位,那种害怕术后疝复发而采取平卧体位的方法是不可取的。选择适宜的抗生素,加强深呼吸锻炼及拍背排痰,适当保暖等,可协助老年患者安全度过手术期。

四、股疝

股疝是指经股环、股管并自卵圆窝突出的疝,多为后天获得性,先天性股疝极其罕见。其发病与股环较宽、妊娠、肥胖、结缔组织退变、腹内压升高等因素有关,以中年以上妇女多见,约占腹外疝的 5%。据 Ponka(1980 年)统计,约 60% 的股疝发生于右侧,20% 为双侧。从理论上讲,其发病机制简单,诊断和治疗不困难,但在临床中误诊误治的情况屡见不鲜。据国内外学者报告,40%~60% 的股疝患者在就诊时已发生嵌顿和绞窄,而在一些肥胖患者被漏诊或误诊为 Rosenmüller 淋巴结肿大(炎症)者亦非少见。究其原因,可能和股疝较少见、医师对其临床特点认识不足有关。

(一)股鞘、股管和股环的局部解剖

股鞘是腹内筋膜向股部延伸形成的盲囊状结构,包裹股血管的起始段,盲囊的前半部即股鞘前壁,由腹横筋膜经腹股沟韧带后缘向下延续形成,盲囊的后半部是股鞘后壁,源于髂筋膜。股鞘一般高 3~4 cm,其内腔为两片前后位的结缔组织隔纵向分成 3 格,外侧格容纳股动脉和生殖股神经股支,中间格容纳股静脉,内侧格即股管(图 14-11)。

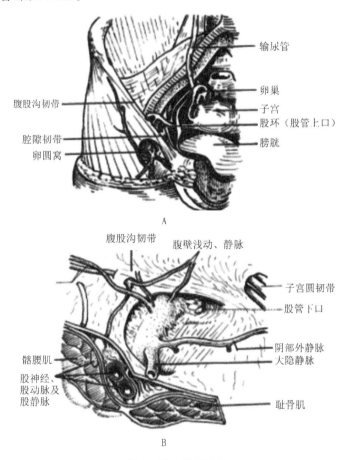

图 14-11 股管解剖

股管为一锥形盲管,位于耻骨结节外侧方 2~3 cm 处,其上端是耻骨梳韧带,下端在腹股沟韧带下方 1.5 cm 处,长 1~3 cm(平均 2 cm),内有少量疏松结缔组织、淋巴管和 1~2 枚腹股沟深淋巴结填充。股管后邻耻骨肌及其筋膜,前方为阔筋膜、筛筋膜和隐静脉裂孔上缘,其上端内侧和陷窝韧带相连。

股环是股管的上口,口径变化较大,前后径 0.9~1.9 cm,横径 0.8~2.7 cm。股环的前界是腹股沟韧带,后界是耻骨肌和耻骨梳韧带,外侧界是分隔股鞘中间格与内侧格的纤维性间隔和股静脉,内侧界通常认为是陷窝韧带(图 14-12)。由于女性骨盆较宽,韧带、肌肉、血管等较男性为细,故股环明显大于男性,被认为是股疝女性好发的原因之一。

正常情况下,闭孔动脉起于髂内动脉,穿过闭孔管至股部,其间分出耻骨支,和同侧的腹壁下动脉耻骨支吻合。有些个体此吻合支很粗大,而正常的闭孔动脉则很细小或不存在,此粗大的吻合支即为异常闭孔动脉。腹壁下动脉在股环的上外侧通过,异常闭孔动脉在股环内侧缘通过(图 14-13),往往和疝囊关系密切,手术中应倍加注意,避免为了解除肠绞窄而盲目切开陷窝韧带而损伤异常闭孔动脉导致严重出血。

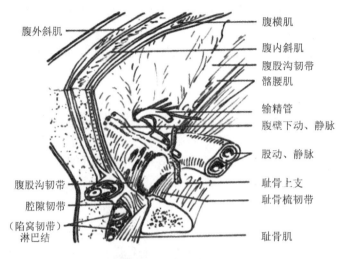

图 14-12　股环解剖

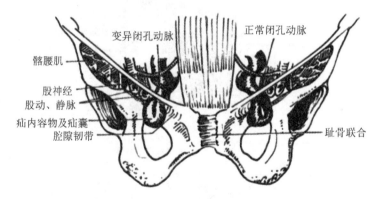

图 14-13　股疝疝囊及疝内容物与周围组织的关系

(二)病因及病理

股疝的发生女性高于男性,尤其以中、老年妇女多见,这和女性正常的生理和解剖学基础密切相关。由于股环口仅覆以疏松结缔组织,且股管有相当一部分前壁见于隐静脉裂孔内,其浅层结构为筛筋膜,无肌性防护;腹股沟镰止点窄,远离耻骨梳韧带;女性股环相对较大等因素是股疝产生的主要原因之一。另外,髂外静脉粗细的变化,对股环开口也可产生直接影响,特别是妊娠中晚期子宫压迫导致髂外静脉和股静脉回流障碍引起的血管增粗,分娩后血管压迫的解除、口径变细,必将明显影响股环及其邻近间隙的大小。妊娠可造成腹肌的伸展、韧带的松弛,由于股环处特殊的解剖学特点,使得这些结构更加薄弱,任何引起腹内压增加的因素如腹胀、便秘、气管炎、肝硬化腹水等疾病,以及年龄的增长、慢性消耗性疾病、肌肉的萎缩或退行性变等均可诱发股疝。

此外,股疝的发病可能与腹股沟疝修补手术有关,据 Glassow(1970 年)报告,25% 以上的股疝患者有腹股沟疝修补手术史。因为传统腹股沟疝手术采用腹股沟韧带修补,该韧带被牵拉上提,其张力性缝合修补造成股环口开大,为疝的突出打开了方便之门。

在股疝发生发展的过程中,往往是腹膜外脂肪先行突出,发挥"开路者"的作用,随后腹膜突出,继之肠管或大网膜疝出形成股疝。股疝发展的方向是疝囊先向下,至隐静脉裂孔上缘处转向前,并在股根部隆起。疝囊的被覆结构包括:皮肤、浅筋膜、筛筋膜、股鞘前壁和腹膜外组织。与腹股沟区其他疝不同,股环的防护因素甚少,除了附着至耻骨梳韧带的腹股沟镰可成为保护结构外,腹横筋膜对它也缺乏保护,这是因为腹横筋膜已向下参与构成股鞘的缘故,一旦股疝推开了腹股沟镰进入股管,疝囊颈将嵌入由陷窝韧带、腹股沟韧带、耻骨梳韧带和股鞘纤维隔所围成的环口(疝环)中。上述结构坚韧、缺乏伸缩性,因而容易引起嵌顿绞窄性股疝。

依据疝囊的位置,股疝分为 6 种类型[图 14-14A～B]:①典型股疝。②血管前疝。③外股疝。④耻骨梳韧带股疝。⑤耻骨疝。⑥血管后疝。

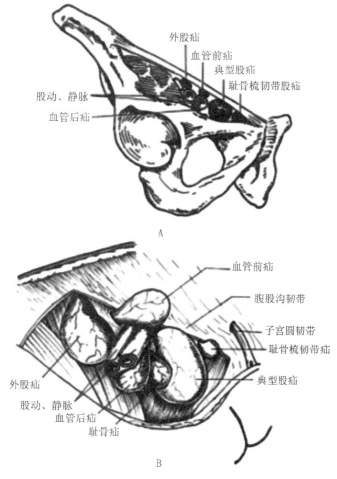

图 14-14 股疝疝出位置及类型

（三）临床表现

1.症状

平时无症状,多偶然发现。由于股管狭小,加上疝囊外常伴有较多的脂肪组织,如果疝块不痛,极易被患者忽略,仅有少数患者能表述腹股沟区肿块,甚至一些绞窄性股疝的患者,也常常没有及时发现腹股沟区肿块。易复性股疝症状较轻微,患者站立、咳嗽、用力等引起腹内压增加时,可发现大腿根部出现半球形肿块,若股疝较大时肿块可转向上行,基底部可延伸到腹股沟区,患者往往伴有腹股沟区坠胀不适,特别是肥胖妇女很容易被忽略。平卧时疝块通常不能自行还纳,需沿其突出途径进行逆行复位还纳,即先将疝内容物自腹股沟处向下推至卵圆窝处,然后由前向后推入股管内,最后向上经股环还纳入腹腔。个别患者由于疝囊前脂肪和股管内脂肪组织的肥厚,即便疝内容物还纳入腹,局部仍遗留肿块。若疝内容物为大网膜等组织,经常发作容易和疝囊发生粘连,肿块不易完全消失,而形成难复性股疝。

由于特殊的解剖学结构,股疝易发生嵌顿,发生率可达 60%,患者可出现局部疼痛加剧,伴有不同程度肠梗阻表现。值得注意的是,某些患者可以肠梗阻作为临床首发症状,而股疝嵌顿的局部表现不明显,尤其是反应迟钝的老年人,应仔细询问病史,避免漏诊和误诊。

2.体征

股疝多无典型腹外疝的特点,即有疝块、膨胀性咳嗽冲击试验阳性、疝块可以回纳消失等。疝块一般如拇指大小,位于腹股沟韧带下方,由于股管狭小,疝囊外常有较多的脂肪组织,如果股疝疝块不大,很易被忽略。股疝也可能扪不到疝块,这种情况多见于 Richter's 疝。在肿块的上方或内侧才能触清耻骨结节,借此可与腹股沟疝区别,后者只能在疝块的外下方触及耻骨结节,但疝块大者亦可突出至腹股沟韧带前方。股疝块咳嗽冲击感不明显,手法不易完全回纳。股疝的疝内容物以大网膜及肠侧壁多见,往往和疝囊粘连,不易回纳,在腹股沟区形成一恒定的肿物,随病情发展肿物可逐渐增大,类似脂肪瘤、肿大的淋巴结或大隐静脉曲张结节样膨大等。但肿块基底固定,不如肿大淋巴结、脂肪瘤活动度大。

股疝嵌顿后,如果发生绞窄,疝内容物坏死,则出现化脓性淋巴结炎或其他脓肿样改变,一旦切开,则造成肠瘘等严重并发症。除了局部表现外,患者可出现程度不一的肠梗阻体征,甚至因卵圆窝肿块不明显而局部疼痛又被肠梗阻的症状和体征掩盖,而被误诊为原因不明的急性肠梗阻,施行剖腹手术。如果嵌顿性股疝发生肠绞窄时,患者可出现腹膜炎体征,以患侧腹部明显,疝块肿胀、触痛、无法还纳,甚至皮肤红肿,有软组织感染表现。嵌顿的肠管是否发生坏死与嵌顿的时间、疝口松紧、肠管血运障碍的程度等因素有关。对于诱因不明的肠梗阻患者,除了腹部查体外,也不能遗忘仔细检查腹股沟区,注意有无腹股沟疝的嵌顿,也要特别注意有无股疝的嵌顿。

(四)诊断与鉴别诊断

1.诊断

可复性股疝的症状很轻微,患者往往有局部胀痛或不适,尤其是肥胖妇女容易被忽略。临床查体可在腹股沟韧带下方、卵圆窝处发现半球形肿块。当股疝的内容物仅为大网膜,患者可以不出现肠梗阻症状。另外有些股疝患者,疝内容物虽然还纳,但肿块不能完全消失,这是因为腹膜前脂肪也随同疝囊一块突出,而形成脂肪瘤样肿块。股疝一旦发生嵌顿,除了局部疼痛外,主要表现是急性肠梗阻症状,有时因为卵圆窝处肿块不明显而局部疼痛又被肠梗阻的全身症状所掩盖而被误诊为原因不明的急性肠梗阻,施行了一般的剖腹手术,因此在诊断肠梗阻时,应该常规检查腹股沟区,特别是卵圆窝,尤其是老年妇女。

凡是出现在卵圆窝附近的肿块以及主诉腹股沟区疼痛,特别是中年女性,都应考虑股疝而进一步行 X 线检查、B 超等检查。只要想到本病,结合病史、体征及 X 线检查、B 超等检查一般不会漏诊或误诊。

为防止漏诊或误诊,应注意以下几点:①部分患者初期仅表现为腹股沟区肿块,疝块较小时,没有明显的症状,容易与腹股沟疝、腹股沟淋巴结炎或腹股沟囊肿相混淆。一些老年患者反应迟钝,往往合并多种慢性疾病,出现新症状时常不能引起注意,以及某些心理或社会因素,往往不能及早就医,甚至在就医时叙述病史不准确,且体征常不明显,易给人以假象。因此,应耐心细致的询问病史,全面、系统的进行体格检查,避免误诊。②因股环狭小,嵌顿的部分肠壁较小,在体检时大腿根部可能扪不到包块,但只要仔细检查患侧股根部往往有压痛,且较对侧饱满。③股疝在疾病初期常常表现为不完全性肠梗阻,中晚期因绞窄坏死而出现完全性肠梗阻、腹膜炎,应在详细询问病史、系统全面检查的基础上,结合 X 线、B 超或 CT 等检查,深究肠梗阻产生的原因。④加深对本病认识,提高对本病警惕性,掌握本病与相关疾病的诊断与鉴别诊断。分析病史思路要宽,对临床症状不典型的病例应进一步检查,特别是肥胖的经产妇女,凡诊断为腹股沟疝者,或有急性腹痛及肠梗阻、腹膜炎体征时,都应检查卵圆窝部,以排除股疝的存在。

2.鉴别诊断

应与下列疾病进行鉴别诊断。

(1)腹股沟疝:腹股沟疝的疝块出现在腹股沟韧带上方,在耻骨结节的外上,股疝的肿块则是在腹股沟韧带的下方,即使疝块出卵圆窝以后折转向上,其根蒂总是在腹股沟韧带之下,而且是在耻骨结节的外下方。腹股沟斜疝与精索紧密相邻,而股疝则反之。在腹股沟疝突出时,检查皮下环有疝块存在,而股疝突出时,皮下环空虚。以示指插入皮下环中,让患者咳嗽,腹股沟疝可有冲击感,股疝则无。患者平卧后使疝块还纳,腹股沟斜疝压迫腹环能阻止疝的出现,而股疝压迫腹环,不能阻止疝块突出。股疝主要发生于中年妇女也可作为鉴别的参考。

（2）腹股沟淋巴结肿大：腹股沟淋巴结肿大，特别是腹股沟浅淋巴结的下组和腹股沟深组淋巴结肿大时易与股疝相混淆，但股疝形圆，深部有蒂柄；而淋巴结肿大则呈椭圆形，无蒂，往往有下肢、肛周感染性病灶，患者可出现淋巴结炎等表现，应用抗生素治疗后肿块变小、症状减轻。同时腹股沟淋巴结不能还纳。另外腹股沟淋巴结肿大可作为某些全身性淋巴结肿大的局部表现，或某些恶性肿瘤的区域淋巴结肿大，应加以鉴别。

（3）卵圆窝区脂肪瘤：脂肪瘤和股疝不同，无根蒂，不能还纳，捏紧肿块的基底部，脂肪瘤的分叶感特别明显。应当特别注意的是某些患者临床表现完全符合脂肪瘤，甚至手术探查肿块的外观和脂肪瘤相似，也不要随便排除股疝的存在，因为该脂肪块有可能是股疝突出时，将腹膜前脂肪带出所造成，应进一步寻找疝囊，避免漏诊。

（4）大隐静脉曲张：大隐静脉曲张往往和疝块较小的股疝容易混淆，大隐静脉的肿块较表浅，局部皮肤可透见蓝色，压缩时无咕噜声，下肢内侧有曲张静脉团。个别病史长的患者，在内踝上方常有色素沉着、脱屑、慢性溃疡等。压迫曲张静脉结节的上方，结节增大，而压迫其下方结节缩小。静脉曲张患者取站立位，轻叩卵圆窝处肿块，有波动沿曲张静脉传导，若患者取平卧位稍抬高下肢，卵圆窝肿块可消失；而股疝患者平卧后，肿块消失缓慢，有时需要压迫方能还纳，个别肿块压迫也不能完全消失。

（5）闭孔疝：患者如果出现大腿内侧疼痛，应和闭孔疝进行鉴别，但闭孔疝发病率低于股疝，根据Howship-Romberg 氏征，通过直肠指诊或盆腔检查，在直肠或阴道侧壁的前方如果触及索条状肿块，有助于诊断。

（6）腰大肌寒性脓肿：腰椎结核形成的寒性脓肿常沿髂腰肌向下扩展出现于大腿根部内侧，有明显的波动感。应进一步询问有无低热、盗汗、食欲不振等病史，必要时行 CT、腰椎平片等检查。

（五）治疗

股疝易嵌顿、绞窄，一经发现应及时手术治疗，手术目的是封闭股管以阻断内脏向股管坠入的通路。手术方式可采用腹股沟途径、经股部途径和腹膜前途径进行修补。

（唐泽江）

第二节 脐 疝

自脐环突出的疝称为脐疝，临床上可分为婴儿型和成人型脐疝，婴儿脐疝以 1 岁以下婴儿多见，发病与人种有关，黑色人种的婴儿 40%～90% 有脐疝，明显高于其他人种，原因不清。低体重儿发生率高达75%。Beckwith-Wiedemann 综合征、Down 综合征以及腹水等患者容易发生脐疝。成人脐疝发生率明显低于婴儿，以 35～50 岁的妇女多见，男女比例为 1：3。脐疝的发生与脐环闭锁不全或脐组织薄弱以及妊娠、腹水、啼哭等致使腹内压增高的因素有关。

一、病因及病理

婴儿型脐疝多在脐带残端脱落后数天或数周内出现。原因是腹壁筋膜在脐带血管穿过处未融合，脐瘢痕同脐环的附着软弱，腹内压增高。婴儿啼哭或咳嗽时腹部膨大，白线被过度牵伸，使未闭合的脐环裂隙更为加宽，致使腹腔内脏经此疝出。婴儿型脐疝多发生于脐环上缘，呈圆形，一般较小，婴儿啼哭或咳嗽时明显，但通常无症状，也不增大，能自行痊愈，绞窄罕见。

成人型脐疝是脐环关闭后，瘢痕组织在腹内压增加和腹腔脏器顶推下逐渐膨出而形成的疝，是后天性脐疝，以中、老年女性多见，自脐环上缘疝出者最常见。诱因为腹壁过度牵张、腹内压力增高，如妊娠、难产、腹水、肥胖等。其疝囊壁薄，疝囊的被覆层也薄，疝内容物似在皮下，如果疝内容物为肠管时，可见到肠蠕动。后天性脐疝的特点是不能自愈，且不断增大，易发生绞窄或嵌顿；另一特点是疝内容物易和脐瘢痕皮肤粘连,通常不能还纳,须手术治疗。

出生时脐带被结扎后,脐带所包含的血管不再有血液流通,6~10天后脐带与脐孔分离、脱落,遗留的脐带残端干结成一小的脐痂,它迅速愈合并很快被上皮所覆盖。愈合中,脐血管和脐尿管都纤维化,而且被牵向脐环缘。由于脐环的上半部仅有脐静脉通过,因此,附着于脐环上半部的瘢痕,不如由左、右脐动脉和脐尿管闭锁形成并连至脐环下半部的瘢痕致密坚实,脐疝多自脐环上半部出现的原因即在于此。

新生儿常有轻度脐疝,其中多数很快因脐环关闭而不复存在,有些则至一岁时才逐渐消失。脐环的关闭,很可能是腹部扁肌腱膜纤维交叉编织所产生的关闭作用的结果。

二、临床表现及治疗

(一)临床表现

患者多无不适,主要表现为脐部可复性肿块,多在婴儿啼哭或成年人站立、咳嗽时出现,平卧时消失。成人脐疝较小,易发生嵌顿、绞窄。查体可见脐部有一半球形肿块,柔软,有咳嗽冲击感,巨大脐疝可向下悬垂,肿块回纳可触及脐部缺损及圆形疝环。

(二)治疗

1.非手术治疗

正常情况下,脐环在出生后18个月内继续缩窄,脐疝有自愈可能,且绝大多数在2岁以内自愈。因此治疗婴幼儿脐疝,可暂不手术,先采取局部压迫包扎治疗。疝还纳后可用小纱布垫或用纱布包裹一枚大于脐环的硬币或衣扣,压迫疝环,用宽胶布或绷带扎紧固定。但胶布有时可能刺激皮肤出现水泡,应注意观察、小心护理。

2.手术治疗

(1)手术适应证:①2岁以上、脐环直径大于1.5 cm的幼儿脐疝。②成人脐疝。③脐疝发生嵌顿需急症手术。

(2)手术方法:切除疝囊,横形缝合或重叠缝合腹直肌前鞘,关闭脐环。对成人脐疝,可将脐部皮肤与疝囊一并切除。切断疝囊时,注意分离与疝囊颈部粘连的肠管,避免损伤。

(胡同会)

第三节 腰 疝

腰疝是指由经腹壁或后腹膜在第12肋及髂嵴之间突出的疝。据文献记载,本病由 Barbette 于1672年首先报道,1728年 Budgen 首次报告了先天性腰疝,Garangeot 在1731年尸检时发现第一例因腰疝嵌顿的患者,而第一例腰疝修补手术是在1750年由一名叫 Ravanton 医师完成的。1783年 Petit 详细描述了下腰三角的解剖界限并报道了一例腰疝嵌顿患者,因此下腰三角又被命名为 Petit 三角。在1866年之前,外科医师认为所有的腰疝均由下腰三角疝出,直到 Grynfeltt 提出了上腰三角(Grynfeltt 三角)的存在后,有关由上腰三角疝出的疝才逐渐被临床医师所认识。腰疝疝囊位于腰区的肌肉之间,可发生在上腰三角或下腰三角,临床较为罕见。有学者综合国内外文献报告的400余例腰疝病例,其中男性占65%,女性占35%,以老年人发病为多。

一、病因及发病机制

引起腰疝的发病因素有先天性因素和后天性因素两类。据统计,约19%的腰疝为先天性因素所致;后天性因素中非外伤性因素约占55%,另外26%为创伤性和手术源性造成,因为腰部的创伤或局部切口愈合不良造成腰三角区更加薄弱。非外伤性因素主要是慢性咳嗽、长期便秘、排尿不畅等各种原因使腹内压增高,或患脊髓灰质炎后肌肉萎缩及肥胖性肌肉萎缩。具体如下文所述。

（一）局部薄弱

腰部的薄弱处主要在下腰三角间隙和上腰三角间隙（图14-15），腹腔内脏可由这两个腰三角间隙脱出形成腰疝（图14-16）。上腰三角较为恒定而且大于下腰三角,故腰疝在上腰三角多见,腰疝的疝内容物多为小肠和结肠。

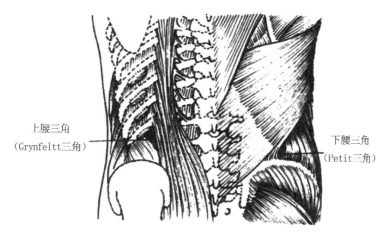

图 14-15 上腰三角间隙和下腰三角间隙

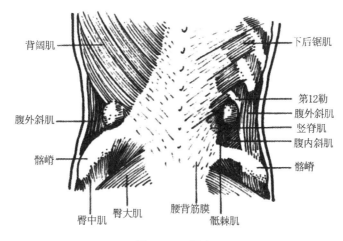

图 14-16 腰疝

1.下腰三角（Petit 氏三角）

下腰三角位于腰部下方,其下界为髂嵴,外界为腹外斜肌后缘,内界为背阔肌的前缘。三角的底面为腹内斜肌,表面有浅筋膜。此三角因缺少足够的肌肉层次,而成为腹后壁的一个薄弱区。

2.上腰三角（Grynfeltt-Lesshaft 氏三角）

上腰三角位于第 12 肋与竖脊肌的夹角内,在下腰三角的上前方。其内界为竖脊肌外缘,上界为三角的底边,由第 12 肋和下后锯肌的下缘组成,外界为腹内斜肌后缘。三角的底面为腹横肌起始部的腱膜,其前方有肋下神经,髂腹下神经和髂腹股沟神经跨过,顶为背阔肌。此三角的最大弱点是在上部,即第 12 肋的下方。该处只有腹横筋膜而没有背阔肌的覆盖。有时上腰三角为四边形。

（二）损伤加重局部薄弱

创伤性和手术源性损伤,如腰部的创伤或肾切除的腰部切口愈合不良,均可造成腰三角的局部薄弱区更加薄弱。如有诱因,易发生本病。

（三）腰部肌肉萎缩

如脊髓灰质炎后遗症引起的腰部肌肉萎缩,或肥胖性肌肉萎缩,均可致使局部薄弱的腰三角区更加薄弱。

（四）腹内压增高

慢性咳嗽、长期便秘、排尿不畅等各种原因，均可使腹内压增高，如患者存有以上因素，可诱发本病。

二、临床表现及诊断

（一）临床表现

大多数腰疝患者没有特殊的症状，仅于腰部见一缓慢增大的肿块，肿块质地软而且易于还纳，站立时肿块明显，俯卧位时消失。巨大腰疝可有牵拉不适和消化不良症状。腰疝的疝囊颈较宽大，较少发生疝内容物的嵌顿、绞窄，其发生率约占全部腰疝的 10%。疝内容物一旦嵌顿、绞窄，则腰部肿块不能还纳，并且出现局部疼痛和肠梗阻等临床表现。

（二）诊断

1.病史

主要表现为腰部可复性包块，先天性腰疝在婴儿出生时即被母亲或医师发现。成人腰疝，随时间延长进行性增大，可有剧烈咳嗽、创伤、肾切除手术等病史。一般无特殊症状，较少嵌顿。

2.体征

腰部扪及可复性肿块，并有咳嗽冲击感。

3.X 线检查

腰疝患者的侧位 X 线胃肠钡剂造影，可见小肠或结肠进入腰部肿块内，是具有特殊意义的辅助检查手段。

三、治疗

（一）非手术治疗

没有明显临床症状的较小腰疝以及有明显手术禁忌者，可暂用弹性绷带紧束支托，以防止其进一步增大。

（二）手术治疗

为腰疝的基本治疗手段，尤其对大而有症状腰疝更需进行手术修补。

手术原则为还纳内容物，大的疝囊予以切除，较小的疝囊可以单纯将其推进囊口内，关闭腹横筋膜的缺损，再将腹壁的缺陷加以修补。较小的腹壁缺陷可以将周围肌肉筋膜直接缝合，大的缺陷则要求利用肌肉带蒂或游离阔筋膜、腰筋膜、臀筋膜转移修补，或使用人造合成材料加强修补。1997 年 Heniford 报告应用腹腔镜经腹膜后间隙修补腰疝，方法是建立腹膜后间隙后，置入聚丙烯或聚四氟乙烯补片固定于髂嵴与第 12 肋之间，并取得了较好的疗效。

（胡同会）

第四节　白　线　疝

白线疝是指发生于腹壁中线（即腹白线）的腹外疝，是一较少见的腹壁疝。脐上白线疝又称上腹部疝，脐下白线疝又称下腹部疝，临床上统称为白线疝。脐上白线疝远较脐下常见，且绝大多数发生于脐与剑突之间（尤其两者中点者居多）。国外文献报告白线疝占所有腹外疝的 0.4%～3%，多见于 20～40 岁的男性患者，男女之比约为 5：1。早在 1285 年 Arnauld de Villeneure 最先注意到有此疝，直到 1743 年 Garangeat 才给予描述，并认为本病可引起消化道症状。1802 年 Maunoir 首先报告手术修补白线疝并获得成功。本病常伴有腹内脏器疾病和其他部位的腹外疝，Hoffman 报告 76 例中，24 例同时并存腹内脏器疾病。有学者于 1985 年报道在刚果工作期间收治 54 例白线疝，占同期各种腹外疝的 9.5%，发病率高于其他地区;其中,脐上白线疝 53 例,脐下仅 1 例;男女发病率无太大差异,男女相比为 5:4;32 例同时伴有其他部位的腹外疝,其中伴发腹股沟疝 17 例、脐疝 7 例、腰疝 5 例、股疝 3 例,1 例同时存在 2 处白线疝,他认为可能与刚果人的先天性"疝素质"有关。

一、病因及发病机制

白线疝发生的病因及发病机制与腹白线的解剖特点和腹内压增高关系密切。

腹白线位于剑突和耻骨联合之间,是腹前外侧壁三层扁肌(腹外斜肌、腹内斜肌、腹横肌)的腱膜纤维在左、右侧腹直肌之间相互穿插、交错编织形成的腱性条带,上宽下窄,脐上白线宽达 1.25~2.5 cm,脐下狭窄而坚厚,宽度多数仅 0.1 cm。白线疝绝大多数发生于脐上,极少见于脐下可能与此有重要关系(图 14-17)。腹白线的内、外表面具有不同的结构特征,在外表面,交叉的腹膜纤维粗细均匀,交织紧密,除供细小血管、神经支穿出的小孔以外,罕见大的孔隙。而内表面腱膜纤维束粗细不均,常形成粗束或板状,而且走向不甚规则,交叉纤维间有神经、血管支贯穿其中的孔、陷窝或裂隙,使白线内层存在缺陷,这类缺陷是腹白线的薄弱部。若腹内压增加,腹膜外脂肪及腹膜在腹压的推动下进入较大的缺陷处,即形成白线疝。Rizk 认为,所有腹前外侧壁肌的腹膜纤维都斜向交叉在腹白线形成小的"菱形间隙",此间隙可扩大为疝环。

脐下 4 cm 处、半环线边缘是白线上的一个弱点,脐下白线疝多发生于此。

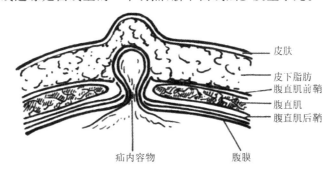

图 14-17 白线疝

皮肤
皮下脂肪
腹直肌前鞘
腹直肌
腹直肌后鞘
疝内容物
腹膜

二、病理特点及分型

白线疝的病理进程分两个阶段,其病理特点不尽相同。第一阶段:腹上部白线深面的镰状韧带、肝圆韧带及其周围的脂肪组织,首先从白线缺损处(疝环)突出,无腹膜突出,故无疝囊、无内脏脱出,仅有腹膜外脂肪由疝环突出。第二阶段:随着腹膜外脂肪突出使白线上的孔隙逐渐扩大,在腹内压的作用下突出腹膜外的脂肪又把覆盖镰状韧带的腹膜牵出而形成疝囊,内脏(主要是大网膜)逐渐脱出,因而此阶段的白线疝既有疝囊、也有内脏脱出。由疝环突出的内容物包括疝囊外突出的腹膜外脂肪和疝囊内脱出的内脏。大网膜突入疝囊可能与疝囊发生粘连,但很少发生嵌顿。

临床上通常将白线疝分为无疝囊型和有疝囊型两种类型,实际上是本病发生发展的两个病理阶段,而且大多数白线疝停留在前一阶段,即无疝囊型;仅少数发展成为有疝囊型的白线疝。

三、临床表现

(一)症状

1.腹痛

白线疝患者最常见的症状为上腹部疼痛。多数患者仅表现为上腹局限性隐痛,而少数表现为较严重的深部疼痛。腹痛的发生机制主要是疝块压迫通过白线的肋间神经纤维导致局限性疼痛,大网膜、肝圆韧带受到牵扯引起深部疼痛。腹痛可放射到下胸部及背部。疼痛程度与体位、进食及重体力劳动有关,体位改变,尤其是平卧时疼痛常减轻或消失,而进食后或重体力劳动后可加重。腹痛的严重程度与疝的大小不成正比,往往疝很小而临床症状很重。

2.恶心、呕吐

少数白线疝患者除腹痛外,可伴有恶心、呕吐等消化道症状。发生机制:①脱出大网膜和肝圆韧带牵拉可引起深部疼痛,并引起反射性恶心、呕吐等消化道症状。②大网膜和肝圆韧带的牵扯可导致幽门痉挛,进而出现恶心、呕吐等消化道症状。

(二)体征

1.腹壁肿块

腹壁肿块是白线疝的主要体征。由于白线疝绝大多数发生于脐与剑突之间,因此疝块多位于脐上剑突与脐之间的白线上,可偏于中线一侧,站立或饭后疝块更为明显。疝块直径一般在 2～4 cm,有学者报道疝块最大者直径达 15 cm,少数患者疝块很小,只是皮下一个柔软的圆形突起,不易察觉,肥胖患者则更难发现。当疝内容物回纳后可触及白线处有筋膜性疝环孔的边缘。

2.Litten 征阳性

体格检查时将手指放在患者怀疑疝的部位,嘱其在立位时用力咳嗽,往往在咳嗽的同时,手指可感到有碎裂声,即为 Litten 征阳性。

3.诱发疼痛

用拇指和示指夹住肿块向外牵拉,常因牵扯了肝圆韧带、腹膜或大网膜而诱发患者腹部疼痛,有学者认为这是白线疝的一个特异性临床体征。

四、诊断与鉴别诊断

(一)诊断

1.病史

一般无特殊症状,患者自述腹部疼痛,尤其用力时疼痛出现或加重,或腹部中线可复性肿块史。较小的白线疝往往疼痛明显,且易嵌顿。

2.体征

腹部中线(白线)处皮下可触及疝块,疝内容物回纳后可触到白线处有筋膜性疝环孔的边缘,Litten 征阳性和用拇指和示指夹住肿块向外牵拉诱发疼痛等。脐上白线疝的诊断一般不难做出。对腹壁突出疝块小而又肥胖患者要仔细检查以免漏诊。

3.B 超检查

有助于白线疝的诊断及鉴别疝内容物的性质。

(二)鉴别诊断

但对于表现为上腹部深处疼痛、且伴有恶心和呕吐等消化道症状者,须与上消化道疾病相鉴别。有学者报告曾有一些白线疝患者被误诊为慢性胆囊炎、慢性胰腺炎、慢性胃炎、胃或十二指肠溃疡等疾病,而长期就诊于内科。由于本病常伴有腹内脏器疾病和其他部位的腹外疝,而且白线处疼痛也经常在其他上腹疾病中发现,故在做出白线疝诊断以前,应想到有同时存在内脏器质性病变和其他部位的腹外疝的可能。因此,必须详细询问病史、全面查体,以免误诊或漏诊。

此外,经产女性患者的脐下白线疝应与产后腹直肌分离所致的内脏膨出相区别。

五、治疗

无症状的白线疝,因其虽可继续增大但发生嵌顿的机会不大,可以不予治疗。对于有明显临床症状而无特殊手术禁忌者,则应施行手术治疗为宜。不同病理类型可选择不同手术方法治疗。①无疝囊型白线疝:高位结扎切断突出脂肪组织,使脂肪回缩至白线后方,再修补疝环。②有疝囊型白线疝:切开疝囊,还纳疝内容物,如果疝块较大可以切除多余的疝囊以及与其粘连的大网膜,高位结扎疝囊后修补疝环。③白线孔隙的修补:修补孔隙时,采用横行缝合白线为宜,以防止由于肌肉侧方牵拉而撕裂。孔隙小者,用丝线间断缝合即可,孔隙大者,则需重叠缝合,将孔隙分上下两叶,彼此重叠 $1\sim2$ cm,用丝线间断褥式缝合。

（胡同会）

第五节 半月线疝

半月线疝是指自腹部腹直肌外侧缘半月线处突出的疝。其发病年龄多在 50 岁左右,左、右之比约为 $1:1.6$。易发生嵌顿或绞窄,据统计发生率可达 21%。

一、解剖及发病机制

半月线也称 Spigelian 筋膜,由腹外斜肌、腹内斜肌、腹横肌腱膜组成,该筋膜的"范围"是指腹外斜肌、腹内斜肌和腹横肌与腹直肌外侧缘之间的区域,是腹壁的又一薄弱区域。Spigelian 筋膜略呈弧形,从耻骨结节延伸到第 8、9 肋的肋软骨,标志是腹直肌鞘的外侧缘。当腹横肌腱膜断裂,或腹内斜肌腱膜和腹横肌腱膜断裂,或三者均断裂,则导致半月线部缺损,在腹内压增高的情况下,腹膜外脂肪或内脏通过半月线的缺损处突出而形成疝,腹内斜肌腱膜或腹外斜肌腱膜有时可保持完整,与皮下组织、皮肤一起形成疝的被盖(图 14-18)。半月线疝是一种腹壁间疝,疝囊多在腹外斜肌腱膜的下面和腹横筋膜的前面。疝囊的前面常有一团脂肪覆盖,囊内可以不含任何内容物,也可含有大网膜和肠袢。

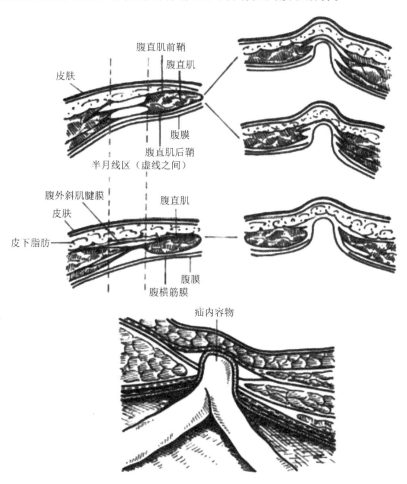

图 14-18 半月线疝的发生机制

半月线疝多发生于腹壁下血管以上、脐水平上下,尤其是半月线与半环线交叉处(脐与耻骨联合的中点水平)多见(图 14-19)。半月线疝一般较小,因而发生嵌顿或绞窄的机会较多。

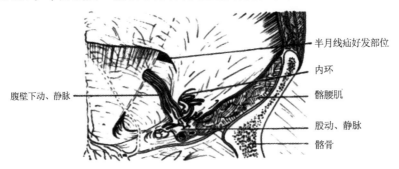

图 14-19　半月线疝的好发部位

二、临床表现

(一)症状

最常见的症状是定位于疝区的疼痛,而且常因腹内压增加而加重。随着病程的推移,疼痛逐渐变得迟钝以及弥散,使诊断变得更为困难。如疝内容物为大网膜和肠袢时,可有深部疼痛。一旦发生嵌顿或绞窄后,疼痛会变得剧烈,并有恶心、呕吐等消化道症状。

(二)体征

腹壁包块是主要体征。因半月线疝是一腹壁间疝,疝囊多在腹外斜肌腱膜的下面,其疝块形状多数扁平、不明显,小的半月线疝在体检时也不易发现,但在其疝孔处多有压痛。对于疝块较小或已还纳难以触及者,可嘱其站立位、用力增加腹压,可发现疝块脱出;然后在膨隆突起部位按压,疝块可伴随着一声咕噜声而消失,并能触摸到疝环孔边缘。

三、诊断及鉴别诊断

如果患者疝区的疼痛、腹壁包块能被证实,尤其按压疝块能还纳、并能触及疝环孔边缘,而且增加腹内压的手法可使疝区疼痛加重时,则诊断几乎没有什么困难。但由于缺损可能位于完整的腹外斜肌腱膜之下,疝块形状多数扁平、不易触摸到,或者包块位于距半月线有一定距离的部位,因而诊断常常比较困难。尽管单纯的疝孔处压痛并不足以做出诊断,但可提示其脱出部位(疝环或缺损所在位置),或多或少有助于诊断。B 超和 CT 扫描可能有助于明确诊断。

位置较低的半月线疝,容易和腹股沟直疝相混淆,鉴别的要点是腹股沟直疝经直疝三角突出,其位置相对半月线疝较低,而半月线疝通过腹横筋膜弓突出。

四、治疗

半月线疝发生嵌顿和绞窄的概率较高,因此,本病一旦确诊,只要患者无手术禁忌证,就应予以手术治疗。一般行横切口,按腹外斜肌腱膜纤维方向分开,识别疝囊后予以分离、切开、结扎,腹横筋膜的缺损通常用丝线横行重叠褥式缝合。半月线疝比较容易通过一期腱膜关闭而治愈。

(胡同会)

第十五章　周围血管疾病

第一节　周围动脉瘤

周围动脉瘤可发生于颈动脉、锁骨下动脉、腋动脉、肱动脉、桡动脉、髂动脉、股动脉和腘动脉及其分支等部位,但股动脉和腘动脉为好发部位,占 90% 以上。发生在肢体的一侧或两侧,可为单发性或多发性,有时可同时伴有胸和(或)腹主动脉瘤。病因包括创伤、动脉硬化、感染、中层囊性变性、先天性及梅毒性等。

一、临床表现和诊断

渐增性搏动肿块是主要的临床症状。也有少数患者无明显症状,直至肿块并发感染,出现剧烈疼痛时才被发现。如肿块压迫附近神经,肢体可出现麻木及放射痛。如远段动脉并发血栓栓塞,肢体可出现缺血症状。搏动肿块在关节部位,可影响肢体伸屈活动。

局部检查时,在周围动脉的行径部位可扪及膨胀性搏动肿块,这是周围动脉瘤的典型体征。在搏动性肿块部位有时可闻及收缩期杂音,偶可扪及震颤。压迫动脉瘤近侧动脉可使肿块缩小,搏动、震颤及杂音等均减轻或消失。肢体动脉瘤增大压迫附近淋巴管和伴行静脉时,可产生肢体远侧淋巴水肿及浅静脉曲张。巨大髂、腋或肱动脉瘤可引起肢体屈曲畸形。

根据周围动脉瘤的特征,诊断一般不难,但需要与紧贴动脉或位于动脉表面的肿瘤或脓肿相鉴别。特别要警惕不能将动脉瘤误诊为脓肿而作切开造成不良后果。如动脉瘤难于确诊时,可做 B 型超声波检查或诊断性穿刺,必要时也可做动脉造影检查。

二、治疗

周围动脉瘤一旦确诊,应尽早手术治疗。周围动脉瘤的治疗方法应根据动脉瘤的部位、大小、局部解剖条件,侧支循环的建立以及有无并发感染等具体情况而定。一般可选用下列几种:①动脉瘤切除和动脉端-端吻合术;②动脉瘤切除和自体静脉或人工血管移植术;③动脉瘤切线切除和动脉瘤壁修补术;④动脉瘤切除和近、远侧动脉结扎;⑤动脉瘤腔内旁路术;⑥动脉瘤腔内修复术等。动脉瘤腔内修复术为近年来发展起来的新技术,技术原理等同于腹主动脉瘤腔内修复术,具有创伤小,住院时间短等优点,但不适用于近关节处的动脉瘤。如动脉瘤并发感染时,动脉瘤近、远侧动脉结扎,瘤腔作切开引流,并用自体静脉经解剖外途径做旁路移植术。

三、动脉瘤分类

(一)髂动脉瘤

不伴腹主动脉瘤病变的髂动脉瘤很少见,人群研究显示髂动脉瘤的发病率约为 0.03%。而在所有主髂动脉瘤中,局限于髂动脉的病变仅占 0.6%。髂动脉瘤的发病率男性高于女性(5~16∶1),且多见于 60 岁以上的老年患者。髂总动脉瘤占髂动脉瘤中的 70%~90%,髂内和髂外动脉瘤占 10%~30%,约 50%患者为双侧发病。

髂动脉瘤患者在动脉瘤破裂前多无临床症状。有时因髂动脉瘤对邻近组织脏器压迫,可出现尿路梗阻、血尿、髂静脉血栓形成、肠梗阻及下肢神经功能损害等症状。由于髂动脉瘤位于盆部,因此体格检查很难发现。很少情况下,较大的髂动脉瘤可通过直肠指诊发现。随着影像学检查的进步,髂动脉瘤的诊断率不断提高。

由于髂动脉瘤破裂的死亡率较高(25%~57%),而择期手术的死亡率低于 5%,因此目前建议对直径在 3~4 cm 的孤立性髂动脉瘤,如果患者手术风险控制较好,应择期行手术治疗;如果动脉瘤直径>5 cm,建议立即手术。

经腹膜外途径可显露髂动脉瘤,单侧髂动脉瘤可行动脉瘤切除及人工血管旁路。双侧髂动脉瘤或伴腹主动脉扩张的患者,可行主动脉-双侧髂动脉人工血管旁路术,选择经腹途径较为适宜。髂内动脉瘤的治疗需要结扎动脉瘤流入道和流出道,并且缝扎瘤腔内反流的侧支血管。也可考虑人工血管重建血运,但是髂内动脉侧支较多,重建存在困难。双侧髂内动脉瘤或一侧髂内动脉瘤伴对侧髂内动脉闭塞的患者,测定远端髂内动脉反流压或髂动脉阻断后乙状结肠血供,对于盆腔血供的评估有所帮助,但是多数患者需要重建一侧髂内动脉。少数情况下,髂动脉瘤可破入相邻的直肠、膀胱或小肠。如果术野污染严重,则需结扎动脉并行解剖外旁路重建血运。支架型人工血管腔内修复术治疗髂总动脉瘤或髂外动脉瘤已取得较好疗效,且手术创伤小、支架中远期通畅率高;髂内动脉瘤也可通过介入栓塞的方法进行治疗,或应用 IBD 支架、平行支架技术重建髂内动脉。腔内技术修复髂动脉瘤有望成为未来治疗的首选。

(二)股动脉瘤

国人中股动脉瘤占周围动脉瘤的首位,而在欧美国家其发病率仅次于腘动脉瘤,居外周动脉瘤的第二位。根据股动脉瘤累及股动脉分叉的情况,将股动脉瘤分为两型,从而帮助制订手术方案。Ⅰ型股动脉瘤局限于股总动脉,而Ⅱ型股动脉瘤累及股总动脉和股深动脉。常见病因包括创伤、动脉粥样硬化或血管退行性变,少见的病因还包括感染性动脉瘤、炎症性动脉瘤、白塞病及特发性动脉瘤。动静脉畸形也可导致股动脉瘤样扩张的改变。创伤性动脉瘤多发生于年轻患者,动脉退行性变导致的股动脉瘤主要发生于老年吸烟男性患者。

临床主要症状是在股三角区出现膨胀搏动性肿块,有时可听到收缩期杂音。患侧足背动脉搏动常减弱或消失,股动脉瘤破裂很罕见。较大直径的动脉瘤,可表现为局部的压迫症状,如压迫股静脉导致的下肢水肿或压迫股神经导致的下肢感觉异常。动脉瘤血栓形成、下肢动脉栓塞也可能发生,并与股动脉瘤直径大小和瘤体内附壁血栓有关。瘤体急性血栓形成可能导致股浅、股深动脉的闭塞,引起下肢远端严重缺血,发生率约为 15%。远端动脉栓塞可能导致蓝趾综合征,发生率约为 26%。

股动脉瘤可通过体格检查发现,但是仍有近 1/3 的患者存在漏诊。X 线摄片有时可显示动脉瘤壁钙化阴影。多普勒超声检查的准确性较高,且可对瘤体直径进行测量,并可检查动脉瘤与股动脉分叉的关系以及是否存在瘤体内附壁血栓。如果发现股动脉瘤,应行超声检查以排除同时存在的主动脉瘤和腘动脉瘤。CTA 和 MRA 对股动脉瘤的诊断,也具有重要的意义。

股动脉瘤一旦确诊,应尽早进行手术治疗。对于年龄较大且手术风险较高的老年患者,可先予观察。如果股动脉瘤进一步增大或出现下肢动脉栓塞并发症,则需要手术。对于同时患有无症状主动脉瘤、股动脉瘤或腘动脉瘤的患者,手术治疗应分期进行,首先治疗风险最大的动脉瘤。

手术方案取决于动脉瘤的累及范围以及股深、股浅动脉的通畅度。可选择腹股沟部直切口,如果瘤体直径较大导致动脉瘤近心段控制困难,可采用单独的侧腹部切口经腹膜外途径控制髂外动脉,或直接切开腹股沟韧带向近心端延伸腹股沟切口,或从对侧股动脉放置髂外动脉阻断球囊控制出血。较小的Ⅰ型股动脉瘤可直接切除并行人工血管端-端吻合置换。而较大的Ⅰ型股动脉瘤可采用降落伞缝合法,吻合结束后人工血管应用瘤壁包裹。Ⅱ型股动脉瘤累及股动脉分叉,尤其是累及股深动脉的Ⅱ型股动脉瘤,原则上需要重建股深动脉。可采用人工血管置换股总动脉和股浅动脉起始段(端-端吻合),股深动脉再植于人工血管上(端-侧吻合)。对于孤立性的股浅动脉瘤,支架型人工血管腔内修复术也是一个有效的手段。

（三）腘动脉瘤

多数腘动脉瘤为退行性动脉瘤,与局部炎症和遗传因素均有关,最终导致血管壁弹性蛋白和胶原蛋白降解及动脉瘤形成。腘动脉窘迫综合征引起的反复慢性血管损伤,也可导致腘动脉瘤。腘动脉假性动脉瘤可由良性骨肿瘤的慢性损伤引起,如股骨远端干骺端的软骨瘤。穿透伤(如枪伤或刺伤)和医源性损伤(如介入操作或膝关节手术)都可导致腘动脉假性动脉瘤的发生。

患者常在腘窝部感觉有一个搏动性肿块,有时可引起局部疼痛,膝关节伸屈活动受限制。如动脉瘤血栓形成,肿块搏动即消失,瘤体远侧动脉继发血栓导致肢体出现缺血症状。瘤体内血栓突然脱落时,可造成肢体远端血管急性栓塞,出现剧烈疼痛。动脉瘤无症状时可误诊为腘窝囊肿。对于主动脉瘤或股动脉瘤患者需要排除合并腘动脉瘤的可能,应进行必要的体格检查和多普勒超声检查。血管造影、CTA 及 MRA 能进一步明确诊断腘动脉瘤。

远端动脉急性血栓栓塞,往往可导致下肢急性缺血症状,甚至可发展到肢端坏疽。因此,动脉瘤即使较小,增大缓慢,临床上无明显症状,一旦确诊,也应尽早进行手术治疗,预防并发症发生。年龄超过 70 岁而腘动脉瘤直径小于 2 cm 的患者,可暂行随访。术前应注意评估影响血管长期通畅性的各项因素,包括自体大隐静脉、下肢动脉流入道和流出道、近远端吻合口位置。腘动脉瘤结扎及旁路重建是腘动脉瘤治疗的金标准。其优点在于避免了术中分离可能造成的瘤体周围组织损伤(如腘静脉),但是腘动脉瘤引起的压迫症状未能通过手术解除。而且在侧支循环存在的情况下,腘动脉瘤仍存在进一步增大甚至破裂的可能。腘动脉瘤切除加自体大隐静脉移植通常用于较大腘动脉瘤的治疗。需纵行切开腘动脉瘤,移除瘤体内的附壁血栓,缝扎瘤腔内的侧支血管,移植自体大隐静脉重建血运。

（四）颈动脉瘤

颈动脉瘤是指颈总动脉、颅外段颈内动脉和颈外动脉及其分支的动脉瘤。颈总动脉瘤占 30%,其次为颈内动脉瘤(15%)、颈外动脉瘤(7%)及分叉处动脉瘤(8%)。常见的病因是动脉粥样硬化、创伤和感染。极少数是由医源性引起,如颈动脉内膜剥除术或颈动脉切开,自体静脉补片术后并发假性动脉瘤。颈动脉瘤的病变部位也与发病原因有关。损伤导致的颈动脉瘤常位于颈内动脉的高位颈段,而动脉粥样硬化引起的颈动脉瘤常位于或邻近颈总动脉分叉部。

颅外颈动脉瘤的临床症状取决于动脉瘤的部位、大小和病因。较小的颈内动脉瘤可无临床症状,但多数颈动脉瘤(30%)查体可发现位于颈部下颌角下方的搏动性肿块,可伴有收缩期血管杂音。通常认为颈内动脉瘤向内朝咽部扁桃体窝突出,而颈总动脉瘤向外朝颈部突出,但这也取决于颈总动脉分叉位置的高低。疼痛是最常见的局部症状,文献报道发生率高达 40%,包括颈部疼痛、眼眶后疼痛或搏动性头痛。颈动脉瘤压迫引起的症状包括吞咽困难、脑神经压迫和中枢神经功能异常,而动脉瘤破裂引起的出血症状很少见。颅外颈动脉瘤需要与颈动脉扭曲、颈部肿瘤或淋巴结肿大、鳃裂囊肿及淋巴水囊肿相鉴别,超声多普勒、CTA、MRA 或血管造影检查可帮助诊断。

虽然较小的颈动脉瘤长期随访显示破裂发生率很低,但是因局部压迫症状或神经系统症状,多数患者仍需要手术治疗。手术治疗的目的主要是预防颈动脉瘤血栓形成或栓子脱落栓塞导致永久性的神经功能损害。动脉瘤切除及血管重建是较佳选择,瘤体包裹或瘤体切线切除等手术方式现在已很少采用。颈动脉瘤手术中常需短暂阻断颈总或颈内动脉血流,少数情况下需结扎颈总动脉。后者常会引起脑组织损害并发症,偏瘫发生率为 25%～35%,高者可达 70%。因此,术前用手指压迫颈总动脉锻炼试验(Matas 试验)以了解脑部侧支循环建立的情况。如能压迫颈总动脉时间延长至 15～20 分钟,而无脑组织缺血症状出现,则术中短暂阻断颈内动脉血流就较安全。手术方式有下列几种:①对颈外动脉瘤,做动脉瘤切除,颈外动脉结扎术;②对颈总动脉瘤,做动脉瘤切除,如动脉缺损短,可做动脉端-端吻合;动脉缺损长,则采用自体静脉或人工血管移植术;③对颈内动脉瘤,可做动脉瘤切除,如动脉缺损长,则采用自体静脉移植术。

由于颈动脉结扎后,动脉残端血栓形成并可向上蔓延至颅内眼动脉开口甚至累及 Willis 环,神经系统并发症发生率很高(30%~60%),半数患者死亡。虽然较大的颈动脉瘤或累及颈内动脉远端的动脉瘤,可通过阻断球囊或下颌关节半脱位增加远端流出道的控制和显露,但接近颅底的颈内动脉瘤其远端控制及吻合重建仍存在很大难度,必要时只能选择颈动脉结扎治疗,术后需肝素抗凝7~10天。腔内介入栓塞和支架型人工血管腔内修复术治疗颈动脉瘤已有报道。

(五)锁骨下动脉瘤

较少见。病因主要是动脉粥样硬化或血管退行性病变、胸廓出口综合征或损伤、肌纤维发育不良、梅毒性动脉瘤、动脉中层囊性坏死或邻近的淋巴结结核对血管壁侵蚀等因素引起的锁骨下动脉瘤。锁骨下动脉插管可引起动脉医源性损伤,从而导致假性动脉瘤的发生。

主要症状有在锁骨上区或下区出现搏动性肿块,还包括动脉瘤急性扩张或破裂导致的胸颈肩部疼痛;动脉栓塞导致的上肢急性或慢性缺血;臂丛神经受压导致的上肢疼痛或神经功能异常;右侧喉返神经压迫导致的声音嘶哑;气管压迫导致的呼吸异常;椎动脉或右侧颈动脉逆向栓塞引起的短暂性脑缺血发作或脑卒中;动脉瘤破入肺尖引起的咯血等。检查时,在锁骨区可扪及膨胀、搏动性肿块,有时可闻及收缩期杂音,桡动脉搏动可减弱或消失。

体格检查所见的锁骨上窝搏动性肿块多为颈总动脉或锁骨下动脉扭曲。超声多普勒检查可鉴别动脉扭曲与动脉瘤。除锁骨上窝肿块外,体格检查还可能发现:锁骨上窝血管杂音;上肢动脉搏动消失;微栓塞导致的蓝指综合征;臂丛神经压迫导致的感觉运动异常;声带麻痹以及Horner征。超声多普勒或CTA检查可明确诊断,必要时还可行血管造影检查两侧椎动脉的通畅度。

虽然既往有单纯行锁骨下动脉瘤结扎而不重建的报道,但由于缺血并发症的发生率近25%,因此目前建议近端及中段锁骨下动脉瘤的手术治疗应包括动脉瘤切除及血管重建。少数情况下也可考虑锁骨下动脉瘤近远端结扎,解剖外旁路重建血运。如果锁骨下动脉瘤累及椎动脉开口,则应在术中重建椎动脉血运,尤其是在对侧椎动脉发育不全或缺如的情况下。

治疗:①对较小的锁骨下动脉瘤,可采用锁骨上或锁骨下切口,必要时需切断锁骨以利显露,切除动脉瘤,自体大隐静脉或人工血管置入术;②对巨大锁骨下动脉瘤,宜采用胸骨正中劈开至第2或第3肋间横断的颈胸联合切口,切除动脉瘤,人工血管或自体大隐静脉置入术;③对锁骨下动脉瘤伴有周围紧密粘连的,则可将瘤的近、远端动脉结扎,切开动脉瘤,在瘤腔内缝扎锁骨下动脉的各分支开口,缝合瘤壁切口,或加做血管旁路移植术。锁骨下动脉瘤的腔内治疗已有报道,尤其适合于伴随疾病较多,传统手术风险较大的患者。锁骨下动脉的近端和中段较适合行支架型人工血管腔内修复术。但是锁骨下动脉的远端位于锁骨和第1肋骨之间,支架放置后容易受到外力压迫变形甚至断裂。右侧锁骨下动脉瘤行腔内修复术还有栓子碎屑脱落至右侧颈动脉系统导致脑卒中的风险。腔内修复术后存在支架受压变形、断裂以及支架内狭窄等可能,对于手术风险较小的患者,传统手术治疗应为首选。也有学者提出采用动脉瘤钢圈栓塞及颈动脉-锁骨下动脉旁路术治疗锁骨下动脉瘤。

(六)腋动脉瘤

腋动脉瘤多数由钝性伤或穿刺伤所致,多见于年轻男性患者。腋杖导致动脉慢性损伤所引起的腋动脉瘤,多见于老年患者。腋动脉假性动脉瘤常见于动脉穿刺伤的患者,也可见于肱骨骨折或肩关节前脱位的患者。由于腋动脉位置较深且侧支循环丰富,早期诊断存在困难。而动脉瘤破裂出血时,血液积于腋动脉鞘,臂丛神经受压可导致严重而持久的神经功能损害。多普勒超声、CTA或MRA检查可帮助诊断。腋动脉瘤的手术治疗包括动脉瘤切除及自体大隐静脉重建血运,术中应注意防止臂丛神经损伤。腋动脉瘤的支架型人工血管腔内治疗已有成功报道,手术风险较大的患者可尝试损伤较小的腔内治疗,但是长期疗效尚待证实。

(许永明)

第二节 急性深静脉血栓形成

深静脉血栓形成(deep venous thrombosis,DVT),主要指机体内凝血发生在错误的部位,也是血液异常地在深静脉内凝结,其发生率有增多趋势。肢体深静脉血栓形成多发生于下肢,大多始发于腓肠肌静脉丛或髂静脉至股静脉段。血栓形成后,除少数自行消融或局限于发生部位外,大部分扩展至整个肢体深静脉主干,若不能及时诊断和治疗,多演变为血栓形成后遗症。

由 Rudolph Virchow 最初描述的病理生理学三要素仍然沿用至今。然而,血管内皮在血栓和止血的作用与凝血和纤溶系统一样,其内容的理解有了较大的进步。已经认识到血栓前状态的许多新情况,而且更多更详尽地评价和认识了容易发生血栓形成的高危因素。此外,比较精确和可重复性的无损伤诊断方法,有了较大的应用和发展,例如双功彩超可观察到深静脉血栓形成相关的病理生理病程。目前显示,许多静脉血栓形成的发生是由于抗凝和纤维蛋白溶解失平衡,以及几种危险因素综合所致。血栓后静脉腔的再管化和反复发作血栓事件之间的平衡演变,也是影响急性深静脉血栓形成长期后果的重要因素。

一、流行病学

急性 DVT 发生率的精确统计取决于总体研究、广泛筛选和应用精确的诊断技术。尸体解剖研究报道 DVT 的发生率达到 35%～52%。以社区为基础的研究可以提供很好的比较全面的流行病学统计资料。1973 年,Coon 等以社区的问卷调查和临床检查进行研究,在美国人群中调查发现,DVT 发生率,男性为 3.6/10 000,女性为 13.4/10 000,每年超过 25 万人患病。

许多临床的试验和研究发现,急性 DVT 常常好发于比较特殊的住院患者,例如一些特殊部位手术的患者。1976 年,Doouss 应用放射性纤维蛋白原摄取试验,对 379 例施行普外科或髋关节手术的患者进行检查,发现 33% 的患者有 DVT,但多数并无临床症状。1983 年,Bergqvist 报道不同手术患者的 DVT 发病率:普外科手术为 29%,前列腺手术为 38%,妇科手术为 19%,髋部骨折为 40%。1990 年,Paiement 指出,行全髋关节置换的患者,如不采取适当的预防措施,50% 会发生 DVT。DVT 大多数发生于手术中和术后早期,术后 5～9 天发病者占 10% 左右。

有些学者认为,单凭临床症状和体征,不能作为诊断本症的可靠依据。近年来由于各种先进检测技术和设备的开展,本症的检出率有所增高。Ramaswasmi 指出,大多数始发于腓肠肌静脉丛以上的 DVT,肺栓塞发生率高达 50%,其中 25% 可发生致命的危险。在美国,每年因本病并发肺栓塞而死亡者约 15 万人,占每年所有手术患者的 0.2%,在 40 岁以上施行手术者中的病死率为 1%。据 1990 年 Kakkar 统计,在美国住院患者中,每年有 60 万以上患本病。

很多患者由于延误诊断或者没有得到及时的治疗,即转为慢性病变,造成深静脉功能不全,影响生活和工作能力,严重者可以致残。在英国,患慢性下肢深静脉功能不全占总人口的 0.5%;在美国每年因本病而损失的劳动日在 200 万天以上;在德国,DVT 患者约有 500 万之多,其中大多数是血栓形成后遗症。据 Nandi 等报道,香港中国人手术后下肢 DVT 的发病率,远比上述数字为低,在他们的 150 例中,施行的手术涉及肝胆系、胃十二指肠、结直肠、盆腔和前列腺等良性或恶性病变,经纤维蛋白原检测,发现下肢 DVT 者 4 例,占 2.6%。我国手术后 DVT 发病率明显低于西方国家,可能与饮食习惯、食物中含脂肪量较低、血液溶纤维蛋白活力较强以及南方热带气候有关。但近年来由于饮食结构的改变和其他因素,我国患者手术后 DVT 发病率明显增高,特别是骨科手术和产后,DVT 发生率已与西方国家相近。

二、病因

正常人体内的血液,始终保持液化和流动状态。完整的血管内膜,循环血液中的凝固因素处于稳定和不活动状态,均为维持血液流动的各种可能因素。如果这些因素在病理状态下遭受障碍时,就有可能促使

353

血液在血管内发生凝固,尤其是静脉系统,由于血液相对地比较缓慢和容量面积较动脉大,所以特别容易发生这种变化。

早在 19 世纪中期,Virchow 提出静脉血栓形成的三大致病因素,即血流缓慢、静脉壁损伤和血液高凝状态,至今仍然受到各国学者一致公认。百余年来,由于医学科学的发展,通过大量经验的积累,不仅使各种因素有了具体内容,而且可以用不少先进的检测方法来证实,使他的理论获得了新的认识和生命力。

(一)血流缓慢

1985 年 Kakkar 指出,下肢深静脉血流缓慢,可能是造成血栓形成的首要因素。静脉瘀血后可因细胞代谢障碍,造成组织缺氧,使局部产生的凝血酶积累,并由于细胞的破坏而释出 5-羟色胺和组胺。如果瘀血的状态持续不能纠正,则终将发生内皮细胞收缩,使基底膜裸露,血流中的血小板就会黏附,构成血栓形成的核心,并引起凝血物质的释放和激活。Wheeler 也报道,因手术或重病卧床,长时间乘车或飞机旅行,所谓经济舱综合征(travelling deepvenous thrombosis,TDVT),或者因其他原因而长时间静坐后,都能使下肢深静脉血流缓慢,引起静脉血栓形成。Kakker 等在手术中检测患者髂静脉的血流量,发现从麻醉开始到手术结束的整个过程中,血流量减少 55%。FearmLey 等通过手术前后,检测腓肠肌静脉丛中的^{125}I 纤维蛋白原,也得到同样的结果。Nicolaides 对仰卧不动的正常人,将造影剂注入足部静脉,显示造影剂先从胫静脉内流走,但在比目鱼肌静脉窦内滞留。据 Cotton 报道,比目鱼肌静脉窦内血液,只有依靠肌肉泵功能正常的作用,才能向心回流。在小腿肌肉收缩时,可对静脉系统施加高达 250mmHg 的压力,使交通静脉关闭,并迫使深静脉和静脉窦中的血液向心回流。小腿静脉窦多位于腓肠肌内,总容量约 140 mL,接近于心脏容量,因此,又将小腿肌肉舒缩所产生泵的作用,称为"第二心脏"。

May 和 Thurner 发现,近侧左髂总静脉内有隆起。此外,左髂总静脉在解剖上,前受右髂总动脉骑跨,后受第 5 腰椎推抵,致内膜受到慢性激惹,其远侧血液回流也相对比较缓慢。Pinsolle 等细致分析了 130 具尸体的腔髂静脉连接点,其中 121 具尸体的左髂总静脉腔内存在异常结构,他将其结果分为五种结构状态。①峭状:双髂总静脉连接点处呈矢状位的三角形垂直突向腔内的细小结构;②瓣状:髂总静脉侧缘的类似燕窝的结构;③粘连状:静脉前后壁一定长度和宽度的融合;④桥状:长条状结构从而将管腔分为 2~3 个不同口径和空间部分;⑤束带状:隔膜样结构使管腔形成类似筛状的多孔状改变。国内的吕伯实等也报道了尸解中 55.88% 存在左髂总静脉隔。临床上血栓好发于手术后患者,左下肢较右下肢多见;腓肠肌静脉窦,瓣膜凹是血栓好发部位;约 24% 髂外静脉有瓣膜,其远侧也有较高的发病率。这些事实,都足以说明血流缓慢在血栓形成中占有重要的地位。

(二)静脉壁损伤

静脉内壁为一层扁平的内皮细胞,在内皮细胞表面的覆盖物中含有大量的肝素,因此它具有良好的抗凝作用,并能防止血小板的黏附。内皮细胞本身既能合成一些抗凝物质,又能与一些重要的抑制血栓形成的物质相结合,如 α_2 巨球蛋白等,但是它最重要的产物是前列腺素,具有强烈的抗血小板黏附和扩张血管的作用。1981 年,Esmon 等发现在内皮细胞的表面有蛋白质 C 存在。蛋白质 C 能通过使第 Va 因子和第 Ⅷa 因子灭活以及抑制血小板的第 Xa 因子受体,而发挥强烈的抗凝活力。此外,内皮细胞还能合成一些基底膜的组成部分,如第 Ⅳ 类和第 Ⅲ 类的胶原等。因此,完整无损的静脉管壁内膜,是防止纤维蛋白沉积的必要条件。有些学者还提出,静脉管壁内平滑肌对损伤的反应,也是造成内膜破坏的主要原因之一。

常见的静脉壁损伤原因可归纳为以下几种。

1.化学性损伤

经浅静脉注射有激惹性的溶液,容易引起条束状血栓性浅静脉炎,日常临床工作中经常可以看到。高渗葡萄糖溶液、各种抗生素、有机碘溶液、烃化剂等药物,均能在不同程度上激惹静脉内膜,导致血栓性静脉炎。

2.机械性损伤

静脉局部挫伤、撕裂伤或骨折碎片创伤;反复穿刺静脉或静脉内留置塑料输液导管;施行直接涉及静脉的手术,如深静脉瓣膜修复术、静脉段移植术或静脉转流术等,均可并发静脉血栓形成。髂总静脉内结构异常也是重要的因素之一,其来源和意义仍存在争论,目前更倾向于解释为静脉壁反复受刺激,是由于右髂总动脉、腰骶椎与左髂总静脉的紧密接触及动脉搏动引起静脉慢性损伤引起的组织反应所致。

这一观点主要有以下依据:①这一解剖结构位置相当恒定,总是在右髂总动脉与左髂总静脉的邻接点水平;②动静脉之间存在致密的纤维组织;③腔内正常的内膜、中膜组织被一种整齐的结缔组织代替,表面覆盖一层正常的内皮细胞,这种结构与机化的血栓显著不同。另一种观点涉及先天性因素。这种腔内异常结构同新生组织或炎性组织的类似粘连结构在组织学上明显不同。其次从胚胎发育上来说,右髂总静脉完全来源于右骶主要静脉;左髂总静脉来源于双侧骶主要静脉的融合,并常形成2个或2个以上管道,静脉内异常结构来源于这些管道在发育过程中的退化不完全。据文献报道该组织结构的存在具有家族史倾向。在髂静脉受压和腔内异常结构存在的基础上,一旦合并外伤、手术、分娩、恶性肿瘤或长期卧床,使静脉回流缓慢或血液凝固性增高,可继发髂-股静脉血栓形成。

Johnson 等认为长期服用避孕药有助于解释为什么髂静脉压迫综合征好发于青年女性。一旦血栓形成,髂静脉压迫及粘连段进一步发生炎症和纤维化,使髂静脉由部分阻塞发展为完全阻塞。由于压迫和腔内异常结构的存在,髂静脉血栓形成后很难再通,使左髂总静脉长期处于闭塞状态而难以治愈。

3.感染性损伤

化脓性血栓性静脉炎可因静脉周围的感染灶所引起,典型的例子如化脓性乳突炎可并发横窦血栓形成,感染性子宫内膜炎可引起子宫静脉的脓毒性血栓性静脉炎等。

(三)血液高凝状态

由于血液组成成分改变而处于高凝状态,是酿成静脉血栓形成的基本因素之一。血小板在静脉血栓形成中占重要的地位,它对胶原纤维有很强的亲和力,当静脉内膜损伤后,血小板迅速开始聚集,并黏附于损伤部位,但是这种主要由血小板聚集而形成的凝块质地松散,直到因血小板释出凝血因子V,在形态改变过程中露出血小板第Ⅲ因子,并激活凝血因子Ⅻ和Ⅺ等,使纤维蛋白沉积后,凝块才开始机化固定。除已知的一些因素外,近几年来发现了能被凝血酶激活的蛋白质C,具有强烈的抗凝作用,表现为既能使V、Ⅷ和Va因子灭活,又可增加血液的溶栓能力。在血浆中蛋白质C仅能被凝血酶缓慢地激活,但是有一种与内皮细胞相结合的辅助因子蛋白质S,能使蛋白质C的激活率增加2万倍。Pandolfi 等报道,血液中缺少蛋白质C,会使静脉血栓形成复发。Hirsh 等指出,血细胞和血浆蛋白的改变有助于静脉血栓形成,如血小板黏附性增强、血小板计数增加、血浆纤维蛋白原增高、凝血因子增多和抗纤维蛋白溶酶,尤其是α_2球蛋白和α_1抗胰蛋白酶的含量升高等。但是,上述这些情况的发生,只表明静脉血栓形成的可能性增加。抗凝血酶的含量减少到 50 mg/dL 以下时,则极易导致血栓形成。由于遗传因素造成的上述调节蛋白的缺乏或功能异常,称为原发性血液高凝状态。这是一种先天性常染色体显性遗传性疾病,表现为血液的高凝状态或血栓倾向。在临床上常酿成不明原因的血栓,应引起临床医师的重视。

使血液处于高凝状态有为数众多的因素,而最常见的与血栓形成关系最密切的,首推各种大型手术。1975 年 Hirsh Nicolaides 综合有关资料,报道了各种手术与 DVT 的关系。各家对手术与血液高凝状态进行了多方面的观察研究,发现手术期间凝血时间缩短,血小板计数增高,组织损伤可以增加血小板的黏稠度和凝固活力,容易形成血小板血栓;血小板引起凝固程序的激活和凝固产物进入血液循环,对滋长红血栓是很重要的因素。Nicolaides 等报道,手术性应激可使纤维蛋白溶解暂时地增加,但随即有较长时间的减少,这在随后并发 DVT 的患者中最明显。此外,Stamatakis 等报道,手术后数天内,患者体内抗凝血酶Ⅲ的含量活力均明显减退,也可能是造成术后血液高凝状态的重要原因。

除手术外,许多因素都可以增加血液的凝固度。Hirsh 等报道,年龄与静脉血栓形成有关,因为下肢DVT 的患者,多在中年以上,老年人的发病率特别高,而儿童则几乎不发生本病。Hansson 等注意到,在男性患者中,DVT 的发生率随着年龄的增加,从 50 岁的 0.5% 至 80 岁的 3.8%。静脉血栓栓塞性疾病极少发生在 10 岁以下的儿童。流行病学调查的资料说明,14 岁以下的儿童血栓的发生率仅仅小于 0.06/万人。严重脱水时血液浓缩,血细胞相对增多;革兰氏阴性杆菌败血症常常伴有内毒素性毒血症,酿成局部和全身性施瓦茨曼反应和休克,血液处于高凝状态;若干肿瘤、如肺、胰腺、卵巢、前列腺、胃或结肠的癌,可以刺激或激活凝血因子X，或在破坏组织细胞时释出一些物质，使某些酶的活性增高，以及组织因子进入血液循环，可以促使血凝固度提高。在药物应用方面，最受人注意的是避孕药，妇女口服含雌激素制剂后，可以因为血液中凝固因子增加和抗凝血酶Ⅲ的活性降低，容易发生血栓形成，可以作为独立的危险因素看待。妊娠妇女血液中血小板和凝血因子增高，来自胎盘中纤维蛋白溶解系统的抑制物增加，因此处于高凝和抗凝功能削弱状态。与男性相比，绝经期前妇女的发病率很低，但妊娠或使用雌激素时，发病率即明显升高。近年来，心血管外科中应用人工移植材料日益增多，血小板经常与人工瓣膜和人工血管表面接触后，能被激活而释放出聚集血小板和凝固血液的物质，容易发生血栓形成。

在综合上述静脉血栓形成病因时，应该强调指出血栓形成都是由于各种因素的组合所酿成。例如，血液中固然具有各种凝血因子，同时也具备各种溶血因素，保障血液处于流动状态。上溯自 Virchow 本人开始，一个历来一直得到公认的观点是，任何一个单独因素都不足以引起血液凝固。事实上，以上所列举的例子都涉及多种因素。如手术就涉及创伤、应激、制动，除了高凝和血液缓慢因素外，Stewart 曾报道在远处有组织损伤的条件下，血流缓慢的静脉段内有大量白细胞集聚，提示有化学趋向物质存在，可弥散出血管壁，造成浓度差，促使白细胞移向血管壁而停驻在内皮细胞与基底膜过程中，酿成血管壁损伤，导致聚集过程发生和发展。Criado 认为，静脉血栓形成的危险因素包括：外伤、烧伤、长时间复杂的手术、分娩、口服类固醇避孕药物、某些肿瘤、年龄大于 40 岁、长期制动、肥胖、过去有深静脉血栓形成或肺栓塞史等。现在对静脉血栓形成病因学方面的认识仍然是肤浅的。例如施行手术和妊娠、分娩者如此众多，但并发血栓形成者毕竟极少数。Virchow 三大因素或者它们之间的不同组合，究竟要达到什么程度，才是静脉血栓形成的扳机点，仍有待于进一步探索研究。

三、病理和病理生理

(一)分类

血栓性静脉炎和静脉血栓形成究竟应该是两类病变，还是一类病变在不同节段的表现，文献中一直存在着不同的看法。历史上，Hunter 认为内膜炎症酿成血栓形成，而 Virchow 的观点，支持血栓形成于正常的内膜，然后才激发细胞反应。

1939 年 Ochsner 和 DeBakcy 强调指出，静脉血栓形成应分成两类：①继发于静脉壁炎症的血栓形成，应称 thrombophlebitis；②静脉壁没有原发病变，主要由于静脉淤滞和血液组成改变而酿成的，应称为静脉血栓形成(phlebothrombosis)。他们认为这两类病灶从病因、病理、临床表现、预后和治疗上来看都是不相同的。在血栓性静脉炎，构成的血栓为白血栓或混合血栓，与血管壁紧密愈合，具有明显的临床症状，容易产生后遗症，但除非并发化脓，很少引起死亡。在急性静脉血栓形成，构成的血栓属红血栓，质软而脆，不与血管壁或仅疏松地与血管壁黏着，一般并无或只引起极轻的临床症状，容易因为血栓脱落而造成致命的肺栓塞。但是 Byme 认为，血栓性静脉炎和静脉血栓形成只是一种病变的不同的表现，不应分别看待。Allen 等声称，静脉壁在没有炎症的状态下，可能有血栓形成，血栓在静脉内，只要经过几小时，就足以引起管壁的炎症反应。因此，这些学者认为 Ochsner 和 DeBakey 所指称的静脉血栓形成，实际上只存在一短暂时间，过后即形成血栓性静脉炎。从病理学的角度来看，根据静脉炎都与血栓形成同时存在，即使是细小的血栓形成亦足以引起壁组织反应的事实，说明血栓性静脉炎和静脉血栓形成的分类方法是不必要的。在 McLachlin 和 Fine 的著作中都一致指出，从静脉血栓形成和血液循环性静脉炎的分类来推测是否会发生肺栓塞是危险的，因为事实上两者都可以并发肺栓塞。

根据 Fontaine 的观点，静脉血栓形成开始时都是在静脉管壁内膜损伤部位有血栓形成，随即血栓开始收缩。如果收缩明显，血栓只有一点附着于静脉管壁，其浮游部分极易脱落而酿成肺栓塞，而血管壁的反应微弱，细胞的组织结构为正常。他称这种静脉血栓形成为栓塞类型。若干血栓只有轻度的收缩而附着于静脉壁，引起显著的血管痉挛，管腔保持阻塞状态，血栓发生机化，静脉壁显示有炎症变化，则在镜检下与典型的血栓性静脉炎完全相同。因而他认为血管壁的炎症是继发而并不是原发的，这种血栓形成并发肺栓塞的机会极小，应称为粘连性类型。这说明，从病理学的角度上来看，静脉血栓形成的两种临床类型在开始时是完全相同的,以后由于血栓收缩力的差异,使静脉内发生不同的病理变化。

若干年后,各学者根据自己的观察提出了不同的观点,有待于理论上探讨,但无论如何,从临床实践角度上来看,不同命名能够代表诸多的不同点。

(二)血栓形成的部位

血栓形成发生于浅静脉者,可发生在全身各种不同部位。上肢可累及贵要静脉、头静脉及其属支;下肢累及大隐静脉、小隐静脉及其属支,特别在曲张的静脉段更为多见;躯干累及胸、腹部浅静脉。

DVT 大都发生于下肢,而位于属支的腋静脉-锁骨下静脉血栓形成远较下肢少见。下肢 DVT 的部位,各家意见不一,归纳起来可以分为以下几种。

1.小静脉起源

Bauer 根据静脉造影检查,发现血栓起源于小腿静脉丛者,要占 80%。Kakkar 应用放射性纤维蛋白原试验,发现绝大多数的血栓形成,起源于小腿。Nicolaides 进一步指出,比目鱼肌和腓肠肌静脉窦是血栓形成最好发的部位。

2.较大静脉起源

盛行于 20 世纪 50 年代,系指位于腘静脉及其近侧的主干静脉。Mclachlin 等认为,静脉血栓形成大都起源于骨盆和大腿的静脉。据 Fontaine 报道,起源于大静脉者要占 60%;Gery 根据尸体解剖资料,报道的数字更高,竟达 80%。

3.多发性起源

20 世纪 60 年代初期,Sevitt 指出血栓形成可起源于不同位置,主要有 6 个,分别是髂静脉、股总静脉、股深静脉、腘静脉、胫后静脉和小腿肌静脉。Bimsting 认为,从足跟到下腔静脉,血栓形成可起源于任何部位。不同学者根据他们自己的观察,发表不同观点。几种观点之所以同时存在,足以说明对于血栓形成的确实起源部位,还没有完全了解。这一方面是由于研究的方法和观察的对象不同,有的是根据核素扫描,有的是静脉造影,有的是病理解剖;另一方面也可能是因为血栓形成后经历着不同的演变过程,有的吸收消散,有的繁衍扩展,可以互相交替进行,因而在不同时期观察,就可能得出不同的结论。

由于血栓形成后,在病程演变过程中可以繁衍、滋长,起源于小静脉的,可以向较大静脉扩展;起源于较大静脉的,也可以向小静脉蔓延。所以临床上看到的病例,多数累及整个肢体,少数局限于一段或散在地累及多处。小腿腓肠肌丛和大腿根部的髂-股静脉是好发部位,一般把它分为两类,即周围静脉血栓形成(肌肉小静脉丛形成)和髂-股静脉血栓形成。

(三)血栓的性质和演变

静脉血栓可以分为三种类型。①红血栓或凝固血栓:组成比较均匀,血小板和白细胞散在分布于红细胞和纤维素的网状块内。②白细胞:包括纤维素、成层的血小板和白细胞,只有极少的红细胞。③混合血栓:包括白血栓组成头部,板层状的红血栓和白血栓构成体部,红血栓或板层状的血栓构成尾部。

在具备血流滞缓、内膜损害和血液高凝状态的条件下,血小板可能粘连于瓣膜凹或管壁的内膜上,形成血栓。根据血液流速的快慢、纤维蛋白的变化、抗凝固因子活力的强弱等各种复杂因素的消长,或者停止演变,或者吸收,或者继续繁衍。如果朝血栓形成的方面演变,将有血小板聚集、纤维素沉积,直至形成肉眼可以看到的白血栓。在白血栓上继续有并行而成层的血小板堆积上去,因而血栓的表面呈锯齿状,顺血流方向而倾斜。静脉与动脉的不同,在于白血栓尚未完全堵塞管腔前,其远段淤滞的血浆、红细胞和白细胞将缠结在血栓上发生凝固。血栓完全堵塞血管后,停滞的血液就好像放在试管内那样发生凝固,形成由红细胞、血小板和纤维素所构成的红血栓。静脉内的红血栓和试管内的血块不同之处,在于它可以收缩和溶解,或脱落成为栓子。

随后的变化特点如下。

1.血栓的滋长和繁衍

开始时,血凝块顺静脉血流方向堆积,体积逐渐增大。血栓在起始时只有起源处附着于血管壁,容易脱落。血栓的收缩将挤出血清,内含大量初发凝血酶,血栓本身将变成相对干燥、坚实的结构。血栓开始时附着是属于纤维蛋白性的,但是迅速有来自内膜的内皮细胞侵入而开始固定。正因为血栓挤出的血清中含有初发凝血酶,在一定条件下,就很容易有新鲜的血栓凝块沉积于正在机化,甚至已经机化的血栓上面。血栓的进一步扩展,堵塞静脉管腔,将会导致逆向繁衍、滋长,可以在深静脉内造成累及整个肢体的血栓形成。简而言之,血栓的繁衍、滋长,包括一个向心扩展的头部,一个延长的体部和一个起于原始附着点周围逆向扩展的尾部。头部并不固定,随着血流中新的凝固物质沉积而发生滋长性变化,体部是逐渐形成头部的成层沉积物,尾部主要为凝固血栓。

2.血栓的溶解

由于正常存在于血栓、静脉壁和血浆内的纤维蛋白溶酶的作用,血栓在几天内迅速溶解,崩解的血栓,也可能成为栓子,随血流进入肺动脉。

3.激发炎症反应

除原发血栓外,激发性血栓亦将逐步地与血管粘连,激发静脉壁和静脉周围组织的炎症反应。

4.血栓的机化

停止繁衍、扩展的血栓,可以发生纤维性机化。静脉血栓的机化,类似创口愈合,纤维蛋白和组织碎片逐渐被机化的结缔组织取代。堵塞静脉的血栓,具有强大的再管化能力。Flanc指出,静脉血栓可能在5～12周发生广泛性再管化。在再管化的通道内,逐渐有上皮细胞覆盖而内膜化。但因管腔受纤维组织收缩的影响,以及静脉瓣膜遭受破坏,即使静脉再通,也丧失正常功能。血栓形成的演变见图。

从上述转变的过程,说明肢体主干静脉血栓形成后,除非能迅速地完全溶解,它的病理生理的影响将是:①漂浮的、繁衍扩展的血栓以及崩解的碎块,都可能脱落而酿成肺栓塞;②激发炎症反应而产生相应的临床表现;③由于堵塞管腔或破坏管腔和瓣膜,导致回流障碍或倒流,从而引起不同程度的静脉功能不全。

四、临床表现

静脉内血栓形成引起的病理生理改变,主要是血栓堵塞静脉管腔以及血栓激发静脉壁及其周围组织炎症反应,导致血液回流障碍。因而酿成的临床表现,可以归纳为下列几个方面。

(一)疼痛

静脉血栓形成所引起的疼痛,主要是血栓激发静脉壁炎症反应和血栓远段静脉急剧扩展,刺激血管壁内末梢神经感受器的缘故。由于血栓形成的范围、炎症反应的轻重、对疼痛敏感的个体差异,疼痛程度亦有所不同。一般位于浅静脉的血栓性静脉炎,范围比较广泛,炎症性疼痛呈烧灼性、持续性、多较严重。不仅疼痛,而且沿整个受累浅静脉的行程也有压痛。

位于深静脉者,疼痛可分为以下两种。

(1)发生于周围肌内小静脉丛者,范围小,激发严重反应程度轻,疼痛不明显。有的需要采取一些检查措施,如Homans征或Neubof征或血压表充气试验,才能激发疼痛,疼痛反应差的,甚至并不感到异常,直至血栓滋长繁衍,影响主干静脉,引起静脉血液回流障碍,肢体肿胀,进行检查时,才发现原发血栓行程位于小腿肌内小静脉丛。

(2)位于主干静脉的血栓行程,尤其是位于髂-股静脉者,范围一般较大,时间稍久,激发的炎症反应较为明显,更重要的是迅速引起远段肢体的血液回流障碍,除局部有疼痛、压痛外,尚有整个肢体重垂不适和胀痛。

静脉血栓形成时,无论哪种类型都会引起轻重不等的动脉痉挛,加重疼痛的程度。引起动脉痉挛的原因,并不完全明了。Laufman认为是由于交感性放射;Anylan和Smith认为是由于血栓中血小板崩解过程中释放5-羟色胺所产生的局部作用;Wright认为是静脉周围炎症影响邻近动脉的结果。动脉痉挛严重者,可形成股青肿。剧烈的动脉痉挛,可酿成远段肢体严重缺血,而剧烈的缺血性疼痛,是造成休克的一个因素。

(二)肢体肿胀

肢体肿胀是常见的表现。根据受累静脉的不同,肿胀的方式、程度和范围各异。如果受累的是浅或深部小静脉,不至于引起血液回流障碍。由炎症引起的肿胀,只局限于受累静脉附近,而且程度轻微。位于深部小静脉者,肿胀往往不易发现。如果位于肢体主干静脉,迅速引起静脉血液回流障碍,肢体明显肿胀。引起肢体肿胀的原因是,静脉血栓形成后,血栓远段静脉压力处于升高状态,甚至毛细血管明显充血,毛细血管的过滤因静脉压力改变而升高,加之血管内皮细胞因缺氧而渗透性增加,以致血管内液体成分向外渗出,移向组织间隙。引起肢体肿胀的另一重要因素是淋巴回流障碍。静脉淤滞和严重反应均可影响淋巴的回流。淋巴的流动在很大程度上要依靠动脉搏动,当静脉血栓形成时可以伴有一定程度的动脉痉挛,因此,在动脉搏动减弱的情况下,必然会引起淋巴的淤滞。Zimmermann 和 deTakats 发现在组织间隙积聚的水肿液体中,含有大量蛋白质。因此,水肿存在的时间延长容易发生机化和结缔组织反应,促使在水肿区域的淋巴管发生阻塞,而淋巴管的阻塞将加重水肿的程度。

(三)浅静脉扩张或曲张

浅静脉扩张和曲张是血栓形成后,由于远段静脉回流障碍,机体发挥代偿功能而产生的临床表现。回流障碍的程度,将取决于受累静脉的大小。部位以及血栓形成的范围。如果血栓形成位于浅静脉,或者发生于肌内小静脉丛,只要血栓的滋长繁衍不足以累及主干静脉时,就不会引起肢体远段静脉压力改变,也不至于酿成浅静脉曲张。

当肢体主干静脉发生血栓形成,如上肢的腋静脉-锁骨下静脉或者是下肢的髂-股静脉,受累的范围较大,就会产生与上述完全不同的情况。

在血栓形成的急性期,血栓远段的高压静脉血使在正常情况下不起作用的侧支循环开放,以增加静脉回流。这种侧支循环不论在上肢和下肢,都是很丰富的。例如大腿上部和腹壁下部的浅静脉可借吻合支至对侧躯干,向上可通过腹壁至同侧奇静脉及胸廓内静脉。这些静脉的适应性扩展,就能在体表清晰地看到浅静脉处于扩张状态。侧支静脉的扩展有利于血栓远段静脉血的向心回流,因此即使是广泛性的静脉血栓形成,亦很少威胁肢体的生存。另一方面,即使在丰富的侧支循环发生作用时,亦不能产生完全的代偿作用。在血栓机化过程中产生的再管化,使静脉恢复一定程度的通畅性,但是由于静脉瓣、静脉管壁与血栓凝聚在一起,破坏了静脉血液回流过程中瓣膜所起的作用。血液的淤滞将增高血栓远段静脉压,相应地造成肢体所有静脉(包括浅静脉在内)处于明显的曲张状态。

(四)全身反应

除范围较小的肌内小静脉血栓形成外,浅部血栓性静脉炎和主干静脉血栓形成都会引起不同程度的全身反应,包括体温升高,一般情况下波动在 37.5～38.5 ℃,个别可高达 40 ℃,脉率增快、白细胞计数增多。血栓性静脉炎,尤其是感染引起者能产生全身反应,是可以理解的。DVT 引起全身反应的原因,有人认为是由于早期的血栓分解产物进入血流的结果,也有人认为是由于水肿液中含有的蛋白质发生自体溶解和吸收,因而产生异体蛋白吸收样反应。

五、检查和诊断

血栓性浅静脉炎常常具有损伤和感染的病史以及鲜明的症状,诊断并不困难。但是,DVT 有时比较难诊断。1991 年,Criado 综合文献报道指出,根据病史和体格检查,大约 50% 的病例会做出错误诊断。并强调高危患者出现单侧下肢肿胀,小腿疼痛或触痛,足背跖屈时小腿疼痛,或者腘窝或腹股沟扪及条索时,应考虑有 DVT 的可能。对临床可疑病例必须进一步采用一些特殊检查。目前可供选用的特殊方法有以下几种。

(一)阻抗血流图检查

它与静脉作用结果相对照,准确率最高可达 94%。原理是通过暂时阻断静脉血流后,监测由腓肠肌内所回流的血量来达到诊断目的。这种检查方法特别有助于排除血栓形成的患者。但有许多因素可能影响诊断的准确性,如由于血管收缩时腓肠肌静脉丛充盈不足,以及疼痛、受冷、低血压、充血性心力衰竭、慢性阻塞性肺部疾病和原来已存在的患肢静脉回流障碍性病变等。新型的血流图仪配备电脑,有望提高诊断的可靠性。

（二）超声检查

近年来各家对多普勒超声诊断准确性的看法差异颇大，但一致的观点是，由有经验者进行检查时，其可靠性和准确率都大为提高。

1.频谱 Doppler

对有症状的主干静脉血栓敏感，而对无症状和腓肠肌静脉丛血栓的检出率低。

2.实时 B 超

对近端 DVT 敏感性为 100％，特异性为 99％，而对腓肠肌血栓敏感性仅 36％。腘静脉远端血栓小于 3 cm、血栓仅累及双腘静脉中的一支、静脉扭曲或解剖位置变异以及蜂窝织炎等都可出现假阴性。有经验的检查者能利用 B 超鉴别新鲜或陈旧性血栓。

3.彩色超声双功血管显像

将超声血管成像系统和 Doppler 的方向、频谱分析结合起来，可同时获得血管的解剖和生理信息。对深静脉主干和肌肉静脉丛血栓都具有高度的敏感性和特异性，但对无症状的 DVT 敏感性仅 38％。

（三）容积描记法

是通过记录下肢静脉血容量变化来监测静脉血栓形成，对诊断腘静脉及其近侧主干中的静脉血栓准确率较高，而对血栓部位的定位能力则较差，对腘静脉远侧静脉血栓的诊断率也较低。最常用的是阻抗容积描记（IPG）。这是一种功能性检测，对有症状的近端 DVT 诊断的敏感性为 96％，特异性为 83％。当血栓未干扰血流动力学状态时可出现假阴性。因此，不适用检测腓肠肌静脉丛和已形成侧支的陈旧性血栓。因其不能检出无症状血栓，故不适用于术后监测。任何影响静脉回流的因素都可能影响诊断的精确性。

（四）放射性核素检查

如 ^{125}I 纤维蛋白摄取试验，有报道其对远端静脉血栓和肺栓塞有很高的准确性和灵敏度。缺点是检查前必须先口服或静脉注射碘剂，以阻断甲状腺的摄碘功能，然后才能进行检查，更由于它不能和已经形成的血栓结合，因而限制它不能作为急症患者的诊断工具，只能作为筛选检查。

（五）磁共振静脉显像

DVT 磁共振静脉显像（magnetic resonance venography，MRV）表现为原静脉内流空效应消失，血流的高信号突然中断，而出现低信号影。据文献报道，磁共振对近端 DVT 的敏感性为 100％，特异性为 96％；对腓肠肌血栓敏感性为 87％，特异性为 97％。

（六）静脉造影

目前大多数学者公认，静脉造影检查的结果最可靠，准确率最高。然而，其缺点是一种有损伤性的检查方法，而且需要使用造影剂。约 10％的患者因静脉穿刺失败、局部炎症、造影剂过敏或肾功能不全而无法应用此项检查。妊娠为相对禁忌证。应用时需注意适应证和并发症。

（七）实验室检查

在众多的血液指标中，抗凝血酶（AT）被认为具有较高的临床价值，血 AT 水平可反映血栓的易感性和对肝素治疗的敏感性。血 AT 水平低于 40％NHP 时，肝素不能发挥作用，必须考虑选用其他抗凝治疗。

六、预防

分析静脉血栓形成的发病机制，都离不开 Virchow 提出的三大因素，因此，针对病因的预防方法，重点应该放在消除三大因素的形成上。高危患者，特别是施行手术者，术前、术中和术后都要考虑采用预防措施，由于 DVT 为常见病，尤其术后的发生率较高，根据发生 DVT 和 PE 的危险性，可将术后患者分为低危、中危和高危人群，并分别给予不同的预防措施。①低危患者：发生 DVT 的危险性小于 10％，发生 PE 的危险性小于 0.1％。包括 40 岁以上，经受不超过 30 分钟的小手术和 40 岁以下，经受大手术（超过 30 分钟）者，这组人群不需要进行特殊的预防。②中危患者：发生 DVT 的危险性为 10％～40％，发生 PE 的危险性为 0.1％～1％。包括 40 岁以上经受大手术或 40 岁以下，有下述一个或多个附加因素者。附加因素包括肥胖、恶性疾病、静脉曲张、外伤、制动时间延长等。这组人群需给予口服抗凝剂或低分子肝素或物理方法促进静脉回流。③高危患者：发生 DVT 的危险性为 40%～80%，发生 PE 的危险性为 1%～10%。包括髋、膝或下肢的手术，骨盆或腹部恶性肿瘤的手术，有过静脉血栓史或有血栓倾向（AT-Ⅲ、蛋白 S、蛋白 C 缺乏），又经受大手术者。需联合应用多种预防措施，包括促进静脉回流、低分子肝素或口服抗凝剂、祛聚药物等。具体方法如下述。

（一）一般预防法

（1）具有血栓形成潜在因素的患者，要特别提高警惕，及时有效地控制感染，注意体液和电解质平衡。涉及四肢及其他静脉的一切治疗性操作，都应该爱护组织，尽可能做到细致和特别轻巧，避免静脉内膜遭受损伤。

（2）卧床休息：手术后不要在小腿下垫枕，以免影响小腿深静脉血液回流；床脚稍抬高，以发挥重力对静脉血流的有利影响；应避免半坐位斜坡卧式，以防髋关节和髂-股静脉处于屈曲状态而影响下肢静脉血液回流。膝关节应处于 5°～10°屈曲位。

（3）鼓励患者多作踝关节和诸趾的主动伸屈活动，使腓肠肌能发挥有效的泵作用，加速下肢静脉血液回流。多作深呼吸和咳嗽动作，尽可能早期离床活动。必要时，下肢宜穿弹力长袜。

（二）机械预防法

机械预防法的原理，都是应用机械装置刺激或压迫腓肠肌，加速静脉血液向心回流，预防下肢 DVT。鉴于手术因素所造成的 DVT 在手术期中即可发生，所以无论采用哪种方法，都应在手术一开始就进行。现用方法有以下三种。

1.被动运动

运动是增加下肢血流量最好的方法。1971 年 Robert 介绍，应用踏板装置，使足被动地作交替的跖屈、背伸运动。踏板间隔每 1～2 秒活动一次，以踝关节为轴心，使足作 ±30°活动，可使血流量平均增加 35%，搏动度增加 3 倍。据 Sarbis 报道，根据放射性纤维蛋白原测定，手术期间应用被动运动，可使静脉血栓形成的发病率降低 77%。

2.间歇性压迫法

1977 年 Cotton 的报道中指出，对预防静脉血栓形成来说，使静脉血流具有搏动性要比增加血流量更为重要。用间歇性加压或挤压，就能达到这种目的。各种类型的间歇性充气加压装置，使小腿受压迫。充气装置调节在每 2～3 分钟加压一次，每次 8 秒，压力为 3.6 kPa(27 mmHg)。间歇 2 分钟的目的，是使小腿静脉重新获得充盈。在电视屏监视下于注射造影剂后，可以发现在每次压迫后比目鱼肌静脉窦和瓣膜凹内的造影剂能完全排空，下肢静脉血液迅速流入下腔静脉。间歇性压迫仅在手术期中使用，但是应用发射性纤维蛋白原测定，提示它的预防作用一直可以延续到术后一周。据 Robert 报道，手术期中应用双侧性下肢间歇性压迫法，能使下肢静脉血栓形成的发病率下降 75%。

3.腓肠肌电刺激法

1964 年 Doran 首先倡导在手术期间使用，每 4 秒一次。用标记核素 24 氯化钠测定，证明它能增加下肢静脉血液的流速。各家对于它的评价不一，例如 Moloney、Delode 认为并无价值；Browse 报道可以降低 DVT 的发病率达 60%；Rosenberg 报道一组病例，下肢 DVT 的发病率对照组是 35%，应用电刺激组是 16%。

（三）药物预防法

用以抗高凝状态，干扰凝血机制和血小板功能。

1.小剂量肝素

近年来，对预防性应用小剂量肝素的报道很多。小剂量肝素的作用机制在于激活抗凝血酶Ⅲ。正常条件下，1 U 抗凝血酶能减少 1 个单位凝血酶的产生，而有肝素存在的环境中，当肝素的浓度为 0.01 U/mL 时，1 U 抗凝血酶却能减少凝血酶 750 U。此外，激活的抗凝血酶Ⅲ还能抑制第 Ⅹa、Ⅸa、Ⅺa、Ⅻa 因子和纤溶酶的产生。使用方法，一般是术前皮下注射肝素 5 000 U 或低分子肝素 0.4 mL，以后每天

1次,直至手术后5～7天为止。Hirsh曾总结8篇报道共1758例的效果,小腿静脉血栓形成的发病率从42%下降至15%。Kakker曾统计7个单位共1200例中,DVT的发病率比对照组下降了67%。关于应用小剂量肝素在胸、腹部择期手术中发挥的预防效果,统计20世纪70年代发表资料,根据放射性纤维蛋白原试验,对照组466例并发血栓形成者120例,占26%;与此对比,用药组291例并发血栓形成者仅16例,占4.3%。

1980年,Negus等应用超低量肝素,同样可以预防手术后并发静脉血栓形成。Holmer等报道,一种分子量为4000～5000的肝素,具有抗Ⅹa因子的作用,半衰期长于一般用的肝素,只需每天皮下注射1次(5000 U),即能发挥良好的预防作用。1986年,Bergqvist等综合432例年龄在40岁以上施行腹部手术,且手术时间超过30分钟的患者,术后分别给予小剂量肝素或低分子肝素,发现这两种预防方法,都具有同样的防治静脉血栓形成的效果。

2.肝素和双氢麦角胺(DHE)联合疗法

其作用机制为除肝素具有抗凝作用外,DHE更能选择性收缩静脉和小静脉,以加速静脉血液回流。DHE对毛细血管渗透性和动脉阻力并无显著影响,但却可使下肢静脉的流速增加2倍,此外它还能在局部减少凝血酶的生成,并能作用于血小板的外膜和合成前列腺素。术前给予DHE或DHE加肝素的患者,于手术中抽取股静脉血样检查,在电子显微镜下可见血小板的形态正常,不呈激活状态,而未给药或只给肝素者则否。因此,可以认为DHE不但能解除下肢深静脉的瘀血状态,更具有降低局部高凝状态的作用。Diserio等经临床应用后认为,给药DHE 0.5 mg加肝素5000 U,每天2次,共5天,这种疗法效果较好。

3.右旋糖酐

Verstrate曾收集各家对预防性应用右旋糖酐的评价,指出:①对妇科手术,如经腹部或阴道子宫切除术,效果比较明显,几乎与应用抗凝疗法相等;②对矫形外科特别是髋关节手术,可使血栓形成的发病率明显减低;③对年龄超过40岁,接受腹部择期手术,如胃、结肠、胆道或前列腺手术者,并无明显预防作用。据Evarts报道,36例施行髋关节手术后,并发静脉血栓形成者达55.6%,而31例使用右旋糖酐预防的患者发病率为6.4%。

常用的右旋糖酐70(平均分子量为70000～80000)或右旋糖酐40(分子量为20000～40000),可在术前或术中使用,也可在麻醉开始时给予静脉滴注500 mL,术后再用500 mL,然后隔天用1次,共3次。

Gruber认为,右旋糖酐所以能发挥预防作用,在于:①削弱血小板的活力,减低黏着性;②改变纤维凝块结构;③提高血栓的易溶性;④有扩容作用,能改善血液循环。

此外,影响凝血机制的药物,尚有阿司匹林和双嘧达莫等,均可改变血小板的凝聚作用而产生预防效果,但不如前述药物肯定,只能作为辅助用药,或在具有诱因的患者中,作为一般性预防药物。

4.其他

1990年,McCardel等报道应用阿司匹林预防静脉血栓形成,经多普勒超声波检查观察,全髋关节置换的患者,DVT发生率仅为5.7%。1989年,Francis等报道,给予抗凝血酶Ⅲ加肝素和给予右旋糖酐40的前瞻性对照试验,发现给予抗凝血酶Ⅲ加肝素组的静脉血栓栓塞性疾病发生率较低。

七、治疗

急性DVT治疗的原则:①减轻或消除症状和体征;②预防肺栓塞,降低病死率;③预防静脉血栓复发;④防治血栓形成后综合征。

(一)非手术疗法

虽然早期静脉切开取栓或插管直接溶栓可有效减轻症状和体征,然而,现在普遍接受的急性DVT治疗是系统性抗凝和溶栓治疗,包括门诊使用低分子肝素或华法林长期抗凝治疗。大多数临床报道都提示保守治疗对于大多数急性DVT患者具有良好的疗效。

1.抗凝疗法(肝素、低分子肝素或华法林)

抗凝是治疗 DVT 的最主要手段。抗凝疗法并不能溶解已形成的血栓,但能通过延长凝血时间来预防血栓的滋长、繁衍和再发。

抗凝疗法的适应证:①急性 DVT 早期治疗阶段,有利于控制病情进展,预防在其他部位再发血栓形成,即使病期迁延也适用。②溶栓和手术取栓后的辅助疗法,防止血栓再发。③为预防肺栓塞放置腔静脉滤器后的辅助疗法。④肌肉内小静脉丛血栓形成,范围小,不影响主干静脉血液回流,可用抗凝疗法促使病灶稳定和自体消融,预防繁衍和并发肺栓塞的可能。

常用抗凝药物:急性 DVT 的预防治疗常用药物有肝素静脉输入、监测条件下的固定剂量皮下注射肝素、皮下注射低分子肝素、皮下注射 fondaparinus、口服华法林。

治疗方法:目前国际上推荐的标准治疗方法是静脉肝素和口服华法林联合使用,可以使首次静脉使用肝素的时间缩短到 5 天,可以缩短住院天数和节省治疗费用。对于病情稳定的 DVT 患者,初次治疗同时使用肝素和华法林已成为临床常用的给药方式,除了那些急需内科或外科干预的患者,比如溶栓或置入腔静脉滤器,或患者处于出血的高危状况。

肝素治疗的效果取决于治疗开始 24 小时肝素的治疗水平,即应提高 APTT 至正常的 1.5 倍。头 24 小时内每 6 小时测 APTT 一次,直到两次 APTT 已达治疗范围。之后每 24 小时监测 APTT 一次。静脉肝素治疗联合和序贯口服华法林至少 3~6 个月,一些病例的华法林治疗还可使用更长疗程,特别是有复发和高危因素的患者需要长期抗凝。①如静脉输入肝素时,推荐首个负荷剂量为 5 000 U 或 80 U/kg,然后序贯持续静脉输入[最初剂量为 18 U/(kg·h)或 1 300 U/h],然后根据 APTT 调整剂量,使 APTT 延长时间与血浆肝素水平保持一致,即通过酰胺分解检测法所测得的抗 Xa 活动度范围为 0.3~0.7 U/mL。如选择皮下注射肝素治疗,推荐肝素初始剂量为 17 500 U 或 250 U/kg,每天 2 次。注射 6 小时后监测 APTT 以调整肝素剂量。②低分子肝素治疗:由于低分子肝素的生物利用度高、半衰期长、并发症少、可不在监护下安全使用等特点,临床上更推荐使用低分子肝素抗凝疗法。推荐低分子肝素皮下注射 0.4~0.6 mL,每天 2 次。合并严重肾衰竭的急性 DVT 患者应使用肝素而不是低分子肝素。③华法林和肝素的治疗应重叠 3~5 天,直到 INR 达到治疗范围(2.0~3.0)。肝素需要与华法林重叠使用的原因是华法林的抗凝作用有赖于凝血酶原(凝血因子Ⅱ)的明显下降。凝血酶原的半衰期为72天,因此,口服华法林真正起作用至少需要 3 天,此时体内原有的凝血因子Ⅱ水平才会明显下降。应用华法林初始阶段,凝血因子Ⅶ和蛋白 C、蛋白 S 水平很快下降,华法林不能加快原已合成的凝血因子Ⅱ的清除,反而会因为蛋白 C 和蛋白 S 的合成减少和迅速清除而导致用药初始阶段的高凝状态,甚至出现血栓并发症。最新的临床研究推荐抗凝治疗的第 1 天即可口服华法林联合肝素或低分子肝素或 fondaparinus,而不是延迟使用华法林。

抗凝疗法的禁忌证:①脑科术后;②活动性溃疡病、高血压、脑出血;③出血性疾病或有出血倾向;④心、肝、肾功能不全;⑤活动性肺结核,尤其合并空洞者。

肝素诱发的血小板减少并不常见,但肝素诱发的血小板集聚可能引起的静脉或动脉血栓所致的发病率和病死率却较高,而这些患者的血栓形成是不可预知的。

2.溶栓疗法

适用于病程<72 小时的患者,但某些广泛的急性近端 DVT 患者(症状<14 天)也可用溶栓治疗,可迅速减轻症状,预防肺梗死,恢复正常静脉血流,保护静脉瓣膜功能,防治静脉血栓后综合征。溶栓治疗不能预防血栓继续发展,血栓再形成或继发血栓。此外,当血栓黏附或重构时,溶栓治疗是无效的。因此,溶栓治疗后必须持续抗凝治疗。

常用的溶栓治疗有尿激酶、链激酶、组织型纤溶酶原激活剂(t-PA)、纤维蛋白溶酶(如巴曲酶),根据不同的文献报道,这些溶栓剂的使用剂量相差较大。应根据患者具体情况,选择有效而安全的溶栓剂量。

一般常用的溶栓药物如下。

(1)链激酶:从溶血性链球菌的培养液中提取。成人首次剂量为 500 000 U,溶于 5% 葡萄糖溶液中,在 30 分钟内静脉滴入,以后按 100 000 U/h 的维持剂量,连续静脉滴注,直到临床症状消失,并再继续维持3~4小时,疗程一般为 3~5 天。用药期间,应监测凝血酶时间和纤维蛋白原含量。

(2)尿激酶:从人尿中提取,不良反应小,优于链激酶。首次剂量为 3 000~4 000 U/kg,在 10~30 分钟内静脉滴入,维持量为 2 500~4 000 U/(kg·h),疗程一般为 12~72 小时。以后根据监测纤维蛋白原及优球蛋白溶解时间,可延续应用 7~10 天。

(3)纤维蛋白溶酶(如巴曲酶):首次注射剂量为 50 000~150 000 U,静脉滴注,以后每隔 8~12 小时注射 50 000 U,共 7 天。

(4)组织型纤溶酶原激活剂(t-PA):溶栓作用比尿激酶和链激酶强。治疗剂量为 0.75 mg/kg,静脉滴注 60 分钟,总量在 100 mg 左右。

溶栓过程中应根据血纤维蛋白原检测结果调整剂量。

许多 DVT 患者对溶栓治疗是禁忌的,如:①近期有消化道出血;②急性高血压,血压> 26.7/16.0 kPa (200/120 mmHg);③有出血性脑卒中病史者;④严重肝肾功能不全;⑤妊娠。

由于溶栓治疗引起的出血性并发症是难以控制的,包括罕见但致命的颅内出血。因此,国际上一些血栓治疗指南并不常规推荐系统性溶栓治疗。然而,对于广泛的髂-股静脉血栓形成患者或年轻急性起病的患者还是应该考虑使用。

溶栓治疗还可通过介入途径置管进行溶栓,溶栓装置通过静脉放置血栓远端,再注入溶栓剂,血栓溶解时可缓慢将导管推进。首选方法是在超声引导下行腘静脉穿刺,顺行插入一段长的灌注导管,可通过此途径联合使用辅助性机械取栓术。如腘静脉血栓形成,可在超声引导下经胫后静脉穿刺置入另一条导管,将导管定位于血栓内,持续灌注溶栓药物。尿激酶的灌注速度为 160 000 U/h,稀释于 80 mL 生理盐水中 (2 000 U/mL)。

对于急性 DVT 患者,在成功进行经导管溶栓治疗后,建议用球囊血管成形术和支架来处理潜在的静脉损伤。在药物溶栓处理中也可联合机械溶栓,如碎栓或抽吸血栓,可缩短治疗时间。

3.祛聚疗法

祛聚药物包括右旋糖酐、阿司匹林、双嘧达莫、丹参等。在处理静脉血栓形成中,常作为辅助疗法,而不作为单独疗法。例如低分子或中分子右旋糖酐都有扩容作用,因而既能补充血容量、稀释血液、降低黏稠度,又能防治血小板凝聚,故可协助其他疗法而取得成效。

抗血小板治疗是祛聚疗法的主要部分,阿司匹林、双嘧达莫、氯吡格雷、盐酸沙格雷酯、盐酸替罗非班和前列环素等药物的联合使用可有助于预防和治疗 VTE。

4.交感神经阻滞术

对静脉血栓形成合并动脉痉挛的患者,可以采用区域性交感神经阻滞术。其作用除能解除动脉痉挛外,还能协助侧支循环的建立,有利于缓解症状。应用普鲁卡因的交感神经阻滞术,应每天进行,直至急性期过去才停止。

5.制动和缓解症状

静脉血栓形成后,一般都主张采用卧床休息,抬高患肢处理。肢体的位置,宜高于心脏平面 20~30 cm,膝关节安置于 5°~10°稍屈曲位。完全卧床休息的时间不必过长,一般为 10 天。当全身症状和局部压痛消失后,即可开始进行轻度活动。长期卧床不仅不能预防肺栓塞的发生,减少慢性静脉功能不全的发病率,反而可减慢静脉的血流,有利于血栓在其他静脉内形成,并增加肢体残疾的程度。抬高肢体,有利于静脉血液回流,减轻水肿程度,必须严格执行。

开始起床活动时,应穿弹力袜或用弹力绷带,以适当地压迫浅静脉,并促使深静脉血液回流。弹力袜使用的时间,应依据血栓形成的部位和肿胀的程度而定:①对血栓性浅静脉炎或下肢肌内小静脉丛血栓形成,并不会影响静脉血液回流,可以不用;或者为了使小腿具有受约束和依赖感觉,可使用 1~2 周。②下肢主干静脉,特别是髂-股静脉血栓形成,将会严重影响静脉血液回流而产生不同程度的肿胀,至少应用 3 个月,最好能长期使用,以保护浅静脉和交通支的功能,推迟或预防皮肤营养性变化的发生。一般来说,在弹力绷带处理下,不仅患者可以活动,而且可以减轻静脉淤滞和水肿。

在 DVT 的急性期,往往需要使用镇静剂以缓解疼痛。镇静止痛剂可选择巴比妥酸盐类、水杨酸盐、可待因等药物,甚至吗啡等均可采用。为了缓解血管痉挛,协助肢体的血液循环,可以辅用交感神经阻滞药物,如妥拉唑林(日服 3 次,每次 25 mg 或肌内注射 50～70 mg)、双氢麦角胺(肌内注射 0.3 mg)等均可采用。此外,在整个病程演变中,如伴有明显的炎症,应使用抗生素。受累肢体如果在趾(指)间兼有真菌感染,必须积极处理,除了局部可用高锰酸钾浸浴外,还可用咪康唑霜涂抹,每天 2 次,也可用灰黄霉素每天口服 4 次,每次 250 mg,在短期内即可清除感染。

（二）手术疗法

当 DVT 抗凝治疗无效,安全性低或对抗凝治疗禁忌时(如围生期妇女,手术或创伤后的患者等),可考虑外科手术疗法。在 DVT 治疗早期去除血栓对两类髂-股静脉血栓形成患者有明显益处:①对于可自由活动,预期寿命长的患者,可以预防或减轻可能发生的血栓形成后综合征;②对有严重水肿或股青肿的患者可减轻或迅速缓解症状,预防静脉性坏疽的进展,挽救肢体。即使对于有严重并发症,无法活动,预期寿命不长的老年患者,以及远端静脉(腘静脉、小腿静脉丛)血栓形成的患者,如面临静脉性时也应积极手术取栓。

1.性浅静脉炎结扎和切除术

血栓性浅静脉炎在进行治疗和观察期间,如有繁衍扩展趋向,可能侵袭深部主干静脉者,应及时施行手术,近端结扎(例如大隐静脉进入股静脉或小隐静脉进入腘静脉处),再将病变静脉切除。

2.摘除术

施行血栓摘除术已有 30 余年历史,20 世纪 50 年代和 60 年代初,文献中发表了不少手术能够取得良好效果的报道。但是,自从 20 世纪 70 年代开始,因手术后再发生率高,常后遗下肢静脉功能不全等原因,已不再予以重视。

据文献报道,只要严格掌握适应证,病程不超过 2 天的原发性髂-股静脉血栓形成,手术取栓仍然是简单、安全而有效的方法。血栓摘除术在 20 世纪 60 年代和 70 年代取得两项进展,分别是:①利用 Fongarty 球囊导管能协助取栓;②1970 年 Vollmar、1971 年 Gruss、1976 年 Baumann 和 1980 年 Eklof 先后提出,在取栓术后作暂时性股动-静脉瘘,术后 6～8 周再予以关闭。施行动-静脉瘘的目的是使取栓段的静脉能借助动脉血的压力和快速灌注,加速静脉血液回流,预防血栓再发。术后仍应辅用抗凝疗法。这种手术在北欧得到推广,人为的造瘘并不会造成不良影响,却能收到预防血栓再发生的效果,值得采用。

手术方法包括以下几种。

(1)血栓形成始发于髂-股静脉:血栓形成始发于髂-股静脉而后延及其远侧者,可用 7～8 F 的 Fogarty 导管经股总静脉向近心侧取尽血栓,然后用橡皮驱血带或手法按摩小腿腓肠肌等,自足部开始,向股总静脉的切开处,排尽远心端静脉主干中的新鲜血凝块,以恢复回流通畅并希望尽量少地损伤瓣膜功能。近心端静脉回血较好并不是成功取栓的标志,因为髂总静脉闭塞时,髂内静脉分支仍有较多回血,这可能是国内静脉取栓后血栓再形成居高不下的主要原因之一。因此,应强调取栓术后造影检查的重要性,假如髂总静脉回流仍有阻碍时,可行血管成形术,并根据具体情况考虑是否放置血管内支架或行大隐静脉交叉转流术(Palma-Dale 手术)。倘若髂内静脉有血栓,则插入一根球囊导管阻断髂总静脉,另一根负压吸引导管插入髂内外静脉分支平面,取尽髂内静脉的残余血栓。

(2)髂-股静脉血栓:若髂-股静脉血栓是由其远心端(多数为腓肠肌静脉丛血栓形成)蔓延而来,病期和症状期往往不一致。在施行髂-股静脉段取栓时,股浅静脉及其远心端静脉中的血栓过于陈旧,并与管壁紧密粘连,因此已无法避免其中的瓣膜损坏。股浅静脉血栓不能取尽时,应显露股深静脉,并以 3～5 F 的 Fogarty 导管取栓。有些学者主张,在取尽髂-股静脉内血栓后,行股浅静脉近心侧结扎术,以免股-腘静脉再通后,因瓣膜损坏引起血液倒流性病变。作者认为,在这种情况下,不必结扎股浅静脉,待其再通后,若有较重的血液倒流时,再行深静脉瓣膜重建术,如静脉外瓣膜修复成形术、瓣膜包裹或缩窄术、自体带瓣静脉段股浅静脉或腘静脉移植术或者行腘静脉外肌袢成形术。

(3)下腔静脉血栓:如果下腔静脉亦被累及,则需先检查肺部是否有栓塞病灶,然后扩大手术范围,直接解剖并控制下腔静脉,以取尽下腔-髂-股静脉中的血栓。手术时作气管插管正压麻醉,尽量防止细小血凝块进入肺内。对不能耐受较大手术时,应放置下腔静脉滤器,预防致命肺栓塞的发生。髂-股静脉取栓后,可另外加做暂时性动-静脉瘘,以提高术后远期通畅率。暂时性动-静脉瘘的手术操作简便,即取一段自体大隐静脉或其他静脉段,于股动静脉两端作端-侧吻合。术后短期可用肝素,并于术后口服肠溶阿司匹林,持续 3 个月,3~6 个月后将暂时性动-静脉瘘结扎,结扎前可通过动脉造影或双功彩超检查下腔-髂静脉通畅情况。

八、深静脉血栓的介入治疗

(一)介入治疗深静脉血栓的选择

对 DVT 实施介入治疗宜从安全性、时效性、综合性和长期性四个方面考虑。

1.安全性

在对急性血栓作介入治疗前置入腔静脉滤器可有效预防肺动脉栓塞。采用机械性血栓清除、介入性药物溶栓,可明显降低抗凝剂和溶栓剂的用量,减少内脏出血的并发症。

2.时效性

急性 DVT 一旦明确诊断,如病情需要,宜尽快作介入处理,以缩短病程,提高管腔完全再通比率,避免或减少静脉瓣膜粘连,降低瓣膜功能不全、血栓复发的发生率,尽量阻止病程进入慢性期。

3.综合性

常采用几种介入方法综合治疗深静脉血栓,如对急性血栓在介入性药物溶栓的基础上,可采用导管抽吸、机械消融等机械性血栓清除,对伴有髂静脉受压综合征或伴有髂静脉闭塞的下肢 DVT,可结合使用 PTA 和支架置入术,以迅速恢复血流,提高介入治疗的疗效。

4.长期性

在综合性介入治疗后,宜继续抗凝 6 个月以上,定期随访、复查,以减少下肢 DVT 的复发。

(二)腔静脉滤器放置术

对静脉血栓形成,曾经并发过肺栓塞的患者或者肺栓塞反复发生的患者,都应采取积极措施,预防再次发生致命性肺栓塞。预防性手术有各种方法,其中腔静脉滤器放置术是目前常用的方法,目的是预防下肢深静脉的血栓脱落造成肺栓塞。目前滤器置入的成功率超过 95%,病死率小于 1%。

1.适应证

(1)绝对适应证:①下肢急性 DVT 或肺栓塞而抗凝禁忌者。②抗凝治疗时仍然有肺栓塞发生者。③深静脉血栓形成或肺栓塞抗凝治疗失败而不得不终止抗凝治疗者。④既往有肺栓塞病史或有可能再次发生肺栓塞者。⑤肺动脉栓塞取栓术后的患者。⑥准备手术取栓,防止术中血栓脱落者。⑦慢性肺动脉高压或老龄,长期卧床伴高凝血状态者。⑧感染所致下腔静脉内脓毒性血栓栓子者。⑨上腔静脉系统血栓,已发生或可能发生肺栓塞者。⑩其他下腔静脉阻断措施失败,可能造成肺栓塞者。

(2)相对适应证:①髂-股静脉血栓出现超过 5 cm 以上的漂移血栓者。②严重心肺血管疾病或肺动脉床闭塞超过 50%的高危患者。

2.禁忌证

(1)下腔静脉直径过大或过小,与滤器设计值不符者。

(2)经股静脉途径置入时,股静脉、髂静脉和下腔静脉内有血栓者。

(3)经颈静脉途径置入时,颈内静脉、头臂静脉干、上腔静脉内有血栓者。

(4)孕妇,X 线辐射影响胎儿者。

(5)广泛或严重的肺栓塞,病情凶险,生命垂危者。

3.常用的腔静脉滤器

(1)临时性腔静脉滤器:①Antheor Temporal Filter(ATF);②LGT Tempofilter(LGT-TF)。

(2)永久性腔静脉滤器。常用的有:①Greenfield Filter(GF);② Bird,S Nest Filter(BNF);③ Simon

Nitinol Filter(SNF)；④Trap Ease Filter(TEF)；⑤LGMVenaTech Filter(LGM-VTF)；⑥ LP-VenaTech Filter(LP-VTF)。

（3）临时、永久两用腔静脉滤过器：①Gunther Tulip Filter(GTF)；②国产 ZQL 型可回收式腔静脉滤器。

任何一种下腔静脉滤器置入前均须行下腔静脉造影，以了解下腔静脉管径、有无弯曲、有无血栓，并确定双肾静脉开口的位置，做好标记。滤器一般放置于肾静脉开口以下的下腔静脉内，但造影时肾静脉水平或其下 4 cm 下腔静脉内存在血栓时，滤器则应放在肾静脉水平之上。滤器一般经由健侧股静脉置入，但在双侧髂-股静脉均有血栓或下腔静脉内存在血栓时，应从一侧颈内静脉（常经右侧）或肘前静脉置入。滤器的选择宜根据下腔静脉形态、病程、血栓大小及游离程度而定。由于滤器本身也是一种静脉内异物，易引起血栓形成，需长期抗凝，因此在做各种取栓治疗前宜选择临时性滤器，有肺梗死发生倾向和有肺梗死史者应选用永久性滤器。

（三）经皮穿刺机械性血栓清除术

利用大腔导管抽吸血栓是治疗 DVT 时较简单，经济的方法，大腔导管包括各种 6～12F 导管鞘和导引管。普通导管因内腔较小，常不能对血栓进行有效的抽吸。大腔导管抽吸治疗 DVT 的缺点是费时、血液丢失、内膜损伤、血栓清除常不能彻底。近年来，10 余种经皮穿刺机械性血栓处理装置先后问世。

1.单纯机械性血栓消融（无抽吸）装置

（1）Amplatz 血栓消融器，即 ATD(clot buster，Microvena，White Bear Lake，MN)。

（2）Percutaneous 血栓消融器，即 PTD(Arrow-Trerotola PTD，Arrow International，Reading，PA)。

（3）Castaneda 溶栓刷(MicroTherapeutics，Aliso Vlego，CA)。

（4）Cragg 溶栓刷(MicroTherapeutics)。

2.带有抽吸的机械性血栓消融装置

（1）Angioje(tPossis Medical，Minnerpolis，MN)。

（2）Gelbfish-Endovac(Neovascular Technologies，Brooklyn，NY)。

（3）Hydrolyse(rCordis，Miami，FL)。

（4）Oasis(Boston Scientific/Medi-Tech，Watertown，MA)。

（5）Roterax(Straub Medical，Wangs，Switzerland)。

（6）Trelli s(Bacchus，Santa Clara，CA)。

目前，ATD 应用较为广泛。ATD 是一种气动旋转式血栓消融导管，常以氮气瓶或压缩空气作为气源。ATD 的转速可达 150 000r/min，驱动轴贯穿导管与封装于导管头端的叶轮相连，高速旋转的叶轮产生环流旋涡，使血栓与叶轮接触并使之消融成直径为 13～1 000pm 的微粒。ATD 可使 99％左右的血栓消融成微粒，可用于治疗急性期和亚急性期静脉血栓，如髂-股静脉血栓、腔静脉血栓、门静脉血栓，对深静脉血栓相关的肺动脉栓塞也能进行有效地清除。

使用机械性血栓处理装置的目的是迅速清除血栓、恢复血流、减少抗凝剂和溶栓剂用量、防止或减少出血并发症和血管阻塞后遗症的发生。ATD 对血管内长段急性血栓的消融效果较 Hydrolyser 和 Oasis 好，且无血液丢失，对血管内膜的损伤较 PTD 轻，适用范围较广。

Sharafuddin 等通过犬模型试验发现，ATD 对直径 7 mm 或＞7 mm 静脉的瓣膜无明显影响，而对直径＜6 mm 的静脉瓣膜则常可形成损伤。ATD 的主要不足之处是无导丝孔，不能沿导丝插入，无法调整方向，在血管弯曲、血管分支有角度时，需先沿导丝插入导引管，再拔去导丝，插入 ATD。ATD 头端抵住血管壁时，推送困难，血栓消融效果较差，可导致血管壁损伤。

（四）经导管溶栓治疗深静脉血栓形成

1.适应证

（1）DVT 急性期。

（2）DVT 亚急性期。

(3)慢性 DVT 急性发作。

2.禁忌证

(1)伴有脑出血,消化道及其他内脏出血者。

(2)患肢伴有较严重的感染。

(3)急性髂-股静脉或全下肢 DVT,血管腔内有大量游离血栓而未行下腔静脉滤器置入术者。

所有溶栓剂的溶栓效果与其剂量均呈正相关,在用量较大时,均可导致出血并发症,此外,传统的溶栓治疗一般要求病程在两周内,超过两周通常效果不好。经导管介入性局部用药因能降低溶栓剂用量、减少出血并发症的发生,对病程超过两周的病例仍然有效,在下肢 DVT 的治疗方面,有代替或部分代替以往全身用药的趋势。

3.治疗方法

经导管介入性溶栓治疗 DVT 的方法较多,各自的优缺点亦不同。以下肢 DVT 为例,根据穿刺入路的不同,常用的方法可归纳为如下三种。

(1)顺流溶栓:①经患肢足背浅静脉或大隐静脉起始段穿刺插入导管针或留置针,给药时小腿、膝上下扎止血皮条。此方法简便易行,但有时效果不佳,对足、踝部高度肿胀者常不能穿刺成功。②经股腘静脉穿刺插管并保留导管进行溶栓,对股、髂静脉血栓疗效较好,但对腘静脉及小腿部深静脉血栓疗效不佳。

(2)逆流溶栓:①经健侧股静脉插管至患侧髂-股静脉,保留导管进行溶栓,对髂-股静脉血栓有一定疗效,但缺点较多,插管到位率不高,可能损伤静脉瓣膜,对腘静脉及小腿部深静脉血栓亦无效。②经颈内静脉插管至患侧髂-股静脉,插管到位率较高,但亦会损伤瓣膜,疗效同上,且并发症较多。

(3)经动脉留管顺流溶栓:①经健侧股动脉插管至患侧髂-股动脉内,保留导管进行溶栓。对全下肢深静脉血栓疗效较确切,方法简便易行,缺点主要为留管后动脉穿刺点处易出血。②经患侧股动脉顺流插管至股动脉远端留管溶栓,对腘静脉及小腿部深静脉血栓疗效较好,在伴有髂-股静脉血栓、大腿明显肿胀时穿刺较为困难。

4.选择入路、操作步骤及注意事项

(1)选择入路:对局限于股静脉中、上段的急性血栓,可经腘静脉穿刺,顺流插管至血栓处做介入溶栓,对全下肢急性 DVT,可经健侧股动脉插管至患侧髂-股动脉内做介入溶栓。

(2)操作步骤。

腘静脉入路:以头皮针、导管针或留置针穿刺患肢足背静脉,于踝上和膝下各扎一止血带,患者取俯卧位,患肢腘窝部消毒、铺单,经足背静脉手推注入 60% 的对比剂 10~15 mL,待腘静脉显影后,在电视监视下作局麻和腘静脉穿刺,置入导管鞘,松解止血带,插入溶栓导管至股静脉中、上段血栓内,先注入肝素3 000 U,再以脉冲法缓慢注入尿激酶 250 000~750 000 U,注入肝素 1 000~2 000 U,造影复查。如股静脉血流恢复,腔内充盈缺损消失,管壁较光滑,则拔去溶栓导管。回病房后,继续经患侧足背静脉抗凝,溶栓7~10 天,如股静脉血流不畅,腔内仍有充盈缺损,管壁不光滑,则留置溶栓导管,回病房后继续经留置导管抗凝、溶栓 2~3 天,拔去留置管后经患侧足背静脉继续抗凝、溶栓 7~10 天。

股动脉入路:局麻下自健侧股动脉穿刺,置入导管鞘,将 Cobra 导管插入患侧髂动脉,插入泥鳅导丝,置换猎人头导管或溶栓导管至患侧髂-股动脉内,以脉冲法缓慢注入肝素 3 000 U,尿激酶 250 000 U 固定导管和导管鞘,回病房后以压力注射泵继续经导管注入抗凝和溶栓剂,肝素每天用量为 3 000~5 000 U,尿激酶每天用量为 250 000~750 000 U,保留导管 5~7 天,待症状和体征好转后改从患肢足背静脉顺流溶栓。

(3)注意事项:如股静脉下段及腘静脉内存在血栓,一般不宜选择经腘静脉穿刺插管溶栓,以避免股腘静脉因穿刺插管损伤而导致血栓加重,此时宜选择作经足背静脉顺流溶栓或动脉插管静脉溶栓。对全下肢 DVT 作动脉插管静脉溶栓时,导管头位置宜根据血栓累及的平面而定。在髂-股静脉及下肢深静脉内均有血栓时,导管头置于患侧髂总动脉即可,药物通过髂内动脉和股深动脉,可作用于髂内静脉、股深静脉及其属支内的血栓,可取得较好的疗效。

抗凝剂和溶栓剂的用量不宜过大,以避免或减少出血并发症。每天或隔天检测凝血功能,对调整药物用量可有帮助。少数情况下,患者凝血功能检测结果并不与临床表现一致,患者已经出现镜下血尿或大便隐血阳性但凝血功能检测仍可在正常范围内,应根据临床具体情况及时调整抗凝、溶栓药物的用量。经导管溶栓治疗下肢深静脉血栓仅为综合性介入治疗中的一种方法。对髂-股静脉内的急性血栓尽早结合采用机械性血栓消融、抽吸或其他血栓清除术常可明显提高疗效、缩短病程。

自静脉或动脉内保留导管溶栓后的第 2~3 天开始,患者可出现轻度发热,其原因可能为血栓溶解所致,也可能为保留的导管本身成为致热原或者两者兼而有之。常不需特殊处理,必要时可在严格消毒后更换导管。

（五）深静脉腔内成形及支架置入

由于下肢静脉血流速度慢、压力低、管壁薄而弹性差,尤其是髂-股静脉压迫综合征者,是在内膜增生的基础上引起血栓形成,溶栓、血栓清除术,甚至球囊扩张术后往往难以完全恢复管腔通畅,管壁极易塌陷或复发血栓,多数情况下需行支架置入术以保持长期通畅。

1.支架置入适应证

髂-股静脉血栓形成患者,经溶栓、血栓清除术和球囊扩张术后管腔残余狭窄仍超过邻近正常管腔直径的 30% 以上者均需行支架置入术。

2.注意事项

（1）急性下肢 DVT,经介入溶栓、机械性血栓消融术或球囊扩张术后,管腔完全通畅或残留狭窄小于邻近正常管腔直径的 30% 者,无须行支架置入术。

（2）支架置入通常位于髂-股静脉内,股静脉以远瓣膜较多,不宜置入支架,以减少栓塞后综合征的发生。

（3）置入支架的直径应大于邻近正常静脉管径 2~3 mm,长度应足以完全覆盖狭窄段,当病变累及髂总静脉汇入口时,支架近心端应伸入下腔静脉内 0.5 cm,长段病变应尽可能使用长支架,减少重叠。

（4）支架置入术中应维持足量的肝素化,支架置入后口服抗凝治疗至少 6 个月,术后 1 个月、3 个月、6 个月、12 个月造影或多普勒超声复查支架通畅情况,以后每年复查一次。

（5）如发现支架内再狭窄或闭塞,且患者出现下肢肿胀等症状,可再次行支架内介入溶栓治疗;如果造影显示支架内狭窄或闭塞的同时盆腔内交通静脉和(或)腰升静脉代偿良好,而患者无症状时,则无须特殊处理。

（6）注意检查和治疗其他引起患者高凝状态的疾病,如转移性肿瘤、抗凝脂综合征、缺乏蛋白质 C 等。

（许永明）

第三节　下肢动脉硬化闭塞症

动脉硬化性闭塞症(arterio sclerotic obliterans,ASO)是因为动脉壁硬化内膜增厚导致动脉狭窄甚至闭塞的一组缺血性疾病,基本发生在下肢。主要临床表现为患肢发冷、麻木、疼痛、间歇性跛行、动脉搏动消失、肢体组织营养障碍、趾或足发生溃疡或坏疽。

一、病因

动脉硬化的病因尚不清楚。流行病学研究显示动脉硬化的三大高危因素是高血压、高胆固醇和吸烟,与 ASO 的发生和发展有一定关系。

二、病理

动脉硬化性病变先起于动脉内膜,再延伸至中层,一般不累及外膜。发病机制虽然不清楚,但可能与动脉内膜损伤有一定关系。内膜损伤后暴露深层胶原组织,形成由血小板和纤维蛋白组成的血栓;或者内膜通透性增加,低密度脂蛋白和胆固醇积聚在内膜下,进而局部形成血栓并纤维化、钙化成硬化斑块。脂质不断沉积,斑块下出血凝固,病变处管壁逐渐增厚,管腔狭窄,最终闭塞。斑块表面如果形成溃疡,碎屑脱落常栓塞远端细小的分支动脉,造成末梢动脉床减少,指端缺血、坏死。

虽然动脉硬化是一种全身性疾病,但分布不均匀,动脉分叉部最易受累。斑块常在大动脉分叉处,在管壁后方和分叉锐角处最多见。腹主动脉分叉、髂动脉分叉、股动脉分叉及腘动脉分叉均是病变集中的部位。位于收肌管内的股浅动脉也是病变多见的部位,硬化斑块常位于动脉后壁。

动脉狭窄或闭塞后,侧支循环的建立程度直接影响远端肢体的血液灌流。当动脉主干发生狭窄或闭塞时,病变近、远端间压力差加大,促使侧支血管内血液流速加快,侧支血管开放,血管床增大,流经侧支循环的血流不断增加,最终可使病变段两端压力差减小。肢体运动诱发组织缺氧,酸性代谢产物增多,促进侧支血管的进一步扩张,有利于侧支循环的建立。但随病变发展,狭窄或闭塞段不断延伸,将破坏侧支循环。肢体组织慢性缺血以后皮肤萎缩变薄,皮下脂肪消失,由纤维结缔组织所替代,骨质疏松,肌肉萎缩,出现缺血性神经炎。当组织缺血严重到组织不能获得维持活力所必需的氧含量时,就会发生坏疽。肢体坏疽往往先从末端开始,可以局限在足趾处,也可以扩展到足部或小腿,很少超过膝关节。ASO 患者一旦出现静息痛,据 Walker 观察,5 年生存率为 31%,10 年生存率仅 13.7%,死亡原因最多为心肌梗死,本病常与高血压、冠心病、脑梗死、糖尿病等并存。

三、临床表现

本病发病年龄大多在 50~70 岁,是一种中年以后发病的老年性疾病。男性患者比女性多见,女性患者仅占 20%左右。本病病程分为 4 个临床时期。

(一)轻微症状期

发病早期,多数患者无症状,或仅有轻微症状,如患肢怕冷、行走易疲劳等。体格检查可扪及下肢动脉搏动,此时让患者行走一段距离再检查,常能发现下肢动脉搏动减弱甚至消失。

(二)间歇性跛行期

间歇性跛行期是 ASO 的常见临床表现。随着下肢动脉狭窄程度及阻塞范围不断增大,病变动脉只能满足下肢肌肉组织静息状态下的供血。步行后病变动脉无法满足肌肉更多的血液灌注需求,代谢产物使小腿酸痛。患者被迫停下休息一段时间后再继续行走。酸痛部位随动脉阻塞部位不同而不同,髂总动脉阻塞以臀部肌肉酸痛为主,髂外动脉阻塞以大腿肌为主,股动脉阻塞则以小腿肌酸痛为主。病变发展使间跛距离越来越短,休息时间则越来越长。

(三)静息痛期

当病变动脉不能满足下肢静息状态下血供时即出现静息痛。疼痛部位多在患肢前半足或趾端,夜间及平卧时容易发生。疼痛时患者喜屈膝,常整夜抱膝而坐,部分患者因长期屈膝,导致膝关节僵硬。此期患肢常有营养性改变,表现为皮肤呈蜡纸样,指甲生长缓慢且变形增厚,患足潮红但上抬时又呈苍白色,小腿肌萎缩。静息痛是患肢趋于坏疽的前兆。

(四)溃疡和坏死期

当患肢皮肤血液灌注连最基本的新陈代谢都无法满足、连轻微的损伤也无法修复时出现肢端坏疽。坏疽不断增大,导致肢体坏疽。合并感染将加速组织坏死。

四、诊断

根据典型发病年龄、症状和病史,体格检查发现动脉搏动减弱或消失,听诊有时闻及动脉收缩期杂音等,多伴高血压、高血脂或糖尿病,应考虑本病,并做以下检查或试验。

(一)Buerger 试验

检查结果只能说明肢体有无缺血,诊断 ASO 要结合病史。

（二）踝/肱指数测定和节段性测压

通过多普勒技术测定踝部和上肢肱动脉的压力,踝/肱指数(ABI)参考值≥1。ABI 低于0.6～0.8时患者出现间歇性跛行;ABI≤0.4 时,说明下肢有明显缺血,患者可能出现静息痛。

（三）彩色多普勒超声

彩色多普勒超声能显示血管形态、内膜斑块位置和厚度,分辨动、静脉,显示血流流速、方向和阻力等。可在术前、术后重复使用。目前是下肢 ASO 重要的筛选性检查。

（四）MRA

MRA 尤其对大血管病变有较高应用价值,狭窄远侧动脉分支因湍流和流速降低可致 MR 信号丧失,需配合其他检查方法来确定。

（五）DSA

DSA 可显示动脉粥样硬化狭窄和闭塞性病变的部位、范围和程度,侧支循环的建立,动脉流入道和流出道情况等,有助于手术适应证的确立和手术方式的选择。

五、鉴别诊断

（一）ATO

ATO 多见于中青年男性,90％以上患者有吸烟史。主要累及四肢中、小动脉,上肢动脉受累远较 ASO 多见。30％患者发病早期小腿部位反复发生游走性血栓性浅静脉炎。指端发生坏疽的概率远较 ASO 高得多。

（二）多发性大动脉炎

多发性大动脉炎多见于青少年女性,虽然下肢缺血,但很少发生静息痛、溃疡和坏疽。

（三）动脉栓塞

一般有心房颤动史,突发下肢剧烈疼痛、皮肤苍白、动脉搏动消失,迅速出现肢体运动神经麻痹、感觉迟钝和坏疽。根据发病前无间歇性跛行史,发病急骤,较易与 ASO 相鉴别。

（四）神经源性跛行

椎间盘脱出、坐骨神经痛等的症状与 ASO 早、中期相似,但下肢动脉搏动正常。

（五）髋关节炎或膝关节炎

患者行走时腿部常感疼痛,但休息时症状不一定缓解,下肢动脉搏动正常。

六、治疗

（一）戒烟

戒烟也是 ASO 首要治疗措施。间歇性跛行患者戒烟与不戒烟相比,ABI 和间跛距离都有明显改善。动脉旁路手术患者吸烟与否也影响旁路血管的长期通畅率。

（二）步行锻炼

PTA 或行旁路手术患者步行锻炼也有利于维持血管长期通畅。

（三）患肢保护

即使很小的创伤,也可能诱发下肢缺血、坏疽。患者应认真做好足部护理,剪甲或修剪老茧时不要损伤皮肤;选择较宽松的鞋子。尽量不用局部取暖设备。医师处理足部溃疡时应该检查患者足背动脉,不能盲目清创。

（四）药物治疗

药物治疗主要针对早、中期 ASO 患者,或者无法耐受手术的患者。经常应用的有降血脂药物、降血压药物、血管扩张药物、降低血黏度药物和中药制剂,但目前尚无一种药物能治疗动脉硬化本身。

（五）手术治疗

手术重建血供是挽救濒危肢体有效的手段。严重影响生活质量的间歇性跛行、静息痛、下肢溃疡和坏

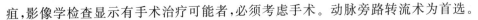

疽,影像学检查显示有手术治疗可能者,必须考虑手术。动脉旁路转流术为首选。

1.动脉旁路转流术

旁路转流术(图 15-1)已广泛应用于动脉粥样硬化节段性闭塞的患者。自体大隐静脉多用于重建中、小动脉血流,人造血管多用于重建大、中动脉。按移植血管行径可分为:①解剖内旁路,即转流的血管伴病变的血管而行,在闭塞动脉近、远侧做吻合,以重建肢体动脉血流,如腹主-髂动脉、腹主-股动脉、髂-股动脉、股-腘动脉转流术。②解剖外旁路,即转流血管与原血管行径无关,如腋-股动脉、股对侧股动脉转流术等。

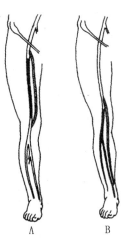

图 15-1 动脉旁路转流术

A.股-腘动脉转流术;B.股-胫动脉转流术

2.动脉腔内介入治疗

近年来腔内血管外科技术迅速发展,为下肢 ASO 患者提供了多种创伤小、安全性高、操作简单的手术方法。其适应证是短段动脉狭窄、长段动脉狭窄疗效较差。有以下多种手术方法。

(1)经皮腔内球囊扩张血管成形术(percutaneous translumin alangioplasty,PTA)与血管腔内支架术:PTA 是采用导管技术在 X 线导引监视下将球囊送至动脉狭窄处,加压气囊压迫粥样斑块,使斑块壳受压破裂而扩张管腔。在加压扩张时动脉中层弹力纤维、胶原纤维和平滑肌细胞被过度伸展,而使管腔扩大。病变长度>5 cm 者难以 PTA 治疗。PTA 的主要并发症有出血、假性动脉瘤、血栓形成、穿孔等,远期可能再狭窄。为了对抗 PTA 术后血管弹性回缩,各种血管内支架应运而生。一般均在扩张后即放置支架,常用的支架有不锈钢、钽及镍钛合金 3 种。支架根据释放的形式分为球囊扩张式和自膨胀扩张式两种。

(2)粥样斑块机械性切除术:利用机械装置削、磨或锉去粥样斑块。优点是成功率高、适应证广、内膜损伤小。常见装置有 Simopson 旋切导管、Kensey 碾磨器、Auth 旋切器、带吸引的旋切器(TEC 导管)等。这些技术多与 PTA 及血管腔内支架术成形术结合使用。

(3)血管内超声血管成形术(ultrasonic angioplasty angiosonoplasty):利用超声波机械振动和空化效应可清除斑块。空化效应是指在声学区内当拉力大于内聚力时微泡快速形成,突然爆裂,在瞬间产生巨大冲力,可冲断高分子化学键,使斑块分散成直径<20 μm 的碎屑。该技术对血管壁无损伤,并发症少,是一种较安全、可靠的血管成形术。

3.截肢术

截肢术适用于患肢已大片坏疽者。小腿段动脉闭塞,一般行膝下截肢;股-腘段动脉、主-髂段动脉闭塞,行膝上截肢,后者截肢平面较前者更高。手术中如发现创面血供较差,则应考虑提高截肢平面。

(六)基因治疗

采用基因移植技术直接向闭塞动脉近端移植具有血管再生的生长因子或基因,以 VEGF 最特异,利用其促使内皮细胞增生而形成大量新生血管的生物学性能,跨越闭塞的动脉段,从而建立丰富的侧支循环,达到"自体旁路血管转流"、改善血运的目的。已在临床初步应用。

(许永明)

第四节 四肢血管外伤

四肢血管开放性损伤常表现为局部大出血和失血性休克;闭合性损伤表现为局部搏动性或张力性血肿,创伤远端肢体血供障碍,伴不同程度的失血性休克。应该注意,休克的伤者四肢末梢循环较差,动脉搏动常减弱或消失;而部分病例血管损伤远端的动脉搏动仍可扪及,故不能单凭动脉搏动的存在与否而盲目排除或肯定血管外伤的诊断。临床表现结合无损伤血管检查是诊断四肢血管外伤常用的手段。当动脉搏动在休克纠正后仍减弱或消失,应高度怀疑动脉损伤的可能,进一步行血管彩色多普勒或血管造影明确诊断。

四肢血管损伤的同时,常合并四肢骨折移位。为防止血管修复后发生扭曲、张力增加等情况,在病情允许,特别是肢体缺血不严重,骨折处理较简单时,一般先行骨折复位固定,再行血管修复。紧急情况下先修复损伤血管后行骨折复位固定,但也要重视在手术结束前,再次检查修复血管的状况。

一、上肢动脉外伤

上肢动脉外伤是包括自锁骨下动脉直至指动脉间的动脉损伤的总称。其中以锁骨下动脉、腋动脉、肱动脉以及前臂(尺、桡)动脉损伤较为重要。

(一)锁骨下动脉外伤

该动脉前方有胸骨和锁骨保护,一般不易受伤,然而一旦发生则较难止血,可因大出血而危及生命,锁骨下动脉外伤常伴有臂丛神经损伤,导致上肢永久性功能障碍。肩部和锁骨上、下区的锐器伤,都可能直接伤及位于其下的锁骨下动脉,锁骨骨折时,骨折断端也可直接刺伤该动脉。

1.诊断

对于邻近肩、锁骨区域的穿通伤或钝性伤,周围组织损伤严重,特别是合并锁骨、第1肋骨骨折的病例,都应想到锁骨下动脉损伤的可能。如出现患肢远端动脉搏动明显减弱或消失,临床诊断已经可以确立。但由于上肢有丰富的侧支循环代偿,出现典型缺血表现者可能仅占19%~24%,所以对于高度怀疑的病例应进一步行动脉造影或血管彩色多普勒检查。辅助检查的好处是一方面可明确动脉损伤的诊断,另一方面还可帮助定位,有利于手术切口选择。

2.手术治疗

锁骨上1cm与锁骨平行的切口较为常用,必要时可切断锁骨获得更好的暴露。如为锁骨下动脉第1段损伤,切口可延长至胸骨切迹处,沿中线劈开胸骨,可以更好地显露和控制动脉近端。操作时应注意保护迷走神经和喉返神经,在左侧还应保护胸导管。

在阻断锁骨下动脉(右侧锁骨下动脉起始处损伤可阻断头臂干),控制出血后,根据动脉损伤的情况进行修复。动脉壁较整齐的裂伤,可直接修补;前后壁贯通伤,后壁游离困难,可先适当扩大前壁裂口,于动脉腔内修补后壁裂口,再修补前壁。缺损较大或裂缘不整,宜行补片修补或在切除损伤动脉后行端-端吻合。动脉壁损伤严重,修剪后缺损较大,则应作自体静脉或人工血管移植;如为靠近动脉起始部的损伤,也可在结扎锁骨下动脉损伤远近端后,利用自体静脉或人工血管行颈总动脉-锁骨下动脉旁路术。

甲状颈干、胸廓内动脉及椎动脉是锁骨下动脉主要分支,如有需要可予结扎。但椎动脉结扎后部分伤者可能出现小脑缺血,如条件许可应尽量重建。由于上肢在肩周有丰富的侧支循环,在结扎锁骨下动脉后大多不会出现上肢坏死,在患者情况不允许做复杂的动脉重建手术时,结扎锁骨下动脉也是一种选择。术后密切注意上肢血供情况,如出现明显缺血表现,可在全身情况稳定后行二期重建手术。

（二）腋动脉外伤

由于腋动脉全程与腋静脉伴行，并紧邻臂丛神经，因此腋窝及其邻近组织的直接暴力常可使腋动脉、腋静脉和臂丛神经同时损伤。单纯腋动脉损伤多由穿通伤所致。钝性损伤，如从高处坠落时外展的上肢突然受外物阻挡，肩关节脱位时肱骨头强力撞击腋动脉等，均可造成腋动脉挫伤或撕裂伤。肱骨颈骨折时，骨折的断端也可直接刺伤腋动脉。

1.诊断

当腋窝及其周围组织结构创伤，伴有远端动脉搏动消失及上肢缺血症状时，腋动脉损伤的临床诊断不难确立。如创伤并未破坏侧支血管，远端动脉搏动仍可存在，此时应行动脉造影或血管彩色多普勒明确诊断。

2.手术治疗

腋动脉修复手术的切口，可采用锁骨下2 cm处从喙突切开，到胸锁关节侧约2 cm。如需暴露远端动脉，切口可向胸大肌三角肌间沟延伸；为获得更好的显露，也可切断胸小肌。如需控制锁骨下动脉，必须在锁骨上另作切口。术中应注意探查臂丛神经和腋静脉。需注意避免为完成端-端吻合而过于广泛游离腋动脉，破坏侧支血管。因此如血管缺损较大，宁可行血管移植，尽可能保护侧支，以便当动脉重建后发生阻塞时，侧支循环可维持肢体存活。

（三）肱动脉外伤

肱动脉损伤是最常见的周围动脉损伤之一。穿通伤、钝性伤、肱骨骨折及脱位是造成肱动脉损伤的常见原因。由于正中神经，部分桡、尺神经与肱动脉伴行，所以肱动脉损伤时，合并上述神经损伤的情况较多见。应注意，肱动脉与正中神经在肘窝自坚韧的纤维索或二头肌下通过，该处的血肿或创伤后肿胀，将使肱动脉和正中神经受压，产生不良后果。

1.诊断

肱动脉径路的创伤，伴有明显的上肢远端缺血症状，是肱动脉损伤的临床诊断依据。上臂内侧或肘窝血肿，即使仅有轻微的远端缺血症状或上肢无力现象，也均应怀疑肱动脉损伤，进一步经动脉造影或血管彩色多普勒证实。

2.手术治疗

上肢外展90°，掌心向上，此时锁骨中点至肘窝中点的连线为肱动脉的体表投影。手术切口可选择上臂肱二头肌内侧缘纵行切口，也可向前将切口延伸至肘窝横纹，再转向前臂外侧，做"S"形切口。暴露肱二头肌并将其拉向外侧，在肱二头肌内侧沟处暴露肱动脉。为充分显露远端肱动脉，可切断肘关节处的肱二头肌腱膜。

由于肱动脉口径较小，人工血管移植后通畅率低，故移植材料首选自体静脉。但有学者认为，当上肢损伤严重，软组织广泛缺损，伴有明显的创面污染，清创后又无足够软组织覆盖的情况下，宁可选用人工血管。因为，移植的人工血管一旦感染，通常仅引起吻合口间歇性出血，此时可移除人工血管，结扎肱动脉或经非感染区另行解剖外旁路重建。而在软组织广泛缺损的情况下，如植入的自体静脉继发感染，移植血管广泛坏死，则可造成严重出血，危及生命。

二、下肢动脉外伤

在下肢创伤中，约1/3伴有血管损伤。其中股动脉损伤最为常见，占动脉损伤的1/4～1/3；其次为腘动脉损伤。下肢的侧支血供较上肢差，因此在处理下肢动脉损伤中，应尽可能早期重建动脉通路。有报道，股动脉、腘动脉损伤如未予重建，截肢率高达70%～80%。

（一）股动脉外伤

在股动脉损伤中，股浅动脉损伤最常见，股总动脉和股深动脉损伤较少见。穿通伤、股骨骨折断端刺伤等均可造成股动脉裂伤或横断，引起大出血、远端肢体缺血或搏动性血肿及假性动脉瘤形成。也可由锐器同时伤及股动脉、股静脉，造成动-静脉瘘。

1.诊断

邻近股动脉的外伤或股骨骨折,开放性创伤出现搏动性出血,闭合性创伤出现搏动性或进行性增大的血肿,远端动脉搏动减弱或消失,伴有肢体缺血征象,以及创伤邻近部位闻及血管杂音等均是临床诊断依据。结合动脉造影或血管彩色多普勒检查不难确诊。

2.手术治疗

伤者仰卧位,股动脉的体表投影是由腹股沟韧带中点向下至股骨内髁的连线,可沿此作切口,或沿股动脉搏动向下作纵行切口。必要时切口可向腹股沟韧带上方延伸。切开皮下组织,剪开股动脉鞘即可显露股动脉。沿动脉鞘向上或向下剪开深筋膜、血管鞘即可获得良好暴露。探查股动脉时,应注意保护阔筋膜表面的股神经前皮支,动脉前方的隐神经以及后方的股静脉。根据探查结果,决定具体修复方式。

应特别指出的是,股动脉在腹股沟韧带下 3~5 cm 处分出股深动脉,该动脉位于缝匠肌内缘深面向外下走行,是股动脉的主要分支,当股浅动脉阻塞时是重要的侧支循环的来源。虽然单纯结扎股深动脉并不直接危及下肢的血供,但在将来,如果因动脉粥样硬化导致股浅动脉阻塞时,股深动脉的缺失就可能加重下肢血液供应的障碍。因此,股深动脉近段的损伤宜尽量修复。

(二)腘动脉及小腿动脉外伤

钝性损伤在腘动脉及小腿动脉损伤中较为常见,包括膝关节脱位、股骨下段骨折、胫腓骨骨折等,可通过移位牵拉或骨折片直接损伤动脉。小腿挤压伤不仅可直接破坏血管,还可使肌间隔压力增加,导致小腿主干及侧支血管闭塞、血栓形成。锐性伤多导致单一动脉损伤,除非伤及腘动脉或胫腓干主干,一般缺血症状可不明显。

1.诊断

邻近腘动脉及小腿动脉行径的锐性或钝性损伤后,出现搏动性出血或血肿,远端动脉搏动明显减弱或消失,伴肢体急性缺血表现,或可闻及血管杂音,动脉损伤的诊断可确立。但应注意腘动脉或一支小腿动脉损伤时,仍有约 15% 的病例可扪及远端动脉搏动。故对高度怀疑尚难确诊病例,特别是合并邻近膝关节的骨折、脱位,小腿近侧或远侧 1/3 移位或粉碎性胫骨骨折者,应作动脉造影明确诊断。

2.手术治疗

膝后方入路适用于单纯腘动脉损伤,切开皮肤和皮下组织,打开筋膜即可显露腘动脉。合并其他部位损伤时可用膝内侧方入路,沿缝匠肌前缘纵行切开,将半膜肌、半腱肌肌腱"Z"形切断,拉开腓肠肌内侧头,暴露腘动脉。如术野显露不满意,可切断比目鱼肌胫骨附着处,以增加显露。膝下内侧切口,经内侧肌间沟可显露胫腓干及胫腓动脉。经腓肠肌内侧缘胫骨后方切口,很容易解剖出胫后动脉。小腿外侧纵切口,经胫前肌与踇长屈肌间隙可暴露胫前动脉。

腘动脉和胫腓干的损伤必须予以重建。胫前、胫后、腓动脉均损伤时,力争修复其中两条。单支小腿动脉损伤,虽结扎后不至于影响肢体存活,但若病情允许,动脉暴露又容易,也宜尽量修复。如动脉造影证实,单一小腿动脉损伤后已有血栓形成,不必急于处理,可密切观察有无症状再考虑是否手术。

三、四肢静脉外伤

静脉外伤的发生率为血管外伤的 22%~38%。解剖关系上,动脉常与静脉伴行,两者同时损伤者占 22%~63%,单纯静脉损伤者也有 15%~20%,其中以股、腘静脉损伤较为常见。多数静脉损伤为刀刺、枪弹等锐性损伤,也可为钝性损伤,造成静脉内膜裂伤、静脉壁挫伤、撕裂伤或完全断裂。

(一)诊断

肢体静脉损伤的临床表现不如动脉损伤显著,因而在术前可能遗漏对静脉损伤的诊断,往往是在处理动脉损伤或其他创伤时才被发现。静脉损伤后的表现多种多样。较大静脉损伤出血,常伴失血性休克。开放性损伤可以仅有持续暗红色血液流出,也可为相当汹涌的出血;闭合性损伤可以表现为进展缓慢的小血肿,也可形成巨大血肿。临床上如发现开放性创伤的伤口出血或闭合性损伤的局部血肿、肿胀与已明确的创伤不符时,特别在无动脉损伤征象、无骨折及严重软组织损伤的病例,均应怀疑存在静脉损伤的可能,可进一步做血管彩色多普勒显像,下肢还可进行顺行性静脉造影,均有较高的诊断准确率。对难以判断的病例,或在紧急情况下不允许,或没有条件行相关检查者,均应在手术中同时探查动脉和静脉,以免遗漏对损伤静脉的处理。

(二)四肢静脉外伤的治疗

对四肢静脉损伤的治疗,长期以来并未引起足够重视。常以止血为治疗目的,大多主张单纯结扎,而不必进行血管重建。甚至认为重建术后,易形成静脉血栓,有导致致命性肺栓塞的可能。但经过长期临床实践证明,这种顾虑是不必要的。而且研究表明,四肢静脉主干结扎后可造成急性静脉高压,进而使外周血流阻力增加,动脉血流随之下降,导致动脉修复失败,危及肢体的存活。即便肢体存活,也可出现慢性肿胀、皮肤溃疡、色素沉着以及功能障碍等后遗症,严重影响生存质量。因此,除非病情危重为挽救生命,对肢体近端主干静脉,如股静脉、腘静脉以及锁骨下静脉和腋静脉损伤,均应争取作静脉重建术。而对于前臂或小腿的静脉损伤,尤其是单一静脉损伤,结扎后不至于引发静脉回流障碍。

1.手术治疗

四肢静脉的暴露方法与相应动脉的暴露相同。前述的血管修复原则同样适用于四肢静脉损伤。只是静脉压力较低,血流相对缓慢,修复后血栓形成和发生管腔狭窄的机会较多。所以手术操作要求较动脉修复更加精细,最好做褥式缝合,可以使内膜对合整齐、光滑。行血管移植时的首选材料仍是自体静脉。如损伤静脉口径较大,为使移植静脉口径匹配,可将移植段静脉断端斜行剪除;或将移植段静脉纵行切开,再沿横轴重新缝合以扩大口径;也可将2~3条自体静脉纵行剖开,再组合缝成一根较大管腔的静脉进行移植,即所谓组合移植。

2.动、静脉同时损伤的治疗原则

动、静脉损伤常同时存在,此时应在控制出血后优先修复静脉损伤,这样可以为动脉重建后提供回流通道,并可防止空气栓塞的发生。

3.术后处理

术后常规抗凝治疗可以减少血栓形成的机会。现在常用低分子肝素代替普通肝素抗凝,方法是0.4 mL皮下注射,每天2次。同时每日静脉滴注低分子右旋糖酐500 mL,口服肠溶阿司匹林、双嘧达莫或氯吡格雷等,以降低血液黏滞性。术后早期伤肢功能锻炼,依靠肌肉主动收缩促进静脉回流,也是预防血栓形成的有效措施。

(许永明)

第十六章　面部整形

第一节　颏部美容术

一、颏部有关解剖

颏部美容手术是 1972 年由 Gonzales-ulloa 报告手术切除颏下垂开始的。颏部美学形态以颏略前突、颏颈角明显者为美形颏。

颏附近的解剖：肌肉系除口轮匝肌外尚有笑肌、三角肌、降口角肌、下唇方肌、颏肌、颈阔肌。这些肌肉均由面神经，如下颌缘支等支配。主要供血动脉是面动脉、颏动脉、颏下动脉、上唇动脉、下唇动脉。

二、颏成形术

颏畸形可分为小颏和巨颏两类，并可于颌骨畸形并存。此只介绍单纯颏畸形矫正。

（一）术前设计

施行颏畸形矫正时，首先考虑下颌的 3 种基本关系。只在当受术者的鼻唇角及上唇同上切牙关系基本正常时，轻度下颌前突或后缩才适合作单纯成形术。按 X 线片测量分析颏部畸形所在，施行水平截骨时，参考的依据是 Da vinci 的面部 3 等份分割法，Ricketts 的面部黄金比及其审美平面。鼻根与颏点的连线垂直于眶耳平面即为突出的理想程度。

（二）手术方法

1.切口

沿前庭沟上方 3~5 mm，$\overline{5|5}$ 相对应的唇侧黏膜上做弧形切口，先切开黏膜，切断颏部肌肉与骨膜，贴骨面剥离，显露截骨线部位。

2.截骨

按设计标出截骨线，用有刻度探针指导截骨。截骨方法很多，目前广泛应用的是口内水平截骨术。缩颏量一般控制在 5~9 mm 较为合适。

3.固定

截骨完成后，止血，冲洗伤口，清理骨渣，将颏正中活动骨块置入最佳位置后用钢丝结扎固定。

4.缝合与包扎

将骨膜、肌肉为一层予以缝合，再缝合黏膜。颏部及颏下垫松软纱布，轻压包扎。

三、隆颏术

常用隆颏材料为医用固体硅橡胶置入隆颏术，有口外经路和口内经路两种入路。

（一）适应证

适用于咬颌正常的轻度颏后缩畸形者。

（二）手术方法

（1）选择大小、厚薄和形状合适的颏假体，必要时可作适当修整。

（2）按假体形状在颏部标记剥离范围。

（3）局部浸润麻醉。

（4）在 $\overline{2|2}$ 龈唇沟处做长 1.5 cm 的黏膜切口，切开黏膜和肌肉，向齿槽骨切开骨膜，用剥离器紧贴骨面一直剥离至颏缘。将假体置入骨膜下。如此操作，小切口大腔穴，置入假体位置稳定，不致上移。

（5）缝合固定：将骨膜和肌肉一起缝合，黏膜缝合。颏部覆盖少许松软纱布，胶布固定周，以防假体移位。

（三）并发症

常见的是置入假体向上移位，下唇沟消失和下唇内翻等并发症。个别病例还可能发生骨髓炎，假体不稳定，致局部溃破，继发感染。凡假体穿破黏膜或皮肤者必须及时取出。

四、颏下垂修复术

（一）适应证

颏下垂是该部脂肪组织随年龄增长而发生下垂，因此，颏下垂是老年化的表现少数年轻人也会出现下垂颏。主要特征是颏部脂肪增加和蓄积，颏下皱褶明显及多余皮肤，有人称"巫婆颜"，因此需给予美容修复。

（二）手术方法

根据颏下垂的程度，设计剥离范围，然后在颏下缘作皮肤横形切先分离真皮下层至设计剥离范围，再掀起颏下脂肪筋膜瓣。如颏前突明显，可切除该脂肪筋膜瓣，或因颏皱褶明显可将脂肪瓣向前推进，将瓣拉平，填充皱褶。如颏前突消失，需将该脂肪筋膜瓣翻转到颏前，并固定 3～5 针，使颏前突明显。如多余皮肤下垂，可将多余的皮肤切除（图 16-1）。此法可彻底修复颏下垂。

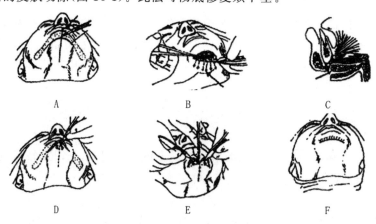

图 16-1　下颌脂肪袋切除术
A.切口；B.剥离；C.切除脂肪范围；D.牵拉皮瓣；E.剪除多余皮肤；F.缝合

（宋　艳）

第二节　小切口微创面部提升术

一、"S-lift"面部提升及其改进术式

1997年Baker于耳前设计切口,在侧面部垂直鼻唇沟方向条状切除SMAS后提紧缝合,改善面部下垂;1999年Saylan提出"S-lift"面部提升的方法,之后Tonnard、Hopping等,进一步加强并改善了这种方法。

(一)适合人群

"S-lift"面部提升针对面中下部及颈部轻到中度的下垂,可以改善鼻唇沟加深、下颌线的松弛、不规整,以及颈部的松弛。手术切口小、不需要广泛和深层的剥离,恢复时间快,荷包缝合一般在腮腺浅面和咬肌浅面的SMAS进行,不易损伤面神经分支。

(二)手术过程

1.手术切口设计

在耳前顺耳轮脚、耳屏、耳垂自然曲线设计"S"形切口(图16-2),阴影内为切除皮肤。

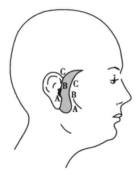

图16-2　S-lift耳前皮肤"S"形切口,阴影内为切除皮肤

2.分离

在皮下分离,向前至眼轮匝肌和颧大肌边缘,前下至鼻唇沟,下方可到下颌缘下1~2 cm,后方达耳下耳后乳突区。

3.SMAS的折叠、悬吊

根据SMAS筋膜的松弛程度,在两个方向,进行SMAS筋膜的荷包缝合。

一个方向为耳前垂直方向的"U"形荷包缝合,宽度为1~2 cm,上缘为颧弓,下缘到下颌缘下,可包括部分颈阔肌,以2/0尼龙线进行SMAS的荷包缝合后,将其向上提升固定与颧弓;第二个方向斜向前下,和第一个方向约成30°角,做一"水滴形"或椭圆形的"O"形荷包缝合,大小和宽度根据面颊部SMAS的松弛程度。同样以2/0尼龙线做荷包缝合后向后上方提升后,固定于外侧颧弓骨膜(图16-3)。调整两侧的缝线张力,两侧对称后,可适当修整荷包缝合中膨出的筋膜,分层缝合切口。

4.延长切口

之后,Tonnard、Hopping等在此基础上沿颞部发际线适当延长切口,延长、扩大荷包缝合的范围并悬吊、提升颧脂肪垫,以取得更好的效果(图16-4)。

二、额部、颞部小切口额部提升术

小切口额颞部提升术在国内已开展多年,通过额、颞部发际内小切口,进行额颞部分离,采用特殊的器械,离断额肌、皱眉肌等,并可结合锯齿线等悬吊技术对中面部进行提拉,具有确切的临床效果,但操作在

盲视下进行,处理额肌和眉间肌群时准确性欠缺,较易出现血肿等并发症。

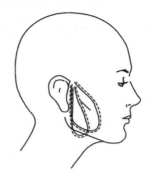

图 16-3　SMAS 筋膜的 U 和 O 形荷包缝合,其上方悬吊于颧弓外 1/3 骨膜

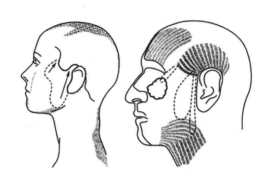

图 16-4　Tonnard 改良"S-lift"(MACS-lift)的皮肤切口及 SMAS 缝合设计

（一）适合人群

轻到中度的面部皮肤老化、额纹、眉间纹、鱼尾纹及眉下垂、中面部松弛。

（二）手术过程

1.切口

额部正中发际内矢状切口长 1.5～2.0 cm,在颞部发内 2 cm 平行发际切口,长 3.0～4.0 cm。

2.麻醉

双侧眶上孔眶上神经阻滞麻醉,额、顶、颞部肿胀麻醉。

3.术中

正中切口直至冒状腱膜下,用扁平剥离器在帽状腱膜下层面剥离额部,下方至眶上缘、鼻根部;颞部在颞浅筋膜浅层分离,下至颧骨上缘,外至耳前方,在颞线处与额部贯通;注意保护面神经额支。贴近骨面可继续剥离达眉下方、外眦角部位,将眉掀起,形成眶周深层次剥离。在额颞切口处同一层次向后剥离 1～2 cm,不做顶枕部剥离。用钩刀或锯齿刀,根据需要在额纹及眉间纹明显处,离断额肌、皱眉肌和降眉肌。颞部 SMAS 筋膜水平褥式折叠缝合,也可在切口处切开颞浅筋膜,紧贴颞深筋膜小心分离,形成颞浅筋膜瓣,向后上方固定于颞深筋膜用以加强提高眉及提拉颞部。观察两侧对称后,间断缝合切口,向后上方牵拉包扎,适当加压固定。术后眼部涂眼膏及眼药水,术后 4 天去除包扎敷料,8～10 天拆线。

三、颞部小切口+经上睑切口眉间肌去除

面部老化的患者,常常伴有上眼睑的皮肤松弛,在重睑线或紧贴眉下缘去除多余的皮肤,是纠正上睑皮肤松弛的常用术式,通过上睑的切口可以在直视下处理眉间肌群,消除眉间纵纹和鼻根横纹。结合颞部小切口的侧面部除皱,可以较好地改善老化的面容。

（一）适合人群

面部轻到中度的老化,外侧眉毛下垂、外眼角下垂、有明显的鱼尾纹、眉间纹,同时伴有上睑皮肤的老化,但无内侧眉毛下垂、无眉间区鼻根上皮肤缀余。

（二）手术过程

1.颞部小切口除皱

颞部发际后1～2cm平行发际切口,可于颞浅筋膜的浅面或紧贴颞深筋膜浅面两个层面分离,都需注意保护面神经额支。于颞浅筋膜浅面可及眼轮匝肌外缘及侧面部;于颞深筋膜深面至颧弓上缘和眶外侧,并于此处进入骨膜下,松解释放外眦和眉外侧,向外上方提拉固定,纠正眉外侧下垂、外眼角下垂,改善鱼尾纹。

2.经上睑切口眉间肌去除

上睑切口设计同纠正上睑皮肤松弛的重睑线切口或眉下缘切口。去除多余皮肤后,于眼轮匝肌深面向眉间钝性分离,内侧区分离接近眶上缘时,可见皱眉肌边缘,其纤维为斜行走向,和水平走行的眼轮匝肌有所区别。进一步钝性分离眼轮匝肌,可更好地暴露皱眉肌和在肌肉内部走行的滑车上神经分支及血管。小心地去除部分皱眉肌,注意保护滑车上神经分支,一旦有出血,立即电凝止血(图16-5)。

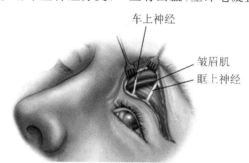

图16-5 经上睑切口暴露皱眉肌以及滑车上神经分支

对于有眉间横纹者,可通过上睑切口于眼轮匝肌深面,向鼻背根部横向分离,切断降眉间肌纤维。

四、颞部切口结合下睑缘切口中面部提升

面部老化也经常伴随下睑皮肤的松弛和眶隔脂肪的疝出,下睑支持韧带松弛所导致的睑颊沟加深也更加重了老化的表现。中面部颧脂肪垫的下移会导致面颊部轮廓的丧失和鼻唇沟加深,通过下睑缘切口可以在改善眼袋的同时,上提中面部的组织,也可结合颞部小切口的除皱,进一步的改善中下面部的老化。

（一）适合人群

面部轻到中度的老化,外侧眉毛下垂、外眼角下垂、鱼尾纹,同时伴有眼袋、睑颊沟明显,中面部的下垂,鼻唇沟加深。

（二）手术过程

1.颞部切口

颞部发际后平行发际切口,切开至颞深筋膜表面,紧贴颞深筋膜表面向内下方剥离,内侧至眶外侧缘,下方至颧弓上缘。到达眶外侧壁后,在眶外侧壁和颧弓内1/3段上缘,以锐利剥离子剥开骨膜,进入骨膜下。

2.下睑缘切口

设计同眼袋切口,可沿外眦部鱼尾纹向外侧方向适当延长0.5～1.0cm,随肌纤维剪开眼轮匝肌显露眶隔,于眼轮匝肌深面、眶隔表面向下钝性分离至眶下缘,向外至颧突,眶下缘下0.5cm切开骨膜,在骨膜下分离上颌骨表面及部分颧骨体表面,并向外与颞部剥离腔隙相连通,内侧可至鼻骨,向下至梨状孔边缘及龈颊沟,注意保护眶下神经。

3.缝合切口

将分离的复合组织瓣向上方、外上方提拉,在下睑缘切口,将骨膜提紧后缝合固定于眶外侧骨膜,适当去除疝出眶隔脂肪,将眼轮匝肌瓣提紧后固定于外眦部骨膜,去除多余皮肤,缝合切口。颞部可去除多余皮肤及颞浅筋膜,颞浅筋膜和颞深筋膜固定后分层缝合切口。

五、颊脂肪垫的悬吊

颊脂肪垫是位于中面部皮下和 SMAS 之间的致密脂肪组织,位于以鼻唇沟为底边,尖端朝向颧突方向的三角形区域,它的老化下移,会导致鼻唇沟加深和面颊部饱满度的丧失,在行颞部切口除皱的同时,可以采用不可吸收缝线、锯齿线、恩多泰装置等悬吊颊脂肪垫,其固定点位于外眦垂线和耳屏水平线交点,或更加靠近鼻唇沟区域,向外上方固定于颞深筋膜,可以有效地改善鼻唇沟和恢复中面部的形态。

(宋　艳)

第三节　面正中裂的整形修复

面正中裂是很少见的先天性面裂畸形,约占各种面裂总数的 4‰。可表现为上唇正中裂、鼻裂或双重鼻。此症系胚胎第 6 周时两侧球突部分或全部未联合,或球突未发育所致。属 Tessier 的"0"号裂。其裂隙程度轻重不一,可仅为上唇红裂,也可伴有鼻裂。如裂继续向上到眉间、颅部,则为"14"号裂。如为下唇正中裂和舌裂,则系胚胎第 3～7 周时,两侧下颌突因故部分或全部未连接所致,属 Tessier"30"号裂。

早在 1823 年 Bechard 第 1 个报道了上唇正中裂,1935 年,后 Davis,Weaver,Braith-waite,Kazan jian,Millard,Benton 等相续报道了同样病例。在 70 年代初发现了正中鼻额部的畸形,并开始对"14"号裂进行了研究。而下颌正中裂("30"号裂)是 1819 年 Couronne 第 1 个报道,以后在 1966 年、1969 年、1970 年相继有人报道计 50 余例。

一、临床表现

"0"号裂可仅表现为上唇正中唇红裂口,裂口也可累及整个上唇正中直到鼻小柱,故人中消失,前颌骨也可裂开,但很少会影响到门齿孔以后的腭板。这时前鼻嵴分列于裂两侧,牙齿与正中线成角(图 16-6)。鼻小柱变宽,中有一沟状凹陷,鼻尖呈分裂状。鼻阈无什么变化,但两侧可能不对称。鼻翼及鼻软骨向外移位,发育不良,甚至破坏。鼻中央可见宽沟状凹陷。1972 年,Krikum 发现,在发育不良的鼻翼软骨和鼻骨之间有一条皮下纤维化肌束将鼻小柱向上牵拉,如早期切除此束条,将有利于鼻尖的发育。鼻背部变宽而平坦,鼻骨变厚而大,鼻中隔可变厚,变成两块或者消失。1970 年 Convers 指出这时筛窦前面的窦腔数量增加并变大。一般双内眦间距没明显变化,而眼眶的容量增大,这时从"0"号裂进展到"14"号裂了。

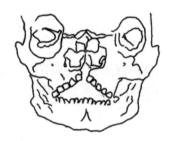

(前鼻嵴分裂,牙齿与中线成角)
图 16-6　"O"面裂

"14"号裂,向上正中裂开,两侧上唇变小并斜向鼻底。鼻小柱发育不良或缺损,鼻中隔很小,并和腭部毫无联系。这时往往伴有完全性腭裂。鼻尖中央凹陷,有的病例鼻骨和中隔软骨不存在。正中骨上有凹陷,并可延伸到筛窦,引起眼眶发育不良,这样常伴有眼畸形。头顶部皮肤缺损,前脑特别嗅球部位可有畸形,这种患儿往往很难成活。

"30"号裂患者的裂隙可仅为下唇正中软组织裂,也可发展到下颌骨、舌、口底,甚至累及颈部、舌骨及胸骨。舌前端常分裂,裂缘附着到下齿槽裂隙上,也可出现小舌或无舌。舌骨常缺如。常同时有甲状软骨发育不良。颈前肌常萎缩,代之为密集挛缩的纤维束,类似瘢痕条索,并牵拉颏使之移位。在严重病例,胸骨柄消失,锁骨头间距变宽。下颌骨裂有时也可影响到面上半部,如出现软腭裂、唇裂、上齿槽裂、颅面发育不良等。

二、修复方式

修复的目的主要是外形,但也不能忽视功能的修复,所以有时为了功能的修复,有的部位可推迟到发育较好后再做修复。原则上早期仅做人中修复,手术时要切除不正常组织,直抵正常缘,这样有利于对合。超过中线的修复一般采用一到几个 Z 改形。

上唇正中裂和鼻裂根据裂隙情况以 Z 改形原则进行修复,以防缝合后人中部形成直线瘢痕而引起挛缩。在缝合时要按层次逐层缝合。尤其注意唇红缘的对合,以及口轮匝肌的功能性复位后缝合。

下唇正中裂可按下唇、舌系带、颈部、下颌骨的顺序分期修复。修复原则同上唇正中裂。舌系带短缩和颈部正中条索可按 Z 改形术原则及早纠正之,以便使舌和下颌骨得到正常发育。颈部正中条索也可切除后用局部旋转皮瓣插入以做出正常的颏颈角。

下颌骨裂可于学龄前施行植骨术,骨片来自于自体髂骨和肋骨,也可应用经过处理的异体骨移植。舌裂可切除裂隙后相互缝合,但注意缝合时要带入较宽的组织,以防撕脱。

(宋　艳)

第四节　面横裂的整形修复

面横裂是一种先天性第 1 腮弓畸形,亦是 Tessier 颅面裂分类中的"7"号裂(见图 16-7)。临床上有许多不同的称谓:1940 年,Kaith 称此为坏死性面部发育不良;1949 年,Braithwaite 和 Watsor 称为半面短小伴小耳畸形。1961 年 Longacre,Destefano 和 Holm-strand 称之为第 1、第 2 腮弓综合征、面侧裂或口、下颌、耳综合征。

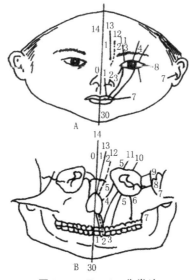

图 16-7　Tessier 分类法
A.颅面裂(以号数命名)发生部位示意图;B.颅面裂骨骼病损部位示意图

历史上最早记录此畸形是 1869 年,此后有许多关于此畸形的记录。Gorlin 和 Pindborg(1964)报道了巨口症的发病率在男性多于女性。1965 年,Grabb 总结了他所碰到的 102 例巨口症,证实了男性发病率高于女性,并报道了在这 102 例中,12 例为双侧性巨口症。到 1973 年 Converse 也报道了 280 例,其中

15 例为双侧性。

面横裂的发病率,Grabb(1965)报道在新生儿中为 1∶5642,Poswillo(1974)报道为 1∶3 000。所以总的来讲,面横裂的发病率较唇腭裂为低,但多于面中裂,且以单侧男性为多见。

一、临床表现

临床表现有较大差异,轻者仅表现为面部稍不对称,外耳轻度异形,仅在头颅定位 X 线测量时才发现两侧不对称,所以在临床检查时,如发现患儿的耳垂似乎不很正常时,必须提高警惕,并进行仔细检查。口部畸形可能是极轻微的,仅口角稍向外,也可口角到外耳前全部裂开。事实上此类完全性裂开是很少见的,而大部分患者的裂隙都终于颊部,故亦称为巨口症。重者可裂到嚼肌前缘,但可发现有一横行凹陷的沟越过颊部直到耳前,如超过嚼肌前缘到耳屏,则为严重的面横裂。这时常伴有同侧颜面萎缩、外耳畸形,可无腮腺及腮腺导管,面神经、三叉神经、面部肌肉都可受累。同时腭和舌也可发育不良。下颌支髁突和颧弓发育不良,甚至可部分缺如。如颞肌受累、喙突也相应改变。由于颧骨发育不良,可引起外眦下降。此外,还可伴有外眦裂(Tessier"8"裂)等第 1、2 腮弓畸形。

患儿可表现流涎,吸吮困难,发音不清,牙咬合关系异常等症状。

二、手术修复

手术前首先要定口角位置,单侧裂可以健侧口角为标准进行定位。双侧裂则在双眼平视正前方时,自瞳孔向下作垂线与口裂水平线相交点为口角。如患儿不能合作时,可以睑裂中、内 1/3 交界处向下做垂直线与口裂水平线相交点为口角点。1969 年,Boo-Chai 提出可按黏膜色泽来定位,即在出现唇黏膜处稍向近中侧皮肤、黏膜交界处定点。

自定出的口角点沿上、下缘裂隙的皮肤黏膜交界处作切口。切开皮肤、肌层,直达黏膜下层。作黏膜下分离,将上、下方黏膜瓣翻入口腔,缝合黏膜裂缘作为口腔衬里组织。将口角部的唇红组织尽量保留,相互缝合,使口角的唇红组织松弛,张口时不受牵拉限制,并尽量使口角形成圆形为度。肌层缝合至为重要,一定要有良好的对合。最后缝合皮肤。如裂隙较短小者,可仅做皮肤直线缝合;如裂口较长,则在皮肤切口上做 Z 改形缝合,以防将来直线状瘢痕牵拉口角;1962 年 May 报道了自下唇做一个小的 Estlander 皮瓣转到上唇,此瓣的蒂成为新的口角。同年也有报道沿裂隙做上(下)唇红黏膜瓣,越过口角到达下(上)唇红部位进行修复。也有报道在正常口角外侧做小三角瓣旋转插入到口角黏膜中,其目的是使口角松弛,张口时呈圆形(图 16-8)。

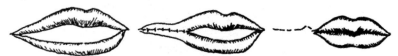

图 16-8 巨口症缩小术

对颌骨畸形及下颌部凹陷可作为第二期手术进行整复。幼年期可应用异体骨、软骨或假体做暂时性充填,其目的是除了改善外形外,并有助于软组织的正常发育,为成年期做进一步手术创造有利条件。到发育后再进行自体肋骨移植或补充性骨移植,移植部位包括颧骨、下颌骨升支、下颌骨体等部位。移植方法仅限于局部覆贴和充填以达到外观改善。有时也可考虑做患侧升支截骨及骨移植术,以增进外貌及改善咬合功能。在严重畸形时,可做游离皮瓣或皮管移植以丰满患侧外形。此外,也可靠根据情况而选用脂肪、真皮脂肪等组织移植充填。

耳赘可在口角整复时同时切除,耳郭整复待 10 岁后进行为好。手术原则尽量利用残存耳组织。通过复位、成型、补充等方法进行再造。具体方法参考耳再造术。

(宋 艳)

参 考 文 献

[1] 陆继明.普外科常见病与多发病[M].哈尔滨:黑龙江科学技术出版社,2020.

[2] 张广东.普通外科疾病诊疗与并发症处置[M].昆明:云南科技出版社,2020.

[3] 刘翠萍.普外科手术精要与治疗方案[M].沈阳:沈阳出版社,2020.

[4] 赵炜煜.实用临床普通外科学[M].哈尔滨:黑龙江科学技术出版社,2020.

[5] 张涛.临床外科疾病诊断精要[M].北京:科学技术文献出版社,2020..

[6] 潘雷.普外科临床思维与实践[M].北京:科学技术文献出版社,2019.

[7] 赵天君.普外科临床诊断与治疗[M].昆明:云南科技出版社,2019.

[8] 李博.临床普外科学[M].海口:海南出版社,2019.

[9] 王荣杰,孙继富.普外科疾病诊断与治疗进展[M].汕头:汕头大学出版社,2018.

[10] 张武坤.普外科临床诊断与治疗精要[M].天津:天津科学技术出版社,2020.

[11] 张鹏天,王宏波,陈华强.普外科手术[M].南昌:江西科学技术出版社,2019.

[12] 刘牧林,方先业.腹部外科手术技巧[M].郑州:河南科学技术出版社,2020.

[13] 韩飞.普外科常见病的诊疗[M].南昌:江西科学技术出版社,2019.

[14] 于海涛.普外科临床精要[M].武汉:湖北科学技术出版社,2018.

[15] 张士荣.外科疾病诊疗护理与康复[M].成都:四川科学技术出版社,2020.

[16] 程俊杰.普外科疾病诊断与治疗[M].昆明:云南科技出版社,2019.

[17] 张玉国.临床常见普外科疾病学[M].西安:西安交通大学出版社,2018.

[18] 张娟子.临床普外科常见病诊疗[M].北京:科学技术文献出版社,2020.

[19] 刘建军.临床普外科新进展[M].上海:上海交通大学出版社,2019.

[20] 石鑫.实用普外科诊疗精要[M].北京:科学技术文献出版社,2019.

[21] 董秀霞.实用普外科临床诊疗精要[M].哈尔滨:黑龙江科学技术出版社,2019.

[22] 雷双隆.普外科疾病诊疗指南[M].武汉:湖北科学技术出版社,2018.

[23] 肖强,张晋,范慰隆.现代临床外科学[M].昆明:云南科技出版社,2020.

[24] 范凤连.新编普外科诊断思维[M].北京:中国纺织出版社,2019.

[25] 王凯宇.普外科临床诊断与治疗[M].哈尔滨:黑龙江科学技术出版社,2018.

[26] 曹新福.普外科微创手术学[M].汕头:汕头大学出版社,2019.

[27] 曾国祥.新编普外科常见病诊断与治疗[M].哈尔滨:黑龙江科学技术出版社,2018.

[28] 王凯峰.普外科常见病及周围血管疾病诊疗学[M].北京:中国纺织出版社,2020.

[29] 罗东林,杨峻峰,靳争义.普外科临床疾病诊治精要[M].上海:上海交通大学出版社,2018.

[30] 李辉.新编外科常见病的诊断与治疗[M].沈阳:沈阳出版社,2020.

［31］张森.临床普外科疾病诊断治疗新思维［M］.天津：天津科学技术出版社，2020.

［32］马姝.新编普外科手术治疗学［M］.昆明：云南科技出版社，2019.

［33］左明章.麻醉科诊疗常规［M］.北京：中国医药科技出版社，2020.

［34］肖风林.现代普外科常见病诊断与手术［M］.哈尔滨：黑龙江科学技术出版社，2019.

［35］鲍广建.现代临床普通外科诊疗精粹［M］.上海：上海交通大学出版社，2019.

［36］杨甜，王友春，张瑜，等.ERCP胆道塑料支架置入术与ERCP胆道取石术治疗老年多发胆总管结石的临床效果比较［J］.临床医学研究与实践，2021，6(1)：61-64.

［37］邓汇典.普外科腹部术后切口感染的影响因素分析［J］.基层医学论坛，2020，24(10)：1400-1401.

［38］陈利媛，王佳，侯奕同.胃食管反流病治疗的研究进展［J］.国际消化病杂志，2020，40(4)：215-218.

［39］杨连粤.门静脉高压症外科治疗的进展［J］.中华外科杂志，2020，58(3)：183-188.

［40］谌磊固.腹腔镜下腹股沟疝修补术治疗腹股沟疝的临床效果［J］.中国民康医学，2020，32(3)：63-65.

国家出版基金项目
NATIONAL PUBLICATION FOUNDATION

蒙古高原蝗虫

GRASSHOPPERS OF THE MONGOLIAN PLATEAU

林　晨　德·阿拉坦其木格　能乃扎布　主编

内蒙古人民出版社

图书在版编目(CIP)数据

蒙古高原蝗虫／林晨，德·阿拉坦其木格，能乃扎布
主编. -- 呼和浩特：内蒙古人民出版社，2025.1

ISBN 978-7-204-18057-8

Ⅰ.①蒙… Ⅱ.①林… ②德… ③能… Ⅲ.①高原-
蝗科-内蒙古 Ⅳ.①Q969.26

中国国家版本馆 CIP 数据核字(2024)第 078142 号

蒙古高原蝗虫

主　　编	林　晨　　德·阿拉坦其木格　　能乃扎布	
策划编辑	贾睿茹　　王　静	
责任编辑	杨佐坤　　贾睿茹	
责任监印	王丽燕	
封面设计	刘那日苏	
出版发行	内蒙古人民出版社	
地　　址	呼和浩特市新城区中山东路 8 号波士名人国际 B 座 5 楼	
网　　址	http://www.impph.cn	
印　　刷	内蒙古爱信达教育印务有限责任公司	
开　　本	889mm×1194mm　1/16	
印　　张	20.25	
字　　数	490 千	
版　　次	2025 年 1 月第 1 版	
印　　次	2025 年 1 月第 1 次印刷	
书　　号	ISBN 978-7-204-18057-8	
定　　价	168.00 元	

如发现印装质量问题,请与我社联系。联系电话:(0471)3946120 3946124

编　委　会

主　编：林　晨

　　　　德·阿拉坦其木格
（D. ALTANCHIMEG）蒙古国

　　　　能乃扎布

副主编：那拉苏　伟　军

编　委：琪勒莫格　白秀文　陈宇琪

　　　　德利木
（S. DORJDEREM）蒙古国

　　　　恩和扎雅
（CH.ENKHZAYA）蒙古国

前　言

　　蒙古高原(Mongolian Plateau)位于亚洲内陆干旱半干旱地区,基本包括了蒙古国全部,中国内蒙古大部及俄罗斯布里亚特南部的部分地区,为东亚内陆高原,面积约 200 万平方公里,主体为广阔的草原,也有郁莽的林海和浩瀚的沙漠。

　　蒙古高原由于自然条件复杂、生态环境多样,所以该地区的蝗虫呈现多样性。蒙古高原的蝗虫在世界动物地理区系中基本归属于古北界,同时也掺杂着其他各界的个别物种,如在临近南部和西南部地区生存着隶属于东洋界的不少物种,而在西部和北部地区也能看到隶属于中亚和西伯利亚地区的很多种类。

　　蝗虫俗称蚂蚱,有些地区也称蚱蜢,是昆虫纲直翅目蝗总科 Acridoidea 和蚱总科 Tetrigoidea 昆虫的总称,是草原和农业生态系统中十分常见的植食性动物。蒙古高原是草地蝗灾的易发和多发区,严重发生年份牧草产量和品质下降,猖獗发生年份可造成草原的严重退化和沙化,使得当地农牧业生产和生态建设遭受严重的损失。据 2000～2012 年的资料,内蒙古草地的蝗灾发生面积由 2000 年的 44 万亩增加到 2012 年的 457 万亩,其中重灾面积由 25 万亩增加到 217 万亩。2018～2022 年,内蒙古蝗灾面积曾达 4200 多万亩,约占全区草原虫害总面积的 71％,严重遭灾面积为 2300 多万亩,约占全区草原其他虫害遭灾面积的 73.3％。根据资料(Chuluunjav,2022 年),2004～2006 年蒙古国西部的巴彦乌列盖、科布多、戈壁阿尔泰三个省的 28 个苏木(乡)发生脊翅蝗属 Eclipophleps Tarb. 蝗灾,草场遭灾总面积达 765 万亩,最严重的巴彦乌列盖省阿尔泰苏木每平方米草场中虫口密度达 600～680 头,在 28 个苏木(乡)中每平方米 100 头以上(包括 100 头)的苏木(乡)有 19 个,当地牧业生产遭受了非常严重的损失。

　　在内蒙古牧区引发草地蝗灾的主要蝗虫有亚洲小车蝗 Oedaleus decorus asiaticus、黄胫小车蝗 Oedaleus infernalis amurensis、白边痂蝗 Bryodema luctuosum luctuosum、轮纹异痂蝗 Bryodemella tuberculatum dilutum、笨蝗 Haplotropis brunneriana、大垫尖翅蝗 Epacromius coerulipes、小垫尖翅蝗 Epacromius tergestinus tergestinus、短星翅蝗 Calliptamus abbreviatus、宽翅曲背蝗 Pararcyptera microptera meridionalis、鼓翅皱膝蝗 Angaracris barabensis、红腹牧草蝗 Omocestus haemorrhoidalis、曲线牧草蝗 Omocestus petraeus、大胫刺蝗 Compsorhipis davidiana、狭翅雏蝗 Chorthippus dubius、小翅雏蝗 Chorthippus fallax、褐色雏蝗 Chorthippus brunneus、白边雏蝗 Chorthippus albomarginatus、素色异爪蝗 Euchorthippus unicolor、宽须蚁蝗 Myrmeleotettix palpalis、毛足棒角蝗 Dasyhippus barbipes、中华稻蝗(无齿稻蝗)Oxya odentata、日本鸣蝗(条纹鸣蝗)Mongolotettix japonicus vittatus 等。在蒙古国造成草地蝗灾的主要蝗虫有短星翅蝗、鲍氏脊翅蝗 Eclipophleps bogdanovi、宽翅曲背蝗、大垫尖翅蝗、红腹牧草蝗、宽须蚁

蝗、西伯利亚大足蝗 *Aeropus sibiricus*、毛足棒角蝗、异色雏蝗 *Chorthippus biguttulus*、狭翅雏蝗、小翅雏蝗、白边雏蝗、亚洲小车蝗、黄胫小车蝗、白边痂蝗、黄胫异痂蝗 *Bryodemella holdere-ri*、蒙古束颈蝗 *Sphingonotus mongolicus*、小赤翅蝗 *Celes skalozubovi skalozubovi*、鼓翅皱膝蝗等。蒙古高原蝗灾的发生程度因地形地貌、生态环境及栖息地自然条件的变化而不同，在不同地区、不同年份、不同环境下也会出现较大的差异，一般在大气湿度较低、气温高的干旱年份，植被覆盖率较低的典型草原、荒漠草原、山坡地和农牧交错带周缘地区蝗灾大发生的概率较高，而水热条件好、湿度较高、植被覆盖度较高的草甸、林间草地、低洼沼泽地蝗灾发生率相对较低。

本书记录了蒙古高原蝗总科昆虫 7 科、20 亚科、67 属和 277 种。其中，分布于中国内蒙古的有 197 种，分布于蒙古国的 162 种；只分布于中国内蒙古的 40 种，占蒙古高原蝗虫总数的 14.44％；只分布于蒙古国的蝗虫有 33 种，占蒙古高原蝗虫总数的 11.91％。

本书详细地记录了每种蝗虫的名称（中名、学名、同物异名）、形态特征、分布地（包括中国内蒙古及其他省份，蒙古国及世界有关国家）、主要蝗虫的生物学特征、每种蝗虫包括同物异名及引证文献等。同时，为了方便读者使用，书中编写了蒙古高原蝗总科昆虫的分科检索表、部分科的分亚科及各科的分属检索表，书中还附了 168 种的 623 幅彩图，书后编写了参考文献及中名、学名的索引。

本书由内蒙古师范大学牵头，组织了多年来从事中国内蒙古及蒙古国蝗虫研究的部分学者，在系统整理历年蝗虫科研成果的基础上，参阅并汇总了有关国内外文献资料，经两年多的努力编著完成，是中国内蒙古及蒙古国学者共同取得的科研成果。本书对蒙古高原生物多样性研究、相关院校教学科研及基层植物保护专业人员的学习有一定的参考价值。

本书编写过程中得到中国科学院国家动物博物馆、呼伦贝尔市林业和草原事业发展中心、兴安职业技术学院、蒙古国科学院生物研究所（Institute of Biology，Mongolian Academy of Science）、National Forensic Agecncy of Mongolia、内蒙古人民出版社及河北大学任国栋教授、陕西师范大学马丽滨博士等单位和专家们的大力帮助和支持，在此表示诚挚的谢意。

目　录

第一章　蒙古高原自然概况

第一节　蒙古高原的定位

辽阔的蒙古高原 Mongolian Plateau（包括毗邻地区）属欧亚板块，是亚洲内陆高原，主体为广阔的草原，适宜游牧畜牧业，历史上匈奴、鲜卑、柔然、突厥、女真等北方草原游牧民族先后在这里生活。

蒙古高原位于北纬 37°04′～56°50′之间，南北跨越近 20 个纬度，东西横越 46 个经度，北部为西伯利亚台地的南缘，南部为中国塔里木—华北台地的北缘，其主体部分为天山—兴安蒙古褶皱系（蒙古地槽）。蒙古高原东界大兴安岭，南邻阴山山脉，西达阿尔泰山，北抵萨彦岭、肯特山和雅布洛诺夫山脉，包括中国内蒙古大部和蒙古国全部及俄罗斯布里亚特南部的部分地区。本区海拔 1580m 左右，海拔 1000m 以上地区占 82%。蒙古高原四周山地环绕，内部地形开阔坦荡，微微起伏，没有高耸的山脉和深陷的谷地，地势由四周向中央，由西北向东南缓缓倾斜，从而构成了环形山地、浩瀚坦荡的高原，大部分为古老台地，风化和风力侵蚀作用强烈，地面既有垄岗残丘等风蚀地貌，也有沙漠等风积地貌，还有砾石、基岩裸露的砾沙和戈壁。高原北部为山地，自西向东主要有阿尔泰山脉、萨彦岭、唐努山、库苏古尔西部山脉、哈玛尔达巴山、雅布洛诺夫山脉、斯塔诺夫山脉（外兴安岭）等，这些山地地势陡峭，山峦起伏，近东西走向，略有弧度，幽深的山间谷地相对高度 200～500m；南部为弧形山地，自东向西主要有大兴安岭、冀北山地、阴山山脉、贺兰山、河西走廊北山山地、天山山脉等。

蒙古高原（包括毗邻地区）处于北温带欧亚大陆内陆，由于距海岸较远，地形复杂多样，四周环绕高大山脉，高原面积大，所以冬季严寒漫长，夏季炎热短暂，降水稀少。因此蒙古高原的自然地理环境的地域分异规律十分明显，既有纬度地带性和干湿度地带性（经度地带性），又有垂直地带性和地方性（隐域性）分异规律。蒙古高原大部分属于中温带大陆性干旱、半干旱气候地带，根据地域分异规律特点，可将其气候分为北部山地寒温带湿润及半湿润气候区、中部中温带半湿润及半干旱气候区、中央中温带与暖温带干旱气候区、南部中温带山地及平原半湿润半干旱气候区。

蒙古高原植被类型多样，大致可分为 6 个植被带，即寒温型针叶林带、中温型夏绿阔叶林带、中温型草原带、温暖型草原带、中温型荒漠带、暖温型荒漠带，这些植被带包含在森林植被带、草原植被带和荒漠植被带三大植被类型中。

1

第二节　内蒙古自然概况

内蒙古位于中国北部,地理位置为北纬 37°24′～53°23′,东经 97°12′～126°04′,有 12 个盟(市),人口约 2400 万,首府为呼和浩特市,总土地面积约 118.3 万 km^2。内蒙古北部与俄罗斯、蒙古国交界,国境线长 4200 多公里,南、东、西三面分别与中国甘肃、宁夏、陕西、山西、河北、辽宁、吉林、黑龙江 8 省(自治区)相邻。

内蒙古高原又称北部高原,是蒙古高原的一部分,位于阴山山脉以北,北至国界,由大兴安岭以西至马鬃山,约东经 106°附近,南沿长城,东西长约 2000km,南北宽约 500km,面积 100 多万 km^2,为中国第二大高原。内蒙古高原海拔 1000～1300m,南高北低,最低海拔约 600m,在中蒙边界一带是断续相连的干燥剥蚀残丘,相对高度约 100m。高原地面坦荡完整,起伏和缓,古剥蚀夷平面显著,风沙广布,古有"瀚海"之称。

内蒙古高原深处内陆,气候干燥,草原、沙漠、戈壁广布,属温带半干旱气候,干燥度由东向西渐增,日照充足,风多雨少,东部为草甸草原,中部为干草原,西部为含灌木层片的荒漠草原,是中国最主要的畜牧业基地。

内蒙古具有以大陆性季风气候为主的复杂多样的气候特点,常受蒙古高压中心的控制,冬、夏季有冷空气侵入,年平均气温除随纬度升高有所降低外,常因地形起伏自东北向西南递增。大兴安岭北段地区年平均气温-2℃,最冷月(1 月份)平均气温低于-24℃,极端最低温度达-50℃左右,最热月(7 月份)平均气温 16～18℃,年降水量大于 400mm,属于寒温带大陆性气候;巴彦浩特-海勃湾-巴彦高勒以西地区年平均气温 8℃以上,1 月份平均气温-12℃,7 月份平均气温 24℃,年降水量 50～150mm,属于暖温带大陆性气候;界于上述两者之间的广大地区年平均气温 0～8℃,1 月份平均气温-24～-12℃,7 月份平均气温 20～24℃,年降水量 200～400mm,属于温带大陆性季风气候。无霜期(＞2℃)较短,由东北向西南逐次增长:大兴安岭林区无霜期为 40～80 天,呼伦贝尔高原、锡林郭勒高原、阴山山区为 80～110 天,其余大部分地区为 110～130 天,西辽河平原及贺兰山为 130～160 天,平均初终霜期有 20 多天的年际变化。内蒙古高原一般可分为 3 个不同的自然景观、5 个植被带和 8 个植被亚带。

1. 森林自然景观　主要分布于大兴安岭山地北段,湿润向半湿润过渡地段,面积约占总面积的 13.5%,包括 2 个植被带:

(1)寒温型明亮针叶林带(Subtemperate bright conferous forest zone)。优势植物有兴安落叶松(*Larix gmelinii*),零星分布以樟子松(*Pinus sylvestris var. mongholica*)、红皮云杉(*Picea koraiensis*)、偃松(*Pinus pumila*)、西伯利亚刺柏(*Juniperus sibirica*)、杜鹃(*Rhododendron simsii*)等为主的矮林和灌丛。

(2)中温型夏绿阔叶林带(Mid-temperate broad leaved woodland zone)。植物以蒙古栎(*Quercus mongolica*)、虎榛子(*Ostryopsis davidiana*)、胡枝子(*Lespedeza bicolor*)群落为主,主要分布于大兴安岭北段的东西坡。

2. 草原自然景观　主要分布于欧亚草原区的东部,与蒙古草原共同构成亚洲中部草原亚区的主体,占全区面积的 73%,包括:

(1)中温型草原带(Mid-temperate steppe zone)　根据植物种类及水分条件适应强弱,由东向西分为:

①森林草原亚带:山前的主要优势群落为大针茅(*Stipa grandis*)、针茅(克氏针茅)(*Stipa capillata*),群落东部阴坡森林、灌丛和杂草类草甸与阳坡上的草甸化禾草草原构成山地植被,西部呈现单一的草原景观,由线叶菊(*Filifolium sibiricum*)、贝加尔针茅(*Stipa baicalensis*)、羊草(*Leymus chinensis*)构成完整的生态系列。

②典型草原亚带:东部以大针茅群落为主,西部以克氏针茅群落为主,糙隐子草(*Cleistogenes squarrosa*)、冷蒿(*Artemisia frigida*)群落分布普遍。

③荒漠草原亚带:介于草原与荒漠之间的过渡位置,以戈壁针茅(*Stipa gobica*)、沙生针茅(*Stipa glareosa*)、无芒隐子草(*Cleistogenes songorica*)等群落为主。

(2)暖温型草原带(Warm steppe zone)　主要包括鄂尔多斯高原的东部和中部以及西辽河上游老哈河流域部分,建群植物以长芒草(*Stipa bungeana*)和短花针茅(*Stipa breviflora*)为主,分为:

①森林草原亚带:位于赤峰市最南端,面积较小,山前植被以铁杆蒿(*Artemisia gmelinii*)、多叶隐子草(*Cleistogenes polyphylla*)为主,山地植被以油松(*Pinus tabuliformis*)、山杨(*Populus davidiana*)、白桦(*Betula platyphylla*)等组成的针阔混交林及山杏灌丛和禾草为主。

②典型草原亚带:位于辽河以西的黄土丘陵和阴山南部黄土丘陵区,植被以长芒草为主。

③荒漠草原亚带:位于鄂尔多斯中部,植被以短花针茅、戈壁针茅、沙生针茅、沙生冰草(*Agropyron desertorum*)为主。

3. 荒漠自然景观　主要分布于草原带西部,通称"阿拉善荒漠",约占全区面积的 40%,主要植物有超旱生小灌木和半小灌木。其中,暖温型荒漠带位于鄂尔多斯西部,植物种类贫乏,群落组成简单,分为:

①草原化荒漠亚带:位于荒漠带东部,由灌木、小灌木、小半灌木等群落组成。

②典型荒漠亚带:位于荒漠带西部,由稀疏的红砂(枇杷柴)(*Reaumuria songarica*)、猪毛菜(*Salsola collina*)、沙冬青(*Ammopiptanthus mongolicus*)等群落组成。

第三节　蒙古国自然概况

蒙古国地处西伯利亚泰加林南缘的中亚广阔荒漠及草地之间,位于东经 87°9′~119°9′,北纬 41°7′~51°6′,由阿尔泰山脉至兴安岭,萨彦岭山脉至戈壁,北邻俄罗斯,南与中国内蒙古、新疆、甘肃省接壤。蒙古国有 21 个省、3 个市,人口 340 多万,首都为乌兰巴托市。蒙古国土地总面积 156.65 万 km²,海拔在 1000m 以下面积约占 18.8%,而 81.2% 为 1000m 以上的高原地区,平均海拔在 1580m 左右,最高处为 4374m。蒙古国地形地貌多样,分布有高山、丘陵、草原、山沟低洼地等。西部有 900km 长的蒙古阿尔泰山脉及其延伸的戈壁阿尔泰山脉,中部有杭盖、库苏古尔山地(至北萨彦岭),东南部有肯特山脉,东部及东南部地势较为平缓。

蒙古国水域面积约 618km^2,约占全国土地面积的 0.4%,其中 5.6% 为河流、溪流,82% 为湖泊,10.4% 为冰川,2% 为地下水。

蒙古国属明显的大陆性气候,具有昼夜温差大、降雨量少、干旱、风多、日照时间长、四季分明、年内严寒时间较长、适宜温暖时间较短等气候特点。全国年平均气温 -8~8℃,戈壁地区为 8.5℃,高山地区 -7.8℃;大部地区 10 月至次年 3 月寒冷,1 月平均气温 -20~-25℃,而极端最低气温可达 -55.3℃;7 月的平均气温为 28.5℃,一般为 15~22℃,最高气温可达 44℃。年降雨量 241mm 左右,山地地区达 400mm,平原地区 150~200mm,荒漠地区不到 100mm。

蒙古国由北向南分为森林草原、草原、戈壁、荒漠 4 个自然地理带,而根据植被可分为 6 个植被带:

(1)高山植被带(High Mountain zone) 分布于阿尔泰山脉、杭盖山脉、肯特山脉地区。该植被带气候具有寒冷、风大等特点。代表性植物有嵩草(*Kobresia myosuroides*)、阿尔泰乌头(*Aconitum smirnovii*)、繁缕属(*Stellaria*)、额尔古纳薹草(*Carex argunensis*)、早熟禾属(*Poa*)、棘豆属(*Oxytropis*)、点地梅(*Androsace*)、风毛菊属(*Saussurea*)、白叶风毛菊(*Saussurea leucophylla*)、偃松、细柄茅(*Ptilagrostis mongholica*)。

(2)山地泰加林带(Mountain Taiga zone) 分布于库苏古尔山脉、肯特山脉地区,约占总面积的 4.5%。代表性植物有新疆五针松(*Pinus sibirica*)、新疆落叶松(*Larix sibirica*)等。

(3)森林草原带(Forest steppe zone) 分布于杭盖山脉、库苏古尔山脉、蒙古阿尔泰山脉及其分支山脉,约占总面积的 15.2%。代表性植物有渐尖早熟禾(*Poa attenuata*)、羊茅属(*Festuca*)、高山紫菀(*Aster alpinus*)、蓝刺头属(*Echinops*)、星毛委陵菜(*Potentilla acaulis*)、贝加尔针茅、针茅。山脉北坡被森林覆盖,而南坡有各种野生植物,因森林和各种野生植物混生,故形成了特殊的生态系统。

(4)草原带(Steppe zone) 分布于蒙古国东部和中部的大部平原地区,地势向西趋狭,至达罕呼和山地(Khankhokhii)南坡,约占总面积的 34.2%。代表性植物有糙隐子草、小叶锦鸡儿(*Caragana microphylla*)、蒿属(*Artemisia*)、狭叶锦鸡儿(*Caragana stenophylla*)、北芸香(*Haplophyllum dauricum*)、早熟禾(*Poa annua*)、针茅属(*Stipa*)。

(5)荒漠草原带(Desert steppe zone) 分布于益和淖尔盆地(Nuuruudin)和南戈壁省低岭地区,约占总面积的 23.4%。该植被带气候寒冷、干旱,降雨量在 100~200mm,土壤瘠薄,植物种类少。代表性植物有沙生针茅、戈壁针茅,无芒隐子草、碱韭(*Allium polyrhizum*)、蒙古韭(*Allium mongolicum*)、白皮锦鸡儿(*Caragana leucophloea*)、驼绒藜(*Krascheninnikovia ceratoides*)、蓍状亚菊(*Ajania achilleoides*)、短叶假木贼(*Anabasis brevifolia*)、内蒙古旱蒿(*Artemisia xerophytica*)。

(6)荒漠带(Deserta zone) 分布于蒙古国西南、南部地区,约占总面积的 19.1%。该植被带年降雨量小于 100mm。代表性植物有梭梭(*Haloxylon ammodendron*)、猪毛菜、松叶猪毛菜

（*Oreosalsola laricifolia*）、驼蹄瓣属（*Zygophyllum*）、小果白刺（*Nitraria sibirica*）、猫头刺（*Oxytropis aciphylla*）、沙拐枣（*Calligonum mongolicum*）、芨芨草（*Neotrinia splendens*）、胡杨（*Populus euphratica*）、聚叶角蒿（*Incarvillea potaninii*）、沙冬青（*Ammopiptanthus mongolicus*）、铃铛刺（盐豆木）（*Caragana halodendron*）等。

第二章　蒙古高原蝗虫研究简史

第一节　18 世纪末至 19 世纪初清朝外蒙古蝗虫研究简史

18 世纪末 19 世纪初,包括俄罗斯在内的很多西方国家的探险者、传教士和考察队纷纷涌入清朝统治的外蒙古,搜集了大量的文物古迹、矿石和生物标本。这些生物标本和资料大部分流入西方国家,所研究的学术成果也基本发表在国外各类学术刊物上,这些研究成果对今蒙古国的昆虫学研究形成了有力的支撑。1899 年,俄罗斯学者 Zubovsky 根据 Newsky 在阿尔泰地区采集的蝗虫标本整理出 4 个种和 1 个亚种,其中包括 *Podismopsis altaica*,*Stenobothrus newskii* 和 *Gomphocerus（Myrmeleotettix）palpalis* 等蝗虫的 2 个新种和 1 个新亚种。1901 年,Bolivar 通过整理 1898 年匈牙利学者 E. Zichy 和 E. Csiki 穿越外蒙古到内蒙古考察途中所采集的直翅目标本,发现了 *Bryodema mongolica* 和 *Stenobothrus horvathi*,2 个蝗虫的新种,但后来订正后认为上述两个新种是 *Bryodema luctuosa* 和 *Chorthippus dubius* 的同物异名。有关当时外蒙古直翅目昆虫的研究资料直到 20 世纪初仍处于相对匮乏的状态,如 1902～1905 年由 Jacobson 与 Bianchi 撰写的《世界直翅目昆虫名录》中所记载的 275 种直翅目昆虫中,分布于外蒙古的只有 15 种。1911 年,Ikonnikov 在整理西伯利亚的蝗虫标本时,发现了库苏古尔湖附近分布的 7 种蝗虫,其中有些种类是在外蒙古分布的新记录种,如 *Arcyptera fusca albomarniculata*。1914 年,Uvarov 在鉴定外蒙古北部恰克图地区蝗虫标本时,首次记录了痂蝗属（*Bryodema*）蝗虫在外蒙古的新分布区,并对其订正后认为其中的 *Podisma baicalensis* 为 *Melanoplus frigidus* Boh.,而 *Arcyptera flavicosta sibirica* 为 *Pararcyptera microptera meridionalis* 的新型。1916 年,Peilnov 通过鉴定 M. P. Tomine 等人于 1915 年从外蒙古 Zelter、Selenge、Khuder 河的河床中采到的标本,把该地原记录的 34 种蝗虫种数又增加了 13 种之多。

第二节　内蒙古蝗虫研究简史

内蒙古蝗虫的研究始见于 19 世纪末,1898 年由匈牙利学者 E. Zichy 组织的考察队从俄罗斯西伯利亚出发经外蒙古至内蒙古途中,采集了昆虫标本在内的大量生物标本（Kerzhner,1972 年）,这些生物标本后经 Bolivar（1901 年）整理并鉴定出蝗虫 7 个种。当时,标记为"蒙古"标签的所有生物标本,其采集地实际包括了现在的中国内蒙古地区[Miram（1906～1907 年）,Ramme（1951 年）,Krauss（1901 年）,Zubovsky（1896 年）]。1932 年,Sjostedt 鉴定的 17 种蝗虫标本的采集地标签均标记为"蒙古",经后人考证后认为,标签中所记的标本采集地实际是现在的内蒙古乌兰察布市。日本学者 Mori(1935 年)、Furukawa(1936 年)、Shiraki (1936 年) 在内蒙古东部和西部平地泉(今乌兰察布和呼和浩特附近地区)地区进行过考察,在他们编写的《满洲生物考》一书中曾记录了分布于该地区的蝗虫约 10 种。Bey-Bienko(1951 年)编写的《俄罗斯和邻近国家的直翅目昆虫》一书中记录过分布于内蒙古阿拉善盟的多个蝗虫的新物种,与此同时,Bey-Bienko 和 Mistshenko(1951 年)在他们合著的《苏联和邻近国家的蝗虫区系》一书中记录了分布于内蒙古的 28 种蝗虫。后来俄罗斯学者 S. Yu. Storozhenko (1986 年) 在他的专著中记录了分布于内蒙古的蝗虫近 28 种,他与 E. Ch. Pak 合著的 *Orthoptera of Korea* 一书中记录了分布于内蒙古的 15 种蝗虫。

　　1949 年新中国成立以后,内蒙古自治区政府高度重视草原和农田蝗虫的防治工作。向里矩就是内蒙古早期蝗虫研究的先驱者。1949 年,他和高映明等对内蒙古西部为害农田的主要蝗虫笨蝗(*Haplotropis brunneriana*)、星翅蝗(*Calliptamus sp.*)、雏蝗属(*Chorthippus sp.*)的防治进行过研究。随着中国科技事业的蓬勃发展,内蒙古蝗虫研究和蝗灾的防治也步入了新的阶段。1962 年,邱世邦等在巴彦淖尔盟(今巴彦淖尔市)河套灌区首次进行了农田蝗灾的大面积防治实验。20 世纪 60 年代初,李鸿昌开始对内蒙古蝗虫的分类区系、生态分布等进行较系统的研究。蔡邦华(1956 年、1958 年、1973 年)鉴定出内蒙古蝗总科昆虫 95 种,同时阐述了锡林郭勒盟 33 种草地蝗虫及其地理分布特征、食性选择等内容。1985 年,夏凯龄在《中国蝗虫分类概要》一书中记录了内蒙古的 15 种蝗虫;1983～1989 年间,李鸿昌记录过内蒙古草地蝗虫约 86 种,指出其中 20 种是内蒙古为害荒漠和典型草原的主要牧草害虫,并于 1981 年曾提出皱膝蝗属 *Angaracris* 是亚洲中部地区的代表性蝗虫的观点。1989 年,李鸿昌等又在内蒙古锡林郭勒盟定位站进行控制草地蝗虫密度的研究时指出,控制蝗虫密度的主要因素是草场植物和大气湿度。1985 年,白文辉和徐绍庭等在《内蒙古草地昆虫名录》一文中记录了蝗总科昆虫 67 种,同时订正了部分蝗虫的误定名称。

　　内蒙古蝗虫多样性的研究实际上 20 世纪 70 年代末才起步,70 年代初郑哲民对内蒙古阿拉善盟、巴彦淖尔盟、伊克昭盟(今鄂尔多斯市)等荒漠地区的蝗虫多样性进行了较系统的分类学研究,发表了近 50 多篇学术论文,发现了很多新的物种和国内新记录种。在郑哲民主编的《宁夏蝗虫》(1992 年)、《云贵川陕宁地区的蝗虫》(1998 年)、《蝗虫分类学》(1993 年)等书中记录了很多分布于内蒙古的蝗虫种类。1990 年,李鸿昌根据动物地理区系把内蒙古蝗虫的分布地分为三大类群,并提出蒙古高原蝗虫的起源与分化大体分为三个阶段的论点。1991 年,马耀、李鸿昌、康乐等编著的《内蒙古草地蝗虫》一书中记录了内蒙古蝗虫 5 科 40 属 59 种,经区系分析认为,内蒙古蝗虫分为五大区系种:泛古北种(palearctic species)、东洋种(oriental species)、广布种(widly－distributed species)、特有种(endemic species)、高山种(high altitude species),泛古北种又分为内泛古北种、中亚种、阿拉善蒙古种、西伯利亚－蒙古种等。2007 年,李鸿昌、郝树广、康乐等在《内蒙古地区不同景观植被地带蝗总科生态区系的区域性分异》一文中共记录了内蒙古蝗总科 7 个科 172 种,提出不同景观植被地带内蝗虫的区系结构组成、生态生存条件及其区系形成的生态学机理,并对蝗虫物种的区域分布与地带植被间的相关性等问题进行阐述,为进一步研究蝗虫生态学提出宏观框架。2001年,任炳忠主编的《东北蝗虫志》一书中也记录了内蒙古呼伦贝尔市和兴安盟地区分布的10多种蝗虫,其中也包括了部分蝗虫的新物种。1994~2006年,《中国动物志》蝗总科四卷的出版,为内蒙古蝗虫多样性的研究奠定了基础。

1999年,能乃扎布等编著的《内蒙古昆虫》一书中共记录了在内蒙古分布的蝗虫163种,同时编写了其中十几种危害性较大的蝗虫的识别特征和防治措施等。2009年,吴虎山、能乃扎布主编的《呼伦贝尔市草地蝗虫》一书中共记录了分布于呼伦贝尔地区的蝗总科昆虫7科31属58种。自2010年以来,邬丽华、林晨等对蒙古高原十几种雏蝗属(Chorthippus)昆虫的遗传多样性进行了研究分析,陆续发表了10多篇分子生物学方面的学术论文。2012年,能乃扎布、林晨、田睿林参加了由中国科学院动物研究所牵头的"中国—蒙古国生物考察队",在蒙古国考察的4年间,采集并积累了不少有研究价值的蝗虫标本和资料,这些标本和资料为蒙古高原蝗虫的深入研究提供了依据。近年来,内蒙古在蝗虫多样性、生态学、分子生物学、蝗灾遥感监测技术及蝗灾综合治理等研究领域取得了众多喜人的成果,研究者人数逐年增加,研究内容逐年丰富,但与国内外同类研究的水平相比较,还存在短板,很多领域的研究尚待进一步深入。

第三节　蒙古国蝗虫研究简史

历史上的"蒙古"是非常广阔的区域,在俄罗斯和中国早期的生物标本的采集标签中都出现标注有"蒙古"的地名标签,其实它不仅包括了现在的蒙古国,而且包括了现在中国的内蒙古、新疆、甘肃和宁夏的部分地区,如Miram(1906~1907年),Ramme(1951年),Uvarov(1933年),Krauss(1901年),Zubovsky(1896年)等人及Sjostedt(1932年)所记录的17种蝗虫标本,其采集地均注为"蒙古",实际上这些蝗虫标本均采自于中国的内蒙古地区。1925年以后,由苏联科学院与蒙古国科学院组成的综合考察队对蒙古国生物资源进行了规模较大的综合性考察,这些研究资料为蒙古国后来的生物学研究奠定了基础,应指出的是俄罗斯P. K. Kozlov, A. Ya. Kiritshenko, A. Ya. Tugarinov, A. N. Formozov, K. A. Kazansky, A. G. Bannikov等动物学家对蒙古国昆虫学的研究作出了贡献。20世纪中叶,蒙古国政府开始重视对本国危害性大的草地蝗虫和布氏田鼠的防治工作。1926年、1928年以K. A. Kazansky为首的俄罗斯学者们曾记录了蒙古国危害性较大的蝗虫种类,并对其进行了大面积化学农药的防治。经过俄罗斯Tarbinsky(1927年),Miram(1929年、1926年),Bey-Bienko(1930年、1932年、1933年、1948年、1950年),Semenov-Tianshansky和Bey-Bienko(1934年),Mistshenko(1936年)等直翅目专家多年的考察,他们记录了分布于蒙古国的很多蝗虫物种,这些有益的考察极大地加快了蒙古国蝗虫多样性研究的进程。Tarbinsky(1927年)鉴定P. K. Kozlov(1899年)在阿尔泰山采集蝗虫标本时首次发现的鲍氏脊翅蝗(Eclipophleps bogdanovi Tarb.),并指出它是蒙古国的特有种蝗虫。Bey-Bienko(1932年)发现了采自荒漠地区的一个新种,定名为Compsorhipis bryodemoides,1936~1937

年,Mistshenko 对蒙古国束颈蝗属(*Sphingonotus*)蝗虫进行了修订,发现了 *S. beybienkoi*、*S. elegans*、*S. coerulipes zaisanicus* 等新物种。1930 年,Bey-Bienko 通过对中亚荒漠地区蝗虫的研究,从原痂蝗属(*Bryodema*)中又分出皱膝蝗属 *Angaracris* 和 *Uvaroviola* 两个独立的属,并在 *Compsorhipis* 和 *Chrysochraon* 属中发现了很多新物种;1933 年,他整理 I. Baranovi 教授在蒙古国西部采集蝗虫标本时鉴定出的 28 种直翅目昆虫;1948 年,他确定了 Trinchini 族的蝗虫是蒙古国西部戈壁荒漠地区分布的特有种蝗虫,仅此族内就包括了 7 属 11 种,确定其中 3 属 5 种 1 亚种为新的属和种。1951 年以后,俄罗斯学者 Bey-Bienko 和 Mistshenko 等人陆续记载了分布于蒙古国的 75 种蝗虫,Bey-Bienko(1933 年)也曾对一些蝗虫的生活习性、经济意义及防治等方面进行了专题性研究。20 世纪 60 年代以后,蒙古国直翅目昆虫的研究进入了崭新的发展阶段,以蒙古国学者 L. Chogsomzhav 为首的直翅目分类学家对本国的蝗虫开始进行了系统研究,他同俄罗斯学者 B. N. Shurovenko 对蒙古国东部草原和南部荒漠地区蝗灾发生区的蝗虫进行了广泛深入的实地调查(Chogsomzhav,1963 年、1968 年;Shurovenko,1963 年),积累了很多有价值的研究资料。

1961 年,蒙古国科学院成立后与很多国外科研机构进行了广泛的合作交流。从此,蒙古国的昆虫学研究也进入了新的阶段。经过多年与国外的合作研究,学者们在蒙古国境内发现了各目昆虫的很多新类群。Steinmann(1964~1971 年)和 Bazyluk(1970~1972 年)及 Mistshenko(1974 年)对 1962~1968 年由匈牙利学者 Z. Kaszab 采集的直翅目标本进行了系统整理。Bazyluk 对 1962~1963 年蒙古—波兰考察队采集的蝗虫标本(1963 年、1969 年)进行了鉴定;Cejchan,Maran(1966 年)和 Gunther(1970~1971 年)对 1964 年德国—蒙古考察队采集的蝗虫标本进行了整理和鉴定;1965~1966 年由蒙古—捷克动植物考察队采集的蝗虫标本,经 Cejchan(1968 年)的整理后,由 Gunther(1970~1980 年)对上述综合考察队的全部资料进行了系统汇总,记录了蒙古国未曾发现的稀有种蝗虫 30 多种。1968 年,俄罗斯学者 Mistshenko 对 1967 年蒙古—俄罗斯考察队采集的标本进行了整理和鉴定,发现了 76 种蝗虫,其中包括 5 个新种和 1 个新的亚种;1969~1977 年,Chogsomzhav 通过对这一考察队采集的蝗虫标本的整理,发表了多篇有关蝗虫研究的考察报告和学术论文。1973 年,Mistshenko 发现了中亚地区特有种脊翅蝗属(*Eclipophleps* Tarb.)蝗虫,共计 11 种,其中包括了分布于蒙古国西部高山地区的 *E. lucida* 和 *E. kozlovi* 2 个新的脊翅蝗。1971 年,Chogsomzhav 撰写的《蒙古国的蝗虫及其他直翅目昆虫》一文是蒙古国蝗虫研究的总结性学术论文,对蒙古国草地蝗虫的分布、防治、生物学和生态学意义等方面提出很多新的见解。

1989 年至今,蒙古国直翅目昆虫的研究已有长足的发展,发表的论文和出版专著的数量比以往增加了近 2.5 倍。据统计,1921~1960 年在蒙古国境内共发现新种蝗虫 20 多种。Batkuyag 于 1989~1999 年编著了《蒙古国主要蝗虫的生物学、生态学及其防治》一书。2000 年以后也有多位学者发表了很多有关蒙古国蝗虫的分类学、分布、经济意义、生态学及遗传学等方面的文章,应该指出的是近年来 Chuluunjav(2022 年)、Tsedev(2007 年)、Altanchimeg(2001 年、2004 年)、Altanchimeg and Nonnaizab（2004 年、2005 年、2013 年），Altanchimeg et al.（2022 年），Batnaran（2006 年、2008 年），Tai Lihua et al（2008 年），Dorjderem（2009 年），Munkhbat（2007 年），Enkhtsetseg et al.（2023 年），Myagmar et al.（2019 年）等学者对蒙古国蝗虫研究作出了积极的贡献，这些研究成果标志着蒙古国直翅目昆虫的研究已步入了一个崭新的阶段。

第三章 蝗虫的形态特征与生物学

第一节 成虫的形态特征

蝗虫的体可分为头、胸、腹三部分,每个部分都具有附属器官,构造分述如下(图1)。

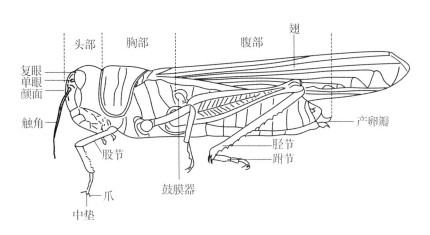

图1 蝗虫体侧面图

(一)头部及其附属器(图2—图6)

1.头部的构造 蝗虫的头部由一个坚硬的头壳组成,其上的骨片和缝把头部分成几个区:

(1)颜面唇基区(图2) 这一区包括颜面(frons)和唇基(clypeus)两部分。颜面有3个单眼(ocellas),位于两侧的称侧单眼(lateral ocellus),位于中央的称中单眼(median ocellus)。颜面中央纵隆起称颜面隆起(front ridge)。颜面隆起,有的宽平;有的中央具纵沟。纵沟有的贯穿整个隆起,称为全长具纵沟;有的仅在中单眼之上或之下;还有的仅在中单眼凹陷处。颜面隆起的侧缘有的近平行,有的在下端扩大。有的中央收缩而两端扩大。颜面隆起的形状在分类上很重要。

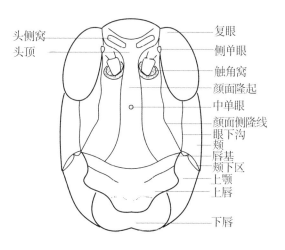

图2 蝗虫头部正面观

颜面侧隆线(lateral facial keels 或 facial carinae),位于颜面两侧,为触角基部外侧的细隆线,有的直,有的弯曲,分类中应注意。

触角窝(fossa antennalis 或 antennary socket)为触角着生处。

（2）颅侧区　头壳的顶部和侧面合称颅侧区。在头背面称头顶(vertex)，头顶的前端称颜顶角(fastigium)。颜顶角呈钝角形、锐角形或圆形。头顶表面有的平坦，有的凹陷。头顶的侧缘有明显的隆线，也有的不明显。头顶部有些有明显的中隆线[median keel(ridge)或 carina]，有的则无，有的光滑，有的具刻点或皱纹。头顶在复眼之间的距离称眼间距(interocular distance)。头顶两侧常具有凹陷的部分称头侧窝(foveola)。头侧窝呈三角形、四角形、梯形、多边形或圆形。头顶与颜面之间呈锐角、钝角或圆形，这样从侧面观颜面部有的呈倾斜状，有的呈垂直状。

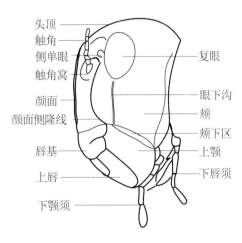

图 3　蝗虫头侧面观

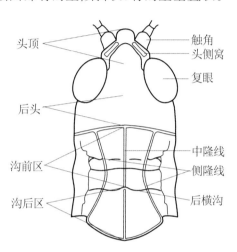

图 4　蝗虫头背面观

复眼(eye)呈卵形、长卵形或圆形，也有的近三角形；有的明显突出。复眼的纵径（纵径）(longitudinal diameter of eyes)与复眼的横径（水平直径）(horizontal diameter of eyes)之比，说明复眼呈圆形或卵圆形之变化。

复眼之下为颊(gena)，颊位在复眼之后，常具一条黑色带，称眼后带(postocular band)，这条眼后带可延续到前胸背板甚至腹部。

在颊部与颜面部之间有一条缝，称眼下沟（颜面颊缝）(subocular furrow)，一般由复眼之下延伸至上颚基部。眼下沟的长短与复眼纵径之比往往用来表示复眼的大小，是分类上常用特征。

（3）后头区及次后头区　围绕着后头孔(foramen magnum)周围的两个拱形骨片，靠近后头孔的为次后头(post-occiput)，前面的为后头(occiput)。后头在颊之后的部分为后颊(postgena)。

（4）颊下区　颊下面有一条狭长的区域叫颊下区(subgenae)。这个区是支持口器的关节点。

（5）上唇(labrum)　上唇是附着在唇基下缘的一片可动的瓣。

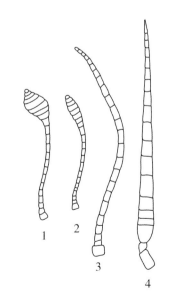

图 5　蝗虫的触角

1 和 2. 槌状触角　3. 丝状触角　4. 剑状触角

2.头部的附肢　具一对触角及三对口器。

(1)触角(图 5)(antennae)　着生在触角窝中,基本构造分为三部分:柄节(scape),即最基部的一节,粗短;梗节(pedical),为第二节;鞭节(flagellum)是梗节以后的节,变化最大,又分成许多亚节或小节。

触角的形状很多,在蝗虫中主要有丝状触角(filiform)、剑状触角(ensiform)、棒状触角(clavate)。大部分蝗虫具丝状触角;蚱蜢类具剑状触角;棒状触角,顶端数节膨大,大足蝗、棒角蝗及少数短角蝗属此类。

一般雄性触角较雌性细长。触角的长短往往用不到达、到达或超过前胸背板的后缘来表示,或用触角的长为头及前胸背板长之和来表示。说明触角粗细往往用触角中部的任一节的长与宽之比例来说明,即中段一节的长为宽的"X"倍。

(2)口器(图 6)　由上唇(labrum)、上颚(大颚)

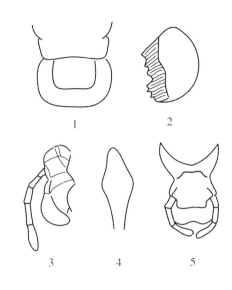

图 6　蝗虫的口器

1.上唇 2.大颚 3.小颚 4.下唇 5.舌

(mandibules)、下颚(小颚)(maxilla)、下唇(labium)及舌(hypopharynx)五部分组成。上颚具有发达的齿状部分,因取食的不同,齿面常有不同的变化,是分类上可用的特征。下颚须和下唇须的形状在分类上有时也应用。

(二)胸部及其附属器(图 7—图 15)

1.胸部的构造　胸部(thorax)由前胸(prothorax)、中胸(mesothorax)及后胸(metathorax)组成。每一胸节由四块骨片组成,背面的为背板(notum),腹面的为腹板(sternum),两侧的为侧板(pleuron)。

(1)前胸背板(图 7—图 8)　蝗虫的前胸背板(pronotum)特别发达。背板的背面有的平坦,有的呈屋脊形(tectiform)隆起。前面的边缘称前缘(anterior margin),通常平直,也有的向前呈弧形、角形突出,还有的在中央凹入。后面的边缘称后缘(posterior margin),呈圆弧形或角形,也有的中央凹入。背板中央纵隆线称中隆线(median keel),中隆线有的明显,有的不明显;有的隆起很高,呈屋脊形,有的低平。中隆线有的被横沟所切断,有的不被切断。中隆线两侧的隆起线称侧隆线(lateral keels),多数蝗虫只有两条,也有的多于两条;有的呈弧形或角状弯曲。侧隆线间最宽与最狭处之比例在分类上常应用。

前胸背板具有 3 条横沟,分别为前横沟(第一横沟)[anterior(first)transverse sulcus]、中横沟(第二横沟)[median(second)transverse sulcus]、后横沟(第三横沟)[posterior(third)transverse sulcus],一般后横沟明显,并切断中隆线。后横沟将背板划分为前后两部分,前面的称沟前区(prezona),后面的称沟后区(metazona)。沟前区长与沟后区长之比说明后横沟在背板上的位置。

13

有时也可以用后横沟在背板的中部、中前部、中后部来表示。

前胸背板侧片(lateral lobe of pronotum)(图 8)呈长方形,其高与长(宽)之比随种类而异。前缘垂直或向后倾斜,后缘也有垂直、倾斜等变化。下缘常呈波状,常在中部向前倾斜上升,也有的下缘平直。下缘与前、后缘形成了前角和后角,角有直角、钝角、圆角、圆形或具小三角形突出等变化,都是分类中应注意的特征。

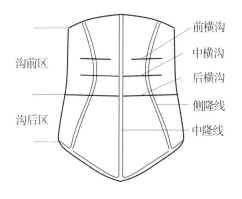 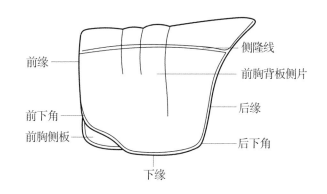

图 7 蝗虫前胸背板背面观   图 8 蝗虫前胸背板侧面观

(2)前胸侧板 在前胸背板侧片前角下有一个小三角形骨片,为前胸侧板(episternum),在分类上应用不多。

(3)前胸腹板(prosternum) 前胸腹板很小,位于两前足基部之间,通常略微隆起。在斑腿蝗科中形成圆锥形的突起,为前胸腹板突(prosternal spine)。前胸腹板突有的呈圆锥形(短圆锥形或长圆锥形),有的呈圆柱形;顶端有的尖,有的钝圆,有的直立,有的向后倾斜;还有的呈片状、楔状,或在片状上缘平或具 2～3 个齿等。在癞蝗科,前胸腹板的前缘形成薄片状,覆盖在口器的后方。

(4)中、后胸 中、后胸的背板在有翅种类常被前、后翅所覆盖,不清晰,只在无翅类蝗虫中可见。

侧板可分为前、后两部分,前面的称前侧片(episternum),后面的称后侧片(epimeron)。

中胸腹板(mesosternum)(图 9)后端的两侧具有两叶,称中胸腹板侧叶(mesosternal lobes),呈长方形、近方形或梯形。侧叶的内缘垂直、倾斜或内曲。侧叶之间的部分称中胸腹板侧叶间中隔(interspace of mesosternal lobes),其宽、狭常应用于分类,以中隔的长与宽之比来说明。

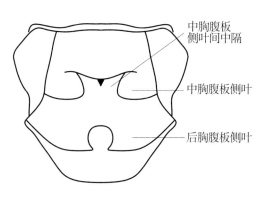

图 9 蝗虫中、后胸腹板

后胸腹板(metasternum)(图 9)同样具有侧叶和中隔,侧叶的后端互相连接或分开,分开得宽或窄在分类上常应用。

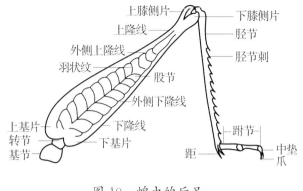

图 10　蝗虫的后足　　　　　图 11　后足股节横切模式图

2.胸部的附属器(图 10—图 15)

(1)足(图 10)　足(leg)的构造可分为基节(coxa)、转节(trochanter)、股节(腿节)(femura)、胫节(tibia)、跗节(tarsus),末端有爪(clow)。在分类上,蝗虫的三对足中,后足较为重要。现将后足各节进行说明。

股节(腿节)(图 11),分为外侧(enter side)、内侧(inner side)、上侧(upper side)和下侧(底侧)(lower side)。外侧在有些种类的上、下隆线之间有平行的羽状纹,如斑腿蝗科、斑翅蝗科、网翅蝗科,而有些种类具有不规则的颗粒状或短棒状隆起,如癞蝗科、锥头蝗科。

在上侧和下侧中央有纵隆线,分别称上侧中隆线(median keel of upper side)和下侧中隆线(median keel of lower side),中隆线将上、下侧分为内外两部分。上侧中隆线有的光滑,有的具细齿;在其末端有的形成锐刺,有的则无。

股节末端膨大部分称膝部(knee)。膝部分内外两片,称膝侧片(kneelobe)。每一膝侧片又分为上膝侧片(upper kneelobe)和下膝侧片(lower kneelobe)。膝侧片的顶端呈圆形、钝角形、锐角形或刺状等不同形状,都是分类上的重要依据。股节上的颜色和花纹常较稳定,是分类上常用的特征。

胫节(图 12)。后足胫节的构造在分类上也很重要,在胫节的内、外侧有刺,每一侧刺的数目,在同一类群中较固定。胫节末端的刺称端刺(apical spine)。有的类群内、外侧都有端刺,也有的类群内侧有,而外侧则没有。胫节一般呈圆柱形,也有的端部扩大呈片状,可适应水边生活或偶尔落水时在水中游泳。胫节的基部膨大部分,有的种类光滑,有的种类有横皱纹。在胫节端部两侧各有一对距(spur),内侧一对常较外侧一对长。在内侧一对的上、下两距有的等长,有的不等长。前足胫节少数种类端部膨大呈梨形(图 13),如大足蝗。

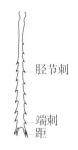

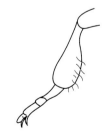

图 12　后足胫节　　　　图 13　李氏大足蝗前足

15

跗节,分三节,一般第二节最短,各节的长之比应用在分类上。跗节的末端有一对爪,爪一般等长,也有的不等长。爪间有一爪间中垫(arolium),呈圆形、三角形或菱形,一般短于爪长,也有的种类无爪垫,如蚱科。

(2)翅　蝗虫多数具有两对翅(wing),前面一对称前翅(fore wing),也称复翅(elytra 或 tegmen),后面一对称后翅(wing)。有的种类翅发达,有的种类翅退化或无翅,还有的种类有前翅而后翅退化或全无。翅的长短、形状以及翅顶的形状等特征都是分类的依据。

多数蝗虫翅(图 14)发达,有些种类翅短缩,呈卵圆形或披针形,有些种类雄性翅发达而雌性翅退化;有些种类翅很小,很像蝗蛹。区别成虫或蝗蛹的主要依据是翅脉和翅形:短翅类型的成虫翅具有纵脉和横脉,翅呈卵形或披针形,其前缘向腹面,而蝗蛹仅具有纵脉,翅呈三角形,其前缘向背面(图 15)。

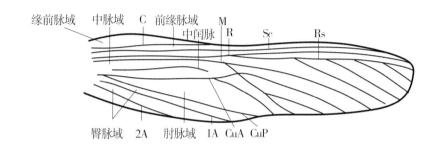

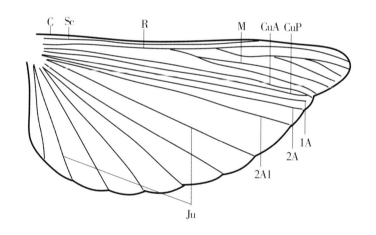

图 14　蝗虫的前翅和后翅

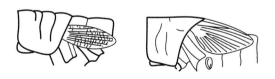

图 15　短翅雏蝗成虫与蝗蛹的区别(仿 Chopard)

蝗虫的前翅狭长，革质，半透明或不透明；后翅宽大，呈三角形，膜质透明，在静止时呈折扇状隐藏于前翅之下。前、后翅都密具纵脉和横脉（图14）。纵脉有前缘脉（C）(costa)、亚前缘脉（Sc）(subcosta)、径脉（R）(Radius)、中脉（M）(Media)、肘脉（Cu）(Cubitus)［肘脉又分为前肘脉（CuA）(anterior cubitus)、后肘脉（CuP）(posterior cubitus)］和臀脉（A）(Anal)，在后翅还有轭脉（Ju）(Jugal)。在纵脉之间有时具有短的纵脉，称闰脉（intercalary vein）。脉之间的区域称脉域（area），它们的命名是根据前面一条纵脉而确定的，如缘前脉域（Precosta area）、前缘脉域（Costal area）、亚前缘脉域（Sub costal area）和径脉域（Radial area）、中脉域（Medial area）、肘脉域（Cubital area）、臀脉域（Anal area）。闰脉在各个脉域都可以具有，但中闰脉比较重要。各个脉域的宽窄比例，闰脉的有无，都是分类上的重要特征。后翅中较为重要的是臀脉、轭脉的粗细，各个臀叶（anal lobe）的大小以及后翅上的颜色、花纹等。

(三)腹部及其附属器(图16—图21)

1. 腹部的构造　腹部由10节组成，每一腹节由背板（tergum）、腹板（sternum）及侧膜（pleural membrane）组成，在节与节之间有节间膜（intersegmental membrane）相连。腹部末端背面有三角形的肛上板（anal plate 或 epiproct），两侧有肛侧板（paraproct）。腹面有下生殖板（subgenital plate）。

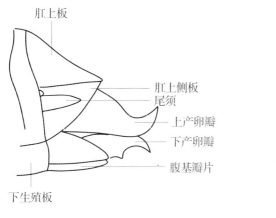

图 16　雌性腹端侧面

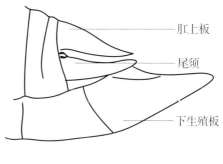

图 17　雄性腹端侧面

2. 腹部的附属器

(1)尾须　雄性尾须（cercus）短而强，形状多变，有锥形、柱状、扁平、片状、顶端齿状等，常作为分类的特征。雌性尾须一般为短圆锥形。

(2)外生殖器

① 雌性外生殖器（图16），主要部分为产卵器（ovipositor）。产卵器由上产卵瓣（背瓣）（dorsal valves）及下产卵瓣（腹瓣）（ventral valves）组成。上产卵瓣的上外缘及下产卵瓣的下外缘有的光滑，有的具细齿。产卵瓣的末端呈尖锐的钩状，在下产卵瓣的下面有一对小瓣片，称腹基瓣片

(ventral basivalvular plate),上面常有颗粒或突起。雌性第8腹板又称下生殖板,有时上面有纵隆线或凹陷,其后缘形状多变,有圆形、凹陷、三角形突出或具齿突,在分类上常应用。

②雄性外生殖器(图17)。雄性的肛上板形状多变,常有纵沟或横沟,是分类上的重要特征。下生殖板为第9节形成,向后突出呈圆锥形向上弯曲,形状多变,其内有空腔,为外生殖器所在处。

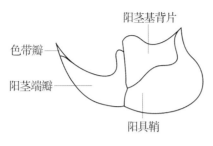

图 18　阳茎复合体外观

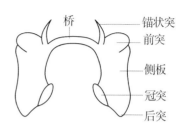

图 19　阳茎基背片

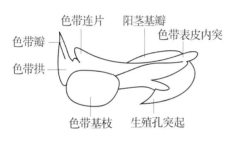

图 20　阳茎复合体侧面观

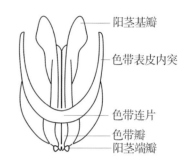

图 21　阳茎复合体背面观

外生殖器包括阳茎基背片(epiphallus)和阳茎复合体(phallic complex)(图18—图21)。阳茎基背片覆盖在阳茎复合体上,位于肛上板下,其形状多变,是分类上的重要依据。其包括桥(b)(bridge)、锚状突(ancorae)、前突(ant)(anterior projection)、侧板(lp)(lateral plate)、后突(pp)(posterior projection)、冠突(l)(lophi)等几部分。阳茎复合体包括:阳茎端瓣(Ap)(apical valves of penis)、色带瓣(Vc)(valves of cingulum)、色带拱(Ac)(arch of cingulum)、色带基支(Rm)(rami of cingulum)、色带连片(Zy)(zygoma)、色带表皮内突(Apd)(apodemes)、阳茎基瓣(Bp)(basal valves of penis)、生殖孔突起(Gpr)(gonorore pracesses)。在阳具外包有一鞘,称阳茎鞘(Ecto)(ectopballus)。

(3)气门(spiracle)　通常有10对,中、后胸各1对,腹部1~8节各1对。

(4)鼓膜器　在蝗虫腹部第1节两侧,具有鼓膜器或听器(tympanal organ)。鼓腹孔有的呈半圆形、卵形,也有的呈狭长形,孔上盖有鼓膜片,也有的蝗虫鼓膜器退化。鼓膜器的形状变化是分类上的特征。

第二节　蝗虫的生物学特性

1. 交配

雌、雄蝗虫性成熟后开始交配。交配时雄性蝗虫爬在雌性蝗虫体背面，紧抱雌性蝗虫前胸背板，晃动腹部末端，将交接刺插入雌性蝗虫生殖器中进行交配。交配时间一般持续几个小时，最长可达 16～18 个小时。交配时，雄性蝗虫一般不取食，有时通过摩擦前翅与后足股节内侧发声。雌性蝗虫一生中可多次交配，一般在 20～25 次，最多可超过 40 次。

2. 产卵

受精卵在雌性蝗虫体内成熟后，即开始产卵。雌性蝗虫产卵前，首先会选择合适的产卵场所，用 2 对产卵瓣在产卵地钻土后，将腹部全部插入土中，随之将卵逐粒产出，同时分泌胶状液筑造卵囊将其包裹（雌性蝗虫产卵后并不立即离开，会用后足推拔土粒以填平产卵孔道）。

3. 孵化、蜕皮和羽化

受精卵胚胎发育完成后，若虫（蝗蝻）将破卵壳而出。孵化，指卵内胚胎发育完成后的若虫破壳而出的现象。若虫出卵壳后经过一段时间开始脱皮。脱皮，指蝗蝻形成新表皮后将旧表皮脱去的过程。蝗蝻每脱一次皮，即增加一个龄期。龄期，指蝗蝻相邻两次蜕皮之间所经历的时间。蝗蝻最后一次蜕皮羽化变为成虫。

蝗虫若虫的龄期为一般为 4～6 个，大多数为 5 个。蝗虫的龄期因种类差异而不同。

4. 变态与生活史

蝗虫是不完全变态昆虫，一生要经历卵、若虫（蝗蝻）和成虫的过程。蝗虫从卵开始发育到成虫性器官成熟并能开始产卵，即 1 个生活周期或者生活史，又称为一个世代（简称一代）。发生世代的次数与蝗虫种类、分布及所处的温湿度密切相关。蒙古高原的蝗虫一年仅发生一代，如亚洲小车蝗（*Oedaleus decorus asiaticus*）、白边痂蝗（*Bryodema luctuosum luctuosum*）、皱膝蝗属（*Angaracris ssp.*）及雏蝗属（*Chorthippus ssp.*）等。

5. 食性

蝗虫是植食性昆虫，不同种蝗虫的食性有较大差异，对不同的食物也有不同的选择性，如毛足棒角蝗（*Dasyhippus barbipes*）、宽翅曲背蝗（*Pararcyptera microptera meridionalis*）、小车蝗属（*Oedaleus ssp.*）喜食羊草（*Leymus chinensis*）、短星翅蝗（*Calliptamus abbreviatus*）和鼓翅皱膝蝗（*Angaracris barabensis*）等喜食冷蒿（*Artemisia frigida*）、柔毛蒿（*Artemisia pubescens*）和砂韭（*Allium bidentatum*）等植物。

第四章　蒙古高原蝗虫

蒙古高原蝗总科昆虫分科检索表

1(4)头顶具细纵沟。后足股节外侧上、下隆线之间具有不规则的短棒状或颗粒状隆起,外侧基部的上基片短于下基片。阳茎基背片非桥状,为壳片状或花瓶状,并具附片。

2(3)头部呈锥形,头顶向前倾斜,侧面观与颜面组成直角或钝角。触角呈丝状。腹部第二节背板侧面的前下方具有摩擦板 ·· **1. 癞蝗科 Pamphagidae**

3(2)头一般呈锥形;若非锥形,则腹部第二节背板侧面的前下方缺摩擦板。触角呈剑状 ·················· ·· **2. 锥头蝗科 Pyrgomorphidae**

4(1)头顶缺细纵沟。后足股节外侧上、下隆线之间具有羽状平行隆线,外侧基部的上基片长于或近等于下基片。

5(12)触角呈丝状,或端部各节明显膨大呈棒槌状。

6(11)触角呈丝状。

7(8)前胸腹板在两足基部之间具有前胸腹板突,呈圆锥形、圆柱形、三角形或横片状 ················ ·· **3. 斑腿蝗科 Catantopidae**

8(7)前胸腹板在两足基部之间平坦或略隆起,不形成前胸腹板突。

9(10)前翅中脉域的中闰脉在雌雄两性中均具有明显的音齿,有时在雌性中较弱;若中闰脉不发达、缺音齿,其后翅则具有明显的彩色斑纹,且跗节爪间中垫较短小,顶端不到达爪的中部 ···················· ·· **4. 斑翅蝗科 Oedipodidae**

10(9)前翅中脉域一般缺中闰脉;如具中闰脉,雌雄两性中均不具音齿,且跗节爪间中垫较长,其顶端常超过爪的中部 ·· **5. 网翅蝗科 Arcypteridae**

11(6)触角呈棒槌状 ·· **6. 槌角蝗科 Gomphoceridae**

12(5)触角呈剑状 ·· **7. 剑角蝗科 Acrididae**

一、癞蝗科 Pamphagidae Burmeister,1840

　　体中小型至大型,密被粗糙的颗粒状突起,常雌雄二型。头大而短于前胸背板。颜面隆起明显,具纵沟,有时在触角基之间向前有不同程度的突出。头顶短宽、倾斜,与颜面隆起形成圆形或钝角形。前胸腹板平坦,前缘具或不具片状突起,围绕在口器后方。前、后翅发达、缩短,呈鳞片状或退化。后足胫节具或不具外端刺。多数种类具鼓膜器,腹部第2节背板前下角有摩擦板。雄性下生殖板呈短锥形,顶端尖或具2齿。

　　蒙古高原有1个亚科。

蒙古高原癞蝗科分亚科检索表

1(1)前胸背板中隆线被后横沟较深地切割,沟后区明显低于沟前区。后足股节上侧中隆线具细齿。雄性中足胫节常具齿和颗粒。前、后翅发达,后翅略缩短 ················ **垛背蝗亚科 Thrinchinae Stål,1876**

(一)垛背蝗亚科 Thrinchinae Stål,1876

体中型至大型。体表具颗粒状突起。头短于前胸背板,颜面近垂直,头顶具细纵沟。前胸背板中隆线被后横沟较深地切割,沟后区明显低于沟前区。前、后翅发达,有时缩短。雄性中足胫节上侧中部具颗粒状突起或短棒状隆线,基部上侧片短于下侧片,上侧中隆线具细齿。鼓膜器发达。个别种类雄性下生殖板具2个突起。

蒙古高原有8属。

蒙古高原垛背蝗亚科分属检索表

1(2)前胸背板侧隆线完整或较微弱地被后横沟切断,其上缘平直或呈弧形。后翅小,呈鳞片状。雄性中足胫节上侧缺齿或颗粒状突起。头顶向前倾斜。缺眼窝 ··········· **笨蝗属 Haplotropis Saussure,1888**

2(1)前胸背板中隆线被后横沟较深地切断,沟后区明显低于沟前区。后足股节上侧中隆线具细齿。雄虫中足股节具齿和颗粒。前、后翅发达,后翅略缩短。

3(14)后足胫节端部具明显的外端刺。

4(5)前胸腹板无片状隆起。后足股节上侧中隆线近端部明显降低,下侧中隆线呈波状 ····················· ························· **波腿蝗属 Asiotmethis Uvarov,1943**

5(4)前胸腹板有较高的片状隆起,其上缘呈双齿状。后足股节上侧中隆线平直,下侧中隆线不呈波状。

6(9)颜面隆起在中单眼之下有较弱的凹陷,其上段在触角基之间略向前突出。中单眼位于突出部的背面,从正面可见。头顶与颜面隆起(侧面观)呈宽卵形。

7(8)头顶端近直角形,颜面侧隆线不呈片状隆起,从背面不易见到。雄性前翅一般较短,不长于前胸背板;如长于前胸背板,则前翅由中部明显地向端部趋狭 ················ **短鼻蝗属 Filchnerella Karny,1908**

8(7)头顶端部近宽卵形,颜面侧隆线呈片状隆起,由背面明显可见。雄性前翅在中部明显扩宽,并急剧向端部狭 ················ **疙蝗属 Pseudotmethis Bey-Bienko,1948**

9(6)颜面隆起在中单眼之下有较深的直角形凹陷,其上段在触角基之间明显向前突出。单眼位于突出部的底侧,一般不易看见。头顶与突出的颜面隆起(侧面观)呈直线形,明显向前倾斜。

10(13)颜面隆起突出部较短;中单眼位于突出部下缘,正面观可见。突出部侧缘自复眼至触角窝下缘有明显的隆起。前胸腹板片状突顶端中央有明显凹口。

11(12)雄性前翅较短,顶端不到达或刚到达肛上板基部;雌性前翅倒置。雄性下生殖板顶端尖锐。后足胫节内侧红色 ················ **突颜蝗属 Eotmethis Bey-Bienko,1948**

12(11)雄性前翅较长,顶端到达后足胫节中部。雄性下生殖板顶端中央凹陷。后足胫节内侧不呈红色 ······ ················ **原突颜蝗属 Eoeotmethis Zheng,1985(蒙古高原无记录)**

13(10)颜面隆起突出部较长,其雄性长于复眼横径;中单眼位于突出部底侧,从正面观不易看到。突出部 侧缘无明显隆脊。前胸腹板片状突顶端略凹 ················ **突鼻蝗属 _Rhinotmethis_ Sjöstedt,1933**

14(3)后足胫节端部缺外端刺。

15(18)雄性前翅较长,其顶端一般超过后足股节的端部;雌性前翅较缩短,在背面毗连。

16(17)前胸背板中隆线较低,在沟前区稍隆起,后横沟不切割中隆线,侧面观不呈锯齿状 ····················· ························· **贝蝗属 _Beybienkia_ Tzyplenkov,1956（部分）**

17(16)前胸背板中隆线较高地隆起,隆起在沟前区更明显,后横沟深地切割中隆线,侧面观呈锯齿状 ······ ························· **贝蝗属 _Beybienkia_ Tzyplenkov,1956（部分）**

18(15)雄性前翅较短,其顶端一般不到达或刚到达腹部末端,但不到达后足股节的端部;雌性前翅缩短,倒 置,一般在体背部毗连。头侧窝缺或在雌性中单眼上方头侧窝略可见。前胸背板沟后区前缘及侧 片后缘均有不很发达的短锥形突起。腹部背板两侧的纵列突起较弱,在雄性中几乎消失 ············ ························· **蒙癞蝗属 _Mongolotmethis_ Bey-Bienko,1948**

笨蝗族 _Haplotropidini_ Sergeev,1995

1. 笨蝗属 _Haplotropis_ Saussure,1888

Haplotropis Saussure,1888. Mem. Soc. Phys.,D'Hist. Nat. Geneve,30(1):125.

Type species: _Haplotropis brunneriana_ **Saussure,1888**

体中型或大型,粗壮。头顶短宽,呈三角形,中央低凹。触角呈丝状,不到达或刚到达前胸背 板后缘。前胸背板中隆线呈片状隆起,侧面观上缘呈弧形,后横沟明显,不切断或略切断中隆线, 前、后缘均有角状突出。前翅呈鳞片状,侧置,不到达或刚到达第1腹节背板后缘。腹部第2节背 板侧面具摩擦板。

蒙古高原有2种。

(1)笨蝗 _Haplotropis brunneriana_ Saussure,1888 ［**图 22**］

Haplotropis brunneriana Jacobson,1905:194,280.

Haplotropis brunneriana Saussure,1888. Mem. Soc. Phys. D'Hist. Nat. Geneve 30(1):125.

Staurotylus mandshuricus Adelung,1910. Hor. Soc. Ent. Ross.,39:344.

Sulcotropis cyanipes Yin et Chou,1979. Entomotaxonomia 1(2):127.

Haplotropis neimongolensis Jin,1994. In Xia,K.-L. & et al. Acridoidea: Pamphagidae, Chrotogonidae,Pyrgomorphidae. Fauna Sinica,Insecta 4:251.

Sinohaplotropis elunchuna Cao & Yin,2008:Acta Zootaxonomica Sinica,33(2),272～274.

李鸿昌 2007:50；能乃扎布 1999:10；Chogsomzhav 1975:41,1989:95；Storozhenko and Paik 2007:133；Storozhenko et al. 2015:184；Altanchimeg and Nonnaizab 2013:81；Batnaran et al.

2016:31；Ünal 2016:60；Batkhuyag and Batnaran 2021:38，Altanchimeg et al. 2022:37；Gankhuyag E. et al. 2023:47.

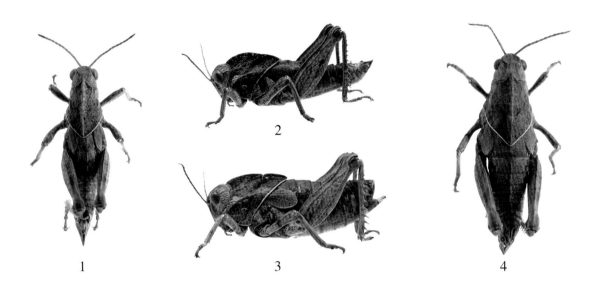

图 22　笨蝗 *Haplotropis brunneriana* Saussure

1.背面观(雄性)；2.侧面观(雄性)；3.侧面观(雌性)；4.背面观(雌性)

体黄褐色、褐色或暗褐色。头较短。头顶宽短,呈三角形,中部低凹,中隆线和侧隆线均明显,后头具不规则的网状纹。复眼纵径为眼下沟长的1.5倍。颜面(侧面观)向后稍倾斜,颜面隆起明显。雄性体形粗壮,体表具粗颗粒和短隆线。前胸背板中隆线呈片状隆起,上缘呈弧形弯曲,后横沟不切断中隆线,前、后缘均有角状突起,侧片常具不规则淡色斑纹。前翅前缘之半暗褐色,后缘之半较淡。前翅短小,呈鳞片状;后翅甚小,略可见。后足股节短小,上隆线光滑,上侧常具暗色横斑。胫节上侧青蓝色,底侧黄褐色或淡黄色。雄性下生殖板呈锥形,顶端尖。雌性下生殖板呈长方形,后缘中央突出。

雄性体长 29.0～33.0mm,雌性体长 42.0～46.0mm。

一年发生一代,一般在4月上旬至中旬孵化,6月羽化,6月下旬至7月上旬产卵。农民常用毒饵诱杀或用鸡群捕食蝗蝻。

俗称骆驼、懒蝗、土地老爷等,栖息于森林与荒漠草原带间的广阔地带,在内蒙古主要分布于丛生禾草为主的草原带。主要为害苜蓿等多种牧草以及甘薯、大豆、蔬菜等。

分布:中国内蒙古(呼伦贝尔市、锡林郭勒盟、赤峰市、通辽市、阿拉善盟)、江苏、安徽、山东、山西、河南、河北、宁夏、陕西、甘肃、辽宁、吉林、黑龙江,蒙古国东方省 Dornod 及俄罗斯西伯利亚东南部。

(2)阿旗笨蝗 *Haplotropis aqiensis* Zhang，Lin et Yin，2019 ［图 23］

Haplotropis aqiensis Zhang，Lin et Yin，2019．Zootaxanomia 454(4):598～600．

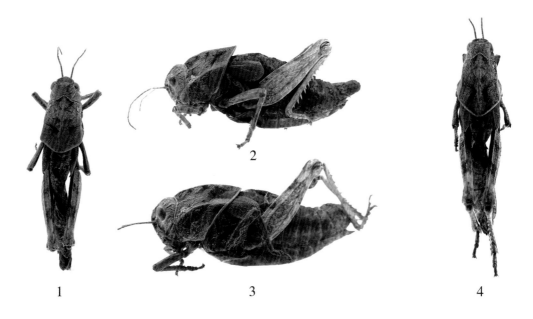

图 23　阿旗笨蝗 *Haplotropis aqiensis* Zhang，Lin et Yin

1.背面观(雄性);2.侧面观(雄性);3.侧面观(雌性);4.背面观(雌性)

体深褐色,触角褐色。前胸背板深褐色,沟后区沿中隆线有一条黑色斜纹,外缘黑色。前翅褐色。后足股节外侧有两条黑色带。后足胫节褐色,其外侧褐色。腹部褐色,外侧有宽的褐色纵带。雄性下生殖板褐色。

雄性体长约 35.4mm。

分布:中国内蒙古(赤峰市阿鲁科尔沁旗罕山)。

垛背蝗族 Thrinchini Stål，1876

2. 波腿蝗属 *Asiotmethis* Uvarov，1943

Asiomethis Uvarov，1943．Trans．R．Ent，Soc．Lond．，93:52．

Type species: *Gryllus muricatus* Pallas，1771

体常具粗大颗粒和隆线,腹面和足被较密的绒毛。头无中纵隆线,颜面隆起较宽,纵沟明显。在中单眼之上有一横隆线,侧隆线扩展至上唇基。前胸背板沟前区中隆线呈片状隆起,上缘分三齿,沟后区长于沟前区;中隆线较低,具粗大颗粒和皱纹;前端中央向前呈角状突起,后缘近直角。中胸腹板侧叶间中隔呈宽梯形。雄性前翅较长,而雌性有时缩短,但长于前胸背板;后翅不短于前翅。后足股节上侧中隆线具小齿,近顶端之前较低凹,下隆线呈波状。后足胫节具其外端刺,并具较密的细长绒毛。跗节爪间中垫较小。腹部第 1 节背板沿中隆线具明显片状突起,其余各节沿中隆线突起较低,但无侧突。鼓膜器呈凹圆形。雄性下生殖板呈短锥形,顶端较尖。雌性上产卵瓣的上外缘无齿。

蒙古高原有 1 种。

(3) 拟波腿蝗 *Asiotmethis similis* Bey-Bienko, 1951

Asiotmethis similis Bey-Bienko and Mistshenko, 1951. Locusts and Grasshoppers of the USSR and Adjacent Countries 1:308[327], 310.

Chogsomzhav 1989:89;Altanchimeg and Nonnaizab 2013:81～82;Batkhuyag and Batnaran 2021:31;Altanchimeg et al. 2022:37;Gankhuyag E. et al. 2023:46.

前胸背板具明显的皱纹和颗粒状突起;侧隆线有明显的齿状突;中隆线很低,略呈片状。雌性后翅暗色带达翅后端。后足胫节内侧蓝褐色,基部不呈红色。后足股节内侧端部污黄色,杂有不明显的粉红色。后足胫节具外端刺,尤其雌性较宽。

雄性体长 7.5～29.7mm,雌性体长约 43mm。

分布:蒙古国阿尔泰地区,哈萨克斯坦。中亚。

3. 短鼻蝗属 *Filchnerella* Karny, 1908

Filchnerella Karny, 1908. Filchner Exped. China-Xizang. Zool. Bot. Ergebn. 10(1):36.

Type species: *Filchnerella pamphagoides* Karny, 1908

体中等,体表粗糙,具细绒毛。头顶中央具细纵沟。头侧窝位于头顶侧缘之下。眼上窝呈不规则圆形,眼前窝呈不规则长形。颜面隆起全长具纵沟。中单眼位于颜面突出部前缘,正面观可见。前胸背板前、后缘呈角状突出;中隆线具片状隆起,侧面看呈弧形,全长具 3 个深切口,后横沟切口明显,沟前区与沟后区等长或略短,沿后缘具一列刺状突起。前胸腹板前缘有片状隆起,顶端中央具凹口。前、后翅发达或缩短,后翅通常有明显的暗色带,在雄性中尤为明显。中足胫节上侧具一列小丘状突起,后足股节上侧中隆线具细齿,后足胫节具内、外端刺。鼓膜器发达,鼓膜孔宽阔,鼓膜片较小,呈不规则三角形。摩擦板表面具不规则细皱纹。腹部具 3 列突起,通常呈片状。雄性下生殖板呈短锥状,顶端尖。雌性下生殖板后缘中央呈角状突出;产卵瓣外缘无齿。

蒙古高原有 6 种。

(4) 裴氏短鼻蝗 *Filchnerella beicki* Ramme, 1931 [图 24]

Fichnerella beicki Ramme, 1931. Mitt. Zool. Mus. Berlin, 17:446.

能乃扎布 1999:9;Altanchimeg and Nonnaizab 2013:81～82。

体粗糙,体黄褐色,具细绒毛。头顶具明显的侧缘隆线,顶端中央具细纵沟,具颗粒状和棒状

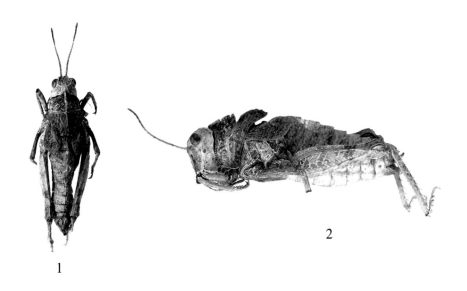

图 24　裴氏短鼻蝗 *Filchnerella beicki* Ramme

1. 背面观(雌性);2. 侧面观(雌性)

隆起。眼上窝呈不规则圆形,眼前窝呈不规则长形。颜面隆起明显,全长具纵沟,在中单眼之下略缩狭,向下渐宽,在触角基间略向前呈弧形突出。前胸背板有短锥状突起;中隆线呈片状隆起,被后横沟深切割,在沟前区前、中两条横沟均割断中隆线,在沟后区中隆线呈弧形隆起。前胸腹板前缘呈片状,顶端中央具近弧形凹口;中胸腹板侧叶间中隔呈梯形,较宽。雄性前、后翅发达,其顶端到达肛上板的基部,后翅具较宽的暗色斑纹带;雌性前翅呈鳞片状,侧置,在背面较宽地分开,其顶端到达腹部第 2 节背板后缘。后足股节宽扁,上侧中隆线具细齿;后足胫节具内、外端刺;跗节爪间中垫宽大。鼓膜器发达。摩擦板近长三角形。腹部具 3 条纵列突起,肛上板近舌状。雄性尾须呈短锥状,下生殖板呈短锥状。雌性产卵瓣粗短。

雄性体长 21.5～30.0mm,雌性体长 30.5～34.0mm。

栖息于荒漠草原。

分布:中国内蒙古(阿拉善盟)、宁夏、甘肃、陕西(榆林市、绥德县)。

(5)短翅短鼻蝗 *Filchnerella brachyptera* Zheng, 1992

Filchnerella brachyptera Zheng, 1992. Grasshoppers of Ning Xia. p. 27～28.

能乃扎布 1999:9;Altanchimeg and Nonnaizab 2013:81～82.

体黄褐色或暗黑褐色。头大而短,头顶宽短。颜面垂直,颜面隆起,全长具纵沟,侧面观在触角之间向前呈弧形突出,侧隆线明显。雄性复眼纵径与眼下沟等长,雌性的为 1.5 倍。前胸背板呈屋脊状,前缘呈尖角形突出,后缘中隆线呈片状隆起,被 3 条横沟深切成齿状。前胸背板具密刺状颗粒,沿后缘有一列大的刺状突起。前胸腹板前缘呈片状,顶端中央凹陷呈二齿突。雄性前翅短缩,到达或刚超过第 2 腹节背板后缘;雌性前翅呈鳞片状,侧置,在背部分开,刚到腹部第 1 节背板后缘。后足股节粗短,上侧中隆线具细齿,下膝侧片顶端圆。后足股节内侧黑色,近端部黄褐色。后足胫节内侧全暗红色,基半段杂有黑色,后足胫节具内、外端刺。后足第 1、3 跗节约等长。肛上板呈长三角形,具中纵沟。尾须呈长锥形;雌性尾须极小,呈三角形。雄性下生殖板呈短锥形。雌性下生殖板中央略呈三角形;产卵瓣外缘光滑。

雄性体长 22.0～28.0mm,雌性体长 27.0～28.0mm。

栖息于荒漠草原和植被稀疏地区。

分布:中国内蒙古(阿拉善盟)、宁夏。

(6)贺兰山短鼻蝗 *Filchnerella helanshanensis* Zheng,2015

Filchnerella helanshanensis Zheng,2015. Journal of Shanxi Normal University (Natural Science Editition),vol. 43. No. 2.,p. 68～69.

能乃扎布 1999:9;Altanchimeg and Nonnaizab 2013:81～82.

体暗褐色,粗糙。头短,头顶宽短,颜面隆起狭,全长具纵沟。颜面隆起在触角间具弧形突出,在中单眼下凹陷。复眼纵径略小于眼下沟长。前胸背板呈屋脊状,前、后缘均具锐角形突出;中隆线呈片状隆起,被 3 条横沟深切,形成齿状突起;前胸背板密具颗粒状突起,沿后缘具一列大的刺状突起。前翅较短缩,到达第 3 腹节背板后缘或不到达后足股节的中部。后足股节粗短,上侧中隆线具细齿。后足胫节具内、外端刺。肛上板呈三角形,具中纵沟。尾须呈长锥形。下生殖板呈短锥形。

雄性体长约 19.5mm。雌性无记录。

分布:中国内蒙古(阿拉善左旗贺兰山)。

(7)兰州短鼻蝗 *Filchnerella lanchowensis* Zheng,1981

Filchnerella lanchowensis Zheng,1981. Acta Entomologica Sinica,24(1):73～74.

体粗大,体褐色,体表具粗大而稠密的颗粒状和隆线状突起。头顶具细纵沟,有颗粒状和棒状隆起。颜面隆起狭,全长具纵沟,中单眼之下凹入;在颜面隆起突出部侧面,由复眼前缘到触角窝下缘具一斜行隆线。中单眼位于颜面隆起触角间突出部分之下,从正面可见。前胸背板粗糙,有粗大的锥状突起,沿后缘一排较尖锐;前、后缘均呈角状突出;中隆线具片状隆起,3 条横沟均深切中隆线,沟前区与沟后区几乎等长;前翅缩短,呈鳞片状,侧置,在背面较宽地分开,顶端几乎到达腹部第 1 节背板的后缘;后翅略长于前翅。后足股节粗短,其外侧及上侧外面黄褐色,内侧及上侧内面黑色;上侧中隆线具稠密的细齿,外侧上、下部均具有许多锥状突起。后足胫节具内、外端刺。前、中、后足各节均具有稠密的绒毛。鼓膜孔很小。腹部各节背板均具有 3 个突起。肛上板狭长,顶端较尖。尾须粗短,呈锥状。雌性产卵瓣末端尖锐,上、下产卵瓣外缘均无齿。

雌性体长约 23.0mm。雄性无记录。

分布:中国内蒙古(阿拉善盟)、甘肃。

(8)黑胫短鼻蝗 *Filchnerella nigritibia* Zheng，1992

Filchnerella nigritibia Zheng，1992. Grasshoppers of Ning Xia，p. 26～27.
Altanchimeg and Nonnaizab 2013:81～82.

体粗大,黄褐色,体表粗糙。头顶极凹陷,侧缘较高地隆起。颜面隆起全长具狭纵沟,颜面隆起在触角间略向前突出,中单眼下凹入。前胸背板具粗糙而密的刺状突起,沿后缘有一列大的尖刺状突起;3条横沟均切断中隆线,以中、后横沟深切而形成齿状。前胸腹板前缘呈片状突起,中部略凹。前翅短缩,仅达后足股节基部 1/3;雌性前翅呈鳞片状,侧置,末端超过第 1 腹节背板后缘。后足股节内侧暗蓝色,内侧下缘红色;上侧中隆线具细齿。后足胫节内侧基部及端部 1/3 为红色,其余部分暗蓝色;后足胫节端部具内、外端刺。肛上板呈三角形,具中纵沟。雄性尾须呈长锥形,雌性呈短锥形。下生殖板呈短锥形,顶尖锐。雌性下生殖板后缘呈中央三角形突出;产卵瓣短,外缘光滑。

雌性体长 24.0～37.0mm。

分布:中国内蒙古(阿拉善盟)、宁夏。

(9)红缘短鼻蝗 *Filchnerella rubimargina* Zheng，1992 ［图 25］

Filchnerella rubimargina Zheng，1992. Grasshoppers of Ning Xia p. 29～30.
能乃扎布 1999:9；Altanchimeg and Nonnaizab 2013:81～82.

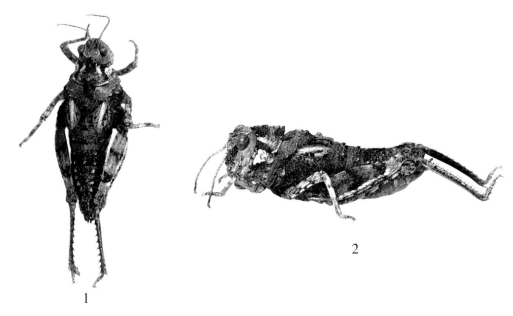

图 25　红缘短鼻蝗 *Filchnerella rubimargina* Zheng
1.背面观(雌性);2.侧面观(雌性)

体暗褐色,体表具粗糙颗粒。头顶宽短。颜面隆起狭,具中纵沟;颜面侧隆线明显,从背面不可见。复眼纵径略小于眼下沟长。前胸背板呈屋脊状;前缘呈角形突出;中隆线呈片状隆起,被 3 条横沟切割,形成齿突状;背板具许多刺状颗粒,沿后缘有一列大的刺状突起。前胸腹板前缘呈片状突起。雄性前翅较短,具两个淡色斑,到达第 4 腹节背板或后足股节中部;雌性前翅呈鳞片状、侧置,在背部分开,不到达或刚超过第 1 腹节背板后缘。后足股节上侧中隆线具细齿。后足胫节具内、外端刺。肛上板呈长三角形,具中纵沟。尾须呈长锥形。雄性下生殖板呈短锥形。雌性下生殖板呈长方形;产卵瓣外缘光滑。

雄性体长约 21.0mm,雌性体长 21.0~29.0mm。

栖息于植被稀疏而干旱的荒漠草原区。

分布:中国内蒙古(阿拉善盟)、宁夏。

4. 疙蝗属 *Pseudotmethis* Bey-Bienko,1948

Pseudotmethis Bey-Bienko,1948. Ent. Obozr. 30:6,13.

Pseudomethis Bey-Bienko and Mistshenko,1951. Locusts and grasshoppers of the USSR and adjacent countries:287,319,320.

Filchnerella Karny,1908. Filchner Exped. China-Xizang Zool. Bot. Ergebn. 10(1):36.

Type species: *Pseudotmethis alashanicus* Bey-Bienko,1948

体粗糙。头顶近圆形,中央缺口与颜面隆起纵沟相通,缺中央纵隆线。颜面隆起较狭,纵沟较深,在中单眼之下较弱地凹陷,两触角基之间略为向前突出,中单眼位于突出部背面。颜面侧隆线与触角窝外侧呈片状,由背面明显可见。前胸背板中隆线呈片状,具 3 个切口,后横沟切口宽而深,侧面看沟后区中隆线上缘明显呈弧形,后横沟位于中部。前胸腹板前缘在前足基部间较高地隆起,其上缘具 2 齿。雄性中足胫节上缘常具齿或颗粒,胫节具细密的长绒毛。雄性前翅较短,通常不超过后足股节中部,并在中部明显地扩宽,且向端部急剧缩狭;雌性前翅呈鳞片状、侧置,在背部不毗连。

蒙古高原有 3 种。

(10)贺兰疙蝗 *Pseudotmethis alashanicus* Bey-Bienko,1948 [图 26]

Pseudotmethis alashanicus Bey-Bienko,1948. Ent. Obozr. 30:6.

Filchnerella alashanicus Bey-Bienko,1948. Zootaxa 2016,4206 (1):56.

能乃扎布 1999:10;Altanchimeg and Nonnaizab 2013:81~82.

体褐色、青褐色或紫褐色,腹面淡色,体表具锥状或颗粒状突起。头顶具颗粒或棒状突起,颜面隆起纵沟较狭而深。复眼近球形。前胸背板突起多呈棘状或颗粒状;前缘向前突出呈直角状;后缘近直角;中隆线呈片状,在沟前区具 2 个切口,形成 3 个齿状突起;中齿两侧各有 1 个棘状小突起。后横沟切口较深,呈宽大的三角形。前胸腹板前缘隆起,其上缘具 2 个圆形突起。雌性前胸背板中隆线呈片状隆起,在沟前区呈 3 个齿状突起,沿后缘的 1 列突起明显呈棘状。雌性前翅呈鳞片状、侧置,在背部彼此不毗连。雄性前翅缘前脉域与前缘脉域两者之和的最宽处约为中脉域相邻处的 2 倍,后翅小于前翅。后足股节内侧蓝黑色,上侧中隆线具明显的细齿。后足胫节内

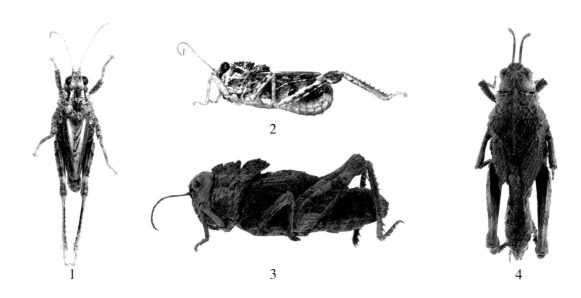

图26 贺兰疙蝗 *Pseudotmethis alashanicus* Bey-Bienko

1.背面观(雄性);2.侧面观(雄性);3.侧面观(雌性);4.背面观(雌性)

侧基部及端部红色,中部蓝色。腹部背板的三列突起以沿中隆线的一列较显著。雄性下生殖板呈锥形,较长,顶端较尖锐。肛上板狭长,顶端尖,具狭的纵沟。雌性产卵瓣末端尖锐,上、下产卵瓣无齿。

雄性体长 22.0～26.0mm,雌性体长 29.0～31.0mm。

5月下旬大部为蝗蛹期,末龄若虫可延至 7 月下旬;7 月上旬已出现成虫,成虫期可延至 10 月初。

一年发生一代,以卵在土中越冬。主要生活在阿拉善荒漠戈壁的东南部及贺兰山麓,以及甘肃河西走廊地区。

分布:中国内蒙古(阿拉善盟贺兰山)、宁夏、甘肃(张掖市、民乐县、永昌县、山丹县、肃南裕固族自治县、秦安县、皇城镇)。

(11)短翅疙蝗 *Pseudotmethis brachypterus* Li,1986

Pseudotmethis brachypterus Li,1986. Sinozoologica.

Filchnerella brachypterus Li,1986. Zootaxa 2016,4206 (1):56.

能乃扎布 1999:10;Altanchimeg and Nonnaizab 2013:81～82.

雌性体较粗壮,体暗褐色或灰褐色,腹面淡色。头顶宽,向前倾斜,具细的颗粒状突起,颜面隆起纵沟深。前胸背板前缘明显向前突出呈角状,具较小的颗粒状突起;后缘前方的一列突起明显低而钝,不呈圆锥形;中隆线较低,几乎平直,在沟前区具 3 个齿;前、中横沟通常较浅,后横沟缺口较狭;侧面观沟后区中隆线呈圆弧形。有时前胸腹板前缘隆起较低,其上缘 2 齿不明显。前翅明显缩短,颇宽,远不到达腹部中部。后足股节上侧中隆线具细小的齿。腹部背板两侧的突起较低而钝。下生殖板呈锥形。雌性头顶颗粒状突起不甚明显，前胸背板中隆线呈片状隆起，沟前区具 3 个齿，沟后区近后缘处中隆线两侧的棘状突起近于消失。

雄性体长 18.5～22.6mm，雌性体长 23.2～32.3mm。

一年发生一代，以卵在土中越冬。主要生活在贺兰山山地环境，海拔高度为 1900～2000m 处。栖息地以杂有碎石的坡地为主，生境中优势植物为以针茅为建群种的山地典型草原植物，取食多种针茅。

分布：中国内蒙古(阿拉善盟)。

(12)粉股疣蝗 *Pseudotmethis rufifemoralis* Zheng & He, 1996 [图 27]

Pseudotmethis rufifemoralis Zheng & He, 1996. Acta Entomologica Sinica. 39 (3)：72～296.

能乃扎布 1999:10；Altanchimeg and Nonnaizab 2013:81～82.

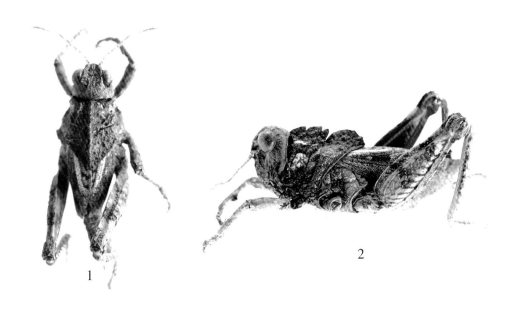

图 27 粉股疣蝗 *Pseudotmethis rufifemoralis* Zheng & He
1.背面观(雄性)；2.侧面观(雄性)

体黄褐色。体表具粗大的颗粒和锥状突起。头顶呈宽圆形，极凹陷，侧缘明显隆起。头侧窝近长三角形。颜面隆起狭，在触角基间略突出，在中单眼之下稍凹。颜面侧隆线呈片状隆起，由头背面可见。复眼纵径小于眼下沟长的 1.2 倍。触角中段一节长为宽的 2 倍。前胸背板具粗糙颗粒，沿前缘及后缘具 1 列锥状突起；前横沟前及中隆线两侧各具一白色纵条纹；背板侧片中部具一白色方形斑；中隆线呈片状隆起，被 3 条横沟深切成齿状，沟后区中隆线呈圆弧形隆起，沟前区与沟后区几乎等长。前胸腹板前缘呈片状隆起，顶端凹陷，两侧形成 2 个钝齿。中胸腹板侧叶宽略大于长，侧叶间中隔最宽处为长的 3.1 倍。前翅明显超过后足股节中部，到达第 5 腹节背板后缘。前缘脉域及臀脉域具白色纵条纹，中脉域处有 2 个黑褐色斑。后足股节粗短；上侧中隆线具细齿;外侧黄褐色,具 2 个黑褐色横斑;内侧上下隆线间淡红黄色,近膝部具黄色环;后足股节内侧全部鲜红色。后足胫节具内、外端刺。爪间中垫较大,几达爪顶端。肛上板呈长三角形,中部具纵沟。尾须呈长锥形,不到达肛上板顶端。下生殖板呈短锥形,顶尖锐。

雄性体长约 21.0mm。雌性无记录。

分布:中国内蒙古(阿拉善盟)、宁夏。

5. 突颜蝗属 *Eotmethis* Bey-Bienko，1948

Eotmethis Bey-Bienko，1948．Ent.Obozr.30:11,14.

Type species: ***Eotmethis nasutus* Bey-Bienko，1948**

体大型,体表粗糙,具颗粒状突起。头顶具颗粒突起或短隆线。颜面隆起在中单眼以下有明显的直角形凹口,其上段明显向前突出。中单眼位于颜面隆起倾斜突出之下,正面观可见。前胸背板中隆线发达,在沟前区被 3 条横沟切割成锯齿状;沟后区明显呈弧形隆起,沟后区近后缘有 1 列长锥状突起。缺侧隆线。前胸腹板前缘呈片状,顶端中央浅凹或深凹,两侧具尖锐或钝圆形突起。雄性前翅发达,到达或不到达肛上板;雌性前翅明显缩短,侧置。后足股节上侧中隆线具细齿。后足胫节端部具内、外端刺。摩擦板具垂直粗糙皱纹。鼓膜器发达。雄性肛上板呈长三角形,端部较尖;尾须呈长圆锥形;下生殖板短,呈锥形,端部尖。雌性下生殖板后缘光滑,表面具细刻点;产卵瓣较短。

蒙古高原有 5 种。

(13)贺兰突颜蝗 *Eotmethis holanensis* Zheng & Gow，1981

Eotmethis holanensis Zheng et Gow，1981．Acta Entomologica Sinica 24(1):72～73.

能乃扎布 1999:9；Altanchimeg and Nonnaizab 2013:81～82.

体粗大,体黄褐色,体表具粗密的颗粒和短隆线。头顶有稀疏粗大的颗粒和皱纹,前端具弱的纵沟。颜面隆起在中单眼以下明显凹入,在触角间明显向前突出;侧缘不明显。中单眼位于触角间突出部之下,由前面可见。前胸背板前、后缘呈角形突出,中隆线高地隆起,被 3 条横沟明显切断;前胸背板具粗大的锥形突起,沿后缘具 1 列锥状突起。前胸腹板前缘呈片状隆起,顶端两侧形成 2 个钝圆的突起。前翅不发达,呈鳞片状,在背部较宽地分开,顶端到达第 2 腹节背板中部之前;后翅小,略短于前翅。后足股节粗短;上侧中隆线几乎平滑,具稀疏的细齿;股节上侧外缘具较密的小颗粒,下侧外缘颗粒较细。后足胫节顶端具内、外端刺,中、后足均具细毛。肛上板狭长,顶端较尖,中央基部有纵沟。尾须极短,呈锥状。雌性产卵瓣末端尖锐。

雌性体长 34.0～35.0mm。雄性无记录。

分布:中国内蒙古(阿拉善盟)、宁夏(石嘴山)。

(14)突颜蝗 *Eotmethis nasutus* Bey-Bienko，1948

Eotmethis nasutus Bey-Bienko，1948．Ent. Obozr. 30:11．

体黄褐色、暗褐色或红褐色。头具粗糙小颗粒。头背面较宽，具中隆线及小颗粒，侧缘隆线明显。颜面隆起在触角基间明显向前突出，在中单眼之下凹入。中单眼位于颜面隆起突出部之下，从正面观可见。前胸背板具粗大的锥形突起；前、后缘中央呈锐角形突出；中隆线呈片状隆起，被3条横沟深切成锯齿状，沿背板后缘具1列锥形尖锐突起。前胸腹板前缘呈片状隆起，两侧突起尖锐或钝圆，有时在凹入中央又具1小突起。前翅发达，到达肛上板中部，少数到达肛上板基部或顶端；后翅略长于前翅。雌性前翅呈鳞片状，侧置，有时在体背面几乎相接，达第2腹节后缘。后足股节粗短，上侧中隆线具细齿。后足胫节顶端具内、外端刺。肛上板似卵形，顶端较尖。尾须呈长柱形。雄性下生殖板呈短锥形，顶端呈尖形。雌性尾须较小，呈短锥形；产卵瓣较短。

雄性体长24.5～28.0mm，雌性体长33.0～38.0mm。

分布：中国内蒙古(阿拉善盟)、宁夏(中卫市)、蒙古国(根据Lachinsky记录，但详细分布地址不清)。

(15)宁夏突颜蝗 *Eotmethis ningxiaensis* Zheng & Fu，1989

Eotmethis ningxiaensis Zheng et Fu，1989．Journal of Shanxi Normal University，17(1)：64～69．

能乃扎布 1999:9；Altanchimeg and Nonnaizab 2013:81～82．

雌性体粗大，体灰黄褐色。头顶宽，侧缘隆线明显。颜面隆起在触角间明显向前突出，突出部的侧面从复眼到触角窝的下缘有由颗粒组成的隆线；颜面隆起在中单眼之下凹入，其下端侧缘明显。复眼纵径与眼下沟近等长；中单眼位于突起部之下，正面可见。前胸背板中隆线极高地隆起，被3条横沟深切；背板沿后缘具1列锥状突起。前翅短缩，不到达或到达第3腹节背板后缘，中脉域具4个黄斑；后翅与前翅约等长。雌性前翅呈鳞片状，侧置，在背部分开，顶端到达第2腹节背板中部。后足股节粗短，上侧中隆线具细齿，端部呈齿状突出；下膝侧片顶端呈角形突出。后足胫节上侧具长密毛，具内、外端刺。鼓膜器近圆形。肛上板狭长，顶端突出，中央具纵沟。尾须呈柱状，上翘，不到达肛上板的顶端。下生殖板呈短锥形，顶端尖；下生殖板长大于宽，后缘中央具三角形突出。雌性产卵瓣粗短。

雄性体长23.0～23.5mm，雌性体长约29.0mm。

分布：中国内蒙古(阿拉善盟)、宁夏。

(16)短翅突颜蝗 *Eotmethis recipennis* Xi & Zheng，1986 [图28]

Eotmethis recipennis Xi et Zheng，1986．Acta Entomologica Sinica 29(2):191～192．

Eotmethis mongolensis Xi et Zheng，1986．Acta Entomologica Sinica 29(2):191～192．

李鸿昌 2007:50；能乃扎布 1999:9；Altanchimeg and Nonnaizab 2013:81～82．

体中型，暗褐色。头顶较宽，侧缘隆线隆起较高，中央有颗粒状突起，其中间两个颗粒状突起

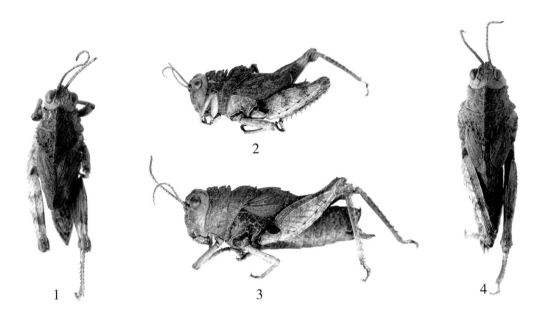

图 28　短翅突颜蝗 *Eotmethis recipennis* Xi & Zheng
1.背面观(雄性);2.侧面观(雄性);3.侧面观(雌性);4.背面观(雌性)

较大。颜面隆起在触角间向前突出,在中单眼之下凹入。中单眼以下侧缘明显,中单眼位于颜面隆起触角基间突出部之下,正面观可见。前胸背板前、后缘呈角形突出;中隆线较高地隆起,被 3 条横沟明显切断;前胸背板沿后缘具一列锥形突起。雄性前翅发达,到达腹部第 6 节背板;后翅几乎与前翅等长。雌性前翅呈鳞片状,侧置,到达腹部第 2 节。后足股节粗短,上侧中隆线具细齿。后足胫节顶端具内、外端刺,前、中、后足均具细毛,尤其后足胫节细毛甚密。肛上板似卵圆形,顶端较尖。尾须呈长圆锥形。雄性下生殖板呈短锥形。

雄性体长约 22.0mm,雌性体长约 23.5mm。

分布:中国内蒙古(阿拉善盟、乌兰察布市、巴彦淖尔市)。

(17)景泰突颜蝗 *Eotmethis jingtaiensis* Xi et Zheng,1984

Eotmethis jingtaiensis Xi et Zheng,1984. Entomotaxonomia 6(1):37～38.

体中型,体浅灰褐色或褐色,有的标本体表具浅黄色颗粒和隆线。头顶侧缘隆起较高,中央具皱纹及稀疏颗粒,其中部的两个颗粒状突起较大。颜面隆起在触角基间向前突出,侧缘在中单眼之下不太明显。前胸背板前、后缘呈角形突出;中隆线被 3 条横沟明显切断,沿后缘具 1 列锥形突起。前胸腹板前缘具 2 个尖锐齿突。雄性前翅发达,顶端到达肛上板;后翅略小于或等于前翅的长。雌性前翅呈鳞片状,侧置,端部可达腹部第 2 节;后翅略短于前翅。后足股节粗短,内侧蓝色,上侧中隆线具细齿,其端部及下膝侧片红色。后足胫节内侧基部及端部红色、中部蓝色,顶端具内、外端刺。足均具细毛。肛上板近似卵圆形。尾须呈长圆锥形。雄性下生殖板呈短锥形。

雄性体长约 21.0mm,雌性体长 28.0～31.0mm。

分布:中国内蒙古(乌海市海勃湾区)。

6. 突鼻蝗属 *Rhinotmethis* Sjöstedt，1933

Rhinotmethis Sjöstedt，1933. Ark. Zool. 25A(3):29.

Type species: *Rhinotmethis hummeli* Sjöstedt，1933

体粗大,体表粗糙,腹面及足具较密的细长绒毛。头顶颗粒状突起明显,缺中纵隆线。颜面隆起在两触角间颇向前突出,侧面观与头顶呈直线形。中单眼之下具深的直角形凹口,单眼位于突鼻的底侧,由前面不易见;突鼻侧缘无明显隆线。前胸背板后缘呈直角形突出,沿后缘具 1 列刺状突起;中隆线呈片状,3 条横沟切口较深,呈齿状。前胸腹板前缘呈片状隆起,其上缘略凹。雄性前翅发达,不到达腹部末端;雌性前翅颇小,呈鳞片状,侧置,在背部较宽地分开。后足股节短粗,基部较宽,上基片短于下基片,上侧中隆线具细齿。后足胫节顶端具内、外端刺。雄性下生殖板呈锥形。雌性下生殖板后缘中央呈锐角形突出;产卵瓣顶端尖锐,上产卵瓣上外缘无齿。

蒙古高原有 3 种。

(18) 贝氏突鼻蝗 *Rhinotmethis beybienkoi* Chogsomzhav，1975 ［图 29］

Rhinotmethis beybienkoi Chogsomzhav，1975. Insects of Mongolia，vol. 3. 39~40.

Chogsomzhav 1975:39，1989:89；Gorochov et al. 1989；Altanchimeg 2011:16；Altanchimeg and Nonnaizab 2013:81；Batkhuyag et al. 2014:78；Batnaran et al. 2016:30；Ünal 2016:59；Batkhuyag and Batnaran 2021:36；Gankhuyag E. et al. 2023:46.

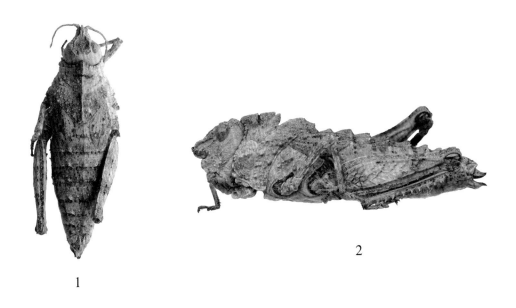

1

2

图 29　贝氏突鼻蝗 *Rhinotmethis beybienkoi* Chogsomzhav

1. 侧面观(雌性)；2. 背面观(雌性)

体大,匀称,雌性常呈灰褐色。复眼呈椭圆形。头顶宽,几乎光滑,头顶中央纵沟和眼上沟消失,眼下沟略可见;雌性头侧窝和眼上沟清晰。颜面隆起在两个触角基间明显突出,在眼下形成深的直角形凹陷。中单眼位于突出部的下方,由前面看不清。颊在复眼下触角基间形成斜的隆线。触角较粗,雄性中段一节长几乎为宽的 2～2.25 倍,雌性为 2.5～3 倍。前胸背板呈皱纹状,具小突起;中隆线在沟前区被切割成 3 个尖角形片状突起,后 1 个突起呈细圆锥状。雌性前胸背板沟后区沿后缘有多个锥状小突起;前胸腹板呈片状隆起,前端分割成 2 个片状突起。前翅宽,达后足股节,顶端略紧缩,有不规则的密脉。后翅基部无色,有明显的暗色带。中、后胸腹板侧叶间中隔宽为长的近 4 倍。股节下方有明显的毛(有时消失),后足股节粗,在外侧上隆线间缺"人"字形花纹,只有脊状隆起,内侧下方红色,近顶端浅蓝色。胫节顶端红色,有内、外端刺,具密毛。第 1 跗节长等于第 2、3 跗节长之和。腹部背板后缘有后指的 3 列齿状突,但侧方突起不很发达。鼓膜器呈半圆形。尾须细长,长为宽的 4 倍。腹部末端背板有深纵沟。雄性生殖板呈锥形,顶端宽圆。

雄性体长 20.0～31.0mm,雌性体长 41.0～43.0mm。

栖息于针茅属植物丛生的荒漠草原。

分布:中国内蒙古(阿拉善盟),蒙古国南戈壁省 Umnugovi.

(19)赫氏突鼻蝗 *Rhinotmethis hummeli* Sjöstedt,1933 [图30]

Rhinotmethis hummeli Sjöstedt,1933. Ark. Zool. 25A(3):29,30,Taf. 11.

李鸿昌 2007:50;能乃扎布 1999:10;Bey-Bienko 1948:12;Chogsomzhav 1975:33,1989:89;Sergeev 1995:233;Altanchimeg and Nonnaizab 2013:81;Ünal 2016:59;Myagmar et al. 2019:57;Batkhuyag and Batnaran 2021:36;Gankhuyag E. et al. 2023:46.

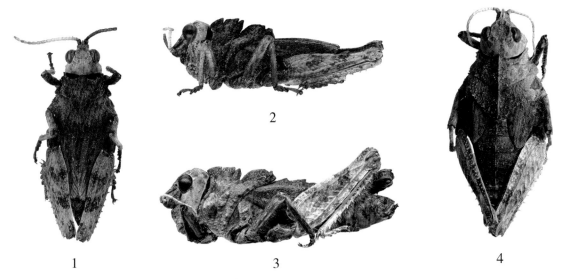

图 30　赫氏突鼻蝗 *Rhinotmethis hummeli* Sjöstedt
1.背面观(雄性);2.侧面观(雄性);3.侧面观(雌性);4.背面观(雌性)

体淡褐色或青灰色,腹面灰白色,体表甚粗糙,腹面及后足胫节背面具细密的长毛。头顶较宽,侧面观具明显的颗粒状突起,缺中纵隆线。颜面隆起在两触角基之间颇向前突出,与头顶几乎呈一直线。鼻突的长略短于复眼横径。中单眼位于突鼻的下方,正面观不可见。前胸背板后缘呈角状突出,近于直角形;中隆线3个切口较深,形成齿状。前胸腹板前缘呈片状隆起,形成二齿状。雄性前翅较发达,到达或几乎到达肛上板的后缘,但不到达腹部末端;雌性前翅很小,呈鳞片状,侧置,在背部较宽地分开。后足股节上侧中隆线具细齿。后足胫节顶端具外端刺。腹部背板具3列小突起,其中沿中隆线的突起较明显。雌性下生殖板的后缘中央呈锐角形突出;产卵瓣顶端尖锐,上产卵瓣上外缘无齿。

雄性体长22.0～25.8mm,雌性体长30.8～40.0mm。

分布:中国内蒙古(巴彦淖尔市、鄂尔多斯市)、宁夏、陕西、甘肃,蒙古国南戈壁省Umnugovi.

(20)丽突鼻蝗 *Rhinotmethis pulchris* Xi et Zheng，1986 [图31]

Rhinotmethis pulchris Xi et Zheng，1986．Acta Entomologica Sinica 29(2):190.

Rhinotmethis bailingensis Xi et Zheng，1985．Acridoidea from Yunnan，Guizhou，Sichuan，Shaanxi and Ningxia:28，29.

李鸿昌 2007:50;能乃扎布 1999:9;Altanchimeg and Nonnaizab (2013):81～82.

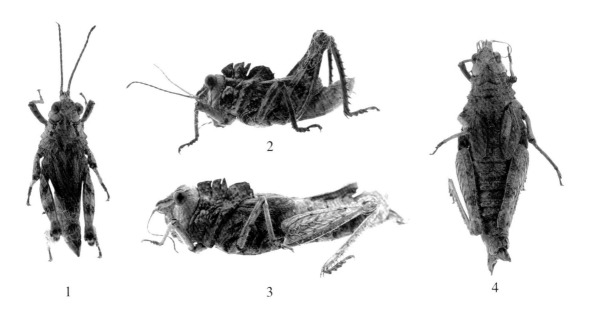

图31 丽突鼻蝗 *Rhinotmethis pulchris* Xi et Zheng
1.背面观(雄性);2.侧面观(雄性);3.侧面观(雌性);4.背面观(雌性)

体黄褐色,体表具暗褐色斑点,密被粗而密的颗粒。头顶具颗粒,其后方两侧各具1向后的斜形隆线。颜面隆起在两触角基间颇向前突出,与头顶几乎成直线。鼻突的长度短于复眼横径,鼻突侧缘自复眼下缘至触角基部之间具1列颗粒状突起。中单眼之下切口较深,使颜面隆起上部呈鼻状突出;中单眼着生在鼻状突出的底面,前面观不可见。前胸背板前缘和后缘呈角状突出;中隆线极高地隆起,被3条横沟明显切断。前胸腹板前缘呈片状隆起,顶端中央略凹入。雄性前翅发达,达腹部第7、8节背板;后翅几乎与前翅等长。雌性前翅到达腹部第2节背板后缘,呈鳞片状,侧置。后足股节短粗,上侧中隆线具细齿。后足胫节具内、外端刺。尾须呈长锥形。雌性肛上板狭长,具中纵沟;尾须粗短,呈锥状;产卵瓣末端狭尖,上、下产卵瓣外缘均无齿。

雄性体长约25.0mm,雌性体长约31.0mm。

栖息于植被稀疏的荒漠草原地区。

分布:中国内蒙古(鄂尔多斯市杭锦旗、包头市百灵庙镇)。

7. 贝蝗属 *Beybienkia* Tzyplenkov,1956

Beybienkia Tzyplenkov,1956. Ent. Obozr. 35(4):883.

Sinotmethis Bey-Bienko,1959. Dokl. Ak. Nauk USSR. 128(2):415.

Type species: *Beybienkia songorica* Tzyplenkov, 1956

体中到大型,体表粗糙。头顶较宽,头顶侧面观与颜面隆起呈钝圆形。眼上窝平坦,几乎消失,眼前窝明显。颜面隆起在中单眼之下凹陷,中单眼之上具深细沟。中单眼之下细沟浅平,不达唇基。颜面隆起在触角基之上略趋狭,呈弧形向前突出;颜面侧隆线和眼下沟间具亚侧隆线。前胸背板前缘向前呈钝角状突出;后缘呈直角或钝角状向后突出;中隆线在沟前区明显隆起,被横沟切割成3片,在沟后区呈线状;后横沟位于前胸背板前段,沟前区明显短于沟后区;侧隆线几乎消失;前胸背板侧片前下角呈锐角状突出。前胸腹板前缘呈片状隆起,两侧呈角状突出。雄性前翅发达,顶端明显超过后足股节端部;雌性前翅缩短,顶端通常仅到达腹部第3节背板后缘,前翅后缘平直。中足胫节上侧具1列小齿。后足股节上侧中隆线呈细齿状。胫节具密细毛,缺外端刺。爪中垫宽大。鼓膜器发达。腹部第2节背板有发达的摩擦板。雄性肛上板近舌状。尾须呈长锥状,稍"S"形弯曲。雄性下生殖板呈短锥状。雌性下生殖板后缘中央呈三角状向后突出;产卵瓣粗短,顶端较尖。

蒙古高原有4种。

(21)岩贝蝗 *Beybienkia lithophila* Gorochov & Mistschenko,1989

Beybienkia lithophila Gorochov & Mistschenko,1989. Insects of Mongolia,10:105.

Gorochov and Mistschenko 1989:105.

体灰色或褐色,体表粗糙。头顶具突起,向顶端渐缩,触角间宽为复眼纵径的1.5倍。头侧窝明显。颜面隆起在中单眼处略宽。前胸背板有稀疏并明显的突起和皱纹;中隆线在前端明显隆起,被分割成3个不很高的隆起,隆起顶端圆。前翅远超过后足股节顶端,常有大小不等的浅色或暗色斑点,后端暗色或玫瑰色。后翅基部黄色,顶端无色,近后缘有黑色带,径脉有3~4个分支,而雌性只有1个分支。雌性前翅缩短,顶端缩狭,一般不达腹部第1节背板后缘。后足股节有分散的小突起,上隆线几乎平滑。后足胫节具密毛,其外缘上方有8个胫节刺,内缘有8~9个胫节刺。中胸腹板侧叶间中隔宽为其侧叶宽的 1.2～1.4 倍。后足股节内侧红色,其基部有小而较长的蓝黑色斑点。后足胫节内侧基部和顶端暗灰色。跗节黄色或灰黄色。腹部腹板光滑,沿后缘无突起,雌性沿后缘中央具 1 个突起。

雄性体长 32.0～44.0mm,雌性体长 38.0～42.0mm。

分布:中国(具体分布地不详),蒙古国巴彦洪戈尔省 Bayankhongor.

(22)准噶尔贝蝗 *Beybienkia songorica* Tzyplenkov,1956 [图 32]

Beybienkia songorica Tzyplenkov,1956. Ent. Obozr.,35(4):884,885.

Cejchan and Maran 1966:187;Chogsomzhav 1989:89;Altanchimeg and Nonnaizab 2013:81;Batkhuyag and Batnaran 2021:37;Altanchimeg 2022:37;Chuluunjav 2022:77;Gankhuyag E. et al. 2023:45.

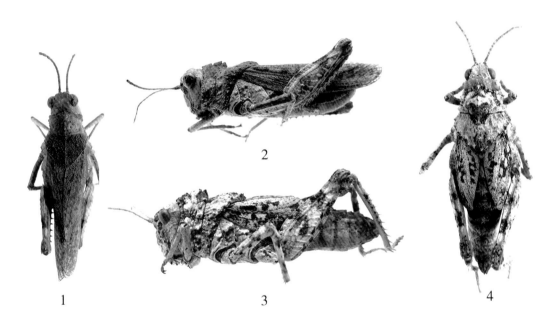

图 32　准噶尔贝蝗 *Beybienkia songorica* Tzyplenkov
1.背面观(雄性);2.侧面观(雄性);3.侧面观(雌性);4.背面观(雌性)

体匀称,体土黄色、黄褐色或杂色,体表粗糙。头顶较宽。眼前窝深而狭长。颜面隆起在中单眼之下凹,中单眼之上的小横隆线把颜面隆起细沟分成上、下两部分。颜面侧隆线和眼下沟之间有颜面亚侧隆线。前胸背板中隆线在沟前区呈明显的片状隆起,被前、中横沟切割成 3 片,中隆线在沟后区呈线状,在后段略隆起;缺侧隆线;3 条横沟深切割中隆线。前胸背板侧片前下角呈锐角状向前突出。前胸腹板前缘呈片状隆起,其上缘中央具弧形凹口。雄性前、后翅发达,其顶端明显超过后足股节端部。雌性前翅明显缩短,其顶端仅到达腹部第 3 节背板后缘。后足股节上侧中隆线呈细齿状,在膝部近顶端的中隆线具 1 小凹口。后足胫节具密的细毛,缺外端刺。鼓膜器发达。摩擦板近长三角形,表面密布不规则短棒状隆线。雄性下生殖板呈短圆锥状。雌性尾须呈长圆锥状；产卵瓣粗短,顶端较尖锐,下产卵瓣外缘近端部之半具浅而宽的凹陷。

雄性体长 29.0～39.0mm,雌性体长 34.5～45.5mm。

分布:中国新疆(巴里坤哈萨克自治县、伊吾县)、甘肃,蒙古国巴彦洪戈尔省 Bayankhongor、南戈壁省 Umnugovi。

(23)雅布赖贝蝗 *Beybienkia yabraiensis* Xi & Zheng,1993

Beybienkia yabraiensis (Xi & Zheng,1993). Zootaxa 4206(1):57.

Sinotmethis yabraiensis Xi et Zheng,1993. Zootaxonomia 18(2):193～195.

李鸿昌 2007:50；能乃扎布 1999:10；Altanchimeg and Nonnaizab 2013:81～82。

体大型,体灰褐色或青褐色,体表具粗糙颗粒状突起及短隆线。头顶宽短,颜面隆起在触角间略向前突出,在中单眼处略凹,侧隆线明显。触角呈丝状,细长。前胸背板中隆线在沟前区呈片状突起,被 3 条横沟切断,侧面观呈锯齿状。前胸腹板前缘呈片状突起,两侧呈锐角形突出,或具 1～2 个小齿突。雄性前、后翅发达,向后可超过后足股节端部。雌性前翅不发达,呈鳞片状,侧置,前翅顶端可达第 2、3 腹节背板后缘；后翅略短于前翅；前翅具浅褐色或深褐色斑点。后足股节宽短,上侧中隆线具细齿。后足胫节外侧缺外端刺。雌性产卵瓣基部较粗,外缘光滑。

雄性体长 37.0～38.0mm,雌性体长 39.0～42.0mm。

分布:中国内蒙古(阿拉善右旗)。

(24)友谊贝蝗 *Beybienkia amica* Bey-Bienko,1959

Beybienkia amica Bey-Bienko,1959. Zootaxa 4206(1):58.

Sinotmethis amicus Bey-Bienko,1959. Dokl. Ak. Nauk USSR. 128(2):416.

体灰褐色或黄褐色,体表粗糙并具颗粒状突起。头顶呈三角形,宽平,中央具细纵沟,表面具细皱纹及少数颗粒。颜面隆起在中单眼以上明显具纵沟,在中单眼以下不明显。复眼小。触角细长,中段一节长为其宽的 1.7～2 倍;雌性触角较短,仅到达前胸背板后缘。前胸背板具颗粒状突起,前缘呈钝角形,后缘呈钝圆形突出;中隆线较低,在沟前区稍隆起;缺侧隆线;3 条横沟均明显,不深切,呈锯齿状;后横沟位于近前端,沟后区长为沟前区的 1.3 倍;前胸背板侧片后下角为钝角形,前下角为近直角形或锐角形。前胸腹板前缘呈片状,顶端中央浅凹,两侧突起相距较远。中胸腹板侧叶间中隔略宽,宽略大于长。前翅宽长,超过后足股节顶端,顶端呈圆形。雌性前翅短缩,在背部相连,到达第 3 腹节背板；后翅与前翅等长,呈宽三角形。后翅基部黄色,中部具宽的黑色带纹。后足股节较狭长,上侧中隆线具细齿,内侧淡玫瑰色,基部稍蓝色。后足胫节缺外端刺,下侧具稠密的细毛;内侧基部和端部红色,中部蓝黑色。跗节爪中垫较小,不到达爪的一半。肛上板呈长三角形,顶端较尖。尾须呈长锥形,不到达肛上板顶端。雄性下生殖板呈短锥形,顶端较尖。雌性下生殖板后缘光滑,表面具细刻点;产卵瓣较短,产卵瓣上外缘及下外缘均不具齿突。

雄性体长 35.0～36.0mm,雌性体长 42.5～48.0mm。雌性体形大于雄性。

一年发生一代，以卵在土中越冬。

一般分布在海拔 1300～1500m 处的戈壁、荒漠及干枯河床的卵石滩。主要以藜科合头草属和猪毛菜属、蒺藜科白刺属、豆科骆驼刺属的植物为食，对农作物并不造成危害。

分布：中国内蒙古（阿拉善右旗）、甘肃（酒泉市）。

8. 蒙癞蝗属 *Mongolotmethis* Bey-Bienko，1948

Mongolotmethis Bey-Bienko，1948．Ent. Obozr. 30(1～2):8，13.

Mongolotmethis Bey-Bienko，1951．Acridoidea of the USSR，and adjacent countries:280，287，320.

Type species: *Mongolotmethis gobiensis* Bey-Bienko，1948

体表粗糙，具颗粒状突起。头顶几乎平坦，雄性无颗粒状突起，具横皱纹，顶端与颜面隆起只有微纵沟，侧面观与颜面隆起组成宽圆形。头侧窝缺，或仅在雌性侧单眼上略可见。颜面隆起在中单眼之下具较弱的凹陷，两触角间略向前突出。中单眼位于突出部的背面，正面可见。颜面侧隆线通常较弱。前胸背板为微弱稀疏的瘤状突；前缘处和侧片后缘有不发达的圆锥形突起；后缘明显圆形；中隆线明显，至少被后横沟明显切割，沟后区较低于沟前区。前胸腹板突较高地呈片状隆起。雄性前翅较短，呈纺锤形，向顶端明显趋狭，一般不到达腹端；后翅较狭，在第 2 翅叶的两条纵脉（2A 和 2A$_1$）稍弯曲，几乎全长相互平行。雌性前翅短缩，在背部不毗连，侧置。后足胫节通常缺外端刺。腹部背面两侧的纵列突起较弱，尤其在雄性中几乎消失。

蒙古高原有 4 种。

(25) 戈壁蒙癞蝗 *Mongolotmethis gobiensis gobiensis* Bey-Bienko，1948 ［图 33］

Mongolotmethis gobiensis Bey-Bienko，1948．Ent. Obozr. 30(1～2):9，10.

Mongolotmethis gobiensis gobiensis Bey Bienko，1951．Acridoidea of the USSR，and Adjacent countries:320，321.

Bey-Bienko and Mistshenko 1951:321；Mistshenko 1968:489；Chogsomzhav 1968:58；Altanchimeg 2011:16；Altanchimeg and Nonnaizab 2013:81～82；Batkhuyag et al. 2014:78；Myagmar et al. 2019:57；Batkhuyag and Batnaran 2021:34；Altanchimeg et al. 2022:37；Chuluunjav 2022:77；Gankhuyag E. et al. 2023:45.

体浅灰色或黄褐色至深褐色。头顶平滑。颜面隆起在中单眼之下略凹入，其下部不隆起。前胸背板具稀疏而细小的颗粒状突起，其后段具稀疏但较明显的瘤突；后缘呈钝角，其侧片的前下角明显呈直角形；中隆线在沟前区较高于沟后区，被前 2 条横沟明显切断，后 1 个齿明显向后倾斜，顶端圆形；沟后区明显呈弧形隆起，与沟前区明显分开；后横沟较浅地切断中隆线，其凹口处宽阔，几乎呈直角。前翅刚到达肛上板，翅的最宽处明显位于前胸背板中部之前；雌性前翅较短，不到达腹部第 2 节背板后缘。

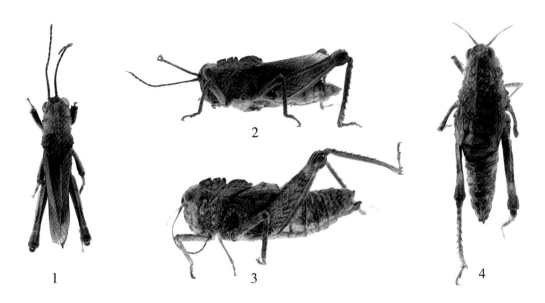

图 33　戈壁蒙癞蝗 *Mongolotmethis gobiensis gobiensis* Bey-Bienko
1.背面观(雄性);2.侧面观(雄性);3.侧面观(雌性);4.背面观(雌性)

雄性体长 26.0~30.5mm,雌性体长 34.0~47.0mm。

为栖息于蒙古国南部荒漠草原的特有种蝗虫。

分布:中国内蒙古(阿拉善右旗),蒙古国巴彦洪戈尔省 Bayankhongor、南戈壁省 Umnugovi、前杭爱省 Uvurkhangai.

(26)砂地蒙癞蝗 *Mongolotmethis gobiensis pedestris* Bey-Bienko，1948

Mongolotmethis gobiensis pedestris Bey-Bienko，1948. Ent. Obozr. ，30(1~2):10.

Bey-Bienko and Mistshenko 1951:321；Mistshenko 1968:489；Chogsomzhav 1968:58；Altanchimeg 2011:16；Altanchimeg and Nonnaizab 2013:81；Batkhuyag et al. 2014:78；Myagmar et al. 2019:57；Batkhuyag and Batnaran 2021:34；Gankhuyag E. et al. 2023:45.

根据蒙古国科学院生物研究所 Ch. Gantigma 和 G. Myagmar 博士对该种的描述：

雄性前翅达腹部 5~7 节背板后缘,雄性前翅最宽处在翅中央扩展呈椭圆形;后翅黑色带变化较大。后足股节沿内侧下缘呈暗红色或橙红色,在外侧下隆线间有变化多样的深蓝色花纹;后足股节外侧有 1~2 条黑色条纹,而位于膝部前方的黑色条纹较清晰,但内侧上缘的花纹较多且清晰。雌性前胸背板沟后区较低;前翅顶端有清晰的皱纹,前、后翅较短,前翅顶端渐缩狭,其上皱纹比雄性更为明显。

雄性体长 31.0~32.5mm,雌性体长约 37.0mm。

为栖息于蒙古国南部荒漠草原的特有种蝗虫。

分布:蒙古国巴彦洪戈尔省 Bayankhongor、南戈壁省 Umnugovi、戈壁阿尔泰省 Govi-Altai.

（27）柯氏蒙癞蝗 *Mongolotmethis kozlovi* **Bey-Bienko，1948** ［**图 34**］

Mongolotmethis kozlovi Bey-Bienko，1948. Ent. Obozr. 30(1～2):10.

Bey-Bienko and Mistshenko 1951:321；Mistshenko 1968:489；Chogsomzhav 1968:58；Altanchimeg 2011:16；Batkhuyag et al. 2014:78；Myagmar et al. 2019:57；Batkhuyag and Batnaran (2021):34；Chuluunjav 2022:77；Gankhuyag E. et al. (2023):45.

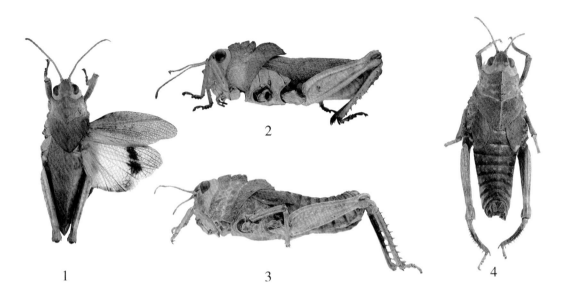

图 34　柯氏蒙癞蝗 *Mongolotmethis kozlovi* Bey-Bienko
1.背面观（雄性）；2.侧面观（雄性）；3.侧面观（雌性）；4.背面观（雌性）

体近白色，具暗色斑点。本种近似于戈壁蒙癞蝗 *M. gobiensis* Bey-Bienko，区别特征为：

体较粗大，体表粗糙，具细皱纹和颗粒状突起。颜面隆起较明显，在中单眼之下凹入，几乎呈直角形缺口，其下段明显呈圆形隆起。前胸背板中隆线较隆起，全长呈弧形弯曲，仅被后横沟切断，但其缺口处较狭窄，中隆线在沟前区与沟后区位于同一水平线上；雌性前胸背板中隆线仅被后横沟切断，其缺口呈锐角形，并将中隆线微弱地分成前、后两个部分。前翅仅达腹部第 6 节背板，前翅最宽处位于翅的中部。后翅的暗色带明显，而在后段明显加宽。

雄性体长 35.0～38.5mm，雌性体长 48.0～55.0mm。

为栖息于蒙古国南部荒漠草原的特有种蝗虫。

分布：蒙古国中央省 Tuv、中戈壁省 Dundgovi、巴彦洪戈尔省 Bayankhongor、南戈壁省 Umnugovi.

（28）米琪蒙癞蝗 *Mongolotmethis michidi* **Batkhuyag，Batnaran & Dorjderem，2014**

Mongolotmethis michidi Batkhuyag，Batnaran et Dorjderem，2014. Journal of Orthoptera Research 23(2):77～81.

Batkhuyag and Batnaran 2021:34；Altanchimeg 2022:37；Gankhuyag E. et al. 2023:46.

颜面隆起在中单眼之下略凹。复眼略呈圆形,纵径小于眼下沟之长。前胸背板中隆线较高地隆起,呈齿状,侧面观呈弧形,中隆线被后横沟深切,沟前区和沟后区约等长,沟前区被 2 个横沟深切成 3 个齿状突,中隆线在沟后区明显呈齿状;前胸背板尤其在沿后缘处有圆锥形突起。雄性前翅顶端不达后足股节端部,并向顶端略缩;后翅发达,有到翅后缘的暗色带,暗色带向后缘渐淡。雌性前翅顶端不达后足胫节中部。鼓膜器发达,鼓膜片呈卵圆形,鼓膜孔小。后足股节短而宽,内侧下方由基部向端部呈渐淡的橙红色带。胫节内侧深蓝色,在其上方和下方有红色斑点。腹部第 2 节有发达的摩擦板。雄性下生殖板呈锥形。尾须略弯曲,顶端尖。雌性上产卵瓣向上略弯曲,下产卵瓣中部略宽,顶端稍弯曲。

雄性体长 23.0~26.0mm,雌性体长 32.0~37.0mm。

分布:蒙古国南戈壁省 Umnugovi.

二、锥头蝗科 Pyrgomorphidae Brunner von Wattenwyl，1874

体小型至中型,一般较细长,呈纺锤形。头部呈锥形,颜面(侧面观)向后极倾斜。颜面隆起具纵沟。头顶向前突出较长,顶端中央具深而狭的颜顶角沟。缺头侧窝。触角呈剑状,着生于侧单眼的前方或下方。前胸背板具颗粒状突起。前、后翅均发达,狭长。后足股节外侧上、下隆线间具不规则的短棒状隆线或颗粒状突起。鼓膜器发达,缺摩擦板。

蒙古高原有 2 个亚科。

蒙古高原锥头蝗科分亚科检索表

1(2)后足股节外侧基部的上基片短于下基片。触角基接近复眼,位于侧单眼的后下方。前胸背板侧隆线不明显,其上有 1 列颗粒状小突起;前胸背板侧片的下缘呈波状 ……… 锥头蝗亚科 Pyrgomorphinae

2(1)后足股节外侧基部的上基片明显长于下基片。触角着生在侧单眼的前方。前胸背板侧隆线明显或弱。后足胫节上侧近端部之边缘略扩宽,边缘狭而锐 ………………… 负蝗亚科 Atractomorphinae

(二)锥头蝗亚科 Pyrgomorphinae Brunner von Wattenwyl，1874

体中、小型,细长,体表具颗粒与刻点。头锥形,颜面(侧面观)与头顶成锐角。颜面隆起较狭,具细纵沟。头顶向前突出,前缘具细纵沟。触角剑状。前胸背板中隆线低而明显,侧隆线为 1 列颗粒状突起,前胸背板侧片的底缘呈波状。前胸腹板前缘略隆起。中胸腹板侧叶间中隔较宽,近倒梯形。前、后翅均发达,超过后足股节顶端。后足股节外侧中区具不规则的短棒状隆线,外侧基部上基片短于下基片。后足胫节端部具外端刺或缺。鼓膜器发达或缺。

蒙古高原有 1 属。

锥头蝗族 *Pyrgomorphini* Brunner von Wattenwyl，1882

9. 锥头蝗属 *Pyrgomorpha* Audinet-Serville，1839

Pyrgomorpha Audinet-Serville，1838[1839]. Histoire naturelle des insectes. Orthoptères 583.

Type species: *Acridium conicum* Oliver，1791

体中、小型，体表具细颗粒和刻点。头锥形，头顶颇向前突出，顶端圆，颜面向后倾斜。颜面隆起较狭，具细纵沟。触角基较宽扁，雌性呈明显的剑状。前胸背板近柱形，背面略平；中隆线明显，较低，被中、后横沟切割；侧隆线不规则，不明显或消失；后横沟位于近后部，沟前区明显长于沟后区；前胸背板侧片下缘呈波状。前胸腹板突较宽，近锥形。前、后翅发达，远超过后足股节顶端，有时缩短，不到达腹端。后足股节细而狭。后足胫节缺外端刺。雄性肛上板呈长三角形。尾须直，呈狭锥形，顶端较钝。下生殖板近锥形，顶端钝圆。雌性产卵瓣粗短，顶端弯曲，下产卵瓣较小，上产卵瓣上外缘具细齿。

蒙古高原有 2 种。

(29)锥头蝗 *Pyrgomorpha conica deserti* Bey-Bienko，1951 ［图 35］

Pyrgomorpha conica deserti Bey-Bienko，1951. Opred. Faune SSSR 38:273.

Pyrgomorpha bispinosa deserti (Bey-Bienko & Mistshenko，1951) Acta Entomol. Mus. Natl. Pragae 34:17.

Cejchan and Maran 1966:187；Chogsomzhav 1989:89；能乃扎布 1999:11；Altanchimeg and Nonnaizab 2013:81.

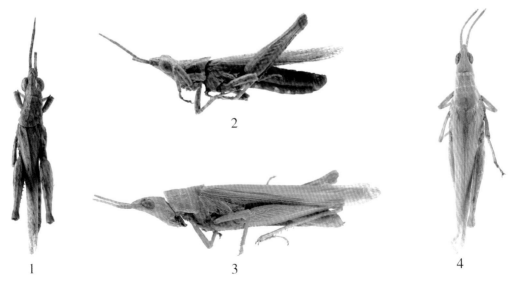

图 35 锥头蝗 *Pyrgomorpha conica deserti* Bey-Bienko

1.背面观(雄性)；2.侧面观(雄性)；3.侧面观(雌性)；4.背面观(雌性)

体草绿色或黄褐色,有时雄性呈黄褐色,雌性呈草绿色。体表具小颗粒与细刻点,自复眼后下方向后延伸至前胸背板侧片的下缘具有淡黄色条纹。头锥形,头顶向前突出,中央具纵沟、中隆线和小颗粒,侧面观向后倾斜,具细小颗粒。颜面隆起很窄,中央具细纵沟。触角基扁宽,呈剑状。前胸背板平坦;中隆线明显;侧隆线由1列断续的颗粒所组成,中、后横沟切断中隆线,后横沟位于近后端;前胸背板侧片下缘呈波状,其前下角近直角形,后下角呈斜切形。前胸腹板前缘略隆起。前、后翅发达,较远地超过后足股节顶端,翅端较狭圆,后翅与前翅约等长。后足股节狭长,外侧下膝侧片顶端钝圆。后足胫节缺外端刺。肛上板呈长三角形,顶端呈钝圆形。尾须呈扁锥形。下生殖板呈短锥形,略向上翘起。雌性下生殖板长略大于宽,两侧缘近平行,后缘中央呈三角形突出;上产卵瓣较粗短,顶端近钩状,上外缘具细齿。

雄性体长16.0~18.0mm,雌性体长23.0~32.0mm。

栖息在洼地、沼泽地,为害牧草。

分布:中国内蒙古(阿拉善盟贺兰山)、甘肃、新疆、伊拉克、阿富汗、伊朗及欧洲、北亚。

(30)蒙古锥头蝗 *Pyrgomorpha bispinosa mongolica* Sjostedt,1933

Atractomorpha conica mongolica Sjostedt,1933. Ark. Zool.,25A. No. 3(5):30.

Pyrgomorpha kazakhstanica Steinmann,1967. Acta Ent. Mus. Nat. Pragae 37:573.

Bey-Bienko et al. 1951:273;Cejchan and Maran 1966:187;Chogsomzhav 1989:89;Altanchimeg and Nonnaizab 2013:81;Batkhuyag and Batnaran 2021:34.

根据蒙古国科学院生物研究所Ch. Gantigma和G. Myagmar博士对该种的描述:

触角基部3个节分节不清晰,易被误认为1节,其余共计14节。前胸背板中隆线较弱,沟前区长不超过沟后区长的1.5倍,多数小于1.5倍;后横沟位于中部略后;侧隆线发达,在沟后区不清晰或消失。雄性前胸背板侧片侧角钝圆,而雌性呈斜切形,并且下缘顶端呈钝角形突出。前翅发达,顶端超后足股节顶端。后翅基部无色透明或略呈粉红色。

雄性体长14.5~18.0mm,雌性体长22.0~30.0mm。

分布:蒙古国巴彦洪戈尔省Bayankhongor、土耳其、哈萨克斯坦。

(三)负蝗亚科 Atractomorphinae Bolivar,1905

体小型至中型,细长,近圆柱形。头锥形,侧面观甚向后倾斜,与头顶形成锐角。头顶较长,向前突出,其前缘中央具细纵沟。头侧窝不明显或缺。触角剑状,着生于侧单眼前方。前胸背板背面平坦;中隆线呈线状;侧隆线明显或不明显;前胸背板侧片下缘斜直,沿其下缘具1列小圆形颗粒。前胸腹板呈横片状。前、后翅均发达,顶端常较狭锐。后足股节外侧中部具不规则的短棒状隆线,其外侧基部的上基片长于下基片。后足胫节端部具外端刺。鼓膜器发达。发音为后翅—后足型,后翅纵脉下面具音齿,与后足股节上侧中隆线摩擦发音。

蒙古高原有1属。

10. 负蝗属 *Atractomorpha* Saussure，1862

Atractomorpha Saussure，1862. Ann. Soc. France (4)1:474.

Type species: *Truxalis crenulatus* Fabricius，1793

体中型或小型，细长，匀称。触角粗短，呈剑状，着生于侧单眼之间。复眼后方有 1 列小颗粒。前胸背板平坦，中隆线较低，侧隆线明显，中、后横沟均切断中隆线，沟前区明显长于沟后区。前翅狭长，超过后足股节顶端，翅顶端尖。后足股节外侧上基片长于下基片。

蒙古高原有 3 种。

(31) 长额负蝗 *Atractomorpha lata*（Motschoulsky，1866）[图 36]

Truxalis lata Motschulsky，1866. Bull. Soc. Imp. Natur. Moscou 39:181.

Atractomorpha lata（Motschoulsky），Bey-Bienko and Mistshenko，1951. Acridoidea of the USSR and adjacent countries:277.

Perena concolor Walker，1870. Cat. Derm. Salt. Brit. Mus. 3:506（partim）

Atractomorpha bedeli Bolivar，1884. An. Soc. Esp. Hist. Nat. 13:64，69，495.

李鸿昌 2007:50；能乃扎布 1999:10；Altanchimeg and Nonnaizab 2013:81.

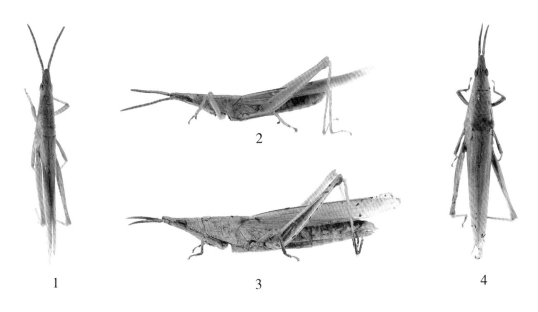

图 36　长额负蝗 *Atractomorpha lata*（Motschoulsky）

1. 背面观（雄性）；2. 侧面观（雄性）；3. 侧面观（雌性）；4. 背面观（雌性）

体大型，体绿色、黄绿色或枯黄色。头顶狭长，其长为复眼最长纵径的 1.45～1.75 倍。触角基离单眼较远。复眼呈长卵形。前胸背板中隆线明显而低，侧隆线不明显，前缘较直，中央具小的三角形凹口，前胸背板侧片后缘无膜区。雄性中胸腹板侧叶间中隔较宽，其前端略宽于后端。

前翅较短,超出后足股节顶端部分的长为翅长的 1/4。后翅较短而狭,刚超过后足股节顶端;后翅基部透明,无色。

雄性体长 23.0～26.0mm,雌性体长 31.0～43.0mm。雄性前翅长 19.0～22.0mm,雌性前翅长 28.0～34.0mm。

分布:中国内蒙古(赤峰市、呼伦贝尔市、通辽市)、北京、河北、山东、湖北、陕西、上海、广东、广西,韩国,日本。

(32)柳枝负蝗 *Atractomorpha psittacina* (De Haan,1842) [图 37]

Acridium(*Truxalis*)*psittacimum* Haan Temminck [Ed.],1842. Verhandelingen over de Natuurlijke Geschiedenis der Nederlansche Overzeesche Bezittingen 16/18:143,146.

Pyrgomorpha parabolica Walker,F.,1870. Catalogue of the Specimens of Dermaptera Saltatoria in the Collection of the British Museum 3:498.

Atractomorpha philippina I. Bolivar,1905. Soc. Esp. Hist. Nat. V. pp. 199,212,n. 23.

Pygomorpha parabolica Walker,1870. Cat. Derm. Salt. B. M. Ⅲ. p. 498. n. 6.

Pyrgomorpha contracta Walker,F.,1870. Catalogue of the Specimens of Dermaptera Saltatoria in the Collection of the British Museum 3:499.

能乃扎布 1999:11;Altanchimeg and Nonnaizab 2013:81.

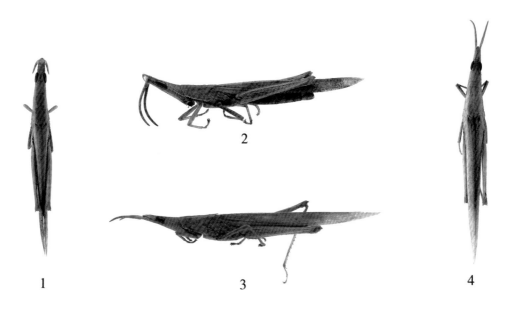

图 37　柳枝负蝗 *Atractomorpha psittacina*(De Haan)

1.背面观(雄性);2.侧面观(雄性);3.侧面观(雌性);4.背面观(雌性)

体细长,体草绿色或铁锈黄色。头顶长为复眼最长纵径的 1.10～1.43 倍,两侧缘略平行,侧面观头向后倾斜。触角位于远离复眼之前,呈剑状。眼后有 1 列排列整齐的小颗粒。前胸背板短,背面颗粒较少;前缘呈宽弧形,中隆线处略凹;后缘为宽圆弧形;中、侧隆线较细;中、后横沟明显，后横沟位近后端；前胸背板侧片近后缘具膜区，后下角向后延伸呈锐角形，其下缘具 1 列排列整齐的小而凸的颗粒。前胸腹板呈片状。中胸腹板侧叶间中隔前宽后狭，其最长与最宽处几乎相等。前、后翅狭长，顶端较尖，远离后足股节顶端。后翅短于前翅，基部翅脉略呈红色，其余为透明或烟色。后足股节细长，外侧下部未向外扩大。肛上板呈长三角形。尾须仅到达肛上板的中部。雄性下生殖板端部近直角形。雌性上、下产卵瓣较狭长，顶端呈钩状，外缘具钝齿。

雄性体长 20.0~24.0mm，雌性体长 31.0~36.0mm。

分布：中国内蒙古（阿拉善盟贺兰山）、陕西、云南、贵州、四川，巴基斯坦，印度，泰国，印度尼西亚，马来西亚，菲律宾。

(33)短额负蝗 *Atractomorpha sinensis* Bolivar，1905 ［图 38］

Atractomorpha sinensis Bolivar，1905. Bol. Soc. Esp. Hist. Nat. 5:198，205，207.

Atractomorpha sinensis Bolivar，1905. Acridoidea of the USSR. and adjacent countries:275，276.

Perena concolor Walker，1870. Cat. Derm. Salt. Brit. Mus. 3:506(partim).

Atractomorpha aurivillii Bolivar，1884. Ann. Soc. Esp. Hist. Nat.，13:64，67(partim).

Atractomorpha ambigna Bolivar，1905. Bol. Soc. Esp. Hist. Nat.，5:198，208，209.

Atractomorpha angusta Bolivar，1905. Bol. Soc. Esp. Hist. Nat.，5:198，204(partim).

李鸿昌 2007:364；能乃扎布 1999:11；Altanchimeg and Nonnaizab 2013:81.

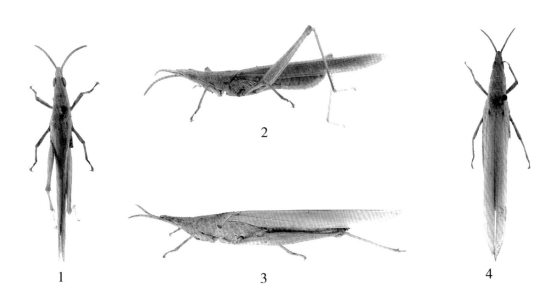

图 38　短额负蝗 *Atractomorpha sinensis* Bolivar
1.背面观（雄性）；2.侧面观（雄性）；3.侧面观（雌性）；4.背面观（雌性）

体草绿色或黄褐色，体表密布细小的白色颗粒。雌性明显比雄性粗壮。体匀称。头顶向顶端趋狭，显著突出于两复眼间，其长略长于复眼纵径，端部圆呈弧形，中央具细纵沟。触角剑状。

颜面明显向后倾斜,与头顶成锐角。复眼后方具1纵列白色小颗粒。前胸背板宽平;中隆线细,低平,全长完整;侧隆线不明显;后横沟位于背板中部之后;侧片后缘内凹,后缘前方有1环形膜区。前翅远超过后足股节端部,顶端尖锐。后翅粉红色,略短于前翅。后足股节上侧中隆线平滑,外侧密布白色颗粒,基部上基片长于下基片。雄性下生殖板侧面观呈椭圆形,顶端钝。雌性上、下产卵瓣粗短,顶端弯曲,上产卵瓣外缘有大小不等的小齿。

雄性体长19.0~23.0mm,雌性体长28.0~35.0mm。

分布:中国内蒙古(阿拉善盟贺兰山)、北京、河北、山西、上海、江苏、浙江、安徽、福建、江西、山东、河南、湖北、湖南、广东、广西、四川、贵州、云南、陕西、甘肃、青海、台湾,日本,越南。

三、斑腿蝗科 Catantopidae Brunner von Wattenwyl,1893

体中型至大型,变异颇多。头部一般呈卵形。颜面垂直或向后倾斜。头顶前端缺细纵沟。头侧窝不明显或缺。触角丝状。前胸背板一般有中隆线,有时在沟前区明显隆起,有时中隆线不明显或消失;侧隆线在多数种类中缺,仅少数种类有明显的侧隆线。前胸腹板具明显的前胸腹板突,呈锥形、圆柱形或横片状等。中胸腹板侧叶一般较宽地分开,仅少数种类侧叶的内缘相互毗连。后胸腹板侧叶一般均彼此分开,仅少数种类在侧后端相互毗连。前、后翅发达,有时退化为鳞片状或完全消失。鼓膜器在具翅种类中均很发达,仅在缺翅种类中不明显或消失。后足股节外侧上、下基片几乎等长。

蒙古高原有8个亚科。

蒙古高原斑腿蝗科分亚科检索表

1(2)后足股节外侧基部的上基片与下基片几乎等长。后足胫节略弯曲。前胸背板中隆线在沟前区明显呈片状隆起 ························ **瘤蝗亚科 Dericorythinae**

2(1)后足股节外侧基部的上基片明显长于下基片。

3(4)后足股节膝片外侧的下膝片端部向后延伸成锐刺,似针状。前翅发达,到达或超过腹部末端;若缩短,则在背面相毗连。后足股节端部之半的上侧边缘呈片状 ········ **稻蝗亚科 Oxyinae**

4(3)后足股节膝片外侧的下膝片端部不向后延伸成锐刺状,端部一般为圆形或锐角形,但不呈刺状。

5(10)后足股节上侧中隆线平滑,缺细齿。

6(9)雌雄两性前、后翅发达,到达或超过腹部末端;或前翅退化成鳞片状,但前翅仍可见。

7(8)雌雄两性前、后翅发达,到达或超过腹部末端;有时前后翅缩短,但在背部相毗连 ········ **黑蝗亚科 Melanoplinae**

8(7)雌雄前、后翅均退化成鳞片状,倒置,在背面较宽地分开 ········ **秃蝗亚科 Podisminae**

9(6)雌雄两性前、后翅缺。鼓膜器缺或很小,不发达 ········ **裸蝗亚科 Conophyminae**

10(5)后足股节上侧中隆线呈锯齿状。

11(14)前胸背板侧隆线缺,有时在沟前区有不明显的侧隆线。后足胫节的上侧外缘具较少的刺,一般有8~10个。

12(13)中胸腹板侧叶较狭长,其内缘几乎呈直角形,或其内缘的下角为锐角形,体一般较大 ……………
……………………………………………………………………… **刺胸蝗亚科 Cyrtacanthacridinae**

13(12)前胸腹板侧叶短宽,其内缘几乎近宽圆,或内缘下角为钝角形,体一般较小。前胸腹板突圆柱形,顶
端钝圆。后胸腹板侧叶的后缘部分常毗连。雄性腹部末节的背板后缘多数种类缺尾片。前翅端部
常宽 …………………………………………………………………… **斑腿蝗亚科 Catantopinae**

14(11)前胸背板侧隆线明显,有时较弱。后足胫节上侧外缘具 11～16 个齿。雄性尾呈铗状,向内明显弯
曲,顶端分裂为齿状 …………………………………………………… **星翅蝗亚科 Calliptaminae**

（四）瘤蝗亚科 Dericorythinae Jacobson & Bianchi，1905

体中等大小。头侧面观略向后倾斜。前胸背板中隆线在沟前区明显呈片状隆起。前胸腹板
前缘呈楔形或圆锥形突起。中胸腹板侧叶较宽地分开,中隔较宽。前、后翅发达,有时缺或退化
成鳞片状。后足股节外侧基部的上基片与下基片几乎等长,有时下基片略长于上基片。后足胫
节常弯曲,端部具内、外端刺。鼓膜器发达,短翅种类缺。

蒙古高原有 1 属。

瘤蝗族 *Dericorythini* Jacobson & Bianchi，1905

11. 瘤蝗属 *Dericorys* Audinet-Serville，1839

Deriocrys Audinet-Serville 1839. Histoire naturelle des insects，Orthopteres:568，638.

Type species: *Acridium lobatum* Brulle，1838

体中等,匀称。头大而短,头顶低凹,具头侧窝。侧面观颜面微向后倾斜。颜面隆起具纵沟;
侧隆线明显,较直。前胸背板中隆线在沟前区较高地隆起,在沟后区呈线状;前横沟消失;中横沟
略可见;后横沟位于中部之后,并切断中隆线。前胸腹板突前缘呈楔形或圆锥形突起,有时发达,
顶端直或中部略凹,有时呈宽圆锥形,顶端圆。后胸腹板侧叶全长分开。前、后翅均发达,通常超
过后足股节的端部。后足股节匀称,细长,上侧中隆线平滑,下膝侧片的端部圆形,基部外侧的
上、下基片近等长。后足胫节具内、外端刺。后足跗节第 1 节等于或近于第 2、3 节长之和。鼓膜
器发达。雄性肛上板呈三角形。尾须呈圆锥形。下生殖板呈短锥形,顶端钝圆。雌性上产卵瓣
上外缘端部的凹口明显。

蒙古高原有 1 种。

(34)红翅瘤蝗 *Dericorys annulata roseipennis*（Redtenbacher，1889）［图 39］

Dericorystes roseipennis Redtenbacher，1889. Wien. Ent. Zeite. 8:30.

Dericorys annulata roseipennis（Redtenbacher，1889），Acridoidea of the USSR and adjacent countries:151.

Dericorys lazurescens Uvarov，1914. Mitt. Kaunkas. Mus. 8:142.

Dericorys albidula Audinet-Serville，1839. Ins. Orth. p. 639.

Cyphophorus annulata Fieber，1853. Lotos p. 121. n. 2.

李鸿昌 2007:364；能乃扎布 1999:11；Mistshenko and Bey-Bienko 1951:151；Chogsomzhav 1968:59，1972: 153，1974b: 26；Steinmann 1971: 146；Childebaev and Storozhenko 2001: 21；Altanchimeg et al. 2015:69；Myagmar et al. 2019:57；Batkhuyag and Batnaran 2021:39；Gankhuyag E. et al. 2023:44.

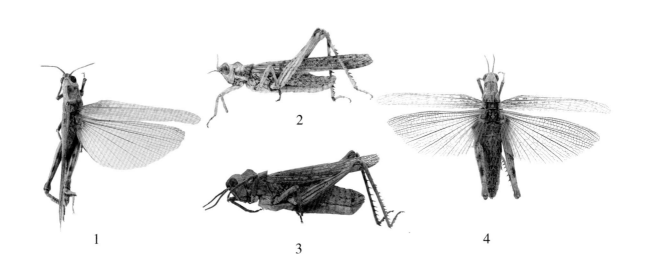

图 39 红翅瘤蝗 *Dericorys annulata roseipennis*（Redtenbacher）

1.背面观(雄性)；2.侧面观(雄性)；3.侧面观(雌性)；4.背面观(雌性)

体匀称，体淡灰褐色或黄褐色。头顶低凹，侧缘隆线明显。侧面观颜面略向后倾斜，颜面隆起全长具纵沟，侧隆线明显。前胸背板后缘呈宽圆形；中隆线在沟前区呈弧形隆起，在沟后区较低，呈细线状，前横沟消失；中横沟略可见；后横沟较明显，位于中部之后；沟前区略长于沟后区。前胸腹板突呈楔状，基部宽，近端部为片状，顶端略具凹口。中胸腹板侧叶间中隔呈梯形，最宽处大于其最狭处。后胸腹板侧叶彼此分开。前、后翅发达，到达后足胫节的中部；前翅灰白色，具许多小黑点；后翅基部玫瑰色，无任何暗色横斑纹。后足股节较细长，上侧中隆线平滑。后足胫节具内、外端刺。肛上板呈三角形。尾须呈圆锥形，远不达肛上板端部。雄性下生殖板呈短锥形，顶端钝圆。雌性产卵瓣短，上产卵瓣上外缘近端部具明显的凹口。腹部末节无尾片。

雄性体长 22.0～23.5mm，雌性体长 30.5～39.5mm。

一年发生一代，以卵在土中越冬。喜栖息在植被稀少的戈壁荒漠地带。据记载(Mistshenko，1952 年)，大发生年份可造成严重危害。

分布:中国内蒙古(阿拉善盟)、新疆、甘肃、宁夏,蒙古国巴彦洪戈尔省 Bayankhongor、科布多省 Khovd、南戈壁省 Umnugovi。哈萨克斯坦。中亚。

（五）稻蝗亚科 Oxyinae Brunner von Wattenwyl，1893

头一般呈长卵形，侧面观略向后倾斜或明显倾斜，中央具中纵沟，通常达唇基。颜面侧隆线一般明显，少数缺。前胸背板呈柱状，中隆线较弱，无侧隆线。前胸腹板突呈锥形或横片状。中胸腹板侧叶较宽地分开，中隔长大于宽。前、后翅一般发达；如缩短，则在背部相毗连；有时前翅径脉域有 1 列密而平行的小横脉。后足股节基部外侧的上基片明显长于下基片，膝部外侧的下膝侧片端部向后延伸呈锐刺形。后足胫节端部之半常扩展，上侧边缘形成狭片，但有时缺；胫节端部具外端刺，但有时也缺。鼓膜器发达。雄性腹部末节背板后缘多数缺尾片。雌性产卵瓣边缘常具齿。

蒙古高原有 1 属。

稻蝗族 *Oxyini* Brunner von Wattenwyl，1893

12. 稻蝗属 *Oxya* Audinet-Serville，1831

Oxya Audinet-Serville，1831．Ann. Sci. Nat. 22:264，286.

Acridium（*Oxya*）Audinet-Serville，1839．Hist. Nat. Insect. Orth. :678，pl. 12.

Zulua Ramme，1929．Mitt. Zool. Mus. Berl. 25:327.

Type species: *Oxya hyla* Audinet-Serville，1831

体中型或小型。颜面向后倾斜。触角超过前胸背板后缘。前胸背板宽平，中隆线明显，后横沟明显位于中部之后。前胸腹板突呈圆锥形。中胸腹板长宽相等，中隔长大于其宽。前、后翅发达或缩短。后足股节下膝侧片顶端尖。后足胫节顶端具内、外端刺。雄性肛上板呈三角形，基部具中沟或全长具纵沟。雌性产卵瓣具齿。

蒙古高原有 4 种。

(35)中华稻蝗（无齿稻蝗）*Oxya adentata* Willemse，1925 ［图 40］

Oxya adentata Willemse，1925．Tijschr. Ent. 68:11，26.

Gryllus chinensis Thunberg，1815．Mem. Acad. Imp. Sci. St. Peterburg 5:253，254.

Oxya chinensis（Thunberg）Hollis，1971．Bull. Brit. Mus.（Nat. Hist.）Ent. 26（7）:322（partim）.

Gryllus chinensis Thunberg，1825．Mém. Acad. Sci. St. Pétersb. 5:253.

Oxya vicina Brunner von Wattenwyl，1893．Annalis Mus. civ. Stor. Nat. Giacomo Doria（2）13:152.

Oxya shanghaiensis Willemse，1925. Tijschr. Ent. 68:54.

Oxya manzhurica Bey-Bienko，1929. KonowiaⅧ:105.

Oxya rammei Tsai，1931. Mitt. Zool. Mus. Berl. 17:439.

Oxya formosana Shiraki，1937. Outline on control of diseases and insects formosa 3:21.

Oxya manzhurica nakaii Furukawa，1939. Report of the first scientific exp. to Manchoukuo Incects of Jehol. (Ⅵ) Orders. Thysanura and Orthoptera (Ⅰ) Superfamily Acridoidea. Section Ⅴ. Division Ⅰ. Part Ⅴ. Article 16:84.

Oxya maritimea Mistshenko，1951. Opred. Faune SSSR，38:169.

Oxya lobata Stål，1877. Oefv. Vet. -Akad. Forh. ⅩⅩⅩⅣ. (10)p. 53. n. 1.

Gryllus lutesocens Thunberg，1815. Mem. Petersb.，v. p，254.

Oxya sinuosa Mistshenko，1951. Opred. Fauna SSSR 38:169.

Gryllus chinensis Thunberg，1815. Mem. Acad. Imp. Sci. St. Peterburg 5:253，254.

Oxya nakaii Furukawa，1939. Rep. First scient. Exped. Manchoukuo Sect. Ⅴ，Div. Ⅰ5(16): 83，84，121，164.

Oxya sianensis Cheng，1964. Acta Entomol. Sin. 13(6):885，888.

夏凯龄 1958:178；郑哲民 1985:133，1993:80；李鸿昌 2007:365；能乃扎布 1999:12；Altanchimeg and Nonnaizab 2013:81～82；Bey-Bienko，Mistshenko 1951:289.

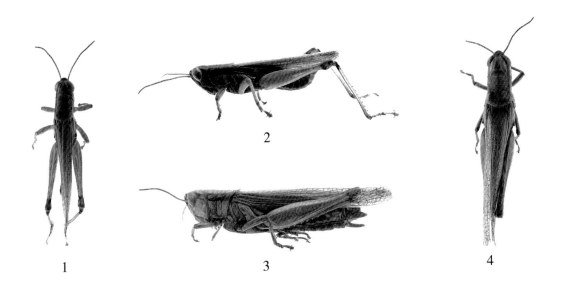

图 40　中华稻蝗（无齿稻蝗）*Oxya adentata* Willemse
1.背面观(雄性)；2.侧面观(雄性)；3.侧面观(雌性)；4.背面观(雌性)

体中型,体黄绿色或绿色,体表具刻点。眼后带黑褐色,复眼纵径为眼下沟长的 2.2 倍。触角呈丝状,中段一节的长为其宽的 2～2.4 倍。前胸背板侧缘平行。前翅超过后足股节顶端甚远,雌性前翅前缘具弱刺。雌性腹部第 2、3 节背板后下角具齿突,雄性腹部末节背板无尾片。肛上板呈三角形,其两侧基部无侧沟。尾须呈锥形。雌性下生殖板后缘一般具 4 个齿,中央一对较接近。后足股节黄绿色,膝部褐色。后足胫节黄绿色。

雄性体长 25.0～30.0mm,雌性体长 28.0～35.0mm。

分布:中国内蒙古(赤峰市、呼伦贝尔市、乌兰察布市、巴彦淖尔市、阿拉善盟)、黑龙江、吉林、辽宁、天津、北京、河北、宁夏、甘肃、青海、山西、陕西、河南、山东、江苏、安徽、湖北、湖南、上海、江西、浙江、广东、福建、四川、广西、西藏、云南、台湾,韩国,日本,泰国。

(36)日本稻蝗 *Oxya japonica* (Thunberg,1824) [图 41]

Gryllus japonicus Thunberg,1824. Mem. Acad. Sci. St. Petersb. 9:429.

Acridium sinense Walker,1870. Cat. Derm. Salt. Brit. Mus. ,4:628.

Heteracris straminea Walker,1870. Cat. Derm. Salt. Brit. Mus. ,666.

Heteracris simplex Walker,1870. Cat. Derm. Salt. Brit. Mus. ,669.

Oxya lobata Stål,1877. Ofvers. K. Vetensk Akad. Forh. Stockh. 10:53.

Oxya sinensis Willemse,1925. Tijschr. Ent. 68:32.

Oxya rufostriata Willemse,1925. Tijschr. Ent. 68:33.

李鸿昌 2007:365;能乃扎布 1999:12;Altanchimeg and Nonnaizab 2013:81～82.

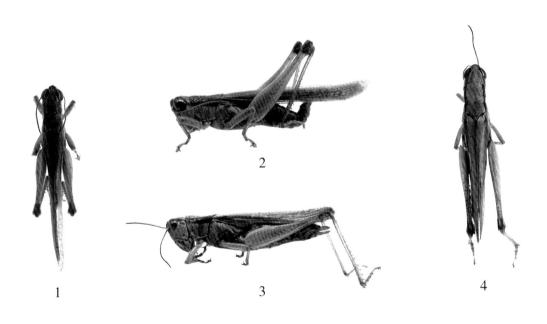

图 41　日本稻蝗 *Oxya japonica* (Thunberg)

1.背面观(雄性);2.侧面观(雄性);3.侧面观(雌性);4.背面观(雌性)

体褐绿色、黄褐色或绿色,体表有细小刻点。头在复眼之后沿前胸背板侧片的上缘具明显的褐色纵条纹。头顶宽短,顶端呈圆形。颜面隆起较宽,纵沟明显,两侧缘几乎平行。前胸背板略平,两侧缘几乎平行;中隆线明显;缺侧隆线;3 条横沟均明显,后横沟位近后端;沟前区略长于沟后区。前胸腹板突呈锥形,顶端较尖。前翅较长,不到达后足胫节的中部。后翅长等于前翅长。雌性前翅前缘具有弱的刺。后足股节上隆线缺细齿,内、外下膝侧片的顶端均有锐刺。后足胫节上侧内、外缘均扩大呈狭片状,有外端刺和内端刺,胫节刺顶端为黑色。肛上板呈圆三角形,有发达的皱纹。尾须呈圆锥形,顶端略尖或斜形。雄性下生殖板腹面具1个深纵凹沟,两侧各具1条发达的纵脊,仅其顶端具刺,其后缘中央具1对齿,两侧各具齿。雌性上、下产卵瓣的外缘具齿,下产卵瓣基板腹面内缘具1个大的刺。

雄性体长 17.0～26.0mm,雌性体长 22.0～35.0mm。

分布:中国内蒙古(赤峰市)、河北、山东、湖北、四川、江苏、浙江、台湾、广东、广西、西藏、日本、新加坡、马来西亚、菲律宾、斯里兰卡、越南、泰国、缅甸、印度、巴基斯坦。

(37)长翅稻蝗 *Oxya velox* (Fabricius, 1787)［图 42］

Gryllus velox Fabricius,1787. Mantissa insectorum exhibens species nuper in Etruria collectas a Ptro Rossio Ⅰ:239.

Gryllus squalidus Marschall,1836. Ann. Wien. Mus. Naturg. Ⅰ:213,pl. 18.

Heteracris apta Walker,1870. Cat. Derm. Salt. B. M. ,4:666.

Oxya vicina Brunner von Wattenwyl,1893. Anm. Mus. Genova 33:152(partim).

夏凯龄 1958:36;郑哲民 1993:78;能乃扎布 1999:12;Bey-Bienko and Mistshenko 1951:167;Altanchimeg and Nonnaizab 2013:81～82.

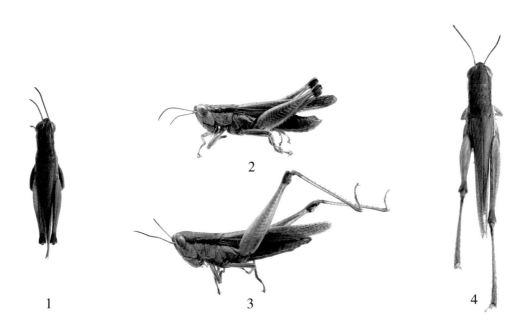

图 42　长翅稻蝗 *Oxya velox* (Fabricius)

1.背面观(雄性);2.侧面观(雄性);3.侧面观(雌性);4.背面观(雌性)

体褐绿色,体表有细小的刻点。复眼之后沿前胸背板侧片上缘具明显的深褐色纵条纹。头顶宽短,顶端呈圆弧形。颜面隆起略宽,中纵沟较浅,两侧缘近平行。前胸背板略平,两侧缘几乎平行;中隆线明显,呈线状;缺侧隆线;3条横沟明显,后横沟位近后端;沟前区略长于沟后区。前胸腹板突呈圆锥形,顶端较钝。前翅较长,常到达或超过后足股节顶端。前、后翅等长,前翅褐色。后足股节匀称;上隆线缺细齿;内、外下膝侧片顶端均具有锐刺;后足股节端部上侧内、外缘均扩大呈狭片状,具外端刺和内端刺。肛上板呈长三角形,基部中央具中纵沟,两侧中部缺突起。尾须呈细锥形,较直,顶端细锐。雄性下生殖板后半部分具一宽纵凹沟,在其两边具侧隆脊,后缘宽空处具一对分开的刺。雌性上产卵瓣较直,外缘具齿,各齿不等长,齿间也具 1 或 2 个小齿;下产卵瓣基部腹面的内缘缺齿。

雄性体长 14.8～21.2mm,雌性体长 22.0～28.0mm。

分布:中国内蒙古(赤峰市)、西藏、台湾、马来西亚。

(38)小稻蝗 *Oxya intricata* (Stål, 1861) [图 43]

Acridium (*Oxya*) *intricatum* Stål, 1861. Kong. Sven. Freg. Eug. Resq. Orth. :335.

Oxya rammei Tsai, 1931. Mitt. Zool. Mus. Berlin. 17(3):439, Abb. 2(partim).

Oxya moluccensis Ramme, 1941. Mitt. Zool. Mus. Berl. 25:214.

Bey-Bienko and Mistshenko 1951:166,168; Altanchimeg and Nonnaizab 2013:81～82.

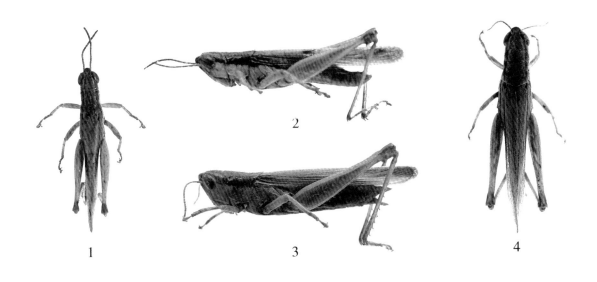

图 43　小稻蝗 *Oxya intricata* (Stål)

1.背面观(雄性);2.侧面观(雄性);3.侧面观(雌性);4.背面观(雌性)

体细长,体深绿色或浅褐色。体表具细小刻点。复眼之后沿前胸背板侧片的上缘具明显的褐色纵条纹。头顶宽圆或钝圆。颜面隆起略宽,纵沟明显,两侧缘几乎平行。复眼呈卵圆形。前胸背板略呈圆筒形,背面平。中隆线弱。缺侧隆线。背面被 3 条横沟切断,后缘呈圆弧形,后横沟位近后端,沟前区略长于沟后区。前胸腹板突较大,呈圆锥形,顶端倾斜或斜切。中胸腹板侧叶间中隔较狭,中隔长明显大于其宽。前翅发达,不到达后足胫节中部;前、后翅等长。雌性前翅前缘具有 1 列较密的细刚毛,自前缘近基部扩大处向后延伸几乎到达翅顶端。后足股节细,上隆线缺细齿,内、外下膝侧片顶端具锐刺。后足胫节端部内、外缘均扩大或呈狭片状,有内、外端刺。后足第 1 跗节侧扁,爪中垫较大。肛上板两侧缘中部各有 1 个不明显的突起,其端部中央向后延伸呈长三角形,基部具中纵沟。肛上板明显地长于其宽。尾须呈锥形,端部略斜切。雌性下产卵瓣较狭长,其外缘有长齿。

  雄性体长 17.5～24.0mm,雌性体长 23.0～29.0mm。卵 4 月末孵化,7 月初发育为成虫。

  为害水稻、小麦等作物。

  分布:中国内蒙古(呼伦贝尔市)、上海、江苏、浙江、安徽、福建、江西、山东、湖北、湖南、广东、广西、贵州、云南、西藏、陕西、台湾、香港,越南、马来西亚、新加坡、菲律宾、泰国及苏门答腊、爪哇、琉球群岛。

(六)黑蝗亚科 Melanoplinae Scudder,1897

  头侧面观较直或略向后倾斜。颜面隆起平或具纵沟,其侧隆线明显或缺。头顶前缘呈宽圆形,头侧窝缺。前胸背板呈圆柱形,背面略平,中隆线弱,侧隆线缺或个别种类有弱的侧隆线。中胸腹板侧叶较宽地分开,中隔较宽。前后翅发达;若缩短,则在背部相毗连。后足股节基部外侧的上基片较长于下基片,膝部外侧下膝侧片端部呈圆形。后足胫节较直,无外端刺。鼓膜器发达。雄性腹部末节背板后缘具小尾片。雄性下生殖板呈锥形。雌性产卵瓣呈钩状。

  蒙古高原有 2 属。

蒙古高原黑蝗亚科分属检索表

1(2)前、后翅发达,常超过后足股节顶端。复眼较小,呈圆形。前胸背板缺侧隆线。雄性尾须呈锥形,端部
  细狭 ·· **幽蝗属** *Ognevia* **Ikonnikov,1911**

2(1)前、后翅缩短,其端部远不达后足股节顶端。雄性尾须基部一般较宽,渐向端部变狭,但顶端仍宽 ······
  ·· **黑蝗属** *Melanoplus* **Stål,1873**

13. 幽蝗属 *Ognevia* Ikonnikov,1911

Ognevia Ikonnikov,1911. Ann. Zool. Mus. Akad. Sci. St. Petersburg 16:242～270.

Eirenephilus Ikonnikov,1911. Ann. Zool. Mus. Akad. Sci. ,St. Petersburg 16:264.

Podisma Latreille,1910. Acrididen Japans:52,69(partim).

Liaoacris Zheng，1989. J. Hubci Univ.（Nat. Sci）11（4）:69，74.

Type species: *Ognevia sergii* Ikonnikov，1911

体中型。前胸背板沟前区明显缩狭，中隆线仅在沟后区明显，缺侧隆线，背板后缘呈圆弧形。前胸腹板突呈锥形。前、后翅发达，超过后足股节顶端。后足股节下膝片呈波状，顶角明显延长，后足膝部外侧之下膝片的顶端为圆形。雄性腹部末节背板具尾片。尾须呈锥形，细长，向内弯曲，顶端尖。雌性下生殖板为锥形，顶端明显伸长。雄性肛上板及尾须变异较大，下生殖板为短锥形。雌性产卵瓣较短。

蒙古高原有 1 种。

(39) 长翅燕蝗 (长翅幽蝗) *Ognevia longipennis* (Shiraki，1910) [图 44]

Podisma sapporenae var. *longipenne* Shiraki，1910. Acrididen Japans:77，Keiseisya，Tokyo.

Podisma longipennis Shiraki，Hebard，1924. Trans. American Ent. Soc. 50:220.

Eirenephilus longipennis (Shiraki)，Furukawa 1939. Report of the First Scientific Exp. to Manchoukuo. Inscts of Jehol. (Ⅵ) Orders: Thysanura & Orthoptera (Ⅰ) Superfamily Acridoidea. Sect. V，Div. Ⅰ，5(16):92，122，166.

Eirenephilus debilis Ikonnikov，1911. Ann. Zool. Mus. Acad. Sic.，St. Petersburg 16:265.

Podisma alpina niphona Furukawa，1929. Kontyu (3):171〜173.

Eirenephilus niphonus Rehn，1939. Trans. American Ent. Soc.，65:82.

Ognevia longipennis (Shiraki)，1992. Storozhenko et Kanô，Akitu (new series) (128): 7〜12.

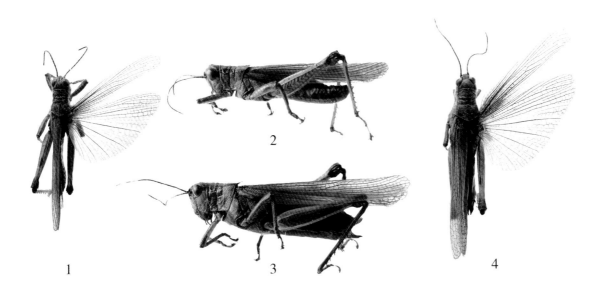

图 44　长翅燕蝗 *Ognevia longipennis* (Shiraki)

1.背面观(雄性);2.侧面观(雄性);3.侧面观(雌性);4.背面观(雌性)

能乃扎布 1999:11；李鸿昌等 2007:365；Bey-Bienko and Mistshenko 1951:236；Chogsomzhav 1989:90；Storozhenko and Paik 2007:157；Altanchimeg and Nonnaizab 2013:81～82；Altanchimeg et al. 2013b:64；Storozhenko et al. 2015:220；Sergeev et al. 2019:13；Batkhuyag and Batnaran 2021:45；Altanchimeg et al. 2022:37；Gankhuyag E. et al. 2023:42.

体亮绿色或黄棕色,具黑褐色眼后带。颜面隆起全长具纵沟。前胸背板沟前区明显缩狭,中隆线仅在沟后区明显,缺侧隆线,沟前区长等于或大于沟后区长。前胸腹板具圆锥形突起。前、后翅发达,超过后足股节顶端。后足股节上膝侧片黑色。后足胫节黄色。雄性腹部末节背板具三角形尾片,尾片基部相连。肛上板呈心脏形,后缘中央具三角形突出。

雄性体长 21.0～24.0mm,雌性体长 25.0～27.0mm。

我国东北地区一年发生一代,以卵在土中越冬。成虫出现于 7 月上、中旬,7 月下旬开始交尾,8 月中、下旬为交尾盛期,8 月中旬产卵,8 月下旬为产卵盛期。卵多产于路边较坚硬的土壤内。

本种多发现于沿河流域林间和灌木丛或山地林间灌丛中。雄虫飞翔能力强,受惊动后常飞至柳丛或高达 20～30m 柳枝上。雌性飞翔能力弱。蝗蝻和成虫取食树木(柳叶)、灌木和禾本科植物的叶,当数量高时则为害多种植物。

分布:中国内蒙古(赤峰市、呼伦贝尔市、兴安盟、呼和浩特市)、新疆、黑龙江、吉林、河北、山西,蒙古国色楞格省 Selenge 及肯特山脉,俄罗斯,日本,韩国,哈萨克斯坦。

黑蝗族 *Melanoplini* Scudder, 1897

14. 黑蝗属 *Melanoplus* Stål, 1873

Melanoplus Stål, 1873. Recensio Orthopterorum. Revue critique des Orthoptères décrits par Linné, De Geer et Thunberg Ⅰ:79.

Bohemanella Ramme, 1951. Mitt. Zool. Mus. Berlin 27:16～18,56.

Type species: *Acridium femur-rubrum* De Geer, 1773

体中等。头顶微向前突出,略低凹。颜面略向后倾斜,颜面隆起平坦或略凹,侧隆线明显。前胸背板沟前区较狭,沟后区宽,有时沿中隆线略具凹口；中隆线低细；侧隆线不明显；前、中横沟略明显或明显,切割或不切割中隆线；后横沟几乎位于中部,明显切断中隆线。前胸腹板突呈圆锥形。中胸腹板侧叶宽大于长,侧叶间中隔近方形,最狭处明显小于或等于其长。后胸腹板侧叶略分开,有时在后端毗连(雄性),在雌性中则较宽地分开。前翅短或前、后翅发达。后足股节上侧中隆线无细齿。后足胫节缺外端刺。鼓膜器发达。雄性腹部末节背板后缘尾片明显,呈圆形或尖。肛上板呈三角形或梯形。尾须侧扁,宽、直或向内弯曲,形状多样。雄性下生殖板呈短锥形,或近端部变宽,顶端钝圆或渐尖。雌性产卵瓣短,直而尖,产卵瓣外缘无细齿或细齿不明显。

蒙古高原有 1 种。

(40)北极黑蝗 *Melanoplus*（*Bohemanella*）*frigidus*（Boheman，1846）［**图45**］

Gryllus frigidus Boheman，1846．Ofvers．K．Vet．-Akad．Forh．3(3):81．

Melanoplus frigidus（Boheman，1846）in Hocrz，1975:245．

Melanoplus f. dimovskii Karaman，1959．Bull．Soc．Ent．Mulhouse，1959:84～86．

Pezotettix frigidus alpicolus Fischer，1852．Stett．Ent．Zeit．xiii．p．21．

Pezotettix frigida Stål，1876．Bihang Svensk．Akad．Handl．Ⅳ(5):17．

Pezotettix frigida Brunner von Wattenwyl，1861．Verh．der Zoologisch-Botanischen Gesellsch．Wien 11:223．

Podisma frigida kamtchatkoe Sjostedt，1935．Ark．Zool．28 A N．6．p．16．

Podisma frigida strandi Fruhstorfer，1921．Arch．f．Natg．87(5):159．

Bohemanella frigida（Boheman，1846）Haberski，Woller & Sikes．2021．Canadian Journal of Arthropod Identification 44:34．

李鸿昌等 2007:365；Mistshenko 1968:489；Steinmann 1968:240；Cejchan and Maran 1966:178；Chogsomzhav 1969b:127，1972:154，1989:90；Günther 1971:113；Munkhbat 2010:169；Altanchi meg and Nonnaizab 2013:81～82；Altanchimeg et al．2013b:64；Sergeev et al．2019:14；Batkhuyag and Batnaran 2021:44；Chuluunjav 2022:75；Gankhuyag E．et al．2023:41．

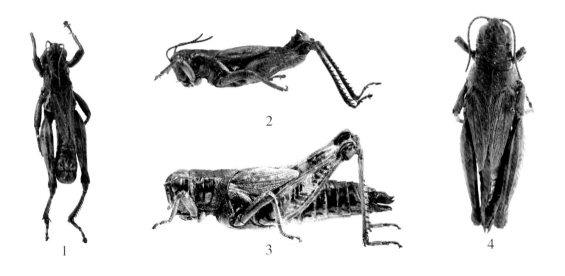

图45 北极黑蝗 *Melanoplus*（*Bohemanella*）*frigidus*（Boheman）
1.背面观(雄性);2.侧面观(雄性);3.侧面观(雌性);4.背面观(雌性)

体短粗,体灰褐色、褐色或黑褐色。复眼后方、前胸背板沟前区两侧具暗色纵条纹。颜面隆起宽平。复眼较小,纵径约为眼下沟长的1.3～1.5倍。前胸背板沟后区较宽,后缘呈宽圆形,中隆线细;缺侧隆线;3条横沟切割或明显切断中隆线,后横沟位于中部。前胸腹板突呈短锥形,顶端钝圆。中胸腹板侧叶间中隔狭,雌性略大于其长。短翅型两性前翅到达或不到达后足股节的中部,长翅型则可到达或超过后足股节端部。后足股节上侧中隆线平滑。后足胫节缺外端刺。

鼓膜器大,裸露。腹部末节后缘尾片小而尖。肛上板呈长三角形,基部中央具纵沟,侧缘略隆起。尾须宽,向内弯曲,近达肛上板的顶端。雄性下生殖板呈短锥形,顶端略尖。雌性产卵瓣短而尖,上产卵瓣的上外缘具若干细齿。

雄性体长 15.3～21.7mm,雌性体长 19.5～32.3mm。

分布:中国内蒙古(呼伦贝尔市),蒙古国乌布苏省 Uvs、扎布汗省 Zavkhan、库苏古尔省 Khuvsgul、中央省 Tuv、巴彦洪戈尔省 Bayankhongor、戈壁阿尔泰省 Govi-Altai、科布多省 Khovd、布尔干省 Bulgan、色楞格省 Selenge、后杭爱省 Arkhangai、前杭爱省 Uvurkhangai、哈萨克斯坦、加拿大及俄罗斯西伯利亚地区。

(七)秃蝗亚科 Podisminae Jacobson,1905

头背面呈锥形,侧面观略倾斜。颜面隆起平或具纵沟。头顶前缘宽圆或呈锐角形,缺头侧窝。前胸背板中隆线较弱,缺侧隆线。前胸腹板突呈锥形。中胸腹板侧叶较宽地分开,中隔较宽。前后翅不发达,呈鳞片状,侧置,不在背部相毗连。后足股节基部外侧的上基片较长于下基片,膝部外侧下膝侧片端部圆形。后足胫节较直,端部无外端刺。雄性肛上板和尾片变异较大。下生殖板为短锥形。雌性产卵瓣短,呈钩状。

蒙古高原有 2 属。

蒙古高原秃蝗亚科分属检索表

1(2)前胸背板后缘有较宽的凹口,沟前区一般较长,其长为沟后区长的 2.5 倍以上。雄性下生殖板非锥形,端部延伸为宽而厚的上缘。雌性产卵瓣的端部较尖,缺齿 ……………………………………………………………… 翘尾蝗属 *Primnoa* Fischer-Waldheim,1846

2(1)前胸背板后缘完整,有时后缘中央有小的凹口。前胸背板较短,沟前区长等于沟后区或为沟后区长的 1.5 倍。雌性产卵瓣的端部分裂为 2 齿 ……………………… 秃蝗属 *Podisma* Berthold,1827

15. 翘尾蝗属 *Primnoa* Fischer-Waldheim,1846～1849

Primnoa Fischer-Waldheim,1846～1849. Ortho. Rossica. Ent. Imperii Rossica. Imp. Natur. Moscou 8:248.

Prumna Motschulsky,1859. Etudes Entomologiques 8:11. Synonymized Ito,G. 2003. Tettigonia 5:51.

Eupodisma Scudder,S. H. 1897. Proc. Amer. Acad. Arts and Sci. 32:200,205.

Pezotettix subgenus Melanoplus Stål,1876. Bih. Sven. Vet. Akad. Handl. Ⅳ(5):17 (partium).

Podisma subgenus Eupudisma Scudder,1897. Proc. U. S. Nat. Mus. ⅩⅩ:299,205.

Prumna Motschulsky,1859. Etudes Entomologiques,8:11.

Type species: *Primnoa primnoa* Fischer-Waldheim，1846～1849

体中型。触角细长，到达或超过前胸背板后缘。前胸背板缺侧隆线，沟前区长为沟后区的2～2.5倍，后缘具三角形凹陷。前翅小，侧置，顶端超过第1或第2腹节的后缘。鼓膜器发达。雄性腹部末节背板具尾片。雄性下生殖板粗大，顶宽圆，上缘粗厚。雌性产卵瓣顶端较尖。

蒙古高原有3种。

(41) 翘尾蝗 *Primnoa primnoa* Fischer-Waldheim，1846～1849 ［图46］

Primnoa primnoa Fischer-Waldheim，1846～1849. Entomographia Imperii Rossica. Ⅳ. Orthoptera Rossica. Mosquae:248.

Podisma primnoa Motschulsky，1846. In Fischer von Waldheim. Entomographia Imperii Rossici. Ⅳ. Orthoptera Imperii Rossici. Nouv. Mem. Soc. Imp. Natur. Moscou 8:248.

Primnoa viridis Motschulsky，1859. Eudes Entomol. Ⅷ:11.

Pezotettix（*Melanoplus*）*primnous* Schoch，1878. Mitt. Schweiz. Entomol. Gesellsch. Ⅴ(7):358.

Podisma sachalinensis Matsumura，1911. Jour. Coll. Agr. Tohoku Imp Univ. Sapporo. Ⅳ(1):5. pl. Ⅰ.

Prumna primnoa Motschulsky，1846. Locusts and grasshoppers. A handbook for their study and control（in Russian）1927:287.

能乃扎布 1999:12；李鸿昌等 2007:365；Cejchan and Maran 1966:178；Chogsomzhav 1989:90；Altanchimeg and Nonnaizab 2013:81～82；Batnaran et al. 2016:36；Sergeev et al. 2019:13；Batkhuyag and Batnaran 2021:43；Altanchimeg et al. 2022:37；Chuluunjav，2022:75；Gankhuyag E. et al. 2023:42.

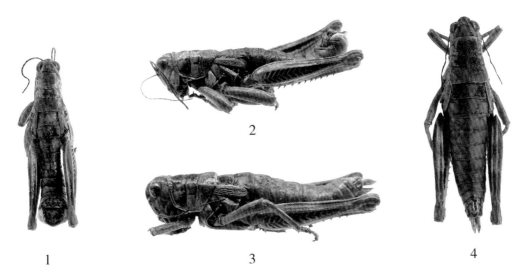

图46　翘尾蝗 *Primnoa primnoa* Fischer-Waldheim

1.背面观(雄性)；2.侧面观(雄性)；3.侧面观(雌性)；4.背面观(雌性)

体黄绿色、黄褐色或介于两者之间。头部较宽大,明显向前伸出。触角较长,远超过前胸背板后缘。前胸背板侧叶下部的花纹不明显,呈淡黄色;沟前区长约为沟后区的 2.5 倍。中胸腹板侧叶具较密的刻点,侧叶间中隔最狭处几乎等于其长。后胸腹板最宽处略小于中、后胸腹板长之和。前翅较狭,向端部扩大,到达第 1 腹节背板中部或后缘。中足股节明显加粗。后足胫节黄色或黄褐色,刺端部黑色。

雄性体长 20.5～29.5mm,雌性体长 24.4～37.5mm。

栖息在林缘、采伐区内由灌木所覆盖的草甸生境中。取食林下灌木层植物的叶片,也在乔木和果树苗圃中为害树苗。当大量发生时,可为害林木和灌丛附近种植的谷物、马铃薯、瓜类和其他农作物。

分布:中国内蒙古(呼伦贝尔市、兴安盟),蒙古国肯特省 Khentii、色楞格省 Selenge、中央省 Tuv,朝鲜及俄罗斯西伯利亚地区。

(42)北极翘尾蝗 *Primnoa arctica* Zhang et Jin,1985

Primnoa arctica Zhang et Jin,1985. Contr. Shanghai Inst. Entomol. V:210.

Prumna arctica Zhang et Jin,1985. Orthoptera species file,2023.

能乃扎布 1999:12;李鸿昌等 2007:365;Altanchimeg and Nonnaizab (2013):81～82.

雌性体较雄性粗壮,体绿褐色或棕褐色。头顶中央低凹(雌性较平坦),后头中央有时具"八"字黑纹,缺头侧窝。颜面隆起全长具深纵沟。雌性仅中单眼处凹陷。复眼纵径长为眼下沟长的 1.3～1.5 倍。触角超过前胸背板后缘,中段一节长为宽的 3 倍。前胸背板中隆线在沟前区不明显,仅在沟后区明显,侧片具不规则黑斑,无侧隆线,3 条横沟均明显,沟前区长为沟后区长的 2.0～2.4 倍。中胸腹板侧叶间中隔宽约为长的 1.3 倍。前翅狭小,仅达鼓膜孔;后翅完全退化,仅剩痕迹。后足股节较粗,内侧及外侧羽状纹区黑色或部分黑色。腹部末节中央具圆形尾片。肛上板近长方形,端部具明显隆起。尾须基部较宽,顶端较钝。腹部末端几节甚向上弯曲。雄性下生殖板后缘中央向外凸起,两侧端部膨大。

雄性体长 23.0～29.0mm,雌性体长 29.8～32.0mm。

分布:中国内蒙古(呼伦贝尔市满归镇)、黑龙江。

(43)白纹翘尾蝗 *Primnoa mandshurica* (Ramme,1939) [图 47]

Primnoa mandshurica Ramme,1939. Mit. Zool. Mus. Berlin. XXIV:137,fig. 55,pl. Ⅱ.

Primnoa wuchangensis Huang,1982. Acta Entomologica Sinica 25(4):431～432.

Prumnoa mandshurica Ramme,1939 Otfhoptera,species file,2023.

能乃扎布 1999:12;李鸿昌 2007:365;Altanchimeg and Nonnaizab 2013:81～82.

体暗黄绿,雌性体褐色。头顶明显下凹,较狭。两复眼间宽略小于颜面隆起至两触角之宽度。颜面隆起由头顶端向唇基渐狭,中单眼之下略缩窄。前胸背板后缘凹口呈三角形,沟前区中隆线仅留痕迹,前横沟之前较明显,前、中横沟明显。中胸腹板侧叶间中隔呈梯形。前翅狭窄,

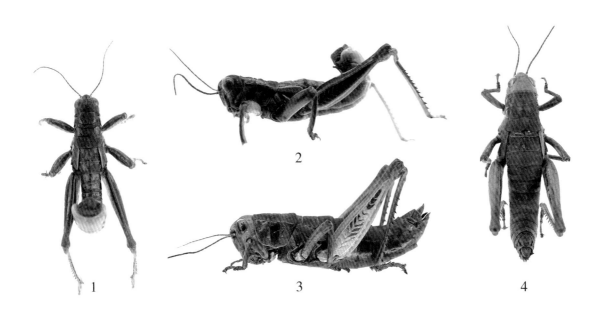

图 47 白纹翘尾蝗 *Primnoa mandshurica* Ramme

1. 背面观(雄性);2. 侧面观(雄性);3. 侧面观(雌性);4. 背面观(雌性)

前、后缘几乎平行,顶端 1/3 处略微扩大,不到达鼓膜器后缘,前翅长几乎为其最宽处的 3.5 倍。后足胫节淡褐色,雌性的为亮褐色。腹部末节尾片较小,呈三角形,较狭。肛上板呈三角形,侧缘呈微弱的波状,具不明显的小瘤和微弱横沟。雌性肛上板较平坦,基部具宽大的纵凹,并具颇细弱的中横沟。尾须略向外凸出并上翘,长为最宽处的 2 倍,侧面看几乎到达肛上板的顶端,呈矛状。上缘和下缘明显呈弧形弯曲,顶端呈圆形。雄性下生殖板略粗,其顶端凹口较深,呈圆形。雌性下生殖板后缘中突明显呈三角形,侧缘后角呈圆形。

雄性体长 24.0～26.0mm,雌性体长 32.5～33.0mm。

分布:中国内蒙古(呼伦贝尔市满洲里市)、黑龙江、吉林。

16. 秃蝗属 *Podisma* Berthold, 1827

Podisma Berthold,1827. Latreille's, Naturliche Familien des Thierreichs, aus dem Französi-schen mit Anmekungen und Zusätzen:411.

Podisme Karny,1907. Berlin Ent. Z. 52:34.

Pezotettix Burmeister,1840. Zeit. Ent. Ⅱ:51.

Miramella Dovnar-Zapolskii,1933. Trud. Zool. Inst. Ak. Nauk USSR. I:255,258,262,266 (partim).

Type species: *Gryllus Locusta pedestris* Linnaeus, 1758

体匀称,体表具稀疏绒毛和细小刻点。头顶略向前突出,背面观侧单眼部分可见。复眼较

65

小,略突出。前胸背板后缘中央具较宽的三角形凹口;中隆线很低,在沟前区几乎消失;缺侧隆线;沟前区长大于沟后区长;3条横沟均明显;前、中横沟有时较弱,且不切断中隆线;后横沟较明显,通常割断中隆线。前胸腹板突呈圆锥形。中胸腹板侧叶较宽地分开,通常中隔较宽。两性前翅很小,呈卵形或长条形,侧置,在背部彼此明显地分开;前翅的顶端超过或略不到达腹部第1节或第2节背板的后缘。后翅极小,略可见。雄性前、中足股节粗。后足股节上侧中隆线光滑缺齿。后足胫节顶端缺外端刺。鼓膜器发达。雄性下生殖板端部略延伸,形成较宽而粗厚的上缘。雌性产卵瓣端部较尖,顶端缺齿。

蒙古高原有1种。

(44)红股秃蝗 *Podisma pedestris pedestris* (Linnaeus, 1758)[图48]

Gryllus pedestris pedestris Linnaeus, 1758. Syst. Nat. Ed. Ⅹ, Ⅰ:433. (Europe)

Podisma pedestris pedestris (Linnaeus); Dovnar-Zapolskii, 1933. Trud. Zool. Inst. Akad. Nauk. USSR. Ⅰ:254, 259, 263.

Pezotettix pedestris Fischer, 1853. Orth. Europe:369.

Acridium apterum De Geer, 1773. Mem. Insect Ⅲ:474.

Acridium pedestre Olivier, 1791. Encyclop. Metho. Ⅵ:232.

Chogsomzhav 1972:154, 1989:90;Altanchimeg et al. 2013b:64;Altanchimeg and Nonnaizab 2013:81-82;Sergeev et al. 2019:13;Batkhuyag and Batnaran 2021:43;Altanchimeg et al. 2022:37;Chuluunjav 2022:75;Gankhuyag E. et al. 2023:41.

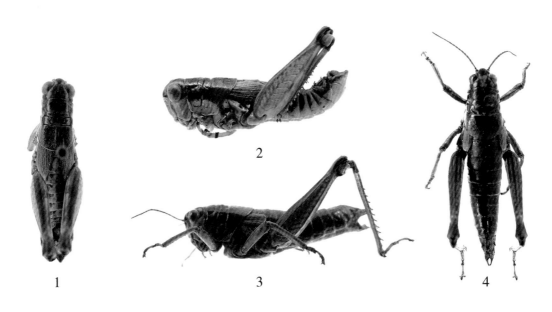

图 48 红股秃蝗 *Podisma pedestris pedestris* (Linnaeus)
1.背面观(雄性);2.侧面观(雄性);3.侧面观(雌性);4.背面观(雌性)

体黄褐色。雌性触角不到达前胸背板后缘。复眼后方及前胸背板沟前区两侧具暗褐色纵条纹。头顶宽平,明显凹陷。颜面隆起略低凹。前胸背板后缘近圆弧形;中隆线低,被 3 条横沟切断;后横沟几乎位于中部;缺侧隆线。前胸腹板突呈圆锥状,顶端尖。中胸腹板侧叶间中隔最狭处明显小于其长。前翅很小,几乎到达腹部第 2 节背板前缘(短翅型),或前翅很长,到达后足胫节的中部。后足股节匀称,上侧中隆线无细齿。后足胫节无外端刺。后足股节内侧红色或黄色,底侧红色,顶端暗色。后足胫节污蓝色。鼓膜器发达。腹部末节尾片呈尖叶片状。肛上板呈短梯形,基部中央具纵沟,近顶端两侧具短的突起,后缘中央锐角形突出。尾须呈圆锥形,不到达肛上板顶端。下生殖板呈钝锥状。雌性下产卵瓣下外缘基部具明显的齿。

雄性体长 15.0～22.0mm,雌性体长 18.5～30.5mm。

一年发生一代,以卵在土中越冬。喜栖息在海拔 2500m 的山地。据资料,在前苏联某些地区为害谷类、蔬菜瓜类等作物及牧草、花卉等(Mistshenko,1952 年)。

分布:中国内蒙古(巴彦淖尔市、阿拉善盟)、河北、陕西、山东、江苏、浙江、湖北、湖南、福建、广东、海南、广西、四川、贵州、云南、台湾,蒙古国色楞格省 Selenge、库苏古尔省 Khuvsgul,哈萨克斯坦,俄罗斯西伯利亚地区及欧洲。

(八)裸蝗亚科 Conophyminae Mistshenko,1952

体中型或小型,体表具粗刻点。头短,侧面观直或向后略倾斜。颜面隆起平或具纵沟。头顶前缘宽圆或中央具凹口,缺头侧窝。前胸背板平;中隆线较弱;侧隆线明显,有时弱或消失。前胸腹板突呈锥形或围领状。中胸腹板侧叶较宽地分开。后胸腹板侧叶明显分开,有时后端部分相接。前后翅缺。后足股节基部外侧的上基片明显长于下基片,上侧中隆线平滑,缺齿,膝部外侧下膝侧片的端部圆形。后足胫节直或略弯曲,缺外端刺。鼓膜器明显,有时极小或缺。雄性腹部末节有尾片。肛上板呈三角形或长方形,后缘中央具三角形突出。尾须呈锥形。雌性产卵瓣短,弯曲,有时顶端具 2 齿。

蒙古高原有 1 属。

17. 无翅蝗属 *Zubovskia* Dovnar-Zapolsky,1933

Zubovskia Dovnar-Zapolsky,1933. Trud. Zool. Inst. Akad. Nauk. USSR. Ⅰ:255,258,262,267.

Podisma Jacobson,1902～1905. Orthopt. Pseudoneur. Imp. Ross. and adj. countr. :173.

Odontopodisma Ramme,1939. Mitt. 2001. Mus. Berlin,ⅩⅩⅣ:140,144,143(partim).

Eozubobskya Jin,Y.,Zhi-Hui Yu & Sheng-Quan Xu,2011. Acta Zootaxonomica Sinica 36 (3):754～756.

Eozubovskya Li & Yin,2009. Acta Entomol. Sin. 52(10):1141.

Type species: *Podisma parvula* Ikonnikov, 1911

体小型。头小，短于前胸背板，头顶短，缺头侧窝。眼间距为触角间颜面隆起宽的 1.25～1.7 倍。触角呈丝状，超过前胸背板后缘。复眼近圆形。前胸背板呈圆柱形，中隆线很低，无侧隆线，沟前区长为沟后区长的 2.25～3.25 倍。前胸腹板突呈圆锥形，顶端尖。中胸腹板侧叶间中隔较宽。后胸腹板侧叶分开。完全无翅。后足股节上侧中隆线平滑，下膝侧片顶端圆形。后足胫节无外端刺。鼓膜器无或不明显。雄性尾须较长。雌性产卵瓣较细，顶端具 2 小齿。

蒙古高原有 4 种。

(45)柯氏无翅蝗(小无翅蝗)*Zubovskia koeppeni* (Zubovsky, 1900) ［图 49］

Podisma koeppeni Zubovsky, 1900. Trudy Russk. Ent. Obs. ⅩⅩⅩⅣ 34:20.

Zubovskia koeppeni (Zubowsky); Bey-Bienko & Mistshenko, 1951. Acridoidea of the USSR. and Adjacent countries 215.

*Zubovskia man*dshurica Ramme, 1951. Mitt. Zool. Mus. Berlin. 27:64.

Odontopodisma koeppeni Ramme, 1939. Mitt. Zool. Mus. Berlin ⅩⅩⅣ:140, 141, 143.

Podisma parvula Ikonnikov, 1911. Ann. Mus. Zool. 16:260～261, pl. v.

李鸿昌 2007:365；能乃扎布 1999:12；Chogsomzhav 1971:50，1989:90；Altanchimeg and Nonnaizab 2013:81～82；Batkhuyag and Batnaran 2021:43；Altanchimeg et al. 2022:37；Gankhuyag E. et al. 2023:42～43.

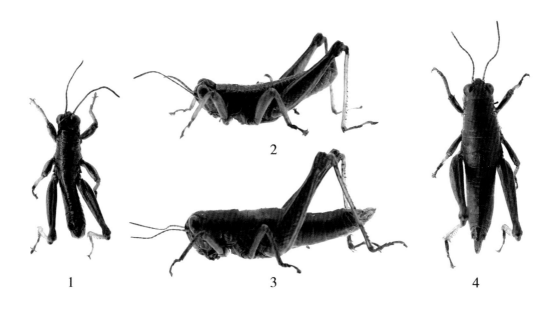

图 49　柯氏无翅蝗(小无翅蝗)*Zubovskia koeppeni* (Zubovsky)
1.背面观(雄性)；2.侧面观(雄性)；3.侧面观(雌性)；4.背面观(雌性)

体小型，体褐色。触角呈丝状，细长，其顶端到达后足股节的基部，中段一节的长为其宽的 2.4～3 倍。前胸背板呈圆柱状，两侧缘近平行，缺侧隆线，前胸背板沟前区长约为沟后区长的

2.6～2.8 倍,后缘完整或略凹陷。前胸背板、腹部背面沿中隆线处无黑色纵条纹。完全无翅。鼓膜器很小或缺。雄性腹部末节背板后缘的尾片较小,长为肛上板长的 1/6～1/5。尾须侧面观茎部宽,中部狭,顶端宽圆。雄性下生殖板呈锥形,顶端延长成一锥状突起。雌性产卵瓣顶端有 2 个齿。

雄性体长 16.7～18.5mm,雌性体长 22.5～23.6mm。

分布:中国内蒙古(呼伦贝尔市牙克石市),蒙古国库苏古尔省 Khuvsgul 及俄罗斯西伯利亚地区。

(46)蒙古无翅蝗 *Zubovskia mongolica* Storozhenko, 1986

Zubovskya mongolica Storozhenko,1986. Tr. Zool. Inst. Akad. Nauk. SSSR 143:47～58.

Storozhenko 1986:53;Sergeev et al. 2019:12;Altanchimeg and Nonnaizab 2013:81～82;Altanchimeg et al. 2022:37;Gankhuyag E. et al. 2023:43.

体褐绿色,腹部和前胸背板有 2 条黑色纵条纹,但在雌性腹部的黑色条纹不清晰或消失。触角中段一节的长为宽的 1.44～1.55 倍(雄性),雌性为 1～1.6 倍。无鼓膜器;有时在雌性见到很小的鼓膜器,但仍可见。前胸背板侧隆线明显,沟前区长为沟后区长的 2～2.3 倍(雄性),雌性为 1.8～2.4 倍。中胸腹板侧叶间中隔最宽处宽为最狭处宽的 1.5～1.6 倍(雄性),雌性为 2.8～2.9 倍。后足胫节黄色,基部有暗色刻点;末端无外端刺。后足股节长为宽的 4～4.3 倍。雄性腹部末端肛上板后缘 2 个突起相对较长,其基部相连。雌性产卵瓣侧面观下缘明显凹。雄性尾须中部缩狭,长为最宽处的 2.4～2.5 倍。

雄性体长 15.5～16mm,雌性体长 19.2～20.9mm。

分布:蒙古国北部。

(47)平尾无翅蝗 *Zubovskia planicaudata* Zhang et Jin, 1985

Zubovskia planicaudata Zhang et Jin,1985. Contr. Shanghai Inst. Ent. 5:208～209.

李鸿昌 2007:365;能乃扎布 1999:12;Altanchimeg and Nonnaizab 2013:81.

体绿色、褐绿色或红褐色。黑色纵带纹从复眼后延伸至前胸背板及腹部两侧。头顶平,无头侧窝。颜面隆起全长具纵沟。复眼纵径为眼下沟长的 1.4～1.7 倍。前胸背板中隆线和 3 条横沟均明显,缺侧隆线,后横沟位于中部之后,沟前区长约为沟后区长的 3.0～3.5 倍;雌性 3 条横沟不很明显,不切割中隆线,沟前区长约为沟后区长的 2 倍。雌性前、后翅均消失。鼓膜孔仅见痕迹。中胸腹板侧叶间中隔较宽,宽为长的 1.3 倍。后足股节较粗短。后足胫节缺外端刺。腹部尾片呈圆形。肛上板呈三角形,基部具浅纵沟,近两侧具浅沟,端部中央突出。尾须呈长锥形,超过肛上板的端部,从侧面观基部宽,中部缩狭,端部侧扁。雄性下生殖板呈锥形,顶端尖,但不呈锥状突起,后缘中央呈三角形突出。雌性产卵瓣短,顶端尖,上、下产卵瓣外缘具不规则的细齿。

雄性体长 13.3～14.3mm,雌性体长 17.9～19.1mm。

分布:中国内蒙古(呼伦贝尔市满归镇)、黑龙江(黑河市、西林吉镇)。

(48)额右旗无翅蝗 *Zubovskia eyouqiensis* Li，Li et Yin，2015

Zubovskya eyouqiensis Li，Li et Yin，2015，Ent. Fennica 26(3):113.

体中型，雌性体更粗壮，体绿色。头顶较短，端部直。触角呈丝状，中段一节长为宽的 2.2 倍。复眼纵径为横径的 1.3 倍，雄性为眼下沟长的 1.4 倍，雌性为眼下沟长的 1.1 倍。眼后有延伸至腹部的黑色纵带，雌性无黑色纵带。前胸背板呈圆柱形；中隆线和侧隆线不明显，被 3 条横沟切断；沟前区长为沟后区长的 2.6 倍，雌性沟前区长为沟后区长的 3 倍。前胸腹板突呈圆锥形，顶端圆。中胸腹板侧叶间中隔宽为长的 1.3 倍。后胸腹板侧叶分开。无翅。后足股节上隆线平滑，下膝片端部呈圆形。后足胫节缺外端刺。后足第 1 跗节长为第 2 节长的 3 倍。腹部绿色。无鼓膜器。肛上板宽，中央具纵沟，近中部两侧有宽的突出。尾须呈圆锥形，基部明显宽大，超过肛上板顶端。雌性尾须短，呈圆锥形，不到达肛上板顶端；下生殖板长大于宽，后缘中央具锐尖突起；产卵瓣细，上外缘几乎平滑。

雄性体长约 17.1mm，雌性体长约 26.1mm。

分布：中国内蒙古(呼伦贝尔市额尔古纳市)。

(九)刺胸蝗亚科 Cyrtacanthacridinae Kirby，1910

体中型至大型，表面光滑或具细刻点。头顶前缘宽圆，缺头侧窝。前胸背板近鞍形；中隆线明显隆起，呈屋脊状；缺侧隆线。前胸腹板突呈锥形，有时明显向后倾斜。中胸腹板侧叶较狭长，明显分开，内缘近直角形。后胸腹板侧叶分开，后端相毗连。前、后翅发达，超过后足股节端部。后足胫节细长，缺外端刺，胫节刺较少。后足股节基部外侧上基片较长于下基片，上侧中隆线具细齿，膝部外侧下膝侧片端部呈圆形或角形。肛上板近三角形。雄性尾须侧面观近锥形，侧扁，顶端尖。雄性下生殖板呈锥形，有时较长。雌性产卵瓣端部呈钩状。

蒙古高原有 1 属。

18. 棉蝗属 *Chondracris* Uvarov，1923

Chondracris Uvarov，1923. Ann. Mag. N. H. (9)11:144.

Acridium Burmeister，1838. Handb. Ent. Ⅱ:602，626(partim).

Cyrtancanthacris Kirby，1914. Fauna Brit. India. Acrid. :193，230(partim).

Type species: *Chondracris rosea* (De Geer，1773)

体大型。头几乎与前胸背板沟后区等长。头侧窝不明显。颜面隆起在中单眼之下具纵沟。复眼纵径约等于横径的 1.5～1.7 倍。前胸背板表面具颗粒和短隆线；中隆线显著隆起，呈屋脊状，侧面观上缘呈弧形；缺侧隆线；3 条横沟明显，均切断中隆线。前胸腹板突为长圆锥形，顶端尖锐，颇向后弯曲。中胸腹板侧叶间中隔长甚长于宽，侧叶内缘后下角几成直角，但不毗连。前、后翅发达，超过后足股节的顶端。后足股节上侧中隆线具明显的细齿。后足胫节缺外端刺，胫节齿较长。雄性下生殖板细长,呈尖锐的圆锥形。尾须呈圆锥形,顶端尖锐。雌性上产卵瓣的上外缘具有不明显的小齿。

蒙古高原有 1 种。

(49)棉蝗 *Chondracris rosea rosea*（De Geer，1773）［图 50］

Acrydium roseum De Geer，1773. Mémoires pour servir à l'histoire des insectes Ⅲ:488，pl. 41

Chondracris rosea（De Geer，1773）. Uvarov，1924. Ann. Mag. nat. Hist. 9 14:106，108.

Cryllus flavicornis Fabricius，1787. Mant. Ins. Ⅰ:237.

Chondracris lutescens Walker，1870. Cat. Derm. Salt. B. M. :564，566～567.

Cyrtacanthacris fortis Walker，1870. Cat. Derm. Salt. B. M. :567(partim).

Cyrtacanthacris rosea Krby，1914，Fauna Brit. India Orth. Acrid. :230～231(prtim).

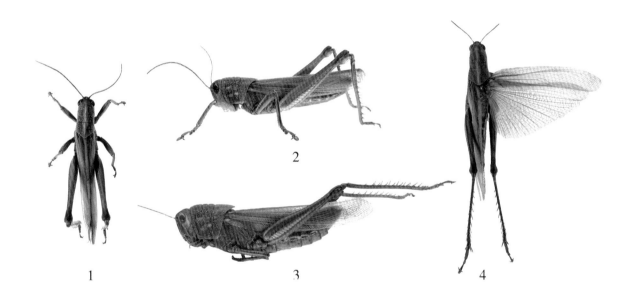

图 50　棉蝗 *Chondracris rosea rosea*（De Geer）
1.背面观(雄性);2.侧面观(雄性);3.侧面观(雌性);4.背面观(雌性)

体大型,体青绿色或黄绿色,沿体背中线有 1 条淡黄绿色纵条纹,体表具密的长绒毛和粗大刻点。头顶宽短,前端钝圆,无中隆线。颜面隆起宽平,在中眼之下具纵沟,纵沟几乎达唇基,在中单眼以上平,侧缘近平行。颜面侧隆线呈弧形弯曲。复眼纵径为眼下沟长的 1.3 倍。前胸背板中隆线较高,侧面看上缘呈弧形;缺侧隆线;3 条横沟明显切断中隆线,沟前区长为沟后区长的 1.2～1.4 倍;前胸背板前缘呈角形突出,后缘呈直角形,侧片中部具 2 条淡黄色方块斑。前胸腹板突呈长圆锥形,向后极弯曲,顶端几乎达中胸腹板。中胸腹板侧叶间中隔呈长方形,后胸腹板侧叶在后端毗连,雌性不相连。前翅发达,到达后足胫节中部,中脉域、肘脉域具密的网状脉;后翅基部玫瑰色。后足股节上侧中隆线具细齿。后足胫节缺外端刺。肛上板呈三角形,基半部中央具纵沟。尾须长,顶端尖锐,略向内弯曲。雌性下生殖板后缘中央呈三角形突出;产卵瓣粗短,外缘光滑无细齿。

雄性体长 45.0～51.0mm,雌性体长 60.0～80.0mm。

分布:中国内蒙古(阿拉善盟)、河北、山东、陕西、江苏、浙江、湖北、四川、台湾、福建、湖南、贵州、广东、广西、云南、新疆。

(十)斑腿蝗亚科 Catantopinae Brunner von Wattenwyl, 1893

体中型,体表光滑,具细刻点。头顶宽圆,缺头侧窝。前胸背板呈圆柱状,背面较平,中隆线弱,缺侧隆线,前胸背板突呈圆柱状,顶端钝。中胸腹板侧叶较宽地分开,侧叶间中隔较宽,有时缩狭。后胸腹板侧叶的后端相毗连。前、后翅发达。后足股节上侧中隆线具齿,呈锯齿状,基部外侧上基片较长于下基片。后足胫节端部外侧缺外端刺。雄性腹部末节背板后缘多数种类缺尾片。尾须呈锥状。肛上板呈三角形。雄性下生殖板呈锥形。雌性产卵瓣短,呈钩状。

蒙古高原有 1 属。

19. 斑腿蝗属 *Catantops* Schaum, 1853

Catantops Schaum,1853. Bericht Akad. Wiss. Berl.:779.

Catantops Walker,1870. Cat. Derm. Salt. B. M. Ⅳ:641.

Viticatantops Walker,1870. Cat. Derm. Salt. B. M. Ⅳ:642.

Diabolocatantops Jago,1984. Trans. Amer. Entomol. Soc. 110(3):370

Type species: *Catantops melanotictus* Schaum, 1853

体中型,体表具细刻点。头顶端近梯形,微凹;缺头侧窝。前胸背板略呈圆柱状,前端微缩狭,后缘呈钝角状,中隆线弱,被 3 条横沟切断,缺侧隆线。前胸腹板突呈圆柱状,较直或微后倾,顶端钝圆。中胸腹板侧叶宽大于长;侧叶间中隔在中部缩狭,中隔的长约为其最狭处的 3～4 倍。后胸腹板侧叶彼此毗连。前翅到达或超过后足股节端部,端部圆。后足股节短粗,上侧中隆线具细齿,下隆线平滑。后足胫节缺外端刺。雄性腹部尾片较钝。肛上板呈三角形。尾须向上弯曲,基部宽,中部略细,端部略膨大,钝圆。雄性下生殖板呈锥状。雌性产卵瓣较短,适当弯曲。

蒙古高原有 1 种。

(50)红褐斑腿蝗 *Catantops pinguis pinguis* (Stål, 1860) [图 51]

Acridium(*Catantops*) *pinguis*,Stål,1860. Eugen. Rese. Orth. :330.

Catantops pinguis Stål,1861. Bey-Bienko & Mistshenko,1951. Locusts and Grasshoppers of the the USSR and adjacent countries Ⅰ:252 [267].

Diabolocatantops pinguis (Stål,1861) Jago,1984. Trans. Amer. Entomol. Soc. 110(3):370.

Acridium delineclatum Walker，1870. Catalogue of the Specimens of Dermaptera Saltatoria in the collection of the British Museum Ⅳ:631.

Acridium signatipes Walker，1870. Catalogue of the Specimens of Dermaptera Saltatoria in the collection of the British Museum Ⅳ:706.

能乃扎布 1999:11；李鸿昌，夏凯龄 2006:556；Altanchimeg and Nonnaizab 2013:81～82.

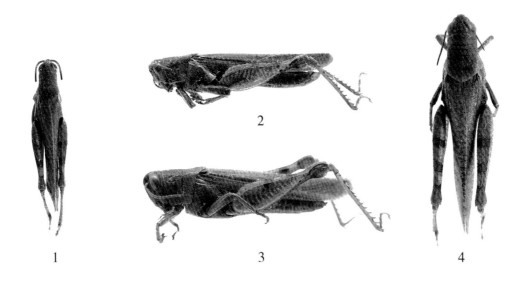

图 51 红褐斑腿蝗 *Catantops pinguis pinguis*（Stål）

1.背面观（雄性）；2.侧面观（雄性）；3.侧面观（雌性）；4.背面观（雌性）

体中型.体黄褐色或褐色。颜面略后倾；颜面隆起两侧缘几乎平行.具纵沟.侧缘隆线完整。前胸背板近圆柱状.中隆线低而细.3 条横沟明显.后横沟位于中部.沟前区和沟后区近等长。前胸腹板突近圆柱状.直或微后倾.顶端钝圆。中胸腹板侧叶间中隔在中部缩狭.中隔长约为最狭处的 3～4 倍。后胸腹板侧叶相互毗连。前翅发达.超过后足股节的端部.其超出部分近等于或不及前胸背板长的一半。后足股节上侧中隆线具细齿.长约为宽的 3.3 倍。后足胫节缺外端刺。尾须向上弯曲.基部宽.顶端略膨大.呈圆形。肛上板呈三角形.基部具纵沟。雄性下生殖板呈锥形.顶端尖。雌性下生殖板呈长方形；产卵瓣短.略弯曲.上产卵瓣上外缘具若干个小齿。

雄性体长 25.0～27.0mm.雌性体长 31.0～35.0mm。

一年发生一代.以成虫越冬。为害水稻、甘蔗、小麦、棉花、油棕、茶树。

分布:中国内蒙古（详细地址不清）、河北、北京、陕西、河南、江苏、浙江、湖北、江西、福建、台湾、广东、广西、四川、贵州、云南、西藏.印度.斯里兰卡。

(十一)星翅蝗亚科 Calliptaminae Jacobson，1905

体小或大型，粗壮，表面光滑或具细刻点。头顶较短，顶端宽圆；缺头侧窝。前胸背板背面平或略隆起，中隆线和侧隆线均明显。前胸腹板突呈柱状或锥状；中胸腹板侧叶较宽地分开，侧叶间中隔宽；后胸腹板侧叶后端明显分开。前、后翅发达，不达、到达或略超过后足股节顶端；少数种类前后翅缩短，呈鳞片状，侧置。后足股节粗壮，基部外侧上基片较长于下基片，膝部外侧下膝侧片顶端圆，上侧中隆线呈锯齿状。后足胫节端部外侧缺外端刺。鼓膜器发达。雄性腹部末节后缘缺尾片；肛上板呈三角形；尾须较大，狭长，向内弯曲，顶端具齿；下生殖板呈短锥形。雌性产卵瓣较短，端部钩状。

蒙古高原有 1 属。

星翅蝗族 *Calliptamini* Jacobson，1905

20. 星翅蝗属 *Calliptamus* Audinet-Serville，1831

Calliptamus Audinet-Serville，1831. Ann. Sci. Nat. ⅩⅩⅡ 284.

Type species: *Gryllus Locusta italicus* Linnaeus，1758

体中型或小型。前胸背板宽平，具侧隆线。前胸腹板突呈圆柱形，顶端钝。中胸腹板侧叶较宽短，其宽明显大于长。前、后翅发达，有的短缩，超过后足股节中部。后足股节粗短，长为宽的 2.8～3.8 倍，上侧隆线具细齿。雄性尾须侧扁，顶端分上、下 2 枝，下枝顶端又分为 2 齿。

蒙古高原有 3 种。

(51)短星翅蝗 *Calliptamus abbreviatus* Ikonnikov，1913 ［图 52］

Calliptamus abbreviatus Ikonnikov，1913. Uber die von P. Schmidt aus Korea mitgebrachten Acridoideen:19.

Calliptamus ictencus Karny，1908. Wissensch. Ergebn. Exped. Filchner etc. Ⅹ(91):35.

Calliptamus italicus Tsai，1929. Jour. Coll. Agr. Univ. Tokyo，Ⅹ(2):149 (nec Linnaeus).

Calliptamus mreuiatus. f. holoptera Ramme，1951. Mitt. Zool. Mus. Berl. 27:308.

Calliptamus doii Lee & Lee，1985. Korean J. Entomol. 15(1):24.

Calliptamus abbreviatus f. holoptera Ramme，1951. Mitt. Zool. Mus. Ber. 27:308.

Calliptamus sibiricus Vnukovsky，1926. Mitt. Münch. Ent. Ges. 16:91.

能乃扎布 1999:11；李鸿昌，夏凯龄 2006:573；李鸿昌等 2007:365；Mistshenko 1968:489；Steinmann 1968:240；Chogsomzhav 1968:57，1969b:127，1972:155，1975:38；Günther 1971:113；Sergeev 1995:240；Childebaev and Storozhenko 2001:25；Altanchimeg 2011:16；Altanchimeg and

Nonnaizab 2013.81~82；Altanchimeg et al. 2013b:65；Storozhenko et al. 2015:225；Batnaran et al. 2016:31；Sergeev et al. 2019: 15；Myagmar et al. 2019: 56；Batkhuyag and Batnaran 2021: 45；Gankhuyag E. et al. 2023:42~43.

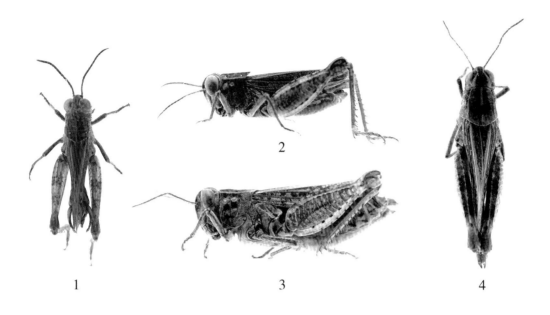

图 52　短星翅蝗 *Calliptamus abbreviatus* Ikonnikov
1.背面观(雄性)；2.侧面观(雄性)；3.侧面观(雌性)；4.背面观(雌性)

　　体粗短,体褐色或暗褐色,有的个体在前胸背板侧隆线及前翅臀域具黄褐色纵条纹。头颜面隆起宽平,具刻点,无纵沟,侧缘近平行。头顶凹陷,无中隆线,后头具中隆线,无头侧窝。触角中段一节长为宽的 1.6~3 倍。复眼纵径为横径的 1.5~1.6 倍,为眼下沟长的 1.7~3 倍。前胸背板中、侧隆线均明显,侧隆线到达后缘；3 条横沟明显,后横沟切断中隆线,沟前区等于沟后区之长。前胸腹板突呈圆柱形,顶端钝圆。中胸腹板侧叶间中隔较宽,宽大于长。后胸腹板侧叶分开。前翅较短,不到达或刚到达后足股节顶端；中脉域宽于前缘脉域,布多数黑褐色小斑点。后翅本色,略短于前翅,基部非红色。后足股节粗短,上隆线具明显细齿；上侧具 3 个黑色横斑；外侧上下隆线具 1 列黑色小点；内侧红色,具 2 个不完整的大黑斑；下侧内面红色。后足胫节红色。鼓膜器呈卵圆形。雄性肛上板呈三角形,具中纵沟。尾须狭长,顶端宽,下支又分为 2 齿。雌性尾须呈短锥形；产卵瓣短,上产卵瓣上外缘粗糙,但无细齿。

　　雄性体长 12.5~21.0mm,雌性体长 25.0~32.5mm。

　　为内蒙古典型草原的优势种蝗虫。一年发生一代,以卵在土中越冬。成虫 7 月中、下旬出现。不善飞翔,常喜欢在地面上活动。在山坡及丘陵草地种群数量最大,在平坦的高草草原数量较低。为害菊科牧草、豆类作物,马铃薯,也为害小麦、高粱、玉米、甜菜、亚麻、瓜类、甘薯等农作物。

　　分布:中国内蒙古(赤峰市、呼和浩特市、包头市、呼伦贝尔市、兴安盟、乌兰察布市、巴彦淖尔市、鄂尔多斯市、阿拉善盟)、黑龙江、吉林、辽宁、河北、山西、陕西、甘肃、山东、江苏、安徽、浙江、江西、四川、贵州、广东,蒙古国乌布苏省 Uvs、扎布汗省 Zavkhan、库苏古尔省 Khuvsgul、布尔干省 Bulgan、色楞格省 Selenge、肯特省 Khentii、东方省 Dornod、科布多省 Khovd、巴彦洪戈尔 Bay-ankhongor、南戈壁省 Umnugovi、中戈壁省 Dundgovi,俄罗斯,韩国。

(52)黑腿星翅蝗 *Calliptamus barbarus cephalotes* Fischer-Waldheim, 1846 [图 53]

Calliptamus cephalotes Fischer-Waldheim,1846. Nouv. Mem. Soc. Imp. Natur. Moscou 8:243.

Calliptamus barbarus cephalotes Fischer-Waldheim,1846. Bey-Bienko and Mishchenko,1951,Acridoidea of the Fauna of the USSR. p. 228.

Acridium barbarum Costa,1836. Fauna Del Regno Di Napoli. Orthopteri:13,pl. Ⅰ. A~D.

Calliptamus minimus Ivonov,1888. Arb. Ges. Nayur. fr. Univ. Charkov,21:35.

Calliptamus montanus Chopard,1936. Bull. Soc. Sci. Nat. Maroc. 16:177.

Caliiptamus barbarus monspelliensis Grass & Hollande,1945. Arch. Zool. exp. gen. , 84:49~69.

Calliptamus ictericus chopardi Grasse & Hollande,1945. Arch. Zool. exp. gen. , 84:49~69.

Calliptamus ictericus Audinet-Serville,1838 [1839]. Histoire naturelle des insectes. Orthoptères 689.

Calliptamus barbarus pallidipes Ramme,1951. Mitt. Zool. Mus. Berl. , 27:311.

Calliptamus barbarus nanus Mistshenko,1951. Locusts and Grasshoppers of the USSR and adjacent countries 1:257[273].

Calliptamus barbarus pallidipes variety salina Maran. , 1953. Acta Entomol. Mus. Natl. Pragae 28:154.

Caloptenus siculus Burmeister,1838. Handbuch der Entomologie 2(2):639.

Caloptenus italicus var. *deserticola* Vosseler,1902. Zool. Jb. (Syst.),16:395.

Caloptenus italicus var. *minimus* Ivanov,1888. Trav. Soc. Nat. Univ. Imp. Kharkow 21:303,351.

Caloptenopsis punctata Kirby,1914. Fauna of British India,including Ceylon and Burma. Orthoptera (Acrididae):260.

Calliptamus ictericus chopardi Grasse & Hollande,1945. Arch. Zool. exp. gen. , 84:49~69.

Caloptenus discoidalis Walker,1870. Catalogue of the Specimens of Dermaptera Saltatoria in the Collection of the British Museum 4:686.

Calliptamus barbarus pallidipes var. *salina*,Maran,1953. Acta Entomol. Mus. Natl. Pragae 28:154.

Calliptamus barbarus parvus Maran，1953，Acta Entomol. Mus. Natl. Pragae 28:151，154.

能乃扎布 1999:11；李鸿昌 2007:365；Mistshenko 1968:489；Chogsomzhav 1968:59，1989:90；Childebaev and Storozhenko 2001:25；Garai 2010:402；Altanchimeg and Nonnaizab 2013:81～82；Batnaran et al. 2016:31；Myagmar et al. 2019:56；Batkhuyag and Batnaran 2021:46；Chuluunjav，2022:76；Gankhuyag E. et al. 2023:44.

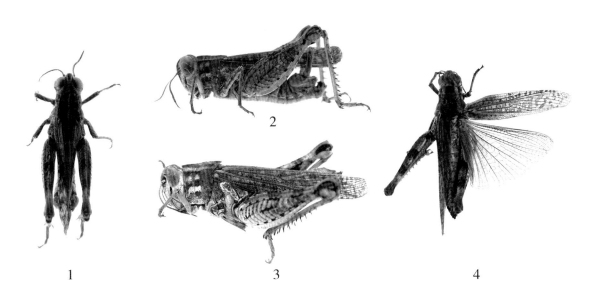

图 53　黑腿星翅蝗 *Calliptamus barbarus cephalotes* Fischer-Waldheim
1.背面观(雄性)；2.侧面观(雄性)；3.侧面观(雌性)；4.背面观(雌性)

　　体通常黄褐色或褐色。颜面隆起明显，具刻点。缺头侧窝。前胸背板呈圆柱状；中侧隆线明显，中隆线被三条横沟切断；侧隆线到达前胸背板后缘。前胸腹板突呈圆柱状，顶端钝。前翅较长，具黑斑点；后翅基部红色或玫瑰色。后足股节内侧橙红色，具 1 个较大的卵圆形黑色斑块，内上侧具 1～3 个不完整的黑色斑纹。后足胫节橙红色或柠檬黄色。雄性尾须近顶端略宽，上枝明显长于下枝，下枝的小齿顶端较钝。雄性下生殖板呈短锥形，顶端钝。雌性下生殖板呈方形，产卵瓣顶端呈钩形。

　　雄性体长 13.7～22.0mm，雌性体长 22.7～41.5mm。

　　分布：中国内蒙古(赤峰市阿鲁科尔沁旗)、新疆、甘肃、宁夏、陕西、青海，蒙古国科布多省 Khovd、戈壁阿尔泰省 Govi-Altai、巴彦洪戈尔省 Bayankhongor、南戈壁省 Umnugovi，伊朗，阿富汗北部，前苏联地区及亚洲南部、西欧、北非。

(53)意大利蝗 *Calliptamus italicus* (**Linnaeus，1758**) ［**图 54**］

Cryllus (*Locusta*) *italicus* Linnaeus，1758. Systema Naturae. 10th ed. :432.

Caloptenus italicus (Linnaeus，1758). Burmeister，H. 1838. Handbuch der Entomologie 22 (Ⅰ-Ⅷ):639.

Calliptamus italicus (Linnaeus,1758)；Mitt. Zool. Mus. Berl. 27:307，314.

Gryllus germanicus Fabricius，1775. Syst. Ent. :291.

Gryllus affinis Thunberg，1815. Mem. Acad. Sci. St.-Petersb. (5)，Ⅴ:228.

Acridium fasiatum Hahn，1836. Icones Orth. Abbildungen der hautflügligen Insecten 1:2 pp.，4 pls.

Calliptamus marginellus Audinet-Serville，1839. Hist. Nat. Insect. Orth. :694.

Calliptamus cerisanus Audinet-Serville，1839. Hist. Nat. Insect. Orth. :695.

Calliptamus discoidalis Walker，1870. Cat. Derm. Salt. Brit. Mus. Ⅳ:686.

Calliptamus italicus grandis Ramme，1927. EOS. Ⅲ:166，174，193，197.

Calliptamus italicus reductus Ramme，1930. Mitt. Zool. Mus. Berl. ⅩⅥ:214.

Calliptamus italicus insularis Ramme，1951. Mitt. Zol. Mus. Berl. ⅩⅩⅦ:308.

Calliptamus italicus afghanus Ramme，1952. Vindensk. Medd. dansk Naturh. Foren. Kbh. 114:200.

Mistshenko and Bey-Bienko 1951:256；Chogsomzhav 1971:53，1989:90；Childebaev and Storozhenko 2001:25；Sergeev et al. 2009:108；Altanchimeg and Nonnaizab 2013:81～82；Batkhuyag and Batnaran 2021:46；Gankhuyag E. et al. 2023:44.

体通常褐色、黄褐色或灰褐色。前胸背板沿侧隆线有时具淡色纵条纹。颜面侧面观略向后倾斜；颜面隆起宽平,两侧缘几乎平行。头顶略向前凸出,低凹,两侧缘具侧隆线；缺头侧窝。前胸背板呈圆筒状,具明显的中隆线和侧隆线；中隆线通常被3条或2条横沟割断；后横沟位于中

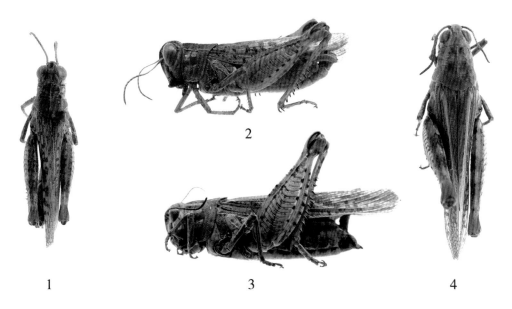

图54 意大利蝗 *Calliptamus italicus* （Linnaeus）

1.背面观(雄性)；2.侧面观(雄性)；3.侧面观(雌性)；4.背面观(雌性)

部,沟前区和沟后区约等长。前胸腹板突近圆柱状,端部钝圆。中胸腹板侧叶横宽,侧叶间中隔长宽近相等或宽略大于长。后胸腹板侧叶在端部彼此分开。前、后翅发达,到达或超过后足股节的端部,后翅基部为红色或玫瑰色。后足股节短粗;上侧中隆线细齿明显;后足股节内侧红色或玫瑰色,具 2 个不到达底缘的黑色斑纹。后足胫节缺外端刺。鼓膜器发达。腹部末节缺尾片。肛上板呈长三角形,中央具纵沟。尾须狭长,顶端分成上、下两齿,上齿长于下齿,下齿端部又分裂为 2 个小尖齿,下小齿较尖。雄性下生殖板呈圆锥形,顶端略尖。

雄性体长 14.5～25.0mm,雌性体长 23.5～41.1mm。

在新疆地区一年发生一代,以卵在土中越冬。越冬卵在 5 月上旬开始孵化,6 月上旬进入羽化期,6 月下旬开始产卵。蛹期雄性 5 龄,雌性 6 龄。蝗卵孵化后两天便开始取食,大发生时严重为害牧草和农作物,是新疆荒漠草原的主要害虫。

分布:中国内蒙古(阿拉善盟阿拉善左旗)、宁夏、甘肃、青海、新疆,蒙古国库苏古尔省 Khuvsgul,俄罗斯,哈萨克斯坦,伊朗。中亚、非洲。

四、斑翅蝗科 Oedipodidae Walker，1871

体中至大型。颜面较垂直或倾斜。头顶前端中央缺细纵沟,头侧窝呈三角形或梯形。触角呈丝状。前胸背板隆起或平坦。前、后翅发达,后翅常有斑纹。后足股节上基片长于下基片,外侧具羽状纹,上侧中隆线平滑或具细齿。后足胫节缺外端刺。鼓膜器发达。发音为前翅—后股节型或后翅—前翅型,前者为前翅中闰脉或中闰脉前的横脉具发音齿,与后足股节内侧隆线摩擦而发音;后者的后翅翅脉具发音齿,与前翅纵脉摩擦发音。

蒙古高原有 4 个亚科。

蒙古高原斑翅蝗科分亚科检索表

1(2)后足股节上侧中隆线具明显的细齿。前翅中脉域有明显的中闰脉,中闰脉具细齿。前胸背板中隆线明显地隆起,侧面观其上缘近弧形;有时中隆线较弱,不明显隆起。体腹面及足均具有长而较密的绒毛。后足胫节中部为污蓝色或红色 ······················· **飞蝗亚科 Locustinae**

2(1)后足股节上侧中隆线全长平滑,缺细齿。

3(4)前翅中脉域缺中闰脉,有时具很弱的中闰脉,但中闰脉上缺细齿。后足股节外侧上隆线的端部之半具细齿,可与后翅膨大的纵脉摩擦发音 ······················· **异痂蝗亚科 Bryodemellinae**

4(3)前翅中脉域具明显的中闰脉,且中闰脉具细齿,为发音器的一部分。

5(6)后翅主要纵脉明显地增粗,纵脉的腹面常具细齿,尤其在雄虫中更明显 ········ **痂蝗亚科 Bryodeminae**

6(5)后翅主要纵脉正常,不明显地增粗;如若增粗,则其增粗纵脉的腹面缺细齿。后足胫节基部膨大处平滑,缺横皱纹 ······················· **斑翅蝗亚科 Oedipodinae**

（十二）飞蝗亚科 Locustinae Kirby，1825

体中型或大型，体表常具刻点或细绒毛。头侧面观较直或略向后倾斜。颜面隆起宽平，仅在中央单眼处微凹。头顶宽短，略向前倾斜，缺头侧窝或有时明显。前胸背板中隆线明显隆起，呈屋脊状或较平。前胸腹板平坦，不明显隆起。前、后翅均很发达，翅脉较密。前翅中脉域具明显的中闰脉，中闰脉具细齿。后足股节粗壮，上侧中隆线具细齿，基部外侧上基片明显长于下基片。鼓膜器发达。

蒙古高原有 1 属。

飞蝗族 *Locustini* Kirby，1825

21. 飞蝗属 *Locusta* Linnaeus，1758

Locusta Linnaeus，1758. Syst. Nat.，ed. Ⅹ，1:431.

Type species: *Gryllus migratoria migratoria* Linnaeus，1758

体大型，腹面具细密的绒毛。头大而短，颜面垂直或稍倾斜。颜面隆起宽平，仅在中眼处略凹，侧缘近平行。头顶宽短，略向前倾斜，前端与颜面隆起相连，头顶上方具明显的中隆线，缺头侧窝。前胸背板中隆线发达，侧面看呈弧形隆起（散居型）或较平直（群居型）；前横沟和中横沟不很明显，仅在侧片处略可见；后横沟明显，几乎位于中部，微切割中隆线。前胸腹板平坦。中胸腹板侧叶间中隔较狭，中隔长略大于宽。前、后翅超过后足胫节的中部。前翅光泽而透明，布暗色斑；中脉域中闰脉较接近前肘脉，远离中脉，中闰脉上具发音齿。后翅略短于前翅，本色透明，无暗色带纹。后足股节上侧中隆线呈细齿状，内侧黑色斑纹宽而明显。后足胫节顶端无外端刺，沿外缘具刺 10～11 个。鼓膜器的鼓膜片几乎覆盖鼓膜孔之半。雄性下生殖板呈短锥形。雌性产卵瓣粗短，上产卵瓣的上外缘无细齿。

蒙古高原有 1 种。

(54)亚洲飞蝗 *Locusta migratoria migratoria* （Linnaeus，1758）［图 55］

Gryllus Locusta migratorius Linnaeus，1758. Systema Naturae per Regna tria naturae (10th ed.) 1:432.

Pachytylus australis Saussure，1884. Mem. Soc. Phys. Hist. Nat. Geneve 28(9):120.

Pachytylus brasiliensis Walker，1870. Catalogue of the Specimens of Dermaptera Saltatoria in the Collection of the British Museum 4:742.

Gryllus Locusta danica Linnaeus，1767. Caroli a Linné Systema Naturae 1，pt. 2:702.

Locusta migratoria migratoria var. *remaudierei* Harz，1962. Mitt. Münch. Ent. Ges. 52:80.

Locusta rossica Uvarov & Zolotarevsky，1929．Bull. Ent. Res. 20:263.

Locusta migratoria solitaria Carthy，1955．Ann. Mag. nat. Hist. 12 8:831～833.

能乃扎布 1999:12；李鸿昌等 2007:365；Chogsomzhav 1968:59，1989:93；Mistshenko 1968:
495；Günther 1971:124；Sergeev et al. 2009:109；Altanchimeg and Nonnaizab 2013:81～82；
Storozhenko et al. 2015:285；Myagmar et al. 2019:56；Sergeev et al. 2020:17；Batkhuyag and Bat-
naran 2021:96；Chuluunjav 2022:77；Gankhuyag E. et al. 2023:34.

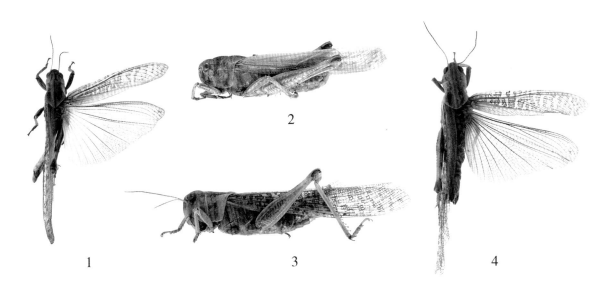

图 55　亚洲飞蝗 *Locusta migratoria migratoria*（Linnaeus）

1.背面观(雄性)；2.侧面观(雄性)；3.侧面观(雌性)；4.背面观(雌性)

　　体大型，体绿色或黄褐色。前胸背板中隆线两侧具暗色纵条纹。头顶宽短，颜面垂直。颜面
隆起宽平，侧缘几乎平行。无头侧窝。触角超过前胸背板后缘。复眼呈长卵形。前胸背板前端
较狭，后端较宽；中隆线发达，由侧面看呈弧形；后横沟几乎位于中部，沟前区略短于沟后区；前
缘中部明显向前突出；后缘呈钝角形或圆形。前翅发达，超过后足胫节的中部；中闰脉接近前肘
脉；前翅褐色，有许多暗色斑点。后翅与前翅等长，透明无色。后足股节上侧的上隆线具细齿，膝
侧片顶呈圆形。鼓膜片宽大，几乎盖住鼓膜孔的一半。雄性尾须呈柱状；下生殖板呈短锥形，顶
尖。雌性上产卵瓣的外缘无细齿。

　　雄性体长 35.0～40.0mm，雌性体长 45.0～55.0mm。

　　分布:中国内蒙古(赤峰市、呼和浩特市、通辽市、锡林郭勒盟、鄂尔多斯市、巴彦淖尔市、阿拉
善盟)、河北、黑龙江、吉林、辽宁、甘肃、青海、新疆，蒙古国科布多省 Khovd、南戈壁省 Umnugovi、
乌布苏省 Uvs，朝鲜、哈萨克斯坦，俄罗斯西伯利亚地区。中亚、欧洲。

（十三）痂蝗亚科 Bryodeminae Bey-Bienko，1930

体粗壮。头颜面侧观垂直或微向后倾斜,颜面隆起较宽,全长具纵沟或仅中单眼处低凹。头顶较宽,顶端钝圆;头侧窝呈三角形,或不规则的圆形,或不明显。复眼呈卵形,较大。前胸背板沟前区较狭,沟后区宽平,具粗大颗粒。前胸腹板略隆起。前、后翅均发达,有时雌性较缩短,后翅主要纵脉明显增粗。后足股节粗短,上侧中隆线平滑,基部外侧上基片长于下基片。后足胫节基部背侧常具横隆线或不规则的颗粒状隆起或平滑。鼓膜器发达。发音为前翅与后足股节型或后翅一后足型。

蒙古高原有 3 属。

蒙古高原痂蝗亚科分属检索表

1(2)两性前后翅非常退化,后翅略见;中胸和后胸腹板侧叶间中隔很宽,呈宽长方形,侧叶间相隔较远……
………………………………………… 安蝗属 *Andrea* Mistshenko，1989

2(1)雌雄前后翅发达,有时雌性退化,但雄性翅仍发达;中胸和后胸腹板侧叶间中隔不宽,呈方形,侧叶间相隔较近。

3(4)后足胫节基部上侧膨大处平滑或具稀少刻点。前翅中脉域较宽,不狭于肘脉域,具有较细的中闰脉;后翅具有暗色轮纹或几乎全部为暗色;雌性的前、后翅常较缩短……… 痂蝗属 *Bryodema* Fieber，1853

4(3)后足胫节基部上侧膨大处具有明显的平行横皱纹。前翅中脉域较狭,明显狭于肘脉域,并具有较粗的中闰脉。雌、雄两性前、后翅均很发达,不缩短,后翅缺暗色轮纹……………………………………
………………………………………… 皱膝蝗属 *Angaracris* Bey-Bienko，1930

22. 痂蝗属 *Bryodema* Fieber，1853

Bryodema Fieber，1853. Lotos，Ⅲ:129.

Type species: *Bryodema gebleri* Fischer von Waldheim，1836

体粗大。头顶宽,顶钝圆,头侧窝呈三角形或不规则的圆形或不明显。颜面垂直;颜面隆起宽,具纵沟或中单眼处凹陷。前胸背板沟前区狭,沟后区宽平,具粗大的颗粒及短隆线;中隆线明显;侧隆线仅在沟后区可见;后缘呈钝角突出。雄性前、后翅均发达,常到达后足胫节顶端。雌性前翅较短缩,不到达后足股节顶端;后翅主要纵脉粗大。

蒙古高原有 12 种。

(55)橙黄胫痂蝗 *Bryodema byrrhitibia* Zheng et He，1994

Bryodema byrrhitibia Zheng et He，1994. Journal of Hubei University，16(3):308～311. 能乃扎布 1999:13; 李鸿昌等 2007:365; Altanchimeg and Nonnaizab 2013:81～82.

体狭长,匀称,雌性体粗胖,体暗褐色。头顶宽短,略倾斜;头侧窝呈三角形;后头具不明显的中隆线。颜面隆起宽,全长具纵沟,侧缘在中单眼下明显收缩。触角中段一节长为宽的 3 倍。复眼纵径为横径的 1.3 倍,与眼下沟几乎等长。前胸背板沟前区较狭,中部隆起;沟后区宽平,具明显的颗粒或隆线;中隆线明显,侧隆线在前横沟前明显,沟后区略可见,而在前、后横沟间消失;后横沟明显切断中隆线,沟后区长为沟前区的 1.8 倍。中胸腹板侧叶间中隔宽大于长的 2 倍。后胸腹板侧叶分开。前翅发达,超过后足胫节顶端。雌性前翅短缩,刚到达后足股节的顶端。雄性中脉域具中闰脉,中脉与肘脉域几等宽;后翅宽大,基部红色,其余部分黑褐色,红色与黑色分界明显;主要纵脉增粗,第 2 臀叶较狭,约为其毗连臀叶宽的 1.4 倍;$2A_1$ 脉略粗,$2A_2$ 脉较细并与 $2A_1$ 脉平行,直达翅后缘。后足股节匀称,内侧及下侧内面黑色,上侧中隆线平滑,外侧上隆线平滑无细齿。后足胫节内外侧均呈橙黄红色,缺外端刺。后足跗节第 1 节长为第 2、3 节之和,爪中垫小。鼓膜孔呈半圆形。肛上板呈三角形,有较宽的中纵沟与横脊。尾须呈长柱形,超过肛上板顶端。雄性下生殖板呈短锥形,顶端钝。雌性产卵瓣粗短,上产卵瓣上外缘粗糙。

雄性体长约 21.0mm,雌性体长约 26.0mm。

分布:中国内蒙古(阿拉善盟)、宁夏(贺兰山)。

(56)朱腿痂蝗 *Bryodema gebleri* (Fischer von Waldheim, 1836) [图 56]

Oedipoda gebleri Fischer von Waldheim,1836. Bull. Soc. Imp. Nat. Moscou,Ⅸ:346.

Trinchus baicalensis F.-W.,1846. Orthopt. Imp. Ross.:263,pl. 26.

Oedipoda baicalensis Eversmann,1859. Bull. Soc. I. Nat. Moscou,32:140.

Bryodema gebleri gebleri (F.-W.),Acridoidea of the USSR and adjacent countries:602.

Trinchus baicalensis Fischer von Waldheim,1846. Nouv. Mem. Soc. Imp. Natur. Moscou 8:263,pl. 26.

Oedipoda baicalensis Eversmann,1859. Bull. Soc. Imp. Natur. Moscou 32(1):140.

Bryodema gebleri gebleri Bey-Bienko & Mistshenko,1951. Locusts and Grasshoppers of the USSR and adjacent countries 2:602 [249].

Bryodema gebleri var. *mongolica* Zubovsky,1900. Trudy Russk. Entomol. Obshch. 34:17.

Bey-Bienko 1933:119;Chogsomzhav 1969b:128,1972:180;Sergeev 1995:253;Sergeev et al. 2009:109;Altanchimeg and Nonnaizab 2013:81~82;Altanchimeg et al. 2015:69;Sergeev et al. 2020:24,25;Batkhuyag and Batnaran 2021:101;Dey et al. 2021:335;Gankhuyag E. et al. 2023:34.

雄性体狭长,雌性体粗短,体暗褐色、绿褐色或铁锈黄褐色,体表具黑色斑点,雌性较雄性体色多变。头侧窝呈不规则圆形。颜面隆起宽平,侧缘在中单眼下稍收缩。复眼纵径几乎等于或小于眼下沟长的 1.4 倍。前胸背板沟前区长小于沟后区的 1.7~2 倍。中胸腹板侧叶间中隔略宽于侧叶的宽。雄性前翅很长,超过后足胫节顶端,中脉域具非常明显的闰脉;雌性前翅短缩,到达或稍超过后足股节顶端。雄性后翅宽大,第 2 臀叶约为其后毗连臀叶宽的 1.5~2 倍,$2A_1$ 脉全长

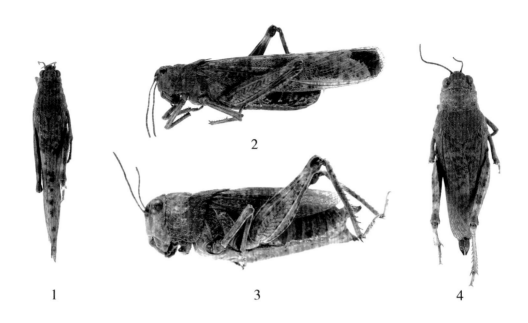

图 56 朱腿痂蝗 *Bryodema gebleri* (Fischer von Waldheim)

1. 背面观(雄性);2. 侧面观(雄性);3. 侧面观(雌性);4. 背面观(雌性)

较粗,2A$_2$脉细,与 2A$_1$脉平行;雌性后翅呈三角形,颇短于前翅。后足股节上侧中隆线平滑。后足胫节缺外端刺。肛上板呈三角形。尾须呈柱状,不超过肛上板顶端。雄性下生殖板呈短锥形。

雌雄异型。雄性体长 25.0~32.0mm,雌性体长 32.0~42.0mm。

分布:中国新疆,蒙古国乌布苏省 Uvs,俄罗斯图瓦、贝加尔湖地区,吉尔吉斯斯坦。

(57)蒙古痂蝗 *Bryodema mongolicum* Zubovsky, 1900 [图 57]

Bryodema mongolicum Zubovsky,1900. Trudy Russk. Entomol. Obshch. 34:17.

Bryodema gebleri mongolica Zubovsky,1900. Erforsch biol. Ress. Mongolei (Halle/saale) 2021(14):329~360.

Bey-Bienko 1930:105;Chogsomzhav and Shurovenkov 1963:16;Cejhan,Maran 1966:184;Steinmann 1967:118,1968:247;Mistshennko 1968:495;Gunther 1971:126;Chogsomzhav 1968:58~59,1972:181;Altanchimeg and Nonnaizab 2013:81~82;Batkhuyag and Batnaran 2021:101;Dey et al. (2021):332.

雄性体狭长,雌性体粗胖。体黄褐色、暗褐色。头侧窝呈三角形或不规则的圆形。颜面隆起具浅纵沟,侧缘在中央单眼以下收缩。复眼纵径与眼下沟约等长或小于眼下沟长的 1.5 倍。前胸背板中隆线低,在中部不明显。沟前区长小于沟后区的 1.7~2 倍。前翅发达,到达后足胫节的顶端,具细碎暗色斑点,中脉域具闰脉;后翅宽大,基部红色,其余部分暗褐色,第 2 臀叶约为相毗连臀叶宽的 2 倍。后足股节上侧中隆线平滑,下膝侧片顶端呈圆形或钝角形。后足胫节外侧黄褐色,内侧蓝色。鼓膜器发达,呈半圆形。肛上板呈三角形。尾须呈柱状,到达肛上板的顶端。

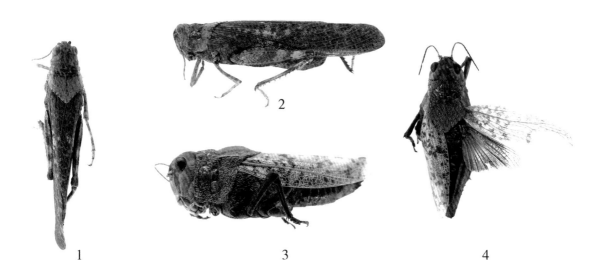

图 57　蒙古痂蝗 *Bryodema mongolicum* Zubovsky

1.背面观(雄性);2.侧面观(雄性);3.侧面观(雌性);4.背面观(雌性)

雄性下生殖板呈短锥形。雌性产卵瓣粗,上产卵瓣上外缘粗糙。

雌雄异型。雄性体长 28.0～38.0mm,雌性体长 29.0～45.0mm。

栖息于荒漠草原,为杂食性蝗虫。

分布:中国内蒙古(巴彦淖尔市)、新疆(乌鲁木齐市、哈密市、巴里坤哈萨克自治县、伊吾县、木垒县、奇台县、吉木萨尔县、伊宁县、托里县、布克赛尔蒙古自治县、和静)、蒙古国乌布苏省 Uvs、扎布汗省 Zavkhan、科布多省 Khovd、戈壁阿尔泰省 Govi-Altai、巴彦洪戈尔省 Bayankhongor、前杭爱省 Uvurkhangai、中戈壁省 Dundgovi、南戈壁省 Umnugovi.

(58)河边痂蝗 *Bryodema heptapotamicum* Bey-Bienko,1930 [图 58]

Bryodema heptapotamicum Bey-Bienko,1930. Ann. Mus. Zool. Acad. Soc.,30:103～105.

Bryodema kozlovi Bey-Bienko,1930. Ann. Mus. Zool. Acad. Soc.,30:101.

能乃扎布 1999:13;李鸿昌等 2007:365;Altanchimeg and Nonnaizab 2013:81;Batkhuyag and Batnaran 2021:101;Chuluunjav 2022:75;Gankhuyag E. et al. 2023:27.

雄性体狭长,较细;雌性体粗胖,非常笨拙。头顶具退化的头侧窝。颜面隆起不具深纵沟,在近中单眼处稍扩大;雌性颜面隆起平,在近中单眼处弱地凹陷。前胸背板在后横沟处凹陷,沟后区长为沟前区长的 2 倍,在背板具弱的皱纹。雌性前胸背板具弱的圆形瘤突;中隆线很细,不明显,特别在横沟之间和沟后区后部不明显;后横沟很弱;前胸背板后缘呈直角形。前翅明显超过后足胫节顶端。雌性前翅短缩,有时到达后足膝部后端,中脉域具明显的中闰脉,在翅顶部具有不规则的圆形小室。后翅呈三角形,第 2 臀叶 $2A_1$ 脉在基半部不增粗,$2A_1$ 脉与 $2A_2$ 脉平行而明显。雌性后翅约为前翅长的一半,后翅最宽处大于前翅的宽。后足股节外侧暗灰色,内侧、下侧

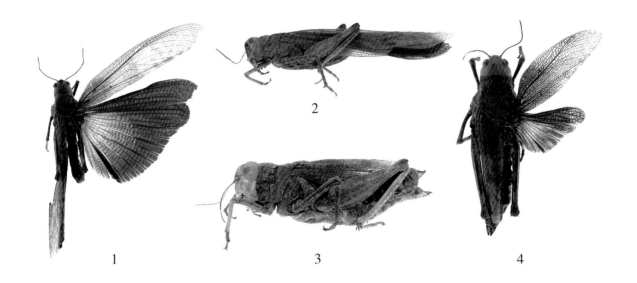

图 58　河边痂蝗 *Bryodema heptapotamicum* Bey-Bienko
1.背面观(雄性);2.侧面观(雄性);3.侧面观(雌性);4.背面观(雌性)

暗蓝色。后足胫节外侧淡灰蓝色,内侧、下侧暗紫色或蓝色;雌性后足胫节外侧淡灰黄色,内侧、下侧蓝色或紫蓝色。

　　雌雄异型。雄性体长 33.0～38.0mm,雌性体长 25.0～26.0mm。

　　分布:中国内蒙古(阿拉善盟贺兰山)、宁夏,蒙古国戈壁阿尔泰省 Govi-Altai,哈萨克斯坦。

(59)白边痂蝗 *Bryodema luctuosum luctuosum* (Stål,1813)[图59]

Gryllus Locusta luctuosus Stål,1813. Représentation exactement colorèe d'après nature des spectres ou phasmes,des mantes,des sauterelles,des grillons,des criquets et des blattes 24.

Bryodema luctuosum argunense Stshelkanovtzev,1911. Raboty Lab. Zool. Varshavsk. Univ. 26.

Bryodema luctuosum lugens Krauss,1901. Zool. Ann. ,24:238.

Bryodema luctuosum mongolica Bolívar,1901. In Zichy. Zoologische Ergebnisse der dritten Asiatischen Forschungsreise des Grafen Eugen Zichy 2:233.

Bryodema luctuosum var. *vitrea* Ikonnikov,1911. Ann. Mus. Zool. Acad. Imp. Sciences St. Petersburg 16:256.

　　能乃扎布 1999:13；李鸿昌等 2007:365；Pylnov 1916:279；Bey-Bienko 1930:113；Cejchan and Maran 1966:185；Steinmann 1967:118,1968:247；Mistshenko 1968:495；Chogsomzhav 1968:57,1969b:128,1972:182；Sergeev 1995:254；Altanchimeg and Nonnaizab 2013；Batnaran et al. 2016:37；Batkhuyag and Batnaran 2021:101；Dey et al. 2021:336；Altanchimeg et al. 2022:37；Chuluunjav 2022:75；Gankhuyag E. et al. 2023:28.

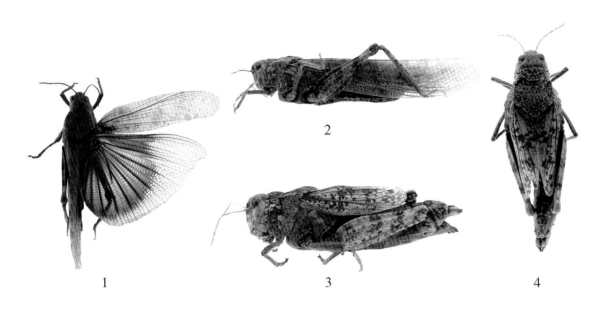

图 59　白边痂蝗 *Bryodema luctuosum luctuosum* (Stål)
1.背面观(雄性);2.侧面观(雄性);3.侧面观(雌性);4.背面观(雌性)

　　雄性体形匀称,狭长,体暗灰褐或黄褐色,体表具许多小的暗色斑点。头短而小,颜面隆起较宽,两侧缘在中眼之下稍向内缩狭。头顶宽短,顶端宽圆,中隆线明显,头侧窝呈不规则圆形。复眼呈卵形。前胸背板在沟前区较窄;沟后区较宽平,具明显的颗粒状隆起和短隆线;中隆线甚低,仅被后横沟割断,后横沟位于中部之前。中胸腹板侧叶间中隔宽为长的 1.25～2.6 倍。前、后翅发达;雄性前翅常超过后足胫节的顶端;雌性前翅较短,不到达后足股节的顶端;雌雄两性前翅中脉域中闰脉明显;雄性后翅第 2 臀叶的 2A₁ 脉全长都较粗,前翅具明显的暗色斑点,后翅基部暗色,沿外缘具较宽的淡色边缘。后足股节较粗短,长约为其最宽处的 3.2～3.6 倍,上侧的上隆线无细齿,内侧和底侧蓝黑色,顶端具明显的淡色环纹。胫节暗蓝或紫蓝色,基部的膨大部分无细隆线,内、外缘具刺 8～13 枚。雄性下生殖板呈短锥形。雌性产卵瓣粗短,顶端呈钩状,上产卵瓣上外缘无细齿。

　　雄性体长 26.0～32.0mm,雌性体长 25.0～38.0mm。

　　一年发生一代,以卵在土中越冬。成虫 6 月上、中旬始见。

　　为内蒙古典型草原、荒漠草原的主要牧草害虫之一。主要分布于植被稀疏、土壤沙质的典型草原,为害冷蒿、羊草、赖草、小旋花和针矛属植物等。

　　分布:中国内蒙古(阿拉善盟贺兰山,包头市、锡林郭勒盟、巴彦淖尔市、赤峰市)、宁夏、黑龙江、河北、青海、西藏,蒙古国乌布苏省 Uvs、扎布汗省 Zavkhan、库苏古尔省 Khuvsgul、后杭爱省 Arkhangai、色楞格省 Selenge、中央省 Tuv、肯特省 Khentii、苏赫巴托尔省 Sukhbaatar、巴彦洪戈尔省 Bayankhongor、中戈壁省 Dundgovi、前杭爱省 Uvurkhangai,俄罗斯、印度、巴基斯坦。

(60)青海痂蝗 *Bryodema miramae* Bey-Bienko，1930 ［图 60］

Bryodema miramae Bey-Bienko，1930. Ann. Mus. Zool. Acad. Soc.，30:110.

Bryodema miramae miramae Bey-Bienko & Mistshenko 1951. Acridiodea of the USSR and adjacent countries:603.

Altanchimeg and Nonnaizab 2013:81；Batkhuyag and Batnaran 2021:101；Altanchimeg et al. 2022:37；Chuluunjav 2022:76；Gankhuyag E. et al. 2023:28.

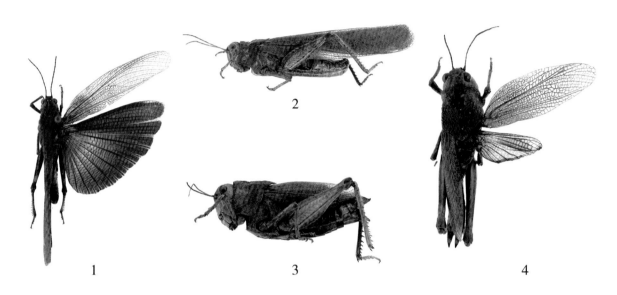

图 60 青海痂蝗 *Bryodema miramae* Bey-Bienko
1.背面观(雄性)；2.侧面观(雄性)；3.侧面观(雌性)；4.背面观(雌性)

体黄褐色、红褐色或暗绿色。头顶侧缘隆线明显,头侧窝呈三角形。颜面纵沟明显,在中单眼之下稍收缩。复眼纵径等于或略大于眼下沟长。前胸背板沟前区较狭,沟后区较宽平,有明显的颗粒状突起和短隆线;中隆线全长明显,侧隆线只在沟后区明显;前、后横沟均切断中隆线,沟后区长为沟前区长的 2～2.7 倍。中胸腹板侧叶间中隔宽为长的 2～3 倍。前翅发达,超过后足胫节顶端甚远,中脉域具闰脉。后翅宽大,第 2 臀叶宽,$2A_1$ 脉全长较粗,$2A_2$ 脉细与 $2A_1$ 脉平行;后翅基部红色,其余部分暗黑色,二者之间分界明显。雌性后翅小,呈三角形,长超过前翅的一半,基部淡红,中部暗黑,边缘色淡。后足股节上侧中隆线平滑无细齿,下膝侧片顶端呈钝圆形。后足胫节基部膨大部分光滑。肛上板呈三角形,顶端尖,近中部具 1 横脊。尾须呈圆柱形,超过肛上板的顶端。雄性下生殖板呈短锥形。雌性尾须呈短锥形;上产卵瓣上外缘具大小不等的钝齿。

雌雄异型。雄性体长 28.0～32.0mm,雌性体长 30.0～37.0mm。

分布:中国甘肃(兰州市、张掖市、平凉市、酒泉市、肃南县、天祝藏族自治县、景泰县、阿克塞哈萨克族自治县、民乐县、肃北蒙古族自治县)、青海(共和、祁连)、蒙古国阿尔泰山脉。

(61)污翅痂蝗 *Bryodema nigripennis* Mistshenko & Gorochov，1989 [**图 61**]

Bryodema nigripennis Mistshenko & Gorochov，1989. Insects Mongolia，10:99.

Altanchimeg and Nonnaizab 2013:81~82；Batkhuyag and Batnaran 2021:101；Altanchimeg et al. 2022:37；Gankhuyag E. et al. 2023:28.

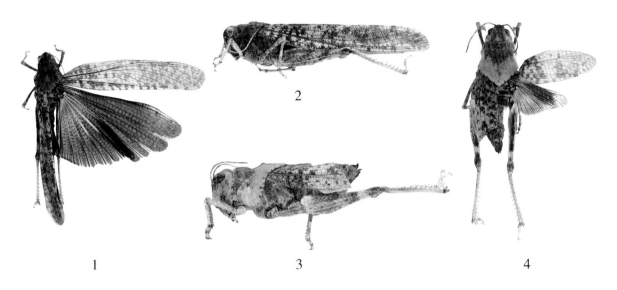

图 61　污翅痂蝗 *Bryodema nigripennis* Mistshenko & Gorochov
1.背面观(雄性)；2.侧面观(雄性)；3.侧面观(雌性)；4.背面观(雌性)

雌性体形小，体匀称。头顶有清晰的细的中隆线；头侧窝呈三角形，但不清晰。颜面隆起纵沟深，有小刻点。触角基间略宽扩，中单眼之下缩狭，下端明显扩展，不达唇基。前胸背板有皱纹和不明显的小突起，有弱的 3 条横沟；中隆线低，线状，被前、后横沟切割。前翅宽而长，超过后足胫节末端，长为宽的 4.3~4.6 倍；中脉域有明显的中闰脉，肘脉域最宽处明显大于中脉域的最宽处。后翅呈三角形，略超过前翅，其臀脉域宽，有 2 条平行的翅脉，其中 $2A_2$ 基半部粗。前翅灰褐色，有小而不很明显的暗色斑点及 2 条暗色带，其 1 条在翅基部，另 1 条在翅中部；雌性后翅缩短，全黑色，只在翅基部有半透明的小的方形云状斑，雌性前翅达后足股节顶端。后足股节下方和内侧黑色或蓝黑色，下膝片略宽圆，下缘几乎直，基部黑褐色，后端暗蓝色，顶端有黄色带。后足胫节浅蓝色或褐色，基部为浅蓝色。跗节黄色。

雄性体长 40.0~47.0mm，雌性体长约 38.0mm。

栖息于荒漠草原，为杂食性蝗虫。

分布:蒙古国巴彦洪戈尔省 Bayankhongor.

(62)黑翅痂蝗 *Bryodema nigroptera* Zheng et Gow，1981 [**图 62**]

Bryodema nigroptera Zheng et Gow，1981. Acta Entomologica Sinica，24(1):74~75.

能乃扎布 1999:13；李鸿昌等 2007:365；Altanchimeg and Nonnaizab 2013:81~82.

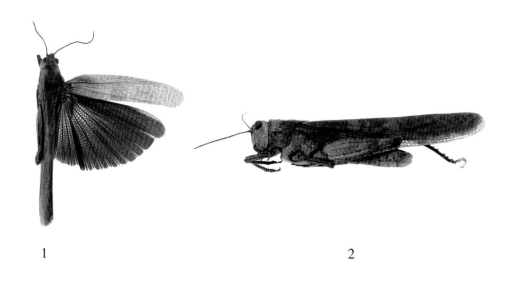

图 62　黑翅痂蝗 *Bryodema nigroptera* Zheng et Gow
1.背面观(雄性);2.侧面观(雄性)

雄性体狭长,匀称;雌性体粗短,笨拙。体暗褐色,体表具有细小的暗色斑点。颜面隆起宽,纵沟明显,中眼之下明显缩狭。头顶宽短,侧缘隆线明显。头侧窝不明显;若可见,则呈不规则的近圆形或多角形。前胸背板沟前区较狭,沟后区较宽平,具不明显的颗粒或隆线;中隆线明显,较低;侧隆线在沟前区消失,在沟后区明显,沟后区长为沟前区长的 1.4～2 倍。前翅发达,雄性超过后足胫节顶端甚远;雌性前翅短缩,到达第 5 腹节或肛上板基部,不到达后足股节顶端。中脉域具中闰脉。雄性后翅甚宽大,略短于前翅,第 2 臀叶较宽;雌性后翅小,长仅达前翅之一半,后翅全部暗黑色,基部略带蓝色。雄性后足股节匀称,雌性后足股节较粗。后足胫节内侧和上侧暗蓝色或暗蓝紫色,外侧暗褐色。后足胫节基部膨大部分光滑,顶端无内、外端刺。鼓膜器呈卵圆形。雄性肛上板呈三角形,顶端尖,中部具 1 横沟。尾须细长,呈柱状。雄性下生殖板呈短锥状,顶端较钝。雌性尾须呈短锥形;上产卵瓣上外缘具不规则的钝齿。

雄性体长 27.0～40.0mm,雌性体长 36.0～45.0mm。

分布:中国内蒙古(阿拉善盟贺兰山)、宁夏(贺兰山及中卫市)。

(63)乌海痂蝗 *Bryodema wuhaiensis* Huo et Zheng, 1993 [图 63]

Bryodema wuhaiensis Huo et Zheng,1993. Acta Zootaxonoia Sinica,18(2):188～192.

能乃扎布 1999:13;李鸿昌等 2007:365.

体狭长,体黑褐色、褐色或黄褐色,腹面密被长绒毛。颜面隆起在中单眼处明显凹陷,侧缘明显。头侧窝呈不规则三角形。眼间距为触角间颜面隆起宽的 2 倍或不到 2 倍。触角中段一节长为宽的 2 倍。复眼纵径为横径的 1.25 倍,雌性与眼下沟等长。前胸背板粗糙,有稀疏的小黑斑,布颗粒和短隆线;中隆线明显,沟前区不呈片状隆起;侧隆线在前横沟之前及沟后区较明显,有些

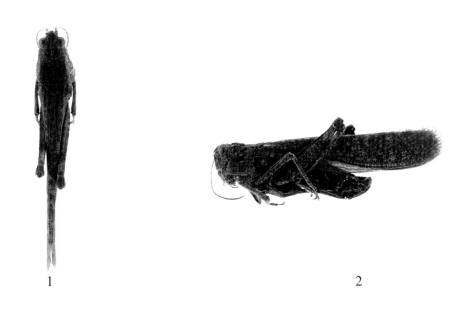

图 63　乌海痂蝗 *Bryodema wuhaiensis* Huo et Zheng

1. 背面观(雄性);2. 侧面观(雄性)

前横沟与后横沟间无明显侧隆线;沟前区近圆柱形,沟后区宽平。中胸腹板侧叶间中隔宽大于长,后胸腹板侧叶较宽地分开。前翅发达,褐色,超过后足胫节顶端,翅中部和基部有 1 明显黑色横带,顶端有细碎的黑色斑点;中脉域闰脉之前的横脉排列整齐,中脉域与肘脉域几乎等宽;闰脉有发音齿。后翅短于前翅,黑色或深黑褐色,基部紫红色,与黑色部分界限不明显。雌性后翅顶端透明,主要纵脉增粗,第 2 臀叶较宽,等于相毗连臀叶宽的 1.48～2.1 倍,2A 脉全长较粗,与 $2A_1$ 脉平行。前、中足暗黑色,跗节黄褐色。后足股节上侧中隆线平滑。后足胫节缺外端刺。后足跗节第 3 节短于第 1、2 节长之和。爪中垫不到达爪之一半。鼓膜孔近圆形。肛上板呈三角形,具宽的中纵沟及中横脊。尾须呈长柱形。下生殖板呈短锥形。雌性产卵瓣粗短,上产卵瓣上外缘具有钝齿。

雄性体长 24.0～30.0mm,雌性体长 25.0～34.0mm。

分布:中国内蒙古(巴彦淖尔市)。

(64)科氏痂蝗 *Bryodema kozlovi* Bey-Bienko, 1930 [图 64]

Bryodama kozlovi Bey-Bienko, 1930. Ann. Mus. Zool. Acad. Soc. Leningrad, 31:101.

Bey-Bienko 1930:101; Altanchimeg and Nonnaizab 2013:81～82; Altanchimeg et al. 2022:37; Gankhuyag E. et al. 2023:28.

雄性较小,狭长;雌性较大,粗短。体淡灰褐色或暗褐色。头侧窝呈三角形。颜面隆起宽平,侧缘隆起明显,在中单眼下收缩,具深纵沟。复眼纵径略大于眼下沟长。前胸背板中隆线在沟前区低而明显,在沟后区不明显;侧隆线在沟后区不明显;前胸背板沟前区长小于沟后区长的 1.4～2 倍;沟后区具弱的皱纹,无瘤突;后缘呈角形突出;前胸背板侧片垂直,其高度稍大于长。

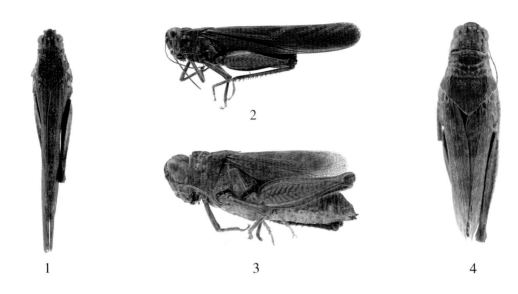

图64　科氏痂蝗 *Bryodema kozlovi* Bey-Bienko
1.背面观(雄性);2.侧面观(雄性);3.侧面观(雌性);4.背面观(雌性)

前翅发达,超过后足胫节顶端,基部1/4暗色,其余部分单色或具不明显的暗色点;中脉域具明显的中闰脉。后翅宽,第2臀叶较宽,2A$_1$脉全长较粗,2A$_2$脉细并与2A$_1$脉平行,基部红色,其余部分黑色。雌性前翅极短缩,不到达后足股节顶端,中闰脉十分发达。后足股节粗,多毛。后足胫节具密毛,缺外端刺。肛上板呈三角形,顶尖。尾须呈长柱状。雄性下生殖板呈短锥形。

雌雄异型。雄性体长22.5～26mm,雌性体长27.0～34.0mm。

分布:中国内蒙古(阿拉善左旗),蒙古国南戈壁省 Umnugovi.

(65)长翅痂蝗 *Bryodema dolichopterum* Yin et Feng. 1983 [图65]

Bryodema dolichoptera Yin et Feng,1983. Acta Zootaxonomica Sinica,8(4):415～416. Altanchimeg and Nonnaizab 2013:81～82.

体暗褐色或赤褐色,体表具细小暗斑。头顶宽短,稍凹陷。头侧窝不明显。颜面隆起具纵沟,侧缘隆线明显。触角细长。复眼呈长卵形。前胸背板沟前区狭,沟后区宽平,具较细的颗粒和隆线;中隆线细而低;侧隆线在沟前区消失,在沟后区不明显;沟后区长为沟前区长的2倍。中胸腹板侧叶间中隔较宽,其宽为长的1.5倍。前翅发达,超过后足胫节顶端;中脉域中闰脉发达,具发音齿;前翅基部1/3褐色,其余部分色较淡,具不明显的暗色斑纹。后翅宽大,略短于前翅;后翅基部自第2臀叶以后为玫瑰色,其余部分为黑色,近顶端处有较宽的淡色斑纹,端部暗色。后足股节外侧暗褐色,下侧黑色,内侧上下隆线间黑色,其上、下缘有时混杂橘红色,内侧近端部淡色。后足胫节外侧橘红色,混杂暗色,内侧为橘红色,缺外端刺。爪中垫略不到达爪的中部。三对足及体腹面有密的长毛,后足毛最多。肛上板呈三角形,雌性中央具1横沟。尾须呈短圆锥形。雌性产卵瓣向上弯曲,顶端尖锐,下产卵瓣下缘端部有深而长的凹陷。

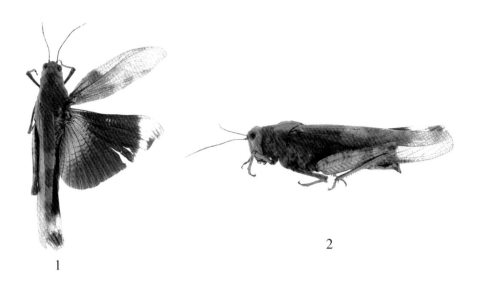

图 65　长翅痂蝗 *Bryodema dolichopterum* Yin et Feng

1.背面观(雌性);2.侧面观(雌性)

雄性体长 31.0～32.5mm,雌性体长 37.5～39.0mm。

分布:中国内蒙古(阿拉善右旗)、甘肃(民乐县)。

(66)锈翅痂蝗 *Bryodema zaisanica fallax* (Bey-Bienko, 1930)　[图 66]

Bryodemella (*Marikovskiella*) *zaisanica fallax* Bey-Bienko, 1930. Sergeev, Storozhenko & Benediktov, 2020, Far Eastern Entomologist 402:24.

Bryodema zaisanicum fallax Bey-Bienko, 1930. Ann. Mus. Acad. Leningrad 31:101.

Bryodema zaisanicum ferruginum Huang et Chen, 1982. Sinozoologia, 2:30～31.

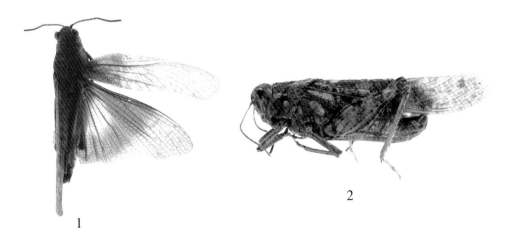

图 66　锈翅痂蝗 *Bryodema zaisanica fallax* (Bey-Bienko)

1.背面观(雄性);2.侧面观(雄性)

Gunthe 1971:125；Chogsomzhav 1989:95；Sevgeev et al. 2009:109；Latchinskii et al. 2002:22；Altanchimeg and Nonnaizab 2013:81～82；Batkhuyag and Batnaran 2021:100；Altanchimeg et al. 2022:37；Gankhuyag E. et al. 2023:31.

雌性体较粗壮,体灰褐色,后翅基部锈红色,具明显的暗色横带纹。头侧窝明显。颜面隆起纵沟明显。触角超过前胸背板后缘,雌性触角不到达前胸背板后缘。雄性前胸背板沟后区长为沟前区长的2倍,雌性为1.5倍左右。前胸背板后缘几乎呈直角。前翅刚到达或略不到达后足胫节的顶端,中脉域具明显的中闰脉;后翅呈三角形,第2臀叶2A$_1$脉基半增粗。雌性前翅短缩,不到达后足股节的顶端,有的甚至仅到达后足股节的中部;中脉域无中闰脉。后足股节内侧红色。胫节内侧橙红色,外侧橙黄色。

雄性体长21.5～23.5mm,雌性体长25.8～27.5mm。

分布:中国内蒙古(乌海市)、新疆(和布克赛尔蒙古自治县、额敏县、吉木乃县),蒙古国巴彦乌列盖省Bayan-Olgii、乌布苏省Uvs、科布多省Khovd、布尔干省Bulgan.

23. 安蝗属 *Andrea* Mistshenko, 1989

Andrea Mistshenko, 1989. Insects of Mongolia, 10:100～103.

Type species: *Andrea gorochovi* Mistshenko, 1989

体粗壮。头小于前胸背板宽的2倍,头顶宽平。头侧窝不明显,或略呈三角形。前胸背板大,密布颗粒状突起;沟后区长于沟前区;后缘略呈弧形,侧角略尖或钝;中隆线弱,被2条弱的横沟所切割;侧隆线弱,但可见,具颗粒状突起;前胸背板侧片呈梯形,有弱的颗粒状突起;前缘波状;后缘明显弧形弯曲;前角和后下角呈钝角形。中胸腹板两侧叶间中隔很宽,雄性中隔宽为侧叶最宽处的1.5倍,雌性为2.5倍。前翅缩短,宽,雄性刚超过肛上板基部,背部毗连;雌性远不达后足中部,在背部分开。前翅中脉域很宽,有弱的中闰脉。后翅非常退化,略可见。后足股节宽粗。后足胫节直,略短于后足股节,基部有稀疏刻点,沿上侧缘有9～10个、沿内缘有11～12个胫节刺。爪中垫远不达爪中部。鼓膜器不发达,鼓膜片不覆盖鼓膜孔。雄性生殖板短而粗壮;雌性则长,顶端尖,有时下缘呈三角形突出。雌性上产卵瓣宽,其外缘明显凹陷,基部有较弱的突起;下产卵瓣狭,其上缘有明显的长圆形凹陷。

蒙古高原有1种。

(67)安蝗 *Andrea gorochovi* Mistshenko, 1985

Andrea gorochovi Mistshenko, 1985. Insects of Mongolia, 10:100～103.

Gorochov et al. 1989:99, 102；Batkhuyag and Batnaran 2021:103；Altanchimeg and Nonnaizab 2013:81～82；Altanchimeg et al. 2022:37；Gankhuyag E. et al. 2023:7.

雌性特征同雄性,但体大,略宽。头在复眼间宽为颜面隆起宽的2.5倍,雌性为3倍。颜面隆起宽而平,上段平,有大而粗糙的刻点,中单眼之下明显凹陷和收缩。触角黄褐色或褐色,中段一节较长,其长为该节最宽处的 1.25～1.75 倍。前翅灰褐色,长为宽的 2.2～2.4 倍,雌性前翅长超过其最宽处的 1.6～1.7 倍。前后两侧几乎平行,顶端宽圆,臀脉在顶端处略弧形凹陷。后足股节顶端黑色,内侧下缘红色,内侧黑色。雌性后足股节内侧红色;后足胫节内侧橘红色,外侧黄色,后足跗节黄色。

雄性体长 16.5～17.5mm,雌性体长 23.5～25.5mm。

分布:蒙古国巴彦洪戈尔省 Bayankhongor.

24. 皱膝蝗属 *Angaracris* Bey-Bienko，1930

Angaracris Bey-Bienko，1930. Ann. Mus. Zool. Acad. Soc. 31:118.

Type species: ***Angaracris barabensis*** **Pallas，1930**

体中型或大型。头侧窝呈三角形。前胸背板前端较窄,后端宽,具颗粒及短隆线,侧隆线在沟后区可见。前翅发达,很长,可到达后足胫节中部;后翅无暗色横带纹。后足胫节基部膨大部分具平行的横皱纹。雄性飞翔时可发音。

蒙古高原有 1 种。

(68)鼓翅皱膝蝗 *Angaracris barabensis* (Pallas，1773) ［图 67］

Gryllus barabensis Pallas，1971. Reise Ⅱ. p. 433. n. 79.

Angaracris acrohylina Bi，1986. Contrib. Shanghai Inst. Entomol. 5:195

Oedipoda hospes Fischer von Waldheim，1846. Nouv. Mem. Soc. Imp. Natur. Moscou 8:295.

Oedipoda rhodopa Fischer von Waldheim，1836. Bull. Mosc. Nat. Sci. 9:348.

Oedipoda lugubris Fischer von Waldheim，1846. Nouv. Mem. Soc. Imp. Natur. Moscou 8:298.

Angaracris morulimarginis Huang，C.，1981. Insects of Xizang，Orthoptera:Acrididae，Catantopinae，Pyrgomorphinae，Oedipodinae 1:83.

Angaracris morulipennis Zheng & Ren，1994. Entomotaxonomia 16(4):251 [253].

Angaracris neimongolensis Zheng & Yali Han，1998. Entomotaxonomia 20(1):25，28.

Angaracris nigrimarginis Zheng & Ren，1993. J. Hubei Univ. (Nat. Sci.) 15(4):427.

Angaracris nigripennis Lian & Zheng，1984. Entomotaxonomia 6(4):305.

Oedipoda rhodopa Fischer von Waldheim，1836. Bull. Soc. Imp. Natur. Moscou 9:348.

Bryodema barabensis var. *rhodoptila* Karny，1908. Filchner Exped. China-Xizang Zool. bot. Ergebn. 10(1):49.

Oedipoda thunbergi Stål，1861[1860]. Kongliga Svenska fregatten Eugenies Resa omkring jorden under befäl af C. A. Virgin åren 1851～1853 (Zoologi) 2(1):345.

Angaracris ulashanicus Li，Hongchang，1981. Acta Zootaxonomica Sinica 6(2):173.

Bryodema barabense var. *reseipennis* Krauss，1901．Zool．Anz．24:237．

Gryllus（*Locusta*）*barabensis* Pallas，1773．Reise Russ．Reiches，2:728．

Oedipoda barabensis Fisch-Waldh，1846．Orthopteres de la Russie:295．

能乃扎布 1999:13；李鸿昌等 2007:365；Pylnov 1916:280；Bey-Bienko 1930:119，1933:119；Chogsomzhav and Shurovenkov 1963；Cejchan and Maran 1966:186；Steinmann 1967:119，1968:267；Mistshenko 1968:495；Chogsomzhav 1968:57～58，1970:128，1972:183；Altanchimeg et al. 2013b:65；Myagmar et al. 2019:56；Sergeev et al. 2020:26～28；Batkhuyag 1995:102；Dey et al. 2021:334；Batkhuyag and Batnaran 2021:101～102；Altanchimeg and Nonnaizab 2013:81～82；Altanchimeg et al. 2022:37；Chuluunjav 2022:77；Gankhuyag E. et al. 2023:32．

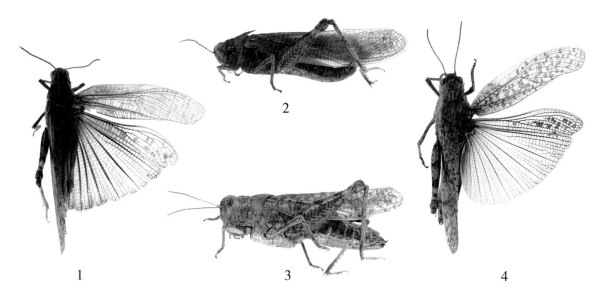

图 67　鼓翅皱膝蝗 *Angaracris barabensis*（Pallas）

1.背面观（雄性）；2.侧面观（雄性）；3.侧面观（雌性）；4.背面观（雌性）

体中等，匀称，体黄褐或浅绿色。头顶短宽，略低凹，侧缘隆线明显。颜面垂直，颜面隆起较宽，中眼附近较低凹。头侧窝近三角形。触角超过前胸背板后缘。复眼呈卵形，纵径略大于眼下沟之长度。前胸背板中隆线明显，被后横沟深切，沟后区侧隆线明显，沟后区长为沟前区长的 2 倍，后缘呈直角形，前胸背面具颗粒状突起和短的隆线。中胸腹板侧叶间中隔宽为长的 1.4 倍，后胸腹板侧叶较宽地分开。前、后翅发达，超过后足股节端部。前翅布细碎暗褐斑，中脉域较肘脉域窄，中闰脉接近中脉，具发音齿。后翅主要脉特别加粗，基部淡绿色、淡黄色、红色或玫瑰红色；后翅轭脉基部黄褐，第 2 翅叶的第 1 纵脉加粗，黑色。鼓膜器发达，鼓膜片小，覆盖孔的 1/3 以下。后足股节粗短，上隆线平滑，膝侧片呈椭圆形，股节外侧共有 3 个不明显的暗斑，内侧黄色，具 2 黑斑。后足胫节黄色，基部膨大部分具细皱纹，具内侧刺 10～11 个，外侧刺 9 个，缺外端刺。跗节爪中垫长达爪之中部。肛上板呈三角形，顶端钝。尾须呈短锥形。雌性产卵瓣粗短，顶端呈钩状。

雄性体长 23.5～26.0mm,雌性体长 27.0～33.0mm。

一年发生一代,以卵在土中越冬。5月中、下旬越冬卵开始孵化,6月下旬大部分蝗蝻进入三龄期,7月下旬羽化成虫,8月下旬雌虫开始产卵。主要分布在典型草原和荒漠草原,为害冷蒿、艾蒿、双齿葱、多根葱及萎陵菜等。

分布:中国内蒙古(赤峰市、呼和浩特市、包头市、呼伦贝尔市、锡林郭勒盟、乌兰察布市、巴彦淖尔市)、黑龙江、河北、山西、甘肃、宁夏、青海,蒙古国巴彦乌列盖省 Bayan-Olgii、乌布苏省 Uvs、扎布汗省 Zavkhan、库苏古尔省 Khuvsgul、后杭爱省 Arkhangai、布尔干省 Bulgan、中央省 Tuv、肯特省 Khentii、苏赫巴托尔省 Sukhbaatar、东方省 Dornod、科布多省 Khovd、巴彦洪戈尔省 Bayank-hongor、前杭爱省 Uvurkhangai,俄罗斯图瓦,哈萨克斯坦。

(十四)异痂蝗亚科 Bryodemellinae Yin,1982

头侧面观垂直。颜面隆起略凹。头顶短宽,顶端钝圆,侧缘隆起明显,头侧窝呈三角形或近圆形。前胸背板中隆线较细,全长明显,被 2 条横沟切割,侧隆线在沟后区略可见。前、后翅均发达,前翅中脉域缺中闰脉,有时具很弱而短的中闰脉,中闰脉上不具细齿。后足股节上侧中隆线平滑,缺细齿,外侧上隆线端半部具细齿,基部外侧上基片长于下基片。后足胫节缺外端刺。跗节爪间中垫较小。鼓膜器发达,鼓膜片甚小。

蒙古高原有 1 属。

25. 异痂蝗属 Bryodemella Yin,1982

Bryodemella Yin,1982. Acta Biol. Plateau Sin. 1(1):86.

Type species: *Bryodema holdereri*（Krauss,1901)

体中型或大型,粗大。头侧窝呈三角形或卵形。前胸背板前端狭,后端宽平,中隆线被 2 条横沟切断。中胸腹板侧叶间中隔很宽。翅发达,有两种类型:一类雌雄翅均发达,超过后足股节顶端,为雌雄同型;另一类雄性发达,雌性翅短缩,不到达后足股节顶端,为雌雄异型。后足股节外侧上隆线端半部具细齿,此细齿能与后翅粗大翅脉摩擦而发音,同时粗大翅脉亦具细齿,能与后足股节上侧中隆线摩擦发音。

蒙古高原有 5 种。

蒙古高原异痂蝗属分亚属检索表

1(2)复眼纵径等于眼下沟之长。雄性中胸腹板侧叶间中隔略呈方形,其最宽处等于或略小于侧叶之宽。雌性前翅顶端远超过后足股节顶端 ……………………………… 异痂蝗亚属 *Bryodemella* Yin,1982

2(1)复眼纵径明显小于眼下沟之长。雄性中胸腹板侧叶间中隔宽,其最宽等于或明显宽于侧叶之宽。雌性前翅顶端尽达后足股节顶端 ……………………………… 宽隔蝗亚属 *Marikovskiella* Benediktov,2009

(69)黄胫异痂蝗 *Bryodemella holdereri holdereri*（Krauss，1901）［图68］

Bryodema holdereri Krauss，1901. Zool Anz.，ⅩⅩⅣ:236.

Bryodemella（*Bryodemella*）*holdereri* Krauss，1901. Sergeev，Storozhenko & Benediktov. 2020. Far Eastern Entomologist 402:21.

能乃扎布 1999:13；李鸿昌等 2007:365；Bey-Bienko，1930:85；Gunther，1971:124；Steinmann，1967:119，1968:246；Mistshenko 1968:495；Chogsomzhav and Shurovenkov 1963:16；Chogsomzhav 1968:57，1970:128，1972:179；Altanchimeg and Nonnaizb 2005:234，2013:81～82；Altanchimeg et al. 2013(b):65；Batnaran et al. 2016:37；Batkhuyag and Batnaran 2021:99；Dey et al. 2021:337；Altanchimeg et al. 2022:37；Gankhuyag E. et al. 2023:30.

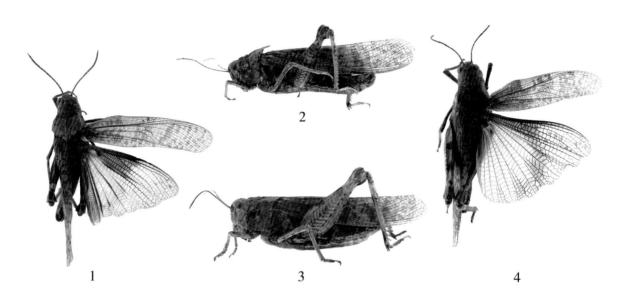

图68 黄胫异痂蝗 *Bryodemella holdereri holdereri*（Krauss）
1.背面观(雄性);2.侧面观(雄性);3.侧面观(雌性);4.背面观(雌性)

体黄褐色。头短于前胸背板。头顶短宽,顶端钝圆,侧缘隆线明显。颜面侧面观垂直。触角呈丝状,略超过前胸背板的后缘。头侧窝明显,呈三角形。复眼呈卵形。前胸背板前端略狭;中隆线较细,全长明显,被2条横沟切断;侧隆线在沟后区略可见。前、后翅很发达,略超出后足胫节的顶端。前翅中脉域缺中闰脉,前翅散布暗色斑点。后翅端部本色透明,第1臀叶半部暗色,从第2臀叶起主要纵脉中段加粗部分鲜红色,基部略呈红色。后足股节粗短,上基片长于下基片,上侧具3个暗色斑纹,内侧和底侧黑色,近端部处具1淡色斑纹,外侧上、下隆线均具黑色小点。后足胫节黄色,顶端不呈暗色,内侧具刺11个,外侧具刺10或11个。雌性体形与雄性相似,略粗壮。前翅稍短,略不到达后足胫节的顶端,中脉域缺中闰脉。后足胫节缺外端刺。

雄性体长30.0～33.7mm,雌性体长37.3～42.2mm。

一年发生一代,以卵在土中越冬。卵5月下旬开始孵化,6月达孵化盛期,6月下旬成虫羽化,7月中、下旬达羽化盛期,8月下旬开始产卵。

分布:中国内蒙古(赤峰市)、黑龙江、吉林、辽宁、甘肃、青海.蒙古国乌布苏省 Uvs、扎布汗省 Zavkhan、库苏古尔省 Khuvsgul、后杭爱省 Arkhangai、布尔干省 Bulgan、色楞格省 Selenge、中央省 Tuv、科布多省 Khovd、苏赫巴托尔省 Sukhbaatar、东方省 Dornod、戈壁阿尔泰省 Govi-Altai、巴彦洪戈尔省 Bayankhongor、前杭爱省 Uvurkhangai、中戈壁省 Dundgovi.俄罗斯外贝加尔地区.

(70)山地异痂蝗 *Bryodemella*（*Bryodemella*）*holdereri occidentale* Bey-Bienko，1930〔图 69〕

Bryodemella holdereri occidentale Bey-Bienko，1930. Ann. Mus. Zool. Acad.，Leningrad 31:71.

Bryodemella（*Bryodemella*）*holdereri* Krauss，1901. Sergeev，Storozhenko & Benediktov. 2020. Far Eastern Entomologist 402:21.

Bey-Bienko 1933:199；Chogsomzhav 1970:128，1971:92，1972:179；Altanchimeg and Non-naizb 2013:81；Batkhuyag and Batnaran 2021:99；Altanchimeg et al. 2022:37.

本种为黄胫异痂蝗 *Bryodemella holdereri* Krauss 的一个亚种.体较黄胫异痂蝗 *Bryodemella holdereri holdereri* Krauss 小,主要分布于蒙古国中部、东部地区.

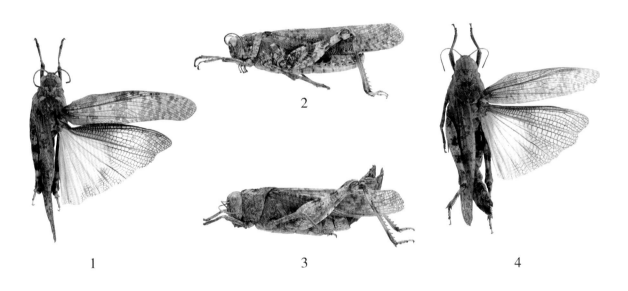

图 69　山地异痂蝗 *Bryodemella*（*Bryodemella*）*holdereri occidentale* Bey-Bienko
1.背面观(雄性);2.侧面观(雄性);3.侧面观(雌性);4.背面观(雌性)

前胸背板中隆线全长较低。前、后翅发达,达后足胫节中部;中脉域无闰脉;后翅有不清晰的暗色带或暗色斑点;臀叶宽,为毗接臀叶宽的 1.2～2 倍,臀叶有 2 条平行的 A 脉,其雄性 2A₁ 脉基半部非常加粗。后足股节长且宽,下膝片宽,其下方圆。后足胫节黄色。

雌雄异型。体形较长。雄性体长 29.0～30.0mm,前胸背板长 7.8～8.0mm,前翅长 30.0～31.0mm,后足股节长 12.5～13.0mm。雌性体长 33.0～34.0mm,前胸背板长 7.5mm,前翅长

30.0mm，后足股节长 15.0mm。

分布：蒙古国乌布苏省 Uvs、扎布汗省 Zavkhan、库苏古尔省 Khuvsgul、苏赫巴托尔省 Sukh-baatar、东方省 Dornod、肯特省 Khentii，俄罗斯图瓦及东阿尔泰地区。

(71)轮纹异痂蝗 *Bryodemella tuberculatum dilutum* (Stoll，1813) [图 70]

Gryllus（*Locusta*）*dilutus* Stoll，1813. Representations exactment colorees d'apres nature des Spectres ou Phasmes，des Mantes，des Saurerelles，des Grillons，des Criquets et des Blattes qui se trouvent dans les quatres parties du Monde. Acrididae，Amsterdam:21.

Bryodema tuberculatum sibirica Ikonnikov，1913. Uber die von Schmidt aus Korea Mitge-brachten Acridiodeen:17.

能乃扎布 1999:13；李鸿昌等 2007:365；Pylnov 1916:279；Bey-Bienko 1930:91；Cejchan and Maran 1966:184；Steinmann 1967:118，1968:247；Мищенко 1968:495；Chogsomzhav 1968:57，1970:128，1972:179；Altanchimeg and Nonnaizb 2013:81～82；Batkhuyag and Batnaran 2021:99；Dey et al. 2021:339；Altanchimeg et al. 2022:37；Chuluunjav 2022:76；Gankhuyag E. et al. 2023:30.

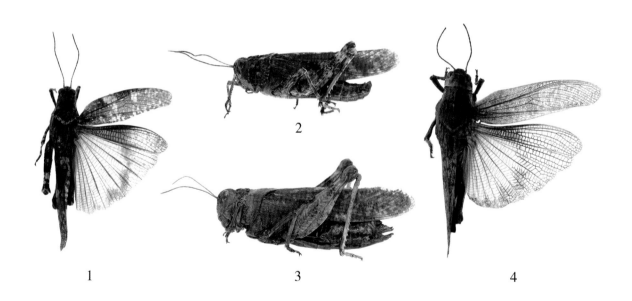

图 70　轮纹异痂蝗 *Bryodemella*（*Bryodemella*）*tuberculatum dilutum*（Stoll）
1.背面观(雄性)；2.侧面观(雄性)；3.侧面观(雌性)；4.背面观(雌性)

体中型或大型，体黄褐色。头侧窝呈三角形或卵形。触角呈丝状。前胸背板前端狭，后端宽平，中隆线被 2 条横沟所切断，侧隆线在沟后区可见。前翅发达，前翅中脉域具弱的中闰脉；后翅基部玫瑰色，中部具较狭的暗色横带纹，外缘淡色，仅前缘具暗色斑点。后足股节下膝侧片下缘几乎直线。后足股节内侧黑色，具黄色膝前环；膝部外侧褐色，内侧黑色。后足胫节污黄色，顶端暗色。雌性产卵瓣粗短，顶端较尖，端部呈钩状，边缘光滑无齿。

雄性体长 29.0～39.0mm,雌性体长 34.0～38.0mm。雄性前翅长 30.0～38.0mm,雌性前翅长 29.0～36.0mm。

一年发生一代,以卵在土中越冬。成虫最早于 7 月初羽化,7 月中、下旬进入羽化盛期。主要栖息在山地、丘陵地区和固定沙带边缘。为害菊科和百合科植物。

分布:中国内蒙古(赤峰市、呼和浩特市、呼伦贝尔市、兴安盟、锡林郭勒盟、乌兰察布市)、黑龙江、吉林、辽宁、山东、河北、山西、陕西、青海、新疆,蒙古国巴彦乌列盖省 Bayan-Olgii、乌布苏省 Uvs、扎布汗省 Zavkhan、科布多省 Khovd、后杭爱省 Arkhangai、布尔干省 Bulgan、色楞格省 Selenge、肯特省 Khentii、苏赫巴托尔省 Sukhbaatar、巴彦洪戈尔省 Bayankhongor、前杭爱省 Uvurkhangai、南戈壁省 Umnugovi,哈萨克斯坦、俄罗斯西伯利亚地区及欧洲。

(72)东方异痂蝗 *Bryodemella*(*Marikoskiella*)*orientalis orientalis*（Bey-Bienko，1930）

Bryodemella（*Marikoskiella*）*orientalis orientalis*（Bey-Bienko，1930）．Ress. Mongolei (Halle/Saale)（14):329～360.

Bryodemella（*Marikovskiella*）*orientalis*（Bey-Bienko，1930）.

Bryodema orientale orientale Bey-Bienko，1930. Ann. Mus. Acad. Leningrad 31:101.

Bryodema semenovi orientale Bey-Bienko，1930. Ann. Mus. Zool. Acad. Imp. Sciences St. Petersburg 31(1):101.

Bryodema orientalis Gorochov，Mistshenko & Podgornaya，1989. Nasekomye Mongolii [Insects of Mongolia] 10:99.

Bryodema orientale orientale Bey-Bienko，1930. Ann. Mus. Acad. Leningrad 31:101.

Bryodemella（*Angaridella*）*orientale* Benediktov，1998. Zool. Zhur. 77(7):797.

Bey-Bienko 1930:101，1933:119；Chogsomzhav 1968:59，1972:180；Sergeev 1995:253；Sergeev et al. 2009:109；Altanchimeg 2011:16；Altanchimeg and Nonnaizab 2013:81～82；Batnaran et al. 2016:38；Batkhuyag and Batnaran 2021:100；Altanchimeg et al. 2022:37；Chuluunjav 2022:75；Gankhuyag E. et al. 2023:31.

本种形态特征近似于 *B. semenovi* Ikonnikov,区别特征为:

体形比较小,尤其雌性。体色变化大,常有暗色斑点。雌性胸部和腹部下方浅色。后足股节顶端前方有明显的浅色环纹。雄性后足胫节外缘有 5～7 个刺,内缘有 7～9 个刺;雌性外缘有 6～7 个刺,内缘有 8～9 个刺。

为蒙古国特有种蝗虫。

雄性体长 21.0～26.0mm,雌性体长 26.0～31.0mm。

分布:蒙古国乌布苏省 Uvs、扎布汗省 Zavkhan、科布多省 Khovd、戈壁阿尔泰省 Govi-Altai、巴彦洪戈尔省 Bayankhongor、前杭爱省 Uvurkhangai、中戈壁省 Dundgovi。

(73)塞氏异痂蝗 *Bryodemella*(*Marikovskiella*) *semenovi*(Ikonnikov, 1911)

Bryodemella(*Marikovskiella*) *semenovi*(Ikonnikov，1911)，Erforsch biol. Ress. Mongolei (Halle/Saale)(14):329～360.

Bryodema semenovi Ikonnikov，1911. Rev. Rus. Ent. 11:350.

Latchinskii et al. 2002:22；Altanchimeg and Nonnaizab 2013:81～82；Batkhuyag and Batnaran 2021:100；Altanchimeg et al. 2022:37；Gankhuyag E. et al. 2023:31.

体中等,体暗灰色或深褐色;雌性浅褐色或灰褐色,胸部和腹部下方暗蓝色,体表粗糙。头侧窝不清晰或无,头顶有很弱的中隆线。颜面隆起几乎光滑或有不清晰的斑点,在中单眼之上扩展,下段略缩狭,不达唇基。触角等于头和前胸背板长之和,雌性略短于头和前胸背板长之和。前胸背板在沟前区明显缩狭,中隆线在沟前区很弱并低,在横沟间完全消失;沟前区光滑并有横沟,前横沟和后横沟不深,不很明显;沟后区长为沟前区长的 2 倍,沟后区基部略大于肩部之宽;中隆线很低,有时几乎消失;后缘呈直角形,顶端钝圆。前翅到达或略超过后足胫节顶端,近端部有方形翅室;前缘脉域有弱的闰脉,或几乎消失。雌性前翅缩短,不到达或刚到达后足股节顶端,无闰脉。后翅呈三角形,长大于宽,第 2 臀叶的 2 条轭脉清晰,平行。雌性前翅基部暗色,有不很明显的暗色刻点;后翅基部玫瑰色,中部有明显的暗色横带,后段有狭的暗色横带,雌性暗色横带宽而明显。后足股节内侧和下方暗蓝色,顶端前方无浅色带。后足胫节暗蓝色,无多毛,外缘有7～9 个刺,内缘有 9～11 个刺。

雄性体长 25.0～27.0mm,雌性体长 32.0～34.0mm。

分布:蒙古国科布多省 Khovd.

(十五)斑翅蝗亚科 Oedipodinae Walker，1871

体中型至大型。颜面侧面观大多垂直,少数明显向后倾斜。头顶较宽短,向前倾斜,或较平直;头侧窝大多消失,少数较明显。触角丝状,一般到达或超过前胸背板后缘。前胸背板宽平;中隆线较平直,少数种类中隆线明显隆起,呈屋脊形。前胸腹板在两前足基部之间平坦或略隆起。前、后翅均很发达,中脉域具明显的中闰脉。后足股节较粗短,上侧中隆线全长平滑,缺细齿。后足胫节基部膨大处平滑。鼓膜器发达。

蒙古高原有 14 属。

蒙古高原斑翅蝗亚科分属检索表

1(10)头顶背面观平,不向前倾斜。颜面侧面观向后倾斜,颜面与头顶成锐角。

2(7)前胸背板缺侧隆线,有时仅在沟后区略可见短隆线。头侧窝明显或较小。

3(4)头侧窝很小,不明显或缺,其前端较远地不到达头顶顶端。体通常为绿色(干标本为黄褐色),自复眼后缘至前胸背板后缘常具有暗褐色纵带纹·················· **草绿蝗属 *Parapleurus* Fischer,1853**

4(3)头侧窝明显,呈三角形或梯形。

5(6)头侧窝呈三角形。前翅中脉域之中闰脉常平行于中脉。中胸腹板侧叶间中隔较狭长,常在中部缩狭,长明显大于宽。雄性下生殖板呈舌状 …………………………………… **尖翅蝗属 *Epacromius* Uvarov, 1942**

6(5)头侧窝呈梯形,明显。前翅中脉域之中闰脉的端部趋近中脉,其顶端常连接中脉。中胸腹板侧叶间中隔较宽,长宽约相等。雄性下生殖板近锥形………………………………… **绿纹蝗属 *Aiolopus* Fieber, 1853**

7(2)前胸背板具有明显的侧隆线,全长明显或只在沟前区明显,在沟后区消失,或侧隆线为刻点状或颗粒状,或具褐色痕迹。

8(9)前胸背板侧隆线较弱,有刻点或颗粒状突起,有时在沟后区有褐色斑纹,在沟前区有 1 个小的疣状突起。头侧窝很小,近三角形,但常不明显。前翅革质,端部具有较密的横脉。后足胫节内侧端距的下距不明显较长,或略长于上距 …………………… **沼泽蝗属 *Mecostethus* Fieber, 1852(部分)**

9(8)前胸背板侧隆线发达,全长明显。头侧窝明显,呈四角形。前胸背板在侧隆线与中隆线之间具有补充的纵隆线 ……………………………………… **隆背蝗属 *Carinacris* Liu(蒙古高原无记录)**

10(1)头顶侧面观明显倾斜。颜面直,侧面观颜面与头顶成钝角或近圆形。

11(12)前翅中脉域之中闰脉之前具有平行横脉,中闰脉及横脉具细齿,中闰脉接近肘脉,远离中脉 ……… …………………………………………………………… **沼泽蝗属 *Meostethus* Fieber,1852(部分)**

12(11)前翅中脉域之中闰脉之前缺平行横脉,网状,较稀,横脉上缺细齿,尽中闰脉具细齿。

13(20)前胸背板中隆线明显,全长较完整或仅被后横沟所切割。

14(17)前胸背板中隆线仅被后横沟微小切割,其上缘无明显的切口;前胸背板中隆线较低,略为隆起,侧面观上缘较平直或略呈弧形。

15(16)前胸背板背面常具"X"形淡色斑纹,在中隆线两侧缺凹窝。侧单眼位于头顶侧缘之下。前翅端部膜质;雌性前翅较长,常超过后足股节的顶端。雄性体腹面绿色或黄绿色,但非黑色 ………… …………………………………………………………… **小车蝗属 *Oedaleus* Fieber, 1853**

16(15)前胸背板背面缺"X"形淡色斑纹,在中隆线近中部的两侧各具有 1 个明显的凹窝。侧单眼位于头顶侧缘。前翅革质,不透明;雌性前翅较短,不超过后足股节顶端。雄性体腹面为亮黑色 ………… …………………………………………………………… **乌饰蝗属 *Psophus* Fieber, 1853**

17(14)前胸背板中隆线被横沟明显地切割,其上缘侧面观有明显切口。

18(19)后足股节上侧中隆线全长完整,近端部不明显低凹。前胸背板沟后区常具有一对明显的或数对侧隆线。头侧窝明显三角形。后翅缺暗褐色横带纹,仅前缘及外缘呈暗色,基部为红色。前胸背板沟后区在侧隆线间常具补充短纵隆线。雌性下产卵瓣腹面基部较平滑,缺粗糙颗粒。体形一般较大 …………………………………………………………… **赤翅蝗属 *Celes* Saussure, 1884**

19(18)后足股节上侧中隆线自中部几乎明显地低凹或消失。前胸背板粗糙,在沟后区常具有较弱的侧隆线。头侧窝呈圆形或长形 ……………………… **斑翅蝗属 *Oedipoda* Latreille(蒙古高原无记录)**

20(13)前胸背板中隆线被 2～3 个横沟切割,其上缘有 2～3 个切口,有时横沟较细,故切口不明显。

21(22)前胸背板沟前区中隆线有 2～3 个较深的切口,其上缘侧面观形成 2 个明显的点状突起。后头在两复眼间有一对圆粒状突起。后翅无暗色横带纹。体腹面及足常有较密的绒毛 …… **疣蝗属 *Trilophidia* Stål, 1873**

22(21)前胸背板沟前区中隆线缺深的切口,侧面观缺点状突起。后头在两复眼间平滑,缺圆粒状突起。

23(32)后足胫节端部的内侧距正常,其长不足后足跗节第 1 节长之半。

24(25)腹部第 1 节鼓膜器的鼓膜片较小,常为狭长形,仅覆盖鼓膜孔 1/2 以下。后足胫节刺约 15～17 个。
后翅基部具宽的轮纹,体腹面有较密的绒毛 ················· **胫刺蝗属 *Compsorhipis* Saussure,1889**

25(24)腹部第 1 节鼓膜器的鼓膜片较大,可覆盖鼓膜孔的 1/3 以上。

26(27)头侧窝不明显。后翅主要纵脉较粗,第 2 臀叶之 2A₁ 和 2A₂ 脉接近,第 3 臀叶具有附加的纵脉。前
胸背板下缘后面不具锐角形小突起··················· **旋跳蝗属 *Helioscirtus* Saussure,1884**

27(26)头侧窝呈三角形或长方形。颜面隆起具纵沟。

28(31)头侧窝呈三角形。颜面隆起全长具纵沟。后翅透明。

29(30)前胸背板侧板前下角钝或直,不伸出成突起。体细长,匀称。后翅有暗色轮纹或缺 ·····················
··· **束颈蝗属 *Sphingonotus* Fieber,1852**

30(29)前胸背板侧板前下角呈角状突起············· **方额蝗属 *Quadriverticis* Zheng,1999**

31(28)头侧窝呈长方形,明显。颜面隆起在中单眼之上具纵沟 ····· **侧觚蝗属 *Sphingonoderus* Bey-Bienko,1950**

32(23)后足胫节端部距长,内侧距长于后足跗节第 1 节长之半。前胸背板沟前区明显狭于沟后区。中足股
节细长,长约为前足股节长的 1.5 倍以上 ············· **细距蝗属 *Leptopternis* Saussure,1884**

草绿蝗族 *Parapleurini* Brunner von Wattenwyl,1893

26. 草绿蝗属 *Parapleurus* Fischer,1853

Parapleurus Fischer 1853. Orth. Eur. :297,363.

Mecostethus Fieber,1852. A Synonymic Catalogue of Orthoptera (Orthoptera Saltatoria, Locustidae vel Acridiidae) 3(2):144.

Type species: *Gryllus alliaceus* Germar,1817

体形中等,匀称。头顶宽短,顶端圆形;头侧窝很小,不明显。颜面明显向后倾斜,与头顶组成锐角。颜面隆起较宽,通常具纵沟。前胸背板宽平;中隆线较低、完整,仅被后横沟微微割断;无侧隆线;3 条横沟明显,后横沟位于前胸背板的中部。后胸腹板侧叶后端明显分开。前、后翅发达,其顶端超过后足股节的端部。前翅中脉域有明显的中闰脉,其上具发音齿,闰脉前端有稀疏的横脉;后翅主要纵脉正常,不明显加粗。后足股节上侧中隆线光滑,缺细齿,外侧上膝侧片顶端呈圆形。后足胫节顶端无外端刺。跗节爪间中垫较宽大。

蒙古高原有 1 种。

(74)葱色草绿蝗 *Parapleurus alliaceus alliaceus* (Germar,1817) [图 71]

Gryllus alliaceus Germar,1817. Fauna Ins. Eur, fasc. XI, tab. 19.

Gryllus parapleurus Hagenbach,1822. Symbola faunae insectorum Helvetiae exhibentia vel species novas vel nondum depictas 34.

Gryllus typus Fischer,1853. Orth. Europ. :364.

Parapleurus fastigiatus Rehn，J. A. G.，1902. Proc. Acad. Nat. Sci. Philad. 54:629.

Mecostethus parapleurus parapleurus（Hagenbach，1822）Massa，Fontana，Buzzetti，Kleukers &. Odé. 2012. Fauna d'Italia. Orthoptera 48:450.

Parapleurus alliaceus alliaceus in Bey-Bienko &. Mistshenko. 1951. Locusts and Grasshoppers of the USSR and adjacent countries 2:462[88] Note:parapleurus as syn.

Parapleurus typus Fischer，1853. Orthoptera Europaea 364.

Mecostethus alliaceus nigricans Houlbert，1927. Encycl. Sci.，Zool. 2:77.

能乃扎布 1999:19；李鸿昌等 2007:367；Altanchimeg and Nonnaizb 2013:81~82.

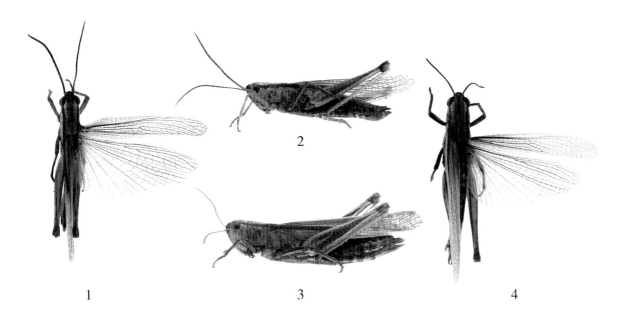

图 71　葱色草绿蝗 *Parapleurus alliaceus alliaceus*（Germar）
1. 背面观（雄性）；2. 侧面观（雄性）；3. 侧面观（雌性）；4. 背面观（雌性）

雄性细长而匀称，休形较雄性明显粗大，休通常呈草绿色（干标木为黄褐色），自复眼后缘至前胸背板后缘具有明显的黑色纵条纹。头顶较短，背面观较平，不向前倾斜，顶端呈圆形；头侧窝很小，不明显，呈三角形。颜面与头顶成锐角；颜面隆起较宽，通常具有纵沟。触角超过后足股节的基部。复眼呈卵形，位于头的中部。前胸背板宽平，前缘平直，后缘呈圆弧形；中隆线较低，完整，仅被后横沟微微割断；无侧隆线；3 条横沟均明显，后横沟位于前胸背板的中部。后胸腹板侧叶明显分开。前、后翅均很发达，其顶端明显超过后足股节的端部。前翅中脉域具有明显的中闰脉，其上具有发音齿；闰脉前端有稀疏横脉，闰脉前端的宽与其后端的宽几乎相等。后翅主要纵脉正常，不明显加粗。后足股节匀称，上侧中隆线光滑，缺细齿，膝侧片顶端呈圆形。后足胫节顶端无外端刺，胫节顶端内侧之上、下距几乎等长。跗节爪间中垫宽大。雄性下生殖板呈长锥形，顶端尖细。尾须呈长锥形。雌性下生殖板后缘呈钝角形；产卵瓣狭长，上外缘具细齿。

雄性体长 20.0~23.0mm，雌性体长 30.0~35.0mm。

一年发生一代,生活在湿度较大的环境中,以卵在土中越冬。卵粒较直或略弯曲,中部较粗,向两端较细,上端钝圆,下端稍呈狭圆状。

分布:中国内蒙古(锡林郭勒盟白音锡勒牧场、呼伦贝尔市兴安岭地区)、河北、陕西、甘肃、新疆、湖南、四川,日本。

27. 沼泽蝗属 *Mecostethus* Fieber,1852

Mecostethus Fieber,1852. Kelch. Orth. Oberschles,p. 1.

Parapleurus Fischer,1853. Orth. Europ,297.

Stethophyma Fischer,1853. Orth. Europ. 297,357.

Type species: *Mecostethus grossus* (Linnaeus,1758)

体中型。颜面倾斜,与头顶成锐角。头侧窝小,呈三角形,不明显。前胸背板侧隆线明显,近平行,后缘近圆弧形。前翅发达,超过后足股节的顶端,中脉域具闰脉,在前翅中脉域前具密的翅脉。鼓膜器发达。雄性下生殖板呈长圆锥形,顶端细。雌性产卵瓣狭长。

蒙古高原有 2 种。

(75)沼泽蝗 *Mecostethus grossus* (Linnaeus,1758) [图 72]

Gryllus Locusta grossus Linnaeus,1758. Syst Nat.,ed. Ⅹ,Ⅰ:433.

Acrydium rubripes De Geer,1773. Mem. Hist. Ins.,Ⅲ:477.

Stethophyma grossum Chopard,1922. Faune de France. Orthopteres et Dermapteres:132,158.

Gryllus flavipes Gmelin,1790. Carolia Linné Systema Naturae 1(4):2088.

Gryllus (*Locusta*) *germanicus* Stoll,1813. Représentation exactement colorée d'après nature des spectres ou phasmes,des mantes,des sauterelles,des grillons,des criquets et des blattes 41.

Stethophyma grossum (Linnaeus,1758). Syst Nat.,ed. Ⅹ,1:433.,n. 58. in Kirby,W. F. 1910. A Synonymic Catalogue of Orthoptera (Orthoptera Saltatoria,Locustidae vel Acriidiae) 3 (2):16.

能乃扎布 1999:13;李鸿昌等 2007:365;Pylnov 1916:279;Bey-Bienko 1933:118;Steinmann 1967:109;Mistshenko 1968:494;Chogsomzhav 1968:57,1969b:127,1972:162,1974b:27,1989:93;Günther 1971:115;Sergeev 1995:251;Altanchimeg et al. 2013b:65;Altanchimeg and Nonnaizb 2013:81~82;Storozhenko et al. 2015:272;Batnaran et al. 2016:39,Sergeev et al. 2020:15;Batkhuyag and Batnaran 2021:95;Altanchimeg et al. 2022:37;Chuluunjav 2022:77;Gankhuyag E. et al. 2023:36.

体褐色。头短,头顶具中隆线;头侧窝明显,呈小三角形;头部背面中部黑色,两侧具淡黄褐

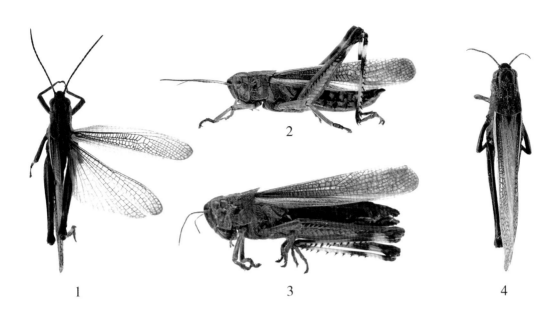

图 72 沼泽蝗 *Mecostethus grossus*（Linnaeus）

1.背面观(雄性)；2.侧面观(雄性)；3.侧面观(雌性)；4.背面观(雌性)

色纵纹。复眼位于头的中部，复眼后及前胸背板侧缘具黑色带纹。颜面倾斜，与头顶成钝圆角。雄虫触角超过前胸背板后缘；雌虫触角较短，不到达前胸背板后缘。前胸背板中隆线粗；侧隆线较弱，但明显。前胸腹板在两前足之间略突起。中胸腹板侧叶间中隔狭。后胸腹板侧叶分开。前翅较宽大，超过后足股节顶端；前缘脉域、中脉域及肘脉域具闰脉，中脉域宽大于肘脉域之宽。后足股节膝侧片顶端呈圆形；下膝侧片下缘呈弧形，端部呈狭圆形。后足胫节黄色，近基部 1/3 具黑色环纹。尾须呈长圆锥形。雄性下生殖板呈长锥形。雌性产卵瓣细长。

雄性体长 22.0～23.0mm，雌性体长 25.9～39.1mm。

一年发生一代，以卵在土中越冬。喜生活在湿度大的沼泽草甸草原。为害羊草等禾本科牧草。

分布：中国内蒙古(赤峰市、呼伦贝尔市、锡林郭勒盟)、黑龙江、河北、青海、四川、新疆，蒙古国巴彦乌列盖省 Bayan-Olgii、乌布苏省 Uvs、扎布汗省 Zavkhan、库苏古尔省 Khuvsgul、中央省 Tuv、后杭爱省 Arkhangai、布尔干省 Bulgan、色楞格省 Selenge、肯特省 Khentii、苏赫巴托尔省 Sukhbaatar、科布多省 Khovd、前杭爱省 Uvurkhangai，哈萨克斯坦、俄罗斯西伯利亚及欧洲。

(76)黑尾沼泽蝗 *Mecostethus magister* Rehn，1902

Mecostethus magister Rehn，1902. Proc. Acad. Nat. Sci. Phil. :631

Mecostethus angustatus Zhang，Xiujiang，1984. Entomotaxonomia 6(1):32.

Stethophyma tsherskii Ikonnikov，1911. Ann. Mus. Zool. Acad. Imp. Sciences St. Petersburg 16:249.

Stethophyma magister（Rehn，1902）. Kim，T.-W. & J. I. Kim. 2005. Entomological Research 35(1):36.

Stethophyma magister magister Storozhenko & D. Otte. 1994. , Jour. Orth. Res. 2:63.

能乃扎布 1999:19；李鸿昌等 2007:367；Altanchimeg and Nonnaizb（2013）81～82.

体匀称，体黄褐色。头顶具有明显的中隆线；头侧窝明显，较浅，近长三角形。颜面向后倾斜。颜面隆起明显，在中单眼处略狭，向下逐渐扩展，全长具明显的纵沟。复眼纵径约为眼下沟长的 2 倍。前胸背板较长，中隆线明显，缺侧隆线；3 条横沟明显，但仅后横沟切断中隆线，几乎位于前胸背板中部，沟前区与沟后区近等长。中胸腹板侧叶间中隔较狭，后胸腹板侧叶全长明显分开。前、后翅发达，其顶端明显超过后足股节的端部。前翅几乎所有脉域均具有闰脉，中闰脉之前具有较密的横脉；中脉域较宽，其最宽处约为肘脉域最宽处的 2 倍。后翅主要纵脉正常，不明显加粗。前、后翅端部黑色。后足股节细长，上侧中隆线平滑；膝部外侧上、下膝侧片端部呈圆形，下膝侧片下缘较平直。后足胫节与后足股节几乎等长，无外端刺。尾须呈长圆锥状，顶端到达肛上板的端部。雄性下生殖板呈长锥形，向上翘。雌性产卵瓣狭长，上产卵瓣外缘具细齿，下产卵瓣具凹口。

雄性体长 26.1～26.5mm，雌性体长 38.0～41.5mm。

分布：中国内蒙古（兴安盟乌兰浩特市、科尔沁右翼中旗）、东北地区，日本。

尖翅蝗族 *Epacromiini* Brunner von Wattenwyl，1893

28. 尖翅蝗属 *Epacromius* Uvarov，1942

Epacromius Uvarov，1942. Trans. Amer. Ent. Soc. , 67:337,338.

Type species: *Gryllus tergestinus* Charpentier，1825

体小型，匀称。颜面倾斜，颜面隆起中部具纵沟。头顶顶端较钝，头侧窝呈长三角形。触角呈丝状，超过前胸背板后缘。复眼呈卵圆形，突出。前胸背板中隆线低，明显，仅被后横沟切断，无侧隆线，沟前区短于沟后区，后缘钝圆。中胸腹板侧叶间中隔呈长方形，长大于宽，后端不扩张。前翅发达，前翅中脉域之中闰脉常与中脉平行，超过后足股节顶端。雄性下生殖板上下扁，近短锥形。雌性产卵瓣粗短。

蒙古高原有 3 种。

(77) 大垫尖翅蝗 *Epacromius coerulipes*（Ivanov） ［图 73］

Oedipoda pulverulentus Fischer-Waldheim，1846. Orth. Ross. p. 299. n. 18. pl. 32

Aiolopus tergestinus var. *chinensis* Karny，1907. Verb. Zool. bot. Ges. Wien. ,62:285.

Epacromia coerulipes Ivanov，1887. Trud. Obschz. Isp. Prir. Charkov. Univ. 21:348.

Aiolopus thalassinus Johnston，H. B. , 1956. Annotated catalogue of African grasshoppers 507.

能乃扎布 1999:14；李鸿昌 2007:365；Mistshenko 1968:494；Günther 1971:124；Chogsomzhav 1971:86，1972:176，1989:94；Sergeev 1995:251；Childebaev and Storozhenko 2001；Storozhenko et al. 2015:280；Batnaran et al. 2016:38；Myagmar et al. 2019:56；Sergeev et al. 2020:16；Altanchimeg et al. 2022:37；Gankhuyag E. et al. 2023:32~33.

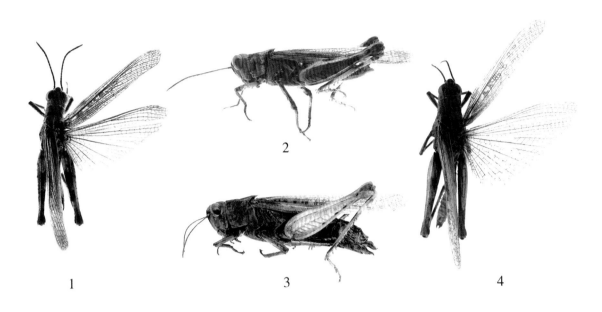

图 73　大垫尖翅蝗 *Epacromius coerulipes*（Ivanov）
1.背面观(雄性)；2.侧面观(雄性)；3.侧面观(雌性)；4.背面观(雌性)

体黄褐色、暗褐色或黄绿色。颜面略倾斜，颜面隆起较宽，侧隆线明显。头侧窝呈三角形。中单眼附近具短纵沟。触角呈丝状，超过前胸背板后缘甚远，中段一节长为宽的 1.5~1.75 倍。前胸背板中隆线明显而低，无侧隆线，沟前区长小于沟后区长。前胸背板中央具淡色、红褐色或暗褐色纵纹，并具不明显的淡色"X"形纹。中胸腹板侧叶间中隔长为宽的 1.3 倍左右。前翅发达，到达后足胫节中部，中脉域具中闰脉，顶端靠近中脉。后足跗节爪间中垫较长，呈三角形，超过爪中部，后足股节上侧中隆线光滑，具 3 个暗色横斑，下侧橙红色。后足胫节淡黄色，基部、中部及端部具黑环。雄性肛上板近宽菱形，顶端中央有纵沟，尾须呈长锥形，下生殖板上下扁平。雌性产卵瓣短粗，上产卵瓣外缘光滑。

雄性体长 14.5~18.5mm，雌性体长 23.0~29.0mm。

一年发生一代，以卵在土中越冬。成虫喜产卵在高的河堤、田埂、路旁和河、湖区荒地杂草稀矮而阳光充足的地方。翌年 6 月卵孵化，7 月成虫羽化。喜食禾本科牧草，也常为害豆类等作物。

分布:中国内蒙古(赤峰市、呼和浩特市、呼伦贝尔市、兴安盟、锡林郭勒盟、乌兰察布市、鄂尔多斯市、阿拉善盟)、黑龙江、吉林、辽宁、山东、江苏、安徽、河北、河南、陕西、山西、甘肃、宁夏、新疆、青海。

(78)小垫尖翅蝗 *Epacromius tergestinus tergestinus* **(Charpentier，1825)** [**图 74**]

Gryllus tergestinus Charpentier，1825. Hor. Ent. p. 139.

Gryllus tergestinus (Megerle von Mühlfeld，1825). In Charpentier. De Orthopteris Europaeis. Horae entomologicae，adjectis tabulis novem coloratis 139.

Epacromia tergestina Krauss，1879 Sitz. Akad. Wiss. Wien. Math-Nat. C. Ⅱ，ⅩⅩⅧ（1）p. 487. n. 48.

Epacromia tergestina flavolimbus Vorontzovskii，1928. Bull. Orenburg Plant Prot. Sta. pt. 1:17.

Epacromia tergestinal ancearius Vorontzovskii，1928. Bull. Orenburg Plant Prot Sta. pt. 1:18.

Epacromia tergestina viridis Mab.，1906 Ann. Soc. Ent. France，ⅠⅩⅩⅤ. p. 41.

Epacromia thalassina Fischer，1853. var. （nec Fabr.)Orth. Eur. p. 361. n. 1，pl. 17.

Epacromia viridis Uvarov，1910. Trudy Russk. Entomol. Obshch. 39:372.

Aiolopus tergestinus Karny，1907. Berlin Ent. Z. 52:38.

能乃扎布 1999:14；李鸿昌等 2007:365；Pylnov 1916:279；Mistshenko 1968:494；Günther 1971:123；Chogsomzhav 1989:94；Sergeev 1995:251；Childebaev and Storozhenko 2001；Altanchimeg and Nonnaizab 2013:81～82；Altanchimeg et al. 2013b:65；Myagmar et al. 2019:56；Sergeev et al. 2020:16；Batkhuyag and Batnaran 2021:95；Altanchimeg et al. 2022:37；Chuluunjav 2022:76；Gankhuyag E. et al. 2023:33.

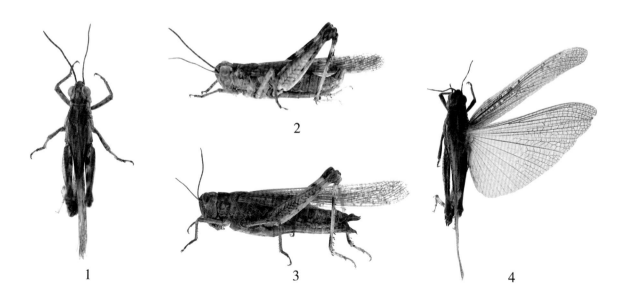

图 74 小垫尖翅蝗 *Epacromius tergestinus tergestinus* （Charpentier）

1. 背面观(雄性)；2. 侧面观(雄性)；3. 侧面观(雌性)；4. 背面观(雌性)

体较小，匀称，体黄褐色、暗褐色或绿褐色。前胸背板中央具淡色纵纹，背面具不明显的"X"形纹。头顶侧缘隆线明显，中隆线不明显，头侧窝呈三角形。颜面隆起较宽，具细小刻点，中单眼之下明显低凹。前胸背板宽平，中隆线呈线状，缺侧隆线，前、中横沟较弱，后横沟切割中隆线，位于背板中部之前，沟后区长明显大于沟前区之长。中胸腹板侧叶间中隔呈长方形。前翅发达，超过后足胫节中部，中脉域具中闰脉，中闰脉具发音齿。雌性前翅不到达后足胫节的中部，后翅略短于前翅。后足股节匀称，上侧中隆线无细齿。后足胫节顶端缺外端刺。跗节爪间中垫小，呈三角形，不到达爪中部。尾须呈长圆柱形，明显超过肛上板顶端。下生殖板短，顶宽圆，侧面观略向下弯。雌性产卵瓣粗短，端部呈钩状，边缘光滑无齿。

雄性体长 17.0～22.0mm，雌性体长 25.0～30.0mm。

分布：中国内蒙古（赤峰市、呼和浩特市、包头市、兴安盟、锡林郭勒盟、乌兰察布市、阿拉善盟）、新疆，蒙古国乌布苏省 Uvs、布尔干省 Bulgan、色楞格省 Selenge、科布多省 Khovd、巴彦洪戈尔省 Bayankhongor、南戈壁省 Umnugovi，阿富汗，哈萨克斯坦，阿塞拜疆，俄罗斯贝加尔湖地区及中亚。

(79) 甘蒙尖翅蝗 Epacromius tergestinus extimus Bey-Bienko, 1951 ［图 75］

Epacromius tergestinus extimus Bey-Bienko，1951. Acridioidea of the USSR and adjacent countries，2:563～566.

能乃扎布 1999:15；李鸿昌等 2007:365；Altanchimeg and Nonnaizab 2013:81～82.

体匀称，体暗褐色、黄褐色或绿褐色。复眼之后具黑色纵条纹。前翅具暗色或淡色斑点。头顶侧隆线明显，侧隆线间低凹，头侧窝呈三角形。颜面隆起较宽，中单眼处低凹，侧缘隆线尚明

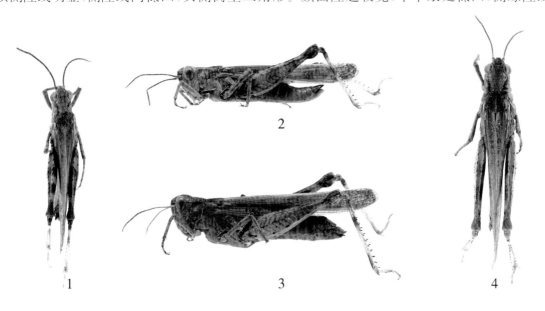

图 75 甘蒙尖翅蝗 *Epacromius tergestinus extimus* Bey-Bienko
1. 背面观（雄性）；2. 侧面观（雄性）；3. 侧面观（雌性）；4. 背面观（雌性）

显。复眼纵径为横径的 1.38 倍。前胸背板中隆线低,沟后区中隆线较明显,缺侧隆线,3 条横沟明显,仅后横沟切断中隆线,沟后区长为沟前区长的 1.4～1.5 倍。中胸腹板侧叶间中隔的长为最狭处的 1.4 倍。后胸腹板侧叶全长彼此分开。前、后翅均发达,到达或不到达后足胫节的中部;中脉域具中闰脉,中闰脉基部靠近肘脉,端部靠近中脉。后足股节匀称,上基片长于下基片,上侧中隆线光滑无齿。后足胫节缺外端刺。后足跗节第 3 节与第 1 节等长;爪中垫短,狭小。尾须呈圆筒形,超过肛上板的端部。下生殖板较短,末端部分较厚,顶端呈狭圆形,侧面观向后直伸。雌性尾须较短,不到达肛上板的端部。下生殖板末端中间呈三角形凸出。产卵瓣粗短,顶端略呈钩状,边缘光滑无齿。

雄性体长 15.9～16.3mm,雌性体长 24.4～28.5mm。

一年发生一代,以卵在土中越冬。栖息在干草原地区,喜在盐碱地,取食禾本科植物。

分布:中国内蒙古(兴安盟科尔沁右翼中旗,巴彦淖尔市磴口县、乌拉特前旗、乌拉特后旗)、吉林、陕西、甘肃、青海。

29. 绿纹蝗属 *Aiolopus* Fieber,1853

Aiolopus Fieber,1853. Lotos,3:100.

Type species: *Gryllus thalassinus* **Fabricius,1781**

体形中等,匀称,体表具细密刻点和稀疏绒毛。头顶狭长,呈三角形或五边形。颜面隆起较平,仅在中单眼处略凹。头侧窝呈梯形或长方形,达头顶端。前胸背板呈鞍状,中隆线较低,侧隆线缺或沟前区较弱,后横沟明显切断中隆线,沟后区明显长于沟前区。中胸腹板侧叶间中隔之宽等于或略宽于长,后端较分开。前、后翅发达,其长超过后足股节的顶端。前翅狭长,中脉域之中闰脉明显,其顶端部分接近中脉,中闰脉具发音齿;后翅透明,无暗色横带纹。鼓膜器发达,鼓膜片较小。后足股节上基片长于下基片,上侧中隆线光滑。后足胫节缺外端刺。雄性肛上板呈三角形。下生殖板呈短锥形,顶端较钝。雌性产卵瓣基部较粗,顶端尖锐。

蒙古高原有 2 种。

(80)绿纹蝗 *Aiolopus thalassinus* (Fabricius,1781) [图 76]

Gryllus thalassinus Fabricius,1781. Spec. Ins.,Ⅰ:367.

Acridium grossum Costa,1836. Fauna del regno di Napoli Ortopteri:25,pl. 3.

Acridum laetum Brullè,1840. Orthoprera. Histoire naturelle des Iles Canaries(2):77.

Epacromia angustifemur Ghiliani,1868. Bul. Soc. Ent. Ital.,Ⅰ:179.

Epacromia lurida Brancsik,1895. Jahresh. naturwiss. ver. Trencsiner Comit. 17～18:250.

Aiolopus thalassinus kivuensis Sjöstedt,1923. Ark. Zool,15(6):18.

Aiolopus acutus Uvarov,1953. Publ. cult. Co. Diam. Angola. 21:111.

Aiolopus thalasimus (Fabricius);Hollis,1968. Bull. Brit Mus. Nat. Hist. (Ent.),22(7):

319，340.

Ochrophlebia savignyi Krauss，1890. Verh. der Zoologisch-Botanischen Gesellsch. Wien 40:261.

Gryllus flavovirens Herrich-Schäffer，1840. Nomenclator entomologicus 2:17.

Epacromia rufipes Ivanov，1888. Proc. Nat. Hist. Soc. Kharkov Univ. 21:309～377.

能乃扎布 1999:15；李鸿昌等 2007:365；Altanchimeg and Nonnaizab 2013:81；Altanchimeg et al. 2022:37；Chuluunjav 2022:76；Gankhuyag E. et al. 2023:32.

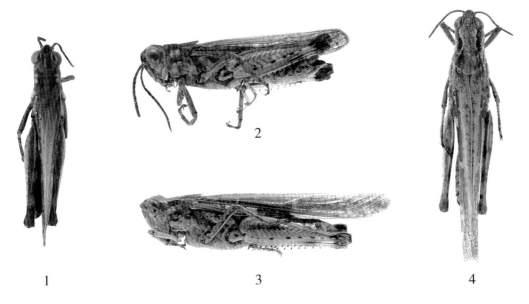

图 76　绿纹蝗 *Aiolopus thalassinus*（Fabricius）
1.背面观(雄性)；2.侧面观(雄性)；3.侧面观(雌性)；4.背面观(雌性)

体黄褐色。前胸背板中央缺黄褐色纵条纹,两侧具狭的深褐色和淡黄色纵纹。头顶呈宽五边形。颜面隆起宽平。头侧窝呈短宽梯形。复眼纵径为其眼下沟长的 2 倍。前胸背板略呈鞍形,沟后区长为沟前区长的 1.4 倍,中隆线明显,缺侧隆线。中胸腹板侧叶间中隔长宽几乎相等。前、后翅较发达,超过后足股节端部。前翅亚前缘脉域的绿色条纹近处常具有暗褐色斑纹,端部也具有褐色斑纹,中脉域中闰脉发达,并具发音齿。前、后翅端部翅脉具发音齿。后足股节上侧中隆线光滑。后足胫节缺外端刺。爪中垫长仅为爪的一半。肛上板呈长舌状,基部中央具纵沟。尾须呈圆锥形,顶端较钝。雄性下生殖板呈短锥形,顶端较钝。雌性产卵瓣较尖,顶端呈钩状。

雄性体长 15.2～21.2mm,雌性体长 19.8～29.3mm。

分布:中国内蒙古(呼和浩特市、乌兰察布市)、甘肃、新疆,蒙古国乌布苏省 Uvs、巴彦洪戈尔 Bayankhongor、科布多省 Khovd,瑞士、俄罗斯、土耳其、印度、苏丹、肯尼亚及南非。

(81)花胫绿纹蝗 *Aiolopus tamulus*（Fabricius，1798）［图 77］

Gryllus tamulus Fabricius，1798. Ent. Syst. :195.

Gomphocerus tricoloripes Burmeister，1838. Hand. Ent. ，2:649.

Aiolopus thalassinus tamulus（Fabr.）；Hollis，1968. Bull. Brit. Mus.（Nat. Hist.）Ent. 22 (7):319,347.

Gomphocerus tricoloripes Burmeister，1838. Hand. Ent. ，2:649.

Epacromia rufostriata Kirby 1888. Proc. Zool. Soc. Lond. :550.

Epacrormia tamulus（Fabr.）；Shiraki，1910. A synonymic catalogue of the Orthoptera. 3. Orthoptera Saltatoria. II. Locustidae vel Acridiidae，:21.

Epacromia tamulus Bolivar，I. ，1902［1901］. Ann. Soc. ent. Fr. 70:600.

能乃扎布 1999:15；李鸿昌等 2007:365；Altanchimeg and Nonnaizab 2013:81.

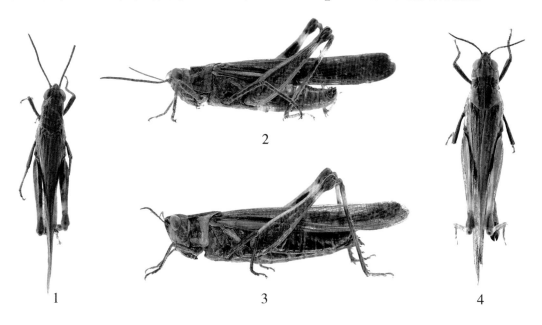

图 77　花胫绿纹蝗 *Aiolopus tamulus*（Fabricius）

1.背面观(雄性)；2.侧面观(雄性)；3.侧面观(雌性)；4.背面观(雌性)

体褐色,前胸背板中央具黄褐色纵条纹,两侧具 2 条狭的褐色纵条纹。头大,颜面倾斜,中单眼处略凹。头顶呈三角形,侧缘隆线明显,头侧窝呈梯形。复眼纵径为眼下沟长的 2 倍。前胸背板中隆线低,侧隆线缺,有时沟前区有弱的侧隆线,后横沟位于中部之前,沟后区为沟前区长的 1.5 倍。中胸腹板侧叶间中隔呈方形,或宽略大于长。前、后翅均发达,超过后足股节的顶端,中脉域的中闰脉发达,其顶端部分接近中脉,中闰脉具发音齿。前、后翅端部翅脉具发音齿。后翅基部黄绿色,其余部分烟色。鼓膜器发达。后足股节上基片长于下基片,上侧中隆线光滑。后足胫节端部 1/3 为鲜红色,基部 1/3 为淡黄色,中部为蓝黑色。后足胫节缺外端刺。跗节爪中垫略超过爪中部。雄性下生殖板呈短锥形,顶端较钝。雌性产卵瓣较尖,顶端略呈钩状。

雄性体长 18.0～22.0mm,雌性体长 25.0～29.0mm。

分布：中国内蒙古（阿拉善盟贺兰山）、辽宁、宁夏、甘肃、河北、北京、陕西、山东、江苏、安徽、浙江、江西、湖南、福建、台湾、广东、海南、广西、四川、贵州、云南、西藏，印度、斯里兰卡及东南亚、太平洋地区。

30. 小车蝗属 *Oedaleus* Fieber，1853

Oedaleus Fieber，1853．Lotos 3:126．

Type species: *Acrydium decorus* Germar, 1817

头侧窝退化，不明显或呈三角形。触角呈丝状，到达或超过前胸背板后缘。前胸背板有"X"形淡色斑纹，中隆线两侧无侧隆线。侧单眼位于头顶侧缘下面。前翅端部半透明。雄性前翅较长，常超过后足股节的顶端，中脉域狭于肘脉域；后翅宽大，中部具暗色横带纹，基部黄色。雄性体腹面为绿色或黄绿色，但非黑色。

蒙古高原有 3 种。

(82) 黄足小车蝗 *Oedaleus cnecosopodius* Zheng, 2000

Oedaleus cnecosopodius Zheng，2000．Acta Entom. Sinica，43(1):185～186．

能乃扎布 1999:1；李洪昌等 2007:365．

体中小型，体黄褐色。头顶在复眼间有 1 黑色横带，复眼之后有 1 白色狭纵条，其两侧黑褐色。头顶呈三角形，中部凹；侧缘隆线明显突出，具细的中隆线；缺头侧窝。颜面隆起在中单眼之上明显收缩，向下渐宽，近唇基处消失。触角超过前胸背板后缘，中段一节长为宽的 1.5 倍。复眼纵径为横径的 1.3 倍，为眼下沟长的 1.5 倍。前胸背板呈屋脊状，中隆线隆起，缺侧隆线，前缘近平，后缘呈宽钝角形突出，仅后横沟切断中隆线，沟后区长大于沟前区长；前胸背板背面具白色"X"形纹，在沟后区白纹较宽，约为沟前区白纹宽的 2～3 倍，"X"形纹两侧均为黑褐色，背板的后缘形成 1 淡色边；前胸背板侧片在沟后区密具刻点。前翅发达，超过后足股节顶端，基半具黑色大斑 2 个，端半具 3～4 个小黑斑，在前缘基半部形成 2 个淡色三角形斑。后翅与前翅等长，基部淡黄色，中部具黑色横带纹，翅顶端黑色。后足股节上侧及外侧具 2 个黑色横斑，膝部褐色，下侧黄褐色，内侧具 2 个大黑斑，下膝侧片顶圆形。后足胫节缺外端刺，内侧之上下距近等长。后足第 3 跗节长约为爪长的 2 倍；爪中垫大，到达爪长之半。肛上板呈三角形，中部具 1 横脊，基部半中央具宽纵沟，端半具细纵沟。尾须呈短柱状，顶呈圆形。雄性下生殖板呈短锥形，顶为钝圆形。

雄性体长 16.5～17.0mm。雌性无记录。

分布：中国内蒙古（阿拉善盟）。

(83) 亚洲小车蝗 *Oedaleus decorus asiaticus* Bey-Bienko, 1941 ［图 78］

Oedaleus asiaticus Bey-Bienko，1941．Mem. Inst. agron. Leningrad 4:153，156．

Oedaleus decorus asiaticus Bey-Bienko，1941．Ritchie，J. M. 1981. Bull. Br. Mus. (Nat.

Hist.）Ent. 42:126.

能乃扎布 1999:15；李鸿昌等 2007:365；Chogsomzhav and Shurovenkov 1963:61；Chogsomzhav 1968:57，1969b，1972:177；Steinmann 1967:118，1968:246；Mistshenko 1968:495；Günther 1971:124；Childebaev and Storozhenko 2001；Altanchimeg and Nonnaizab 2013；Batnaran et al. 2016:38；Myagmar et al. 2019:56；Sergeev et al. 2020:17；Altanchimeg and Nonnaizab 2013:81～82；Altanchimeg et al. 2022:37；Chuluunjav 2022:76；Gankhuyag E. et al. 2023:34.

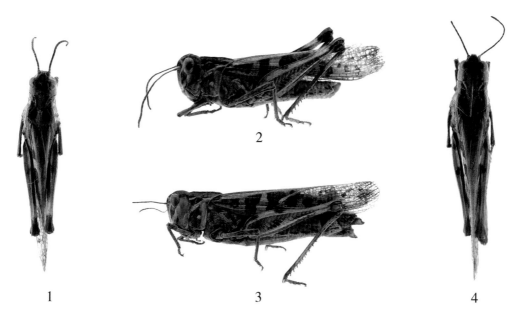

图 78　亚洲小车蝗 *Oedaleus decorus asiaticus* Bey-Bienko
1.背面观(雄性)；2.侧面观(雄性)；3.侧面观(雌性)；4.背面观(雌性)

体中型,体一般黄绿色,有时淡褐色或黄褐色。头顶宽短,顶呈圆形。雄性颜面近乎垂直,颜面隆起宽平,在中单眼处稍凹,侧缘近平行;雌性颜面垂直。头侧窝不明显,呈三角形。触角到达或超过前胸背板后缘。复眼呈卵形,较突出。前胸背板较短,略呈屋脊状;前胸背板"X"形淡色纹明显,在沟前区及沟后区等宽;中隆线较高;缺侧隆线;背板的后缘较圆,呈弧形或钝角形。中胸腹板侧叶间中隔最狭处等于(雄性)或略大于长(雌性)。前翅发达,超过后足股节顶端;前翅基半部具 2～3 个大块黑斑,端部具细碎不明显的褐色斑;中脉域狭于肘脉域;中闰脉位于中脉和前肘脉中央,具发达的发音齿。后翅宽大,较前翅略短,后翅基部淡黄绿色,中部具向内弯曲的黑褐色带纹,带纹离后缘较远,翅顶端无暗色斑。后足股节略粗壮,上隆线光滑,缺细齿;后足股节内侧具 11～13 个刺,外侧具 10～13 个刺,缺外端刺。后足胫节红色。爪中垫略超过爪之中部(雄性)或刚到达爪之中部(雌性)。雄性肛上板呈三角形。尾须呈柱状。下生殖板呈短锥形。雌性产卵瓣粗短,端部弯曲呈钩状,黑色,边缘光滑无细齿,下产卵瓣基部突出。

雄性体长 18.5～22.5mm,雌性体长 28.1～37.0mm。

一年发生一代,以卵在土中越冬。5月中、下旬越冬卵开始孵化,7月中、下旬为成虫发生盛期,7月下旬至8月上旬开始选择向阳温暖、地面裸露、土质板结、土壤湿度较大的地方产卵。

主要分布于典型草原,为害禾本科、莎草科、鸢尾科植物,喜食羊草、冰草、苔草、针茅属和隐子草属等牧草,以及玉米、莜麦、小麦等农作物。

分布:中国内蒙古(赤峰市、呼和浩特市、包头市、呼伦贝尔市、兴安盟、通辽市、锡林郭勒盟、乌兰察布市、巴彦淖尔市、阿拉善盟)、山东、河北、山西、陕西、甘肃、宁夏、青海,蒙古国乌布苏省Uvs、布尔干省Bulgan、色楞格省Selenge、中央省Tuv、肯特省Khentii、苏赫巴托尔省Sukhbaatar、东方省Dornod、科布多省Khovd、戈壁阿尔泰省Govi-Altai、巴彦洪戈尔省Bayankhongor、前杭爱省Uvurkhangai、中戈壁省Dundgovi、南戈壁省Umnugovi,俄罗斯图瓦。

(84)黄胫小车蝗 *Oedaleus infernalis amurensis* Ikonnikov,1911 [图79]

Oedaleus infernalis var. *amurensis* Ikonnikov,1911. Ann. Mus. Zool. Acad. Imp. Sciences St. Petersburg 16:255.

Oedaleus(*Oedaleus*) *infernalis* Saussure,1884. Mem. Soc. Phys. Hist. Nat. Geneve 28 (9):116.

Oedaleus infernalis var. *amurensis* Ikonnikov,1911. Zur Kenntnis der Acridoideen Sibriens. Ezheg. Zool. Mus.．16:255.

Oedaleus infernalis amurensis Ikonnikov;Bey-Bienko. 1941. Zap,leningr. sel. -khoz. Inst.．4:154.

Oedaleus infernalis infernalis Saussure;Bey-Bienko & Mistshenko,1951. Acridoidea of the USSR and adjacent countries:577.

Oedaleus infernalis montanus Bey-Bienko,1951. In Bey-Bienko & Mistshenko. Locusts and Grasshoppers of the USSR and adjacent countries 2:577 [221].

能乃扎布 1999: 15;李鸿昌等 2007: 365;Steinmann 1968: 246;Pylnov 1916: 279;Chogsomzhav 1971:88;Childebaev and Storozhenko 2001;Sergeev et al. 2020:20;Batkhuyag and Batnaran 2021: 96;Altanchimeg and Nonnaizab 2013: 81～82;Altanchimeg et al. 2022: 37;Gankhuyag E. et al. 2023:34.

体大型或中型,体黄褐色、暗褐色或绿褐色。颜面隆起在中单眼处收缩。头顶宽短;头侧窝不明显,略呈三角形。前胸背板略缩狭,呈屋脊状;中隆线尖锐;沟后区两侧较平,无尖状突出;前胸背板"X"形纹在沟后区较宽,其宽明显宽于沟前区的带纹。中胸腹板侧叶间中隔较宽,宽大于长。前翅发达,达后足胫节中部,横斑明显,在前缘处有2个淡色三角形斑,中脉域具中闰脉。后翅与前翅等长,暗色带纹较狭,暗色带纹不达翅缘顶端。雌性后足股节下侧及后足胫节通常黄褐色。雄性后足股节下侧及后足胫节红色,后足胫节基部黄色部分常杂有红色。雌性产卵瓣短粗,上产卵瓣上缘无细齿。

雄性体长 21.0～27.0mm,雌性体长 30.0～39.0mm。

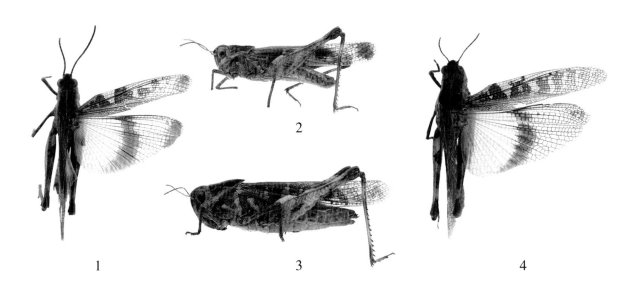

图 79 黄胫小车蝗 *Oedaleus infernalis amurensis* Ikonnikov

1.背面观(雄性);2.侧面观(雄性);3.侧面观(雌性);4.背面观(雌性)

一年发生一代,以卵在土中越冬。一般 8 月中旬后发生量较大。

主要分布于内蒙古高原外缘山地和大兴安岭以东地区,取食禾本科植物,对小麦等农作物也造成一定危害。

分布:中国内蒙古(赤峰市、呼和浩特市、包头市、呼伦贝尔市、兴安盟、锡林郭勒盟、乌兰察布市、巴彦淖尔市、鄂尔多斯市、阿拉善盟)、北京、黑龙江、吉林、山东、江苏、河北、陕西、山西、甘肃、宁夏、青海,蒙古国色楞格省 Selenge、戈壁阿尔泰省 Govi-Altai、乌布苏省 Uvs,俄罗斯,日本,韩国。

31. 乌饰蝗属 *Psophus* Fieber, 1853

Psophus Fieber,1853. Lotos 3:122.

Type species: *Psophus stridulus* (Linnaeus, 1758)

头和腹部均为黑色。头与前胸背板略粗糙,具刻点和皱纹,缺"X"形斑纹。头顶较宽,缺侧隆线,侧单眼位于头顶之侧缘,缺头侧窝。颜面隆起宽而平。前胸背板中隆线明显,没被横沟切割,中隆线近中部两侧及后横沟处各具有 1 个明显的凹窝,后缘趋平,缺侧隆线。前翅较宽,不透明,具不平行的横脉;后翅外缘呈波浪状,颜色鲜艳,顶端暗色,第 2 臀叶 2 条纵脉后缘接近。跗节爪中垫较大,为爪长的一半。雌性前翅较短,不超过后足股节顶端。雄性体腹面为亮黑色。

蒙古高原有 1 种。

(85)乌饰蝗 *Psophus stridulus*（Linnaeus，1758）[图 80]

Gryllus（Locusta）stridulus Linnaeus，1758. Syst．Nat，ed．．Ⅹ（Ⅰ):432.

Psophus stridulus var．*ebneri* Karny，1910. Mitt．Naturw．Ver．Univ．Wien 8:57～58.

Nocarodes femoralis Fischer von Waldheim，1846. Nouv．Mem．Soc．Imp．Natur．Moscou 8:270.

Acrydium fuliginosum Olivier，1791. Encyclopédie méthodique．Histoire naturelle．Entomologie，ou histoire naturelle des crustacés，des arachnides et des insectes 6:223.

Psophus stridulus samniticus Baccetti．1959. Redia 43(10):397.

Bolivar 1901:226；Chogsomzhav 1972:178，1989:93；Childebaev and Storozhenko 2001；Altanchimeg and Nonnaizab 2013:81～82；Altanchimeg et al. 2013b:65；Batnaran et al. 2016:39；Batkhuyag and Batnaran 2021:98；Altanchimeg et al. 2022:37；Gankhuyag E. et al. 2023:35.

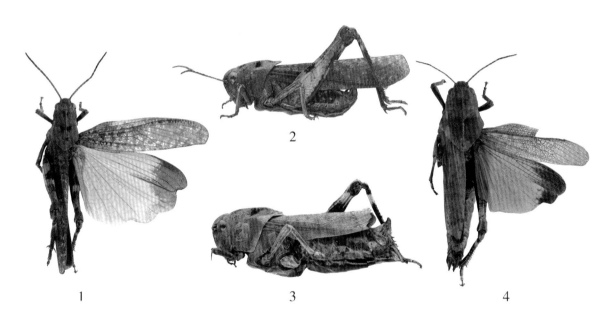

图 80　乌饰蝗 *Psophus stridulus*（Linnaeus）

1.背面观（雄性）；2.侧面观（雄性）；3.侧面观（雌性）；4.背面观（雌性）

体略大、粗壮、体黑褐色。头和体腹面黑色。后翅鲜红色，顶端为黑褐色。头和前胸背板具刻点和皱纹。头顶宽为颜面隆起在触角间宽的 2 倍以上，有极弱的中隆线和较多的刻点。颜面垂直或略向后倾斜。复眼呈卵形，不突出，其背缘不超出头顶的水平线。前胸背板前缘呈钝角形，其后缘为锐角形，有刻点和皱纹；中隆线明显，没被横沟所切割；缺侧隆线；3 条横沟在背板或侧叶均明显，在中隆线两侧有较凹的窝状。中胸腹板侧叶间中隔宽大于长，中隔之宽略小于侧叶之宽。后胸腹板侧叶不毗连。前翅较宽，不透明，有不平行的横脉，到达后足胫节 1/3 处。雌性前翅较宽短，不超过后足股节顶端；后翅膜质。后足股节较宽。后足胫节刺较长，缺外端刺。后足跗节第 1 节长等于第 2、3 节长之和。爪中垫较大，为爪长的一半。鼓膜器呈卵形，鼓膜片较狭。

肛上板呈钝圆形，具纵沟，中部具横脊。尾须呈圆锥形。雄性下生殖板呈短圆锥形，顶端呈短锥突出。雌性上产卵瓣几乎平，基部具瘤状突起，下产卵瓣具短齿。

　　雄性体长 19.0～27.0mm，雌性体长 23.0～40.0mm。

　　分布：中国新疆，蒙古国中戈壁省 Dundgovi、色楞格省 Selenge、中央省 Tuv，哈萨克斯坦，朝鲜，俄罗斯西伯利亚及欧洲。

斑翅蝗族 *Oedipodini* Walker，1871

32. 赤翅蝗属 *Celes* Saussure，1884

Celes Saussure，1884. Mem. Soc. Phys. D'Hist. Nat. Geneve，28(9):131.

Type species: *Gryllus variabilis* Pallas，1771

　　体形一般较大。头侧窝明显，呈三角形。前胸背板中隆线在沟前区不显著隆起，一般较低，不明显高于沟后区的中隆线。前胸背板沟后区常有明显的一对或数对侧隆线。后翅缺暗色横带纹，仅前缘及外缘暗色，基部红色。后足股节上侧中隆线全长完整，近端部不明显低凹。雌性下产卵瓣腹面基部常较平滑，缺粗糙颗粒。

　　蒙古高原有 2 种。

(86) 小赤翅蝗 *Celes skalozubovi skalozubovi* Adelung，1906 ［图 81］

Celes skalozubovi Adelung，1906. Faun. Prem. Tobolsk. Gub. 15:10.

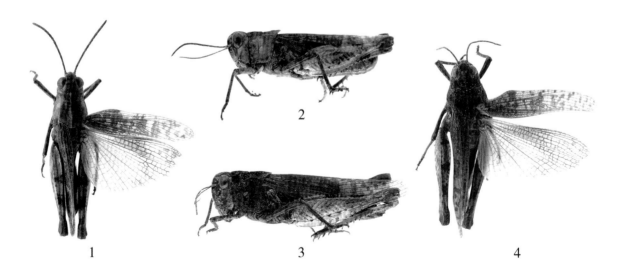

图 81　小赤翅蝗 *Celes skalozubovi skalozubovi* Adelung

1. 背面观（雄性）；2. 侧面观（雄性）；3. 侧面观（雌性）；4. 背面观（雌性）

Bey-Bienko and Mistshenko 1951:587；Mistshenko 1968:495；Chogsomzhav 1969b:128，1972:178，1989:94；Sergeev 1995:252；Altanchimeg and Nonnaizab 2013:81~82；Altanchimeg et al. 2013b:65；Batnaran et al. 2016:39；Sergeev et al. 2020:20；Batkhuyag and Batnaran 2021:98；Dey et al. 2021:341；Altanchimeg et al. 2022:37；Gankhuyag E. et al. 2023:35.

体暗褐色。头颅短于前胸背板,颜面隆起宽平,中单眼之下凹陷。头顶宽短,侧缘隆线明显;头侧窝呈三角形。复眼呈卵形,大而突出。触角略超过前胸背板后缘,中段一节长为宽的 2.5~3 倍。复眼纵径为横径的 1.3~1.4 倍,约为眼下沟长的 1.5 倍。前胸背板宽平,中隆线明显,3 条横沟明显,沟后区长于沟前区。雄性中胸腹板侧叶间中隔宽约等于其长,雌性宽为长的 1.5 倍。前翅暗褐色,有不甚明显的黑色斑纹;前翅发达,中脉域的中闰脉明显,顶端部分接近中脉。后翅基部玫瑰红色,前缘和端部暗色,略短于前翅。后足股节暗褐色,粗短;上侧和内侧具 3 个黑色斑纹;底侧较淡,具 2 个黑色斑纹,与内侧斑纹相连;纵隆线无细齿。后足胫节蓝黑色,近基部具 1 个淡色斑纹,缺外端刺,上侧内缘具刺 11 个,外缘具刺 10~12 个,跗节爪间中垫刚达爪的中部。

雄性体长 19.2~20.4mm,雌性体长 30.3~35.0mm。

分布:中国内蒙古(赤峰市、呼伦贝尔市、兴安盟、阿拉善盟)、黑龙江、吉林、辽宁、山西、甘肃、山东、湖北、四川、宁夏、青海,蒙古国乌布苏省 Uvs、扎布汗省 Zavkhan、库苏古尔省 Khuvsgul、布尔干省 Bulgan、中央省 Tuv,哈萨克斯坦,俄罗斯西伯利亚地区。

(87)大赤翅蝗 *Celes skalozubovi akitanus* (Shiraki, 1910) [图 82]

Oedipoda akitana Shiraki，1910. Acrididen Japans:40，Tab. 2，Fig. 13.

Celes Skalozubovi orientalis Ikonnikov，1913. Uber die von P. Schmidt aus Korea mitgebr. Acrid.:15.

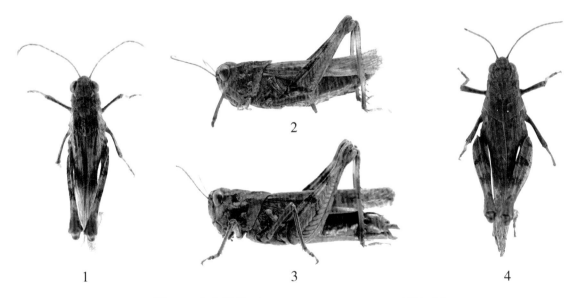

图 82　大赤翅蝗 *Celes skalozubovi akitanus* (Shiraki)

1.背面观(雄性);2.侧面观(雄性);3.侧面观(雌性);4.背面观(雌性)

能乃扎布 1999:13；李鸿昌等 2007:365；Chogsomjav 1969:78，1970:128，1972:178；Altanchimeg and Nonnaizab 2013:81～82；Batkhuyag and Batnaran 2021:98.

体暗褐或黄褐色。头顶侧隆线明显；头侧窝明显，呈三角形。颜面向后倾斜。雌性颜面侧面观近垂直，颜面隆起在中单眼之下略低凹。复眼纵径为眼下沟长的 1.6 倍。前胸背板较宽平，前缘平直，后缘呈弧形；中隆线较低；侧隆线在沟前区消失，在沟后区可见；3 条横沟明显，仅后横沟切断中隆线，沟后区长为沟前区的 1.22 倍。中胸腹板侧叶间中隔较宽，最狭处与其长近相等。后胸腹板全长较宽地分开。前翅发达，暗褐色或黄褐色，有不规则的黑色斑点或斑纹；中脉域中闰脉明显，基部略靠近肘脉，端部明显靠近中脉。后翅略短于前翅，基部玫瑰色，前缘和顶端暗色。后足股节上侧中隆线光滑无齿，上侧和内侧具由基部到端部的 3 个黑斑纹。后足胫节缺外端刺，蓝黑色，近基部具 1 淡色环纹。后足跗节第 1 节长于第 3 节。肛上板呈三角形，两侧缘隆线与基半部中央纵沟侧缘隆线相接。尾须较长，呈锥形，超过肛上板的顶端，略向内弯曲，顶端钝尖。雄性下生殖板呈短锥形。雌性上产卵瓣边缘不具锯齿，顶端呈钩状；下产卵瓣基部具齿状突起，边缘光滑，端部呈钩状。

雄性体长 25.9～27.9mm，雌性体长 37.2～43.6mm。

分布：中国内蒙古（详细地址不清）、吉林、河北、山西、青海、山东，蒙古国苏赫巴托尔省 Sukhbaatar，朝鲜，日本。

33. 胫刺蝗属 *Compsorhipis* Saussure，1889

Compsorhipis Saussure，1889. Mitt. Schwiz. Ent. Ges.，8:87.

Callirhipis Saussure，1888. Mem. Soc. Phys. D'Hist. Nat. Geneve，30(1)；66(nec Latreille).

Type species: *Callirhipis dividiana* Saussure，1888

体中型或大型，体腹面及足具密的细绒毛。头顶宽短，前缘无细隆线，头侧窝缺。颜面隆起宽平，仅在中单眼处略低凹，具浅纵沟。前胸背板较光滑，具细刻点；沟前区呈圆柱形，沟后区宽平，两侧隆起似脊状；中隆线细，被中、后横沟切割；无侧隆线；后横沟常位于前胸背板中部之前；前胸背板前缘略突出，后缘呈角状或钝圆形突出。前、后翅发达，超过后足胫节中部。前翅几乎透明，中脉域具中闰脉。后翅宽大，基部玫瑰色，中部常具较宽的暗色轮纹，几乎占后翅的大部，近顶端淡色。后足股节上侧中隆线光滑。后足胫节端部内侧距正常，不长于后足第 1 跗节之半。爪中垫较短，到达或不到达爪中部。鼓膜器呈狭长形。雄性下生殖板呈短锥形。雌性产卵瓣粗短，顶端较尖。

蒙古高原有 4 种。

(88) 狭条胫刺蝗 *Compsorhipis angustilinearis* Huo et Zheng，1993

Compsorhipis angustilinearis Huo et Zheng，1993. Zootaxanomia，18(2):188～190.

能乃扎布 1999:14；李鸿昌等 2007:365；Altanchimeg and Nonnaizab 2013:81～82.

体中大型,匀称,体黑褐色、褐色或黄褐色,体腹面及足密具长绒毛。颜面垂直;颜面隆起侧缘明显,在中眼之下明显收缩。头顶中央较低凹,无头侧窝。触角中段一节的长为宽的 2 倍左右。复眼纵径为横径的 1.1 倍,与眼下沟等长或稍大于眼下沟长;雌性复眼纵径与横径几乎相等,与眼下沟等长。前胸背板光滑,中隆线细而明显,无侧隆线,沟前区呈圆柱形,沟后区宽平,后缘呈角状突出,沟前区长为沟后区长的 2～2.5 倍。前胸腹板呈半月形隆起。中胸腹板侧叶间中隔宽大于长。后胸腹板侧叶较宽地分开。前翅发达,超过后足胫节顶端,具 3 条不明显的点状黑色横斑;中脉域之中闰脉发达,有发达的音齿,中闰脉靠近中脉而远离肘脉,中闰脉与中脉之间的横脉平行且密,与肘脉之间的横脉不规则;中脉域宽小于肘脉域宽的 1.5 倍。后翅略短于前翅,基部暗红色区域小,其余部分暗黑色,在翅顶有 1 较狭的透明斜带;主要纵脉较粗,第 2 臀叶为其后相毗连臀叶宽的 1.67～1.7 倍,2A$_1$ 脉较粗,黑色,2A$_2$ 脉细,与 2A$_1$ 脉平行。足均具密被绒毛。后足股节外侧上隆线及上侧中隆线光滑无齿;外侧下膝侧片顶呈尖角形;外侧褐色,有 2 个不明显的黑斑;内侧及下侧黑色,有黄色膝前环。后足胫节淡黄色或略带橙红色,中部有 1 暗色斑点,无外端刺。爪发达。鼓膜孔呈半圆形。肛上板呈宽三角形,具有中央纵沟及横脊。尾须呈长锥形,顶钝圆。雄性下生殖板呈短锥形,顶尖。

雄性体长 29.0～30.0mm,雌性体长 33.0～35.0mm。

分布:中国内蒙古(阿拉善盟)。

(89)小胫刺蝗 *Compsorhipis bryodemoides* Bey-Bienko,1932 [图 83]

Compsorhipis bryodemoides Bey-Bienko,1932. Stylops,1:82.

能乃扎布 1999:14;李鸿昌等 2007:365;Bey-Bienko 1932:84;Cejchan and Maran 1966:186;Mistshenko 1968:495;Chogsomzhav 1968:59,1972:185,1989:94;Sergeev 1995:254;Altanchimeg and Nonnaizab 2013:81～82;Batnaran et al. 2016:38;Batkhuyag et al. 2019:107;Myagmar et al. 2019:56;Batkhuyag and Batnaran 2021:102;Dey et al. 2021:339;Altanchimeg et al. 2022:37;Chuluunjav 2022:76;Gankhuyag E. et al. 2023:29.

体褐色、暗褐色或灰褐色,体腹面及足具较密的细绒毛。头顶前端无细隆线。颜面隆起平,隆起下端几乎消失,具浅纵沟。无头侧窝。前胸背板光滑,仅有细刻点;前端呈圆柱形,后端较宽平;侧隆线似脊状;中隆线颇细,在横沟间不明显;缺侧隆线。前胸腹板隆起,呈三角形。前、后翅发达,超过后足胫节中部或到达其顶端。前翅前缘脉域的横脉正常,中脉域具中闰脉,全长近中脉,前翅具 3 个暗色横斑;后翅宽大,2A 脉较粗,2A$_1$ 与 2A$_2$ 脉平行,基部呈玫瑰色或粉红色,中部有黑色轮纹,二者间分界明显;横脉红色,端部为淡色,仅 2A 脉顶端呈淡黑色;中部黑色轮纹较宽,其宽略宽于前翅。后足股节上侧中隆线缺齿。后足胫节缺外端刺,股节外侧具 2 个不明显的黑色横斑,内侧黑色,端部黄色;后足胫节外侧黄色,内侧黄色或淡橘红色。鼓膜器的鼓膜片较小,仅覆盖部分鼓膜孔。肛上板呈三角形。尾须呈柱形,短于肛上板顶端。雄性下生殖板呈短锥形。雌性产卵瓣粗短,上产卵瓣上缘无细齿。

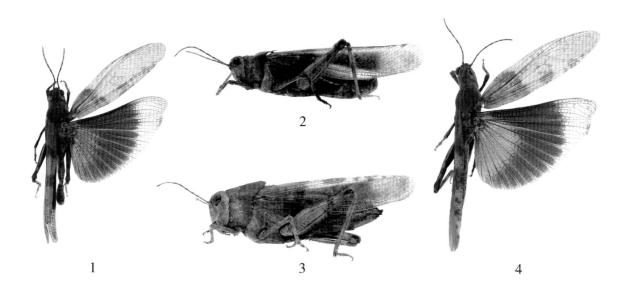

图 83　小胫刺蝗 *Compsorhipis bryodemoides* Bey-Bienko

1.背面观(雄性);2.侧面观(雄性);3.侧面观(雌性);4.背面观(雌性)

雄性体长 24.5~28.0mm,雌性体长 26.0~34.0mm。

分布:中国内蒙古(锡林郭勒盟锡林浩特市赛罕塔拉温杜庙),蒙古国乌布苏省 Uvs、布尔干省 Bulgan、苏赫巴托尔省 Sukhbaatar、科布多省 Khovd、戈壁阿尔泰省 Govi-Altai、巴彦洪戈尔省 Bayankhongor、前杭爱省 Uvurkhangai、中戈壁省 Dundgovi、南戈壁省 Umnugovi。

(90)大胫刺蝗 *Compsorhipis davidiana*(Saussure,1888)[图 84]

Callirhipis davidiana Saussure,1888. Mem. Soc. Phys. D'Hist. Nat. Geneve,30(1):67.

能乃扎布 1999:14;李鸿昌等 2007:365;Bolívar 1901:226,235;Chogsomzhav 1969b:128,1972:184,1989:94;Altanchimeg and Nonnaizab 2013:81~82;Batkhuyag et al. 2019:107;Sergeev et al. 2020:28;Batkhuyag and Batnaran 2021:102;Dey et al. 2021:331;Altanchimeg et al. 2022:37;Chuluunjav 2022:76;Gankhuyag E. et al. 2023:29.

体暗褐色、褐色或灰褐色,体腹面及足具较密的细绒毛。头顶宽短,前端无细隆线。颜面隆起宽平,具浅纵沟。头侧窝缺。前胸背板光滑,仅具细刻点,前端呈圆柱形,后端较宽平,两侧隆线呈脊状,中隆线颇细,横沟间不明显,缺侧隆线。前胸腹板隆起呈钝圆形。前、后翅发达,到达后足胫节顶端。前翅前缘脉域有不规则横脉,中脉域具中闰脉,闰脉全长近中脉,前翅有 3 个黑色横斑。后翅宽大,$2A_1$ 与 $2A_2$ 脉平行,$2A_2$ 脉较粗;后翅大部为黑色轮纹,其宽大于前翅;基部玫瑰色,较小,与黑色轮纹内缘无明显的分界,横脉黑;近翅端为淡色。后足股节匀称,上侧中隆线缺齿。后足胫节缺外端刺,外侧黄色或淡橘红色。鼓膜器鼓膜片较小,略覆盖鼓膜孔。肛上板呈

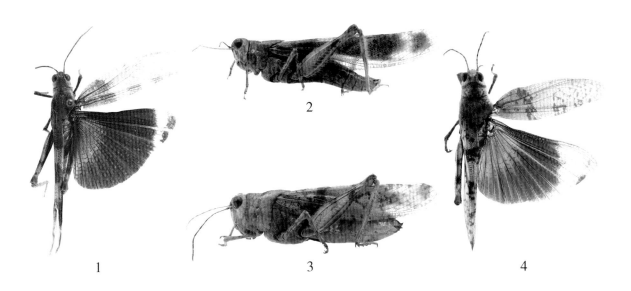

图84　大胫刺蝗 Compsorhipis davidiana（Saussure）
1.背面观（雄性）；2.侧面观（雄性）；3.侧面观（雌性）；4.背面观（雌性）

三角形。尾须呈柱状，短于肛上板顶端。雄性下生殖板呈短锥形，顶端较尖。雌性产卵瓣粗短，上产卵瓣的上缘无细齿。

雄性体长 25.0～32.5mm，雌性体长 33.0～40.0mm。

分布：中国内蒙古（呼和浩特市、锡林郭勒盟、巴彦淖尔市、阿拉善盟贺兰山）、河北、陕西、宁夏、甘肃、新疆，蒙古国乌布苏省 Uvs、科布多省 Khovd、巴彦洪戈尔省 Bayankhongor、南戈壁省 Umnugovi、中戈壁省 Dundgovi、俄罗斯。

(91)东方胫刺蝗 Compsorhipis orientalis Chogsomzhav，1989

Compsorhipis orientalis Chogsomzhav，1989. Insects of Mongolia，10:94.

Altanchimeg and Nonnaizab 2013:81～82；Batkhuyag and Batnaran 2021:102～103，Dey et al. 2021:340. Altanchimeg et al. 2022:37；Gankhuyag E. et al. 2023:29.

本种近似于其他胫刺蝗，区别特征为：后足胫节全部红色；触角短粗，中段一节长不超过宽的 3 倍；前翅前缘脉域（尤其雄性）小室为方形。

分布：蒙古国东戈壁省 Dornogovi.

疣蝗族 *Trilophidiini* Shumakov, 1963

34. 疣蝗属 *Trilophidia* Stål, 1873

Trilophidia Stål, 1873. Recensio Orthopterorum. Revue critique des Orthoptères décrits par Linné, De Geer et Thunberg Ⅰ:117, 131.

Type species: *Oedipoda cristella* Stål, 1873 (= *Trilophidia annulata*)

体中型或小型,体腹部及足被密毛。颜面稍倾斜,后头较平,在复眼间具 2 个小突起。前胸背板中隆线隆起,被横沟明显深切,侧面观呈 2 个齿状突,侧隆线在沟后区明显。前翅狭长,超过后足股节顶端;后翅基部本色或淡黄色,外缘色较暗。

蒙古高原有 1 种。

(92)疣蝗 *Trilophidia annulata* (Thunberg, 1815) [图85]

Gryllus annulata Thunberg, 1815. Mem. Acad. St. Petersb., 5 :234.

Gryllus bidens Thunberg, 1815. Mem. Acad. Sci. St. Petersb., 5:235.

Epacromia aspera Walker, 1870. Catalogue of the Specimens of Dermaptera Saltatoria in the collection of the British Museum, Ⅳ:775.

Epacromia turpis Walker, 1870. Catalogue of the Specimens of Dermaptera Saltatoria in the collection of the British Museum. Ⅳ. 775.

Epacromia nigricans Walker, 1870. Catalogue of the Specimens of Dermaptera Saltatoria in the collection of the British Museum. Ⅳ:776.

Trilophidia annulata var. *ceylonica* Saussure, 1884. Mem. Soc. Phys. D'Hist. Nat. Geneve 28(9):54.

Oedipoda cristella Stål, 1861[1860]. Kongliga Svenska fregatten Eugenies Resa omkring jorden under befäl af C. A. Virgin åren 1851~1853 (Zoologi) 2(1):344.

Trilophidia annulata var. *japonica* Saussure, 1888. Mem. Soc. Phys. D'Hist. Nat. Geneve 30(1):54.

Trilophidia annulata var. *mongolica* Saussure, 1888. Mem. Soc. Phys. D'Hist. Nat. Geneve 30(1):54.

Acridium (*Oedipoda*) *vulneratum* Haan, 1842. Temminck [Ed.] Verhandelingen over de Natuurlijke Geschiedenis der Nederlansche Overzeesche Bezittingen 16/18:161.

吴虎山,能乃扎布 2009:80;李鸿昌等 2007:365;Altanchimeg and Nonnaizb 2013:81~82.

体小型,较宽,体黄褐色、暗褐色或暗灰色。头顶在眼后具一对瘤突。头侧窝较深,呈不规则的卵圆形。触角呈丝状,超过前胸背板后缘。前胸背板中隆线高,被 2 条横沟深切,侧面观呈 2 齿

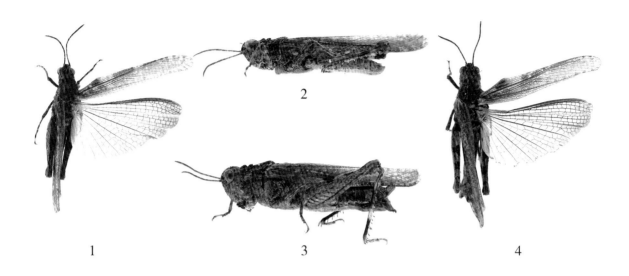

图 85　疣蝗 *Trilophidia annulata* (Thunberg)
1.背面观(雄性);2.侧面观(雄性);3.侧面观(雌性);4.背面观(雌性)

突,侧隆线在沟后区明显。前翅超过后足股节顶端,顶端圆,具暗色黄斑或斑点;后翅基部黄绿色到透明,其余部分烟色。后足股节上侧具 3 个暗色黄斑,内侧黑色,端部具 2 个淡色斑。后足胫节暗褐色,中部具 2 个淡色环。鼓膜器发达。雄性肛上板呈三角形。下生殖板呈短锥形。

雄性体长 11.7～16.2mm,雌性体长 15.0～26.0mm。

栖息于干草原区和公路旁,因有保护色很不易被发现。成虫 6～9 月出现。

分布:中国内蒙古(赤峰市、呼和浩特市、呼伦贝尔市、阿拉善盟)、黑龙江、吉林、辽宁、河北、陕西、甘肃、山东、江苏、安徽、浙江、福建、江西、广东、广西、云南、四川、贵州、宁夏、西藏,韩国,日本,印度。

束颈蝗族 *Sphingonotini* Johnston,1956

35.束颈蝗属 *Sphingonotus* Fieber,1852

Sphingonotus Fieber,1852. in Kelch. Grundlage zur Kenntnis der Orthopteren (Gradflügler) Oberschlesiens,und Grundlage zur Kenntnis der Käfer Oberschlesiens,erster Nachtrag (Schulprogr.). Ratibor 2.

Type species: *Gryllus Locusta caerulans* Linnaeus,1767

体中型或中小型,匀称。头部略高于前胸背板。颜面垂直,颜面隆起平或具浅纵沟。头顶宽,顶端圆,侧缘隆线明显,头侧窝呈三角形或不明显。触角呈丝状,常超过前胸背板后缘。复眼呈卵形。前胸背板沟前区狭,呈圆柱形;沟后区宽平;后缘呈直角形、钝角形、圆弧形;中隆线细,在横沟之间常消失;前胸背板侧片前下角呈直角或钝角形,后下角呈圆形或钝角形。中胸腹板侧叶间中隔较宽,其宽大于长的1.2～2.5倍。前翅发达,到达后足胫节中部,具闰脉。后翅主要纵脉正常,不明显增粗,其第2臀叶之$2A_1$与$2A_2$脉略相互接近,较细,第3臀叶缺补充纵脉。鼓膜片大,覆盖鼓膜孔1/3以上。雄性下生殖板呈短锥形。

蒙古高原有15种。

(93) 贝氏束颈蝗 *Sphingonotus beybienkoi* Mistshenko, 1936 [图86]

Sphingonotus beybienkoi Mistshenko, 1936. EOS. XⅡ:83, 149, 151.

Sphingonotus beybienkoi Mistshenko, 1937[1936]. EOS, 12(3-4):148.

能乃扎布 1999:15;李洪昌等 2007:365;Mistshenko 1937:148,1968:495;Günther 1971:128;Chogsomzhav 1972:185,1989:95;Sergeev 1995:255;Sergeev et al. 2009:109;Altanchimeg and Nonnaizb 2013:81～82;Altanchimeg et al. 2015:69;Batnaran et al. 2016:39;Myagmar et al. 2019:56;Sergeev et al. 2020:28;Dey et al. 2021:343;Altanchimeg et al. 2022:37;Chuluunjav 2022:76;Gankhuyag E. et al. 2023:37.

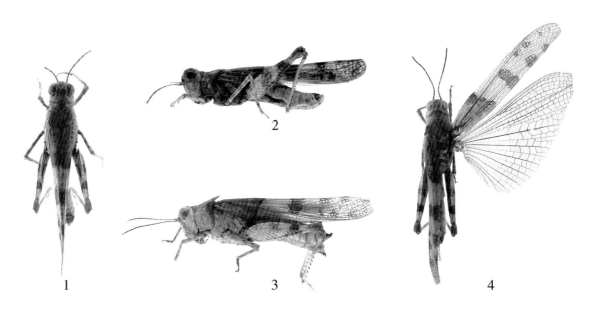

图86 贝氏束颈蝗 *Sphingonotus beybienkoi* Mistshenko
1.背面观(雄性);2.侧面观(雄性);3.侧面观(雌性);4.背面观(雌性)

体灰褐色。前翅具2条暗色横带,后翅基部淡蓝色。头短,侧面观高于前胸背板水平线。头顶略凹,侧缘隆线和中隆线明显可见,复眼间宽为触角间宽的1.5倍;头侧窝不明显。颜面隆起明显,不具纵沟,仅中单眼处略凹。复眼纵径为横径和眼下沟长的1.2倍。前胸背板沟前区缩狭,沟后区宽平;中隆线低细,被3条横沟割断;后横沟位于中部之前,沟后区长为沟前区长的1.8～2倍。前、后翅发达,超过后足股节的端部,中脉域中闰脉直,顶端略靠近中脉,径分脉1～2

分枝。后足股节匀称。后足胫节略短于股节,外缘具刺 8 个,内缘具刺 10 个。雄性下生殖板呈短锥状,顶端钝。雌性产卵瓣较长,顶端尖,下产卵瓣基部具颗粒状突起。

雄性体长 14.5～17.0mm,雌性体长 18.5～23.5mm。

分布:中国内蒙古(鄂尔多斯市、阿拉善盟)、甘肃、新疆,蒙古国乌布苏省 Uvs、中央省 Tuv、戈壁阿尔泰省 Govi-Altai、巴彦洪戈尔省 Bayankhongor、前杭爱省 Uvurkhangai、科布多省 Khovd、中戈壁省 Dundgovi、南戈壁省 Umnugovi、俄罗斯图瓦、哈萨克斯坦、吉尔吉斯斯坦。

(94)乌蓝束颈蝗(蓝胫束颈蝗)*Sphingonotus coerulipes* Uvarov, 1922 ［图 87］

Sphingonotus coerulipes coerulipes Uvarov,1922. Ent. Monthly Mag.,(3):Ⅲ:83.

Sphingonotus(*Sphingonotus*)*coerulipes coerulipes* Uvarov,1922. Dey,L.-S.,Saboori,Hodjat,Tork,Pahlow & Husemann. 2018. Zootaxa 4379(2):156.

Chogsomzhav 1989:95;Sergeev et al. 2009:109;Altanchimeg and Nonniazb 2013:81～82;Popova et al. 2020:604;Batkhuyag and Batnaran 2021:106;Altanchimeg et al. 2022:37;Gankhuyag E. et al. 2023:37.

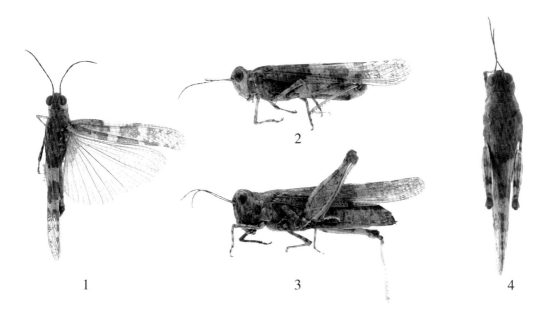

图 87　乌蓝束颈蝗 *Sphingonotus coerulipes* Uvarov
1.背面观(雄性);2.侧面观(雄性);3.侧面观(雌性);4.背面观(雌性)

体灰褐色或黄褐色。前翅具 2 个暗色横带纹,后翅基部淡蓝色。头侧面观略高于前胸背板的水平线。头顶向前略倾斜,略凹,侧缘隆线明显,复眼间宽为触角间宽的 1.5 倍,头侧窝不明显。颜面近垂直,颜面隆起平坦,具刻点。复眼纵径为横径的 1.2～1.4 倍,等于或为眼下沟长的 1.4 倍。前胸背板在沟前区缩狭,沟后区较宽;后缘为钝圆形;中隆线低细,被 3 条横沟切割;后横沟位于中部之前,沟后区长为沟前区长的 1.8～2 倍;侧片前下角钝圆,后下角渐尖。中胸腹板侧叶间中隔宽为其长的 2 倍。前、后翅发达,狭长,略不到达后足胫节端部。雌性前翅径分脉 3～4 分枝。后足胫节略短于股节,外缘具刺 8 个,内缘具刺 10 个。雄性下生殖板呈短锥形,顶端钝。雌性产卵瓣短粗,顶端尖,下产卵瓣基部有颗粒状突起。

雄性体长 14.5～17.5mm,雌性体长 23.2～26.5mm。

分布:中国新疆,伊朗,阿富汗,土耳其,哈萨克斯坦,俄罗斯西伯利亚地区,蒙古国北部。

(95)雅丽束颈蝗 *Sphingonotus elegans* Mistshenko, 1936 [图 88]

Sphingonotus elegans Mistshenko,1936. EOS. XII:84,165～168.

Sphingonotus (*Sphingonotus*) *elegans* Mistshenko,1936. Dey,L.-S.,Seidel,Lkhagva-suren & Husemann. 2021,Erforsch biol. Ress. Mongolei 14:343.

Mistshenko 1937:165,1968:495;Chogsomzhav 1968:59,1972:185,1989:95;Günther 1971:128;Garai 2001:752;Sergeev et al. 2009:109;Altanchimeg and Nonniazb 2013:81～82;Batnaran et al. 2016:40;Myagmar et al. 2019:56;Sergeev et al. 2020:29;Dey et al. 2021:343;Altanchimeg et al. 2022:37;Gankhuyag E. et al. 2023:37.

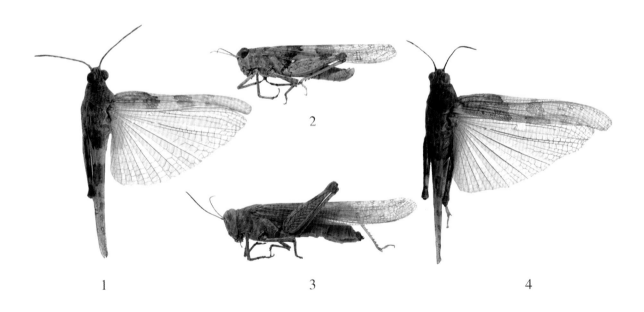

图 88　雅丽束颈蝗 *Sphingonotus elegans* Mistshenko
1.背面观(雄性);2.侧面观(雄性);3.侧面观(雌性);4.背面观(雌性)

前翅具暗色斑点,不形成横带纹。头侧面观略高于前胸背板,头顶具明显或不明显的侧缘隆线和中隆线。复眼间宽为触角间宽的 1.3 倍,头侧窝不明显。颜面隆起宽平,略凹陷。复眼纵径为横径的 1.2 倍,为眼下沟长的 1.3～1.5 倍。前胸背板沟前区较缩狭;中隆线低细,被 3 条横沟割断;后横沟位于中部之前,沟后区长为沟前区长的 2～2.2 倍;前胸背板侧片高度明显大于其长,前缘略呈波状,前下角钝,后缘直,后下角略渐尖。前、后翅发达,到达或略不到达后足胫节的顶端；中脉域的中闾脉直，与中脉平行，径分脉 3～4 分枝。中胸腹板侧叶间中隔宽为其长的 1.7 倍。后足股节匀称，内侧暗色，有 2 个完整的淡色斑纹。后足胫节略短于股节，为黄色或淡蓝色。雄性下生殖板呈短锥状，顶端钝。雌性产卵瓣短粗，基部宽，顶端尖，上产卵瓣的上外缘无细齿，下产卵瓣基部具少量颗粒状突起。

雄性体长 14.5～22.5mm，雌性体长 23～31.5mm。

分布：中国内蒙古(鄂尔多斯市、阿拉善盟)、新疆，蒙古国乌布苏省 Uvs、科布多省 Khovd、巴彦洪戈尔省 Bayankhongor、南戈壁省 Umnugovi、前杭爱省 Uvurkhangai，俄罗斯。

(96)戈壁束颈蝗 *Sphingonotus gobicus* Chogsomzhav，1975 [**图 89**]

Sphingonotus gobicus Chogsomzhav，1975．Insects of Mongolia，3:44．

Sphingonotus（*Sphingonotus*）*gobicus* Chogsomzhav，1975．

Altanchimeg and Nonniazb 2013:81～82；Batkhuyag and Batnaran 2021:105；Dey et al. 2021:345；Altanchimeg et al. 2022:37；Gankhuyag E. et al. 2023:38．

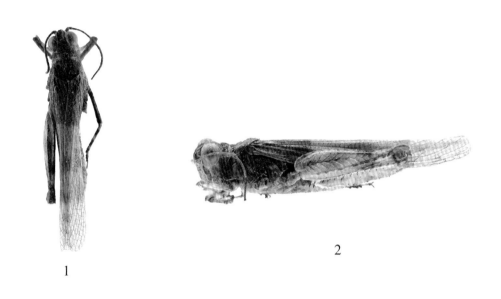

图 89　戈壁束颈蝗 *Sphingonotus gobicus* Chogsomzhav
1.背面观(雄性)；2.侧面观(雄性)

体较小。头小，头顶短；头侧窝缺或非常小，不清晰。颜面隆起明显，两侧缘隆线在单眼下相遇。雄性复眼大，其纵径大于眼下沟长；雌性复眼纵径等于或略大于眼下沟长。颜面侧隆线发达。触角中段一节长为宽的 2 倍。前胸背板呈屋脊状，中隆线低而细，被后横沟切割，中隆线在沟前区略隆起。前胸侧板前下角钝，后下角略斜截。前胸腹板突稍隆起。中胸腹板侧叶间中隔宽，宽为长的 2.5 倍。后胸腹板侧叶相隔较远，其中隔宽为长的 1.5 倍。后足股节粗壮，内侧浅色，具 3 条暗色横带纹。后足胫节无色，一般有不完整的 2 条暗色带。爪中垫非常小。前翅狭长，超过后足胫节顶端，长为宽的 6～7 倍；一般有 2 条暗色横带，在翅顶端常消失；前翅 Rs 脉有 1 分支;中脉域闰脉非常隆起,在顶端呈"S"形弯曲,不达中脉域顶端,并与 R 主脉愈合。后翅呈宽三角形,无暗色横带,基部略呈淡蓝色。鼓膜器发达。尾须细长,长为宽的 3.5~4 倍。肛上板呈钝圆形。雌性产卵瓣短而粗,上产卵瓣明显凹陷,下产卵瓣下缘基部有皱纹和小颗粒状突起。

雄性体长 11.0~14.5mm,雌性体长 14.0~15.5mm。

分布:中国内蒙古(阿拉善盟)、新疆,蒙古国科布多省 Khovd、戈壁阿尔泰省 Govi-Altai、巴彦洪戈尔省 Bayankhongor、中戈壁省 Dundgovi。

(97)海边束颈蝗 *Sphingonotus halophilus* Bey-Bienko,1929 [图 90]

Sphingonotus halophilus Bey-Bienko,1929. EOS. Ⅴ:121.

Sphingonotus(*Sphingonotus*)*halophilus* Bey-Bienko,1929. Cigliano,M. M.,H. Braun,D. C. Eades & D. Otte. *Orthoptera Species File*. Version 5. 0/5. 0. 2023.

Günther 1971:128;Altanchimeg and Nonniazb 2013:81~82;Batkhuyag and Batnaran 2021:104. 38;Altanchimeg et al. 2022:37;Gankhuyag E. et al. 2023:38.

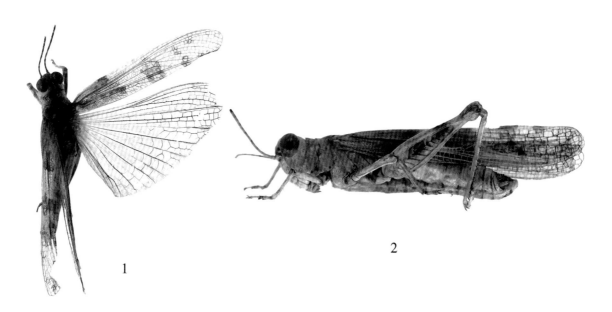

图 90　海边束颈蝗 *Sphingonotus halophilus* Bey-Bienko
1.背面观(雄性);2.侧面观(雄性)

体灰褐色。前翅基部 1/3 和中部具暗色斑纹。头侧面观略高于前胸背板。头顶复眼间宽为触角间宽的 2 倍;复眼纵径为横径的 1.2 倍,为眼下沟长的 1.4 倍。颜面隆起仅在中单眼之上具纵沟。前胸背板沟前区略缩狭;中隆线低细,被 3 条横沟切割;后横沟位于中部之前,沟后区长为沟前区长的 1.6 倍。前胸侧片前下角呈钝角状,后下角呈宽圆形。中胸腹板侧叶间中隔宽为长的 2 倍。前翅较短宽,前翅基部 1/3 和中部具暗色斑纹,略超过腹部的端部,中脉域之中闰脉顶端略靠近中脉,径分脉 1~2 分枝。后翅无色。后足股节内侧黑褐色,顶端淡色。后足胫节明显短于股节。雌性产卵瓣短小,顶端呈钩状,下产卵瓣基部光滑。

雄性体长 13.0～15.5mm,雌性体长 18.0～20.0mm。

分布:蒙古国科布多省 Khovd,哈萨克斯坦。中亚。

(98)蒙古束颈蝗 *Sphingonotus mongolicus* Saussure，1888 ［图 91］

Sphingonotus mongolicus Saussure，1888. Mem. Soc. Phys. Hist. Nat. Gen.，30(1):77,82.

能乃扎布 1999:15；李鸿昌等 2007:365；Mistshenko 1968:496；Chogsomjav 1971:106，1972:186；Günther 1971:128；Altanchimeg and Nonniazb 2013:81～82；Batkhuyag and Batnaran 2021:104,38；Altanchimeg et al. 2022:37；Chuluunjav 2022:75；Gankhuyag E. et al. 2023:39.

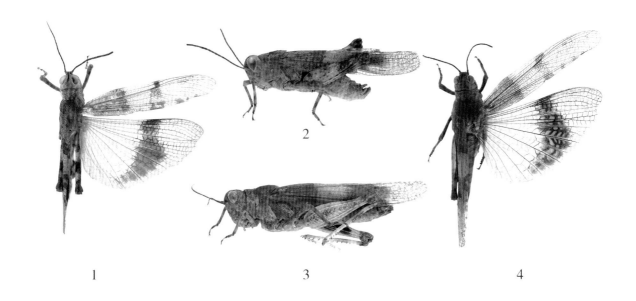

图 91　蒙古束颈蝗 *Sphingonotus mongolicus* Saussure
1.背面观(雄性);2.侧面观(雄性);3.侧面观(雌性);4.背面观(雌性)

体中型。头侧面观略高于前胸背板。前胸背板中隆线低而细,沟后区长为沟前区长的 2 倍。前胸侧片后小角渐尖或圆形。中胸腹板侧叶间中隔宽为长的 2 倍。前翅狭长,长为宽的 6 倍。后足股节长为宽的 4 倍。前翅具 2 个暗色横纹。后翅基部淡蓝色;中部暗色带纹宽,但不达到后翅的外缘和内缘。后足股节内侧蓝黑色,端部淡色。后足胫节污黄白色,近基部有 1 淡蓝色斑纹。雌性下生殖板后缘无凹口,有时具短纵沟。

雄性体长 13.0～21.5mm,雌性体长 22.0～27.5mm。

生活在砾石多的山地环境。

分布:中国内蒙古(赤峰市、呼和浩特市、呼伦贝尔市、兴安盟、巴彦淖尔市、阿拉善盟)、黑龙江、吉林、辽宁、河北、陕西、山西、甘肃、山东,蒙古国中央省 Tuv、巴彦洪戈尔省 Bayankhongor、南戈壁省 Umnugovi,俄罗斯、韩国。

(99)岩石束颈蝗 *Sphingonotus nebulosus* (Fischer-Waldheim，1846) [**图 92**]

Oedipoda nebulosa Fischer-Waldheim，1846. Nouv. Mem. Soc. Imp. Natur. Moscou 8:290.

Sphingonotus nebulosus Bolívar，I.，1899. Ann. Soc. Entom. Belgique 43:591.

Sphingonotus nebulosus nebulosus (Fischer-Waldheim，1846) Mistshenko，1937[1936].
EOS. 12(3~4):244.

Chogsomzhav 1968:58，1971:106，1972:186，1975:44，1989:95；Günther 1971:128；Sergeev 1995:255；Altanchimeg and Nonnaizb 2013:81~82；Myagmar et al. 2019:56；Sergeev et al. 2020:29；Batkhuyag and Batnaran 2021:107；Altanchimeg et al. 2022:37；Gankhuyag E. et al. 2023:39.

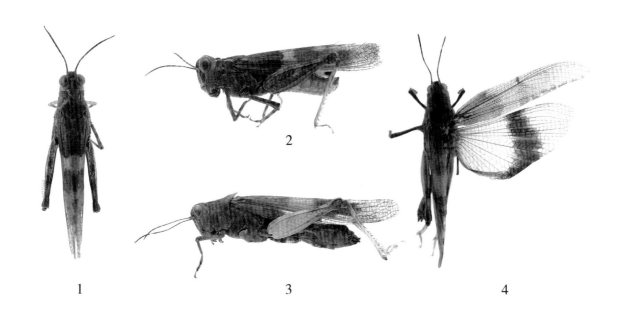

图 92　岩石束颈蝗 *Sphingonotus nebulosus* (Fischer-Waldheim)
1.背面观(雄性)；2.侧面观(雄性)；3.侧面观(雌性)；4.背面观(雌性)

　　体灰褐色或暗褐色。头侧面观略高于前胸背板的水平线，头顶具明显的中隆线和侧隆线，复眼间宽约为触角间宽的 1.5 倍，头侧窝形状不规则。颜面隆起明显，略具纵沟。复眼纵径略大于横径，几乎与眼下沟等长。前胸背板沟前区缩狭，沟后区较宽平；中隆线低细，被 3 条横沟切割；后横沟位于中部之前，沟后区长为沟前区长的 2 倍。前胸侧片后下角渐尖，有时为圆弧形。中胸腹板侧叶间中隔宽约为长的 1.5 倍。前、后翅发达，远超过后足股节顶端。前翅具 2 个暗色横纹带，中脉域的中闰脉在顶端较靠近中脉，径分脉 3~4 分枝；后翅基部淡蓝色，中部具宽的暗色横带，顶端透明。后足股节较短粗，侧中隆线无细齿，内侧暗黑色，具 1 个淡色横斑纹，顶端暗黑色。后足胫节明显短于股节，污蓝色。雄性下生殖板呈短锥状，顶端钝。雌性产卵瓣短粗，顶端长而尖，上产卵瓣上外缘无细齿，下产卵瓣基部具颗粒状突起。

雄性体长 17.0～27.5mm,雌性体长 28.0～38.5mm。

分布:中国新疆、甘肃,蒙古国科布多省 Khovd、南戈壁省 Umnugovi 及东阿尔泰地区。

(100)宁夏束颈蝗 *Sphingonotus ningsianus* Zheng et Cow，1981 ［图 93］

Sphingonotus ningsianus Zheng er Gow，1981. Acta Entomologica Sinica，24(1):75～76.

能乃扎布 1999:16；李鸿昌等 2007:365；Altanchimeg and Nonnaizb 2016:81～82.

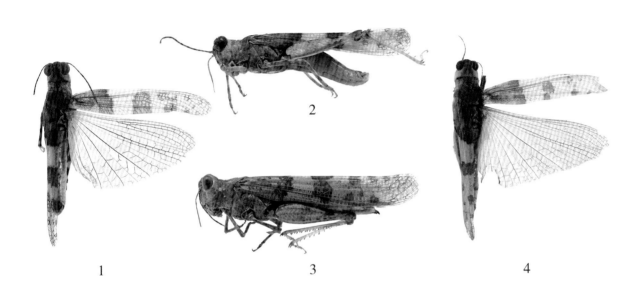

图 93　宁夏束颈蝗 *Sphingonotus ningsianus* Zheng et Cow
1.背面观(雄性);2.侧面观(雄性);3.侧面观(雌性);4.背面观(雌性)

体中等,体黄褐色或灰褐色,体表具明显的黑褐色斑点。侧面观头高于前胸背板。头顶宽平,具明显的侧缘隆线,复眼间宽约触角间宽的 1.6 倍,头侧窝可见。颜面近垂直或略向后倾,纵沟不深。复眼纵径为眼下沟长的 1.5～1.6 倍。前胸背板沟前区明显缩狭;中隆线低细,3 条横沟明显,切割中隆线;后横沟位于中部之前,沟后区长为沟前区长的 1.8～2 倍;前胸侧片后下角渐尖。中胸腹板侧叶间中隔长约为宽的 1.5 倍。前翅狭长,明显超过后足股节的顶端;有 2 条明显的黑褐色横纹,基部 1 条大而宽,中部 1 条较小;中脉域之中闰脉直,与中脉平行,径分脉 2～3 分枝。后翅基部无色。后足股节匀称,外侧黄褐色。后足胫节短于股节,淡黄色,基部黑色。雄性下生殖板呈短锥形,顶端钝圆。雌性产卵瓣短粗,顶端呈钩状,下产卵瓣基部之悬垫具颗粒状突起。

雄性体长 19.0～20.0mm,雌性体长 24.0～29.0mm。

分布:中国内蒙古(阿拉善盟)、宁夏。

(101)黑翅束颈蝗 *Sphingonotus obscuratus latissimus* Uvarov，1925 ［图94］

Sphingonotus obscuratus latissimus Uvarov，1925. Journ. Bomb. Nat. Hist. Soc. XXX:268.

能乃扎布 1999:16；李鸿昌等 2007:365；Chogsomzhav 1968:59，1971:107，1972:186，1989:95；Günther 1971:129；Childebaev and Storozhenko 2001；Altanchimeg and Nonnaizb 2013:81～82；Batkhuyag and Batnaran 2021:108；Dey et al. 2021:348；Altanchimeg et al. 2022:37；Gankhuyag E. et al. 2023:39.

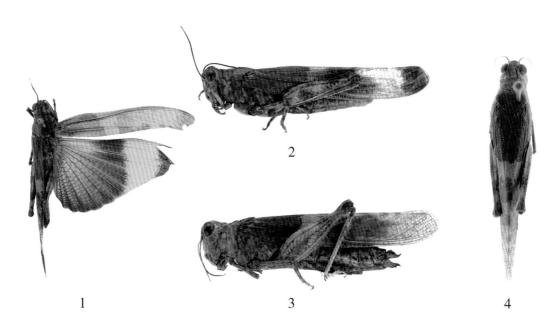

图 94 黑翅束颈蝗 *Sphingonotus obscuratus latissimus* Uvarov

1.背面观(雄性);2.侧面观(雄性);3.侧面观(雌性);4.背面观(雌性)

体灰褐色。前翅基部 1/3 和中部具暗褐色带纹。头侧面观略高于前胸背板水平线;头顶宽平,略具刻点;头侧窝不明显。颜面几乎垂直,颜面隆起宽平,仅中单眼处略凹陷。复眼大,纵径为横径的 1.5 倍,与眼下沟几乎等长。前胸背板沟前区缩狭;中隆线低细,被 3 条横沟切割;后横沟位于中部之前,沟后区长为沟前区长的 2 倍;前胸侧片前下角近直角状,后下角呈宽圆形。中胸腹板侧叶间中隔宽为长的 1.7 倍。前、后翅发达,到达后足胫节的端部,径分脉 3～4 分枝,中脉域之中闰脉近直,顶端略靠近中脉。后翅基部淡蓝色,有较宽的暗色横纹带,顶端有 2 个不相连的暗色斑块。后足股节匀称,上侧中隆线无细齿,内侧蓝黑色,顶端淡色。后足胫节明显短于股节,污蓝色或蓝色。雄性下生殖板呈短锥状,顶端钝。雌性产卵瓣短粗,顶端呈钩状,上产卵瓣上外缘无细齿,下产卵瓣基部平滑。

雄性体长 30.5～32.0mm,雌性体长 35.0～35.4mm。

分布:中国内蒙古(阿拉善盟贺兰山)、甘肃、新疆,蒙古国科布多省 Khovd、巴彦洪戈尔省 Bayankhongor、南戈壁省 Umnugovi,哈萨克斯坦。

(102)八纹束颈蝗 *Sphingonotus octofasciatus* (Serville，1839) ［图 95］

Oedipoda octofasciatus Serville，1839. Hist. Nat. Ins. Orth. 728.

Sphingonotus kittaryi Saussure，1884. Mem. Soc. Phys. Hist. Nat. Geneve，28（9）：197，207.

Sphingonotus octofasciatus (Serville)，Saussure，1888，Mem. Soc. Phys. Hist. Nat. Geneve，30(1)：76，79.

能乃扎布 1999:16；李鸿昌等 2007:365；Altanchimeg and Nonnaizb 2013:81～82.

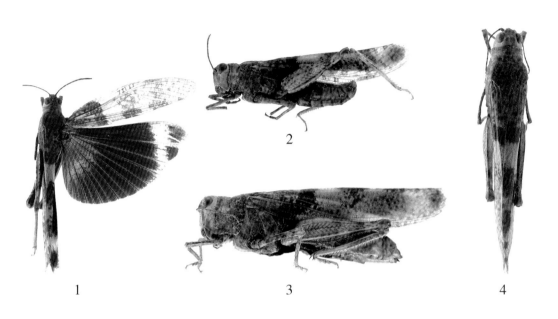

图 95　八纹束颈蝗 *Sphingonotus octofasciatus*（Serville）
1.背面观（雄性）；2.侧面观（雄性）；3.侧面观（雌性）；4.背面观（雌性）

体黄褐色或灰褐色。前翅基部略暗，具 3 条明显的黑色横斑纹。头侧面观略高于前胸背板水平线；头顶宽平，侧缘隆线和中隆线明显；复眼间宽为触角间宽的 1.8 倍；头侧窝不明显。复眼纵径为横径的 1.3 倍，与眼下沟约等长。前胸背板在沟前区紧缩，沟后区宽平；中隆线低细，被 3 条横沟切割；后横沟位于中部之前，沟后区长为沟前区长的 2 倍；前胸侧片前下角钝圆，后下角呈宽圆形。中胸腹板侧叶间中隔宽为长的 1.6 倍。前、后翅发达，超过后足胫节的中部；中脉域之中闰脉弯曲，顶端靠近中脉，径分脉 2～3 分枝。后翅基部杏红色，中部具轮状暗色带，顶端具暗色斑块。后足股节较短粗，内侧淡黄色，具 1 条暗色斑纹或 2 条污黄色横纹带。后足胫节略短于股节。雄性下生殖板呈短锥形，顶端钝圆。雌性产卵瓣短粗，顶端呈钩状，下产卵瓣基部光滑。

雄性体长 16.5～24.5mm，雌性体长 25～34.5mm。

分布：中国内蒙古（阿拉善盟贺兰山）、陕西、新疆、俄罗斯及南亚、北美。

(103)鄂托克束颈蝗 *Sphingonotus otogensis* Zheng & Yang，1997

Sphingonotus otogensis Zheng & Yang，1997，Journal of Shanxi Normal University，25(2)：55～56.

能乃扎布 1999:16；李鸿昌等 2007:365；Altanchimeg and Nonnaizb 2013:81～82.

体暗黄褐色。头侧面观明显高于前胸背板水平线,头侧窝呈宽三角形。颜面隆起侧缘在中眼下略收缩,具宽浅纵沟;颜面侧隆线明显。触角中段一节长为宽的 1.75 倍。复眼纵径为眼下沟长的 1.3 倍。前胸背板沟前区缩狭,沟后区较宽平;中隆线在前横沟前呈脊状隆起,侧面观明显高于沟后区,在前、后横沟间消失,沟后区中隆线可见;沟后区长为沟前区长的 1.8 倍;前胸侧片高大于长,前下角呈直角形,后下角宽圆,在其前端与下缘呈角形。中胸腹板侧叶宽大于长,中隔宽为长的 1.25 倍。前翅狭长,几乎达后足股节顶端;前翅顶端圆,径分脉有 3 个分枝;中闰脉发达,端部较近于中脉;前翅基部和中部具暗色横斑,顶端具细碎小斑;横斑间的透明斑明显狭于后翅暗色斑,中部暗色横斑宽几乎与后翅暗色斑等宽。后翅狭长,呈三角形,基部红色,前缘透明无色,中部具暗色横斑,顶端不到内缘,翅顶具两大一小的 3 个黑斑。后足股节匀称,内侧黑色。后足胫节缺外端刺,淡黄色,基部黑色,中部具 1 个暗色斑。爪中垫很小,呈三角形,不达爪之中部。肛上板呈宽三角形,中部两侧具横脊。尾须呈长柱状。下生殖板呈短锥形。

雄性体长约 24mm。雌性无记录。

分布:中国内蒙古(鄂尔多斯市)。

(104)岸砾束颈蝗 *Sphingonotus rubescens*（Walker，1870）[图 96]

Oedipoda rubescens Walker，1870. Zoologist（2）V:2301.

Sphingonotus coerulans var. *aegyptiaca* Saussure，1884. Mem. Soc. Phys. DHist. Nat，Geneve，28（9）:200.

Sphingonotus rubescens rubescens Mistshenko，1937[1936]. EOS. 12(3～4):169

Sphingonotus（*Sphingonotus*）*rubescens*（Walker，1870），in Dey，L.-S.，Seidel，Lkhagvasuren & Husemann. 2021. Erforsch biol. Ress. Mongolei 14:248.

Chogsomzhav 1969a:77，1969b:128，1972:185，1989:95；Sergeev 1995:255；Sergeev et al. 2009:109；Altanchimeg and Nonnaizb 2013:81～82；Batnaran et al. 2016:40；Myagmar et al. 2019:56；Sergeev et al. 2020:29；Batkhuyag and Batnaran 2021:105；Dey et al. 2021:348；Altanchimeg et al. 2022:37；Gankhuyag E. et al. 2023:40.

体匀称,体红赭色或暗褐色,体表具黑色斑点。头侧面观略高于前胸背板水平;头顶略低凹,有明显的侧缘隆线和中隆线;复眼宽约为触角间宽的 1.3 倍;头侧窝不明显。颜面隆起宽平,无明显纵沟。复眼纵径为横径的 1.5 倍,与眼下沟约等长。前胸背板沟前区较缩狭,沟后区宽平;后缘呈宽圆形;中隆线低而细,被 3 条横沟所切割;后横沟位于中部之前,沟后区长为沟前区长的 2倍;前胸侧片前下角呈钝圆形,后下角渐尖。中胸腹板侧叶间中隔宽为长的 1.5 倍。前、后翅发

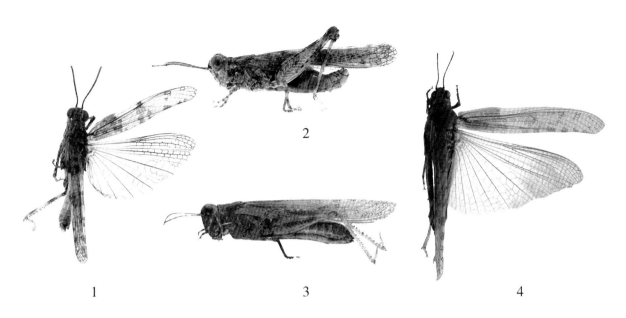

图 96　岸砾束颈蝗 *Sphingonotus rubescens*（Walker）

1. 背面观(雄性);2. 侧面观(雄性);3. 侧面观(雌性);4. 背面观(雌性)

达,到达或超过后足胫节的端部。前翅径分脉 3～4 分枝;中脉域之中闰脉呈"S"形弯曲,顶端靠近中脉。后翅基部蓝色。后足股节匀称,上侧中隆线无细齿,内侧黑褐色。后足胫节略短于股节,鲜蓝色或污黄白色。鼓膜器呈卵圆形。雄性下生殖板呈短锥状,顶端钝。雌性产卵瓣短粗,基部宽,顶端呈钩状,下产卵瓣基部平滑或略突起。

雄性体长 17.4～18.5mm,雌性体长 25.2～27.1mm。

一年发生一代,以卵在土中越冬。成虫在 7、8 月出现。栖息在植被稀少的荒漠和荒漠草原地带。

分布:中国新疆,蒙古国乌布苏省 Uvs、南戈壁省 Umnugovi,哈萨克斯坦,印度,巴基斯坦,希腊。中亚、非洲。

(105)瘤背束颈蝗 *Sphingonotus salinus*（Pallas，1773）［图 97］

Gryllus Locusta salinus Pallas，1773. Reise durch Verschiedene Provinzen des Russischen Reiches Ⅱ:727.

Oedipoda zinini Kittary，1849. Bull. Mosc. Obs. ，ⅩⅫ:470.

Sphingonorus suschkini Adelung，1906. Mater. Poz. Fau. Flor. Ross. Imp. ，7:86.

能乃扎布 1999:16；李鸿昌等 2007:365；Chogsomzhav 1969a:78，1972:186，1989:95；Sergeev 1995:255；Sergeev et al. 2009:109；Altanchimeg and Nonnaizb 2013:81～82；Myagmar et al. 2019:56；Sergeev et al. 2020:29；Batkhuyag and Batnaran 2021:108；Altanchimeg et al. 2022:37；Chuluunjav 2022:76；Gankhuyag E. et al. 2023:38.

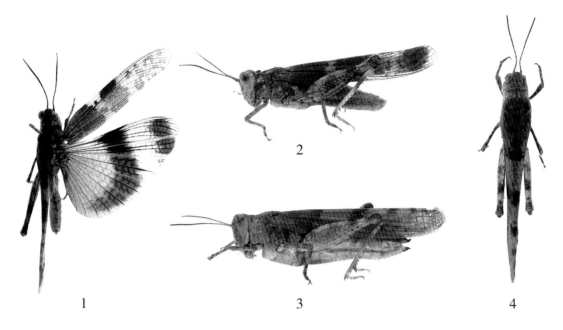

图 97　瘤背束颈蝗 *Sphingonotus salinus*（Pallas）

1.背面观（雄性）;2.侧面观（雄性）;3.侧面观（雌性）;4.背面观（雌性）

体灰褐色、黄褐色或褐色,体表具许多小黑斑点。头高于前胸背板水平线,头顶具明显的侧缘隆线和中隆线;复眼间宽为触角间宽的 2 倍;头侧窝明显,呈三角形。颜面隆起两侧缘明显,几乎平行,中纵沟可见。复眼纵径略大于横径,几乎与眼下沟等长。前胸背板沟前区缩狭;中隆线在沟前区呈片状隆起,在沟后区低细,被 3 条横沟切割;后横沟位于中部之前,沟后区长约为沟前区长的 1.5 倍;侧隆线不明显或略可见;前胸背板侧片前下角呈直角状或钝角状,后下角渐尖或呈钝角状。中胸腹板侧叶间中隔宽约为长的 1.5 倍。前、后翅发达,近达后足胫节的顶端;中脉域之中闰脉几乎直,顶端略靠近中脉。后翅基部玫瑰色,中部暗色横纹带不到达后翅后缘,顶端的暗色斑块常分裂成 2 个。后足股节粗壮,内侧黑色,顶端淡色,上侧中隆线无细齿。后足胫节明显短于后足股节,黄白色,基部黑色,有时微蓝色。下生殖板呈短锥形,顶端钝。雌性产卵瓣短粗,顶端尖,上产卵瓣的上外缘端前凹口宽,呈"S"形弯曲,下产卵瓣基部平滑或具明显的突起。

雄性体长 19.2～25.5mm,雌性体长 24.5～34.5mm。成虫 7 月中旬出现。

栖息于荒漠草原,为害驼绒藜、角果藜、猪毛菜、无叶假木贼、播娘蒿、野苜蓿、黄芪、鹤虱、银蒿等植物。

分布:中国内蒙古(巴彦淖尔市、阿拉善盟)、新疆,蒙古国科布多省 Khovd,哈萨克斯坦,俄罗斯高加索地区。中亚。

(106)柴达木束颈蝗 *Sphingonotus tzaidamicus* Mistshenko, 1936 [图 98]

Sphingonotus tzaidamicus Mistshenko, 1936. EOS. Ⅻ:79,113.

Sphingonotus (*Sphingonotus*) *tzaidamicus* Mistshenko, 1937. in Dey, L.-S., Seidel,

Lkhagvasuren & Husemann. 2021. Erforsch biol. Ress. Mongolei 14:350.

能乃扎布 1999:16；李鸿昌等 2007:365；Chogsomzhav 1975:45，1989:95；Altanchimeg 2011:16；Altanchimeg and Nonnaizb 2013:81～82；Myagmar et al. 2019:56；Batkhuyag and Batnaran 2021:104；Altanchimeg et al. 2022:37；Gankhuyag E. et al. 2023:36.

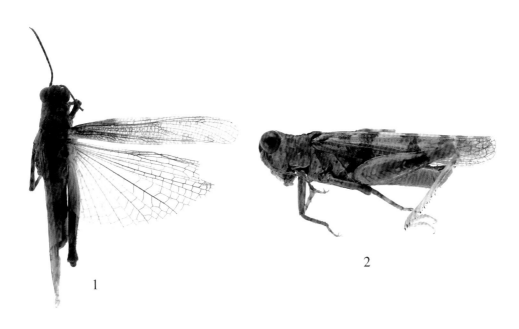

图 98　柴达木束颈蝗 *Sphingonotus tzaidamicus* Mistshenko
1. 背面观（雄性）；2. 侧面观（雄性）

体红褐色或灰褐色。头侧面观略高于前胸背板的水平线。复眼间宽约为触角间宽的 2 倍。颜面隆起纵沟明显。复眼纵径为横径和眼下沟长的 1.3 倍。前胸背板沟前区较缩狭，沟后区较宽平；中隆线低细，被 3 条横沟切割；后横沟位于中部之前，沟后区长为沟前区长的 1.6～1.7 倍；侧片后下角宽圆形。中胸腹板侧叶间中隔宽为其长的 2 倍。前翅明显超过腹部末端，但远不到达后足胫节中部，基部 1/3 和中部具不明显的暗色斑纹；中脉域之中闰脉顶端靠近中脉，径分脉 1～2 分枝。后足股节匀称，内侧暗褐色，具 2 个淡色条纹。后足胫节明显短于股节，淡黄白色，具 2 个暗色斑纹。雄性下生殖板呈短锥状，顶端钝。雌性产卵瓣短粗，顶端呈钩状，下产卵瓣基部光滑。

雄性体长 13.4～13.5mm，雌性体长 20.0～21.5mm。

分布：中国内蒙古（阿拉善盟贺兰山）、青海、新疆，蒙古国东戈壁省 Dornogovi.

(107)盐池束颈蝗 *Sphingonotus yenchihensis* Cheng et Chiu, 1965 ［图 99］

Sphingonotus yenchihensis Cheng et Chiu, 1965. Acta Entomologica Sinica, 14(6):587～589.
Sphingonotus (Sphingonotus) yenchihensis Zheng & Chiu, 1965.

能乃扎布 1999:16；李鸿昌等 2007:365；Altanchimeg and Nonnaizb 2013:81～82.

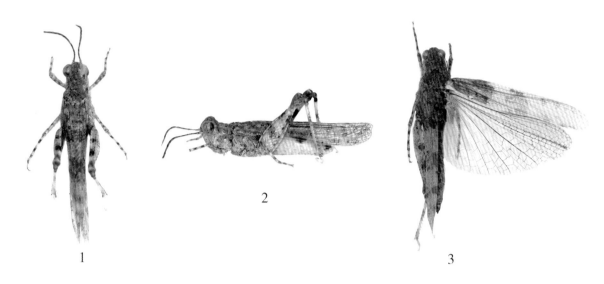

图 99 盐池束颈蝗 *Sphingonotus yenchihensis* Cheng et Chiu

1.背面观(雄性);2.侧面观(雄性);3.背面观(雌性)

体黄褐色、灰褐色或红褐色,体表具明显的黑褐色斑纹。头侧面观高于前胸背板水平线。头顶侧缘隆起明显,复眼间宽约为触角间宽的 1.5 倍,头侧窝不明显。颜面隆起具明显的纵沟。复眼纵径几乎等于横径,为眼下沟长的 1.35～1.5 倍。前胸背板沟前区明显缩狭,沟后区较宽平;中隆线低细,被 3 条横沟割断;后横沟位于中部之前,沟后区长为沟前区长的 1.6～1.75 倍。中胸腹板侧叶间中隔宽为长的 1.64～1.7 倍。前翅狭长,明显超过后足股节的顶端,基部 1/3 处和中部具黑色横斑纹,顶端具斑点;中脉域之中闰脉顶端靠近中脉,径分脉 1～2 分枝。后翅基部无色。后足股节较短粗,内侧黑褐色,具 1～2 个淡色斑纹。后足胫节略短于股节,淡黄色,基部 1/3 处具明显的斑纹。后足第 1 跗节略长于第 3 跗节之长。雄性下生殖板呈短锥状,顶端略尖。雌性产卵瓣短粗,顶端呈钩状,下产卵瓣基部光滑。

雄性体长 12.0～14.0mm,雌性体长 17.5～21.5mm。

分布:中国内蒙古(锡林郭勒盟锡林浩特市、鄂尔多斯市,阿拉善盟贺兰山)、陕西、宁夏、甘肃。

36.侧骺蝗属 *Sphingonoderus* Bey-Bienko, 1950

Sphingonoderus Bey-Bienko, 1950. Ent. Obozr. 31:203.

Type species: *Sphingonotus carinatus* Saussure, 1888

该属近似于束颈蝗属 *Sphingonotus*,区别特征为:其前胸背板侧片下角明显向前呈角状伸出,很少呈直角形,下缘呈弧形弯曲;前胸腹板突明显具瘤状隆起;中胸腹板显著横宽,宽为其长的 2.6～3 倍,向后明显扩展。

蒙古高原有 1 种。

(108)侧觚蝗 *Sphingonoderus carinatus*（Saussure，1888）[图 100]

Sphingpnotus carinata Saussure，1888. Mem. Soc. Geneve，ⅩⅩⅩ.（1）p. 67.

Sphingonotus coerulans var. *carinata* Saussure，1888. Mem. Soc. Phys. Hist. Nat. Geneve 30(1):79.

Sphingonotus coerulans var. *mecheriae* Krauss，1893. Jahreshefte des Vereins für vaterländische Naturkunde in Württemberg 49:95.

Mistshenko 1937:186；Steinmann 1968:247；Chogsomzhav 1968:59，1972:187，1989:95；Childebaev and Storozhenko 2001；Sergeev et al. 2009:109；Altanchimeg and Nonnaizb 2013:81～82；Batkhuyag and Batnaran 2021:109；Altanchimeg et al. 2022:37；Gankhuyag E. et al. 2023:36.

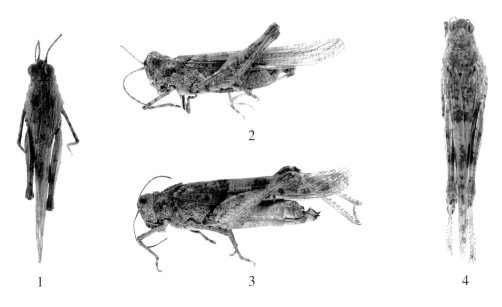

图 100　侧觚蝗 *Sphingonoderus carinatus*（Saussure）
1.背面观(雄性)；2.侧面观(雄性)；3.侧面观(雌性)；4.背面观(雌性)

体灰色或灰褐色。头侧窝显著,尤其雌性。颜面隆起侧缘隆起。雄性中单眼之上有明显纵沟。后足股节略弯曲,呈浅色,其内缘有 2 条暗色带纹。后足胫节黄白色,常有淡蓝色花纹。前翅中部有暗色横带纹,如带纹明显,则一般也不达前翅前缘。后翅基部淡蓝色,无暗色带纹或带纹不清晰。

雄性体长 14.5～21mm,雌性体长 21.0～32.0mm。

大发生时为害禾本科植物及农作物。

分布:蒙古国南戈壁省 Umnugovi、科布多省 Khovd,哈萨克斯坦及南亚、非洲。

37. 旋跳蝗属 *Helioscirtus* Saussure，1884

Helioscirtus Saussure，1884. Mem. Soc. Phys. Hist. Nat. Geneve，28(9):194.

Type species: *Helioscirtus moseri* Saussure，1884

体中等，外形似束颈蝗属 *Sphingonotus*。头大，略高于前胸背板水平线；头侧窝不明显。颜面隆起宽平。前胸背板在沟前区缩狭，沟后区较宽平；中隆线低而细，被 3 条横沟切割；后横沟位于中部之前；前胸侧片之后下角为宽圆形。中胸腹板侧叶间中隔横宽。前、后翅发达，明显超过后足股节的顶端。前翅中脉域中闰脉甚弯曲；后翅主要纵脉增粗，横脉对称，与纵脉组成四角形网孔，第 2 臀叶 2 个纵脉(即 $2A_1$、$2A_2$)在中部较靠近，第 3 臀叶具不到达基部的补充纵脉。鼓膜器发达，鼓膜片覆盖鼓膜孔的 1/3 以上。雄性下生殖板呈短锥状。雌性产卵瓣短粗，顶端呈钩状。

蒙古高原有 1 种。

(109)旋跳蝗 *Helioscirtus moseri* Saussure，1884 [图 101]

Helioscirtus moseri moseri Saussure，1884. Mem. Soc. Phys. Hist. Nat. Geneve，28(9):195.

Helioscirtus moseri var. *pietschmanni* Ikonnikov，1913. Ann. naturhist. Hofmus. 27:390.

Helioscirtus moseri moseri Saussure，1884. Uvarov，1921. Proc. Zool. Soc. London，31:466，467.

Chogsomzhav 1969b；Altanchimeg and Nonnaizb 2013:81～82；Batkhuyag and Batnaran 2021:109；Altanchimeg et al. 2022:37；Gankhuyag E. et al. 2023:40.

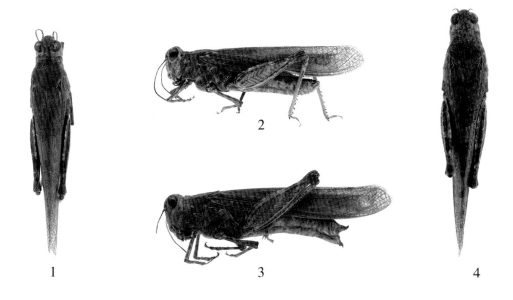

图 101　旋跳蝗 *Helioscirtus moseri* Saussure

1.背面观(雄性)；2.侧面观(雄性)；3.侧面观(雌性)；4.背面观(雌性)

体形中等,随生境石质颜色而体色明显有变化:在灰褐色的石质荒漠生境中体呈暗褐色,在红褐色的石质荒漠生境中体则呈红褐色。头侧面观略高于前胸背板,头顶具中隆线和侧隆线,头侧窝不明显。颜面隆起宽平,仅中单眼处低凹,两侧缘在中单眼之下缩狭。复眼呈卵形,纵径为眼下沟距离的1.3倍。触角到达或超过前胸背板的后缘。前胸背板沟前区较缩狭,沟后区较宽平;中隆线低细,3条横沟明显,并切割中隆线;后横沟位于中部之前,沟后区长约为沟前区长的2倍;前胸侧片的前下角呈直角形或钝角形,后下角为宽圆形。中胸腹板侧叶间中隔横宽,其宽为长的2倍。前、后翅发达。前翅中脉域中闰脉弯曲,顶端甚接近或邻近中脉;后翅第2臀叶$2A_1$、$2A_2$脉在中部较靠近,第3臀叶有补充纵脉。前翅无明显的暗色横纹带,后翅淡蓝色。后足股节匀称,后足股节内侧暗褐色,底侧橘红色或橙红色。后足胫节橘红色或红色;后足胫节外缘具刺8个,内缘具刺11个。后足跗节约为胫节的1/4长。雄性下生殖板呈短锥状,顶端钝圆。雌性产卵瓣短粗,顶端呈钩状。

雄性体长26.0~31.0mm,雌性体长29.0~33.0mm。

分布:中国甘肃、新疆,蒙古国科布多省Khovd,哈萨克斯坦,伊朗,巴基斯坦。中亚。

38. 细距蝗属 *Leptopternis* Saussure,1884

Leptopternis Saussure,1884. Mem. Soc. Phys. Hist. Nat. Geneve,28(9):193,198,209.

Type species: *Oedipoda gracilis* Eversmann,1848

与束颈蝗属*Sphingonotus*相似。体较细,有不明显的刻点和条纹。头较狭,高大于宽,头高出前胸背板水平之上,头侧窝呈三角形或缺。颜面隆起有较明显的边缘。触角呈丝状,有时顶端略粗,常到达后足股节基节或达前胸背板侧叶后缘。前胸背板呈马鞍形,具中隆线,中隆线细平,缺侧隆线,沟前区颇缩缢。中胸腹板侧叶间中隔宽约为长的2倍。后胸腹板侧叶不毗连,呈横的新月形。前翅较狭长,其长到达后足胫节的中部或顶端;后翅透明,缺暗色横纹,有时具淡蓝色或基部无色。后足股节狭长,其长为宽的3~4倍。后足胫节外缘具刺8~9个,内缘具刺9~10个;缺外端刺;后足胫节内侧距较长,几乎与后足跗节第1节等长或至少长于其一半。

蒙古高原有2种。

(110)细距蝗 *Leptopternis gracilis* (Eversmann,1848)［图 102］

Oedipoda gracilis Eversmann,1848. Additamenta quaedam levia ad Fischeri de Waldheim Orthoptera Rossica:10.

Leptopternis gracilis (Eversman,1848) Saussure,1884. Mem. Soc. Phys. Hist. Nat. Geneve 28(9):1~254,1 pl.

Sphingonotus angustipennis Saussure,1884. Mem. Soc. Phys. Hist. Nat. Geneve 28(9):201.

Sphingonotus grobbeni Werner,1905. S. B. Akad. Wiss. Wien, Math. -Nat. Kl. (Abt. 1) 114:361.

Hyalorrhipis maculipennis Chopard，1949[1945～1947]. Bull. Soc. Sci. Nat. Maroc 25～27：195.

能乃扎布 1999:14；李鸿昌等 2007:365；Mistshenko 1968:496；Chogsomzhav 1972:187，1989:95；Garai 2001:753；Childebaev and Storozhenko 2001；Altanchimeg and Nonnaizb 2013:81～82；Batkhuyag et al. 2019:107；Myagmar et al. 2019:57；Batkhuyag and Batnaran 2021:109；Altanchimeg et al. 2022:37；Gankhuyag E. et al. 2023:40.

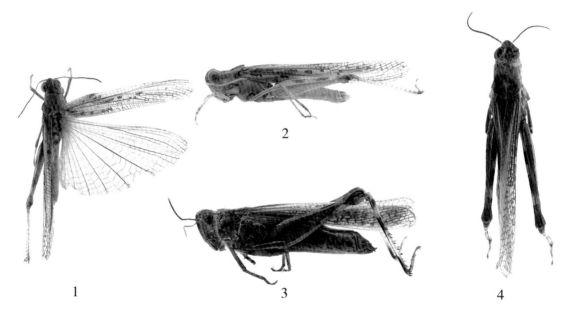

图 102　细距蝗 *Leptopternis gracilis*（Eversmann）
1.背面观(雄性)；2.侧面观(雄性)；3.侧面观(雌性)；4.背面观(雌性)

体形较细长,淡黄色,体表具褐色或黑色斑点和条纹。头长短于前胸背板之长；头较高,长大于宽,高于前胸背板水平线；头顶较狭,顶端呈圆形；头侧窝呈三角形。颜面隆起明显。复眼呈短卵形。触角呈丝状,有时顶端略粗扁,到达后足基节。前胸背板呈马鞍形,具中隆线,在沟后区较明显,缺侧隆线。中胸腹板侧叶间中隔宽为长的 2 倍。后胸腹板侧叶不毗连,为横的长方形。前、后翅较发达,狭长。前翅到达后足胫节的顶端,中脉域之中闰脉具音齿；后翅透明。后足股节长为宽的 4 倍。后足胫节缺外端刺,其下方内侧距较长,几乎与跗节第 1 节等长。鼓膜器发达。肛上板呈长三角形,具"八"字形隆起,雌性为菱形。下生殖板呈短锥形,顶端较钝。尾须呈扁锥形。雌性产卵瓣顶端较细,下产卵瓣外侧具基齿。

雄性体长 14.0～20.0mm,雌性体长 24.0～32.3mm。

栖息于荒漠草原。

分布:中国内蒙古(阿拉善盟贺兰山)、宁夏、甘肃、新疆,蒙古国南戈壁省 Umnugovi,哈萨克斯坦。中亚、南亚、北非。

(111)伊犁细距蝗 *Leptopternis iliensis* **Uvarov，1925**

Leptopternis iliensis Uvarov，1925，Journ. Bombay Nat. Hist. Soc. ，30:262.

Günther 1971:129；Chogsomzhav 1989:95；Childebaev and Storozhenko 2001；Altanchimeg and Nonnaizb 2013:81~82；Batkhuyag and Batnaran 2021:109；Batkhuyag et al. 2019:107；Myagmar et al. 2019:57；Altanchimeg et al. 2022:37；Gankhuyag E. et al. 2023:41.

体淡黑色。类似*Sphingonotus carinatus* Sauss. ，但体较细。头顶端呈钝圆形，背面具褐色斑点，边缘具1个大的黑色斑，前缘具细隆线，头侧窝似三角形。颜面隆起边缘锐地隆起，近头顶处相连接，有黑色密刻点。复眼短卵形，其长与眼下沟约等长，复眼间距约等于复眼横径。前胸背板较短，沟前区明显收缩；前段有"X"形花纹，密布褐色刻点；前横沟发达，弯曲，似衣领；3条横沟深，前横沟弯曲，中、后横沟较直，沟前区与沟后区约等长；后缘具较宽的圆形突出，前端具侧隆线，表面具不清晰的横皱纹；中隆线在沟前区缺，在沟后区呈线状。中胸腹板侧叶间中隔较宽，但不及侧叶宽。前翅乳白色膜质，但不透明，浅黄色，基部近黑色，超过后足股节的膝部；中脉域具浅黑色条纹，后段具浅黑色条纹和刻点。后翅狭，完全透明，纵脉和横脉为褐色，主脉不增粗。后足股节较细，外侧灰白色，隆线具黑色斑点。后足胫节灰色，内缘具刺10个，外缘具刺9个；距细而内弯，内侧距明显长于外侧距，与第1跗节约等长。第1跗节下侧明显突出，侧面观为三角形；爪中垫较小。雌性产卵瓣的下瓣端部有1个锐齿，端部细长而弯曲。

雄性体长14.5~16.0mm，雌性体长20.0~22.0mm。

分布：中国新疆，蒙古国科布多省Khovd，哈萨克斯坦。

39. 方额蝗属 *Quadriverticis* Zheng，1999

Quadriverticis Zheng，1999. Entomotaxonomia 21(1)；9~16.

Type species: *Quadriverticis elegans* Zheng，1999

体小型。头明显高出前胸背板；头顶呈长方形，前缘半，侧面观明显向前倾斜；头侧窝小，呈三角形。颜面隆起全长具纵沟，侧缘在中央单眼以上平行，在中央单眼下渐扩大。前胸背板前缘中央呈角形突出；中隆线在前横沟前及后横沟后明显，在中部不明显；缺侧隆线；沟后区长略大于沟前区。中胸腹板侧叶间中隔宽大于侧叶宽，后胸腹板侧叶分开。前翅狭长，超过后足股节顶端，中脉域具闰脉；后翅透明，不具色彩和斑纹。后足股节粗短，下膝侧片顶呈圆形。后足胫节内侧距长短于第1跗节长之半。鼓膜片大，覆盖鼓膜孔1/3以上。

蒙古高原有1种。

(112)小方额蝗 *Quadriverticis elegans* **Zheng，1999**

Quadriverticis elegans Zheng，1999. Entomotaxonomia，21(1)；9~16.

李鸿昌等 2007 :365；Altanchimeg and Nonnaizb 2013:81~82.

体黄褐色。头短于前胸背板，侧面观明显高出前胸背板水平之上；头顶呈长方形；头侧窝小,呈三角形。颜面隆起全长具明显纵沟,侧缘在中单眼以上平行,复眼纵径为横径的 1.25 倍,为眼下沟长的 1.66 倍。前胸背板呈圆柱形;前缘中央呈角形突出,后缘呈钝圆形;中隆线在前横沟前及沟后区明显,在中部不明显;缺侧隆线;前、后横沟切断中隆线,沟后区长为沟前区长的 1.3 倍。前胸背板侧片前下角呈钝角形,后下角呈圆形。中胸腹板侧叶间中隔宽为长的 2.25 倍。后胸腹板侧叶较宽地分开。前翅超过后足股节的顶端,中闰脉明显。后翅与前翅等长。后足股节上侧中隆线缺细齿,长为宽的 3.5 倍。后足胫节外侧具刺 10 个,内侧具刺 11 个,具外端刺,胫节内侧距的长短于第 1 跗节长之半。鼓膜片较大,覆盖鼓膜孔 1/3 以上。肛上板呈三角形。尾须呈长锥形。下生殖板呈短锥形。

雄性体长 13.0～13.5mm。雌性无记录。

分布:中国内蒙古(阿拉善盟雅布赖山)。

五、网翅蝗科 Arcypteridae Bolivar，1914

体小至中型。头多呈圆锥形,头顶前端中央缺颜顶角沟;头侧窝呈四角形,但有时缺。颜面颇向后倾斜,与头顶形成锐角。触角呈丝状。前胸背板中隆线低,侧隆线发达或不发达。前胸腹板通常平坦,有时具较小的突起。前、后翅发达、短缩或消失。前翅如发达,则中脉域常缺中闰脉;如具中闰脉,其上也不具音齿。后翅通常本色透明,有时也呈暗褐色,但绝不具彩色斑纹。后足股节上基片长于下基片,外侧具羽状纹,股节内侧下隆线常具发音齿或不具发音齿。后足胫节缺外端刺。腹部通常具发达的鼓膜器,但有时也不明显,甚至消失。腹部第 2 节背板两侧无摩擦板。

蒙古高原有 1 个亚科。

(十六)网翅蝗亚科 Arcypterinae Bolivar，1914

体小型或中等。头顶前端中央无细纵沟。颜面倾斜,与头顶成锐角形。头侧窝明显或缺。触角呈丝状,着生于侧单眼的前方。前胸腹板在两前足基节之间平坦或略隆起。前、后翅发达或短缩。后足股节略粗壮,外侧中部具羽状隆线,上基片长于下基片。股节内侧下隆线具发音齿,同前翅纵脉摩擦发音。发音齿有时在短翅种类的雌性不发达。后足胫节缺外端刺。鼓膜器发达。缺摩擦板。

蒙古高原有 14 属。

蒙古高原网翅蝗亚科分属检索表

1(2)缺头侧窝。前胸背板具有明显的后横沟,切断中隆线和侧隆线。前胸背板侧缘呈圆弧形 ……………
…………………………………………………………………… 跃度蝗属 *Podismopsis* Zubovsky，1900

2(1)具头侧窝,呈三角形或四角形。

3(26)雌、雄两性腹部第1节背板两侧具发达的鼓膜器。

4(7)前翅的肘脉域较宽，其最宽处约等于中脉域宽的 1.5～4 倍（雄性）或 1.25～2 倍（雌性）倍。雌、雄两性后胸腹板侧叶的后端部分较宽地分开。

5(6)头侧窝浅平，具有粗大刻点。前胸背板侧隆线略呈弧形弯曲或几乎呈直线状。前翅肘脉域较宽，其最宽处约为中脉域宽的 4 倍（雄性）或 2 倍（雌性）。后翅几乎全部呈暗褐色 ……………………………………………………………………………… 网翅蝗属 *Arcyptera* Serville, 1839

6(5)头侧窝明显，呈四方形，无刻点。前胸背板侧隆线全长明显，前端颇弯曲。后翅无色。前翅肘脉域宽为中脉域顶端狭处的 1.25 倍 ……………………… 曲背蝗属 *Pararcyptera* Tarbinsky, 1930

7(4)前翅肘脉域较狭，其最宽处等于或明显小于中脉域宽，有时略大；在此情况下，其后胸腹板侧叶后端彼此相连。

8(13)头侧窝宽短，其长与最宽处相等或为最宽处的 1.25～1.5 倍；有时头侧窝较狭，呈梯形，则其前翅的中脉域具有中闰脉，且雌性上产卵瓣的上缘具有明显的凹口。

9(10)颜面隆起较狭，纵沟较深，侧缘明显。前胸背板仅后横沟较发达，切断中隆线和侧隆线。前、中横沟不明显，仅有少数种类前、中横沟明显，但侧隆线在沟前区几乎消失。雌性上产卵瓣的上外缘具有明显的凹口。体形颇小 ……………………………………… 蚍蝗属 *Eremippus* Uvarov, 1926

10(9)颜面隆起较宽平，仅在中单眼处略低凹，侧缘不明显。前胸背板 3 条横沟明显，均切断侧隆线。

11(12)后头多皱纹，具明显的中隆线。前胸背板具明显的"X"形淡色纹。侧隆线的后端明显向中央收缩，雄性前翅缘前脉域具明显闰脉 …………………… 米纹蝗属 *Notostaurus* Bey-Bienko, 1933

12(11)后头平滑，无中隆线和细皱纹。后足胫节顶端内侧的下距略长于上距 ……………………………………………………………………………… 戟纹蝗属 *Dociostaurus* Fieber, 1853

13(8)头侧窝狭长，其长为最宽处的 2.4 倍。前翅中脉域通常无中闰脉，在雌性中有时具中闰脉，则其上产卵瓣小，外缘无凹口。

14(17)前翅前缘平直，缘前脉域在基部不扩大，逐渐向顶端狭，常超过前翅的中部，前翅常较发达。腹部第 1 节的鼓膜器为狭缝状。

15(16)雄性前胸背板宽，具有微微弯曲的侧隆线，其最宽处约为最狭处的 1.5～2.5 倍。雌性产卵瓣上外缘中部具有明显的齿 ……………………… 草地蝗属 *Stenobothrus* Fischer, 1853

16(15)雄性前胸背板较狭，具有明显弯曲的侧隆线，其最宽处约为最狭处的 2.3 倍。雌性产卵瓣上外缘中部无齿状突起，仅具有先端凹口 ………………… 牧草蝗属 *Omocestus* Bolivar, 1879

17(14)前翅基部前缘具有明显的凹陷；缘前脉域在基部明显扩大，自此向顶端逐渐趋狭，通常不到达前翅的中部；有时在短翅种类中可到达前翅的顶端，则其腹部第 1 节的鼓膜器具有较宽的鼓膜孔。

18(19)雌性前翅在背部不毗连，极短缩。雌性前胸背板后缘几直不突出。鼓膜孔几水平 …………………………………………………………………………… 平器蝗属 *Pezohippus* Bey-Bienko, 1948

19(18)雌性前翅发达，在背部毗连，有时短缩。如分开则前胸背板后缘呈角状突出。鼓膜孔垂直。

20(21)后翅发达，前缘脉与亚前缘脉在近顶端处明显弯曲，亚前缘脉域的中部较宽，径脉近顶端处明显增粗 ………………………………………………………………… 肿脉蝗属 *Stauroderus* Bolivar, 1897

21(20)后翅短缩或发达，但前缘脉和亚前缘脉直，不弯曲，亚前缘脉域中部不扩大，径脉在近端部处正常，不加粗。

22(25)足跗节顶端的爪正常，两爪长对称。

23(24)前、后翅发达，顶端超过后足股节顶端，雄性前翅长为宽的 4.75～5.2 倍，雌性前翅长为宽的 5.0～

5.9 倍。雄性染色体核型 2n＝23，NF＝23 ·············· **褐背蝗属 Schmidtiacris Storozhenko，2002**

24(23)前后翅较发达，顶端到达或超过腹部末端，雄性前翅长不足其宽的 4 倍，短翅型种类不达腹部末端。

雄性染色体核型 2n＝17，NF＝23 ························· **雏蝗属 Chorthippus Fieber，1852**

25(22)跗节顶端的爪左右不对称 ·························· **异爪蝗属 Euchorthippus Tarbinsky，1925**

26(3)雌雄两性腹部第 1 节背板两侧的鼓膜器退化，很小，但仍明显可见。雄性前翅呈屋脊状，在背部毗连。

雌性前翅侧置，在背部较宽地分开 ·························· **脊翅蝗属 Eclipophleps Tarbinsky，1927**

40. 跃度蝗属 *Podismopsis* Zubovsky，1900

Chrysochraon（*Podismpsis*）Zubovsky，1899～1900. Russian Entomology Report，34:2.

Podismopsis（*Eurasiobia*）Bey-Bienko，1932. EOS. 8:51，58.

Type species: *Podismopsis altaica*（Zubovsky，1899）

体中型。缺头侧窝。触角呈丝状。前胸背板后缘平直，圆形或稍凹；侧隆线弧形弯曲。雄虫前翅顶端斜切或凹陷，缺中闰脉；后翅退化，极小。雌性前翅呈鳞片状，侧置。后足股节下膝侧片顶端圆。雌性产卵瓣上外缘光滑，近顶端无凹口或具凹口。

蒙古高原有 11 种。

(113)阿尔泰跃度蝗 *Podismopsis altaica*（Zubovsky，1900）［图 103］

Chrysochraon（*Podismopsis*）*altaica* Zubovsky，1899. Russian Entomology Report，34:2.

Podismopsis altaica（Zubovsky）Uvarov，1925. Acridoidea of the USSR Europe Region and Western Siberia:43.

Arcyptera（*Microptera*）*altaica* Mistshenko，1951. in Bey-Bienko et Mistshenko，1951，Altai Region Operd. Fauna USSR 40:433.

Steinmann，1971:148；Chogsomzhav 1970:127，1972:158.

头顶狭，稍向前突出，颇倾斜。眼间距为触角间宽的 2 倍。颜面隆起几乎平坦，在中央单眼处几乎不凹陷。复眼纵径等于或略大于眼下沟之长。前胸背板中隆线明显，侧隆线在沟前区明显弯曲，沟前区长明显大于沟后区长。后胸腹板侧叶间中隔最宽处为其长的 1.5～2 倍。前翅宽短，到达肛上板基部，或达后足股节近 3/4 处，翅顶平截；前缘脉域宽超过亚前缘脉域宽的 2 倍，为肘脉域宽的 1.5～2 倍；雌性前翅呈鳞片状，侧置，在体背部分开。后足股节较粗，长为宽的 4 倍。肛上板呈三角形。尾须呈短锥形。雄性下生殖板呈锥形。雌性产卵瓣粗短，上产卵瓣上外缘具有 2 个凹口，下产卵瓣下外缘基部具明显齿突。

雄性体长 13.5～16mm，雌性体长 17～24mm。

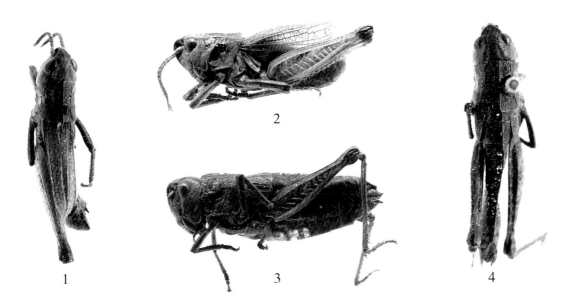

图 103　阿尔泰跃度蝗 *Podismopsis altaica*（Zubovsky）

1.背面观（雄性）；2.侧面观（雄性）；3.侧面观（雌性）；4.背面观（雌性）

分布：中国新疆，蒙古国乌布苏省 Uvs、扎布汗省 Zavkhan、库苏古尔省 Khuvsgul、巴彦乌列盖省 Bayan-Olgii，朝鲜，俄罗斯西伯利亚地区。

（114）二声跃度蝗 *Podismopsis bisonita* Zheng et，Cao & Lian，1991

Podismopsis bisonita Zheng Cao & Lian，1991. Journal of Hubei University（Natural Science），13（2）:160～161.

能乃扎布 1999:20；李鸿昌等 2007:366；Altanchimeg and Nonnaizab 2013:81.

体黄绿色，头及前胸背板暗褐色，眼后带黑褐色。头中隆线明显。头顶呈三角形，顶端圆，眼间距为触角间宽的 1.8 倍。颜面隆起侧缘近平行，全长具较深的纵沟。复眼纵径为横径的 1.67 倍，为眼下沟长的 1.1～1.2 倍。前胸背板中隆线明显；侧隆线近平行，沟前区侧隆线间最宽与最狭处几乎等宽；沟前区长为沟后区长的 1.4 倍；前胸背板侧片呈长方形，下缘呈波状。中胸腹板侧叶间中隔宽大于长的 1.5 倍，侧叶近方形。前翅发达，达后足股节 2/3 处，翅顶斜截，缘前脉域不达翅长的 1/2，具闰脉；前缘脉域宽为亚前缘脉域宽的 2.5 倍，径脉域宽为亚前缘脉域宽的 2.5 倍，肘脉黑色。后翅极退化，很小。后足股节匀称，内侧具 1 列音齿，音齿数 153 个，齿顶较尖。鼓膜器发达，呈卵圆形。后足胫节黄绿色，缺外端刺。肛上板呈三角形，中央具较深的纵沟。尾须呈长锥形，顶尖。下生殖板呈长锥形，顶尖，长为基部最宽处的 2 倍。据记录，其鸣声清晰，节奏较慢，每个音组有 2 个"za"音。

雄性体长 17.0～19.0mm。雌性未记录。

分布：中国内蒙古（兴安盟）、黑龙江（加格达奇地区）。

(115)短尾跃度蝗 *Podismopsis brachycaudata* Zhang & Jin，1985 ［图 104］

Podismopsis brachycaudata Zhang & Jin，1985. Contr. Shanghai Inst. Entomol.，Vol. 5: 213～214.

能乃扎布 1999:20；李鸿昌 2007:366；Altanchimeg and Nonnaizab 2013:81.

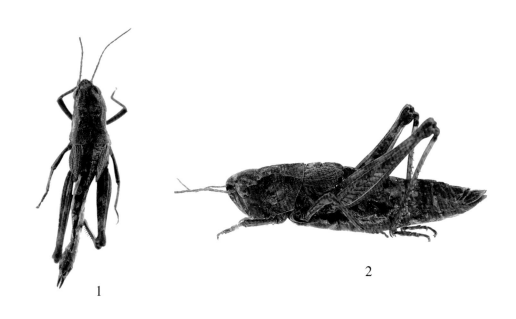

图 104　短尾跃度蝗 *Podismopsis brachycaudata* Zhang & Jin
1.背面观(雌性)；2.侧面观(雌性)

体中或小型,体黄褐色。颜面倾斜,中央具纵沟。头顶短,具中隆线。复眼之后及颊黑色。触角中段一节长为宽的 2.5 倍(雄性)或 2 倍(雌性)。前胸背板侧隆线呈弧形弯曲,沟前区长为沟后区长的 1.4～1.5 倍(雄性)或 1.5～1.7 倍(雌性)。雄性前翅发达,翅端斜切,不到达或刚到达腹端,缘前脉域及前、后肘脉均为黑褐色;缘前脉域较狭长,超过前翅中部;前缘脉域宽约为亚前缘脉域宽的 1.6～2 倍。后翅极小,雌性前翅呈鳞片状,侧置,不到达第 2 腹节。鼓膜孔呈宽卵形。雄性尾须呈长锥形,超过肛上板端部;下生殖板呈长锥形,顶端尖。雌性产卵瓣较狭长,上产卵瓣的上外缘和下产卵瓣的下外缘具细齿,基部无大齿突。

雄性体长 17.3～17.5mm,雌性体长 22.7～23.5mm。

分布:中国内蒙古(呼伦贝尔市满归镇)、黑龙江(漠河市、西林吉镇)。

(116)呼盟跃度蝗 *Podismopsis humengensis* Zheng & Lian，1988 ［图 105］

Podismopsis humengensis Zheng & Lian，1988. Entomotaxonomia，10(1～2):92.

能乃扎布 1999:20；李鸿昌等 2007:366.

体中小型,体黄绿色或黑褐色。头顶呈三角形,具明显的中隆线,缺头侧窝。雄性眼后带黑褐色。触角中段一节的长为宽的 2 倍。前胸背板后缘近平直或略突出(雄性)或中央明显呈钝角

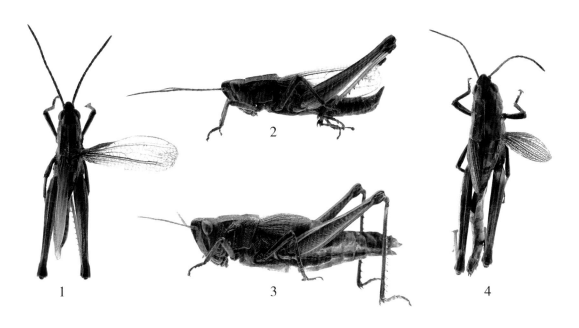

图 105 呼盟跃度蝗 *Podismopsis humengensis* Zheng & Lian
1.背面观(雄性);2.侧面观(雄性);3.侧面观(雌性);4.背面观(雌性)

形凹入(雌性);侧隆线在沟前区近平行(雄性)或略成弧形(雌性),沟前区长为沟后区长的 1.2～
1.3 倍(雄性)或 1.5 倍(雌性)。前翅黄绿色,雄性前翅狭长,到达下生殖板的中部或后足股节的
3/4 处,翅顶斜截,缘前脉域具闰脉;前缘脉域的宽为亚前缘脉域宽的 2.5 倍,径脉域宽为亚前缘
脉域宽的 1.8～2 倍。后翅极退化,很小。雌性前翅呈鳞片状,在背部毗连或稍分开,翅顶钝圆,
到达或略超过第 2 腹节背板后缘。鼓膜器呈卵圆形。雄性后足股节膝部黑色,基部黑色,胫节黄
绿色;雌性后足股节内侧暗黑色,下侧红色,膝黑色。后足胫节暗黑色,近基部具 1 淡色环。

雄性体长 17.0～19.0mm,雌性体长 23.0～30.0mm。

分布:中国内蒙古(呼伦贝尔市)。

(117)雅库特跃度蝗 *Podismopsis jacuta* Miram,1928

Podismopsis jacuta Miram,1928. Mat. Comis. Etude. Repub. Jakoute 24:11.

Altanchimeg et al. 2022:37.

雌性头顶宽,复眼间宽为颜面隆起在触角间宽的 2 倍,颜面明显倾斜。雌性触角粗,中段一
节长为其最宽处的 3 倍。雄性颜面隆起不达唇基基部,在中单眼处凹。雌性前胸背板在沟前区
较短,其长为沟后区长的 1.25 倍。雄性前胸背板侧板宽等于或略大于其高度。雄性前翅长而
宽,几乎到达腹部末端;径脉域宽,最宽处大于亚前缘脉域最宽处的 2 倍。雌性足跗节中垫大,达
爪中部。雌性上产卵瓣上外缘深凹陷。

雄性体长 16.0～18.1mm,雌性体长 23.0～25.0mm。雄性前翅长 10.5～11.0mm,雌性前
翅长 3.5～4.5mm。

分布:蒙古国库苏古尔省 Khuvsgul,俄罗斯图瓦、西伯利亚地区。

(118)亚翅跃度蝗 *Podismopsis juxtapennis* Zheng & Lian，1988

Podismopsis juxtapennis Zheng & Lian，1988. Entomotaxonomia，10(1~2):90~91.

能乃扎布 1999:20；李鸿昌等 2007:366；Altanchimeg and Nonnaizab 2013:81.

体黄褐色,具狭的黑色眼后带。头顶呈三角形,具中隆线,眼间距大于触角间宽的 2.7~3 倍。缺头侧窝。颜面隆起全长具浅纵沟,侧缘在中单眼处收缩。复眼纵径为横径的 1.27 倍,略大于眼下沟长;雌性眼间距宽约为触角间宽的 2.3~2.6 倍。前胸背板中央具小的三角形凹口;中隆线明显;侧隆线在沟前区呈弧形弯曲;沟前区长大于沟后区的 1.12~1.25 倍,雌性约为 1.5 倍。中胸腹板侧叶间中隔最狭处略大于其长。后胸腹板侧叶间中隔宽大于长的 1.2~1.3 倍。前翅较宽,不到达后足股节膝部,翅顶平截;缘前脉域具闰脉;前缘脉域宽为亚前缘脉域宽的 2.3~3 倍;径脉域宽为亚前缘脉域宽的 2~2.5 倍。后翅极退化,很小。雌性前翅呈鳞片状,侧置,在背面分开,顶端尖圆,到达第 2 腹节背板中部。后足股节匀称,股节内侧具 1 列发音齿,音齿数 122~125 个,音齿底部呈圆柱形,顶端突然变尖。后足胫节缺外端刺。后足第 1 跗节长为第 2、3 跗节之和。鼓膜孔呈卵圆形。肛上板呈三角形,中央具宽纵沟。尾须呈锥形,顶端尖,到达肛上板的顶端。雄性下生殖板呈长锥形。雌性下生殖板狭长,后缘具角形突出;产卵瓣粗短,上产卵瓣上外缘具 2 个凹陷,下产卵瓣下外缘基部具 1 齿突。鸣声清晰,节奏较慢,每个音组有 4 个"za"音。

雄性体长 20.0~23.0mm,雌性体长 28.0~30.0mm。

分布:中国内蒙古(兴安盟)、黑龙江(宁安市、镜泊湖)、辽宁。

(119)平尾跃度蝗 *Podismopsis planicaudata* Liang & Jia，1994

Podismopsis planicaudata Liang & Jia，1994. Acta Entomologica Sinica 37(3)，33~335.

能乃扎布 1999:20；李鸿昌 2007:366；Altanchimeg and Nonnaizab 2013:81.

体中型,体暗黄褐色。颜面隆起明显。头顶呈三角形,具中隆线,眼间距宽为触角间宽的 2~2.1 倍。缺头侧窝。触角中段一节长为宽的 2 倍。复眼纵径为横径的 1.3 倍,眼下沟与复眼横径几乎等长。前胸背板后缘中央略凹入,侧隆线在沟前区稍内弯,沟前区长为沟后区长的 1.25~1.3 倍。中胸腹板侧叶间中隔最狭处约为长的 1.5 倍。后胸腹板侧叶间中隔的长稍大于宽。雄性前翅略超过后足股节 2/3 处,缘前脉域具闰脉,前缘脉域最宽处为同水平线上的亚前缘脉域宽的 1.5~1.75 倍,并与径脉域、中脉域几乎等宽;后翅退化。后足股节匀称,下膝侧片顶端近似角形,内侧音齿侧面观近似等腰三角形。后足胫节暗红褐色,基部黑色。后足跗节第 1 节等于第 2、3 节长之和。鼓膜孔大。肛上板呈三角形,基半中央具宽浅的纵沟。雄性下生殖板呈锥形。

雄性体长 17.5~18.0mm。雌性无记录。

分布:中国内蒙古(呼伦贝尔市、兴安盟)。

(120)四声跃度蝗 *Podismopsis quadrasonita* Zhang & Jin，1985 [图 106]

Podismopsis quadrasonita Zhang & Jin，1985. Contr. Shanghai Inst. Entomol.，Vol. 5: 211~213.

能乃扎布 1999:20；李鸿昌等 2007:366；Altanchimeg and Nonnaizab 2013:81.

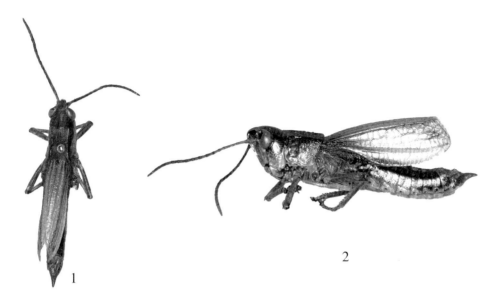

图 106　四声跃度蝗 *Podismopsis quadrasonita* Zhang & Jin
1.背面观(雄性)；2.侧面观(雄性)

　　体黄褐色。头具明显的中隆线，眼间距宽为触角间宽的 2.5 倍。颜面隆起侧缘明显，中单眼下具纵沟。复眼纵径为眼下沟长的 1.2~1.4 倍，雌性复眼纵径略大于眼下沟长。前胸背板侧隆线在沟前区平行，在沟后区略扩大；前、中横沟不明显，后横沟切断中和侧隆线；沟前区长约为沟后区长的 1.5 倍；雌性前、中横沟不明显，后横沟切断中、侧隆线；前胸背板侧片长明显大于高。中胸腹板侧叶间中隔宽为长的 1.3~1.5 倍。前翅发达，顶端斜切，中部略凹，翅不到达或刚超过腹部末端；前缘脉域约为亚前缘脉域的 2.3~3 倍；径脉域为亚前缘脉域的 1.5 倍；缘前脉域宽短，不达前翅中部，具闰脉。后翅甚小，呈芽状。后足股节匀称，内侧具 1 列发音齿；音齿呈不规则的球形，顶略突起，钝圆。鼓膜孔呈宽卵形。肛上板呈三角形，基部中央具宽纵沟。尾须呈长锥形，超过肛上板顶端。雄性下生殖板呈锥形，端部明显延长。雌性下生殖板后缘呈角形突出；产卵瓣粗短，上产卵瓣外缘具 1 大缺刻，内缘具细齿，下产卵瓣外缘基部具 1 大齿突。鸣声清晰有节奏，每个音组中有 3 或 4 个"za"音。

　　雄性体长 18.0~19.8mm，雌性体长 25.0~29.8mm。

　　分布：中国内蒙古(呼伦贝尔市满归镇)、黑龙江。

(121)狭翅跃度蝗 *Podismopsis angustipennis* Zheng & Lian，1988 [图 107]

Podismopsis angustipennis Zheng et Lian，1988. Entomotzxonomia，10(1~2):94。
Altanchimeg and Nonnaizab 2013:81。

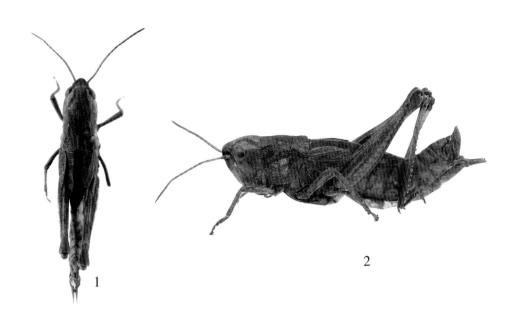

图 107　狭翅跃度蝗 *Podismopsis angustipennis* Zheng & Lian
1.背面观(雌性);2.侧面观(雌性)

体暗黄绿色、暗褐色或暗红褐色。颜面倾斜,仅中单眼处略凹,头顶具中隆线。触角中段一节长为宽的 2.3 倍(雄性)或 3.7 倍(雌性),雄性具黑色眼后带。前胸背板后缘中央具弱的宽浅凹或具明显凹陷,侧隆线略弯曲,沟前区长为沟后区长的 1.5 倍(雄性)或 1.8 倍(雌性)。雄性前翅发达,到达肛上板中部或顶端,翅顶斜截;缘前脉域不具闰脉,其宽为亚缘前脉域宽的 1.6～2 倍;径脉域宽为亚前缘脉域宽的 1.5 倍;后翅极小。雌性前翅宽短,呈鳞片状,侧置,刚到达第 2 腹节中部,翅顶钝圆而不延长。雄性后足股节黄绿色,膝部黑色;后足胫节黄褐色,基部黑色。雌性后足股节内侧具 2 个黑色大斑,下侧橙红色,膝部黑色;后足胫节橙红色,基部黑色,下膝侧片顶钝圆。雄性肛上板中部具宽纵沟。尾须呈长锥形,顶端尖。雌性产卵瓣狭长,上产卵瓣的上外缘具细齿,无凹口;下产卵瓣下缘直,具细齿。

雄性体长 16.0～17.0mm,雌性体长 23.0～26.0mm。

分布:中国内蒙古(呼伦贝尔市根河市)、黑龙江。

(122)曲线跃度蝗 *Podismopsis sinucarinata* Zheng & Lian, 1988

Podismopsis sinucarinata Zheng & Lian,1988. Entomotaxonomia,10(1～2):93。

能乃扎布 1999:20;李鸿昌等 2007:366;Altanchimeg and Nonnaizab 2013:81.

体褐黄绿色。头顶具中隆线,颜面及颊黄绿色,具黑色眼后带,眼间距为触角间宽的 2.5 倍。颜面隆起明显,在中单眼上、下处凹陷。复眼纵径为横径的 1.6 倍,而略大于眼下沟长;雌性复眼纵径为横径的 1.3 倍,而与眼下沟约等长。前胸背板暗褐色,中央具宽浅凹口;中隆线明显;侧隆线明显弯曲;沟前区最宽处大于最狭处的 1.3 倍,沟前区长为沟后区长的 1.3 倍;侧片近方形,下缘近弧形。后胸腹板侧叶间中隔宽略大于长。前翅发达,到达肛上板顶端,翅顶斜截;缘前脉域具闰脉;前缘脉域宽为亚前缘脉域宽的 1.5～1.8 倍;径脉域宽约为亚前缘脉域宽的 1.5 倍。后翅很小。雌性前翅宽短,呈鳞片状,侧置,到达或略超过腹部第 1 节背板后缘。后足股节匀称,黄绿色,股节内侧具 1 列发音齿,音齿顶较尖。后足胫节缺外端刺。肛上板呈三角形,中央具宽纵沟。尾须呈长锥形,超过肛上板顶端。雄性下生殖板呈长锥形。雌性产卵瓣狭长,上产卵瓣外缘具细齿,下产卵瓣直,下缘具细齿,基部无大齿。鸣声不太清晰,但节奏快,听起来有一连串"za"音。

雄性体长 16.0～19.0mm,雌性体长 22.5～26.0mm。

分布:中国内蒙古(呼伦贝尔市根河市)、黑龙江。

(123)乌苏里跃度蝗 *Podismopsis ussurensis ussurensis* Ikonnikov, 1911

Podismopsis ussuriensis Ikonnikov, 1911. Yearbook of Zoological Museum of Academy of Science, 16:246.

Chogsomzhav 1972:156; Storozhenko and Paik 2007:18; Storozhenko et al. 2015:269; Batkhuyag and Batnaran 2021:60; Altanchimeg and Nonnaizab 2013:81; Altanchimeg et al. 2022:37; Gankhuyag E. et al. 2023:9.

体褐黄绿色。头背面暗褐色,颜面及颊部黄绿色,具黑色眼后带。头顶具明显中隆线,眼间距宽约触角间宽的 3 倍。颜面隆起明显,在中单眼处明显收缩。复眼纵径为横径的 1.4～1.5 倍,而与眼下沟等长。前胸背板中央浅凹口;中隆线明显;侧隆线弯曲;沟前区最宽处大于最狭处的 1.2～1.3 倍,沟前区长为沟后区长的 1.1～1.2 倍;侧片近方形,下缘呈波状。中胸腹板侧叶间中隔宽为长的 1.8～2 倍,侧叶宽明显大于长。前翅发达,到达肛上板顶端,翅顶斜截;缘前脉域不达翅长的 1/2,具闰脉;前缘脉域宽为亚前缘脉域宽的 2 倍;径脉域宽约为亚前缘脉域宽的 2.1 倍。后翅极小。雌性前翅宽短,呈鳞片状,侧置,翅顶圆,略超过腹部第 2 背板后缘。后足股节匀称,股节内侧下隆线具 1 列发音齿,音齿顶较尖;股节内、外侧具 2 个黑色斑,下侧橙红色。后足胫节黄绿色,基部黑色,缺外端刺。肛上板呈长三角形,平滑,具 2 个不明显的横皱纹,中央具宽浅纵沟。尾须呈长锥形,到达或超过肛上板顶端。雄性下生殖板呈长锥形,顶尖。雌性下产卵瓣直,下缘具细齿,基部无大齿。

雄性体长 16.5～20.0mm,雌性体长 25.0～30.0mm。

分布:中国吉林、黑龙江,蒙古国中央省 Tuv、俄罗斯。

网翅蝗族 *Arcypterini* Bolivar, 1974

41. 网翅蝗属 *Arcyptera* Serville, 1839

Oedipoda (*Arcyptera*) Serville, 1838[1839]. Histoire naturelle des insectes. Orthoptères 743.

Stethophyma Fischer 1853, Orth. Eur. :297.

Type species: *Gryllus fuscus* Pallas, 1773

体中型。头顶宽短,顶端钝。头侧窝明显,呈四角形,浅而平,有粗大刻点。前胸背板侧隆线近平行或略呈弧形弯曲,后缘呈钝角形或圆钝角形。前翅发达,雄性超过后足股节顶端,雌性则不到达;肘脉域较宽,其最宽处约为中脉域宽的 2 倍(雌性)或 4 倍(雄性)。后翅暗褐色。雄性下生殖板呈短锥形,顶钝圆。雌性产卵瓣粗短。

蒙古高原有 3 种。

(124)隆额网翅蝗 *Arcyptera coreana* Shiraki,1930 [图 108]

Arcyptera coreana Shiraki,1930. Trans. Nat. Hist. Soc. Formosa,20(3):328.

Arcyptera carinata Sjöstedt,1933. Arkiv Zool.,25A,No. 3:19.

Altanchimeg and Nonnaizab 2013:81.

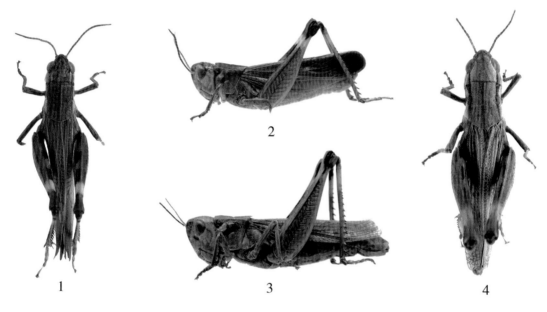

图 108　隆额网翅蝗 *Arcyptera coreana* Shiraki

1.背面观(雄性);2.侧面观(雄性);3.侧面观(雌性);4.背面观(雌性)

体褐色或暗褐色。头顶具明显中隆线。头侧窝近四边形。颜面隆起近上唇基消失。眼间距宽为触角间宽的 2.12～2.57 倍。复眼呈卵圆形,纵径为横径的 1.33～1.60 倍。前胸背板具黑色斑,中隆线明显,两侧隆线近平行,侧隆线间最宽处略大于最狭处。前、中、后横沟明显,前、中横沟切断或不切断侧隆线,后横沟切断中、侧隆线,沟后区长略大于沟前区。前胸腹板突小。中胸腹板侧叶间中隔长为最狭处的 1.26～1.30 倍。后胸腹板侧叶间中隔全长彼此分开。前翅长,超过后足股节末端;肘脉域约为中脉域宽的 2 倍(雌性)或 4 倍(雄性)。后翅与前翅等长,褐色或暗黑色。后足股节匀称,内侧下隆线和底侧中隆线间常为淡红色,外侧上基片略长于下基片,内侧下隆线具 1 列明显音齿。后足胫节基部黑色,近基部具黄色环纹,其余部分为淡红色或红色,缺外端刺。鼓膜器近圆形。肛上板呈三角形,侧缘中部褶状隆起。尾须呈圆锥形。雄性下生殖板呈短锥形,顶钝圆。雌性上、下产卵瓣粗短,边缘光滑无齿。

雄性体长 27.0～30.0mm,雌性体长 33.0～40.0mm。

分布:中国内蒙古(兴安盟科尔沁右翼前旗)、甘肃、新疆、河北、北京、陕西、山东、江苏、江西、四川及东北地区。

(125)网翅蝗(暗褐网翅蝗)*Arcyptera fusca fusca*（Pallas，1773）[图 109]

Gryllus（*Locusta*）*fuscus* Pallas，1773. Reisen Durch Verschiedene, Provingen des Russischen Reiches，Ⅱ:724.

Arcyptera（*Arcyptera*）*fusca*（Pallas，1773）Herrera. 1982. Ser. Entomol. 22:117.

Gryllus locusta variegatus Sulzer，1776. Abgekurzte Geschichte der Insecten. etc. 84.

Gryllus versicolor Gmelin，1790. Caroli a Linné Systema Naturae 1(4):2082.

Gryllus cothurnatus Creutger，1799. Ent. Versuch:129.

Gryllus（*Locusta*）*nympha* Stål，1813. Représentation exactement colorée d'après nature des spectres ou phasmes. des mantes. des sauterelles. des grillons. des criquets et des blattes 23.

Arcyoptera stollii Fieber，1853. Lotos 3:99.

李鸿昌等 2007:366；Cejchan and Maran 1966:179；Steinmann 1967:109；Mistshenko 1968:490；Chogsomzhav，1968:57，1972:127；Altanchimeg and Nonnaizab 2013:81；Altanchimeg et al. 2022:37.

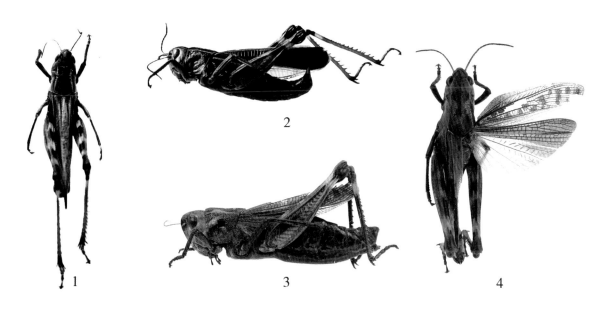

图 109　网翅蝗(暗褐网翅蝗)*Arcyptera fusca fusca* Pallas

1.背面观(雄性);2.侧面观(雄性);3.侧面观(雌性);4.背面观(雌性)

体暗黄褐色。头顶较宽短。眼间距为触角间宽的 1.5～2 倍。头侧窝宽平,具粗大刻点。颜面隆起宽平,触角基间宽约等于触角第 1 节宽的 3 倍,雌性颜面隆起在中单眼之下消失。复眼纵径为横径的 1.5～1.6 倍,与眼下沟等长或略长。前胸背板宽平;侧隆线处具淡色纵纹,侧隆线间最宽处颇大于最狭处;沟前区长大于沟后区。前翅发达,超过后足股节顶端,翅顶宽圆;前翅肘脉域宽,其最宽处为中脉域最狭处的 5 倍;雌性亚前缘脉域中部较宽,肘脉域约为中脉域宽的 2 倍。后翅几乎黑褐色。后足股节内下侧红色,内侧具 3 个黑色横斑,外侧具明显淡色膝前环。后足胫节红色,基部黑色。肛上板呈长三角形,侧缘中部向上卷起。雄性下生殖板呈锥形。雌性产卵瓣粗短。

雄性体长 24.0～28.0mm,雌性体长 30.0～39.0mm。

栖息于山地草原,数量多时引起草原蝗灾。

分布:中国内蒙古(赤峰市、呼和浩特市、呼伦贝尔市、兴安盟)、吉林、新疆,蒙古国扎布汗省 Zavkhan、库苏古尔省 Khuvsgul、后杭爱省 Arkhangai、色楞格省 Selenge、中央省 Tuv、科布多省 Khovd、南戈壁省 Umnugovi、中戈壁省 Dundgovi、巴彦洪戈尔省 Bayankhongor,哈萨克斯坦、罗马尼亚、匈牙利、俄罗斯西伯利亚地区。

(126)白膝网翅蝗 *Arcyptera fusca albogeniculata* Ikonnikov, 1911 [图 110]

Arcyptera fusca var. *albogeniculuta* Ikonnikov,1911. Yearbook of Zoological Museum of Academy of Science,16:250.

Cejchan and Maran,1966:179;Steinmann,1967:108;Chogsomzhav 1968:57,1972:127;Gunther,1971:114;李鸿昌 2007:366;Altanchimeg and Nonnaizab 2013:81;Altanchimeg et al. 2022:37;Chuluunjav 2022:75.

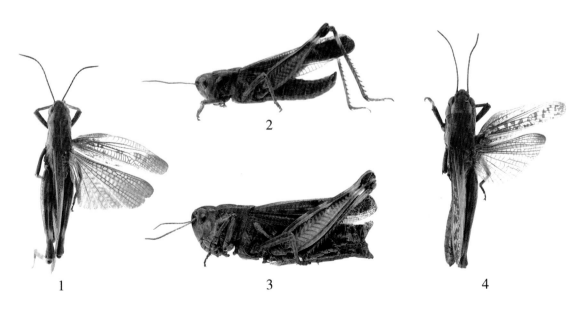

图 110　白膝网翅蝗 *Arcyptera fusca albogeniculata* Ikonnikov
1.背面观(雄性);2.侧面观(雄性);3.侧面观(雌性);4.背面观(雌性)

体黄褐色,颜面和颊部黄白色。雄性头顶、后头和前胸背板黑褐色。头侧窝呈长方形,具刻点。颜面隆起较狭,在中单眼之下渐消失。雄性触角基间宽约等于触角第 1 节宽的 2 倍,雌性触角基间宽约等于触角第 1 节宽的 2.5 倍。复眼纵径为横径的 1.43 倍。前胸背板侧面红黄色,近中部具斜行黑色斑纹,雌性黄褐色;中隆线明显;侧隆线在沟前区略向内弯曲;沟后区宽大于沟前区宽;前横沟和中横沟均切割侧隆线,后横沟切割侧、中隆线。沟前区长与沟后区长近相等。中胸腹板侧叶间中隔长略大于宽。后胸腹板侧叶间全长明显分开。前、后翅均发达,雄性前翅超过后足股节的末端,雌性前翅不到达后足股节顶端;翅顶圆;前翅肘脉域最宽处为中脉域最狭处的 4.6 倍。后翅黑色。后足股节匀称,外侧上基片略长于下基片,内侧上隆线、上侧中隆线、外侧上隆线间具 3 个黑斑。后足胫节缺外端刺,胫节近基部具黄色环纹,其余橘红色。后足爪中垫较大。肛上板长三角形。尾须呈细锥形,不达肛上板顶端。雄性下生殖板呈长圆锥形。雌性上、下产卵瓣粗短。

雄性体长 24.8～26.9mm,雌性体长 30.6～34.8mm。

分布:中国内蒙古(赤峰市、呼伦贝尔市)、北京、甘肃、新疆、河北、陕西、山东、江苏、江西、四川及东北地区,蒙古国中央省 Tuv、苏赫巴托尔省 Sukhbaatar、东方省 Dornod、中戈壁省 Dundgovi、科布多省 Khovd,朝鲜,俄罗斯西伯利亚地区。

42. 曲背蝗属 *Pararcyptera* Tarbinsky, 1930

Arcyptera subgen. *Pararcyptera* Tarbinsky, 1930. Zool. Anz., 91:334.

Type species: *Oedipoda microptera* Fischer-Waldheim, 1833

体中型,粗壮。颜面倾斜,颜面隆起宽平。头大,较短于前胸背板。头顶宽短,呈三角形。头侧窝明显,呈四角形,无刻点。触角呈丝状,到达或超过前胸背板的后缘。复眼位于头的中部。前胸背板中隆线较低;侧隆线明显,中部向内呈角形弯曲,有时不弯曲;后横沟在背板中后部穿过;前缘平直,后缘具钝角形突出。中、后胸腹板侧叶均明显分开。前、后翅均发达,不到达、到达或略超过后足股节的顶端。前翅肘脉域较宽,最宽处约为中脉域宽的 1.5～3 倍。后翅透明,本色。后足股节较粗短,内侧下隆线具发达的音齿,外侧上膝侧片的顶端呈圆形。后足胫节顶端缺外端刺。雄性下生殖板呈锥形。雌性产卵瓣粗短,顶端较钝,上产卵瓣上外缘缺细齿。

蒙古高原有 2 种。

(127)宽翅曲背蝗 *Pararcyptera microptera meridionalis* (Ikonnikov, 1911) [图 111]

Arcyptera (*Pararcyptera*) *meridionalis* Ikonnikov, 1911. Ann. Mus. Zool. Acad. Imp. Sciences St. Petersburg 16:251.

Arcyptera flavicosta var. *mertdionalis* Ikonnikov, 1911. Yearbook of Zoological Museum of Academy of Science. 14:251.

Arcyptera flavicosta sibirica Uvarov, 1941. Yearbook of Zoological Museum of Academy of

Science，19:170.

Arcyptera microptera meridionalis（Ikonnikov，1911）Russian Entomol. J. 10(2):93~123.

Pararcyptera microptera meridionalis（Ikonnikov，1911）Locusts and Grasshoppers of the USSR and adjacent countries 2:434 [57].

Altanchimeg and Nonnaizab 2013:81；Altanchimeg et al. 2022:37；Chuluunjav 2022:75.

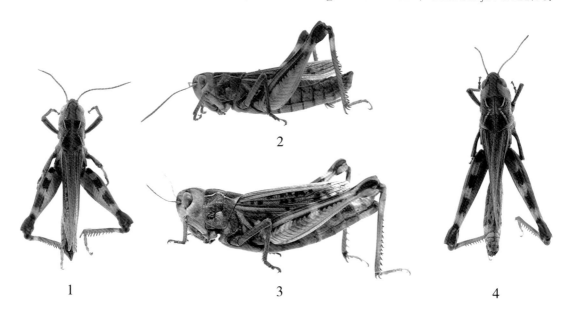

图 111　宽翅曲背蝗 *Pararcyptera microptera meridionalis*（Ikonnikov）
1.背面观(雄性)；2.侧面观(雄性)；3.侧面观(雌性)；4.背面观(雌性)

体褐色或黄褐色。头大而短。头背面有黑色"U"形纹。颜面倾斜,颜面隆起宽平,无纵沟,头侧窝呈四角形。触角超过前胸背板的后缘。复眼呈卵圆形。前胸背板中隆线明显隆起,侧隆线呈"X"形弯曲。前翅发达,雄虫几乎不到达或刚到达后足股节顶端,雌虫到达后足股节 2/3 处;前翅长,具细碎黑色斑点;前缘脉域具宽的黄色纵纹;雄性前缘脉域较宽,最宽处约为亚前缘脉域最宽处的 2.5~3 倍;雌性肘脉域较狭,最宽处与中脉域几乎等宽,无中闰脉。后足股节黄褐色,具 3 个暗色横斑。雄虫股节底侧淡橙红色,胫节基部黑色,近基部具淡色环,其余部分鲜红色。

雄性体长 23.3~28.0mm,雌性体长 35.0~39.0mm。

一年发生一代,以卵在土中越冬。卵 5 月上旬开始孵化,6 月下旬成虫大量羽化,7 月上旬大部分成虫交尾产卵。

栖息于典型草原,适于丘陵坡地和高而干燥的环境。为害禾本科牧草,有时也侵入农田。

分布:中国内蒙古(赤峰市、呼和浩特市、包头市、呼伦贝尔市、兴安盟、锡林郭勒盟)、黑龙江、吉林、辽宁、河北、山东、山西、陕西、甘肃、青海,蒙古国乌布苏省 Uvs、库苏古尔省 Khuvsgul、布尔干省 Bulgan、中央省 Tuv、肯特省 Khentii、苏赫巴托尔省 Sukhbaatar、巴彦洪戈尔省 Bayankhongor、中戈壁省 Dundgovi、南戈壁省 Umnugovi、色楞格省 Selenge、后杭爱省 Arkhangai、东方省 Dornod,哈萨克斯坦,俄罗斯西伯利亚地区。

（128）小翅曲背蝗 *Pararcyptera microptera microptera*（Fischer von Walderheim，1833）［**图 112**］

Oedipoda microptera Fischer von Walderheim，1833．Bull．Soc．Nat．Moscou，Ⅵ:384.

Arcyptera（*Pararcyptera*）*microptera microptera* Fischer-Waldheim．1833．Bull．Soc．Imp．Natur．Moscou 6:384.

Chogsomzhav 1972:160；Altanchimeg and Nonnaizab 2013:81；Altanchimeg et al. 2022:37.

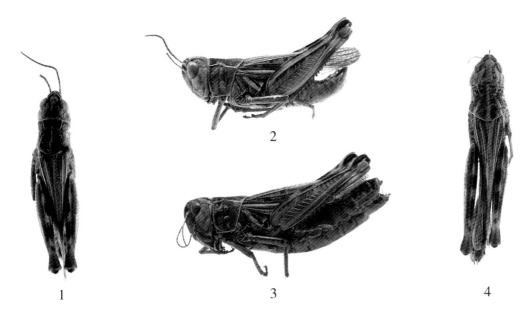

图 112　小翅曲背蝗 *Pararcyptera microptera microptera*（Fischer von Walderheim）
1. 背面观（雄性）；2. 侧面观（雄性）；3. 侧面观（雌性）；4. 背面观（雌性）

体黄褐色。头前缘、头侧窝深褐色,头顶到后头具弧形褐色纵带。雌性较雄性粗壮而大。头背面观颊部向外突出。头顶侧缘隆起和中隆线明显。头侧窝呈长方形。颜面隆起在中单眼处略凹。复眼纵径为横径的 1.38 倍。前胸背板深褐色,侧面黄褐色,具黄白色斑块;侧隆线黄白色,雌性侧隆线更为明显,中隆线高,侧隆线在沟前区呈角状弯曲,侧隆线间最宽处为最狭处的 1.68～1.7 倍;中横沟切断侧隆线;后横沟切断侧隆线和中隆线;沟前区与沟后区等长或沟后区略大于沟前区。前胸腹板前缘两前足间具小三角形隆起。中胸腹板侧叶间中隔最狭处与其长近相等。后胸腹板侧叶全长彼此分开。前、后翅等长,略不到达后足股节末端。前翅前缘脉域最宽处约等于亚前缘脉域的 2 倍,较缘前脉域最宽处略宽;雌性前翅肘脉域较宽,其最宽处几乎超过中脉域的 1.5 倍,中脉域无中闰脉。后翅本色透明。后足股节较粗壮,外侧上、下隆线间具 2 条斜行黄白色条纹,内侧和后足胫节呈鲜艳的橘红色,后足胫节缺外端刺。鼓膜器呈圆形。肛上板呈三角形。尾须呈圆锥形,超过肛上板的顶端。雄性下生殖板呈锥形,向后延伸较平直,端部钝尖。雌性上、下产卵瓣粗短,侧缘光滑无齿。

雄性体长 19.0～23.4mm,雌性体长 24.0～29.3mm。

分布:中国新疆,蒙古国科布多省 Khovd,哈萨克斯坦,俄罗斯西伯利亚地区及欧洲。

43. 蚍蝗属 *Eremippus* Uvarov，1926

Eremippus Uvarov，1926，EOS．Ⅰ:243～245．

Type species: *Stenobothrus simples* Eversmann，1859

体细小。头侧面观高出前胸背板水平线。头顶短，呈锐角形。颜面侧面观颇倾斜。颜面隆起较狭，全长具纵沟，侧缘明显。复眼位于头中部。前胸背板中隆线较低，侧隆线在中部弯曲，有时侧隆线几乎消失；后横沟发达，切断中隆线和侧隆线；前横沟和中横沟不明显，常不切断侧隆线。后胸腹板侧叶后端明显分开。前、后翅发达，到达或超过后足股节顶端，有时短缩；前翅中脉域具中闰脉。后足股节匀称，内侧下隆线具发音齿，外侧上膝侧片顶端呈圆形。后足胫节顶端内侧下距略长于上距。爪中垫很小，仅到达或不到达爪的中部。雄性下生殖板呈短锥形，顶端较钝。雌性上产卵瓣上外缘的凹口较深。

蒙古高原有 7 种。

(129) 肋蚍蝗 *Eremippus costatus* Tarbinsky，1927

Eremippus costatus Tarbinsky，1927. Key to the insects，Orthoptera，Dermaptera，Thysanura，Siphonaptera 59.

Altanchimeg and Nonnaizab 2013:81；Chuluunjav 2022:75.

体小型。雄性头顶为锐角形，雌性头顶几乎呈直角形。触角细长，中段一节的长为宽的 1.5 倍(雄性)，或 1.3～1.5 倍(雌性)。复眼纵径长与头顶宽之比为 2.5～2.85 倍(雄性)，或 2.4～2.6 倍(雌性)。前胸背板前缘较平直，后缘呈钝角形突出；中隆线明显，侧隆线不规则弯曲；后横沟明显，切断中、侧隆线；沟前区长大于沟后区。中胸腹板侧叶间中隔呈长方形，最狭处为其长的 1.5 倍。前翅几乎到达后足股节顶端，有时雄性不到达后足股节膝部。后翅顶端非褐色。雄性前足股节下侧及胫节具长的密毛。雌性上、下产卵瓣端部均具很深的凹口。

雄性体长 10.0～13.7mm，雌性体长 13.0～18.4mm。

分布:中国新疆，蒙古国，俄罗斯。

(130) 玛蚍蝗 *Eremippus miramae* Tarbinsky，1927 ［图 113］

Eremippus miramae Tarbinsky，1927. Key to the insects，Orthoptera，Dermaptera，Thysanura，Siphonaptera 59.

Altanchimeg and Nonnaizab 2013:81；Latchinskii et al. 2002:19.

体褐色或淡褐色。头及前胸背板有时淡红褐色。体小型。头侧窝长为宽的 2～2.5 倍。触角较细长，中段一节长为宽的 2～2.6 倍(雄性)，或 1.75～2 倍(雌性)。前胸背板中隆线明显，侧隆线在沟前区略呈弧形弯曲；后横沟明显，切断中、侧隆线；沟前区与沟后区几乎等长或略长；雌性背板上具明显的粗大刻点。中胸腹板侧叶间中隔较狭，宽等于或大于其长，尤其雌性更为明

164

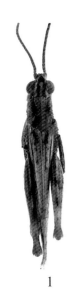

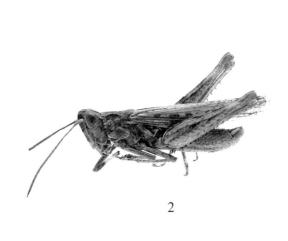

图 113　玛蚍蝗 *Eremippus miramae* Tarbinsky

1.背面观(雄性);2.侧面观(雄性)

显。前翅到达后足股节顶端;前缘脉域基部具 1 淡白色纵条纹,在翅端部有数个暗斑;中脉域褐色或淡白色,中脉域具闰脉。雄性前足股节和胫节具长的密毛。鼓膜孔呈卵形。雄性肛上板呈长三角形,顶端较尖;雌性肛上板呈长卵形。雌性上产卵瓣粗大,上外缘近端部略弯曲;下产卵瓣下侧基部具齿突。

雄性体长 11.0～14.4mm,雌性体长 13.4～21.5mm。

分布:中国新疆,蒙古国,乌兹别克斯坦,塔吉克斯坦,土耳其。

(131)迷氏蚍蝗 *Eremippus mistshenkoi* Stebaev,1965

Eremippus mistshenkoi Stebaev,1965. In Cherevanov,A. I. (ed). New and little known species of Siberian Fauna,p.53.

Chogsomzhav 1969:77,1970:127,1972:161;Altanchimeg and Nonnaizab 2013:81;Altanchimeg et al. 2022:37;Gankhuyag E. et al. (2023):9.

头顶呈宽直角形或钝圆形。头侧窝细长。前胸背板沟后区明显收缩,沟后区最宽处为沟后区之侧隆线间最宽处的 1.25～1.5 倍;侧隆线在沟前区不规则,前段几乎平行,其后明显向内弯曲,在后横沟略分开,并在沟后区几乎消失;沟后区两侧不明显鼓起,故体明显向内缩瘦;后横沟位于前胸背板中部或稍后方;雄性前胸背板前段宽为侧隆线间最宽处的 1.5～1.75 倍。前翅远超过后足股节中部;如只达后足股节,则头顶为颜面隆起的 2～2.25 倍。前足股节及胫节下方有长的密毛。后足第 1 跗节明显长于第 3 跗节。

雄性体长约 11.0mm,雌性体长 14.5～15.5mm。雄性前翅长 4.0～10.0mm,雌性前翅长约 13.0mm。

分布:蒙古国乌布苏省 Uvs,俄罗斯图瓦。

(132)蒙古蚍蝗 *Eremippus mongolicus* Ramme,1951 ［图 114］

Eremippus mongolicus Ramme,1951. Arkiv f. Zool. ser. 2，Ⅰ.2:21.

Eremippus kozlovi. In Bey-Bienko & Mistshenko,1951. Locusts and Grasshoppers of the USSR and adjacent countries 2:452 ［77］.

Altanchimeg and Nonnaizab 2013:81；Altanchimeg et al. 2022:37；Gankhuyag E. et al. (2023):10；Chogsomzhav 1968:59.

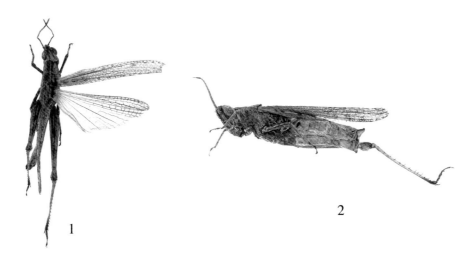

图 114　蒙古蚍蝗 *Eremippus mongolicus* Ramme
1.背面观(雌性);2.侧面观(雌性)

体黄褐色或暗褐色。头短而高。头顶在复眼间最宽处与自复眼前缘至头顶顶端的距离几乎等长。头侧窝狭长。颜面隆起狭长,全长具纵沟。前胸背板前缘较平直,后缘呈圆弧形或角形;中隆线明显,侧隆线呈弧形弯曲;后横沟几乎位于背板中部,沟前区长几乎等于沟后区长,沟后区较狭;雄性侧隆线间最宽处与长几乎相等,而雌性则宽大于长的 1.3 倍。雌性中胸腹板侧叶间最狭处明显大于其长。前翅发达,超过后足股节顶端;翅顶呈圆形,中脉域具闰脉;前翅前缘脉域具黄白色纵纹,并具 3 个大黑斑。后翅本色透明,在翅顶角处有 1 烟色条纹及数个斑点。后足股节较匀称,黄褐色。后足胫节黄色,基半部具不明显而甚多的暗斑,内侧端部下距略长于上距。爪中垫很小。雄性尾须呈长锥形,到达肛上板顶端;下生殖板呈短锥形,顶端钝圆。雌性下生殖板后缘中央呈三角形突出;产卵瓣粗短,上产卵瓣上外缘具浅凹口。

雄性体长 13.0~15.0mm,雌性体长 17.1~23.0mm。

分布:中国内蒙古(鄂尔多斯市乌审旗、伊金霍洛旗、鄂托克前旗)、宁夏、陕西、甘肃,蒙古国戈壁阿尔泰省 Govi-Altaii、巴彦洪戈尔省 Bayankhongor、前杭爱省 Uvurkhangai、南戈壁省 Umnugovi。

(133)斑简蚍蝗 *Eremippus simplex maculatus* Mistshenko，1951 ［图 115］

Eremippus simplex maculatus Mistshenko，1951. in Bey-Bienko &. Mistshenko. Locusts and Grasshoppers of the USSR and adjacent countries 2:454 ［80］.

Gunther，1971:115；Chogsomzhab 1974:27；Altanchimeg and Nonnaizab 2013:81；Altanchimeg et al. 2022:37.

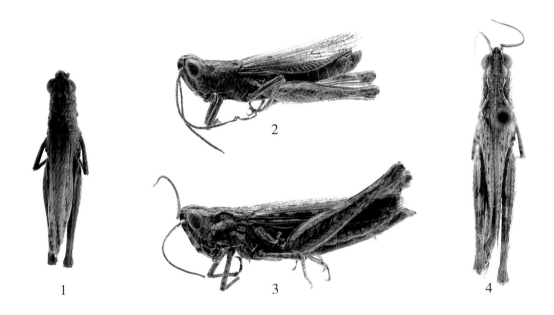

图 115　斑简蚍蝗 *Eremippus simplex maculatus* Mistshenko
1.背面观(雄性)；2.侧面观(雄性)；3.侧面观(雌性)；4.背面观(雌性)

本种为简蚍蝗 *Eremippus simplex* Eversmann 的一个亚种，其特征与 *Eremippus simplex simplex* Eversmann 很相似，区别特征为：

头顶宽，最宽处为触角间最宽处的 2 倍。触角丝状，中段一节长为其宽的 2 倍。前胸背板沟前区显著弯曲，侧隆线不完整。雄性前胸背板后横沟位于前胸背板中部。雌性上产卵瓣上缘凹陷，顶端尖。

雄性体长 11.3～3.6mm，雌性体长 16.6～20.8mm。雄性前翅长 9.6～11.7mm，雌性前翅长 13.4～16.6mm。

分布：中国内蒙古(锡林郭勒盟二连浩特市)，蒙古国乌布苏省 Uvs、科布多省 Khovd、戈壁阿尔泰省 Govi-Altaii，哈萨克斯坦。

(134)简蚍蝗 *Eremippus simplex simplex* Eversmann，1859 ［图 116］

Stenobothrus simplex Eversmann，1859. Bull. Soc. Imp. Natur. Moscou 32(1):133.

Eremippus simplex Eversmann，1859. Uvarov，1926. EOS. 2:344.

Eremippus simplex simplex Eversmann，1859. ［Insects of Mongolia］10:104.

能乃扎布 1999:19；李鸿昌等 2007:367；Altanchimeg and Nonnaizab 2013:81；Altanchimeg et al. 2022:37；Gankhuyag E. et al. 2023:10.

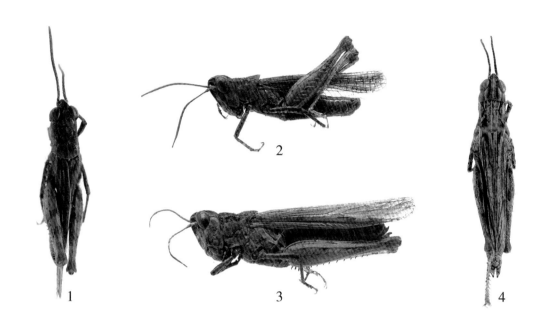

图 116　简蚍蝗 *Eremippus simplex simplex* Eversmann

1.背面观(雄性)；2.侧面观(雄性)；3.侧面观(雌性)；4.背面观(雌性)

体形小而匀称,体暗褐色。头略高于前胸背板。头顶在复眼间最狭处为触角间宽的 2 倍。头侧窝呈梯形。颜面隆起明显,全长具纵沟。触角纵径为眼下沟长的 1.5 倍。前胸背板中隆线较低；侧隆线中部弯曲,但不很明显；后横沟位于中部,切断中隆线和侧隆线；沟前区长约等于沟后区长。中胸腹板侧叶间中隔最狭处为长的 1.5 倍。后胸腹板侧叶后端明显分开。前、后翅发达。前翅暗褐色,超过后足股节的顶端；中脉域具闰脉；前缘脉域常具黑白相间的斑块各 4 个；臀脉域及其端部具不明显的暗斑。前足股节及胫节具稀疏长毛。后足股节暗褐色,内侧基部具黑色斜纹,上侧具 2 个不明显的暗斑；上侧中隆线及外侧上、下隆线常具黑点 6～9 个。后足胫节顶端内侧下距略长于上距。后足跗节第 1 节明显长于第 3 节。爪中垫很小。下生殖板呈短锥形,顶端较钝。雌性上产卵瓣外缘具明显凹口。

雄性体长 12.0～12.9mm,雌性体长 17.6～20.1mm。

分布:中国内蒙古(巴彦淖尔市乌拉特中旗,锡林郭勒盟巴彦希勒牧场),哈萨克斯坦及欧洲。

(135)毛足蚍蝗 *Eremippus comatus* Mistshenko,1951 ［图 117］

Eremipps comatus Mistshenko，1951. in Bey-Bienko & Mistshenko. Locusts and Grasshoppers of the USSR and adjacent countries 2:453 ［79］.

Altanchimeg and Nonnaizab 2013:81.

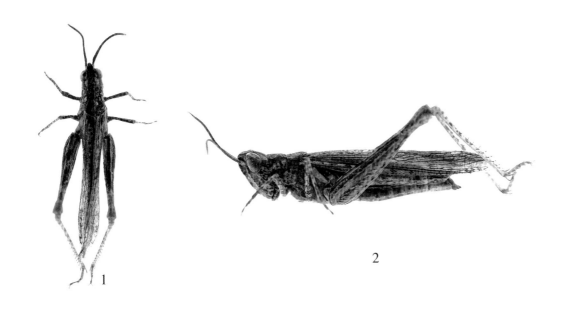

图 117　毛足蚍蝗 *Eremippus comatus* Mistshenko
1. 背面观(雌性);2. 侧面观(雌性)

体小型。头顶呈直角形或钝角形。头侧窝长为宽的 2～2.5 倍。复眼长大于头顶宽:雄性为 2.35～2.5 倍,雌性为 1.85～2 倍。触角中段一节长为宽的 1.8(雌性)～2.4(雄性)倍。前胸背板前缘平直,后缘呈宽圆形或宽钝角圆形;中隆线明显;侧隆线在沟前区不规则,近前缘处几乎平行,向后明显呈弧形弯曲,在后横沟处稍分开,侧隆线间最宽处超过最狭处的 1.5～1.75 倍;沟前区长等于沟后区长。前翅狭长。雄性前足股节下侧及胫节有密而长的毛。后足跗节第 1 节明显大于第 3 节长;跗节爪中垫小,仅达爪之一半。鼓膜孔呈卵圆形。

雄性体长 10.8～13.1mm,雌性体长 12.8～16.0mm。

分布:中国内蒙古(阿拉善右旗)、新疆(巴里坤哈萨克自治县、伊吾县、和布克赛尔蒙古自治县)、俄罗斯。

戟纹蝗族 *Dociostaurini* Mishchenko,1974

44.戟纹蝗属 *Dociostaurus* Fieber,1853

Dociostaurus Fieber,1853. Lotos,3:118.

Stauronotus Fischer,1853. Orth.,Eur.:297,351.

Type species: *Gryllus maroceanus* Thunberg, 1815

体中型。头顶呈三角形。头侧窝呈四角形。颜面倾斜,颜面隆起宽平,仅在中单眼处略低凹。复眼纵径长于其横径,并长于眼下沟之长。前胸背板中隆线较低;侧隆线在沟前区消失或略可见,在沟后区明显;3 条横沟明显,均切断侧隆线,仅后横沟切断中隆线;背板具"X"形淡色纹。

后胸腹板侧叶明显分开。前翅发达,有时较短,中脉域无闰脉,雄性缘前脉域闰脉明显。后足股节粗短。后足胫节顶端下距略长于上距。后足跗节第 1 节长等于第 2、3 节长之和;爪中垫很小,其长不到达或刚到达爪中部。雄性下生殖板呈短锥形,顶端较钝。雌性产卵瓣粗短,上产卵瓣上外缘近顶端有明显凹口,顶端尖锐。

蒙古高原有 2 种。

(136)狭条戟纹蝗 *Dociostaurus brevicollis* (Eversmann,1848)［图 118］

Oedipoda brvicolls Eversmann,1848. Addit. Quaedam levia ad Fischer de Walheim Orth. Ross:11.

Stauronotus annulipes Türk,1862. Wien. Ent. Mon. ,6;81.

Dociostaurus (*Kazakia*) *brevicollis brevicollis* (Eversmann,1848);Ünal. 1997. Priamus 9 (1):43.

Dociostaurus crucrgerus Uvarov,1921. Bull. Ent. Res. ,11:399,402.

Dociostaurus cruciatus brevicollis Uvarov,1921. Ibid. ,11:399,403.

Dociostaurus brevicollis brevicollis ab. Linnaeus,sychrovae et nigrinus Görtler,1946. Casop. Ceskosl. Spol. Ent. ,43,1〜4:53,54.

Chogsomzhav1970:127,1972:161,1974:28;Gunther 1971:114;Altanchimeg and Nonnaizab 2013:81;Altanchimeg et al. 2022:37;Gankhuyag E. et al. 2023:10.

体暗褐色。头顶呈锐角形,侧缘明显,眼间距宽大于触角间宽的 1.5〜2 倍。头侧窝较宽短。

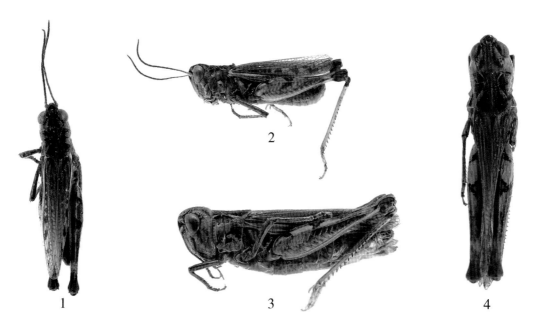

图 118　狭条戟纹蝗 *Dociostaurus brevicollis*（Eversmann）

1.背面观(雄性);2.侧面观(雄性);3.侧面观(雌性);4.背面观(雌性)

复眼位于头中部,雄性纵径为横径的1.25倍,为眼下沟长的1.67倍;雌性复眼纵径为横径的1.5倍,为眼下沟长的1.5倍。前胸背板具淡色"X"形纹;中隆线明显;侧隆线在沟前区消失,在沟后区明显;3条横沟均明显,仅后横沟切断中隆线;沟后区与沟前区等长或略大于沟前区。前翅发达,不到达、到达或略超过后足股节的顶端;缘前脉域具闰脉。后足股节外侧暗褐色;上侧黄褐色,具2个暗色横斑;内侧黄褐色,具2个黑斑;下侧黄褐色,膝部黑色。后足胫节缺外端刺,下距略长于上距。后足第1跗节长于第2、3节之和;爪中垫到达爪之中部。腹部末节尾片小。肛上板呈宽三角形。雄性下生殖板呈短锥形,顶端较钝。尾须呈长锥形。雌性产卵瓣粗短,上产卵瓣上外缘端部略凹。

雄性体长12.0～18.0mm,雌性体长16.0～25.0mm。

分布:中国新疆,蒙古国中央省Tuv、科布多省Khovd,哈萨克斯坦,吉尔吉斯斯坦,俄罗斯西伯利亚地区及欧洲。

(137)塔氏戟纹蝗 *Dociostaurus*（*Kazakia*）*tarbinskyi*（Bey-Bienko，1933）［图119］

Kazakia tarbinskyi Bey-Bienko，1933. Bol. Soc. Esp. H. N. 33:334.

Dociostaurus（*Kazakia*）*tarbinskyi*（Bey-Bienko，1933）；Soltani. 1978. J. Entomol. Soc. Iran Suppl. 2:38.

Chogsomzhav 1969:77；Childebaev and Storozhenko 2001:30；Altanchimeg and Nonnaizab 2013:81；Altanchimeg et al. 2022:37；Gankhuyag E. et al. 2023:10.

头短。复眼间距大于颜面隆起最宽处1.5倍(雄性),或1.25倍(雌性)。头侧窝呈三角形,宽而短,背面易见,长为最宽处的1.5倍。颜面隆起宽而平,在中单眼处略凹。头顶中央无中隆线。

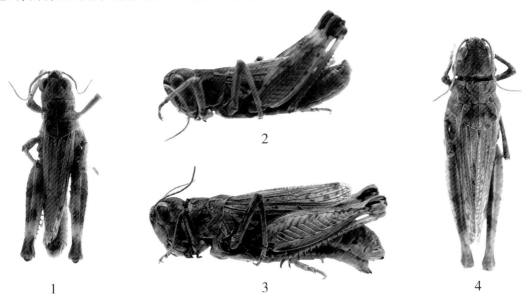

图119　塔氏戟纹蝗 *Dociostaurus*（*Kazakia*）*tarbinskyi*（Bey-Bienko）
1.背面观(雄性);2.侧面观(雄性);3.侧面观(雌性);4.背面观(雌性)

前胸背板无"X"形花纹;3条横沟明显.侧隆线在沟前区弱,后端略分开,在前胸背板中部消失,在沟后区明显;后缘突出,沟前区与沟后区几乎等长。后胸腹板两侧叶明显分开。前、后翅发达。前翅中脉域有闰脉;肘脉域略宽,最宽处明显小于中脉域端部之最宽处。后足股节端部和胫节基部黑色。爪中垫小,远不达爪中部。后足股节上膝片圆。后足胫节下侧胫节刺小于上侧胫节刺。后足第1跗节短于其余2节之长。鼓膜器发达。

雄性体长 11.9～14.0mm,雌性体长 14.8～19.5mm。

分布:蒙古国科布多省 Khovd,哈萨克斯坦。

45. 米纹蝗属 *Notostaurus* Bey-Bienko,1933

Notostaurus Bey-Bienko,1933. Bol. Soc. Esp. Hist, Nat. , XXⅢ, 337, 338.

Dociostaurus Subgen. *Notostaurus* Tarbinskii,1940. The Saltatorial Orthopterous insects of the Azerbaidzhan S. S. R. Moscow/Leningrad: 28,182.

Type species: *Stauronotus anatolicus* Krauss,1896

头顶较短,后头具中隆线和皱纹。头侧窝呈四角形,背面易见。颜面隆起宽平,其边缘平展。复眼卵形,位于头中部。前胸背板具明显的淡色"X"形斑纹,具明显弧形弯曲的侧隆线,3条横沟发达,2条横沟间缺侧隆线。两性后胸腹板侧叶明显分开。前、后翅发达或缩短,雄性前翅前缘脉域具1条明显闰脉,中脉域有中闰脉或缺,肘脉域略膨大,最宽处等于或小于中脉域最狭处。跗节爪中垫小,仅达爪的中部。后足胫节具稀毛,内侧下距不明显长于上距。后足跗节第1节较长,几乎等于其他2节长之和。鼓膜器发达。雄性下生殖板呈短锥形,顶端较钝。雌性产卵瓣粗短,顶端尖锐。

蒙古高原有1种。

(138)小米纹蝗 *Notostaurus albicornis albicornis* (Eversmann,1848) ［图 120］

Oedipoda albicornis Eversmann,1848. Additamenta quaedam levia ad Fischeri de Waldheim Orthoptera Rossica 10.

Dociostaurus albicornis (Eversmann); Uvarov,1921. A Preliminary Revision of the Genus *Dovistaurus* Fieber Bull. Ent. Res. , Vol. Ⅱ:400, 404.

Notostaurus albicornis albicornis (Eversmann,1848); in Mistshenko,1937. Jour. Bombay Nat. Hist. Soc. 39:799.

Dociostaurus albicornis turcmenus Uvarov,1926. EOS. 2:342.

Gunther 1971: 114; Altanchimeg and Nonnaizab 2013: 81; Altanchimeg et al. 2022: 37; Gankhuyag E. et al. 2023:10.

体小型,匀称,体暗褐色或黄褐色。头顶宽短,呈三角形,侧缘较直。头顶中央具明显的中隆线和短皱纹。颜面隆起宽平。头侧呈窝狭长形。前胸背板中隆线低而明显;侧隆线呈弧形弯曲,

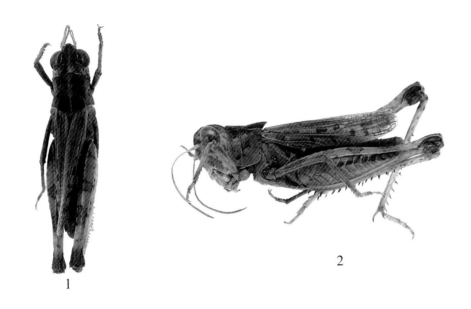

图 120　小米纹蝗 *Notostaurus albicornis albicornis*（Eversmann）

1. 背面观（雄性）；2. 侧面观（雄性）

在横沟间常消失；3 条横沟明显切断侧隆线，仅后横沟位于前胸背板的中部，并切断中隆线；前胸背板"X"形淡色条纹明显，沟后区淡色条纹宽几乎为沟前区淡色条纹的 2 倍。中胸腹板侧叶间中隔较狭。后胸腹板侧叶分开。前、后翅通常不到达后足股节顶端。前翅具明显的黑色斑纹。后翅透明，基部淡红色。后足股节匀称，上侧和外侧呈深褐色。胫节内侧具小黑色斑点，内缘下距略长于上距。爪中垫较小，其顶端不超过爪中部。鼓膜器发达。肛上板呈长三角形，顶端尖。雄性下生殖板呈短锥形，顶端呈圆弧形。尾须圆锥形。雌性产卵瓣粗短，顶端尖锐。

雄性体长 11.5～15.0mm，雌性体长 15.0～22.0mm。

分布：中国新疆，蒙古国科布多省 Khovd。

大足蝗族 *Gomphocerini* Fieber，1853

46. 草地蝗属 *Stenobothrus* Fischer，1853

Stenobothrus Fischer，1853. Orth. Eur.：296，313.

Type species: *Gryllus lineatus* Panger，1796

体小型。头侧窝狭长。雄性前胸背板较宽，侧隆线间最宽处超过最狭处的 1.25～1.5 倍，后缘突出。两性后胸腹板侧叶明显分开。前、后翅发达，少数较短。前翅前缘平直，缘前脉域在基部不扩大，逐渐向顶端变狭，超过前翅中部；肘脉域稍宽，有时消失。后足股节上膝侧片顶端呈圆形。后足胫节内侧之下距小，不明显大于上距。鼓膜器发达，鼓膜孔呈狭缝状。雌性上产卵瓣上外缘中部具明显的锯齿。

蒙古高原有 9 种。

(139)黑翅草地蝗 Stenobothrus (Stenobothrodes) carbonarius (Eversmann，1848) [图 121]

Oedipoda carbonarius Eversmann，1848. Additamenta guaedam levia ad Fischert-Walkheim Orthoptera Rossica:12.

Stenobothrus carbonarius (Eversmann)；in Bey-Bienko & Mistshenko，1951. Locusts and Grasshoppers of the USSR and adjacent countries 2:466 [93].

Altanchimeg and Nonnaizab 2013: 81；Altanchimeg et al. 2022: 37；Gankhuyag E. et al. 2023:25.

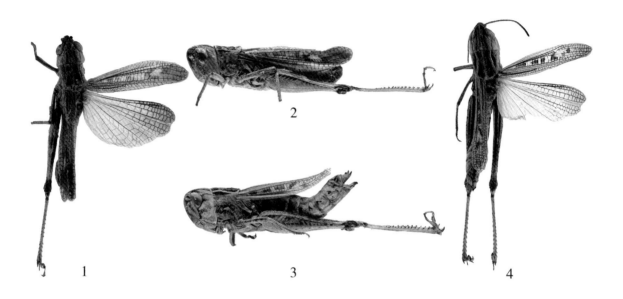

图 121　黑翅草地蝗 *Stenobothrus* (*Stenobothrodes*) *carbonarius* (Eversmann)
1.背面观(雄性)；2.侧面观(雄性)；3.侧面观(雌性)；4.背面观(雌性)

体黄褐色。头侧窝呈长方形,具刻点。颜面隆起具浅纵沟,中单眼处深凹。复眼纵径为横径的 1.5 倍。前胸背板中隆线较高;侧隆线在沟前区略向内弯曲,侧隆线间最宽处为最狭处的 1.46～1.66 倍;后横沟切断中、侧隆线,沟前区与沟后区等长。中胸腹板侧叶间中隔最狭处约为其长的 1.66 倍。后胸腹板两侧叶彼此分开。前翅发达,到达后足股节的末端;雌性前翅短,超过后足股节的中部;缘前脉域超过翅的中部;前翅中脉域具 1 列较大黑褐色斑块;径脉直;肘脉仅基部分开。后翅中脉分枝。后足股节外侧上基片长于下基片。后足胫节橙黄或黄色,缺外端刺。后足跗节第 1 节等于第 2、3 节长之和。雄性腹部末端上方黄色或橙黄色。鼓膜器呈宽狭缝状。肛上板呈三角形,中央具短纵沟,两侧缘中部向内隆起。尾须呈锥形,端部较尖,达肛上板顶端。雄性下生殖板呈短锥形,端部尖。雌性下生殖板后缘具三角形突出;产卵瓣较短,上、下产卵瓣外缘具 1 齿。

雄性体长 12.4～14.1mm,雌性体长 18.2～19.8mm。

栖息于羊草和针茅属植物繁茂的山坡地。

分布:中国新疆,蒙古国色楞格省 Selenge,俄罗斯,乌克兰,哈萨克斯坦。

(140)欧洲草地蝗 *Stenobothrus crassipes* (Charpentier,1825)

Gryllus crassipes (Charpentier,1825). Horae entomologicae,adjectis tabulis novem coloratis 174.

Comphocerus crassipes Boliver,1878. An. Soc. Espan,Ⅶ. p. 426.

Oedipoda crassipes Fisch-Waldh. ,1846. Oeth. Ross. p. 328,n,42.

Stenobothrus crassipes (Charpentier,1825);Türk. 1862. Wien. entom. Monatsschr. 6:81.

Chorthippus crassipes Fieber,1853. Lotos,Ⅲ. p. 117. n. 31.

Altanchimeg and Nonnaizab 2013:81;Munkh bat 2010:168.

雄性头顶呈尖角状。雄性前胸背板沟后区较宽,其长小于侧隆线间的最宽处。两性前翅缩短,前翅顶端不超过后足股节中部,雄性则超过腹部第 3 节背板,雌性长于腹部第 1 节背板;前翅长为最宽处的 4 倍(雄性)或 3 倍(雌性);肘脉域全长相遇。后足股节顶端暗色。

雄性体长 10.8~12.6mm,雌性体长 13.6~16.2mm。雄性前翅长 3.4~4.0mm,雌性前翅长 2.6~3.0mm。

分布:蒙古国中央省 Tuv,奥地利、匈牙利、塞尔维亚、瑞士。

(141)欧亚草地蝗 *Stenobothrus* (*Stenobothrodes*) *eurasius* Zubovsky,1899

Stenobothrus eurasius eurasius Zubovsky,1898. Ann. Mus. Zool. Petersby,Ⅲ:75,81.

Stenobothrus (*Stenobothrodes*) *eurasius* Harz,1975. Ser. Entomol. 11:771.

Chogsomzhav1971:64;Altanchimeg and Nonnaizab 2013:81;Altanchimeg et al. 2022:37;Gankhuyag E. et al. 2023:26.

体黄褐色,雌性体黄色,复眼间有褐色带纹。头侧面观高于前胸背板。头侧窝呈长方形。颜面隆起较平,中单眼之下具浅纵沟。复眼纵径为横径的 1.55 倍。前胸背板中隆线明显较高;侧隆线在沟前区略向内弯曲,侧隆线间最宽处为最狭处的 1.5 倍;后横沟切断侧隆线和中隆线,沟后区略大于沟前区。中胸腹板侧叶间中隔最狭处为其长的 1.38 倍。后胸腹板两侧叶分开。前翅到达或略超过后足股节的末端,雌性不到达后足股节的末端;缘前脉域基部不膨大,逐渐向翅顶端趋狭,超过翅中部;中脉域狭,最宽处超过径脉域最宽处的 1.4 倍;雌性径脉域狭、中脉域宽,中脉域最宽处为径脉域最宽处的 2 倍。雄性后翅顶端淡烟色;雌性后翅中脉域狭,中脉域有相等距离的横脉。后足股节外侧上基片长于下基片。后足胫节缺外端刺,外缘上、下距近等长,内缘下距长于上距。后足跗节第 1 节等于第 2、3 节长之和。鼓膜器呈狭缝状。肛上板呈三角形,中央具短纵沟。尾须短,略侧扁,不到达肛上板的末端。下生殖板呈短锥形。

雄性体长 16.1~18.7mm,雌性体长 19.2~23.2mm。

分布:中国新疆,蒙古国色楞格省 Selenge、中央省 Tuv,俄罗斯。

(142)费氏草地蝗 *Stenobothrus fischeri* Eversmann，1848

Oedipoda fischeri Eversm.，1848. Addit. Fisch. -Waldh. Orth. Ross:11.

Stenobothrus fischeri glaucescens Bolivar，1897. Ann. Sci. Nat. Porto，Ⅳ:227.

Stenobothrus fischeri prasina Vorontzovskii，1928. Bull. Orenburg Plant Prot. Sta. pt. 1:7.

Stenobothrus luteicornis Fischeri，1859. Eversm. Bull. Mosc. XXⅢ.（1）p. 135.

Stenobothrus fischeri Zubovsky，1898. Ann. Mus. Zool. Acad. Imp. Sciences St. Petersburg 3:68，73，75，77，80.

Stenobothrus nigrogeniculatus Krauss，1879. S. B. Akad. Wiss. Wien，Math. -Nat. Kl.（Abt. 1）1:78:477，478.

Gunther 1971: 116；Chogsomzhav 1972: 163；Altanchimeg and Nonnaizab 2013: 81；Altanchimeg et al. 2022:37；Gankhuyag E. et al. 2023:25.

体黄褐色,具头顶向后延伸的褐色纵带纹。头侧窝呈长方形。颜面隆起在中单眼之下具纵沟。复眼纵径为水平横径的 1.58 倍。前胸背板中隆线较高,侧隆线在沟前区略向内弯曲,最宽处为最狭处的 1.45 倍;后横沟切断中隆线和侧隆线,沟后区略大于沟前区,沟后区长为沟前区的 1.13 倍;沟前区侧隆线下侧至沟后区侧隆线上缘具黑色纵带纹。中胸腹板具较密的绒毛,两侧叶间中隔最狭处为其长的 2.14 倍。后胸腹板两侧叶间分开。前、后翅端部烟色。前翅到达后足股节的末端;缘前脉域基部不膨大,逐渐向顶端趋狭,超过翅的中部;径脉明显呈"S"形弯曲;径脉域为亚前缘脉域最宽处的 2 倍;前后肘脉近中段合并。后翅中脉域狭。后足股节匀称,内缘下距长于上距。后足第 1 跗节等于第 2、3 跗节长之和。后足胫节、跗节和腹部末端背板橘红色,腹板黄色。鼓膜器狭缝状。肛上板呈三角形,中央具纵沟。尾须呈扁锥形,到达或不到达肛上板的顶端。雄性下生殖板呈短锥形。

雄性体长 15.2～18.6mm。雌性未记录。

分布:蒙古国布尔干省 Bulgan、色楞格省 Selenge、科布多省 Khovd,哈萨克斯坦、西班牙、奥地利,俄罗斯西伯利亚地区。欧洲。

(143)吉尔吉斯草地蝗 *Stenobothrus kirgizorum* Ikonnikov，1911

Stenobothrus kirgizorum Ikonnikov，1911，Russkoe Ent，Obozr.，Ⅺ. p. 348.

Chogsomzhav 1971:64；Altanchimeg and Nonnaizab 2013:81.

雄性前胸背板沟后区狭,沟后区长等于侧隆线间最宽处的宽。前翅明显缩短,顶端不达后足股节顶端,两性前翅的整个肘脉或其肘脉基部明显分枝。

雄性体长 12.5～13.0mm,雌性体长约 20.0mm。雄性前翅长约 10.5mm,雌性前翅长约 11.2mm。

分布:蒙古国色楞格省 Selenge,俄罗斯。欧洲。

(144)条纹草地蝗 *Stenobothrus lineatus* Panzer，1796 ［图122］

Gryllus lineatus Panzer，1796. Fauna insec. Germ.，Fasc. :33.

Gryllus Locusta tenellus Stål，1813. Repres，Spectres ou phasm.，etc. :27.

Acridium megacephalus Seidl，1837. Weitnweber's Beitr. gesammt. Naturk，u. Heilwiss.，1:219.

Acridium lineatus var. *giolacea* Sugurov，1907. Rus. Ent.，38:117.

Acridium lineatus f. interposita myrina Fruhstorfer，1921. Arch. Natury.，87，Abt. A，5:108.

Stenobothrus lineatus（Panzer）；in Bey-Bienko and Mistshenko，1951. Acridoidea of the USSR and adjacent countries:469.

Cejchan and Maran 1966:180；Steinmann 1967:110；Gunther 1975:1415；Altanchimeg and Nonnaizab 2013:81；Altanchimeg et al. 2022:37；Gankhuyag E. et al. 2023:26；Mistshenko 1968:490；Chogsomzhav 1970:127；Gunther 1975:1415.

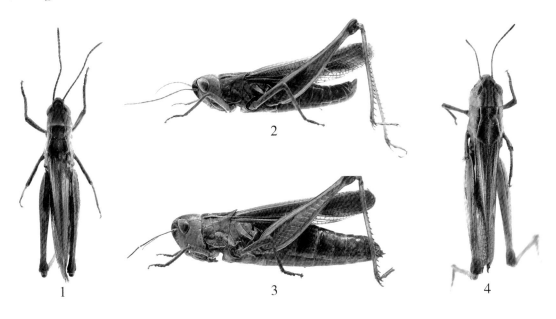

图 122　条纹草地蝗 *Stenobothrus lineatus* Panzer
1.背面观(雄性)；2.侧面观(雄性)；3.侧面观(雌性)；4.背面观(雌性)

体黄褐色。头侧窝的后缘、两复眼间具黑色条纹。头侧窝宽平，具刻点。颜面隆起仅在中单眼处略凹。复眼纵径为横径的 1.5 倍。前胸背板中隆线较高，侧隆线在沟前区略呈弧形弯曲，沟后区最宽处为沟前区最狭处的 1.4 倍，后横沟切断中隆线和侧隆线，沟后区与沟前区几乎等长。中胸腹板两侧叶间中隔最狭处为长的 2 倍，后胸腹板两侧叶分开。前翅到达后足股节末端，前缘脉域黄白色，缘前脉域超过翅的中部；亚前缘脉域弯曲，径脉呈"S"形弯曲，径脉域最宽处为亚前缘脉域最宽处的 3 倍；肘脉全长合并。后翅中脉分枝。后足股节匀称，外侧上基片长于下基片。后足胫节缺外端刺，下距长于上距；第 1 跗节长等于第 2、3 节长之和。鼓膜器呈长狭缝状。肛上板呈三角形,中央具纵沟。雌性下生殖板具纵沟,后缘中央具三角形突出;上、下产卵瓣两侧缘各具1齿。

雌性体长约 19.1mm。雄性无记录。

分布:中国内蒙古(呼伦贝尔市海拉尔区),蒙古国扎布汗省 Zavkhan、布尔干省 Bulgan、中央省 Tuv、肯特省 Khentii、苏赫巴托尔省 Sukhbaatar,俄罗斯,哈萨克斯坦。欧洲。

(145)荒漠草地蝗 *Stenobothrus miramae* Dirsh,1931

Stenobothrus miramae Dirsh,1931,Bol. Soc. Esp. Hist. Nat,31:711.

Steinmann 1971:148;Altanchimeg and Nonnaizab (2013):81.

雌性触角细长,超过前胸背板后缘,中段一节长为宽的 1.5～2.25 倍。雌性前胸背板侧隆线在沟前区略呈弧形弯曲。雄性前翅前缘脉域宽,其最宽处明显大于缘前脉域最宽处;两性前翅径脉直,但雌性常弯曲;肘脉全长分离。雄性后足胫节基部黑色或暗色。雄性腹部末端肛上板的肛侧板相互稍分离。

雄性体长 14.2～19.0mm,雌性体长 22.5～23.4mm。雄性前翅长 11.3～12.4mm,雌性前翅长 13.1～14.5mm。

分布:蒙古国东戈壁省 Dornogovi,哈萨克斯坦,俄罗斯西伯利亚地区。

(146)斑翅草地蝗 *Stenobothrus nigromaculatus transcaucasicus* Ramme,1933 [图 123]

Stenobothrus nigromaculatus transcaucasicus Ramme,1933. Mitt. Zool. Mus. Berl. 18:430.

Acridium nigromaculatus Herrich-Schaffer,1840. Nomencl. Ent.,11:10,11.

Oedipoda luteicornis Fischer-Waldheim,1846. Orthopteres de la Russie.,7;330.

Acridium tigmaticum Brisout-Barneville,1848. Ann. Soc. Ent. France,(2)6:416.

Stenobothrus nigromaculatus（Herrich-Schaffer）;Uvarov,1927. Acridoidea of Midasia:68,69.

Stenobothrus insolitus Tarbinsky,1928. Konowia,7:243.

Altanchimeg and Nonnaizab 2013:81;Steinmann 1968:240.

体黄褐色。头侧窝呈长方形,具刻点。颜面隆起具浅纵沟,中单眼处深凹。复眼纵径为横径的 1.5 倍。前胸背板中隆线较高;侧隆线在沟前区略向内弯曲,侧隆线间最宽处为最狭处的 1.46～1.66 倍;后横沟切断中、侧隆线,沟前区与沟后区等长。中胸腹板侧叶间中隔最狭处为其长的 1.66 倍。后胸腹板两侧叶彼此分开。前翅发达,到达后足股节的末端;雌性前翅短,超过后足股节的中部;缘前脉域超过翅的中部;前翅中脉域具 1 列较大的黑褐色斑块;径脉直;肘脉仅基部分开。后翅中脉分枝。后足股节外侧上基片长于下基片。后足胫节橙黄或黄色,缺外端刺。后足跗节第 1 节等于第 2、3 节长之和。雄性腹部末端上方黄色或橙黄色。鼓膜器呈宽狭缝状。肛上板呈三角形,中央具短纵沟,两侧缘中部向内隆起。尾须呈锥形,端部较尖,达肛上板顶端。

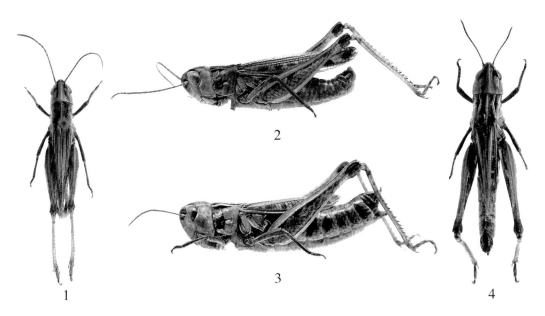

图 123 斑翅草地蝗 *Stenobothrus nigromaculatus transcaucasicus* Ramme

1.背面观(雄性);2.侧面观(雄性);3.侧面观(雌性);4.背面观(雌性)

雄性下生殖板短锥形,端部尖。雌性下生殖板后缘具三角形突出;产卵瓣较短,上、下产卵瓣外缘具1齿。

雄性体长12.4~14.1mm,雌性体长18.2~19.8mm。

分布:中国新疆,蒙古国后杭爱省 Arkhangai。

(147)阿勒泰草地蝗 *Stenobothrus newskii* Zubovsky, 1900

Stenobothrus newskii Zubovsky,1900. Hor. Soc. Rus. Ent.,34:9. n. 19.

Bey-Bienko 1926: 10 Chogsomzhav 1972: 162;Altanchimeg and Nonnaizab 2013: 81;Altanchimeg et al. 2022:37;Gankhuyag E. et al. 2023:25.

体黄褐色,由头顶向后至后头具褐色纵带,雌性更明显。头侧窝呈长方形。颜面隆起仅在中单眼之下具短的浅纵沟。复眼纵径为横径的1.45倍。前胸背板中隆线较高,在沟前区侧隆线下具黑色纵带;前胸侧板前下角及后方具深褐色或黑色大斑;侧隆线在沟前区呈弧形弯曲;后横沟切断中隆线和侧隆线,沟后区略大于沟前区。中胸腹板侧叶间中隔宽大于最狭处的1.5倍。后胸腹板侧叶分开。前翅超过后足股节末端;雌性前翅不到后足股节的末端;雄性前翅黑褐色,后翅烟黑色;雌性前翅黄色,中脉域和径脉域近端部具大小不等的黑褐色小斑。缘前脉域逐渐向顶端趋狭,超过翅中部;中脉域较宽,具密的翅脉;前后肘脉全长合并。后翅暗黑色。后足股节外侧上基片长于下基片。后足胫节缺外端刺。后足第1跗节长为第2、3节长之和。鼓膜器呈长狭缝状。肛上板中央具纵沟,两侧缘中部具圆形隆起。尾须不达肛上板顶端,端部略侧扁。雄性下生殖板呈短锥形。雌性下生殖板中央具三角形突出;产卵瓣端部较尖,上、下产卵瓣外缘均具1齿。

雄性体长 15.2～18.1mm,雌性体长 17.8～21.2mm。

为栖息在阿尔泰赛尼山脉的特有种蝗虫。

分布:中国内蒙古(阿拉善盟)、新疆,蒙古国科布多省 Khovd、巴彦乌列盖省 Bayan-Olgii.

47. 牧草蝗属 *Omocestus* Bolivar, 1879

Omocestus Bolivar, 1878～1879. Anal. Soc. Esp. , Ⅶ:427.

Type species: *Gryllus Locusta viridulus* Linnaeus, 1758

体中小型。头侧窝呈狭长四方形。颜面隆起宽平,中部略凹。触角呈丝状,顶端不膨大。前胸背板中隆线较低;侧隆线在沟前区颇弯曲,侧隆线间最宽处约等于最狭处的 2～3 倍;前胸背板后缘呈圆弧形。后胸腹板侧叶分开较宽。前、后翅发达,略缩短。前翅前缘较直;缘前脉域在基部不扩大,逐渐向顶端趋狭,并超过前翅中部;肘脉域较狭,有时消失。后足股节外膝侧片顶端呈圆形,内侧下隆线具发音齿。鼓膜器呈狭缝状。雌性上产卵瓣上外缘呈圆弧形。

蒙古高原有 7 种。

(148)高加索牧草蝗 *Omocestus caucasicus* Tarbinsky, 1930

Omocestus caucasicus Tarbinsky, 1930. Konowia 9:182.

Omocestus (Haplomocestus) caucasicus Tarbinsky, 1930. The Saltatorian Orthopterous Insects of the Azerbaidzhan S. S. R. [in Russian] 245 pp.

Steinmann 1968:241; Altanchimeg and Nonnaizab 2013:81.

雄性颜面隆起全长具明显纵沟,雌性尽中部凹陷。头侧窝细长,长为宽的 2.75～3 倍。前胸背板侧板较宽,最宽处等于其最高处之长;前胸背板侧隆线在沟前区略呈弧形弯曲。中胸腹板侧叶间中隔较狭,其最宽处略大于其长。前翅中脉域宽,最宽处为肘脉域最宽处的 2 倍;雌性前翅肘脉域缺闰脉。

雄性体长 12.5～13.1mm,雌性体长 15.8～17.2mm。雄性前翅长 12.3～13.2mm,雌性前翅长 15.7～6.1mm。

分布:蒙古国科布多省 Khovd,俄罗斯高加索地区。

(149)红腹牧草蝗 *Omocestus haemorrhoidalis* (Charpentier, 1825) [图 124]

Gryllus haemorrhoidalis Charpentier, 1825. Hor, Ent. :165.

Omocestus haemorrhoidalis ciscaucasicus Mistshenko, 1951. in Bey-Bienko & Mishchenko, Opred. Faune SSSR 40:476. N. Caucasus.

Omocestus haemorrhoidalis fantinus Fruhstorfer, 1921. Arch. Natg. 87:110. Abt. A Haft 5. Central Europe.

Omocestus haemorrhoidalis hyalosuperficies Voroncovskij, 1928. Bull. Orenburg Plant

Prot. Sta. 1:27～39.

Omocestus haemorrhoidalis obscurus Schirmer，1913. Enfom Rundschau. 30:88.

*Omocestus haemorrhoidalis sjostedt*i Ramme，1952. Ark. Zool. (N. S.)3:10.

Omocestus haemorrhoidalis viridis Schirmer，1913. Enfom Rundschau. 30:88.

Omocestus haemorrhoidalis haemorrhoidalis Fieber，1853. Lotos，Ⅲ. p. 103. n. 15.

Omocestus haemorrhoidalis Bolivar，1876. Ortopt. Espan. p. 111.

Stenobothrus haemorrhoidalis Fischer，1853. Orth. Eur. p. 334. n. 15，pl. 16.

Stenobothrus haemorrhoidalis nebulosa Brunner，1882. Prodr. Eur. Orth. France，p. 115.

Stenobothrus montivagus Azam，1908. Bull. Soc. Ent. France p. 9.

Stenobothrus haemorrhoidalis var. *nebulosa* Brunner von Wattenwyl，1882. Prodromus der europäischen Orthopteren 115.

Omocestus haemorrhoidalis robustior Zacher，1917. Die Geradflügler Deutschlands und ihre Verbreitung 1917.

Omocestus（*Omocestus*）*haemerroidalis haemerroidalis* Charpentier，1825.

能乃扎布 1999:19；李鸿昌 2007:366；Chogsomzhav and Shurovenko 1963:17；Cejchan and Maran 1966:180；Steinmann 1967:110，1968:241；Chogsomzhav 1968:58，1970:127，1974:28；Altanchimeg and Nonnaizab 2013:81；Chuluunjav 2022:74；Altanchimeg et al. 2022:37；Gankhuyag E. et al. 2023:23.

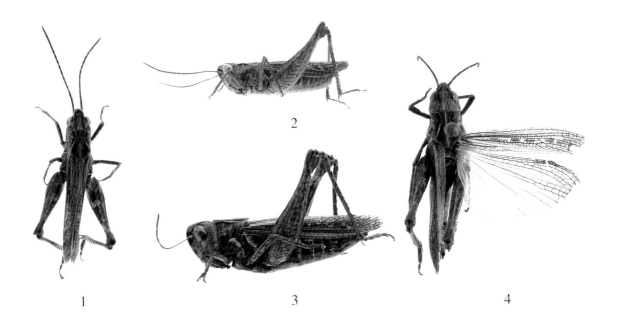

图 124　红腹牧草蝗 *Omocestus haemorrhoidalis haemorrhoidalis*（Charpentier）

1.背面观(雄性)；2.侧面观(雄性)；3.侧面观(雌性)；4.背面观(雌性)

体绿色或黑褐色。前胸背板侧隆线前半段外侧及后半段内侧具黑色带纹。颜面隆起全长略凹陷;雌性颜面隆起在中眼之下低凹。雄性复眼纵径为眼下沟长的1.7倍,雌性为1.2倍。头侧窝呈长方形。前胸背板后横沟位于中部,侧隆线在沟前区呈弧形弯曲。前翅较长,到达或超过后足股节的端部;径脉域与亚前缘脉域宽约相等;中脉域较宽,其宽约为肘脉域宽的2倍;雌性径脉域宽甚于亚前缘脉域宽,中脉域宽约为肘脉域宽的1.5~2倍。鼓膜器呈宽缝状。后足股节内侧、底侧黄褐色,末端褐色。后足胫节黑褐色。腹部背面和下面红色。雄性下生殖板呈短锥形。

雄性体长11.7~14.1mm,雌性体长18.0~18.7mm。

一年发生一代,以卵在土中越冬。卵6月初开始孵化,6月中旬进入孵化盛期,6月下旬至7月初大部分蝗蝻进入四龄和五龄,7月上旬有少量成虫羽化,7月中、下旬成虫大量羽化并进入活动盛期。

主要以禾本科牧草为食,为害多种牧草。

分布:中国内蒙古(赤峰市、呼伦贝尔市、兴安盟、锡林郭勒盟、鄂尔多斯市、阿拉善盟)、山西、甘肃、新疆、青海,蒙古国布尔干省Bulgan、中央省Tuv、肯特省Khentii、苏赫巴托尔省Sukhbaatar、科布多省Khovd、前杭爱省Uvurkhangai、色楞格省Selenge、乌布苏省Uvs、后杭爱省Arkhangai、库苏古尔省Khuvsgul,朝鲜,哈萨克斯坦,俄罗斯西伯利亚地区。中亚、欧洲。

(150)曲线牧草蝗 *Omocestus petraeus* (Brisout-Barneville, 1856) [图125]

Acridium petraeus Brisout-Barneville, 1855. Bull. Soc. Ent. France, (3)3:114.

Omocestus tesquorum Tarbinsky, 1930. Konowia, 9:184.

Stenobothrus petraeus Friv., 1867. Ertek. Termesz. Kor. I. (12)p. 156. n. 17. pl. 6.

Omocestus petraeus psamophilus Maran, 1954. Ochrana Prirody 9:132~139.

Omocestus toscanus Schmidt, 1967. Opusc. Zool. Münch 93:1.

Steinmann (1964):382, (1967):110; Altanchimeg and Nonnaizab (2013):81; Altanchimeg et al. 2022:37; Gankhuyag E. et al. 2023:24; Steinmann, 1964:382, 1967:110; Chogsomzhav 1970:127, 1971:66, 1972:164.

体小型,褐色。前胸背板具"X"形淡色纹。头顶短宽。颜面倾斜,颜面隆起宽平。触角呈丝状,到达前胸背板的后缘。复眼纵径约为复眼间最大宽的2.5倍,雄性纵径为眼下沟长的2.0~2.3倍;雌性复眼较小,纵径约为眼下沟长的1.7倍。前胸背板侧隆线在沟前区呈角形弯曲,后横沟位于中部,后缘呈钝角形突出。雄性前翅狭长,略不到达后足胫节端部;雌性前翅较短,不到达后足股节的端部;前翅径脉域近顶端的宽与亚前缘脉域的宽约相等;前翅中脉域较宽,具4~5个暗色斑点,其宽为肘脉域宽的2.0~2.5倍。后足股节膝部色较暗。后足胫节黄褐色。雌性产卵瓣较短粗,下产卵瓣端部略弯曲。

雄性体长10.7~13.2mm,雌性体长13.6~17.3mm。

一年发生一代,以卵在土中越冬。为害禾本科和菊科牧草。

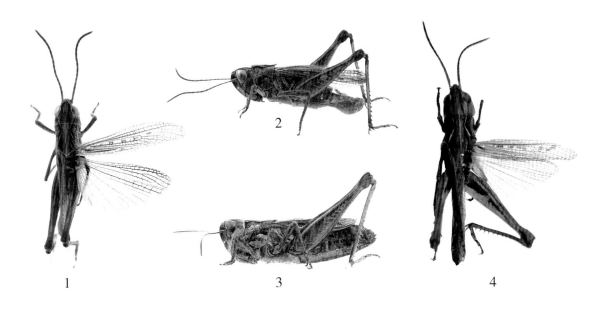

图 125　曲线牧草蝗 *Omocestus petraeus*（Brisout de Barneville）
1. 背面观（雄性）；2. 侧面观（雄性）；3. 侧面观（雌性）；4. 背面观（雌性）

分布：中国内蒙古（赤峰市、呼伦贝尔市、阿拉善盟）、陕西、新疆、蒙古国乌布苏省 Uvs、布尔干省 Bulgan、中央省 Tuv、肯特省 Khentii、前杭爱省 Uvurkhangai，哈萨克斯坦，俄罗斯西伯利亚地区及欧洲。

(151)陈氏牧草蝗 *Omocestus tzendsureni* Gunther，1971

Omocestus tzendsureni Gunther，1971. Pro. Ent. Soc. Wash. 73:116.

Gunther 1971:116；Altanchimeg and Nonnaizab 2013:81；Altanchimeg et al. 2022:37；Chuluunjav 2022:74；Gankhuyag E. et al. 2023:24.

体红褐色。头顶向前伸出，略呈直角形。前胸背板侧隆线发达，在沟前区两条侧隆线向内弯曲处最狭。前翅前缘脉域在前翅中部最宽。后翅无色透明，仅在翅端部呈灰黑色。腹部腹板黄绿色，腹部末端红色或红黄色；雌虫腹部末端产卵瓣与其他种有明显区别。本种相似于 *Omocestus haemorrhoidalis haemorrhoidalis* 和 *Omocestus rufipes*，但体型相对较大、前翅较长等特征易区别。

雄性体长 14.0～19.0mm，雌性体长 18.5～24.0mm。雄性前翅长 11.4～13.2mm，雌性前翅长 14.6～17.7mm。

分布：蒙古国科布多省 Khovd、戈壁阿尔泰省 Govi-Altai。

(152)红胫牧草蝗 *Omocestus ventralis* Zetterstedt，1821 ［图 126］

Gryllus ventralis Zetterstedt，1821. Orth. Suec. :89.

Stenobothrus ventralis(Zetterstedt)；Brunner-Wattenwyl，1882. Prodr. Eur. Orth. :102，103.

Omocestus ventralis (Zetterstedt)；Chopard，1922. Faune de France. Orthopteres et Dermapteres:126，147.

Omocestus (*Omocestus*) *rufipes* (Zetterstedt，1821) Harz. 1975. Ser. Entomol. 11:724.

Acridium abdominale Herrich-Schäffer，1840. Nomenclator entomologicus 2:11.

Oedipoda cruentata Brullé，1832. In Bory de Saint-Vincent & et al. Expédition scientifique de Morée 4. 3(1). 2:93.

Oedipoda geniculata Brullé，1832. In Bory de Saint-Vincent & et al. Expédition scientifique de Morée 4. 3(1). 2:94.

Omocestus rufipes var. *rufitarsis* Navás，1909. Bol. Soc. Arag. Cienc. Nat. 8:101.

Acridium viridulum Wesmaël，1838. Bull. Acad. Sci. Bruxelles 5:595.

Chorthippus zetterstedtii Fieber，1852. In Kelch. Grundlage zur Kenntnis der Orthopteren (Gradflügler) Oberschlesiens，und Grundlage zur Kenntnis der Käfer Oberschlesiens，erster Nachtrag (Schulprogr.). Ratibor 2.

Steinmann 1968:241；Altanchimeg and Nonnaizab 2013:81；Chuluunjav 2022:74；Altanchimeg et al. 2022:37；Gankhuyag E. et al. 2023:24.

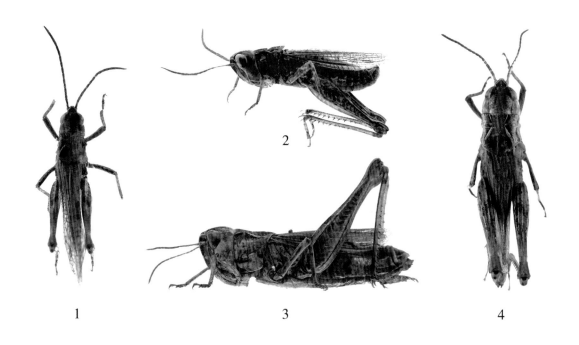

图 126 红胫牧草蝗 *Omocestus ventralis* Zetterstedt
1.背面观(雄性);2.侧面观(雄性);3.侧面观(雌性);4.背面观(雌性)

体中型或小型。颜面倾斜。复眼较大,纵径长雄性为眼下沟长的 1.75～2 倍,雌性为 1.25～1.5倍。触角呈丝状。下颚须和下唇须顶端数节淡色,其余各节黑色,但具淡色的端环。头侧窝呈长方形,长为宽的 2.5～3 倍。前胸背板侧隆线在沟前区呈弧形弯曲。前翅发达,超过后足股节端部。雄性前翅径脉域较狭,顶端宽略小于亚前缘脉域最宽处;中脉域较狭,最宽处为肘脉域最宽处的 1.25～1.5 倍。雌性产卵瓣较短。

雄性体长 11.7～17.2mm,雌性体长 12.7～20.0mm。雄性前翅长 10.8～15.0mm,雌性前翅长 16.7～19.2mm。

分布:中国内蒙古(包头市达尔罕茂明安联合旗)、河北、新疆,蒙古国布尔干省 Bulgan.

(153)绿牧草蝗 Omocestus viridulus (Linnaeus, 1758) [图 127]

Gryllus Locusta viridulus Linnaeus,1758. Syst. Nat., Ed., Ⅹ, Ⅰ:433

Stenobothrus viridulus (Linnaeus);Brunner-Wattenwyl,1882. Prodr. Eur. Orth. :102, 111.

Omocestus viridulus rufoviolaceus Schirmer,1913. Ent. Rdsch. 30:87.

Omocestus viridulus unicolor Schirmer,1913. Ent. Rdsch. 30:88.

Acrydium nigroterminatum De Geer,1773. Mem. Ins. Ⅲ. p. 481. n. 9.

Acrydium rufomarginatum De Geer,1773. Mem. Ins. Ⅲ. p. 481. n. 8.

Chorthippus viridulus Fieber,1853. Lotos,Ⅲ. p. 116. n. 28.

Gomphocerus viridulus Burmeister,1838. Handb. Ent. Ⅱ. p. 648. n. 5.

Gryllus dimidiatus Thunberg,1815. Mem. Acad. Petersb. Ⅴ. p. 250.

Gryllus marginalis Thunberg,1815. Mem. Acad. Petersb. Ⅴ. p. 252.

Gryllus rubicundus Gmel.,1788. Syst. Nat. Ⅰ. (4)p. 2070. n. 125.

Locusta aprica Steph.,1835. Ⅲ Ent. Mand. Ⅵ. p. 24 n. 13.

Locusta rubicunda Steph,1835. Ⅲ Ent. Mand. Ⅵ. p. 24 n. 12.

Locusta viridula Steph.,1835. Ⅲ Ent. Mand. Ⅵ. p. 24 n.. 11.

Oedipoda viridula Fisch. -Waldh.,1846. Orth. Ross. p. 322. n. 37.

Omocestus (Omocestus) viridulus (Linnaeus,1758). in Massa,Fontana,Buzzetti,Kleukers & Odé. 2012. Fauna d'Italia. Orthoptera 48:473.

Acrydium nigroterminatum De Geer,1773. Mémoires pour servir à l'histoire des insectes 3: 481.

Gryllus rufescens Ström,1783. Nye Saml. Danske Vidensk. Selsk. Skrift. 2:66.

Omocestus viridulus variety *rufoviolaceus* Schirmer,1913. Entom. Rundschau 30:87.

Omocestus viridulus variety *unicolor* Schirmer,1913. Entom. Rundschau 30:88.

Steinmann 1964:382,1967:110,1968:241;Gunther 1971,10:116;Altanchimeg and Nonnaizab 2013:81;Altanchimeg et al. 2022:37;Chuluunjav 2022:74;Gankhuyag E. et al. 2023:25;Chogsomzhav 1968:57,1970:127,1972:163,1974:28.

体黄褐色或绿褐色。头短小。颜面隆起宽,具宽的浅纵沟。头顶宽短,顶端钝圆,头顶前端具明显的中隆线。头侧窝呈长方形。触角雄性超过前胸背板后缘,雌性几乎不到达前胸背板后

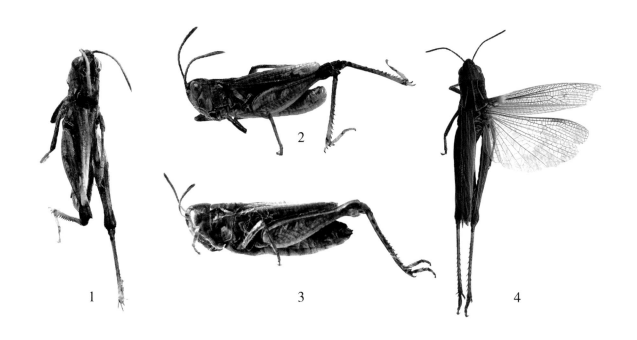

图 127 　绿牧草蝗 *Omocestus viridulus*（Linnaeus）

1.背面观(雄性);2.侧面观(雄性);3.侧面观(雌性);4.背面观(雌性)

缘。复眼呈卵形。前胸背板沿中隆线处具淡色纵纹,侧隆线内、外侧具黑色纵纹,在沟前区稍弯曲,沟前区长稍短于沟后区之长,后缘钝圆形。前翅宽长,到达或超过后足股节顶端,翅顶呈圆形;雌性前翅肘脉域、臀脉域绿色,后翅顶端黑褐色。后足股节、胫节橙黄褐色。

雄性体长 12.6～16.0mm,雌性体长 19.7～25.0mm。

一年发生一代,以卵在土中越冬。主要为害禾本科牧草。

分布:中国内蒙古(呼伦贝尔市、兴安盟乌兰浩特市)、山西、甘肃、青海、新疆,蒙古国科布多省 Khovd、库苏古尔省 Khuvsgul、布尔干省 Bulgan、色楞格省 Selenge、中央省 Tuv、苏赫巴托尔省 Sukhbaatar、东方省 Dornod、巴彦洪戈尔省 Bayankhongor、戈壁阿尔泰省 Govi-Altai、乌布苏省 Uvs,哈萨克斯坦,吉尔吉斯斯坦,俄罗斯西伯利亚地区及欧洲。

(154)正兰牧草蝗 *Omocestus zhenglanensis* Zheng & Han, 1998

Omocestus zhenglanensis Zheng et Han, 1998. Journa Hubei University（Natural science）, 20（2）:193～194.

Altanchimeg and Nonnaizab 2013:81.

体暗褐色。头顶呈钝角形,头背面及前胸背板中央具 1 条淡褐色纵带。头侧窝呈四角形。颜面隆起较宽,在中单眼下具宽纵沟,侧缘在中单眼以上近平行。复眼纵径为横径的 1.65 倍,为眼下沟长的 1.95 倍。前胸背板中隆线明显,侧隆线在沟前区呈角形弯曲,呈淡褐色"X"形纹,沟前区侧隆线外侧及沟后区侧隆线内侧具黑褐色宽纵条,侧隆线间最宽处为最狭处的 2.75 倍;前、中横沟不明显,后横沟切断中隆线,沟后区长略大于沟前区长(约 1.08 倍)。中胸腹板侧叶宽大于长,中隔较宽。后胸腹板侧叶间中隔近方形。前翅狭长,前缘平直,翅顶呈圆形,到达腹端部及后足股节膝部;缘前脉域超过前翅中部;中脉域具 1 列黑色斑,最宽处大于前缘脉域宽的 1.2 倍,而大于肘脉域宽的 1.87 倍;肘脉域具闰脉。后足股节较粗短,下膝侧片顶呈圆形,外侧暗褐色,下侧及内侧黄褐色,基部具黑色斜纹。腹部橙红色。鼓膜孔呈宽卵形。尾须呈短锥形。肛上板呈长三角形,中央具宽纵沟,中部具横脊。雌性下生殖板后缘中央具三角形突出;产卵瓣粗短,上、下产卵瓣端部具明显深凹口。

雌性体长 17.5～18.0mm。雄性未记录。

分布:中国内蒙古(锡林郭勒盟正蓝旗)。

48. 平器蝗属 *Pezohippus* Bey-Bienko, 1948

Pezohippus Bey-Bienko, 1948. Leningard Agricultal Institute, 5:139.

Pezehippus Yin, X.-C., J. Shi & Z. Yin. 1996. in Synonymic Catalogue of Grasshoppers and their Allies of the World (Orthoptera:Caelifera) 536.

Type species: *Chorthippus callosus* Uvarov, 1926

体中小型。头侧窝呈四角形,狭长。触角细长。复眼位于头中部。下颚须外叶小,呈圆形。前胸背板侧隆线明显,沟前区侧隆线稍弯曲;后横沟穿过背板中部后段,沟前区长于沟后区。前翅颇短,前缘基部具明显凹陷;雌性前翅在背面较宽地分开;雄性前翅缘前脉域超过翅中部,雌性到达翅顶端。后翅几乎不明显。后胸腹板侧叶分开。后足股节膝侧片顶端呈圆形。后足胫节顶端下距与上距几乎等长。鼓膜器发达。雌性下生殖板后缘具三角形突出。

蒙古高原有 2 种。

(155)双片平器蝗 *Pezohippus biplatus* Kang & Mao, 1990

Pezohippus biplatus Kang et Mao, 1990. Entomotaxonomia, 12(3～4):199～200。

能乃扎布 1999:19;李鸿昌等 2007:366;Altanchimeg and Nonnaizab 2013:81。

体灰绿色。头顶前缘近直角形。头侧窝呈狭长形。颜面隆起平坦,具纵沟。前胸背板后缘呈钝角形,侧隆线在沟前区呈弧形弯曲,沟后区最宽处为沟前区最狭处的 2 倍,后横沟位于中部之后,沟前区长明显大于沟后区长。中胸腹板侧叶间中隔较宽。后胸腹板侧叶长与宽几乎相等。前翅尽达第 3 腹节背板,明显侧置;缘前脉域狭长,有不明显的闰脉;前缘脉域最宽处为亚前缘脉域宽的 4 倍,与中脉域几等宽;中脉域为肘脉域宽的 3 倍。后足股节内侧具音齿 90～94 个,内侧基部具 1 黑色斜纹。爪中垫超过爪之中部。鼓膜器近圆形。肛上板呈三角形,中央具纵沟。尾须呈圆锥形。雄性下生殖板呈锥形。

雄性体长 15.0～15.2mm。雌性无记录。

分布:中国内蒙古(锡林郭勒盟锡林浩特市)。

(156)蒙古平器蝗 *Pezohippus callosus* (Uvarov, 1926)

Chorthippus callosus Uvarov, 1926. EOS. 2:239.

Pezohippus callosus(Uvarov. 1926); in Bey-Bienko & Mistshenko, 1951. Locusts and Grasshoppers of the USSR and adjacent countries 2:502 [134].

Steinmann 1967:114; Altanchimeg and Nonnaizab 2013:81.

头顶短。雌性头顶端呈钝圆形。复眼几乎位于头的中部,头侧窝狭长。触角细长,顶端不膨大。前胸背板侧隆线明显,沟前区略向内弯曲,后横沟位于前胸背板中部后段,后缘几乎直。前翅缩短,后翅略可见;雄性前翅尽达腹部第 3 节背板后缘,而雌性只达腹部第 1 节背板,在体背面明显分开;雄性缘前脉域超过前翅中部,前翅缘前脉域狭,前缘脉域最宽处宽为缘前脉域最宽处的 2 倍,雌性缘前脉域达翅的顶端。后足股节上膝片呈圆形。后足胫节下方有小的胫节刺。后胸腹板侧叶明显分开。鼓膜器发达。雄性腹部末节背板后缘和肛上板末端与腹部同色,雌性生殖板后缘具三角形突出。

雄性体长 13.5～15mm,雌性体长 19.5～20mm。雄性前翅长 4.6～6.0mm,雌性前翅长 3.7～4.0mm。

分布:蒙古国中央省 Tuv、东方省 Dornod.

49.肿脉蝗属 *Stauroderus* Bolivar, 1897

Stauroderus Bolivar, 1897. Ann. Sci. Nat. Porto, 4:224.

Stenobothrus subgen. Plagiophlebis Houlbert, 1927. Encycl. Sci., Thysanoceres, Dermapteres et Orthopteres, 2:94.

Stauroderus Bolivar; in Bey-Bienko and Mistshenko, 1951. Acridoidea of the USSR and adjacent countries:502.

Chorthippus subgen. Stauroderus Bolivar; Harz, 1975. The Orthoptera of Europe, Ⅱ:813.

Type species: *Oedipnda scalaris* Fischer-Waldheim, 1846

体具稀疏的短绒毛。头侧窝狭长,呈四角形。颜面隆起无纵沟,或仅在中眼之下略凹。前胸背板中隆线较低;侧隆线在沟前区呈弧形弯曲,侧隆线间最宽处约等于最狭处的 1.75 倍;后横沟几乎位于中部,沟后区略长于或等于沟前区。前胸腹板平坦。中胸腹板侧叶间中隔呈方形。后胸腹板侧叶的后端明显地分开。前、后翅发达,雄性超过后足股节的顶端,雌性到达或略超过后足股节的顶端。前翅前缘颇弯曲,近顶端处有明显的弧形凹陷,前、后肘脉基部略分开,其后则彼此合并。后翅亚前缘脉近顶端明显弯曲,亚前缘脉域中部较宽,径脉在近顶端处明显增粗。后足股节匀称。后足胫节缺外端刺。爪中垫较长,其顶端超过爪之中部。雄性下生殖板呈短锥形。雌性下生殖板后缘中央有三角形突出;产卵瓣粗短,顶端较尖。

蒙古高原有 1 种。

(157)肿脉蝗 *Steauroderus scalaris*（Fischer-Waldheim，1846）[图 128]

Oedipoda scalaris Fischer-Waldheim，1846. Bull. Moscou，19:317.

Chorthippus scalaris（Fischer-Waldheim）；Uvarov，1927. Acridoidea of Midasia:76，80.

Stauroderus scalaris scalaris（Fischer-Waldheim）；Bey-Bienko and Mistshenko，1951，Acridoidea of the USSR and adjacent countries:503.

Stauroderus scalaris（Fischer von Waldheim，1846）；in Kirby，W. F. 1910. A Synonymic Catalogue of Orthoptera（Orthoptera Saltatoria，Locustidae vel Acriidae）3(2):177.

Stenobothrus pyrenaeus Saulcy，1887. Bull. Soc. Hist. Nat. Metz 2(17):83.

Oedipoda discoidalis Eversmann，1848. Additamenta quaedam levia ad Fischeri de Waldheim Orthoptera Rossica 13.

Gomphocerus melanopterus Borck，1848. Skand. Ratv. Ins. 120.

Stauroderus scalaris morio Charpentier，1825. Horae entomologicae，adjectis tabulis novem coloratis 170.

Cejchan and Maran 1966:184；Steinmann 1964:382；Gunther 1971:121；Altanchimeg and Nonnaizab 2013:81；Chuluunjav 2022:75；Altanchimeg et al. 2022:37；Gankhuyag E. et al. 2023:25；Chogsomzhav 1970:127，1972:168.

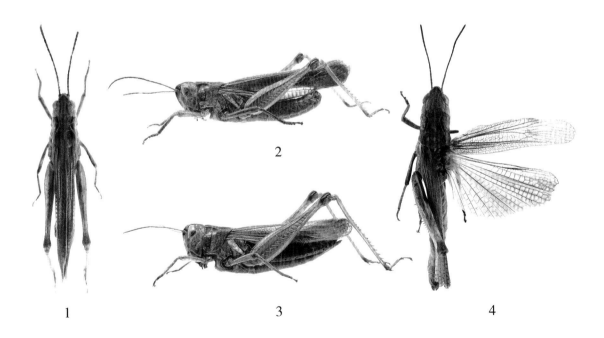

图 128　肿脉蝗 *Stauroderus scalaris*（Fischer-Waldheim）

1. 背面观（雄性）；2. 侧面观（雄性）；3. 侧面观（雌性）；4. 背面观（雌性）

体中型,匀称,体暗褐色、黄褐色或绿黄褐色。头顶宽短。头侧窝狭长。颜面隆起在中眼以下具浅纵沟。触角呈丝状,顶端不膨大。前胸背板中隆线较低,侧隆线在沟前区呈弧形弯曲;后横沟几乎位于中部,沟后区与沟前区等长或略长。雌雄两性前、后翅均发达,在雄性超过后足股节顶端甚长,在雌性则到达或略超过后足股节的顶端。前翅前缘颇弯曲,近顶端处有明显的弧形凹陷;中脉域很宽,为肘脉域宽的3～6倍;雄性前缘脉域最宽处为亚前缘脉域最宽处的1.6倍,亚前缘脉域最宽处略大于径脉域在径脉分枝处的宽;前翅前后肘脉基部略分开,其后则彼此合并。后翅暗褐色,亚前缘脉近顶端明显弯曲,亚前缘脉域中部较宽,径脉在顶端处明显增粗。中胸腹板侧叶间中隔呈方形。后足股节匀称。后足胫节橙红色。雄性肛上板呈三角形。尾须呈长锥形,顶钝。雄性下生殖板呈短锥形,顶钝。雌性下生殖板后缘中央具三角形突出;产卵瓣粗短,上产卵瓣上外缘无细齿。

雄性体长 18.0～20.0mm,雌性体长 22.0～27.0mm。

分布:中国新疆,蒙古国乌布苏省 Uvs、布尔干省 Bulgan、色楞格省 Selenge、中央省 Tuv,哈萨克斯坦,小亚细亚半岛,俄罗斯西伯利亚地区及欧洲中部、中亚。

50. 雏蝗属 *Chorthippus* Fieber, 1852

Chorthippus Fieber, 1852. in Kelch. Grundlage zur Kenntnis der Orthopteren (Gradflügler) Oberschlesiens, und Grundlage zur Kenntnis der Käfer Oberschlesiens, erster Nachtrag (Schulprogr.). Ratibor 1.

Type species: *Acrydium albomarginatus* De Geer, 1773

体中小型。头短于前胸背板。头顶端常呈钝角或直角,雄性有时呈锐角。头侧窝呈狭长四方形。颜面隆起宽平或具纵沟。触角细长,到达或超过前胸背板后缘。复眼呈卵形。前胸背板中隆线较低,侧隆线平行或在沟前区略弯曲或明显呈弧形、角形弯曲;后横沟明显,切断中隆线和侧隆线。前胸腹板在两前足基部之间平坦或前缘略隆起。后胸腹板侧叶在后端明显分开。前翅发达或短缩,有时雌性呈鳞片状,侧置,在背部分开,但雄性前翅在背部均相连;缘前脉域在基部扩大,顶端不到达或到达翅之中部。后翅前缘脉和亚前缘脉不弯曲,径脉近顶端部分正常,不增粗。后足股节膝侧片顶呈圆形,内侧下隆线具发达的音齿。后足胫节顶端缺外端刺,顶端上、下距几等长。跗节爪左右对称,其长彼此相等;爪间中垫较大,其顶端常超过爪之中部。鼓膜器发达,呈卵圆形或狭缝状。下生殖板呈短锥形。雌性下生殖板后缘常具角状突出;产卵瓣粗短,上产卵瓣上外缘无细齿。

蒙古高原有4亚属56种。

蒙古高原雏蝗属分亚属检索表

1(2)雌雄两性前、后翅均为暗褐色或黑色。雄性前翅宽长,前缘脉和亚前缘脉明显弯曲 ……………………
……………………………………………………………… 黑翅亚属 *Megaulacobothrus* Caudell, 1921

2(1)雌雄两性前、后翅非黑色或暗褐色,多透明本色。雄性前翅较狭,前缘脉和亚前缘脉不明显弯曲,较直。

3(4)雌雄两性前胸背板侧隆线平行或几乎平行,侧隆线间最宽处等于或略大于最狭处(不到 3.4 倍)。雌雄两性前翅发达,通常超过后足股节 ……………………………………… **直隆亚属** *Chorthippus* **Fieber,1852**

4(3)雌雄两性前胸背板侧隆线在沟前区呈角形或弧形弯曲,在沟后区明显扩大;侧隆线间最宽处为最狭处的 1.4 倍以上,如不到 1.4 倍,则两性前翅短缩,其顶端不到达腹部末端。

5(6)雌雄两性前、后翅发达。雄性前翅顶端通常到达或超过后足股节顶端,如到达或略不到达腹端,则其后翅宽大,不显著短于前翅,几乎与前翅等长,并且后足股节端部为淡色或浅棕色;雌性前翅顶端通常超过第 6 腹节 ……………………………………… **曲隆亚属** *Glyptobothrus* **Chopard,1951**

6(5)雌雄两性前、后翅通常不发达,其顶端不到达腹端。有时雄性前翅到达或略超过腹端,则其后翅比前翅短小,且后足股节端部为褐色或黑色;雌性前翅一般不超过第 6 腹节,如超过则后足股节端部黑色或前翅缘前脉域狭长,超过前翅的中部 ……………………………………… **短翅亚属** *Altichorthippus* **Jago,1971**

A. 黑翅亚属 *Megaulacobothrus* Caudell,1921

Megaulacobothrus Caudell,1921. Proc. Ent. .Soc. Wash. 23(2):27.

Storozhenko,S. Yu.,2002. To the knowwledge of the Genus *Chorthippus* Fieber,1852 and related genera (Orthoptera:Acrididae). Far East Branch of the Russian Entomological Society and Laboratory Entomology,Institute of Biology and Soil Science Vladivostok. 2002,113:1~9.

Storozhenko,S. Yu,于 2002 年将此亚属提升为独立的属 *Megaulacobothrus* Caudell,1921。雌雄两性前、后翅均为暗褐色或黑色。雄性前翅宽长,前缘脉和亚前缘脉明显弯曲。

蒙古高原有 6 种。

(158)黑翅雏蝗 *Chorthippus* (*Megaulacobothrus*) *aethalinus* (Zubovsky,1899) ［图 129］

Stenobuthrus aethalinus Zubovsky,1899. Russ. Ent.. 32:600.

Megaulacobothrus aethalinus (Zubovski,1899); in Storozhenko. 2014. Chteniya Pamyati Alekseya Ivanovicha Kurentsova 25:53.

Stenobothrus fuliginosus Zubovsky,1898. Ann. Mus. Zool. Acad. Imp. Sciences St. Petersburg 3:87.

Chorthippus aethalinus koreanus Mistshenko,1951. In Bey-Bienko & Mistshenko. Keys to the Fauna of the USSR.

Altanchimeg and Nonnaizab 2013:81;Altanchimeg et al. 2022:37;Gankhuyag E. et al. 2023:27.

体暗褐色。前胸背板沿侧隆线有宽的黑色纵带。前翅褐色,后翅黑色。头侧窝呈四角形。颜面隆起较狭,全长具纵沟(雄性)或自中单眼下具纵沟(雌性)。复眼纵径为横径的 1.4(雌性)~

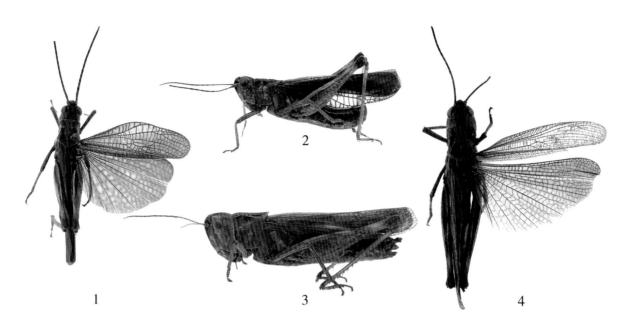

图 129　黑翅锥蝗 Chorthippus（Megaulacobothrus）aethalinus（Zubovsky）
1. 背面观（雄性）；2. 侧面观（雄性）；3. 侧面观（雌性）；4. 背面观（雌性）

1.6（雄性）倍，为眼下沟长的 1.2（雌性）~1.6（雄性）倍。前胸背板中隆线明显,侧隆线在沟前区明显呈角形弯曲,在沟后区较宽地分开；后横沟位于中部,并切断中、侧隆线,沟前区与沟后区几乎等长；前胸背板侧片前下角呈钝角形,后下角呈宽圆形。雄性前翅宽而长,超过后足股节顶端,翅顶呈圆形；亚前缘脉域宽等于或略大于前缘脉域宽,径脉域在径脉分枝处的宽大于亚前缘脉域的宽,亚前缘脉其弯曲；中脉域宽于肘脉域。雌性前翅较狭长,到达或超过后足股节顶端,中脉域等于或略宽于肘脉域。后足股节内侧具音齿。后足胫节内侧顶端上、下距几乎等长。后足第 1趾节等于或略大于第 2、3 趾节长之和；趾节爪等长,爪中垫大。鼓膜孔呈宽缝状。雄性肛上板呈三角形；尾须呈锥形,到达肛上板顶端；下生殖板呈短锥形,顶较尖。雌性肛上板呈三角形,中央具宽纵沟；尾须呈短锥形；下生殖板后缘中央具三角形突出；产卵瓣短,上产卵瓣上外缘光滑。

雄性体长 17.0~19.0mm,雌性体长 22.0~26.0mm。

分布：中国内蒙古（赤峰市、呼伦贝尔市、兴安盟、锡林郭勒盟、阿拉善盟）、黑龙江、吉林、河北、山西、陕西、甘肃、宁夏.蒙古国布尔干省 Bulgan、戈壁阿尔泰省 Govi-Altai、俄罗斯。

(159)地中海锥蝗 Chorthippus(Megaulacobothrus) aethalinus kongausensis(Caudell，1927)

Megaulacobothrus kongausensis Caudell，1927. Proc. U. S. Nat. ，Mus，71，7:3

Megaulacobothrus aethalinus kongausensis Caudell，1928. Vedenina & Bukhvalova，2001，Russian Entomol. J. 10(2):93~123.

Chorthippus (*Megaulacobothrus*) *aethalinus kongausensis* Bey-Bienko et Mistshenko，1951，Acridoidea of the Fauna of the SSSR p. 505.

Steinmann 1968:24；Altanchimeg and Nonnaizab 2013:81.

　　本亚种为黑翅雏蝗 Chorthippus（Megaulacobothrus）aethalinus（Zubovsky，1899）的一个亚种。

　　雌雄两性中胸腹板侧叶间中隔狭，其最宽处等于或小于其长，而其最狭处明显狭于侧叶之宽。雄性前翅宽，超过后足股节顶端，前缘脉和亚前缘脉明显呈"S"形弯曲；雌性亚前缘脉和径脉略弯曲，雄性亚前缘脉域很宽，最宽处等于或略小于前缘脉域之宽；雌性前翅到达或超过后足股节顶端，中脉域狭，最宽处等于或略小于中脉域之宽。雄性后翅黑色，而雌性后翅暗色或有时黑色。后足股节匀称，长为宽的 5～5.5 倍。

　　雄性体长 17.4～19.4mm，雌性体长约 24.6mm。雄性前翅长 16.6～19.0mm，雌性前翅长约 18.2mm。

　　分布：蒙古国布尔干省 Bulgan，俄罗斯。

(160)朝鲜黑翅雏蝗 Chorthippus（Megaulacobothrus）aethalinus koreanus Mistshenko，1951

Chorthippus aethalinus koreanus Mistshenko，1951. Opred Fauna SSSR，p. 505.

Megaulacobothrus aethalinus aethalinus（Zubovsky，1899）. in Vedenina & Bukhvalova，2001. Russian Entomol. J. 10(2):93～123.

Stenobothrus fuliginosus Zubovsky，1898. Ann. Mus. Zool. Acad. Imp. Sciences St. Petersburg 3:87.

Chorthippus aethalinus koreanus Mistshenko，1951. in Bey-Bienko & Mistshenko. Keys to the Fauna of the USSR. Locusts and Grasshoppers of the USSR and adjacent countries 2:505 [138].

Steinmann，1968:243；Altanchimeg and Nonnaizab 2013:81.

　　本亚种为黑翅雏蝗 Chorthippus（Megaulacobothrus）aethalinus（Zubovsky，1899）的一个亚种。

　　雌雄两性头侧窝侧缘几乎平行；雄性侧缘顶端前端相遇，长为最宽处的 3.4～4 倍。雄性触角浅色。雌性颜面隆区狭，两个触角间宽小于复眼间宽的 3 倍。雌性中胸腹板侧叶间中隔较狭，其最宽处为侧叶宽的 1.25 倍（雄性）。

　　雄性体长 16.5～17.5mm，雌性体长约 20.1mm。雄性前翅长 17.8～18.5mm，雌性前翅长约 20.5mm。

　　分布：蒙古国布尔干省 Bulgan、戈壁阿尔泰省 Govi-Altai，朝鲜。

(161)中华雏蝗 Chorthippus（Megaulacobothrus）chinensis Tarbinsky，1927 ［图130］

Chorthippus（Stauroderus）chinensis Tarbinsky，1927. Konowia，6:202.

　　能乃扎布 1999:17；李鸿昌等 2007:366；Altanchimeg and Nonnaizab 2013:81；Chuluunjav 2022:74.

　　体暗褐色。前胸背板沿侧隆线具明显的黑色纵带。头顶呈锐角形。头侧窝狭长，呈四角形。颜面隆起狭，具浅纵沟；侧缘几乎平行，在中单眼以下略扩大。触角到达后足股节基部。复眼呈

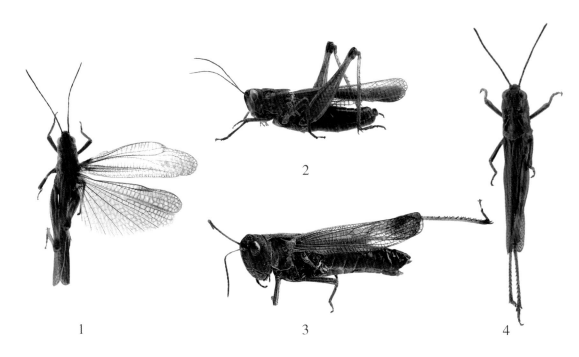

图 130　中华雏蝗 *Chorthippus*（*Megaulacobothrus*）*chinensis* Tarbinsky
1.背面观(雄性);2.侧面观(雄性);3.侧面观(雌性);4.背面观(雌性)

长卵形,复眼纵径为横径的 1.45~1.66 倍。前胸背板中隆线明显,侧隆线呈角形弯曲,沟前区长几乎等于沟后区长。中胸腹板侧叶宽大于长,侧叶间中隔近方形。雄性前翅宽长,褐色,超过后足股节顶端,前缘脉及亚前缘脉弯曲呈"S"形,亚前缘脉域明显狭于前缘脉域最宽处的 1.3 倍,径脉域较宽,在径脉分枝处宽明显大于亚前缘脉域最宽处;后翅黑褐色。雌性前翅较狭,刚到达后足股节顶端,中脉域宽明显大于肘脉域宽的 1.5~2 倍;后翅与前翅等长。后足股节外侧及上侧具 2 个黑色横斑,内侧基部具黑色斜纹,下侧橙黄色,膝部黑色。后足胫节橙黄色。鼓膜孔呈宽狭缝状。雄性肛上板呈三角形,中部具横脊;尾须呈圆锥形,到达肛上板顶端;下生殖板短锥形,顶较尖。雌性下生殖板后缘中央具三角形突出;上产卵瓣上外缘无细齿。

雄性体长 17.5~23.0mm,雌性体长 21.0~27.0mm。

分布:中国内蒙古(赤峰市、呼伦贝尔市、阿拉善盟贺兰山)、四川、陕西、甘肃、贵州,蒙古国布尔干省 Bulgan、中央省 Tuv.

(162)侧翅雏蝗 *Chorthippus*（*Megaulacobothrus*）*latipennis*（Bolivar，1898）［图 131］

Stenobothrus latipennis Bolivar，1898．Ann. Mus. Siv. Stor. Nat. Genova，39:83．

Stenobothrus fumatus Shiraki，1910．Acrididen Japans:2，23，25．

能乃扎布 1999:19;李鸿昌等 2007:366;Altanchimeg and Nonnaizab 2013:8．

本种相似于黑翅雏蝗 *Chorthippus*（*Megaulacobothrus*）*aethalinus*（Zubovsky，1899）。雌雄两性前胸背板侧隆线在沟前区呈弧形弯曲。雄性前翅超过后足股节顶端,亚前缘脉域等于或

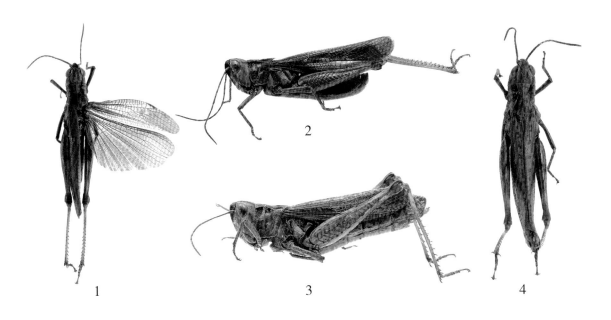

图131　侧翅锥蝗 *Chorthippus*（*Megaulacobothrus*）*latipennis*（Bolivar）

1.背面观（雄性）；2.侧面观（雄性）；3.侧面观（雌性）；4.背面观（雌性）

略宽于前缘脉域，径脉域较狭，径脉域在径脉分枝处的宽明显狭于亚前缘脉域的宽，亚前缘脉稍弯曲。雌性前翅较短，不到达或刚到达后足股节的顶端。雄性后足股节内侧具音齿 158（±19）。雌雄两性后翅暗棕色。

雄性体长 18.0～20.0mm，雌性体长 23.0～25.0mm。

分布：中国内蒙古（兴安盟突泉县）、河北、山西、山东，朝鲜，日本。

(163)红胫锥蝗 *Chorthippus*（*Megaulacobothrus*）*rufitibis* Zheng, 1989 ［图 132］

Chorthippus（*Megaulacobothrus*）*rufitibis* Zheng，1989. Acta Entomologica Sinica，32(4)：462～464.

能乃扎布 1999:18；Altanchimeg and Nonnaizab 2013:81.

体暗褐色。头顶具中隆线，侧缘隆线明显。头侧窝长为宽的 2～2.6 倍。颜面隆起具明显纵沟。复眼纵径为横径的 1.5 倍，为眼下沟长的 1.5 倍。前胸背板中央具黄褐色纵带，两侧具黑色纵带，中隆线和侧隆线明显，侧隆线呈弧形弯曲，后横沟切断中、侧隆线，沟后区长大于沟前区长的 1.3 倍。前翅较宽，暗褐色，明显超过后足股节的顶端；翅顶圆形；前缘脉和亚前缘脉明显呈"S"形弯曲；前缘脉域最宽处为亚前缘脉域最宽处的 1.3 倍，而与径脉分枝处径脉域等宽；中脉域宽大于肘脉域的 1.6 倍。后翅黑褐色，与前翅等长。雌性前翅略超过后足股节顶端，前缘脉域略狭于径脉域，径脉域最宽处为亚前缘脉域的 1.87 倍。后足股节匀称；后足股节外侧黄褐色，具不明显的 2 个暗色斑；上侧中隆线在顶端呈刺状。后足胫节橘红色，基部黑色，缺外端刺。鼓膜孔呈宽狭缝状。肛上板呈三角形。尾须呈长锥形。雄性下生殖板呈短锥形。雌性下生殖板后缘具角状突出，产卵瓣粗短。

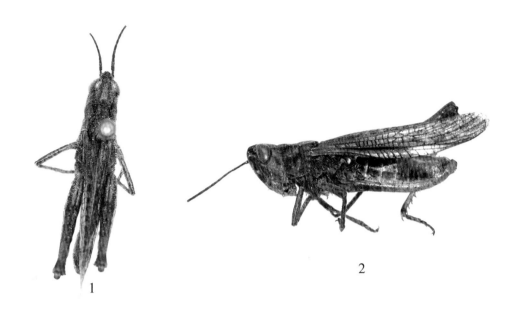

图 132　红胫雏蝗 *Chorthippus*（*Megaulacobothrus*）*rufitibis* Zheng
1. 背面观(雄性)；2. 侧面观(雄性)

雄性体长 16.0～17.0mm，雌性体长约 22.0mm。

分布：中国内蒙古(阿拉善盟贺兰山)、宁夏。

B. 直隆亚属 *Chorthippus* Fieber，1852

Chorthippus Fieber，1852. Kelch. Grundlage zur Kenntnis der Orthopteren（Gradflügler）Oberschlesiens，und Grundlage zur Kenntnis der Käfer Oberschlesiens，erster Nachtrag（Schulprogr.）Ratibor 1.

前胸背板侧隆线平行。前翅超过后足股节顶端，前缘脉、亚前缘脉直而不弯曲；后翅透明，本色、非黑色或暗色。

蒙古高原有 11 种。

(164)白边雏蝗 *Chorthippus*（*Chorthippus*）*albomarginatus albomarginatus*（De Geer，1773）[图 133]

Acrydium albomarginatus De Geer，1773. Mémoires pour servir à l'histoire des insectes 3:480.

Gryllus elegans Charpentier，1825. Horae entomologicae，adjectis tabulis novem coloratis 153.

Oedipoda tricarinata Stephens，1835. Illustr，Brit. Ent.，6:23.

Gryllus blandus Fischer-Waldheim，1846. Nouv. Mem. Soc. Imp. Natur. Moscou 8:309.

Oedipoda moderata Eversmann，1848. Additamenta quaedam levia ad Fischeri de Waldheim Orthoptera Rossica 14.

Stenobothrus elegans fuliginosus Ivanov，1888. Trav. Soc. Nat. Univ. Imp. Kharkow 21:336.

Chorthippus albomarginatus eucerus Dovnar-Zapolskij，1940. Trudy Tsent. -Chernoz. Gos. Zapov. 1:213～246.

能乃扎布 1999:17；李鸿昌 2007:366；Bey-Bienko 1933:115；Chogsomzhav 1970:128，1972:173；Gunther 1971:123，Altanchimeg and Nonnaizab 2013:81～82；Batkhuyag and Batnaran 2021:87；Altanchimeg et al. 2022:37；Gankhuyag E. et al. 2023:14.

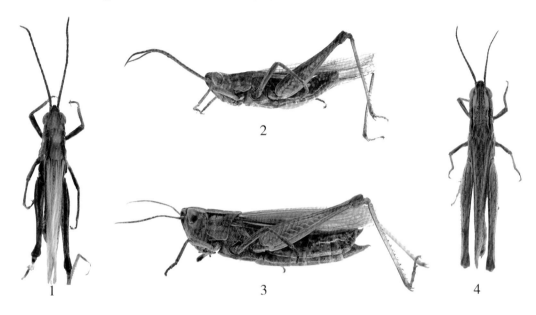

图 133　白边雏蝗 *Chorthippus*（*Chorthippus*）*albomarginatus albomarginatus*（De Geer）
1.背面观(雄性);2.侧面观(雄性);3.侧面观(雌性);4.背面观(雌性)

体褐色。前翅前缘脉域基部常具白色纵纹。体小型,匀称。头侧窝呈狭长四角形。触角丝状,细长,超过前胸背板后缘。前胸背板前缘平直,后缘呈弧形;中隆线明显,侧隆线直,不弯曲;后横沟位于前胸背板中部偏后,沟前区稍长于沟后区。雌雄两性前翅发达,不到达或刚到达或略超过后足股节顶端;缘前脉域狭长,超过前翅中部;缺闰脉;径脉呈"S"形弯曲,尤其在中脉域顶端处明显弯曲;中脉近径脉的中部呈钝角形弯曲,大而明显;径脉域明显宽;雌性中脉域和肘脉域均无闰脉。后翅与前翅等长。后足股节内侧基部无暗色斜纹,顶端及胫节基部通常淡色,内侧下隆线的音齿在基段排列整齐,音齿呈圆形。足跗节爪对称。

雄性体长 15.3～16.7mm,雌性体长 20.6～22.2mm。

分布:中国内蒙古(赤峰市、呼伦贝尔市、兴安盟、锡林郭勒盟)、黑龙江、新疆,蒙古国乌布苏省 Uvs、扎布汗省 Zavkhan、布尔干省 Bulgan、科布多省 Khovd,哈萨克斯坦,俄罗斯西伯利亚地区及欧洲。

(165)白边禾草雏蝗 *Chorthippus（Chorthippus）albomarginatus callginosus* Mistshenko, 1951

Chorthippus albomarginatus callginosus Mistshenko，1951. in Bey-Bienko et Mistshenko Opred，Fauna USSR，40:543.

Chorthippus（Chorthippus）caliginosus Mistshenko，1951. in Vedenina & Bukhvalova. 2001. Russian Entomol. J. 10(2):115.

Mistschenko 1968:493；Chogsomzhav 1970:128，1972:175，1974:29；Garai 2001:751；Altanchimeg and Nonnaizab 2013；Batkhuyag and Batnaran 2021:87；Altanchimeg et al. 2022:37；Gankhuyag E. et al. 2023:14.

本种为白边雏蝗 *Chorthippus（Chorthippus）albomarginatus*（De Geer，1773)的一个亚种。

前翅径脉在中脉域近处略弯曲。其他特征参阅白边雏蝗指名亚种 *Chorthippus（Chorthippus）albomarginatus albomarginatus*（De Geer）。

雄性体长 12.6～13.4mm,雌性体长 20.6～22.2mm。雄性前翅长 12.6～13.4mm,雌性前翅长 15.2～16.4mm。

为害禾本科植物。

分布:据记载(Kistshenko,1951年),分布于中国内蒙古阿拉善盟巴彦浩特镇和呼伦贝尔市满洲里地区;主要分布于蒙古国中央省 Tuv、赫巴托尔省 Sukhbaatar、东方省 Dornod、戈壁阿尔泰省 Govi-Altai、巴彦洪戈尔省 Bayankhongor,俄罗斯贝加尔湖、西伯利亚地区。

(166)平原雏蝗 *Chorthippus（Chorthippus）albomarginatus karelini*（Uvarov，1910）

Stenobothrus karelini Uvarov，1910. Trudy Russk. Entomol. Obshch. 39:367.

Stenobothrus albomarginatus karelini Uvarov，1910. Trudy Russk. Entomol. Obshch. 39:367.

Chorthippus albomarginatus karelini（Uvarov，1910). In Bey-Bienko et Mistshenko Acridoidea of the fauna of the SSSR 1951. p. 542.

Chorthippus（Chorthippus）qingzangensis Yin，X.-C，1984. Grasshoppers and locusts from Qinghai-Xizang Plateau of China 274.

Chogsomzhav 1968:57，1969:77，1974:128，1972:174；Altanchimeg and Nonnaizab 2013；Batkhuyag and Batnaran 2021:87；Chuluunjav 2022:75.

本种为白边雏蝗 *Chorthippus（Chorthippus）albomarginatus*（De Geer，1773)的一个亚种。

雌雄两性触角细长,中段一节长为宽的 2～3 倍(雄性)或 2～2.25 倍(雌性)。雌性前翅中脉域狭,最宽处等于肘脉域最宽处;前翅有明显的呈"S"形弯曲的径脉,在中脉域顶端处更为明显。

雄性体长 14.0～18.0mm,雌性体长 14.6～17.6mm。雄性前翅长 12.5～15.0mm,雌性前翅长 14.6～17.6mm。

分布：中国内蒙古(阿拉善左旗贺兰山)、黑龙江、山西、甘肃、青海、西藏、新疆,蒙古国乌布苏省 Uvs、库苏古尔省 Khuvsgul、布尔干省 Bulgan、中央省 Tuv、苏赫巴托尔省 Sukhbaatar、东方省 Dornod、肯特省 Khentii、科布多省 Khovd,哈萨克斯坦、伊朗。中亚、欧洲。

(167)阿拉善雏蝗 *Chorthippus* (*Chorthippus*) *alxaensis* Zheng, 2000, comb. n.

Chorthippus alxaensis Zheng, 2000. Acta Zootaxonomia Sinica(2):158～161.

能乃扎布 Nonnaizab, 1999:19；李鸿昌 2007:366；Altanchimeg and Nonnaizab 2013: 81～82.

体暗褐色。头背面具黑色"八"字形纵纹。头顶狭,具明显的中隆线。头侧窝呈四边形。颜面隆起狭,全长具纵沟。复眼纵径略长于眼下沟长。前胸背板沟前区侧隆线外侧及沟后区侧隆线内侧具宽的黑色纵条纹；中隆线明显,仅被后横沟切断；侧隆线在沟前区呈角形弯曲；后横沟明显,前、中横沟不明显；沟前区长等于沟后区长；前胸背板侧片近方形。中胸腹板侧叶间中隔宽略大于长。前翅狭长,超过后足股节顶端,中脉域宽为肘脉域宽的 1.5 倍,前缘脉域宽为中脉域宽的 1.5 倍。后翅与前翅等长,后翅透明。前足股节、胫节具密绒毛,中足股节亦具绒毛,后足股节黄褐色。后足胫节淡红褐色,具稀疏长毛,缺外端刺。跗节第 1 节略长于第 3 节；爪中垫大,超过爪长之半。鼓膜孔呈宽缝状。肛上板呈长三角形,基部中央具纵沟,侧缘在中部具向内弯曲的脊。雄性尾须呈短锥形。下生殖板呈短锥形。

雄性体长 12.0～13.0mm。雌性无记录。

栖息于荒漠带山地草原。

分布：中国内蒙古(阿拉善盟贺兰山)。

(168)角形直隆雏蝗 *Chorthippus* (*Chorthippus*) *angulatus* Tarbinsky, 1927

Chorthippus angulatus Tarbinsky, 1927. Konowia 6:203.

Steinmann, 1967:117；Altanchimeg and Nonnaizab 2013:81～82.

雌雄两性前胸背板侧隆线在沟后区平行。前、后翅发达,到达或略到达后足股节顶端。前翅向顶端显著缩狭,顶端呈尖状；后翅翅脉明显；雄性前翅前缘脉域狭,最宽处为缘前脉域的 1.25～1.5 倍；前翅径脉几乎直,略呈弧形。后足股节顶端浅色。后足胫节浅色。

雄性体长 14.0～17.0mm,雌性体长 14.6～17.6mm。雄性前翅长 11.0～11.5mm,雌性前翅长 13.0～15.0mm。

分布：中国(具体分布地不详),蒙古国肯特省 Khentii,哈萨克斯坦。中亚。

(169)红足雏蝗 *Chorthippus* (*Chorthippus*) *burripes* Zheng & Xin, 1999, comb. n.

Chorthippus burripes Zheng & Xin, 1999. Journal of Hubei Normal Universiti, 21(2): 84～85.

能乃扎布 1999:17；李鸿昌等 2007:366；Altanchimeg and Nonnaizab 2013:81～82.

体黄褐色,有些个体绿色。头顶呈锐角形,侧缘隆起。头背面具明显的黑色"八"字形纵条纹。头侧窝呈四角形。颜面隆起全长具纵沟,颜面侧隆线直,雌性颜面隆起自中单眼上下具纵沟。复眼纵径约为眼下沟长的 1.5 倍。前胸背板中隆线明显,仅被后横沟切割,侧隆线在沟前区呈弧形弯曲;后横沟位于背板中部,切断中隆线;前横沟仅切断侧隆线;中横沟不明显,沟前区与沟后区等长,沟前区侧隆线外侧及沟后区侧隆线内侧具宽的黑色纵带;前胸背板侧片前下角呈钝圆形,后下角近直角形。中胸腹板侧叶间中隔近方形。后胸腹板侧叶略分开。前翅狭长,缘前脉域不达翅中部;前缘脉域较宽,其宽约为中脉域宽的 1.5 倍;中脉域宽略大于肘脉域宽;雌性前缘脉域与中脉域近等宽,中脉域略宽于肘脉域;缘前脉域、前缘脉域、中脉域及肘脉域均具闰脉。后翅与前翅等长。后足股节匀称。后足胫节橙红色,缺外端刺。后足跗第 1 节长为第 3 节长的 1.5 倍;爪中垫大。腹部末端背面橙红色,腹面黄色。鼓膜孔呈宽缝状。肛上板呈三角形,顶呈钝圆形,基部中央具纵沟。尾须呈粗短锥形,略超过肛上板的顶端。雄性下生殖板侧面观呈短锥形,顶端尖。雌性上产卵瓣上外缘及下产卵瓣下外缘光滑。

雄性体长 14.0～16.5mm,雌性体长 23.5～24.0mm。

栖息于荒漠草原。

分布:中国内蒙古(阿拉善盟贺兰山)。

(170)翠饰雏蝗 Chorthippus (Chorthippus) dichrous (Eversmann,1859) [图 134]

Oedipoda dichroa Eversmann,1859. Bull. Soc. Nat. Mosc.,32:132.

Chorthippus dorsatus laratus Snojko,1928. Rus. Ent.,22:188.

Chorthippus dorsatus dichrous (Eversmann); Bey-Bienko and Mistshenko,1951. Acridoidea of the USSR and adjacent countries:540～541.

Chorthippus dorsatus australis Predtechenskii,1928. Comment. Inst. Astrachan, Def. Plant. 2(1):89.

能乃扎布 1999:17;Pylnov 1916:278;Chogsomzhav 1971:82,1972:173;Sergeev 1995:251;Sergeev et al. 2009:109;Batnaran et al. 2016:33;Sergeev et al. 2020:9;Batkhuyag and Batnaran 2021:86;Altanchimeg et al. 2022:37;Chuluunjav 2022:74;Gankhuyag E. et al. 2023:15.

体匀称,体黄褐色,有时背面呈棕褐色。头侧窝狭长,颜面隆起有宽而浅的纵沟。前胸背板中隆线明显,侧隆线较直,两侧隆线几乎平行,侧隆线间最宽处约等于或略大于最狭处;前、中横沟不发达;后横沟明显,位于近中部,切断中、侧隆线,沟前区与沟后区几乎等长。前翅发达,常超过后足股节顶端;前翅常具细碎褐色斑点;缘前脉域宽短,通常不超过前翅中部,常具闰脉;径脉域不明显加宽;前缘脉域最宽处为亚前缘脉域最宽处的 1.3～1.5 倍,而为径脉域最宽处的 2 倍;中脉域较直或自翅中部略向下弯曲,其最宽处略大于肘脉域之宽,与前缘脉域最宽处约等宽。后翅发达,几乎与前翅等长,本色透明。后足股节匀称,黄褐色,内侧下隆线音齿数为 132(±9)个。后足胫节黄褐色。鼓膜孔呈半圆形。尾须呈圆柱形。雄性下生殖板呈短锥形。雌性产卵瓣较长,上产卵瓣上外缘光滑无细齿,下产卵瓣近端部具凹陷。

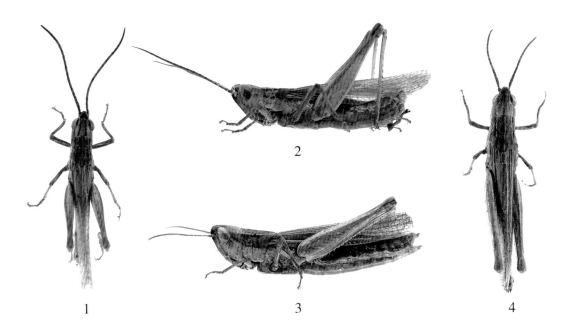

图 134　翠饰雏蝗 *Chorthippus* (*Chorthippus*) *dichrous* (Eversmann)

1. 背面观(雄性);2. 侧面观(雄性);3. 侧面观(雌性);4. 背面观(雌性)

雄性体长 14.7~19.0mm,雌性体长 17.8~30.0mm。

分布:中国内蒙古(阿拉善盟贺兰山)、宁夏、新疆,蒙古国巴彦乌列盖省 Bayan-Olgii、苏赫巴托尔省 Sukhbaatar、东方省 Dornod、色楞格省 Selenge、科布多省 Khovd,哈萨克斯坦,伊朗,俄罗斯西伯利亚地区。中亚、欧洲。

(171)东方直隆雏蝗 *Chorthippus* (*Chorthippus*) *dorsatus orientalis* Bey-Bienko,1941 [图135]

Chorthippus dorsatus orientalis Bey-Bienko,1941. Mem. Inst. Agron. Leningrad No. 4:150,151.

Chogsomzhav 1969b:128,1972:173;Sergeev et al. 2020:8;Batkhuyag and Batnaran 2021:86;Altanchimeg et al. 2022:37;Chuluunjav 2022:75;Gankhuyag E. et al. 2023:14.

头侧窝长而狭,其长为最宽处的 3.5~4 倍。复眼小,其纵径为眼下沟长的 1.5~2 倍(雄性)或 1.25~1.5 倍(雌性)。雄性触角细长,中段一节长为宽的 2.5~3 倍。前胸背板侧板宽等于或略小于其高度。中胸腹板侧叶间中隔最宽处为长的 1.25 倍(雌性)或略小于其宽(雌性)。前翅前缘脉域狭,最宽处等于或大于亚前缘脉域宽的 1.25 倍。雄性尾须短,长为宽的 1.5~2 倍。

雄性体长 15.5~15.7mm,雌性体长 21.2~22.6mm。雄性前翅长 12.5~13.0mm,雌性前翅长 15.2~16.0mm。

分布:据记载(Bey-Bienko,1951 年),分布于中国内蒙古呼伦贝尔市满洲里地区;主要分布于蒙古国乌布苏省 Uvs、苏赫巴托尔省 Sukhbaatar,俄罗斯西伯利亚地区。

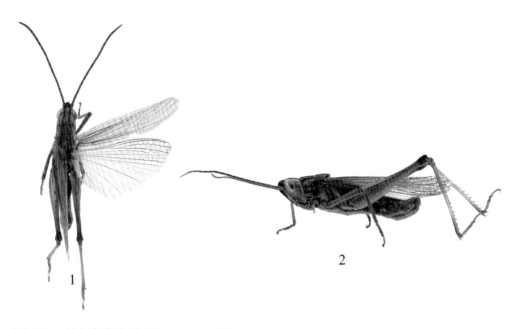

图 135 东方直隆锥蝗 *Chorthippus*（*Chorthippus*）*dorsatus orientalis* Bey-Bienko
1. 背面观（雄性）；2. 侧面观（雄性）

（172）额左旗锥蝗 *Chorthippus*（*Chorthippus*）*ezuoqiensis* Ren，Wang & Zhang，1998，comb. n.

Chorthippus ezuoqiensis Ren，Wang & Zhang，1998. Acta Zootomotaxonomia Sinica，4（3）：215～216.

能乃扎布 1999:17；李鸿昌等 2007:366；Altanchimeg and Nonnaizab 2013:81～82.

体黄褐色。颜面隆起在中单眼之下具宽的浅纵沟。头顶近直角。头侧窝呈长方形。触角呈丝状，中段一节长为宽的 2.17 倍。复眼纵径为横径及眼下沟长的 1.5 倍。前胸背板侧缘、中胸侧板黑褐色，前胸背板后缘呈弧形；侧隆线在沟前区呈弧形弯曲，侧隆线间最宽处为最狭处的 2.42 倍；沟前区长与沟后区长近相等。中胸腹板侧叶间中隔最狭处与长近相等。前翅到达后足股节的端部，前缘脉域最宽处与中脉域最宽处几乎相等，中脉域最宽处为肘脉域宽的 5.67 倍。后足股节匀称，黄褐色，其内侧下隆线具发音齿 103 个。后足胫节基部黑色。腹部背板两侧具宽的黑褐色纵条纹。鼓膜孔呈宽卵形。肛上板呈三角形，中央具宽纵沟，两侧具横隆起。尾须锥形，长为基部宽的 2 倍。下生殖板呈短锥形。

雄性体长约 13.9mm。雌性无记录。

分布：中国内蒙古（呼伦贝尔市根河市）。

（173）哈拉乌锥蝗 *Chorthippus*（*Chorthippus*）*halawuensis* Zheng，2000，comb. n.

Chorthippus halawuensis Zheng，2000. Acta Zootaxonomia Sinica（2）：158～161.

能乃扎布 1999:18；李鸿昌等 2007:366；Altanchimeg and Nonnaizab 2013:81～82.

体暗褐色，腹面黄色。头与前胸背板等长，具明显的黄色中隆线，在两复眼间中隆线两侧各具 1 小突起。头侧窝呈四角形。颜面在中单眼上下有凹陷，侧缘在中眼之上平行，在中眼之下明显扩大。复眼纵径长于眼下沟之长。前胸背板中隆线明显；侧隆线在沟前区细，呈弧形弯曲，在沟后区明显加粗；仅后横沟切断中隆线，沟前区长与沟后区长约相等；前胸背板侧隆线黄褐色，沟前区侧隆线外侧及沟后区侧隆线内侧具黑色纵条纹；前胸背板侧片近方形，前下角呈钝角形，后下角呈直角形。中胸腹板侧叶间中隔最狭处等于侧叶的最狭处，中隔宽大于其长。后胸腹板侧叶分开。前翅褐色，到达后足股节的顶端；中脉域宽为肘脉域宽的 2 倍；前缘脉域宽略大于中脉域宽；缘前脉域顶端仅达前翅前缘 1/3 处。后翅透明，与前翅等长。前足股节具稀疏长毛。后足胫节具稀疏长毛，缺外端刺。后足第 1 跗节明显长于第 3 跗节，爪中垫大。鼓膜孔呈狭缝状。肛上板呈三角形。尾须呈短锥形，刚到达肛上板顶端。雄性下生殖板呈短锥形，顶钝圆。

雄性体长 12.0～12.4mm。雌性无记录。

分布：中国内蒙古（阿拉善盟贺兰山）。

(174)贺兰山锥蝗 Chorthippus（Chorthippus）helanshaensis Zheng，1999，comb. n.

Chorthippus helanshaensis Zheng，1999. Entomotaxonomia，21(1):15～16.

能乃扎布 1999:18；李鸿昌等 2007:366；Altanchimeg and Nonnaizab 2013:81～82.

体黄褐色。头顶呈三角形，具 2 条黑色纵纹。头侧窝呈四角形。颜面隆起全长具纵沟，侧缘在中单眼以上平行，以下渐扩大。复眼大，复眼纵径为横径的 1.75 倍，为眼下沟长的 1.95 倍。前胸背板中隆线明显；侧隆线呈弧形弯曲，在沟后区扩大，侧隆线间最宽处为最狭处的 2 倍，沟前区侧隆线外侧及沟后区侧隆线内侧有黑色纵纹；后横沟明显位于背板中部后处，前、中横沟不明显；沟前区长为沟后区长的 1.2 倍；前胸背板侧片前下角呈钝角形，后下角呈直角形。中胸腹板侧叶间中隔宽为其长的 1.36 倍。后胸腹板侧叶分开。前、后翅均发达。前翅黄褐色，长超过后足股节的顶端，中脉域与肘脉域几乎等于或略大于肘脉域宽，中脉域布多个不很明显的暗色斑点。后足胫节缺外端刺。爪中垫大，超过爪之中部。鼓膜孔呈宽卵形。肛上板呈三角形。尾须呈短锥形，顶尖。雄性下生殖板呈短锥形，顶呈钝角形。

雄性体长 13.0～16.5mm。雌性无记录。

分布：中国内蒙古（阿拉善盟贺兰山）。

C. 曲隆亚属 *Glyptobothrus* Chopard，1951

Glyptobothrus Chopard，1951. Fa. de France，Orthopteroides，56:292
前胸背板侧隆线呈角形弯曲。前翅不到达或超过后足股节的顶端。
蒙古高原有 22 种。

(175)白纹锥蝗 Chorthippus（Glyptobothrus）albonemus Chen & Tu，1964 ［图 136］

Chorthippus albonemus Chen & Tu，1964. Acta Zool. Sin. 16(2):266.

Chorthippus（*Glyptobothrus*）*albonemus* Chen & Tu，1964. Zheng Zhemin & Xia kailing，1998. Fauno Sinia 10:450.

能乃扎布 1999:17；李鸿昌等 2007:366；Altanchimeg and Nonnaizab 2013:81.

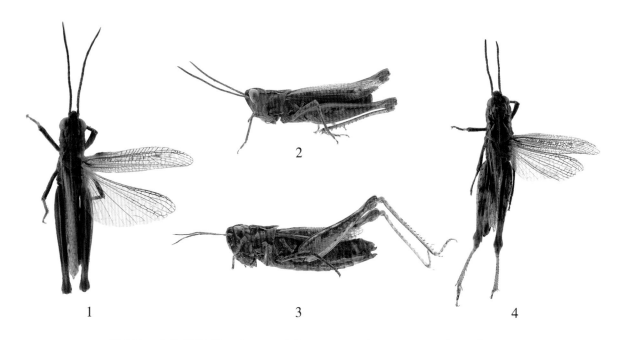

图 136　白纹雏蝗 *Chorthippus*（*Glyptobothrus*）*albonemus* Cheng & Tu
1. 背面观（雄性）；2. 侧面观（雄性）；3. 侧面观（雌性）；4. 背面观（雌性）

体深褐色或草绿色。前胸背板具明显的黄白色"X"形纹，沿侧隆线具黑色纵条纹。头顶呈锐角形。复眼纵径为眼下沟长的 1.5～1.8 倍，雌性为 1.2～1.4 倍。前胸背板中、侧隆线明显，在沟前区呈钝角形弯曲；后横沟位于中部，沟前区与沟后区几乎等长。中胸腹板侧叶间中隔较宽，最狭处等于或略小于侧叶间最宽处。前翅发达，顶端几乎到达腹部末端；雌性前翅较短，不到达腹部末端，前翅中脉域具 1 列大型黑斑，前翅前缘脉域具白色纵纹；中脉域宽几乎等于或略大于肘脉域宽；雌性中脉域最宽处为肘脉域宽的 1.2～1.75 倍。后翅与前翅等长。后足股节内侧下隆线具音齿 122 个，后足股节内侧基部具黑斜纹，上隆线具 6～8 个黑点。鼓膜孔呈狭缝状。尾须呈短锥形。雄性下生殖板呈馒头形，顶钝圆。雌性产卵瓣末端呈钩状。

雄性体长 11.0～13.5mm，雌性体长 17.5～24.0mm。

分布：中国内蒙古（阿拉善盟贺兰山）、宁夏、陕西、甘肃、青海。

（176）中宽雏蝗 *Chorthippus*（*Glyptobothrus*）*apricarius apricarius*（Linnaeus, 1758）［**图 137**］

Gryllus（*Locusta apricarius*）Linnaeus，1758. Syst. Nat．，Ed. X，1:433.

Stenobothrus finoti Saulcy，1887. Bull. Soc. Metz. (2) XVII:82.

Pylnov 1916: 278；Steinmann，1967: 114；Chogsomzhav 1968: 57 ～ 58，1970: 127；Altanchimeg and Nonnaizab 2013: 81 ～ 82；Altanchimeg et al. 2022: 37；Chuluunjav 2022: 75；

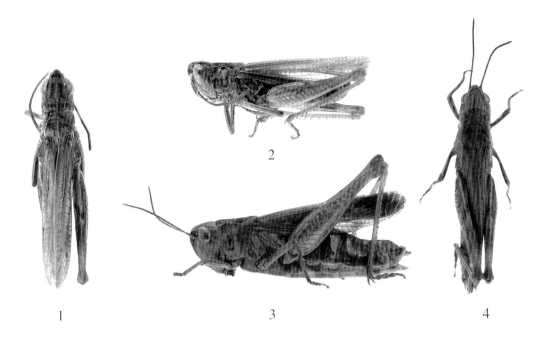

图 137　中宽雏蝗 *Chorthippus*（*Glyptobothrus*）*apricarius apricarius*（Linnaeus）
1.背面观(雄性);2.侧面观(雄性);3.侧面观(雌性);4.背面观(雌性)

Gankhuyag E. et al. 2023:17.

　　体匀称,暗褐色。头侧窝呈狭长四角形。前胸背板侧隆线在沟前区呈弧形弯曲,后横沟切割中隆线和侧隆线;背板前缘平直,后缘呈弧形。雌雄前、后翅发达,常超过后足股节的顶端。前翅前缘基部明显凹陷,缘前脉域近基部明显扩大;中脉域很宽,最宽处等于或略大于径脉域、亚前缘脉域、前缘脉域三者在同一切线处总的宽;前缘脉和亚前缘脉较直;亚前缘脉域较狭于前缘脉域宽。后翅透明。鼓膜孔呈宽卵形,长为宽的 2~3 倍。后足股节顶端淡色,内侧具有暗色斜纹。

　　雄性体长 12.5~15.7mm,雌性体长 16.1~19.5mm。

　　分布:中国内蒙古(赤峰市、呼伦贝尔市)、新疆及东北地区,蒙古国乌布苏省 Uvs、布尔干省 Bulgan、色楞格省 Selenge、中央省 Tuv、肯特省 Khentii、前杭爱省 Uvurkhangai,苏赫巴托尔省 Sukhbaatar,哈萨克斯坦、俄罗斯西伯利亚地区及西欧。

(177)高加索雏蝗 *Chorthippus*（*Glyptobothrus*）*apricarius caucasicus* Mistshenko, 1951［图 138］

　　Chorthippus（*Glyptobothrus*）*apricarius caucasicus* Mistsenko, 1951. In Bey-Bienko et Mistsenko, 1951. Acridoidea of the fauna of the SSSR p. 508.

　　Stenobothrus finoti Saulcy. 1887. Bull. Soc. Hist. Nat. Metz 2(17):82.

　　Stauroderus intricatus Navás. 1909. Bol. Soc. Arag. Cienc. Nat. 8:101.

Steinmann 1967:114；Altanchimeg and Nonnaizab 2013:81；Altanchimeg et al. 2022:37；Gankhuyag E. et al. 2023:17.

本种为中宽雏蝗 Chorthippus (Glyptobothrus) apricarius apricarius (Linnaeus，1758)的一个亚种。

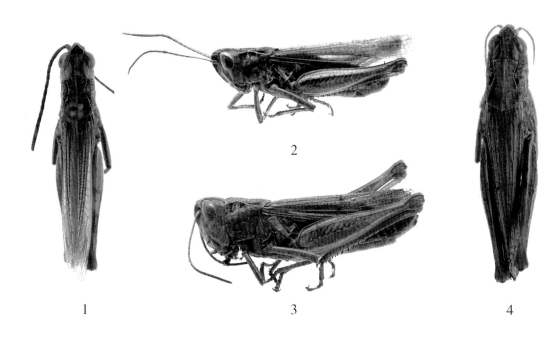

图 138　高加索雏蝗 Chorthippus (Glyptobothrus) apricarius caucasicus Mistshenko
1.背面观(雄性)；2.侧面观(雄性)；3.侧面观(雌性)；4.背面观(雌性)

雄性头顶前端呈尖角状,雌性头顶无中隆线。雌雄两性触角较粗,中段一节长为宽的 1.25～1.75 倍。前胸背板后横沟位于中部或雌性略向前,雄性前胸背板侧隆线中部略凹,最宽处为最狭处的 1.5 倍。雄性中胸腹板侧叶间中隔宽大于其长。雌雄两性前翅肘脉全长与中脉域分离,肘脉域明显;雌性前翅超过后足股节顶端。

雄性体长 15.6～17.4mm,雌性体长 21.5～21.8mm。雄性前翅长 12.2～13.7mm,雌性前翅长 14.4～16.6mm。

分布:蒙古国中央省 Tuv,俄罗斯,格鲁吉亚。

(178)黑背雏蝗 Chorthippus (Glyptobothrus) ateridorsus Jia & Liang, 1993

Chorthippus ateridorsus Jia & Liang, 1993. Entomotaxonomia，17(1)；70～71.

能乃扎布 1999:17；李鸿昌 2007:366；Altanchimeg and Nonnaizab 2013:81.

体黄褐色。头部背面、颊及前胸背板黑色。头侧窝呈长方形。颜面隆起平坦,无纵沟,仅在中眼处略凹陷,两侧缘近平行。复眼呈卵圆形,其纵径为横径的 1.3～1.4 倍,为眼下沟长的 1.3 倍。前胸背板侧隆线在沟前区呈弧形弯曲,在沟后区明显分开,侧隆线间最宽处为最狭处的

2.3～2.5倍;后横沟位于前胸背板中部或稍后。中胸腹板侧叶明显分开。前翅发达,超过后足股节顶端,翅顶呈圆形。后翅略短于前翅。后足股节匀称,后足黄褐色,内侧基部具黑色斜纹,下隆线具1列发音齿。后足胫节黄色,基部暗色。后足爪间中垫超过爪长之半。鼓膜孔呈宽卵形。肛上板呈宽三角形,中央具纵沟。雄性尾须呈短锥形,到达肛上板端部;下生殖板呈短锥形。

雄性体长 14.7～16.4mm。雌性未记录。

分布:中国内蒙古(呼伦贝尔市根河市)。

(179)科尔沁雏蝗 *Chorthippus* (*Glyptobothrus*) *horqinensis* Li & Yin, 1987

Chorthippus horqinensis Li et Yin 1987. Acta Biologica Plateau Sinica,6:87～88.

Altanchimeg and Nonnaizab 2013:81.

体黄褐色。复眼后及前胸背板沿侧隆线具黑色纵条纹。头侧窝呈长方形。颜面隆起较狭,中单眼之下具纵沟。触角中段一节的长为宽的 1.7 倍。前胸背板侧隆线间最宽处为沟前区最狭处的 2 倍;后横沟位于前胸背板中部略向前,沟后区略长于沟前区;前、中横沟不明显。中胸腹板侧叶间中隔最狭处略大于其长,雌性中胸腹板侧叶间中隔最狭处为其长的 1.3～1.5 倍。前、后翅发达。前翅到达或略超过后足股节顶端,缘前脉域有时具不发达的闰脉,前缘脉域最宽处为同一切线上亚前缘脉域宽的 2～2.5 倍,中脉域宽为肘脉域宽的 1.5～1.8 倍,雌性中脉域通常具不规则的闰脉。后翅透明。后足股节匀称,基部音齿排列不整齐,音齿数为 157(±16)个。跗节爪中垫宽大,超过爪中部。鼓膜孔呈宽卵形。肛上板呈三角形,顶端圆钝,中央具浅纵沟。尾须呈长锥形,不到达肛上板顶端。雌性尾须短,远不到达肛上板中部。下生殖板呈短锥形,端部圆钝,上翘。雌性产卵瓣粗短,端部呈钩状。

雄性体长 15.4～17.0mm,雌性体长 19.5～21.7mm。

分布:中国内蒙古(兴安盟阿尔山市)。

(180)异色雏蝗 *Chorthippus* (*Glyptobothrus*) *biguttulus* (Linnaeus, 1758) ［图 139］

Gryllus Locusta biguttulus Linnaeus,1758. Syst. Nat.,Ed,Ⅹ,1:433.

Gryllus notatus Thunberg,1815. Mem. Acad. Sci. St.-Petersb.,5:249.

Gryllus lunulatus Scopoli,1763. Entomologia carniolica,exibens Insecta Carniolae indigera 110.

Gryllus mutabilis Panzer,1804. Syst. Nomencl. Schaffer's Abbild.:211.

Gryllus aureolus Zetterstedt,1821. Orthoptera Sueciae:97.

Gomphocerus arvalis Burmeister,1838. Handbuch der Entomologie,2:649.

Chorthippus variabilis Fieber,1852. In Kelch. Grundlage zur Kenntnis der Orthopteren (Gradflügler) Oberschlesiens, und Grundlage zur Kenntnis der Käfer Oberschlesiens, erster Nachtrag (Schulprogr.). Ratibor 1.

Chorthippus hirtus mongolicus Steinmann，1967. Reichenbachia 9(13):106~120.

Stauroderus biguttulus var. *collinus* Karny，1907. Verh. der Zoologisch- Botanischen Gesellsch. Wien 57:277.

Stenobothrus variabilis var. *nigrinus* Ivanov，1888. Trav. Soc. Nat. Univ. Imp. Kharkow 21: 343.

能乃扎布 1999:17；李鸿昌等 2007:366；Pylnov 1916:278；Bey-Bienko 1933:115；Steinmann 1967:115，1968:243；Altanchimeg and Nonnaizab 2013:81；Altanchimeg et al. 2022:37；Chuluunjav 2022:74；Gankhuyag E. et al. 2023:17；Mistshenko 1968:492；Chogsomzhav 1970:127，1974:28.

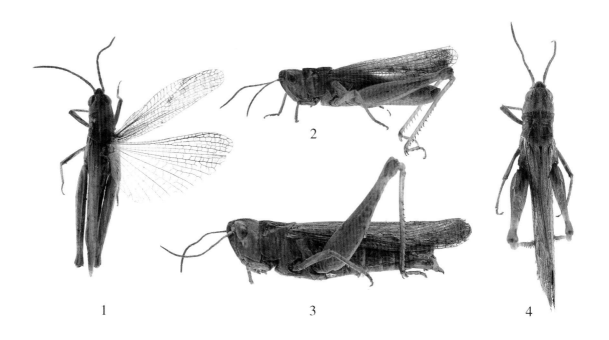

图 139　异色雏蝗 *Chorthippus*（*Glyptobothrus*）*biguttulus*（Linnaeus）
1.背面观(雄性)；2.侧面观(雄性)；3.侧面观(雌性)；4.背面观(雌性)

体绿色、褐绿色、褐色或暗褐色。头侧窝长为宽的 3 倍。颜面隆起侧缘近平行,全长具纵沟。触角细长,顶端远超出前胸背板的后缘。前胸背板中隆线明显,侧隆线在沟前区呈钝角形弯曲,后横沟几乎位于背板中部。中胸腹板侧叶间中隔较宽,其最狭处明显大于长。前翅狭长,超过后足股节顶端；缘前脉域不到达前翅中部,具闰脉；前缘脉域最宽为亚前缘域最宽处的 1.5 倍,雌性为 1.5~2 倍；中脉域最宽处与肘脉域最宽处约相等。鼓膜孔较狭。后足股节内侧具暗色斜纹。后足胫节暗褐色或黄褐色。雄性下生殖板呈短锥形,顶端钝。雌性产卵瓣粗短,端部呈钩状。

雄性体长 12.0~17.5mm,雌性体长 15.0~22.0mm。

大发生时造成蝗灾,严重为害草场。

分布:中国内蒙古(赤峰市、呼伦贝尔市、锡林郭勒盟、阿拉善盟)黑龙江、辽宁、吉林、河北、甘肃、青海、新疆、宁夏、西藏,蒙古国乌布苏省 Uvs、库苏古尔省 Khuvsgul、后杭爱省 Arkhangai、色楞格省 Selenge、布尔干省 Bulgan、苏赫巴托尔省 Sukhbaatar、肯特省 Khentii、东方省 Dornod、巴彦乌列盖省 Bayan-Olgii、科布多省 Khovd、戈壁阿尔泰省 Govi-Altai、巴彦洪戈尔省 Bayankhongor、前杭爱省 Uvurkhangai、中戈壁省 Dundgovi、南戈壁省 Umnugovi,哈萨克斯坦、伊朗、印度、俄罗斯西伯利亚地区。北非、南亚。

(181) 戈壁异色雏蝗 *Chorthippus* (*Glyptobothrus*) *biguttulus maritimus* Mistshenko, 1951

Chorthippus biguttulus maritimus Mistshenko, 1951. in Bey-Bienko et Mistshenko Opred Fauna SSR 40:514.

Chorthippus (*Glyptobothrus*) *marimae* Ramme, 1939. Mitt. Zool. Mus. Berl. 27:389.

Chorthippus (*Glyptobothrus*) *maritimus* (Mistshenko, 1951). Storozhenko S. Yu. 2002. Far Eastern Entomologist, 113:1~16.

Altanchimeg and Nonnaizab 2013:81; Altanchimeg et al. 2022:37; Gankhuyag E. et al. 2023:17.

本种为异色雏蝗 *Chorthippus* (*Glyptobothrus*) *biguttulus* (Linnaeus, 1758)的一个亚种。

雄性中胸腹板侧叶间中隔宽,其最宽处等于或略大于侧叶的最宽处。雌雄两性前翅长,常超过后足股节顶端。雌性前翅 Rs 脉顶端有 2 个分支;如只有 1 条分支,则径脉域有闰脉。雄性前翅径脉域有闰脉;如无闰脉,则中脉域狭,其最宽处等于或约等于肘脉域的最宽处。雌性中脉域无或有很弱的中闰脉。雌性产卵瓣下缘略凹陷。

雄性体长 16.5~8.6mm,雌性体长 25.9~28.7mm。雄性前翅长 14.6~17.9mm,雌性前翅长 21.2~21.6mm。

栖息于荒漠草原区。

分布:蒙古国东戈壁省 Dornogovi、南戈壁省 Umnugovi,日本、朝鲜、俄罗斯阿尔泰山脉。

(182) 褐色雏蝗 *Chorthippus* (*Glyptobothrus*) *brunneus* (Thunberg, 1815) ［图 140］

Gryllus brunneus Thunberg, 1815. Mem. Acad. Sci. St.-Petersb., Ⅴ:249.

Chorthippus bicolor Ander, 1945. Ent. Tidtskr., 66:157~162.

Gryllus bruneeus Charpentier, 1825. Hor. Ent.:161.

Chorthippus brunneus huabeiensis Xia et Jin, 1982. Entomotaxonomic, 4(3), 211~222.

Gryllus brunneus Charpentier, 1825. Hor. Ent.:161.

Chorthippus (*Glyptobothrus*) *brunneus* (Thunberg, 1815); Szövényi & B. Nagy. 1999. Savaria 25(2):117.

能乃扎布 1999:17;李鸿昌等 2007:366;Bey-Bienko 1933:115;Chongsomzhav and Shurovenkov 1963:18；Steinmann 1968:243；Chongsomzhav 1970:127；Altanchimeg and Nonnaizab 2013:81；Altanchimeg et al. 2022:37；Chuluunjav 2022:75；Gankhuyag E. et al. 2023:17.

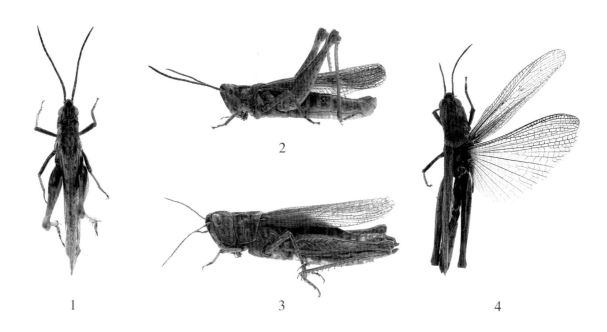

图 140　褐色雏蝗 *Chorthippus*（*Glyptobothrus*）*brunneus*（Thunberg）

1. 背面观（雄性）；2. 侧面观（雄性）；3. 侧面观（雌性）；4. 背面观（雌性）

体褐色。头顶前缘明显呈钝角形。头侧窝低凹，呈狭长四角形。颜面倾斜，颜面隆起较狭，中央低凹，具纵沟。前胸背板侧隆线在沟前区明显呈角形弯曲，侧隆线处具黑色纵纹，沟后区最宽处为沟前区最狭处的 2.3 倍；后横沟位于背板中部之前，沟前区明显短于沟后区；前、中横沟不明显。中胸腹板侧叶间中隔几乎呈方形。前翅狭长，超过后足股节顶端，褐色，在翅顶 1/3 处具 1 淡色纹；缘前脉域有时具有较弱的闰脉；雌性缘前脉域长，到达前翅的 2/3 处；前缘脉域宽为亚前缘脉域宽的 2 倍，略大于中脉域宽，中脉域宽略大于肘脉域宽。后翅本色透明，与前翅等长。后足股节内侧下隆线具音齿，后足股节内侧基部具黑色斜纹。后足胫节黄褐色。爪中垫宽大，超过爪之一半。鼓膜孔呈狭缝状。肛上板呈三角形，中央具纵沟，不到达端部。尾须长为基部宽的 2 倍。雄性下生殖板顶端钝圆。雌性产卵瓣粗短，端部呈钩状。

雄性体长 14.0～18.0mm，雌性体长 20.0～25.0mm。

分布：中国内蒙古（赤峰市、呼和浩特市、包头市、呼伦贝尔市、兴安盟、通辽市、锡林郭勒盟、乌兰察布市、巴彦淖尔市、阿拉善盟）、黑龙江、吉林、辽宁、北京、河北、山西、陕西、甘肃、宁夏、新疆、青海、西藏，蒙古国巴彦乌列盖省 Bayan-Olgii、乌布苏省 Uvs、库苏古尔省 Khuvsgul、布尔干省 Bulgan、中央省 Tuv、苏赫巴托尔省 Sukhbaatar、东方省 Dornod、科布多省 Khovd、巴彦洪戈尔省 Bayankhongor、中戈壁省 Dundgov，朝鲜，哈萨克斯坦，日本，俄罗斯西伯利亚地区及欧洲、非洲。

(183)狭翅雏蝗 *Chorthippus*（*Glyptobothrus*）*dubius* Zubovsky，1898 ［图 141］

Stenobothrus dubius Zubovsky，1898. Escheg. Zool. Mus. Ak. Nauk. SSSR，3:85.

Chorthippus（*Glyptobothrus*）*dubius*（Zubovsky，1898）；Harz. 1975. Ser. Entomol. 11:898.

Stenobothrus horvathi Bolivar，1901. in Zichy. Zoologische Ergebnisse der dritten Asiatischen Forschungsreise des Grafen Eugen Zichy 2:231.

能乃扎布 1999:17；李鸿昌等 2007:366；Bey-Bienko 1933:115；Chogsomzhav and Shurovenkov 1963:18；Steinmann 1967:116；Mistshenko 1968:492；Chogsomzhav 1968:58，1970:128，1972:171；Gunther 1971:121；Altanchimeg and Nonnaizab 2013:81；Altanchimeg et al. 2022:37；Gankhuyag E. et al. 2023:18.

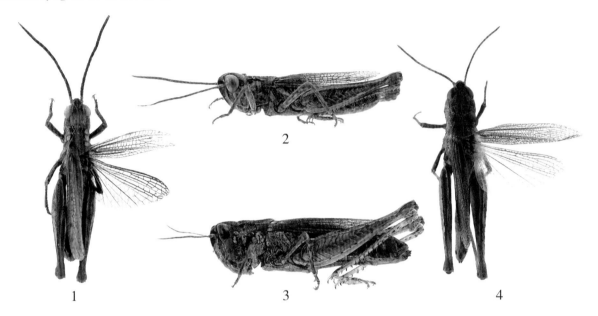

图 141　狭翅雏蝗 *Chorthippus*（*Glyptobothrus*）*dubius* Zubovsky
1.背面观(雄性)；2.侧面观(雄性)；3.侧面观(雌性)；4.背面观(雌性)

体褐色或黄褐色。头侧窝呈四角形。颜面隆起较平。复眼呈卵圆形。前胸背板侧隆线明显,有淡色"X"形纹,在沟前区呈角形弯曲；后横沟中部切断中、侧隆线,沟前区与沟后区约等长。中胸腹板侧叶间中隔最狭处略小于侧叶最狭处。后胸腹板侧叶在后端明显分开。前翅较短,不到达后足股节顶端,中脉域最宽处大于肘脉域宽的 2 倍,前翅较短(雌性),前缘脉域具白色纵条纹,前翅最宽处等于或略大于肘脉域最宽处。后翅与前翅约等长。后足股节匀称,上基片略长于下基片,内侧下隆线处具音齿。鼓膜器呈狭缝状。雌性产卵瓣粗短,上产卵瓣上外缘光滑,无细齿,端部略呈钩状。

雄性体长 12.0～13.0mm,雌性体长 13.0～17.0mm。

一年发生一代,以卵在 1～3cm 土中越冬。卵一般在 6 月上旬开始孵化,7 月开始羽化,8 月为成虫活动盛期,9 月初产卵。主要发生在植被较稀疏的以禾本科植物为主的草场,且在退化的典型草原数量较多。

分布:中国内蒙古(赤峰市、呼和浩特市、呼伦贝尔市、锡林郭勒盟、巴彦淖尔市、阿拉善盟)、黑龙江、吉林、辽宁、河北、陕西、山西、甘肃、青海、四川,蒙古国乌布苏省 Uvs、扎布汗省 Zavkhan、库苏古尔省 Khuvsgul、后杭爱省 Arkhangai、布尔干省 Bulgan、色楞格省 Selenge、中央省 Tuv、肯特省 Khentii、东方省 Dornod、戈壁阿尔泰省 Govi-Altai、巴彦洪戈尔省 Bayankhongor、前杭爱省 Uvurkhangayi、南戈壁省 Umnugovi、俄罗斯、哈萨克斯坦。欧洲。

(184)黄胫锥蝗 *Chorthippus* (*Glyptobothrus*) *flavitibias* Zheng & Wang, 1995

Chorthippus flavitibias Zheng et Wang,1995. Acta Entomologica Sinica,38(1):93~94.

Chorthippus (*Glyptobothrus*) *flavitibias* Zheng & Wang,1996. Zheng Zhemin & Xia Kailing,1998. Fauna Sinica,10:442.

李鸿昌等 2007:366;Altanchimeg and Nonnaizab 2013:81.

体中小型,体褐色。头顶前端钝圆。头侧窝呈长方形。颜面隆起全长具纵沟。触角细长,端部数节色深。复眼大,纵径约为眼下沟长的 1.5 倍。前胸背板中隆线明显,侧隆线在沟前区明显呈弧形弯曲,在沟后区扩大,两侧隆线之间最宽处为沟前区最狭处的 2.5 倍;后横沟位于中部之后,沟前区长为沟后区长的 1.12 倍;前、中横沟均不明显。前翅发达,刚超过腹部末端。后翅略短于前翅。前、后翅透明。后足股节匀称,下侧黄色,膝部黑色,膝侧片顶呈圆形。后足胫节基部黑色,其余部分黄色。跗节爪中垫宽大,超过爪之中部。鼓膜孔呈宽卵形。肛上板呈长三角形,全长具纵沟,中部具横脊。尾须呈圆锥形,刚达肛上板顶端。雄性下生殖板端部短而钝。

雄性体长约 16.0mm。雌性未记录。

分布:中国内蒙古(阿拉善盟)。

(185)半翅锥蝗 *Chorthippus* (*Glyptobothrus*) *hemipterus* Uvarov, 1926

Chorthippus hemipterus Uvarov,1926. EOS. :334.

Chorthippus (*Glyptobothrus*) *hemipterus* Uvarov,1926. Zheng Zhemin & Xia Kailing,1998. Fauna Sinica,10:454.

Steinmann 1967:116;Altanchimeg and Nonnaizab 2013:81.

体小型。前胸背板具明显的中隆线和侧隆线;侧隆线在沟前区呈弧形弯曲,侧隆线间最宽处约为最狭处的 2 倍;后横沟几乎位于前胸背板中部,并切断中隆线和侧隆线;前横沟和中横沟可见,但不切断中隆线和侧隆线。雄性中胸腹板侧叶间中隔较狭,最狭处几乎等于其长。前、后翅明显短缩。前翅顶端超过(雄性)或刚刚到达后足股节的中部;雄性前翅缘前脉域较短,不超过前翅的中部;雌性前翅前缘脉域具明显的闰脉。鼓膜孔呈狭缝状。后足股节内侧基部具暗色斜纹。

雄性体长 13.2~15.2mm,雌性体长 16.7~21.3mm。

分布:中国西藏,蒙古国肯特省 Khentii、东方省 Dornod,哈萨克斯坦,乌兹别克斯坦。

(186)夏氏锥蝗 *Chorthippus （Glyptobothrus） hsiai* Cheng & Tu，1964 ［图 142］

Chorthippus hsiai Cheng & Tu，1964．Acta Zoologica Sinica，16(2):264．

能乃扎布 1999:18；李鸿昌等 2007:366；Altanchimeg and Nonnaizab 2013:81．

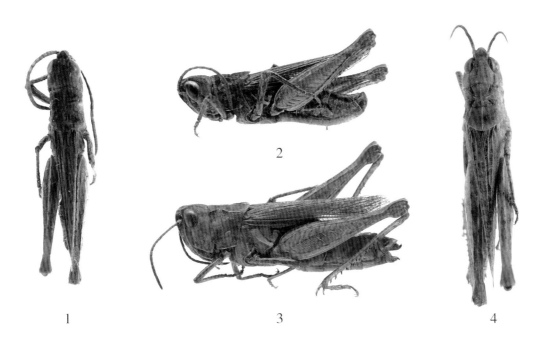

图 142　夏氏锥蝗 *Chorthippus （Glyptobothrus） hsiai* Cheng & Tu
1. 背面观(雄性)；2. 侧面观(雄性)；3. 侧面观(雌性)；4. 背面观(雌性)

　　体暗褐色，体表具细碎黑色斑点。前胸背板有时在侧隆线外侧具不明显黑色纵纹。颜面略倾斜。触角细长。雄性复眼纵径为眼下沟长的 1.75～2.2 倍，雌性为 1.09～1.25 倍。前胸背板中隆线明显，侧隆线在沟后区明显，沟前区仅在前缘略可见，中段极不明显；后横沟明显，位于中部略前，沟后区略长于沟前区。中胸腹板侧叶间中隔较宽，最狭处略小于或等于侧叶最狭处。前翅到达或略超过腹部末端，几乎不到达后足股节的顶端，淡褐色，具细碎斑点；缘前脉域缺闰脉，肘脉域具闰脉，有时中脉域也具闰脉；径脉域最宽处为亚前缘脉域最宽处的 1.75～3 倍。后翅发达，几乎与前翅等长。后足股节内侧下隆线具音齿。鼓膜器呈狭缝状。尾须呈短锥形，基部较宽。雄性下生殖板呈短锥形，顶钝圆。雌性产卵瓣粗短，末端呈钩状。

　　雄性体长 10.0～15.0mm，雌性体长 16.5～22.0mm。

　　分布：中国内蒙古(锡林郭勒盟锡林浩特市、阿拉善盟贺兰山)、陕西、宁夏、甘肃、青海。

(187)呼城锥蝗 *Chorthippus （Glyptobothrus） huchengensis* Xia & Jin，1982 ［图 143］

Chorthippus huchengensis Xia & Jin，1982．Entomotaxonomia，4(3):213～214．

能乃扎布 1999:18；李鸿昌等 2007:366；Altanchimeg and Nonnaizab 2013:81．

　　体中小型，体黄褐色。雄性颜面隆起全长具纵沟，雌性自中眼以下具纵沟。头侧窝呈长方

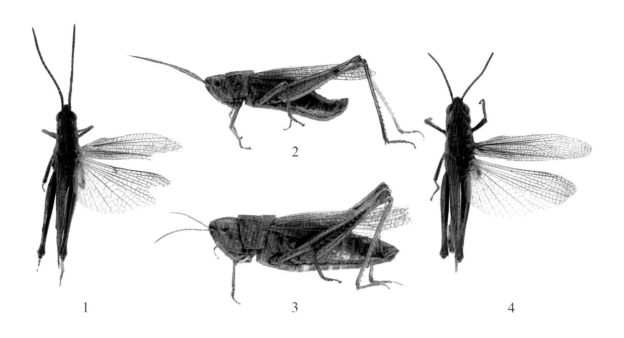

图 143 呼城雏蝗 Chorthippus (Glyptobothrus) huchengensis Xia & Jing

1. 背面观(雄性);2. 侧面观(雄性);3. 侧面观(雌性);4. 背面观(雌性)

形。触角呈丝状,中段一节长为宽的 2 倍。前胸背板侧隆线在沟前区略呈弧形弯曲,在沟后区明显扩大,侧隆线间最宽处为最狭处的 2 倍;后横沟位于中部。中胸腹板侧叶宽,中隔近方形。前翅发达,超过后足股节顶端,中脉域最宽处明显狭于径脉域、亚前缘脉域、前缘脉域三者在同一切线处总和的宽,而为肘脉域宽的 2.5～3 倍;缘前脉域具闰脉。后翅透明,本色。后足股节上膝侧片为暗色。鼓膜孔呈宽卵形。雄性肛上板呈三角形;下生殖板端部钝圆。雌性产卵瓣粗短,端部呈钩状。

雄性体长 14.7～16.9mm,雌性体长约 19.0mm。

分布:中国内蒙古(呼和浩特市)、河北、陕西、甘肃。

(188)小雏蝗 Chorthippus (Glyptobothrus) mollis (Charpentier，1825) [图 144]

Cryllus mollis Charpentier，1825. Hor. Ent.:164.

Chorthippus mollis Charpentier; in Bey-Bienko and Mistshenko1951，Acridoidea of the USSR and Adjacent Counries;515.

Chorthippus (Glyptobothrus) mollis Charpentier，1825. Zheng Zhemin & Xia Kailing，1998. Fauna Sinica，10:446.

李鸿昌等 2007:366；Altanchimeg and Nonnaizab 2013:81；Altanchimeg et al. 2022:37；Chuluunjav 2022:75；Gankhuyag E. et al. 2023:18.

体中小型。头侧窝狭长,长为宽的 3 倍。前胸背板具有明显的中隆线和侧隆线,侧隆线在沟前区呈弧形弯曲,侧隆线间最宽处约为最狭处的 2 倍;后横沟位于前胸背板中部之前;前横沟和

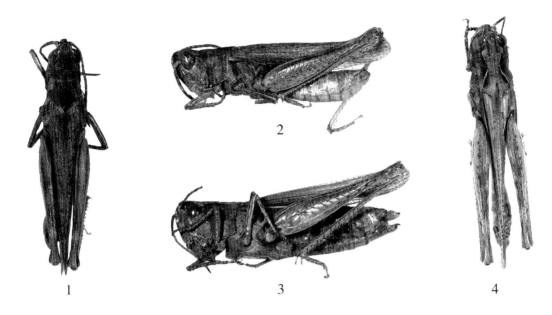

图 144　小雏蝗 *Chorthippus*（*Glyptobothrus*）*mollis*（Charpentier）
1.背面观（雄性）；2.侧面观（雄性）；3.侧面观（雌性）；4.背面观（雌性）

中横沟明显可见,前横沟切断侧隆线。中胸腹板侧叶间中隔较狭,宽与长几乎相等。前、后翅发达,明显超过后足股节的顶端。前翅狭长,中脉域较狭,其最宽处与肘脉域最宽处几乎等宽,而明显小于前缘脉域的最宽处;前缘脉域最宽处约为中脉域最宽处的 1.5 倍（雄性）。后足股节内侧基部具暗色斜纹。鼓膜孔呈狭宽缝状。雌性产卵瓣粗短,端部呈钩状。

雄性体长 13.4～17.1mm,雌性体长 17.6～22mm。

栖息于荒漠和荒漠化地区。

分布:中国西藏,蒙古国库苏古尔省 Khuvsgul、乌布苏省 Uvs、后杭爱省 Arkhangai,俄罗斯,哈萨克斯坦,伊朗。欧洲。

(189)红胫迷雏蝗 *Chorthippus*（*Glyptobothrus*）*vagans*（Eversmann，1848）［图 145］

Oedipoda vagans Eversmann，1848. Orth. Ross. p. 12. n. 10.

Gomphocerus subinuatus Fischer，1849. Jahresh. Mannh. Ver. Naturh. ⅩⅤ. p. 42.

Gomphocerus vagans Bolivar，1876. Ortopt. Espan. p. 113.

Stauroderus vagans（Eversmann，1848）（*Oedipoda v.*）Addit. Fisch. -Waldh. Orth. Ross. p. 12. n. 10.

Stauroderus vagans atrata Vorontzovsky，1928. Bull. Orenburg Plant Prot. Sta. pt. 1:10.

Stauroderus vagans obscurus Vorontzovsky，1928. Bull. Orenburg Plant Prot. Sta. pt. 1:10.

Stauroderus vagans rubicundus Vorontzovsky，1928. Bull. Orenburg Plant Prot. Sta. pt. 1:9，10.

Stenobothrus vagans Fisch.，1853. Orth. Eur. p. 328. n. 11，pl. 16.

Altanchimeg and Nonnaizab 2013:81；Altanchimeg et al. 2022:37；Chuluunjav 2022:75；Gankhuyag E. et al. 2023:18.

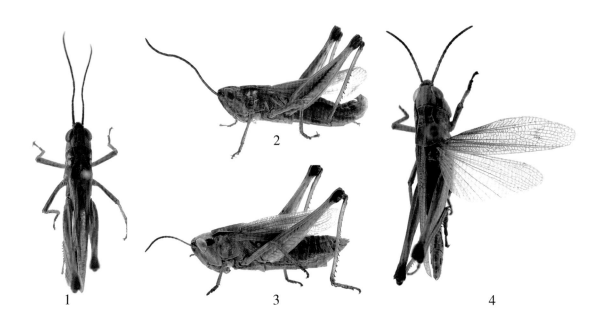

图 145　红胫迷锥蝗 *Chorthippus*（*Glyptobothrus*）*vagans*（Eversmann）
1.背面观(雄性)；2.侧面观(雄性)；3.侧面观(雌性)；4.背面观(雌性)

前翅浅绿色。雄性前胸背板侧隆线在沟前区呈弧形弯曲,后横沟几乎直,沟后区宽明显小于侧隆线间的最宽处。后横沟位于前胸背板中部略后或中部略前;如位于中部,则雄性前翅径脉域宽,最宽处明显大于亚前缘脉域之宽;雌性中脉域狭,最宽处等于或略大于肘脉域宽。前、后翅发达,雌性前翅常到达或超过后足股节顶端,前翅肘脉(CuA 及 CuP)基部开始分开。鼓膜器宽卵圆形,最宽处为长的 2 倍。后足股节内侧基部有明显的暗色斜纹。后足胫节常红色、橙色或尾须黑色。

雄性体长 13.5～5.0mm,雌性体长 16.5～22.0mm。雄性前翅长 10.5～13.0mm,雌性前翅长 13.0～15.5mm。

栖息于森林草原。

分布:蒙古国库苏古尔省 Khuvsgul、色楞格省 Selenge、布尔干省 Bulgan,哈萨克斯坦及欧洲南部。

(190)长白山锥蝗 *Chorthippus*（*Glyptobothrus*）*changbaishanensis* Liu, 1987

Chorthippus changbaishanensis Liu，1987. Entomotaxonomia，9(1):51～52

李鸿昌 2007:366；Altanchimeg and Nonnaizab 2013:81.

体黄褐色。复眼后至前胸背板侧隆线处具暗黑色纵条纹。头侧窝明显,狭长,雌性较短。颜面隆起较狭,侧缘明显,在中单眼之下具有较深的纵沟。触角呈丝状。复眼较大,其纵径约为横径和眼下沟长的1.5倍。前胸背板侧隆线在沟前区呈弧形弯曲,在沟后区明显向外扩展;后横沟明显,切断中隆线和侧隆线,位于前胸背板中部;前、中横沟不明显,不切断中隆线和侧隆线。中胸腹板侧叶间中隔近梯形。前翅发达,其顶端超过后足股节的端部;雌性前翅较短,其顶端略不到达腹部末端,缘前脉域具较弱的闰脉;前缘脉域最宽处与中脉域最宽处几乎等宽,约为亚前缘脉域最宽处的2倍;中脉域最宽处约为肘脉域最宽处的2倍。后翅略短于前翅。后足股节匀称,端部和胫节基部黑色。音齿列较长。鼓膜孔呈椭圆形。肛上板近三角形,中央具较宽的纵沟。尾须呈长圆锥形。雄性下生殖板呈短锥形,端部较钝。雌性产卵瓣粗短,顶端呈钩状。

雄性体长16.5～17.0mm,雌性体长17.5～21.5mm。

分布:中国内蒙古(赤峰市、呼伦贝尔市)、吉林。

(191)长角曲隆锥蝗 *Chorthippus* (*Glyptobothrus*) *antennalis* Umnov, 1931, comb. n.

Chorthippus antennalis Umnov,1931. Ent. Nacharblatt,5:95.

Steinmann 1967:117;Altanchimeg and Nonnaizab 2013:81.

触角细长,中段一节长为宽的2.5～3倍。后足胫节基部浅色;如略呈暗色,则雄性前翅径脉域宽,最宽处明显大于亚前缘脉域宽的3倍。雌性产卵瓣下缘具纵沟。

雄性体长13.3～16.1mm,雌性体长18.4～20.7mm。雄性前翅长6.2～8.4mm,雌性前翅长7.0～9.0mm。

分布:蒙古国色楞格省Selenge,乌兹别克斯坦。

(192)长头锥蝗 *Chorthippus* (*Glyptobothrus*) *cavilosus* Mistshenko, 1951, comb. n.

Chorthippus cavilosus Mistshenko,1951. in Bey-Bienko et Mistshenko,1951,Opred Faune SSR,40:525.

Steinmann,1967:117;Altanchimeg and Nonnaizab 2013:81.

头顶明显向前伸出。头顶顶端呈钝角形,非钝圆形。雌性头侧窝长,其长为宽的3倍。触角短,中段一节长为宽的1.5倍(雄性)或长与宽约相等(雌性)。雄性中胸腹板侧叶间中隔正常,最宽处等于或略小于其长;雌性后胸腹板侧叶间中隔狭,其最宽处等于其长。雄性前翅径脉域狭,最宽处为亚前缘脉域宽的2倍。后足胫节基部黄色,雌性略呈暗色。雄性后足股节下侧外缘黄色。雄性腹部末端褐色。雌性下产卵瓣下缘凹陷。

雄性体长11.7～13.9mm,雌性体长15.6～17.7mm。雄性前翅长6.3～8.1mm,雌性前翅长6.8～7.3mm。

分布:蒙古国中央省Tuv.

(193)多毛雏蝗 *Chorthippus*（*Glyptobothrus*）*hirtus debilis* Uvarov，1926

Chorthippus hirtus debilis Uvarov，1926. Ann. Mag. Nat. Hist. (9)20:194.

Steinmann 1968:243；Altanchimeg and Nonnaizab 2013:81.

雄性头顶宽,复眼前段的宽大于其侧缘宽。前胸背板后横沟几乎位于中部。中胸腹板侧叶间中隔宽,最宽处等于或略大于中胸腹板侧叶宽。雌性前翅中脉域和肘脉域无中闰脉;雌性中脉域狭,最宽处为肘脉域宽的 1.5 倍。鼓膜器呈狭缝状,鼓膜孔宽为其纵径的 3.5～4.5 倍。雄性前足有长的密毛。

雄性体长 13.3～13.6mm,雌性体长约 17.7mm。雄性前翅长 8.6～9.5mm,雌性前翅长约 12.0mm。

分布:蒙古国后杭爱省 Arkhangai.

(194)义氏雏蝗 *Chorthippus*（*Glyptobothrus*）*ilkazi* Uvarov，1934

Chorthippus ilkazi Uvarov，1934. EOS. 10:84.

Chorthippus（*Glyptobothrus*）*ilkazi* Uvarov，1934. Mol，Taylan & Sirin，2014:158.

Steinmann 1967:116；Altanchimeg and Nonnaizab 2013:81；Altanchimeg et al. 2022:37；Gankhuyag E. et al. 2023:16.

雄性前胸背板后横沟直,位于前胸背板中部;沟后区宽,其长明显小于侧隆线间的最宽处宽,沟后区与沟前区几乎等长。前翅超过后足股节顶端,有时仅达后足股节基部。雄性前翅径脉域狭,其最宽处等于亚前缘脉域最宽处;雌性前翅中脉域宽,最宽处为亚前缘脉域最宽处的 2 倍。

雄性体长约 13.5mm,雌性体长约 20.0mm。雄性前翅长约 10.0mm,雌性前翅长约 12.5mm。

分布:蒙古国中央省 Tuv、苏赫巴托尔省 Sukhbaatar、东方省 Dornod.

(195)准噶尔雏蝗 *Chorthippus*（*Glyptobothrus*）*songoricus* Bey-Bienko，1936，comb. n.

Chorthippus songoricus Bey-Bienko，1936. Ann. Mag. N. H. (10)，18:296.

Steinmann 1967:117；Altanchimeg and Nonnaizab 2013:81.

雄性触角细长,中段一节长为宽的 2 倍。前胸背板侧隆线呈弧形弯曲;中横沟明显,位于中部后段,沟前区明显大于沟后区长;侧隆线在沟后区几乎平行,切断侧隆线。前翅顶端明显扩展;中脉域宽,最宽处明显大于肘脉域宽。后足股节顶端及胫节基部暗色。爪中垫小,刚到爪中部。

雄性体长约 12.0mm,前翅长约 6.0mm。雌性无记录。

分布:据记载(Bey Bienko,1951 年),分布于中国新疆(准格尔地区),蒙古国中央省 Tuv.

(196)天山雏蝗 *Chorthippus*（*Glyptobothrus*）*tianshanicus* Umnov，1930，comb. n.

Chorthippus tainshanicus Umnov，1930. Ent. Nachr. BI，4:68.

Steinmann 1967:117，1968:242；Altanchimeg and Nonnaizab 2013:81.

触角短粗，中段一节长为宽的 1.25～2 倍(雄性)或 1.25～1.5 倍(雌性)。雌性复眼大，纵径为眼下沟长的 1.5 倍。前胸背板后横沟完整，位于前胸背板中部，沟前区长等于或几乎等于沟后区长。雄性前翅径脉域狭，最宽处为亚前缘脉域的 2 倍。雄性后足胫节基部浅色。雄性尾须短，长为宽的 1.5 倍。

雄性体长 10.5～12.5mm，雌性体长 12.5～15.2mm。雄性前翅长 6.3～7.2mm，雌性前翅长 4.7～5.0mm。

分布:蒙古国后杭爱省 Arkhangai、中央省 Tuv、前杭爱省 Uvurkhangai.

D. 短翅亚属 *Altichorthippus* Jago，1971

Altichorthippus Jago，1971. Proceeding of the Academy of Natural Science of Philadelphia 123(8):205～435.

Type species: *Chorthippus（Stauroderus）uvarovi* Bey-Bienko，1929

前翅缩短，不到达腹部末端。前胸背板侧隆线弯曲或几乎平行。

蒙古高原有 17 种。

(197)姜氏锥蝗 *Chorthippus（Altichorthippus）chapini* Chang，1939，comb. n.

Chorthippus chapini Chang，1939. Notes Ent. Chinoise. 6(1):5.

Steinmann 1967:116；Altanchimeg and Nonnaizab 2013:81.

体暗褐色、淡绿褐色。头顶侧缘明显，头侧窝呈长方形。颜面极倾斜，颜面隆起侧缘近平行，触角以下具纵沟。复眼纵径为横径的 1.5 倍，为眼下沟长的 1.3 倍。前胸背板沿侧隆线具黑色纵条纹，中隆线明显，侧隆线在沟前区呈弧形弯曲，在沟后区较宽地分开;后横沟位于中部;前胸背板侧片长与高度几乎相等。前翅短缩，到达第 5～6 腹节;雌性前翅仅达第 3 腹节或后足股节中部,顶呈狭圆形;缘前脉域到达前翅中部,不具闰脉;前缘脉域最宽处为中脉域宽的 1.3 倍。后翅短于前翅，仅达第 3 腹节。后足股节内侧下隆线具音齿 119 个。后足胫节红色。鼓膜器呈半圆形。肛上板呈三角形。雄性下生殖板呈短锥形。雌性产卵瓣粗短，外缘无细齿。

雄性体长 14.0～16.5mm，雌性体长 22.0～23.0mm。

分布:中国四川(康定市、泸定县、二郎山)、蒙古国中央省 Tuv.

(198)大兴安岭锥蝗 *Chorthippus（Altichorthippus）dahinganlingensis* Lian & Zheng，1987，comb. n. [图 146]

Chorthippus dahinganlingensis Lian et Zheng，1987. Acta Zootaxonomica Sinica，12(1):75～77.

能乃扎布 1999:17；李鸿昌等 2007:366；Altanchimeg and Nonnaizab 2013:81.

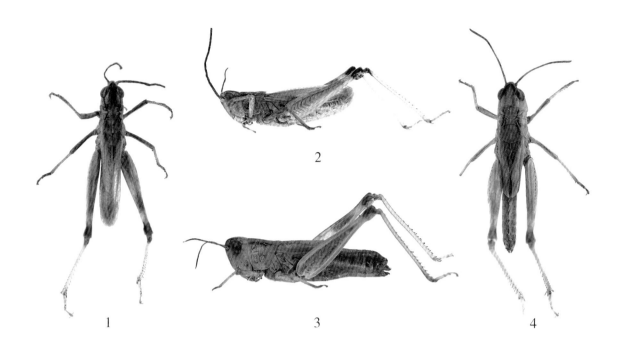

图146　大兴安岭锥蝗 *Chorthippus dahinganlingensis* Lian & Zheng
1.背面观(雄性);2.侧面观(雄性);3.侧面观(雌性);4.背面观(雌性)

体暗黄褐色。头顶背面全长具中隆线。头侧窝狭长。颜面隆起侧缘明显,全长具较深的纵沟。复眼呈长卵形,纵径为横径或眼下沟长的1.7倍。前胸背板中隆线明显,侧隆线呈弧形弯曲,侧隆线间最宽处宽为最狭处的2倍;后横沟明显,沟前区长大于沟后区的1.2倍。中胸腹板侧叶间中隔长明显大于其最狭处。前翅到或略不到达后足股节顶端,雌性不到达第4腹节背板中部;缘前脉域宽短,不具闰脉;前缘脉域最宽处为亚前缘脉域最宽处的2倍;中脉域最宽处约为肘脉域宽的1.5倍。后翅短,透明本色,略超过前翅中部。后足股节内侧发音齿数为141个。爪中垫超过爪中部。鼓膜孔呈宽卵形。肛上板呈三角形,基半部具明显纵沟。尾须呈锥形,到达或略超过肛上板之顶端。雄性下生殖板呈钝圆锥形。雌性产卵瓣粗短,端部呈钩状。

雄性体长15.5～17.0mm,雌性体长19.0～20.0mm。

分布:中国内蒙古(呼伦贝尔市大兴安岭)、黑龙江。

(199)小翅锥蝗 *Chorthippus* (*Altrichorthippus*) *fallax* (Zubovsky, 1899) [图147]

Stenobothrus cognatus var. *fallax* Zubovsky,1899～1900. Rus. Ent. Rev. ,34:7.

Stenobothrus ehubergi Miram,1906～1907. Ofv. Fin. Vet. Soc, Forh. ,49,6:5.

Stauroderus cagnatus var. *amurensis* Ikonnikov,1911. Ann. Zool. Mus. Acad. Sci. ,16:253.

Chorthippus (*Chorthippus*) *fallax* (Zubovsky,1899). Storozhenko S. yu 2002. Far Eastern Entomologist,113:1～16.

能乃扎布 1999:18；李鸿昌等 2007:366；Cejchan and Maran 1966:183；Mistshenko 1968:492；Chogsomzhav 1968:57，1970:128，1972:172；Gunther 1971:122；Altanchimeg and Nonnaizab 2013:81；Chuluunjav 2022:74；Altanchimeg et al. 2022:37；Gankhuyag E. et al. 2023:15.

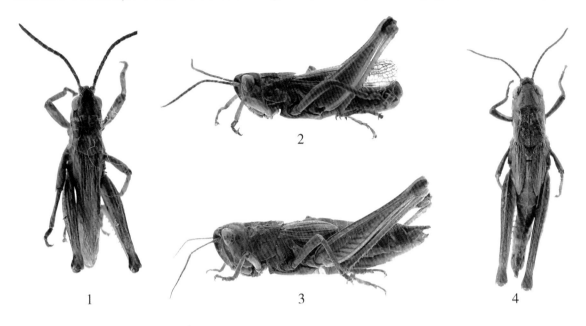

图 147　小翅锥蝗 *Chorthippus（Altrichorthippus）fallax*（Zubovsky）
1.背面观(雄性)；2.侧面观(雄性)；3.侧面观(雌性)；4.背面观(雌性)

体小型,体褐色或褐绿色。头侧窝呈狭长方形。颜面隆起全长具纵沟。复眼呈卵形,其纵径为眼下沟长的 1.6 倍,复眼后具黑褐色眼后带。前胸背板中、侧隆线明显,侧隆线在中部略向内弯曲;后横沟位于背板近中部,沟前区几乎与沟后区等长。前翅发达,到达后足股节 2/3 处;缘前脉域不达翅中部,具闰脉;前缘脉域最宽处约为中脉域宽的 1.3～1.5 倍;亚前缘脉域与肘脉域几乎等宽;中脉域宽为肘脉域宽的 2.5～3 倍。后翅很小,呈鳞片状,不到达前翅 1/2 处。雌性前翅呈鳞片状,侧置,在背部分开,翅顶较尖锐,其长仅到达第 2 腹节中部。后足股节匀称,内侧下隆线具音齿 105（±8）个。后足胫节黄色。爪中垫超出爪长之半。鼓膜孔甚大,呈半圆形。肛上板呈三角形,基部中央具宽纵沟,中部两侧具横隆线。尾须呈长柱形,端部略细。雄性下生殖板钝锥形。雌性产卵瓣粗短,末端呈钩状。

雄性体长 9.0～15.0mm,雌性体长 14.0～22.0mm。

分布:中国内蒙古(赤峰市阿鲁科尔沁旗、克什克腾旗,呼和浩特市,包头市,呼伦贝尔市,兴安盟,锡林郭勒盟,阿拉善盟)、河北、山西、陕西、甘肃、青海、宁夏、新疆;蒙古国巴彦乌列盖省 Bayan-Olgii、库苏古尔省 Khuvsgul、乌布苏省 Uvs、扎布汗省 Zavkhan、后杭爱省 Arkhangai、布尔干省 Bulgan、色楞格省 Selenge、中央省 Tuv、肯特省 Khentii、苏赫巴托尔省 Sukhbaatar、东方省 Dornod、戈壁阿尔泰省 Govi-Altai、巴彦洪戈尔省 Bayankhongor,俄罗斯雅库特、西伯利亚地区,哈萨克斯坦。

(200)森林雏蝗 *Chorthippus*（*Altichorthippus*）*fallax saltator*（Bey-Bienko，1949）

Chorthippus fallax saltator Bey-Bienko，1949. Entomologicheskoe Obozrenie 30（3～4）:315.

Steinmann 1968:243；Altanchimeg and Nonnaizab 2013:81.

雌性触角细长,中段一节长为宽的 1.5～1.75 倍。雌性头侧窝向顶端明显缩狭,其长为宽的 3 倍。前胸背板侧隆线在中部不完整;后横沟明显位于中部前段;沟后区明显长于沟前区之长,其长为两个侧隆线最宽处的 2 倍。雌性中胸腹板侧叶间中隔狭,宽略大于其长;雄性后胸腹板侧叶间中隔狭,其宽约小于长的 2 倍。雌性前缘脉域无中闰脉。爪中垫大,明显长于爪的中部,几乎到达爪顶端。

雄性体长 16.3～17.6mm,雌性体长 21.7～22.4mm。雄性前翅长 8.0～10.3mm,雌性前翅长 6.3～6.7mm。

分布:蒙古国中央省 Tuv.

(201)斯氏雏蝗 *Chorthippus*（*Altichorthippus*）*fallax strelkovi*（Bey-Bienko，1934）

Chorthippus strelkovi strelkovi Bey-Bienko，1934；in Stroschenko，1985. Articulata 2（7）:176.

Stenobothrus cognatus fallax Zubowsky，1899. Horae Soc. Ent. Russ. ⅩⅩⅩⅣ. 7.

Chorthippus（*chorthippus*）*fallax strelkovi* Bey-Bienko，1934. Storozhenko S. yu 2002. Far Eastern Entomologist，113:1～16.

Steinmann 1968:243，1967:116；Altanchimeg and Nonnaizab 2013:81.

复眼小,雄性纵径为眼下沟长的 1.5 倍,雌性则等于其长。头侧窝向顶端缩狭;雌性头侧窝短,长为宽的 2.5 倍。前胸背板后横沟位于中部前段,沟后区明显长于沟前区,侧隆线间最宽处为最狭处的 2 倍;前胸背板中部具明显的侧隆线。雌性中胸腹板侧叶间中隔宽,最宽处为长的 1.5 倍;雄性后胸腹板侧叶间中隔狭,其长为最宽处的 2 倍。鼓膜器呈卵圆形。前翅远不达后足股节顶端,雌性仅达其中部。后翅显著缩短。后足股节顶端和胫节基部常黑色。爪中垫短,明显超过爪中部。

雄性体长 15.4～17.3mm,雌性体长 23.4～24.5mm。雄性前翅长 9.9～10.1mm,雌性前翅长 5.9～7.1mm。

分布:蒙古国后杭爱省 Arkhangai、中央省 Tuv、东方省 Dornod,俄罗斯。

(202)根河雏蝗 *Chorthippus*（*Altichorthippus*）*genheensis* Li & Yin，1957 ［**图 148**］

Chorthippus genheensis Li et Yin，1987. Acta Biologica Plateau Sinica，6:88～89.

Chorthippus（*Altichorthippus*）*genheensis* Li & Yin，1957. Zheng Zhemin & Xia Kailing，1998. Fauna Sinica，10:489.

能乃扎布 1999:18；李鸿昌等 2007:366；Altanchimeg and Nonnaizab 2013:81.

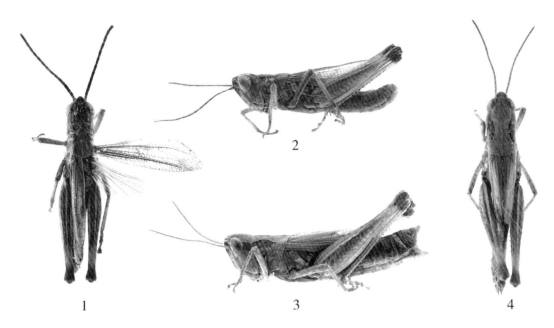

图 148　根河雏蝗 *Chorthippus*（*Altichorthippus*）*genheensis* Li & Yin

1. 背面观（雄性）；2. 侧面观（雄性）；3. 侧面观（雌性）；4. 背面观（雌性）

　　体黄褐色。头侧窝呈长方形。颜面隆起具中纵沟。复眼后及沿前胸背板侧隆线具黑色纵条纹。前胸背板侧隆线在沟前区呈弧形弯曲，两侧隆线间最宽处为沟前区最狭处的 2 倍；后横沟位于前胸背板中部，切断中、侧隆线；前、中横沟较弱，前横沟弱地切断侧隆线。中胸腹板侧叶间中隔最狭处为长的 1.2 倍。前翅不到达或刚超过腹部末端，但不到达后足股节顶端；缘前脉域通常具不规则闰脉，雌性缘前脉域甚膨大；前缘脉域最宽处为同一切线亚前缘脉域宽处的 2.8 倍；中脉域在端部最宽处为同一切线肘脉域宽的 2 倍。后翅较短，本色透明，略不到达前翅的 2/3 处；雌性后翅退化。后足股节匀称，音齿数 157（±9）个。爪中垫超过爪之中部。鼓膜孔卵形。肛上板三角形，顶端尖。尾须呈长锥形，到达肛上板端部。雄性下生殖板呈钝圆形。雌性产卵瓣粗短，顶端呈钩状。

　　雄性体长 15.0～15.5mm，雌性体长 17.4～18.0mm。

　　分布：中国内蒙古（赤峰市、呼伦贝尔市、兴安盟）。

(203)葛氏雏蝗 *Chorthippus*（*Altichorthippus*）*grahami* Chang, 1937

Chorthippus（*Altichorthippus*）*grahami* Chang，1937. Notes Ent. Chinoise，4(8):178.

Chorthippus（*Altichorthippus*）*grahami* Chang，1937. Zheng Zhemin & Xia Kailing，1998. Fauna Sinica，10:473.

Chorthippus（*Chorthippus*）*grahami* Chang，1937. Storozhenko, S. yu. 2002. Far Eastern Entomologist，113:1～16.

Steinmann 1967:117，1968:243；Altanchimeg and Nonnaizab 2013:81.

体小型,体暗褐色、黄褐色或绿褐色。头顶呈三角形。头侧窝狭长,呈四角形。颜面隆起侧缘近平行,具纵沟。前胸背板中隆线明显,侧隆线在沟前区呈弧形弯曲;后横沟位于背板中部稍后,沟前区略长于沟后区。前翅短缩,到达后足股节中部稍后或肛上板基部;翅顶圆形;雌性前翅到达后足股节中部;缘前脉域顶端远超过前翅中部,有闰脉;前缘脉域较宽,最宽处为中脉域宽的 1.5 倍;中脉域与肘脉域几乎等宽。后翅短小,仅达第 2 腹节背板。后足股节内侧下隆线具音齿 100 个。后足胫节红色。鼓膜孔呈半圆形。肛上板呈三角形,顶尖。雄性下生殖板呈短锥形。

雄性体长 15.0～17.0mm,雌性体长 17.0～20.0mm。

分布:中国四川,蒙古国后杭爱省 Arkhangai、布尔干省 Bulgan、中央省 Tuv、科布多省 Khovd、戈壁阿尔泰省 Govi-Altai、东戈壁省 Dornogovi.

(204)北方锥蝗 *Chorthippus hammarstroemi*(Miram, 1907)[图 149]

Stenobothrus hammarstroemi Miram,1906～1907. Ofv. Fin. Vet-Soc. Forh. ,49,6:5.

Stauroderus cognatus var. *amurensis* Ikonnikov,1911. Ann. Zool. Mus. Acad. Sci. ,16:253.

Chorthippus(*Altrichorthippus*)*hammarstroemi*(Miram,1907). Zheng Zhemin & Xia Kailing,1998. Fauna Sinica,10:456.

Chorthippus(*Chorthippus*)*hammarstroemi*(Miram,1907);in Storozhenko & Paik. 2007. Orthoptera of Korea 173.

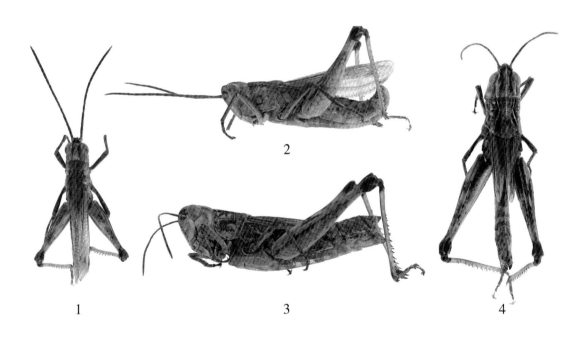

图 149　北方锥蝗 *Chorthippus hammarstroemi*(Miram)

1.背面观(雄性);2.侧面观(雄性);3.侧面观(雌性);4.背面观(雌性)

能乃扎布 1999:18；李鸿昌等 2007:366；Cejchan and Maran 1966:183；Altanchimeg and Non-naizab 2013:81；Altanchimeg et al. 2022:37；Gankhuyag E. et al. 2023:15；Chogsomzhav. 1971:80.

体小型。体黄褐色、褐色或黄绿色。颜面倾斜。头侧窝呈四角形。触角细长，超过前胸背板后缘。前胸背板侧隆线在沟前区呈弧形弯曲，侧隆线间最宽处为最狭处的 1.8 倍，前胸背板侧隆线处具不明显的暗色纵纹。前翅发达，雄性到达后足股节膝部，明显向顶端变狭；缘前脉域不具闰脉，径脉域最宽处为亚前缘脉域宽的 1.5～2 倍；雌性前翅在背部相互不毗连，可到达后足股节中部。后足股节橙黄色或黄褐色，内侧基部无黑色斜纹，膝黑色。后足胫节橙黄色或橙红色，基部黑色。

雄性体长 15.0～18.0mm，雌性体长 17.0～21.0mm。

分布：中国内蒙古（呼伦贝尔市满洲里市，赤峰市，兴安盟科尔沁右翼前旗、科尔沁右翼中旗）、黑龙江、河北、北京、山西、山东、甘肃、陕西、宁夏，蒙古国布尔干省 Bulgan、后杭爱省 Arkhangai、色楞格省 Selenge、中央省 Tuv、苏赫巴托尔省 Sukhbaatar、库苏古尔省 Khuvsgul，俄罗斯雅库特、西伯利亚地区。

(205)黑龙江锥蝗 Chorthippus（Altichorthippus）heilongjiangensis Lian & Zheng, 1987

Chorthippus heilongjiangensis Lian et Zheng，1987. Acta Zootaxonomica Sinica，12（1）：77～78.

Chorthippus（Altichorthippus）heilongjiangensis Lian & Zheng，1987. Zheng Zhemin & Xia Kailing，1998. Fauna Sinica，10:458.

Chorthippus（Chorthippus）heilongjiangensis Lian & Zheng，1987. Storozhenko S. Yu. 2002. Far Eastern Entomologist，113. 1～16.

能乃扎布 1999:18；李鸿昌等 2007:366；Altanchimeg and Nonnaizab 2013:81.

体黄褐色，背面色较暗。头侧窝呈长方形。颜面隆起平坦。复眼纵径与眼下沟等长。前胸背板中隆线明显；侧隆线在沟前区呈弧形弯曲，最宽处为最狭处的 2 倍；后横沟位于中部，沟前区与沟后区等长。中胸腹板侧叶间中隔最狭处几乎等于其长。后胸腹板侧叶明显分开。前翅到达后足股节膝部；缘前脉域具闰脉；中脉域较宽，为前缘脉域最宽处的 1.25 倍，为肘脉域宽的 3.5 倍。后翅宽，略短于前翅。后足股节内侧具发音齿，音齿数 120 个；音齿呈锥形，顶尖锐。爪中垫明显超过爪长之半。鼓膜孔呈半圆形。肛上板呈三角形，顶钝圆，中央具纵沟，中部具明显的横脊。尾须呈锥形，明显超过肛上板顶端。下生殖板呈短锥形，顶端较钝圆。

雄性体长 16.0～18.0mm。雌性未记录。

分布：中国内蒙古（呼伦贝尔市满洲里市）、黑龙江。

(206)东方锥蝗 Chorthippus（Altichorthippus）intermedius Bey-Bienko, 1926 ［图 150］

Stauroderus intermedius Bey-Bienko，1926. Sib. Agri. Sci.，5:47，49.

Chorthippus（Altichorthippus）intermedius Bey-Bienko，1926. Zheng Zhemin & Xia Kailing，1998. Fauna Sinica，10:466.

Chorthippus（*Chorthippus*）*intermedius* Bey-Bienko，1926. Storozhenko S. Yu. 2002. Far Eastern Entomologist，113. 1~16.

能乃扎布 1999:18；李鸿昌等 2007:366；Cejchan and Maran 1966:183；Steinmann 1967:116~ 117，1968:243；Altanchimeg and Nonnaizab 2013:81；Altanchimeg et al. 2022:37；Gankhuyag E. et al. 2023:13；Mistshenko 1968:492；Chogsomzhav 1970:127.

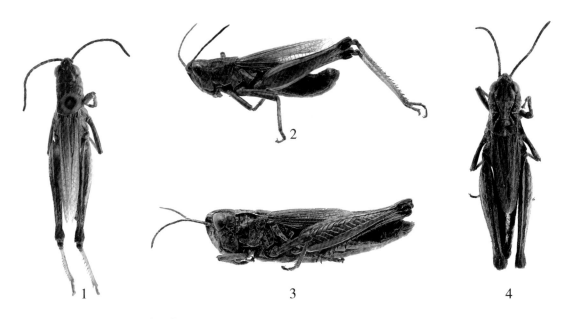

图 150　东方雏蝗 *Chorthippus*（*Altichorthippus*）*intermedius* Bey-Bienko
1. 背面观（雄性）；2. 侧面观（雄性）；3. 侧面观（雌性）；4. 背面观（雌性）

体中小型,体黄褐色、褐色或暗黄绿色。前胸背板侧隆线处具黑色纵条纹。头顶侧缘较平直。头侧窝呈四角形。雄性复眼纵径为眼下沟长的 2 倍;雌性复眼较小,其纵径为眼下沟长的 1.1~1.2 倍。前胸背板中隆线明显,侧隆线全长明显,在沟前区呈弧形弯曲,沟后区侧隆线间最宽处为沟前区最狭处的 2 倍;前、中横沟不甚明显,后横沟明显,位于中部,并切断中、侧隆线,沟前区与沟后区约等长。前翅发达,到达或略超过腹部末端,但不到达后足股节顶端,翅顶宽圆;亚前缘脉域狭于前缘脉域之宽;中脉域较宽,雄性最宽处约为肘脉域宽的 3.25~5 倍,雌性为 4.5~5 倍;缘前脉域具闰脉。后翅略短于前翅。后足股节匀称,内侧下隆线处具音齿 107~131 个。鼓膜孔呈半圆形。尾须呈短锥形,粗壮。下生殖板近馒头形,端部较平钝。雌性产卵瓣粗短,顶端略呈钩状。

雄性体长 15.0~18.0mm,雌性体长 18.0~19.0mm。

分布:中国内蒙古(赤峰市、呼和浩特市、兴安盟、锡林郭勒盟、呼伦贝尔市、阿拉善盟)、黑龙江、吉林、辽宁、河北、陕西、山西、甘肃、青海、四川、宁夏、西藏,蒙古国乌布苏省 Uvs、库苏古尔省 Khuvsgul、布尔干省 Bulgan、色楞格省 Selenge、中央省 Tuv、肯特省 Khentii、苏赫巴托尔省 Sukh-baatar、东方省 Dornod、前杭爱省 Uvurkhangai、后杭爱省 Arkhangai.

（207）长角雏蝗 *Chorthippus（Altichorthippus）longicornis*（Latreille，1804）［图151］

Gryllus parallelus Zett.，1821．Orth．Suec．p．85．n．6．

Acrydium longicornis Latreille，1804．Hist．Nat．Crust．Ins．7:159．

Pseudochorthippus parallelus parallelus（Zetterstedt，1821）；in Lemonnier- Darcemont，Puskás & Darcemont，2015．Articulata 30:63～80．

Chorthippus longicornis Burr，1911；Bull．Mus．Nat．D'Hist．Nat．17:103．

Chorthippus longicornis aemulus Mistshenko，1951．in Bey-Bienko & Mistshenko．Locusts and Grasshoppers of the USSR and adjacent countries 2:538［176］．

Chorthippus parallelus var．*caffra* Ramme，1923．Arch．f．Naturgesch．A89(7):163．

Stenobothrus parallelus var．*explicatus* Sélys-Longchamps，1862．Sélys-Longchamps．1862．22．

Chorthippus parallelus var．*fuliginosus* Voroncovskij，1928．Bull．Orenburg Plant Prot．Sta．1:13．

Chorthippus longicornis．geriberti Harz，1962．Nachrichtenbl．Bayer．Entom．11:68．

Stenobothrus parallelus var．*major* Brunner von Wattenwyl，1882．Prodromus der europäischen Orthopteren XXVII．

Stenobothrus nigrolineatus Ivanov，1888．Trav．Soc．Nat．Univ．Imp．Kharkow 21:338．

Chorthippus parallelus var．*ochracea* Galvagni，1950．Boll．Soc．Entom．Ital．80:61．

Chorthippus paralellus var．*prasinolateralis* Voroncovskij，1928．Bull．Orenburg Plant Prot．Sta．1:13．

Chorthippus pratorum Fieber，1852．in Kelch．Grundlage zur Kenntnis der Orthopteren（Gradflügler）Oberschlesiens，und Grundlage zur Kenntnis der Käfer Oberschlesiens，erster Nachtrag（Schulprogr.）．Ratibor 2，5．

Stenobothrus parallelus var．*silvestris* Puschnig，1910．Verh．der Zoologisch-Botanischen Gesellsch．Wien 60:15．

Chorthippus dorsatus var．*viridis* Voroncovskij，1928．Bull．Orenburg Plant Prot．Sta．1:13．

Chorthippus（Altichorthippus）longicornis（Latreille，1804）．Zheng Zhemin & Xia Kailing，1998．Fauna Sinica，10:468．

Steinmann 1968:242，1967:117；能乃扎布 1999:18；Chogsomzhav 1971:79；Altanchimeg and Nonnaizab 2013:81．

头顶圆。头侧窝狭长。复眼呈卵形，其纵径为眼下沟长的1.25倍或等于眼下沟长。触角细长。前胸背板后横沟位于背板中后段，沟前区明显长于沟后区；沟后区长等于或略小于侧隆线间最宽处。雄性前翅不到达后足股节顶端，雌性到达第4腹节；前翅中脉域较狭，其宽为肘脉域宽的2倍；雄性前翅缘前脉域具闰脉，雌性缘前脉域在近翅中部膨大；前缘脉呈弧形弯曲，翅端部突然缩狭。雄性后翅较短，通常不到达或刚到达前翅中部。中胸腹板侧叶间中隔呈梯形，最宽处为其长的1.25～1.5倍。后足股节内侧具音齿88～108个。后足股节顶端暗黑色。

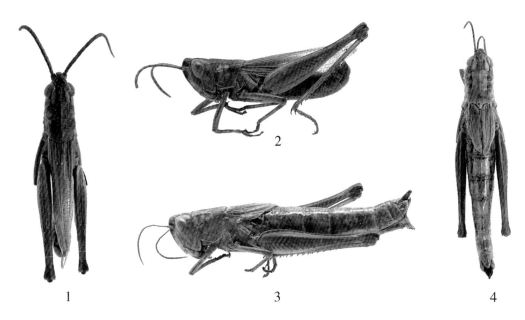

图 151　长角雏蝗 Chorthippus（Altichorthippus）longicornis（Latreille）

1.背面观(雄性);2.侧面观(雄性);3.侧面观(雌性);4.背面观(雌性)

雄性体长 12.7～16.2mm,雌性体长 17.0～23.3mm。

分布:中国内蒙古(阿拉善盟)、新疆,蒙古国乌布苏省 Uvs、中央省 Tuv.

(208)红翅雏蝗 Chorthippus（Altichorthippus）rufipennis Jia & Liang, 1993

Chorthippus rufipennis Jia et Liang, 1995. Entomotaxonomia, 17(1):71～73.

Chorthippus（Chorthippus）rufipennis Jia & Liang, 1993. Storozhenko S. Yu. 2002. Far Eastern Entomologist, 113:12.

Chorthippus（Altichorthippus）rufipennis Jia & Liang, 1993. Zheng Zhemin & Xia Kai-ling, 1998. Fauna Sinica, 10:460.

能乃扎布 1999:18;李鸿昌等 2007:366;Altanchimeg and Nonnaizab 2013:81.

体黄褐色,头部背面及前胸背板黑褐色。头侧窝呈长方形。颜面隆起仅在中单眼处略凹陷。前胸背板侧隆线在沟前区呈弧形弯曲,在沟后区明显扩展,侧隆线间最宽处为最狭处的 2 倍,沟前区稍短于沟后区。中胸腹板侧叶间中隔最狭处约为长的 1.2 倍。前翅到达腹部末端,但不到达后足股节端部;缘前脉域不到达前翅中部,无闰脉;前缘脉域为亚前缘脉域宽的 2.5 倍,为中脉域宽的 1.3 倍;中脉域宽为肘脉域宽的 1.5 倍。后翅短,仅到达前翅中部,基部玫瑰红色。后足股节匀称,内侧下隆线音齿数为 101 个。爪中垫大,超过爪中部。鼓膜孔呈卵圆形。肛上板呈三角形,中央具宽浅纵沟。尾须呈长圆锥形。下生殖板呈短锥形。

雄性体长约 16.0mm。雌性无记录。

分布:中国内蒙古(呼伦贝尔市根河市)。

(209)锥尾雏蝗 Chorthippus (Altichorthippus) conicaudatus Xia & Jin，1982

Chorthippus conicaudatus Xia & Jin，1982. Acta Zootomotaxonomia Sinica，4（3）：215～216.

Chorthippus （Chorthippus） conicaudatus Xia & Jin，1982. Storozhenko S. yu 2002. Far Eastern Entomologist，113:12.

Chorthippus （Altichorthippus） conicaudatus Xia & Jin，1982. Zheng Zhemin & Xia Kailing，1998. Fauna Sinica，10:457.

能乃扎布 1999:17；李鸿昌等 2007:366；Altanchimeg and Nonnaizab 2013:81.

体棕黄色。头侧窝狭长，呈四角形。颜面隆起明显，有深的纵沟。前胸背板中隆线明显，侧隆线在沟前区略呈弧形弯曲，沟后区扩宽；后横沟位于中部略前方，切断中、侧隆线，沟后区稍长于沟前区；前横沟不切断中、侧隆线；中横沟不明显。中胸腹板侧叶间中隔长略大于宽。前翅发达，到达或超过腹部末端，但不到达后足股节的顶端；缘前脉域不到达前翅中部，不具闰脉；前缘脉较弯曲，前缘脉域宽于亚前缘脉域的 1.5 倍；中脉域宽为肘脉域宽的 2～3 倍，具不规则的横脉。后翅短小，本色透明。雌性前翅不到腹部末端，后翅比前翅短小。后足股节匀称，内侧具音齿 153±8 个。鼓膜孔呈宽卵形。肛上板呈三角形。尾须略超过肛上板末端。雄性下生殖板呈锥形，上翘，顶较尖。雌性产卵瓣粗短，端部呈钩状。

雄性体长 15.5～16.5mm，雌性体长 19.5～21.0mm。

分布：中国内蒙古（乌兰察布市凉城县）、河北。

(210)楼观雏蝗 Chorthippus (Altichorthippus) louguangensis Cheng & Tu，1964 ［图 152］

Chorthippus louguanensis Cheng & Tu，1964. Acta Zoologica Sinica，16(2):267.

Chorthippus （Chorthippus） louguangensis Cheng & Tu，1964. Storozhenko S. yu 2002. Far Eastern Entomologist，113:12.

Chorthippus （Altichorthippus） louguangensis Cheng & Tu，1964. Zheng Zhemin & Xia Kailing，1998. Fauna Sinica，10:462.

能乃扎布 1999:18；Altanchimeg and Nonnaizab 2013:81.

体褐色，前胸背板侧隆线淡褐色，沿侧隆线两侧具黑色纵条纹。头侧窝呈长方形。复眼纵径为眼下沟长的 1.66 倍。前胸背板中隆线低平，侧隆线在沟前区略呈弧形弯曲，侧隆线间最宽处为最狭处的 1.6 倍；前、中横沟不明显，切断中、侧隆线；后横沟位于背板中后段，沟前区略长于沟后区长。中胸腹板侧叶间中隔最狭处几乎等于其长。前翅发达，到达后足股节 2/3 处，而不到达腹部末端；径脉域最宽处约大于亚前缘脉域最宽处的 3 倍；中脉域最宽处为肘脉域最宽处的 1.83～2 倍；雌性中脉域最宽处大于前缘脉域的 1.1 倍，而大于肘脉域最宽处的 1.83 倍。后翅短小，仅为前翅长的 2/3。后足股节橙黄色或橙红色，内侧基部具黑色斜纹，下隆线具音齿 170 个。后足胫节橙红色，基部黑色。跗节爪超过爪长的一半。鼓膜器呈半圆形。肛上板呈长三角形，中央具纵沟，具明显的横脊。尾须呈短锥状。雄性下生殖板呈短锥形，顶端钝圆。雌性产卵瓣粗

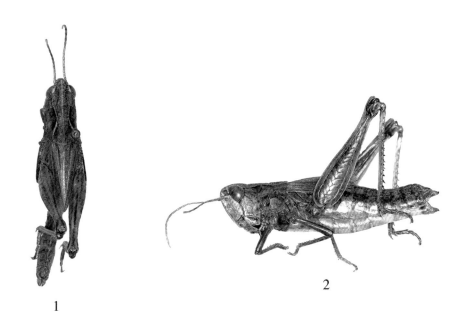

图 152　楼观锥蝗 *Chorthippus*（*Altichorthippus*）*louguangensis* Cheng & Tu
1. 背面观(雌性)；2. 侧面观(雌性)

短，末端呈钩状。

　　雄性体长 17.0～18.0mm，雌性体长 20.5～24.0mm。

　　分布：中国内蒙古(阿拉善盟贺兰山)、陕西、甘肃、四川。

(211)短跗锥蝗 *Chorthippus*（*Altichorthippus*）*elbrusianus* Bey-Bienko, 1941, comb. n.

Chorthippus elbrusianus Bey-Bienko，1941. Zapiski Leningradskogo Selsko hozyaistvenno-go institute 5:136，138.

Chorthippus（*Chorthippus*）*elbrusianus* Bey-Bienko，1941. Storozhenko S. Yu. 2002. Far Eastern Entomologist，113:11.

Chorthippus fallax Bey-Bienko & Mistshenko，1951. Locusts and Grasshoppers of the USSR and Adjacent Countries 2:536 [173].

Steinmann 1971:152；Altanchimeg and Nonnaizb 2013:81～82.

　　雌性触角短粗，中段一节长等于或大于最宽处的 1.25 倍。雄性颜面隆起侧面观略超过触角基部前方。雄性前胸背板后横沟切断中隆线；雌性前胸背板沟后区宽，长明显小于 2 个侧隆线在后缘最宽处间的宽。雌性前翅前缘脉域有明显的闰脉。雌性中胸腹板侧叶间中隔宽，宽为长的 1.5 倍。雄性前足第 1 跗节短，其长明显小于第 3 跗节之长，但无爪中垫；后足跗节爪中垫短，尽到爪中央。雄性尾须长，长为宽的 2.5～3 倍。

　　雄性体长 11.3～11.6mm，雌性体长 16.0～20.5mm。雄性前翅长 5.5～6.6mm，雌性前翅

长 3.8～5.0mm。

分布:蒙古国东方省 Dornod.

(212)高山雏蝗 *Chorthippus*（*Altichorthippus*）*montanus*（Charpentier，1825）［图 153］

Gryllus montanus Charpentier，1825. Horae entomologicae，adjectis tabulis novem coloratis 173.

Pseudochorthippus montanus（Charpentier，1825）Skejo，Rebrina，Szövényi，Puskás & Tvrtkovic. 2018. Zootaxa 4533(1):58，68.

Stenobothrus（*Chorthippus*）*longicornis* Jacobson，G. G.，1905［1902～1905］. Orthopteroid and Pseudoneuropteroid Insects of Russian Empire and adjacent countries 182，234.

Chorthippus（*Chorthippus*）*montanus*（Charpentier，1825）Storozhenko，T.-W. Kim & Jeon. 2015. Monograph of Korean Orthoptera 245.

Mistschenko 1968:492；Chogsomzhav 1970:127，1972:173；Gunther，1971:122；Altanchimeg and Nonnaizb 2013:81～82；Altanchimeg et al. 2022:37；Gankhuyag E. et al. 2023:19.

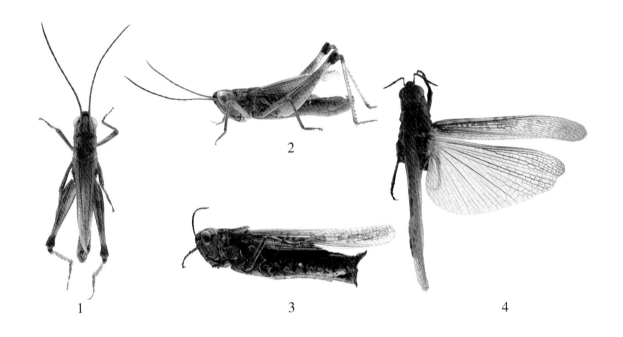

图 153　高山雏蝗 *Chorthippus*（*Altichorthippus*）*montanus*（Charpentier）
1.背面观(雄性);2.侧面观(雄性);3.侧面观(雌性);4.背面观(雌性)

颜面隆起(侧面观)雄性明显突出于触角基之前。雄性前胸背板中部被后横沟切断;雌性沟后区狭,其长等于两个侧隆线间最宽处之宽;沟后区侧隆线近平行,常略分开。雌性后胸腹板侧叶间中隔宽,其宽为长的 1.25～1.5 倍。雌性前翅缘前脉域无闰脉。雄性前足第 1 跗节长,其长等于或几乎等于跗节第 3 节之长;无爪中垫。雄性尾须长,长为宽的 2.5～3 倍。

雄性体长 13.8～16.2mm，雌性体长 16.7～21.3mm。雄性前翅长 8.8～14.1mm，雌性前翅长 7.7～13.0mm。

分布：据记载（Bey-Bienko，1951 年），本种分布于中国内蒙古呼伦贝尔市满洲里地区；主要分布在蒙古国巴彦乌列盖省 Bayan-Olgii、乌布苏省 Uvs、扎布汗省 Zavkhan、后杭爱省 Arkhangai、布尔干省 Bulgan、中央省 Tuv、巴彦洪戈尔省 Bayankhongor、科布多省 Khovd，朝鲜，俄罗斯西伯利亚地区及欧洲。

(213)土兰雏蝗 Chorthippus（Altichorthippus）turanicus Tarbinsky，1927，comb. n.

Chorthippus turanicus Tarbinsky，1927. in Bey-Bienko et Mistshenko，1951，Acridoidea of the fauna SSSR. p. 534.

Chorthippus parallelus turanicus Tarbinsky，1925. Konowia 4:137.

Chogsomzhav 1974b:29，1989:92；Sergeev et al.，2009:109；Batkhuyag and Batnaran 2021:84；Altanchimeg and Nonnaizab 2013:81～82；Altanchimeg et al. 2022:37；Gankhuyag E. et al. 2023:16.

触角细长，中段一节长为宽的 3 倍（雄性）或 2～2.25 倍（雌性）。雄性前胸背板后横沟位于中部，沟后区长而狭，其长等于两个侧隆线间之最宽处。雌性后胸腹板侧叶间中隔宽，最宽处为其长的 1.25～1.5 倍。雌性前翅明显缩短，不达后足股节顶端；如果到达或超过后足股节顶端，则前胸背板沟前区侧隆线明显呈弧形弯曲，并且后足股节顶端和胫节基部为褐色或黑色。雄性前翅中脉域常宽，其宽为肘脉域宽的 2～2.5 倍；雌性前翅肘脉域有明显的闰脉。后足跗节第 1 节短，其长等于第 3 节之长，但无爪。雄性尾须长，长为宽的 2.5～3 倍。

雄性体长 17.8～20.2mm，雌性体长 22.7～29.1mm。雄性前翅长 10.8～13.1mm，雌性前翅长 8.8～13.2mm。

分布：据记载（Bey-Bienko，1951 年），分布于中国新疆准格尔地区；主要分布于蒙古国戈壁阿尔泰省 Govi-Altai、科布多省 Khovd，乌兹别克斯坦。

51.异爪蝗属 Euchorthippus Tarbinsky，1925

Euchorthippus Tarbinsky，1925. Ann. Rus. Ent.，19:192

Type species: Stenobothrus pulvinatus (Fischer von Waldheim，1846)

体小型。头侧窝呈四角形。触角细长，超过前胸背板后缘。前胸背板侧隆线几乎平行或略弯曲，后横沟位于中部之后。前、后翅发达，有时短缩，前翅缘前脉域近基部明显扩大。跗节爪不对称，前足跗节内侧爪小于外侧爪，中、后足内侧爪大于外侧爪。鼓膜器发达。

蒙古高原有 10 种。

(214)缺隆异爪蝗 *Euchorthippus acarinatus* Zheng & He，1993

Euchorthippus acarinatus Zheng & He，1993．Journal of Ningxia Agricultutural University，14(4):7～9．

李鸿昌等 2007:367；Altanchimeg and Nonnaizab 2013:81～82．

体黄绿色,具黑色眼后带。头顶近圆形,具中隆线,眼间距宽为触角间宽的 2 倍。头侧窝呈长方形。颜面倾斜,隆起较狭,全长具中纵沟。触角呈丝状,中段一节长为宽的 2 倍。复眼呈卵形,纵径为横径的 1.7 倍,为眼下沟长的 1.7 倍。前胸背板前缘平直,后缘呈宽圆形;侧隆线外侧具黑色纵条纹;中隆线明显;侧隆线在沟前区近平行,在沟后区消失;后横沟位于前胸背板中部,沟前区长与沟后区等长;前、中横沟不可见。中胸腹板侧叶间中隔长为最狭处的 1.6 倍,最宽处为最狭处的 2 倍。后胸腹板侧叶分开。前翅较短,黄绿色,刚到达下生殖板顶端,达后足股节 2/3 处;中脉域与肘脉域等宽;缘前脉域具闰脉。后足股节匀称,黄褐色,下膝侧片顶呈圆形。后足胫节黄褐色,缺外端刺。爪不对称,爪中垫大,几达爪之顶端。肛上板呈三角形,具中纵沟。尾须呈长锥形,到达肛上板顶端。雄性下生殖板呈短锥形。

雄性体长约 15.0mm。雌性无记录。

分布:中国内蒙古(阿拉善盟贺兰山)。

(215)邱氏异爪蝗 *Euchorthippus cheui* Hsia，1965 ［图 154］

Euchorthippus cheui Hsia，1965．Acta Entomologica Sinica，14(6):585～587．

能乃扎布 1999:19；李鸿昌等 2007:367；Altanchimeg and Nonnaizab 2013:81～82．

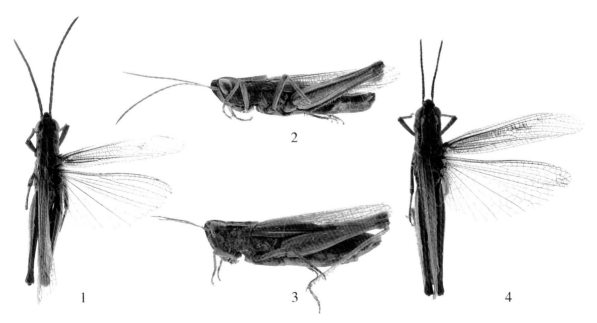

图 154　邱氏异爪蝗 *Euchorthippus cheui* Hsia

1.背面观(雄性);2.侧面观(雄性);3.侧面观(雌性);4.背面观(雌性)

体灰褐色、暗褐色。头顶呈三角形。头侧窝较大。颜面极倾斜,具浅纵沟。触角基部数节较扁,其余呈柱状。复眼纵径为眼下沟长的 1.9~2 倍(雄性)或 1.33~1.57 倍(雌性)。前胸背板侧隆线淡褐色,中、侧隆线均明显;侧隆线在沟前区平行,被后横沟中部切割,沟前区长与沟后区长相等。中胸腹板侧叶间中隔最狭处小于其最宽处的 1.81~2 倍。后胸腹板侧叶分开。前翅狭长,超过后足股节的顶端,各脉域均不具闰脉;雌性前翅缘前脉域及肘脉域具闰脉,前缘脉域具 1 白色纵纹,中脉域狭于前缘脉域及肘脉域。后翅与前翅等长。后足股节匀称。后足胫节缺外端刺。后足第 1 跗节长为第 3 跗节长的 1.2 倍;爪中垫大,几乎达爪顶端。肛上板呈三角形,基半部中央具深纵沟。雄性下生殖板呈粗短锥状。雌性下产卵瓣外缘光滑无细齿,末端呈钩状。

雄性体长 13.5~15.0mm,雌性体长 19.5~23.0mm。

分布:中国内蒙古(赤峰市、呼和浩特市、锡林郭勒盟、呼伦贝尔市、兴安盟、阿拉善盟)、甘肃、陕西、宁夏。

(216)大兴安岭异爪蝗 *Euchorthippus dahinganlingensis* Zhang & Ren, 1992

Euchorthippus dahinganlingensis Zhang & Ren,1992. Acta Entomologica Sinica,35(4):456~458.

能乃扎布 1999:19;李鸿昌等 2007:367;Altanchimeg and Nonnaizab 2013:81~82.

体中型,体黄褐色,眼后带黑褐色。颜面隆起全长具纵沟(雄性)或仅在中单眼之下具纵沟(雌性)。头顶前缘近直角。头侧窝呈长方形。触角呈丝状,几乎到达后足股节基部,中段一节长为宽的 1.6~2.5 倍(雄性)。复眼呈卵形,纵径长约为眼下沟长的 1.8 倍。前胸背板后缘呈圆弧形,侧隆线在沟前区近平行,侧隆线间最宽处为最狭处的 1.3 倍;后横沟位于近中部,沟前区长略短于沟后区长。前、后翅均发达,到达或超过后足股节端部;前翅缘前脉域不具闰脉;前缘脉域宽为亚前缘脉域宽的 1.6 倍;中脉域略大于在同一直线上肘脉域的宽。后足股节匀称,端部仅上膝侧片黑褐色。跗节爪左右不对称。鼓膜孔呈宽卵形,其长为宽的 2 倍。雄性肛上板三角形,全长具纵沟,两侧中部各有 1 个小突起;下生殖板呈短锥形。雌性产卵瓣宽短,上产卵瓣上外缘无细齿,下产卵瓣下外缘较光滑。

雄性体长 12.4~13.7mm,雌性体长约 19.6mm。

分布:中国内蒙古(呼伦贝尔市满归镇)。

(217)黑膝异爪蝗 *Euchorthippus fusigeniculatus* Jin & Zhang,1983 [图 155]

Euchorthippus fusigeniculatus Jin & Zheng,1983. Zoological Research,4(4):377~381.

能乃扎布 1999:19;李鸿昌等 2007:367;Altanchimeg and Nonnaizab 2013:81~82.

体中型,体黄褐色,具暗褐色眼后带,向后延伸至腹部侧面。头顶端呈直角形。头侧窝长为宽的 3 倍(雌性)~4 倍(雄性)。触角细长,到达后足股节基部。前胸背板侧隆线在沟前区略呈弧形弯曲,沟前区略长于沟后区,前胸背板侧片下部淡黄色。前、后翅发达,超过后足股节顶端;雄性前翅缘前脉域具闰脉,前缘脉域为肘脉域的 2.3~2.5 倍,中脉域略宽于肘脉域;雌性前翅缘

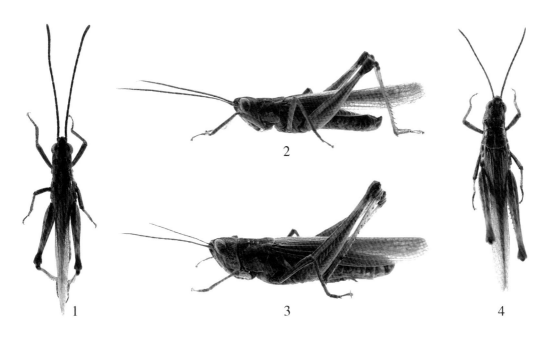

图 155　黑膝异爪蝗 *Euchorthippus fusigeniculatus* Jin & Zhang

1. 背面观(雄性);2. 侧面观(雄性);3. 侧面观(雌性);4. 背面观(雌性)

前脉域、前缘脉域、中脉域及肘脉域均具闰脉。鼓膜孔呈宽卵形。后足股节端部及胫节基部黑色。

　　雄性体长 20.6~21.5mm,雌性体长 24.9~26.1mm。

　　分布:中国内蒙古(赤峰市、呼伦贝尔市)、吉林、黑龙江、河北。

(218)绿异爪蝗 *Euchorthippus herbaceus* Zhang & Jin, 1985 [图 156]

Euchorthippus herbaceus Zheng & Jin, 1985. Contr. Shanghai Inst. Entomol. Vol. 5: 216~217.

　　能乃扎布 1999:19；李鸿昌等 2007:367；Altanchimeg and Nonnaizab 2013:81~82.

　　体草绿色。头侧窝近长方形,雌性头侧窝长为宽的 2.5~3 倍。复眼纵径为眼下沟长的 1.4~1.7 倍。前胸背板侧隆线棕色,沿侧隆线外侧有细黑纹,在沟前区略呈弧形弯曲,在沟后区明显扩大;后横沟位于前胸背板近中部,沟前区长略短于沟后区长。前、后翅均发达,超过腹部末端,到达或超过后足股节端部,有的到达后足胫节中部;前翅缘前脉域缺闰脉;前缘脉域宽为亚前缘脉域宽的 1.7~2 倍;中脉域宽为肘脉域在同一直线上宽的 2 倍。后足股节匀称。鼓膜孔呈宽卵形。肛上板呈三角形,两侧中部各有 1 个小的突起。尾须呈长锥形,略不达肛上板端部。雄性下生殖板呈短圆锥形。雌性产卵瓣宽短,端尖,上产卵瓣明显长于下产卵瓣,上产卵瓣上外缘及下产卵瓣下外缘具不规则细齿。鸣声纤细,可连续发音。

　　雄性体长 14.0~15.8mm,雌性体长 16.0~20.0mm。

　　分布:中国内蒙古(呼伦贝尔市扎兰屯市和满归镇、赤峰市)、黑龙江。

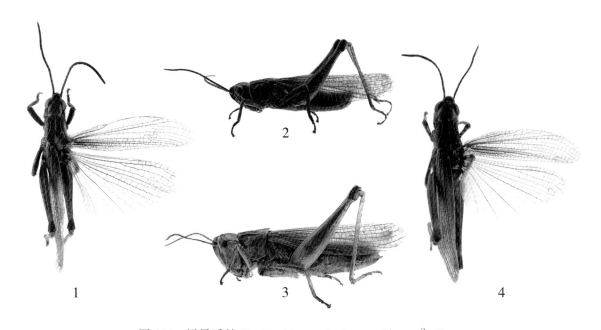

图 156 绿异爪蝗 *Euchorthippus herbaceus* Zhang & Jin

1.背面观(雄性);2.侧面观(雄性);3.侧面观(雌性);4.背面观(雌性)

(219)黄褐异爪蝗 *Euchorthippus ravus* Liang & Jia, 1992

Euchorthippus ravus Liang & Jia, 1992. Journa of Zhongshan University,31(1)95~98.

能乃扎布 1999:19;李鸿昌等 2007:367;Altanchimeg and Nonnaizab 2013:81~82.

体中小型,体黄褐色。颜面隆起近唇基处具浅纵沟。头顶近直角,头侧窝呈长方形。触角呈丝状,中段一节长为宽的 2 倍。复眼纵径为横径的 1.5 倍,为眼下沟长的 1.5 倍。前胸背板侧隆线在沟前区明显弯曲,仅后横沟切割中隆线,沟前区长为沟后区长的 1.25 倍。中胸腹板侧叶间中隔近似方形。前翅超过后足股节端部,缘前脉域无闰脉,前缘脉域宽为中脉域的 1.5 倍,肘脉域最宽处与中脉域等宽。后足股节端部和胫节基部淡黄褐色,内侧基半具暗色斜纹,内侧下隆线具发音齿 136 个。后足胫节淡橘红色。鼓膜孔呈长卵形。肛上板近三角形,中央具纵沟。下生殖板呈短锥形。

雄性体长约 16.0mm。雌性无记录。

分布:中国内蒙古(呼伦贝尔市鄂温克族自治旗)。

(220)素色异爪蝗 *Euchorthippus unicolor* (Ikonnikov,1913) [图 157]

Chorthippus unicolor Ikonnikov,1913. Uber die von P. Schmidt aus Korea Mifgebrachten Acridiodeen:15.

Euchorthippus alini Ramme,1939. Mitt. Zool. Berlin,24:133.

能乃扎布 1999:19;李鸿昌等 2007:367;Altanchimeg and Nonnaizab 2013:81~82.

体小型,体黄绿色或褐绿色。头顶及后头中隆线不明显。头侧窝呈四角形。颜面隆起明显,具纵沟,侧缘近平行。复眼位于头中部略前。前胸背板侧隆线外侧具不明显的暗色纵纹,中隆线

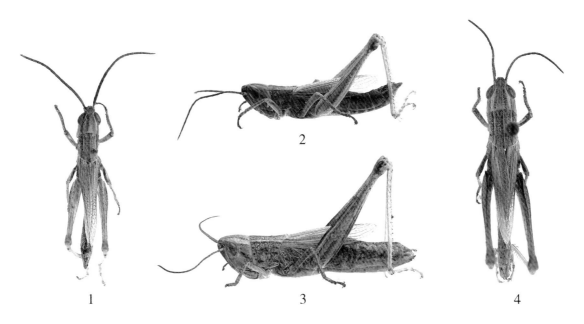

图 157　素色异爪蝗 *Euchorthippus unicolor* (Ikonnikov)
1. 背面观(雄性);2. 侧面观(雄性);3. 侧面观(雌性);4. 背面观(雌性)

低而明显;侧隆线在沟前区几乎平行,在沟后区略扩大;后横沟位于中部之后,沟前区大于沟后区的长。中胸腹板侧叶较宽地分开。后胸腹板侧叶分开较狭。前翅狭长,黄绿色或黄褐色,到达肛上板基部;雌性前翅短缩,略不到达或刚到达或略超过后足股节的中部;缘前脉域近基部明显膨大,顶端不超过前翅中部。后足股节匀称。后足胫节缺外端刺。爪中垫大,到达爪顶端。鼓膜孔呈半圆形。雄性下生殖板呈细长锥形。雌性产卵瓣较长,上产卵瓣上外缘无细齿,下产卵瓣端部具凹陷。

雄性体长 13.1～17.0mm,雌性体长 18.7～23.0mm。

分布:中国内蒙古(赤峰市、呼和浩特市、呼伦贝尔市、兴安盟、通辽市、阿拉善盟、鄂尔多斯市)、陕西、甘肃、青海、河北、山西、黑龙江、吉林、辽宁、宁夏,蒙古国,俄罗斯。

(221)永宁异爪蝗 *Euchorthippus yungningensis* Cheng & Chiu, 1965

Euchorthippus yungningensis Cheng & Chiu, 1965. Acta Entomologica Sinica, 14(6):584～585.

能乃扎布 1999:19;李鸿昌等 2007:367;Altanchimeg and Nonnaizab 2013:81～82.

体中小型,体绿略呈黄色,体表被短绒毛。头顶呈三角形,头侧窝较小。颜面极倾斜,纵沟明显,颜面隆起在中眼之下较宽。复眼纵径为眼下沟长的 1.5～1.7 倍。前胸背板侧隆线外侧具狭的黑褐色纵带,中隆线明显;侧隆线在沟前区略凹,在沟后区不明显;雌性侧隆线在沟前区部分平行;前、中横沟不明显,后横沟位于中后部,沟前区长为沟后区长的 1.22 倍。中胸腹板侧叶间中隔最狭处小于最宽处的 2.75 倍。前翅发达,较宽,淡黄褐色,超过后足股节顶端;缘前脉域具闰脉;中脉域最宽处等于肘脉域最宽处,小于前缘脉域最宽处的 1.5 倍。雌性缘前脉域、前缘脉域、中脉域及肘脉域均具闰脉,中脉域与肘脉域几乎等宽。后翅与前翅等长。后足股节匀称。后足胫节具长密毛。后足第1跗节略长于第3跗节;爪中垫几乎达爪顶端。尾须呈锥形。下生殖板呈长锥形,具稀疏的长毛。雌性产卵瓣外缘光滑,末端呈钩状。

雄性体长 17.9~18.0mm,雌性体长 22.5~24.0mm。

分布:中国内蒙古(阿拉善盟贺兰山)、甘肃、宁夏。

(222)左家异爪蝗 Euchorthippus zuojianus Zhang & Ren, 1998

Euchorthippus zuojianus Zhang & Ren,1998. Acta Zootomotaxonomia Sinaca,18(1):76~77.
李鸿昌 2007:367;Altanchimeg and Nonnaizab 2013:81~82.

体中型,体黄褐色。头颜面倾斜,颜面隆起狭,具纵沟。头侧窝明显,呈四角形。触角呈丝状,较长,中段一节长为宽的 3~3.5 倍。复眼呈长卵圆形。前胸背板中、侧隆线均明显;侧隆线在沟前区呈弧形弯曲;沟前区略大于沟后区;后缘呈圆弧形,突出;前、中横沟均不切断侧隆线。中胸腹板侧叶间中隔长和宽近相等。前、后翅发达。前翅黄褐色,超过后足股节顶端。后翅本色透明。后足股节匀称,端部黑色,长约为宽的 5.2 倍。足跗节爪左右不对称。雄性肛上板呈三角形,中央具纵沟,两侧近边缘处具暗色隆起;雌性肛上板长于上、下产卵瓣。雄性下生殖板呈短锥形,顶端较平截。雌性产卵瓣粗短,边缘光滑无齿,钝尖,端部略弯曲。

雄性体长 18.8~19.3mm,雌性体长 22.1~23.8mm。

分布:中国内蒙古(详细地址不详)、吉林、辽宁。

(223)条纹异爪蝗 Euchorthippus vittatus Zheng, 1980 [图 158]

Euchorthippus vittatus Zheng,1980,Entomotaxonomia,2(4):344,345.

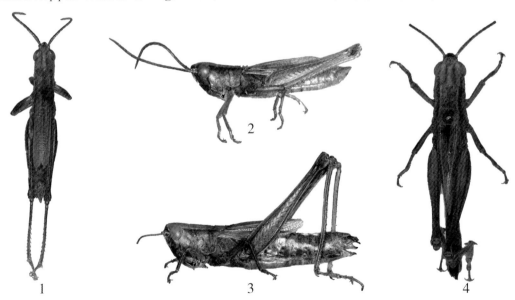

图 158　条纹异爪蝗 *Euchorthippus vittatus* Zheng

1.背面观(雄性);2.侧面观(雄性);3.侧面观(雌性);4.背面观(雌性)

体黄绿色,眼后带黑色。头顶侧缘隆起明显。头侧窝呈四角形。颜面隆起全长具纵沟,侧缘几乎平行,在中单眼以上略凹陷。雄性复眼纵径为横径的 1.6~1.9 倍,为眼下沟长的 1.7~2 倍;雌性复眼纵径为横径的 1.5 倍,为眼下沟长的 1.5 倍。前胸背板中、侧隆线均明显,侧隆线在沟前区微弯曲或几乎直,背板仅具后横沟,沟前区略大于沟后区。中胸腹板侧叶间中隔小于侧叶宽的 1.3~1.8 倍。前翅狭长,黄绿色,到达腹部第 6~8 节,少数达肛上板基部。后翅退化,不超过第 4 腹节背板后缘。腹部黄绿色,侧面具宽的黑色纵纹。后足胫节缺外端刺。跗节爪不等长。鼓膜器呈半圆形。肛上板呈三角形,具中纵沟。尾须呈长圆锥形,到达肛上板顶端。雄性下生殖板呈长圆锥形,末端尖。雌性产卵瓣外缘光滑,顶端呈钩状。

雄性体长 17.0~17.5mm,雌性体长 20.0~21.0mm。

分布:中国内蒙古(赤峰市罕山)、陕西、甘肃、山西、河北。

52. 褐背蝗属 *Schmidtiacris* Storozhenko,2002

Schmidtiacris Storozhenko,2002. To Far East Entomologist,N. 113:13

Type species: *Stauroderus schmidti* Ikonnikov,1913

颜面倾斜。头短,头顶略向前突出;头背面平滑,缺中隆线。头侧窝呈狭直角形。触角呈丝状。前胸背板中隆线明显,后横沟在中部前段切割中隆线;侧隆线清晰,略向内弯曲。前胸腹板无突起。前、后翅发达,超过后足股节顶端,长为宽的 4.75~5.2 倍(雄性)或 5.0~5.9 倍(雌性)。前翅前缘弯曲,缘前脉域稍宽,顶端达前翅端部的 3/4 处;雄性前缘脉域宽于亚前缘脉域,C 脉和 Sc 脉直。后翅透明,R 脉在顶端 3/4 处加粗。雄性前足胫节端部不扩展,下方无白色长毛,后足股节膝片圆,胫节内侧刺略长于外侧刺,后足第 1 跗节等于第 2、3 跗节长之和。鼓膜器呈卵圆形。雄性肛上板侧缘和腹部末端均黑色;尾须呈锥状,顶端钝。雌性亚生殖板后缘呈三角形。

染色体核型:2n(雄)=23,NF=23。

蒙古高原有 1 种。

(224)褐背蝗 *Schmidtiacris schmidti* Ikonnikov,1913 ［图 159］

Stauroderus schmidti Ikonnikov,1913. Uber die von P. Schmidtt aus Korea mitebranchten Acrridiodeen. Kuznetsk:22p.

Mistshenko 1968:492;Günther 1971:122;Altanchimeg and Nonnaizab 2013:81~82;Altanchimeg et al. 2013b:65;Sergeev et al. 2019:39;Batkhuyag and Batnaran 2021:83;Altanchimeg et al. 2022:37;Gankhuyag E. et al. 2023:22.

体褐绿色。前翅黄绿色,由复眼向后沿前胸背板侧方至后端具不很明显的褐色纵纹。头略倾斜(侧面观);头顶平坦,顶端呈钝角形。复眼纵径为眼下沟长的 1.5 倍。颜面隆起明显,全长具纵沟,头侧窝长为宽的 3.3 倍(雌性)或 3.3 倍(雄性)。触角细长,几乎到达后足股节基部,中段一节长为宽的 1.6 倍(雌性)或 2.3 倍(雄性)。前胸背板前缘直,后缘钝圆,侧隆线和中隆线明显,

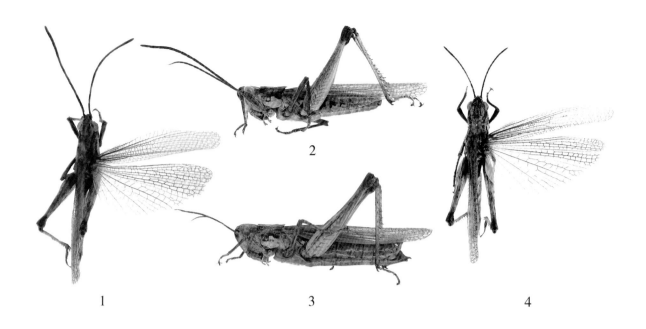

图 159　褐背蝗 *Schmidtiacris schmidti* Ikonnikov

1.背面观(雄性);2.侧面观(雄性);3.侧面观(雌性);4.背面观(雌性)

后横沟几乎位于前胸背板中部,沟前区与沟后区约等长,侧隆线在沟前区呈弧形弯曲,中隆线与侧隆线最宽处为最狭处宽的 1.6 倍。前翅较长,超过腹部末端;缘前脉域狭,无中闰脉,向后不超过翅中部;前缘脉域与亚前缘脉域几乎等宽;径脉直,不弯曲;中脉域无中闰脉,中脉域与肘脉域约等宽。鼓膜孔呈卵圆形。中胸腹板侧叶间中隔几乎方形。后胸腹板中隔长为宽的 1.5 倍。后足股节匀称,膝部褐色,上侧膝片略长于下侧膝片。胫节黄褐色。足跗节第 1 节长为第 2、3 节长之和。尾须呈锥形,长为宽的 3.1 倍。雌性产卵瓣褐色。

雄性体长 18～20.6mm,雌性体长 23.7～25.4mm。

分布:中国内蒙古(赤峰市阿鲁科尔沁旗)及东北地区,蒙古国布尔干省 Bulgan、中央省 Tuv,朝鲜,俄罗斯贝加尔湖地区。

盲蝗族 *Hypernephiini* Mistshenko,1973

53. 脊翅蝗属 *Eclipophleps* Tarbinsky, 1927

Eclipophleps Tarbinsky, 1927, Manual Insects Orth. Acrididae:494.

Type species: *Eclipophleps bogdanovi* Tarbinsky, 1927

体小型。头短。头侧窝明显,狭长。复眼小,位于头中部。触角呈丝状,不到达或超过前胸背板后缘。前胸背板后缘呈圆弧形突出,有时在雌性中后缘中央略凹。前翅甚缩短,雄性中前翅在背部毗连,顶端超出后足股节基部;雌性前翅侧置,明显分开,端部呈圆形,顶端远不到达后胸背板后缘,长稍大于其宽。后足股节内侧近下隆线具发音齿,雌性发音齿常退化;上膝侧片端部呈圆形。鼓膜器退化,但明显可见。雄性下生殖板呈短锥形。雌性产卵瓣粗短。

蒙古高原有 9 种。为蒙古国特有种蝗虫。

(225)鲍氏脊翅蝗 *Eclipophleps bogdanovi* Tarbinsky,1927 ［图 160］

Eclipophleps bogdanovi Tarbinsky,1927. Ann. Mag. N. H. (9). 20:496.

Batkhuyag 1995:27；Chogsomzhav 1972:175,1989:91；Sergeev et al. 2009:108；Altanchimeg 2011:16；Altanchimeg and Nonnaizab 2013:81～82；Batnaran et al. 2016:35；Batkhuyag and Batnaran 2021:61；Gankhuyag E. et al. 2023:11.

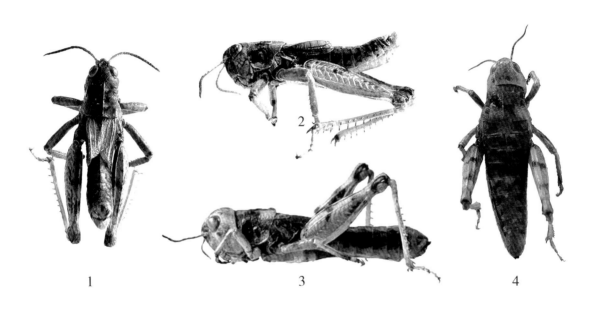

图 160 鲍氏脊翅蝗 *Eclipophleps bogdanovi* Tarbinsky
1. 背面观(雄性);2. 侧面观(雄性);3. 侧面观(雌性);4. 背面观(雌性)

雄性头顶很狭,复眼间距为触角基间距的 1.5 倍;雌性头顶前段有较弱的横沟,侧缘直,不完整,头顶端呈钝角形。雄性头侧窝明显,其顶端缩狭。雄性复眼小,纵径小于或等于眼下沟长;雌性复眼直径等于或小于眼下沟长的 1.25 倍。雌性前胸背板侧隆线略可见,后横沟附近有明显的侧隆线;后横沟短,不切断侧隆线,后缘略呈圆弧形;中隆线明显。两性前翅较短,雄性尽达后足股节 1/4 处,而雌性远不达前胸背板后缘,顶端明显前伸。后胸腹板侧叶间中隔宽为长的 1.25～3 倍。雄性前、中足股节明显膨大。两性鼓膜器显著退化,略可见。

雄性体长约 15.0mm,雌性体长 17.5～21.6mm。

分布在蒙古国阿尔泰山脉植被覆盖率较低的山地草原,为植食性蝗虫。

分布:蒙古国科布多省 Khovd、巴彦乌列盖省 Bayan-Olgii.

(226)肋脊翅蝗 *Eclipophleps carinata* Mistshenko,1968 ［图 161］

Eclipophleps carinata Mistshenko,1968. Ent. Obozr. 47:493.

Oeroptygonus mongolicus Steinmann，1968. Reichenbachia Ⅱ:239～248.

Sergeev 1995:243；Altanchimeg and Nonnaizab 2013:81～82；Batkhuyag and Batnaran 2021:63；Altanchimeg et al. 2022:37；Gankhuyag E. et al. 2023:11～12.

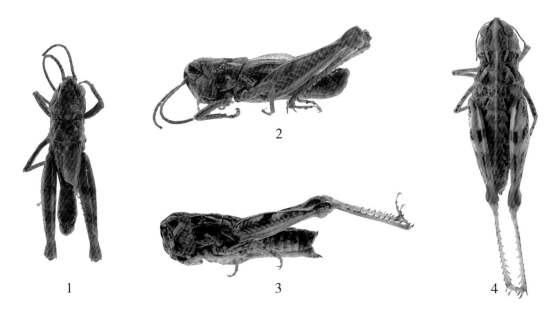

图 161　肋脊翅蝗 *Eclipophleps carinata* Mistshenko
1.背面观(雄性)；2.侧面观(雄性)；3.侧面观(雌性)；4.背面观(雌性)

体黄褐色,体侧面有黑色纵条纹。前胸背板上方有明显的浅色"X"形花纹。前胸背板侧隆线全长完整。后胸腹板侧叶间中隔狭,最狭处明显小于其长,几乎呈四方形。前翅短,仅达后足股节 1/4 处。后足股节上方有 3 条不很清晰的黑色斜带。鼓膜器非常退化,略看清。雌性体比雄性略大,前翅不达后胸背板后缘。

雄性体长约 9.5mm,雌性体长约 11.5mm。

本种动物地理区系归属蒙古－西伯利亚种。栖息于驼绒藜 *Krascheninnikovia ceratoides* 、碱韭 *Allium polyrhizum* 等植物丰富的荒漠草原地区。

分布:蒙古国巴彦洪戈尔省 Bayankhongor、戈壁阿尔泰省 Govi-Altai.

(227)山地脊翅蝗 *Eclipophleps confinis confinis* Mistshenko，1951 ［图 162］

Eclipophleps confinis confinis Mistshenko，1951. Opered. Fauna SSSR 40:549.

Günther 1971:123；Chogsomzhav 1972:175，1989:91；Sergeev 1995:243；Altanchimeg 2011:16；Batnaran et al. 2016:35；Batkhuyag and Batnaran 2021:63；Gankhuyag E. et al. 2023:12.

本种为 *Eclipophleps confinis* Mistsh. 的一个亚种,主要特征为:

雌性触角较长,中段一节长为宽的 1.25～1.5 倍,如为 2～2.5 倍,产卵瓣下缘有宽的凹陷。颜面隆起有均匀而密的大刻点。雄性前翅径脉域狭,其最宽处明显小于中脉域宽,中脉域正常。肛上板有细的横沟,在其中部侧缘也有 2 个很弱的三角形突起。

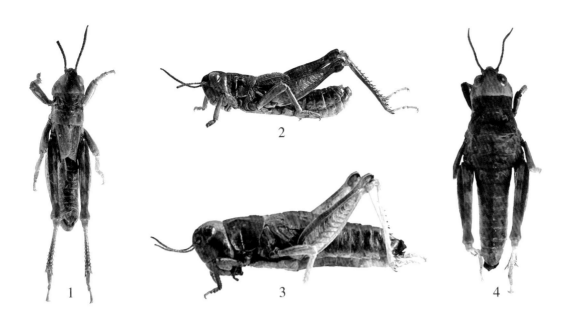

图 162　山地脊翅蝗 *Eclipophleps confinis confinis* Mistshenko

1.背面观(雄性);2.侧面观(雄性);3.侧面观(雌性);4.背面观(雌性)

雄性体长 8.2～10.6mm,前翅长 2.6～3.6mm。雌性无记录。

本种是分布于阿尔泰山脉的特有种蝗虫。

分布:蒙古国科布多省 Khovd、戈壁阿尔泰省 Govi-Altai、巴彦洪戈尔省 Bayankhongor、南戈壁省 Umnugovi、前杭爱省 Uvurkhangai.

(228)戈壁脊翅蝗 *Eclipophleps confinis levis* Mistshenko, 1951 ［图 163］

Eclipophleps confinis confinis Mistshenko,1951. Opered. Fauna SSSR 40:550.

Mistschenko 1968:493;Chogsomzhav 1968:59;Batkhuyag 1995:27;Altanchimeg and Non-naizab 2013:81～82;Batkhuyag and Batnaran 2021:63.

此亚种为 *Eclipophleps carinata* Mistshenko 的一个亚种,与指名亚种 *Eclipophleps confinis confinis* Mistshenko 的区别特征为:

颜面隆起光滑,上段和下段有刻点。雌性头顶宽,头侧窝宽,向顶端收狭。雄性前翅中脉域狭,其最宽处明显小于中脉域至前翅前缘之宽。雌性肛上板一般没有横纵沟,如有横纵沟,则雌性颜面隆起尽在侧缘具刻点,而在中部光滑且无刻点。

雄性体长 8.2～8.6mm,雌性体长 12.7～16.9mm。雄性前翅长 2.6～3.6mm,雌性前翅长 0.1～0.6mm。

为栖息于蒙古国西部阿尔泰山脉荒漠化草原的植食性蝗虫。

分布:蒙古国科布多省 Khovd、中戈壁省 Dundgovi、南戈壁省 Umnugovi、巴彦洪格尔省 Bayankhongor、前杭爱省 Uvurkhangai.

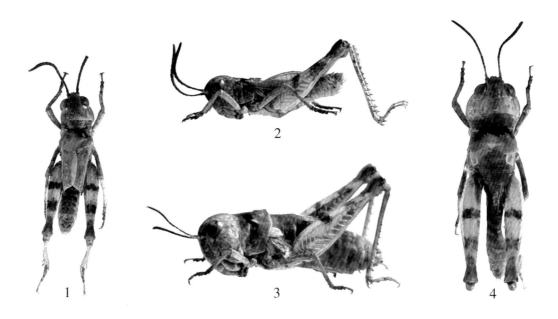

图 163　戈壁脊翅蝗 *Eclipophleps confinis levis* Mistshenko
1.背面观(雄性);2.侧面观(雄性);3.侧面观(雌性);4.背面观(雌性)

(229)雪地脊翅蝗 *Eclipophleps glacialis* **Bey-Bienko，1933** [**图 164**]

Eclipophleps glacialis Bey-Bienko，1933. Bol. Soc. Esp. H. N. . 33:115.

Chogsomzhav 1969b:128,1989:91；Batkhuyag 1995:27；Sergeev et al. 2009:108；Altanchimeg 2011:16；Chuluunjav 2022:75；Altanchimeg and Nonnaizab 2013:81～82；Batkhuyag and Batnaran 2021:62；Gankhuyag E. et al. 2023:12.

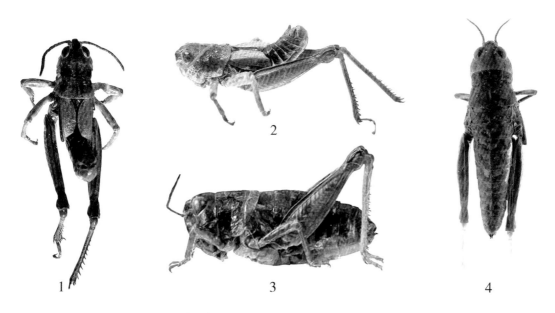

图 164　雪地脊翅蝗 *Eclipophleps glacialis* Bey-Bienko
1.背面观(雄性);2.侧面观(雄性);3.侧面观(雌性);4.背面观(雌性)

雄性复眼较大,其纵径等于眼下沟长。雌性头顶宽,顶端呈直角形,复眼间宽为头顶在触角间宽的 2.5 倍。雄性前胸背板后横沟明显位于中部之后,沟前区长为沟后区长的 2 倍;雄性前胸背板后缘中央有明显的三角形凹陷。雌雄两性后胸腹板侧叶间中隔宽,最宽处为其长的 1.25～3 倍。雌雄两性前翅短,雄性仅达后足股节 1/4 处,而雌性远不达后足股节基部。两性鼓膜器明显退化,略可见。尾须宽而短,长几乎等于最宽处。

雄性体长约 11.3mm,雌性体长 15.0～17.4mm。雄性前翅长约 3mm,雌性前翅长 0.5～0.8mm。

主要分布在蒙古国阿尔泰山脉北段的 Kharhira 河阿吉包格达山地,是阿尔泰山脉的特有种蝗虫。

分布:蒙古国巴彦乌列盖省 Bayan-Olgii、戈壁阿尔泰省 Govi-Altai、乌布苏省 Uvs.

(230)科氏脊翅蝗 *Eclipophleps kerzhneri* Mistshenko, 1968 [图 165]

Eclipophleps kerzhneri Mistshenko,1968. Ent. Obozr. 47:493.

Batkhuyag 1995:28；Altanchimeg 2011:16；Altanchimeg and Nonnaizab 2013:81-82；Batkhuyag and Batnaran 2021:62；Gankhuyag E. et al. 2023:12.

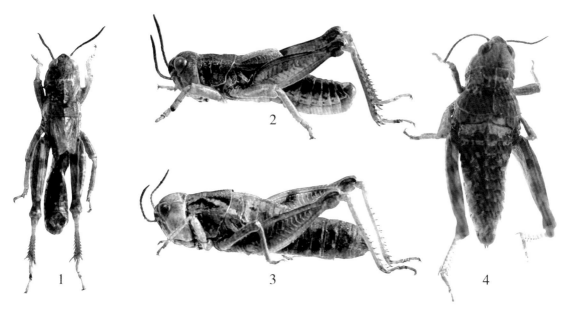

图 165 科氏脊翅蝗 *Eclipophleps kerzhneri* Mistshenko
1.背面观(雄性);2.侧面观(雄性);3.侧面观(雌性);4.背面观(雌性)

雄性体褐色,雌性体灰褐色或红褐色。头顶宽,复眼间宽为颜面隆起在两触角间宽的 1.75 倍,头顶端尖角形,侧缘几乎直。头侧窝明显,略凹陷,顶端明显缩狭,其两侧缘几乎平行,长为最宽处的 2～2.5 倍。前胸背板后缘较弱地突出,几乎直、完整;雌性前胸背板后缘中部略呈三角形凹陷。后胸腹板侧叶间中隔最宽处为其长的 1.25～1.5 倍,雌性为 1.75～2 倍。前翅缩短,略超过后足股节基部,雌性前翅不达或略超过后胸腹板中部。鼓膜器极度退化。尾须狭短,几乎不达肛上板基部,长为宽的 2~2.5 倍;雌性尾须几乎到达肛上板中部,长为宽的 1.25~1.3 倍。

雄性体长 11.4~12.8mm,雌性体长 13.4~17.5mm。

为分布于蒙古国阿尔泰山脉的特有种蝗虫。栖息于蒙古国阿尔泰山脉的山地草原,是蒙古国危害性很大的牧草害虫。

分布:蒙古国戈壁阿尔泰省 Govi-Altai.

(231)宽翅脊翅蝗 *Eclipophleps lucida* Mistshenko,1973 ［图 166］

Eclipophleps lucida Mistshenko,1973. Rec. Wash. 52(1):103.

Chogsomzhav 1977:86;Altanchimeg 2011:16;Altanchimeg and Nonnaizab 2013:81~82;Batkhuyag and Batnaran 2021:62;Gankhuyag E. et al. 2023:13.

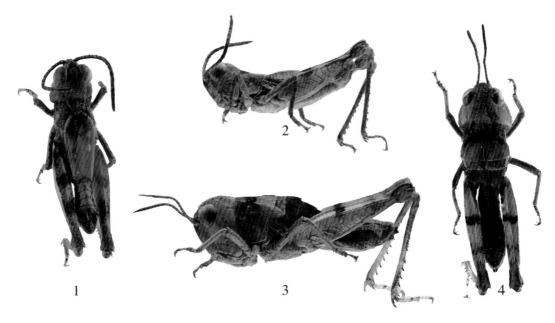

图 166　宽翅脊翅蝗 *Eclipophleps lucida* Mistshenko

1.背面观(雄性);2.侧面观(雄性);3.侧面观(雌性);4.背面观(雌性)

体浅褐色或褐色。颜面隆起有明显纵沟,具大而密的刻点;雌性颜面隆起沿侧缘和近唇基有刻点,上段略凹陷。头顶宽,宽为复眼间宽的 1.75~2 倍,顶端呈尖角形;雌性头顶为钝圆形,侧缘略呈弧形。头侧窝明显,显著凹陷,顶端缩狭,上缘略呈弧形弯曲,长为宽的 1.75~2.75 倍。触角中段一节长为宽的 1.5~2.25 倍。复眼大,纵径明显大于眼下沟长,而雌性等于眼下沟长。前胸背板侧隆线不完整,在前缘和后缘附近略看清;前横沟短,明显,不切断侧隆线;后横沟不明显,不切断侧隆线,不切割前胸侧板;前胸背板后缘明显呈弧形突出;雌性后缘中央有明显的三角形凹陷。雄性后胸腹板侧叶间中隔狭,明显小于其长;雌性后胸腹板侧叶间中隔长与宽略相等。雄性前翅尽达后足股节 1/4 处,雌性前翅远不达前胸背板后缘;径脉域宽,其最宽处等于或略宽于中脉域最宽处之宽,但小于中脉域前缘至前翅前缘之宽。前足和中足不膨大,后足股节上侧有 2条斜黑色条纹。鼓膜器退化,但略见。尾须长而细,几乎达肛上板顶端,长为宽的 2~2.25 倍;雌性尾须宽而短,仅达肛上板中部,长为宽的 1.5 倍。肛上板侧缘中部有 2 个小突起和横沟。雌性产卵瓣外侧下缘有明显的凹陷。

雄性体长 10.3～11.5mm,雌性体长约 14.2mm。

为栖息于蒙古国阿尔泰山脉的特有种蝗虫,是山地草原的植食性牧草害虫。

分布:蒙古国乌布苏省 Uvs、戈壁阿尔泰省 Govi-Altai、前杭爱省 Uvurkhangai.

(232)拟脊翅蝗 *Eclipophleps similis* Mistschenko, 1951 [图 167]

Eclipophleps similis Mistschenko, 1951. in Bey-Bienko et Mistschenko, Opered Fauna SSSR 40:540.

Oeroptygonus tibetanus kaszabi Steinmann, 1968, Reichenbachia II:243。

Steinmann 1968:243；Batkhuyag 1995:27；Sergeev et al. 2009:108；Altanchimeg 2011:16；Altanchimeg and Nonnaizab 2013:81～82；Batkhuyag and Batnaran 2021:61；Gankhuyag E. et al. 2023:13.

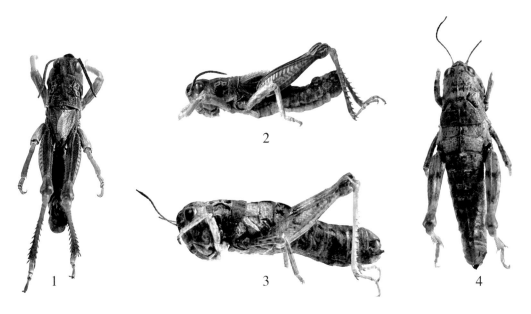

图 167　拟脊翅蝗 *Eclipophleps similis* Mistschenko
1.背面观(雄性);2.侧面观(雄性);3.侧面观(雌性);4.背面观(雌性)

体灰褐色或黄褐色。颜面隆起中部凹陷,具大而密的刻点,一般下段刻点比上段刻点稀疏。头顶宽为复眼间最宽处的 1.75 倍;头顶呈尖角形,侧缘呈弧形凹陷。头侧窝明显,顶端缩狭,长为最宽处的 2.5～3 倍。触角中段一节长为宽的 1.25～2 倍。复眼较小,约与眼下沟等长。前胸背板侧隆线在沟前区明显,在沟后区不明显,常消失;前横沟明显切断侧隆线;后横沟不很明显,略切割侧隆线,横穿前胸背板侧片;前胸背板后缘中央明显呈三角形凹陷。后胸腹板侧叶间中隔宽为长的 1.5～2 倍。前翅短,超过后足股节基部,达后足股节的 1/4～1/3 处;径脉域狭,最宽处明显小于中脉域宽,中脉域最宽处一般等于或略大于中脉域至前翅前缘之宽。前、中足股节不膨大,黑色或顶端黑色,顶段有2~3条黑色斜纹。鼓膜器显著退化。尾须长,略不达肛上板顶端,长为宽的2.25~2.5倍。肛上板中部有细横沟,侧缘有明显的2个三角形小突起。

为蒙古国特有种蝗虫,栖息于蒙古国中西部山地草原,是植食性牧草害虫。

雄性体长12.7~16.5mm,雌性体长约15.0mm。

分布:蒙古国乌布苏省Uvs、科布多省Khovd、巴彦乌列盖省Bayan-Olgii、中央省Tuv.

(233)塔氏脊翅蝗 *Eclipophleps tarbinskii* Oristshenko,1960 [图168]

Eclipophleps tarbinskii Oristshenko,1960. Journal of Animal husbandry N. 2:74~76.

Chogsomzhav 1989:91；Batkhuyag 1995:27；Sergeev et al. 2009:108；Altanchimeg 2011:16；Altanchimeg and Nonnaizab 2013；Batkhuyag and Batnaran 2021:61；Chuluunjav 2022:75；Gankhuyag E. et al. 2023:13.

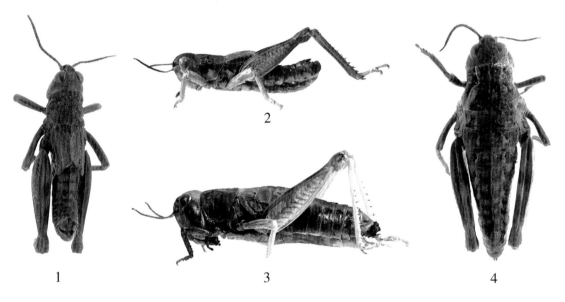

图168 塔氏脊翅蝗 *Eclipophleps tarbinskii* Oristshenko
1.背面观(雄性);2.侧面观(雄性);3.侧面观(雌性);4.背面观(雌性)

雄性头前端明显缩狭,头侧窝不完整;雌性头顶前端钝圆,前段明显凹陷,侧缘隆线常清晰,常呈弧形弯曲。雄性复眼小,复眼纵径小于或等于眼下沟之长;雌性复眼直径小于眼下沟长的1.5倍。前胸背板侧隆线仅在前缘处清晰。两性腹部第1节两侧鼓膜器明显退化。前翅短,雄性仅达后足股节基部,而雌性远不达或仅达前胸背板后缘。后胸腹板侧叶间中隔较宽,最宽处为长的1.25~3倍。

雄性体长14.5~15mm,雌性体长15.0~16.5mm。雄性前翅长约4mm,雌性前翅长0.5~1.0mm。

为栖息于山地草原的植食性牧草蝗虫。

分布:蒙古国科布多省Khovd(木斯图苏木)。

六、槌角蝗科 Gomphoceridae Fieber，1853

触角呈棒状，其端部数节明显膨大呈棒状或槌状，有时雌性膨大不明显，但触角端节宽略大于中部节宽。头顶中央缺纵沟。后足股节上基片长于下基片，后足股节外侧上、下隆线之间具羽状纹。

蒙古高原有 2 亚科。

蒙古高原槌角蝗科分亚科检索表

1(2)腹部两侧皱条纹具发音齿，与后足股节相摩擦发音。前胸腹板突为半球形 …… **皱腹蝗亚科** *Egnatinae*

2(1)后足股节内侧下隆线具发音齿，与前翅纵脉摩擦发音。前胸腹板平坦或略隆起 ………………………
………………………………………………………………………………………… **槌角蝗亚科** *Gomphocerinae*

（十七）皱腹蝗亚科 Egnatinae Bey-Bienko，1951

体小型。颜面垂直或略倾斜。头顶前缘凹陷，缺细纵沟。触角呈棒状，着生于侧单眼的前下方。头侧窝明显，呈三角形。前胸腹板突为半球形。前、后翅发达。后足股节粗壮，上基片长于下基片，外侧中区具羽状隆线。鼓膜器发达。摩擦板缺。发音为腹部—后足型，腹部两侧皱条纹具发音齿，与后足摩擦发音。

蒙古高原有 1 属。

皱腹蝗族 Egnatini Bey-Bienko，1951

54. 拟皱腹蝗属 Egnatioides Vosseler，1902

Egnatioides Vosseler，1902. Zool. Jahrb. Syst. XVI，p. 361.

Type species: Egnatioides striatus Vosseler，1902

体小型。头部适度突出于前胸背板之上，雌性头部不突出。颜面隆起侧面观在触角窝之间明显向前突出；颜面侧隆线在头部前面观向上渐接近，在触角窝附近不明显弯曲。头侧窝明显可见。触角不明显呈棒状，雄性触角不长于头和前胸背板长之和的 1.5 倍，雌性触角则长于头和前胸背板长之和。前胸背板在沟后区无侧隆线。前翅狭长，肘脉域无闰脉。雄性腹部 4～8 节的两侧具有不规则的很细的垂直皱纹。

蒙古高原有 1 种。

(234)沙地拟皱腹蝗 _Egnatioides desertus iliensis_ Bey-Bienko，1948

Egnatioides desertus iliensis Bey-Bienko，1948. Izvestiya A. N. Kazakstanski SSR Seria Zooogicheskaya 8:192.

Chogsomzhav 1969:77，1989:90；Altanchimeg and Nonnaizab 2013:81～82；Batkhuyag and Batnaran 2021:47；Altanchimeg et al. 2022:37；Gankhuyag E. et al. 2023:23.

体较细长。头顶在触角间具纵沟，纵沟达头顶中央，其两侧隆线在复眼间略向前伸出，并在头顶前端相遇呈圆形。复眼中等大小，纵径大于眼下沟长的 2 倍以上，而雌性则几乎相等。前胸腹板突略宽。中胸腹板侧叶间中隔呈四方形。前胸背板横沟间无突起，沟后区后缘呈宽圆形；前胸背板侧片相对较狭，而雌性则长大于宽；雄性前胸背板后横沟位于中部之后。前翅超过后足股节基部，少数种类前翅只达前胸背板后缘。后翅基部淡蓝色，其上段翅脉黑色。

雄性体长 11.0～12.5mm，雌性体长约 16.5mm。

分布：蒙古国阿尔泰地区、东戈壁省 Dornogovi，哈萨克斯坦，乌兹别克斯坦。

（十八）槌角蝗亚科 Gomphocerinae Fieber，1853

体中小型，较粗壮。颜面倾斜，与头顶组成锐角。头顶前缘无细纵沟。头部明显短于前胸背板。触角剑状，位于侧单眼的前方。头侧窝缺或明显呈长方形。前胸腹板在两前足基节之间平坦或略呈圆形隆起。前、后翅均发达，有时在雌性缩短。后足股节上基片长于下基片，外侧中区具羽状隆线。鼓膜器发达。后足股节内侧下隆线具细而密的发音齿，同前翅纵脉摩擦发音，在短翅种类有时发音齿退化。阳具基背片呈桥状。

蒙古高原有 8 属。

蒙古高原槌角蝗亚科分属检索表

1(8)触角端部明显膨大。前翅前缘基部具有明显的凹陷，缘前脉域在基部明显扩大，向后端趋狭，顶端一般不到达或刚到达前翅的中部，很少有略超过中部。

2(5)前胸背板后横沟位于中部，沟前区与沟后区等长。

3(4)前翅缘前脉域端部远不超过前翅中部，中脉域略宽于肘脉域，前后肘脉明显分开 ……………………………………………………………… 拟棒角蝗属 _Gomphocerippus_ Roberts，1941

4(3)前翅缘前脉域端部到达或超过前翅中部，中脉域宽为肘脉域宽的 5～6 倍；前后肘脉接近或合并 …………………………………………………… 拟槌角蝗属 _Gomphoceroides_ Zheng, Xi & Lian，1992

5(2)前胸背板后横沟明显位于中部之后，沟前区显著长于沟后区。

6(7)雄性前足胫节明显呈梨形膨大。前翅前、后肘脉彼此接近，肘脉域很狭；有时彼此全部或部分合并，致使肘脉域不全或消失。雄性前胸背板中部常隆起 ………………… 大足蝗属 _Aeropus_ Gistel，1848

7(6)雄性前足胫节不膨大或略膨大呈棒状。前翅前、后肘脉明显分开，肘脉域较宽，最宽处几乎等于或略小于中脉域的最狭处。雄性前胸背板中部不明显隆起 ………… 棒角蝗属 _Dasyhippus_ Uvarov，1930

8(1)触角端部略膨大。前翅缘前脉域在基部不扩大,较平直,向顶端渐趋狭,明显超过前翅的中部,有时不到达前翅中部,而雌性前翅的前缘中部向前突出,呈鳞片状,侧置。

9(10)前翅前缘平直,缘前脉域明显超过前翅的中部,前翅发达,在背部毗连。鼓膜孔呈狭缝状。雄性腹部末节背板的后缘及肛上板侧缘与体色相同,非黑色;雌性下生殖板后缘中央呈三角形突出 …………
…………………………………………………………… **蚁蝗属** *Myrmeleotettix* **Bolivar, 1914**

10(9)前翅缘前脉域不到达或略超过前翅的中部,有时前翅前缘中部向前突出,雌性前翅毗连或侧置。鼓膜孔较宽,呈长圆形。雄性腹部末节背板的后缘及肛上板边缘常呈黑色,雌性下生殖板后缘中央具凹口或呈钝圆形。

11(14)雄性触角端部明显膨大。前胸背板侧隆线明显呈角状或弧形弯曲,侧隆线间后部的最宽处明显大于前部的最宽处。

12(13)前翅前、后肘脉全长或部分合并,致使肘脉域消失或近乎消失。雄性前翅一般远不到达肛上板基部,雌性前翅侧置 ………………………… **拟蛛蝗属** *Aeropedelloides* **Liu, 1981(蒙古高原无记录)**

13(12)前翅前、后肘脉明显分开,肘脉域明显,其最宽处等于或略小于中脉域的最宽处。雄性前翅较长,其顶端略不到达、到达或略超过肛上板的基部,雌性前翅在背部毗连 ……………………………
…………………………………………………………… **蛛蝗属** *Aeropedellus* **Hebart, 1935**

14(11)雄性触角端部膨大很不明显。前胸背板侧隆线彼此平行或在沟前区略呈弧形弯曲,侧隆线间后部的最宽处几乎等于前部的最宽处。雄性前翅一般远不到达腹端,雌性前翅侧置 ………………
…………………………………………………………… **迷沙蝗属** *Mesasippus* **Tarbinsky, 1931**

55. 拟槌角蝗属 *Gomphoceroides* Zheng, Xi & Lian, 1992

Gomphoceroides Zheng, Xi & Lian, 1992. Jour. of Shanxi Nor. Uni. (Nat, Sci.), 20(2): 59~62.

Type species: *Gomphoceroides xinjiangensis* **Zheng et Liang, 1992**

体中小型。头顶宽短,顶端呈直角形。头侧窝呈长方形。触角端部明显膨大,超过前胸背板的后缘。前胸背板前缘平直,后缘呈钝角形突出;侧隆线在中部弯曲;后横沟雄性位于中部,雌性略偏后。前翅不到达或刚到达后足股节顶端;前翅缘前脉域在基部膨大或不明显,顶端明显超过前翅中部;前、后肘脉有时部分合并;中脉域宽为肘脉域宽的5~6倍。前足胫节正常,不膨大。后足胫节内侧上、下距不等长,下距略长于上距。鼓膜孔呈卵圆形。雌性下生殖板后缘中央呈三角形突出。

蒙古高原有1种。

(235)白边拟槌角蝗 *Gomphoceroides albomarginis* Zheng & Han, 1998

Gomphoceroides albomarginis Zheng & Han, 1998. Entomotaxonomia 20(1):26~27.
Altanchimeg and Nonnaizab 2013:81~82.

体暗褐色。头短于前胸背板。头顶端呈直角形。头侧窝呈四角形。颜面隆起在中单眼上、下具宽纵沟。触角呈棒状,端部7节略膨大,超过前胸背板后缘。复眼纵径为横径的1.5倍,为眼下沟长的1.4倍。前胸背板中、侧隆线明显,侧隆线在沟前区呈角形弯曲,最宽处为最狭处的2.7倍;后横沟位近中部,沟前区长略大于沟后区长;侧片下缘前下角呈钝圆形,后下角呈直角形。中胸腹板侧叶宽大于长。后胸腹板侧叶分开。前翅发达,褐色,在中脉域有许多黑色斑点;前缘脉域具1白色纵纹,顶端超过后足股节顶端,前缘基部明显扩大;缘前脉域顶端明显超过翅中部,具闰脉;前缘脉域宽于亚前缘脉域,具闰脉;中脉域宽大于肘脉域宽。后翅透明无色。后足股节下膝侧片顶呈圆形。后足胫节内侧上、下距不等长,缺外端刺。后足跗节第1节长为第2、3节长之和的1.3倍。鼓膜器呈卵圆形。尾须呈短锥形。肛上板呈三角形,中部具横脊。雌性下生殖板后缘中央呈三角形突出;产卵瓣粗短,外缘光滑。

雌性体长20.0～21.0mm。雄性无记录。

分布:中国内蒙古(呼和浩特市)。

56. 拟棒角蝗属 *Gomphocerippus* Roberts, 1941

Gomphocerippus Roberts, 1941. Trans. Amer. Ent. Soc. 67:12, 23.

Type species: *Gryllus rufus* (Linnaeus, 1758)

体小型。头顶短宽,在复眼前最宽处明显大于复眼前到头顶顶端的距离;头顶顶端呈直角形。头侧窝呈三角形。触角细长,端部明显呈锤状。前胸背板侧隆线在中部明显弯曲,后横沟位于背板中部,后缘呈钝角形突出。前翅发达,到达后足股节膝部;缘前脉域基部膨大,端部远不超过翅中部,前后肘脉明显分开,长为宽的4～5倍。雌性下生殖板后缘中央呈三角形突出。

蒙古高原有1种。

(236)红拟棒角蝗 *Gomphocerippus rufus* (Linnaeus, 1758)

Gryllus (*Locusta*) *rufus* Linnaeus, 1758. Systema Naturae per Regna tria naturae (10th ed.) 1:433.

Gomphocerippus rufus (Linnaeus, 1758). in Bey-Bienko & Mistshenko. 1951. Locusts and Grasshoppers of the USSR and adjacent countries 2:484 [114].

Acrydium clavicorne De Geer, 1773. Mémoires pour servir à l'histoire des insectes 3:482.

Gomphocerus rufus Brunner von Wattenwyl, 1882. Prodromus der europäischen Orthopteren 132.

Munkhbat 2010:168; Altanchimeg and Nonnaizab 2013:81～82; Batkhuyag and Batnaran 2021:73; Altanchimeg et al. 2022:37; Gankhuyag E. et al. 2023:21.

体褐色或灰、黄、红色,腹部末端橘黄色。头顶宽,突出于复眼之前,宽大于复眼至头顶端间距。触角超过前胸背板后缘,其膨大部分顶端浅色。前胸背板侧隆线在沟前区呈弧形弯曲,背板背面光滑。雄性前翅长,达后足股节基部;雌性不达后足股节。雌雄两性后翅发达。后足胫节红褐色。雄性下生殖板后缘中部有三角形小突起。

雄性体长 13.8～16.4mm,雌性体长 16.6～24.3mm。若虫 5 月出现,成虫发生于 6 月末至 9 月。

栖息于含钙质粗糙的干草原区,喜欢生活在灌木丛生的林缘阳坡地。

分布:中国新疆及东北地区,蒙古国中央省 Tuv.

57. 大足蝗属 *Aeropus* Gistel,1848

Aeropus Gistel,1848. Naturgesch. Thierreichs f. hohere Schulen,p. 137.

Gomphocerus Thunberg,Kirby,1910. A synonymic catalogue Orth. Ⅲ. p. 154.

Type species: ***Grylus Locusta sibiricus* Linnaeus,1767**

体中型。头顶宽短,顶端钝,眼间距较宽。头侧窝呈四角形。触角细长,到达或超过前胸背板后缘,顶端明显膨大。雄性前胸背板明显呈圆形隆起,雌性较平;侧隆线呈弧形弯曲,侧隆线间最宽处约等于最狭处的 2～3 倍;后横沟位于前胸背板中、后部,沟前区大于沟后区之长。前翅发达,到达或不到达后足股节顶端;缘前脉域基部扩大;前、后肘脉彼此接近,有时全部或部分合并;中脉域较宽,无闰脉。雄性前足胫节极膨大,呈梨形。

蒙古高原有 2 种。

(237)李氏大足蝗 *Aeropus licenti* Chang,1939 ［图 169］

Gomphocerus licenti Chang,1939. Notes Ent. Chin. Mus. Heude 6:26.

Aeropus licenti flavipes Mistshenko,1968,Ent. Obozr.,47:492.

Mistschenko,1968:492；Altanchimeg and Nonnaizab 2013:81～82；Batkhuyag and Batnaran 2021:74；Altanchimeg et al. 2022:37.

体黄褐色、褐色或暗褐色。头侧观略低于前胸背板的中隆线。颜面倾斜,颜面隆起在中单眼处低凹。中单眼之下处略狭,下端较宽。头侧窝呈四角形。触角细长,超过前胸背板后缘,雄性顶端明显膨大,雌性略膨大。复眼呈卵形。前胸背板中部由侧面观略呈弧形隆起;中隆线呈弧形弯曲;侧隆线明显,呈黑褐色,侧隆线间最大宽为最小宽的 2.5 倍;横沟位于中部之后,沟前区长为沟后区长的 1.35 倍;雌性后横沟位于中部稍后,沟前区长为沟后区长的 1.2 倍。前翅发达,雄性刚到达后足股节的顶端;雌虫则不到达。雄虫前翅前肘脉和后肘脉不合并,全长明显分开,肘脉域狭而明显;雌性中脉域较宽。后翅略短于前翅。雄性前足胫节膨大较小,不呈梨形;雌虫正常,不膨大。后足股节匀称,上侧中隆线光滑无齿,膝侧片顶端呈圆形,内侧基部具 1 黑色斜纹。后足胫节橙红色,基部黑色,缺外端刺。雄性下生殖板呈短锥形,顶端钝圆。雌性产卵瓣粗短,上产卵瓣上外缘光滑,顶端略呈钩状。

雄性体长 16.0～21.0mm,雌性体长 21.0～25.0mm。

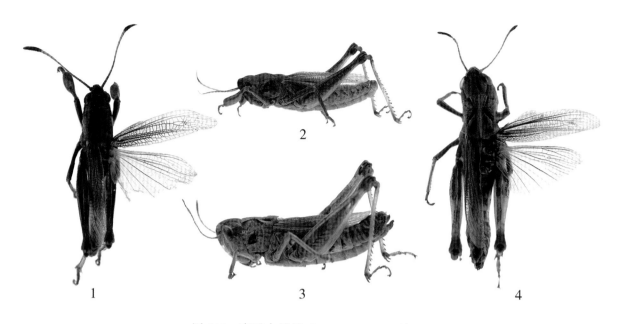

图 169 李氏大足蝗 *Aeropus licenti* Chang

1.背面观(雄性);2.侧面观(雄性);3.侧面观(雌性);4.背面观(雌性)

一年发生一代,以卵在土中越冬。为害禾本科牧草。

分布:中国内蒙古(赤峰市、呼和浩特市、兴安盟、锡林郭勒盟、呼伦贝尔市、阿拉善盟)、河北、山西、陕西、宁夏、甘肃、西藏,蒙古国南戈壁省 Umnugovi。

(238)西伯利亚大足蝗 *Aeropus sibiricus* (Linnaeus, 1767) [图 170]

Gryllus Locusts sibiricus Linnaeus,1767. Syst. Nat. (ed. XII) I. (2),p. 701. n. 51.

Aeropus sibiricus groecus Uvarov,1931. Greece,EOS. 7:90.

Aeropus sibiricus helveticus Uvarov,1931. Switzerland EOS. 7:91.

Aeropus sibiricus hispanticus Uvarov,1931. EOS. 7:90.

Aeropus sibiricus pyrenaicus Uvarov,1931. EOS. 7:90.

Aeropus sibiricus tibetanus Uvarov,1935. Xizang Ann. Mag. N. H. (10)16:195.

Acrydium sibiricum Oliver,1791. Enc. Meth. , Ins. VI. p. 226. n. 48.

Chorthippus caucasicus Fieber,1853. Lotos,III. p. 101. n. 3.

Chorthippus sibiricus Fieber,1853. Lotos,III. p. 101. n. 2.

Gomphocerus armeniacus dimorphus Karabag,1953. EOS. 29:188.

Gomphocerus sibiricus caucasicus Adelung,1907. Ann. Mus. Zool. Petersb. XII. p. 129. n. 10.

Gomphocerus sibiricus hemipterus Karabag,1953,EOS. 29:186.

Gomphocerus sibiricus transcaucasicus Mishchenko,1951. in Bei-Bienko & Mishchenko Acridoidea of the fauna of the SSSR 40:489. S. Armenia.

Gomphocerus sibricus turcicus Mishchenko,1951. in Bei-Bienko & Mishchenko Acridoidea of the fauna of the SSSR 40:489.

　　Gryllus clavimanus Pallas，1772. Spic. Zool. Ⅳ. p. 21.

　　Gryllus Locusta sibiricus Stoll，1813. Spectres，Saut. p. 23，pl. 10b.

　　Gryllus sibiricus Pallas，1771. Reise，Ⅰ. p. 467. n. 48.

　　Stenobothrus（*Gomphocerus*）*sibiricus* Fisch.，1853. Orth. Eur. p. 350. n. 27，pl. 17. 8，8a.

　　Cejchan and Maran 1966:180；Günther 1971:119；Mistshenko 1968:492；Chogsomzhav 1989:
91；Sergeev et al. 2009:108；Altanchimeg and Nonnaizab 2013:81～82；Altanchimeg et al. 2013b:
65；Batkhuyag and Batnaran 2021:74；Chuluunjav 2022:77；Gankhuyag E. et al. 2023:21.

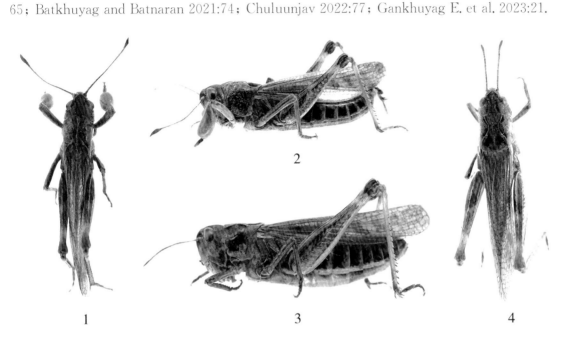

图 170　西伯利亚大足蝗 *Aeropus sibiricus*（Linnaeus）
1. 背面观（雄性）；2. 侧面观（雄性）；3. 侧面观（雌性）；4. 背面观（雌性）

　　体暗色或黄褐色。颜面倾斜，头顶宽钝，头侧窝呈四角形。触角到达或超过前胸背板后缘，顶端黑褐色，明显膨大。雄性前胸背板明显隆起，其上缘甚高于头部，后横沟明显位于中部之后，沟前区长约为沟后区长的 1.5～2.0 倍。雌雄两性前翅较长，其顶端通常到达或超过后足胫节顶端，雄性前翅前后肘脉全部或部分合并。雄性前足胫节极膨大，雌性正常。后足股节内侧基部具黑斜纹，膝黑色。后足胫节黄色。雄性下生殖板呈短锥形，顶端圆。雌性产卵瓣粗短，上产卵瓣上外缘无细齿。

　　雄性体长 21.0～22.0mm，雌性体长 23.5～25.5mm。

　　本种属泛古北界种，广泛分布于蒙古高原森林草原区，数量多时引起严重草原蝗灾。

　　分布:中国内蒙古(赤峰市、呼和浩特市、兴安盟、呼伦贝尔市)、黑龙江、吉林、新疆，蒙古国乌布苏省 Uvs、扎布汗省 Zavkhan、库苏古尔省 Khuvsgul、后杭爱省 Arkhangai、布尔干省 Bulgan、中央省 Tuv、前杭爱省 Uvurkhangai、肯特省 Khentii、戈壁阿尔泰省 Govi-Altai、南戈壁省 Umnugovi、哈萨克斯坦，俄罗斯西伯利亚地区及欧洲。

58. 蛛蝗属 *Aeropedellus* Hebard，1935

Aeropedellus Hebard，1975. The Orthoptera of Europe Vol. II. p. 789.

Type species: *Gomphocerus clavatus* Thomas，1873

体小型。头侧窝呈狭长四角形。触角细长，顶端略膨大，到达或不到达前胸背板后缘。下唇具小而圆的外叶，不到达前胸腹板的中部。前胸背板侧隆线呈角形或弧形弯曲，后横沟在背板中后部穿过，侧隆线间后部最宽处明显大于前部最宽处。前翅常缩短，在背部毗连，有时雌性侧置，前、后肘脉明显分开，具明显的肘脉域，肘脉域最宽处等于或略小于中脉域的最宽处。雄性前足胫节通常不膨大，有时稍呈梨形膨大。雄性腹部末节背板后缘及肛上板边缘黑色。雌性下生殖板后缘突出或中凹。

蒙古高原有 12 种。

(239) 宽隔蛛蝗 *Aeropedellus ampliseptus* Liang & Jia，1992 ［图 171］

Aeropedellus ampliseptus Liang & Jia，1992. Acta Seinentiarum Naturalium Universitatis Sunystsseni 31(1):94～95.

Altanchimeg and Nonnaizab 2013:81～82.

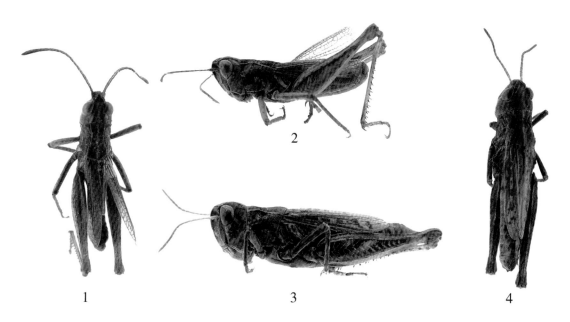

图 171　宽隔蛛蝗 *Aeropedellus ampliseptus* Liang & Jia
1.背面观(雄性);2.侧面观(雄性);3.侧面观(雌性);4.背面观(雌性)

体黑褐色。头顶近直角形，头侧窝长为宽的 2.5 倍。颜面隆起在触角间之下至中单眼下方具纵沟。前胸背板侧隆线间最宽处为最狭处的 1.6 倍。前翅超过腹部末端，但不达后足股节端部；缘前脉域最宽处为中脉域最宽处的 1.6 倍，中脉域稍宽于肘脉域。前足胫节不膨大。鼓膜孔呈宽卵形。肛上板呈盾形,中央具宽浅沟,侧缘中部小凹,肛上板除中段基半部淡褐色外,其余黑色。后足股节内侧具暗色斜纹。后足胫节淡红色。腹部末节背板边缘黑色。

雄性体长约 16.0mm。雌性无记录。

分布:中国内蒙古(赤峰市、兴安盟、呼伦贝尔市额尔古纳市)。

(240)锡林蛛蝗 *Aeropedellus xilinensis* **Liu & Xia, 1992** ［图 172］

Aeropedellus xilinensis Liu & Xia 1986. Acta Ent. Sin, 29(1):67~68.

能乃扎布 1999:20;李鸿昌等 2007:367;Altanchimeg and Nonnaizab 2013:81~82.

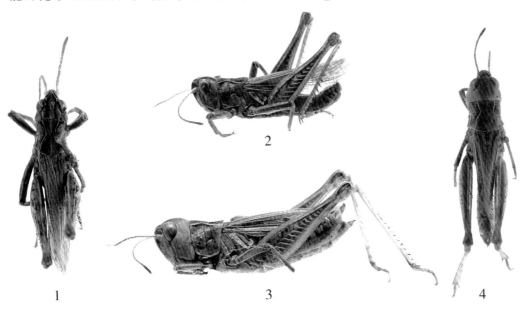

图 172　锡林蛛蝗 *Aeropedellus xilinensis* Liu & Xia

1.背面观(雄性);2.侧面观(雄性);3.侧面观(雌性);4.背面观(雌性)

体暗黑色。头顶端呈直角形。头侧窝狭长,颜面隆起在触角基部以下具纵沟。前胸背板侧隆线在沟前区呈弧形弯曲,后横沟几乎位于中部。前、后翅发达,到达后足股节顶端;雄性前缘脉域很宽,最宽处约等于缘前脉域宽的 2 倍,为中脉域宽的 1.5 倍;雌性缘前脉域较狭。前足胫节正常,不膨大。爪中垫较宽大。后足股节内侧基部具暗色斜纹。腹部末节背板后缘黑色,肛上板边缘黑色,中央纵沟黑色。

雄性体长 13.0~15.0mm,雌性体长 14.3~17.6mm。

分布:中国内蒙古(兴安盟、锡林郭勒盟、呼伦贝尔市额尔古纳市、赤峰市阿鲁科尔沁旗)。

(241)疏毛蛛蝗 *Aeropedellus baliolus* **Mistshenko, 1951**

Aeropedellus baliolus Mistshenko,1951. Bey-Bienko and Mistshenko Locusts and Grasshoppers of the USSR and adjacent countries,385~667.

Steinmann 1967:114;Altanchimeg and Nonnaizab 2013:81~82;Altanchimeg et al. 2014:

133；Popova et al. 2020:602；Altanchimeg et al. 2022:37；Gankhuyag E. et al. 2023:19～20.

体匀称。雌性头小,侧面观明显倾斜。雄性前胸背板侧隆线明显呈弧形弯曲,雌性前胸背板最宽处为前缘宽的2倍。雄性前翅不超过腹部末端。后足股节外侧有明显的暗色斜带。雄性前足胫节下方有稀疏短毛。肛上板浅色,其侧缘黑色。雌性下产卵瓣下缘明显凹陷。

雄性体长 11.5～14.5mm,雌性体长 15.5～19.4mm。

分布:蒙古国中央省 Tuv、苏赫巴托尔省 Sukhbaatar、南戈壁省 Umnugovi,哈萨克斯坦,俄罗斯西伯利亚地区。

(242)贺兰山蛛蝗 *Aeropedellus helanshanensis* **Zheng, 1992** [图 173]

Aeropedellus helanshanensis Zheng，1992. Grsshoppers Fauna of Ningxia，p. 107～109.
能乃扎布 1999:20；李鸿昌等 2007:367；Altanchimeg and Nonnaizab 2013.

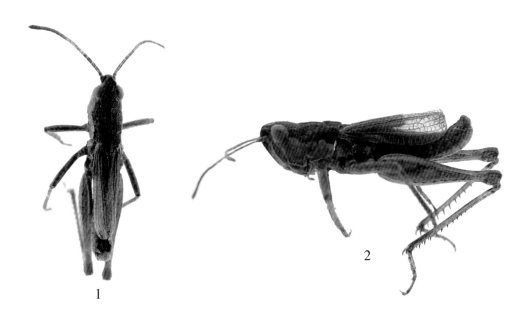

图 173 贺兰山蛛蝗 *Aeropedellus helanshanensis* Zheng
1.背面观(雄性);2.侧面观(雄性)

体暗黄褐色。头顶呈锐角形,眼间距较狭。头侧窝呈四角形。颜面隆起在中眼下具宽纵沟。触角呈棒状,端部数节略扩大。复眼纵径为眼下沟长的 1.5 倍。前胸背板中隆线明显,侧隆线外侧具狭长的黑色纵条,侧隆线略呈弧形弯曲;后横沟切断中、侧隆线,沟前区长为沟后区长的 1.2 倍;前胸背板侧片下缘前、后下角呈钝圆角形。前胸腹板略隆起,中胸腹板侧叶宽大于长,后胸腹板侧叶略分开。前翅较短,不到达肛上板基部,约达后足股节 2/3 处;缘前脉域不到达前翅中部,前缘脉域最宽处大于中脉域宽的 1.8 倍;中脉域与肘脉域等宽。后翅短,仅达前翅的 2/3 处。前足胫节正常,不膨大。后足股节上侧中隆线光滑,下膝侧片顶圆形。后足胫节缺外端刺。鼓膜器发达,呈卵圆形。肛上板呈宽三角形,顶尖。尾须呈柱状,到达肛上板的顶端。雄性下生殖板呈短锥形,顶钝。雌性下生殖板后缘呈圆弧形或近平;产卵瓣粗短,末端呈钩状。

雄性体长 14.0～15.0mm,雌性体长 17.0～19.0mm。

分布:中国内蒙古(阿拉善盟贺兰山)。

(243)六盘山蛛蝗 *Aeropedellus liupanshanensis* Zheng,1981

Aeropedellus liupanshanensis Zheng,1981. Entomotaxonomia,3(2),143～144.

能乃扎布 1999:20;Altanchimeg and Nonnaizab 2013.

体暗褐色或暗褐绿色。头顶眼间宽为触角间颜面隆起宽的 2.25(雄性)～2.4(雌性)倍。头侧窝狭长。颜面隆起在中单眼以下略凹。复眼纵径为眼下沟长的 1.5 倍。前胸背板沟前区膨大,中隆线明显,侧隆线在沟前区略弧形弯曲;雌性前胸背板沟前区不隆大,在沟前区侧隆线呈角形弯曲;雄性沟前区长为沟后区长的 1.5 倍,雌性沟前区长为沟后区长的 1.2 倍,后缘略角形突出;前胸背板侧片下缘前、后角呈圆形。前胸腹板略突起;中胸腹板侧叶间中隔宽大于长,后胸腹板侧叶分开。雄性前翅到达肛上板基部;前缘脉域宽,其最宽处大于缘前脉域宽的 1.53 倍,大于中脉域宽的 1.9 倍。雌性前翅较短,到达腹部第 4 节背板,在背部毗连。后足股节上侧中隆线平滑,下隆线基部 2/3 具音齿。后足胫节缺外端刺。鼓膜器呈卵圆形。腹部末节背板近中部边缘具细密小瘤突。肛上板呈宽三角形,顶端尖,肛上板侧缘中央具小突起。尾须长,呈三角形,内侧扁,到达肛上板的顶端。雄性下生殖板呈短锥形。

雄性体长 15.0～17.0mm,雌性体长 17.0～18.5mm。

分布:中国内蒙古(阿拉善盟贺兰山)、新疆(清河县)。

(244)蒙古蛛蝗 *Aeropedellus chogsomjavi* Altanchimeg, Lin & Nonnaizb, 2014

Aeropedellus chogsomjavi Altanchimeg,Lin,& Nonnaizb,2014. Journal of Transaction of American Entomological Society,2014,vol. 140:133～135.

Altanchimeg et al. 2014:133;Batkhuyag and Batnaran 2021:76;Altanchimeg et al. 2022:37;Gankhuyag E. et al. 2023:20.

体暗褐色,沿侧隆线有较宽的黑色纵条纹。触角窝呈长方形。雄性触角顶端数节膨大;雌性略膨大,中段一节长为宽的 1.3 倍。雄性复眼纵径为横径的 1.3 倍,为眼下沟长的 1.4 倍;雌性复眼纵径和横径几乎相等,长为眼下沟长的 1.3 倍。前胸背板中隆线明显,侧隆线呈角形弯曲,后横沟位于前胸背板中部靠前,沟前区长为沟后区长的 1.5 倍,后横沟切断中隆线和侧隆线;前胸背板侧片长为宽的 1.7 倍,前角钝,后下角呈直角形。前胸腹板呈突锥形,中胸腹板侧叶间中隔宽为长的 1.5 倍,后胸腹板侧叶间略分开。前翅长,超过后足股节基部,超过腹部末端(雌性仅达腹部第 3 节基部);缘前脉域不超过前翅中部;前缘脉域最宽处大于中脉域最宽处的 1.6 倍,为肘脉域最宽处的 1.7 倍;雌性前缘脉域几乎与中脉域等宽,为肘脉域宽的 1.2 倍。前缘脉域基部有白色斑点,中脉域宽为肘脉域宽的 1.5 倍。后足胫节缺外端刺。后足股节内缘黄褐色,膝上端黑。鼓膜孔呈卵圆形。雄性下生殖板呈短圆锥形,顶端钝。尾须长,顶端圆。

雄性体长 6.9～8.0mm,雌性体长 8.1～10.4mm。

栖息于山地阳坡林缘草地。

分布:蒙古国库苏古尔省 Khuvsgul(查干淖尔苏木)。

(245)黑肛蛛蝗 *Aeropedellus nigrepiproctus* Kang & Chen, 1990 [图 174]

Aeropedellus nigrepiproctus Kang & Chen,1990. Entomotaxonomia 12(3～4),195～198.

能乃扎布 1999:20; 李鸿昌等 2007:367.

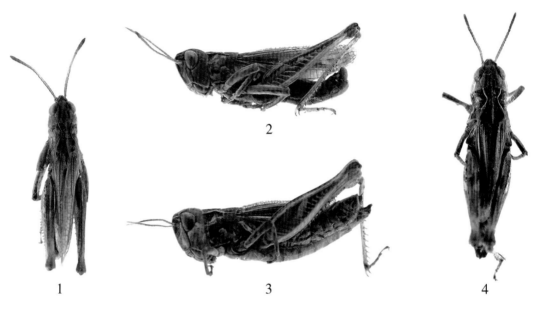

图 174　黑肛蛛蝗 *Aeropedellus nigrepiproctus* Kang & Chen
1.背面观(雄性);2.侧面观(雄性);3.侧面观(雌性);4.背面观(雌性)

与锡林蛛蝗相似。眼后带黑色。前胸背板侧隆线内侧具暗色条纹,前胸背板侧片后角上部具 1 淡白色长斑。前翅褐色,前缘脉域基部 1/2～1/3 处具白色纵条纹。前、后翅较短,雄性超过腹部末端,到达后足股节膝部;雌性到达第 5 腹节背板。雄性前翅前缘脉域最宽处大于缘前脉域宽的 2.3 倍,为中脉域宽的 1.9 倍。后足股节上膝侧片黑色。后足胫节褐色。雄性腹部末节背板边缘、肛上板全部及肛侧板上缘均为黑色。

雄性体长 12.0～13.5mm,雌性体长 15.0～16.5mm。

分布:中国内蒙古(呼伦贝尔市、锡林郭勒盟锡林浩特市)。

(246)蛛蝗 *Aeropedellus reuteri* Miram, 1906 [图 175]

Gomphocerus reuteri Miram,1906～1907. ÖEvers. Finska Vet. Soc. Forh. xlix. (6)p. 6.

Aeropedellus reuteri (Miram),Tarbinsky,1930. Konowia 9:186.

Gomphocerus simillimus Ikonnikov,1911. Rev. Russ. Ent. 11:98.

Steinmann 1967:114; Altanchimeg and Nonnaizab 2013:81～82; Altanchimeg et al. 2014:

133；Sergeev et al. 2020:4；Batkhuyag and Batnaran 2021:76；Altanchimeg et al. 2022:37；Gankhuyag E. et al. 2023:20.

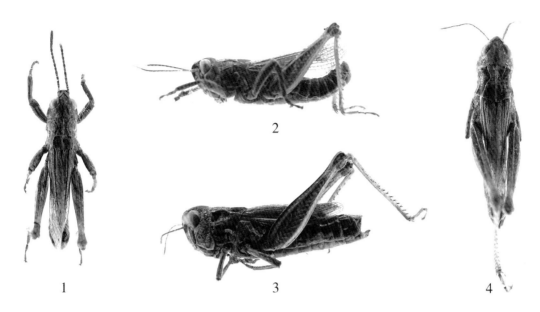

图 175　蛛蝗 *Aeropedellus reuteri* Miram
1.背面观(雄性);2.侧面观(雄性);3.侧面观(雌性);4.背面观(雌性)

体小型,体暗褐色。头顶平,顶端尖,眼间距宽为触角间宽的 2 倍。头侧窝狭长。颜面隆起在中部凹陷。复眼近三角形,其纵径为横径的 1.5 倍,为眼下沟长的 1.5 倍。前胸背板中部略膨大;中隆线明显;侧隆线在沟前区部分略呈弧形弯曲;后横沟位于背板中后部,切断中、侧隆线,沟前区长为沟后区长的 1.54 倍;前胸背板侧片长与高几乎相等,前角呈钝圆角形,后角近直角形。前胸腹板略突起,中胸腹板侧叶间中隔宽,后胸腹板侧叶分开。前翅发达,到达肛上板基部或后足股节中部;前缘脉域较宽,其最宽处大于中脉域最宽处的 2.1 倍。前足胫节稍膨大,后足股节上侧中隆线平滑,下膝侧片顶呈圆形。后足胫节缺外端刺。鼓膜器发达,呈卵圆形。肛上板宽,后缘近圆形。尾须侧扁。雄性下生殖板呈短锥形,顶端钝。

雄性体长 14.0~18.0mm,雌性体长 15.0~18.0mm。

分布:中国内蒙古(阿拉善盟贺兰山)、宁夏、新疆,蒙古国肯特省 Khentii、前杭爱省 Uvurkhangai,俄罗斯。

(247)杂色蛛蝗 *Aeropedellus variegatus variegatus* (Fischer-Waldheim, 1846)

Gomphocerus variegatus Fischer-Waldheim,1846. Orth. Ross. p. 341,n. 5.

Cejchan and Maran 1966:182；Steinmann 1968:242；1967:113；Chogsomzhav 1969b:127；Günther 1971:120；Sergeev 1995:247；Sergeev et al. 2009:108；Altanchimeg 2011:16；Altanchimeg and Nonnaizab 2013；Altanchimeg et al. 2013b:65，2014:133；Sergeev et al. 2020:4；Batkhuyag and Batnaran 2021:75；Altanchimeg et al. 2022:37；Gankhuyag E. et al. 2023:20.

本种为 *Aeropedellua variegatus*（F.-W.）的指名亚种，与其他亚种的区别特征为：

雄性触角细长，中段一节的长为其最宽处的 1.75～2 倍。后胸腹板侧叶间中隔狭，中隔宽明显小于中隔之长。雌雄两性后足跗节爪中垫狭，中垫最宽处等于或略大于爪最宽处。

雄性体长 9.7～12.0mm，雌性体长 6.5～9.0mm。

据记载（Bey-Bienko，1951 年），本种在俄罗斯西伯利亚地区严重为害农作物。

分布：蒙古国库苏古尔省 Khuvsgul、乌布苏省 Uvs、巴彦乌列盖省 Bayan-Olgii、扎布汗省 Zavkhan、后杭爱省 Arkhangai、布尔干省 Bulgan、中央省 Tuv、肯特省 Khentii、科布多省 Khovd、戈壁阿尔泰省 Govi-Altai、巴彦洪戈尔省 Bayankhongor、前杭爱省 Uvurkhangai、俄罗斯西伯利亚地区及欧洲。

(248)北方蛛蝗 *Aeropedellus variegatus borealis* Mistshenko, 1951

Aeropedellus variegatus borealis Mistshenko，1951. in Bey-Bienko et Mistshenko，1951 Mongolia Operd. Fauna SSSR 40:494.

Steinmann 1967:113，1968:242；Altanchimeg and Nonnaizab 2013；Batkhuyag and Batnaran 2021:75～76.

雄性触角粗而短，中段一节长等于该节最宽处的 1.25 倍。雌性后胸腹板侧叶间中隔宽为长的 1.5 倍。雌性前翅前缘脉域宽，其最宽处明显大于中脉域。雄性复眼大，其纵径明显大于眼下沟之长。雌性触角细长，中段一节长超过该节最宽处的 1.5 倍。

雄性体长 17.3～18.5mm，雌性体长 16.8～21.4mm。雄性前翅长 11.1～12.3mm，雌性前翅长 7.2～8.3mm。

分布：蒙古国前杭爱省 Uvurkhangai、肯特省 Khentii、中央省 Tuv.

(249)带纹蛛蝗 *Aeropedellus variegatus fasciatus* Mistshenko, 1951 ［图 176］

Aeropedellus variegatus fasciatus Mistshenko，1951. in Bey-Bienko et Mistshenko，1951，Opred. Fauna SSSR 40:493.

Omocestus hingstoni mongolicus Steinmann，1967. Reichenbachia Mus. Tierk. Dresden 9 NR. 13:106～120.

Aeropedellus variegatus fasciatus Mistshenko，1951. in Bei-Bienko et Mistshenko，1951. Operd. Fauna SSSR 40:493.

Omocestus hingstoni mongolicus Steinmann，1967. Reichenbachia 9(13):106～120.

Steinmann 1967:113，1968:242；Mistschenko 1968:492；Chogsomzhav，1968:57；1970:127；1972:1467.

雄性触角相对短宽，中段一节长为其最宽处的 1.25 倍或有时约相等。雌性后胸腹板侧叶间中隔较宽，最宽处大于其长，或有时也等长。雌性前胸背板沟后区较宽，侧隆线间最宽处约为长的 2 倍。

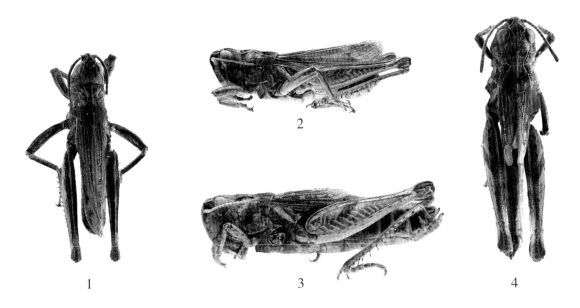

图 176　带纹蛛蝗 *Aeropedellus variegatus fasciatus* Mistshenko

1.背面观(雄性);2.侧面观(雄性);3.侧面观(雌性);4.背面观(雌性)

雄性体长 13.4~14.3mm,雌性体长 16.4~20.6mm。

栖息于蒙古国森林草原及典型草原区,很少分布于戈壁和荒漠地区。

分布:蒙古国库苏古尔省 Khuvsgul、乌布苏省 Uvs、巴彦乌列盖省 Bayan-Olgii、后杭爱省 Arkhangai、布尔干省 Bulgan、中央省 Tuv、肯特省 Khentii、中央省 Tuv、戈壁阿尔泰省 Govi-Altai、巴彦洪戈尔省 Bayankhongor、前杭爱省 Uvurkhangai。

(250)异蛛蝗 *Aeropedellus variegatus minutus* Mistshenko，1951

Aeropedellus variegatus minutus Mistshenko，1951，in Bey-Bienko & Mistshenko，1951，Operd. Fauna SSSR 40:492,494.

Chogsomzhav 1968:57，1970:127，1972:168；Steinmann 1967:113，1968:242；Altanchimeg and Nonnaizab 2013；Batkhuyag and Batnaran 2021:75~76；Chuluunjav 2022:77.

本种近似于六盘山蛛蝗 *Aeropedellus liupanshanensis* Zheng,区别特征为:

本种颜面隆起平,向唇基渐扩大。雄性前胸背板侧隆线在沟前区具明显钝角形弯曲,沟前区侧隆线间最宽处大于最狭处的 2 倍。跗节爪间中垫较宽,其宽为爪宽的 2 倍。雌性前翅缘前脉域较狭,其最宽处与中脉域最宽处相等。下产卵瓣下外缘近端部不具凹口。

雄性体长 14.4~14.6mm,雌性体长 13.6~14.7mm。

分布:中国新疆(青河县、富蕴县),蒙古国库苏古尔省 Khuvsgul、后杭爱省 Arkhangai、布尔干省 Bulgan、中央省 Tuv、肯特省 Khentii,俄罗斯,瑞典。

59.棒角蝗属 *Dasyhippus* Uvarov，1930

Dasyhippus Uvarov，1930，EOS. 6:357.

Type species: *Gomphocerus escalerai* Bolivar，1899

体小型。颜面颇倾斜。头侧窝呈狭长四角形。触角细长，超过前胸背板后缘，顶端明显膨大，扁平。前胸背板侧隆线在中部弯曲，后横沟位于前胸背板中后部，沟前区大于沟后区。前翅发达，不到达或到达或超过后足股节顶端；缘前脉域基部膨大，前、后肘脉明显分开。后翅与前翅等长。雄性前足胫节正常，腹部末节背板后缘和肛上板边缘常黑色。雌性下生殖板后缘中央略凹陷。

蒙古高原有 2 种。

(251)毛足棒角蝗 *Dasyhippus barbipes* (Fischer-Waldheim, 1846) [图 177]

Gomphocerus barbipes Fischer-Waldheim，1846. Nouv. Mem. Soc. Imp. Natur. Moscou 8:339.

Dasyhippus prezevalskii Chang，1939. Notes Ent. Chin. Mus. Heude 6:8.

Gomphocerus prezevalskii Zubovsky，1896. Ann. Mus. Zool. Petersb. Ⅰ. p. 150.

能乃扎布 1999: 20；李鸿昌等 2007: 367；Steinmann 1967: 113；Pylnov 1916: 278；Chogsomzhav 1968: 58，1972: 166，1971: 71；Altanchimeg and Nonnaizab 2013: 81～82；Altanchimeg et al. 2013b:65；Batnaran et al. 2016:34；Sergeev et al. 2020:5；Batkhuyag and Batnaran 2021:75；Altanchimeg et al. 2022:37；Chuluunjav 2022:77；Gankhuyag E. et al. 2023:23.

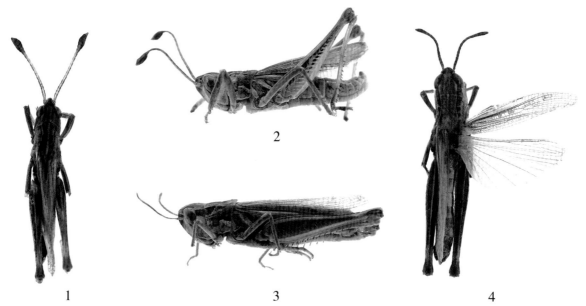

图 177　毛足棒角蝗 *Dasyhippus barbipes* (Fischer-Waldheim)

1.背面观(雄性)；2.侧面观(雄性)；3.侧面观(雌性)；4.背面观(雌性)

体通常黄褐色。头大而短。颜面倾斜,颜面隆起上端较窄,下端较宽,纵沟较低凹。触角细长,雄虫顶端明显膨大呈锤形。复眼呈卵形。中隆线和侧隆线明显,侧隆线在沟前区明显弯曲;前胸背板前缘平直,后缘呈弧形。前翅发达,长为宽的 6 倍,顶端到达后足股节的顶端,前缘脉域约为亚前缘脉域宽的 3 倍。雄虫前足胫节稍膨大,底侧具有细长绒毛;后足股节外侧上膝片顶端呈圆形;后足胫节顶端无外端刺,后足胫基部淡色,无黑色环。肛上板呈三角形,具纵沟。雄性下生殖板呈短锥形,顶端钝。雌性产卵瓣粗短,顶端呈钩状。

雄性体长 15.0~19.0mm,雌性体长 16.5~21.0mm。雄性前翅长 9.5~13.0mm,雌性前翅长 10.5~14.0mm。

一年发生一代,以卵在土中越冬。卵 5 月初开始孵化,6 月中旬成虫大量羽化,7 月初到 7 月中旬交尾产卵。发生期较早,在轻度退化的草原数量较大,为害禾本科、藜科等植物,喜食羊草、冰草和冷蒿、早熟禾、苔草、星毛萎陵菜和乳白花黄芪。为内蒙古东部区典型草原地区危害性较大的优势种蝗虫。栖息于针茅草原,数量多时引起蝗灾。

分布:中国内蒙古(呼和浩特市、包头市、呼伦贝尔市、兴安盟、锡林郭勒盟、乌兰察布市、巴彦淖尔市、赤峰市阿鲁科尔沁旗)、黑龙江、吉林、甘肃、青海,蒙古国库苏古尔省 Khuvsgul、色楞格省 Selenge、中央省 Tuv、苏赫巴托尔省 Sukhbaatar、东方省 Dornod、科布多省 Khovd、中戈壁省 Dundgovi,俄罗斯西伯利亚地区。

(252)北京棒角蝗 *Dasyhippus peipingensis* Chang, 1939 [图 178]

Dasyhippus peipingensis Chang, 1939. Notes Ent. Chin. Mus. Heude. 6:12

能乃扎布 1999:20;李鸿昌 2007:367;Altanchimeg and Nonnaizab 2013:81~82.

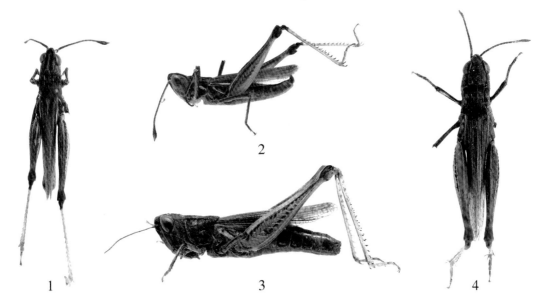

图 178 北京棒角蝗 *Dasyhippus peipingensis* Chang
1.背面观(雄性);2.侧面观(雄性);3.侧面观(雌性);4.背面观(雌性)

雌性体大于雄性。颜面隆起在中单眼以上平坦,以下具纵沟。触角顶端褐色,复眼后沿前胸背板侧隆线具褐色纵纹。前胸背板侧片后下角具白斑。前翅前缘脉域基半部具白色纵纹。头侧窝狭长,呈四角形,触角顶端数节膨大。前胸背板中隆线较低,侧隆线在中部稍弯曲。后胸腹板侧叶全长彼此分开。雄性前翅狭长;雌性前翅较短,前缘脉域不到达前翅中部,前缘脉域大于亚前缘脉域的 2.4 倍,中脉域略小于肘脉域。前足胫节下侧略具稀疏短绒毛。肛上板呈三角形,基部具中纵沟,两个侧缘中部向上卷起。尾须呈短锥形。雄性下生殖板呈短锥形,顶端尖。

雄性体长 16.0～18.3mm,雌性体长 20.0～22.5mm。一年发生一代,以卵在土中越冬。为害禾本科、藜科植物,喜食羊草、冰草、冷蒿、早熟禾、寸草苔、委陵菜。

分布:中国内蒙古(兴安盟扎赉特旗、科尔沁右翼前旗、科尔沁右翼中旗、突泉县)、河北、山西、陕西、甘肃、山东。

60. 迷沙蝗属 *Mesasippus* Tarbinsky，1931

Mesasippus Tarbinsky，1931. Izvestiya Instituta Bor'bys Vreditelyamii Boleznyami 1:129.

Type species: *Chorthippus kozhevnikovi* Tarbinsky，1925

体小型。头侧窝狭长。触角端部稍膨大,超过或不到达前胸背板后缘。前胸背板侧隆线略明显,侧隆线在沟前区几乎平行或稍弯曲,沟后区侧隆线间最宽处几乎等于沟前区最宽处;后横沟位于中部,后缘突出。前翅远不到达腹部末端(雄性),前翅毗连或侧置(雌性);中脉域狭,其最宽处等于或大于肘脉域的宽;前、后肘脉域明显分开。雄性前足正常。鼓膜器发达。雄性腹部末节背板后缘及肛上板边缘黑色。雌性下生殖板后缘具圆形凹口。

蒙古高原有 1 种。

(253)克米沙蝗 *Mesasippus kozhevnikovi robustus* Mistshenko，1951 ［图 179］

Mesasippus kozhevnikovi robustus Mistshenko，1951. in Bey-Bienko & Mistshenko Opred. Faune SSSR. 40:501.

Chorthippus kozhevnikovi Tarbinsky，1925. Konowia 4:135.

Chorthippus kozhevnikovi Tarbinsky，1927. Ann. Mag. N. H. (9)20:493.

Mistshenko 1968:492；Steinmann 1968:240，242；Chogsomzhav 1972:168，1974:28；1974b: 28，1989:91；Gorochov et al. 1989:104；Childebaev and Storozhenko 2001；Altanchimeg and Non-naizb 2013:81～82；Batkhuyag and Batnaran 2021:77；Altanchimeg et al. 2022:37；Gankhuyag E. et al. 2023:22～23.

触角细长,中段一节长为宽 2～2.5 倍(雄性)或 1.75～2 倍(雌性)。雌性头侧窝较长,其长为宽的 3～3.5 倍。雄性前胸背板侧隆线在沟前区略呈弧形弯曲。雌性前翅较长,其顶端到达后足股节的中部,在背面相互毗连。中胸腹板侧叶间中隔宽,其最狭处明显大于其长。前足股节下侧和胫节具密的长毛。后足第 1 跗节长为第 2 节和第 3 节长之和。爪中垫较狭,其最宽

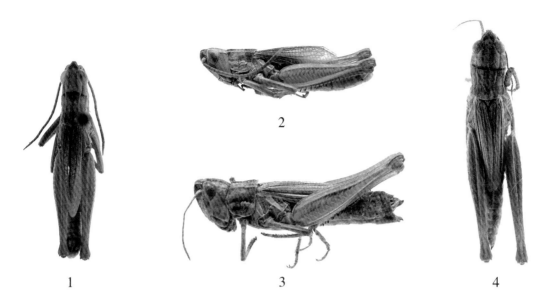

图 179　克米沙蝗 *Mesasippus kozhevnikovi robustus* Mistshenko

1.背面观(雄性);2.侧面观(雄性);3.侧面观(雌性);4.背面观(雌性)

处等于爪的最宽处。

雄性体长 15.9～17.5mm,雌性体长 18.3～23.2mm。

分布:中国新疆,蒙古国戈壁阿尔泰省 Govi-Altai、巴彦洪戈尔省 Bayankhongor、科布多省 Khovd、前杭爱省 Uvurkhangai、南戈壁省 Umnugovi,哈萨克斯坦。

61.蚁蝗属 *Myrmeleotettix* Bolivar, 1914

Myrmeleotettix Bolivar,1914. Trab. Mus. Cienc. Nat. Madr. Ser. Zool. 20:61.

Type species: *Gomphocerus maculatus* Thunberg, 1815

体小型。头侧窝呈狭长四角形。触角顶端略膨大。前胸背板侧隆线在沟前区呈角状弯曲,侧隆线间最宽处为最狭处的 1.5～2 倍;后横沟位于背板中部。前翅发达,不到达、到达或超过后足股节的顶端;前缘平直;缘前脉域在基部不扩大,其顶端超过前翅的中部。后翅与前翅等长。后足胫节内侧下距略长于上距。鼓膜孔呈狭缝状。雌性下生殖板后缘中央具三角形突出。雄性腹端色与体色相同。

蒙古高原有 3 种。

(254)短翅蚁蝗 *Myrmeleotettix brachypterus* Liu, 1982

Myrmeleotettix brachypterus Liu,1982. Acta zootaxanomica Sinica,7(3b):321～323.

能乃扎布 1999:21; Altanchimeg and Nonnaizab 2013:81～82.

颜面隆起在触角基之下具浅宽纵沟。复眼纵径约为眼下沟长的 2 倍。下颚须顶端节较宽,其长约为宽的 2 倍;下唇须顶端斜切。触角顶端数节较膨大。前胸背板侧隆线在沟前区呈弧形弯曲,沟后区稍向外扩展,侧隆线间最宽处约为最狭处的 2 倍;3 条横沟明显,后横沟位于前胸背板的中部,切断中、侧隆线。中胸腹板侧叶间中隔最狭处几乎为其长的 2 倍,后胸腹板侧叶全长明显分开。前、后翅几乎等长,明显缩短,其顶端到达后足股节的中部;中脉域最宽处约为肘脉域最宽处的 1.5 倍。鼓膜孔稍宽。尾须较长,呈近长柱形。

雄性体长约 10.5mm。雌性无记录。

分布:中国内蒙古(兴安盟扎赉特旗、科尔沁右翼中旗、突泉县)、新疆。

(255)宽须蚁蝗 *Myrmeleotettix palpalis* (Zubovsky, 1900) [图 180]

Gomphocerus palpalis Zubovsky, 1900. Tr. Russ. Ent. Obsh. XXXIV. 13.

Myrmeleotettix kunlunensis Huang, 1987. Entomotaxonomia 9 (2):109.

能乃扎布 1999:21;李鸿昌 2007:31;Pylnov 1916:278;Bey-Bienko 1933:118;Cejchan and Maran 1966:180;Chogsomzhav 1968:56～58, 1969b:127, 1974b:28, 1989:91;Garai 2001:751;Sergeev et al. 2009:108;Altanchimeg 2011:16;Altanchimeg and Nonnaizab 2013:81～82;Altanchimeg et al. 2013b:65;Sergeev et al. 2019:29;Batkhuyag and Batnaran 2021:72;Chuluunjav 2022:77;Gankhuyag E. et al. 2023:21.

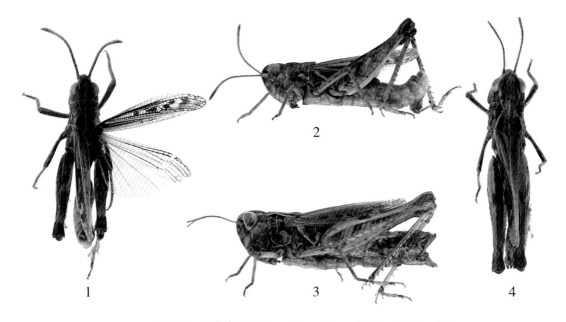

图 180　宽须蚁蝗 *Myrmeleotettix palpalis* (Zubovsky)
1. 背面观(雄性);2. 侧面观(雄性);3. 侧面观(雌性);4. 背面观(雌性)

体黄褐色或暗褐色。颜面隆起侧缘近平行,纵沟明显。头侧窝呈狭长四角形。触角呈丝状,顶端明显膨大,但不呈锤状。下颚须顶端宽大,长为宽的 1.5～2 倍。复眼呈卵形。前胸背板中隆线明显,沟前区与沟后区几乎等长,前胸腹板在前足之间略呈圆形隆起。前翅发达,雄性到达后足股节顶端;雌性较短,明显不到达后足股节膝部。前翅中脉域有 4～5 个黑斑,最宽处为肘脉域宽的 1.5～2 倍。鼓膜孔呈狭缝状。后足股节上膝侧片呈圆形,后足胫节顶端内侧的下距略长于上距。雄性尾须呈锥状,不超过肛上板顶端。雄性下生殖板呈短锥形,顶端钝。雌性生殖板后缘中央具三角形突出;产卵瓣上外缘光滑,顶端钩状。

雄性体长 10.4～13.1mm,雌性体长 11.3～17.7mm。一年发生一代,以卵在土中越冬。5 月中旬越冬卵开始孵化,6 月下旬至 7 月上旬为成虫发生盛期,7 月上、中旬为成虫产卵盛期。

主要分布于典型草原和荒漠草原,是草地蝗虫的主要优势种之一。气温适宜时大发生,常造成蝗灾,以取食禾本科牧草为主,如羊草、隐子草、早熟禾、冰草、针茅属植物等,也少量取食豆科苜蓿、三叶草、草木樨、小叶锦鸡儿以及菊科的冷蒿、变蒿、沙蒿及莎草科苔草等。

分布:中国内蒙古(赤峰市、呼和浩特市、包头市、呼伦贝尔市、兴安盟、锡林郭勒盟、乌兰察布市、巴彦淖尔市、阿拉善盟)、甘肃、青海、新疆及东北地区,蒙古国巴彦乌列盖省 Bayan-Olgii、乌布苏省 Uvs、扎布汗省 Zavkhan、库苏古尔省 Khuvsgul、戈壁阿尔泰省 Govi-Altai、色楞格省 Selenge、中央省 Tuv、肯特省 Khentii、后杭爱省 Akrhangai、科布多省 Khovd、布尔干省 Bulgan、苏赫巴托尔省 Sukhbaatar、东方省 Dornod、前杭爱省 Uvurkhangai、南戈壁省 Umnugovi、俄罗斯西伯利亚地区。

(256)载氏蚁蝗 *Myrmeleotettix zaitzevi* Mistshenko, 1968

Myrmeleotettix zaitzevi Mistshenko, 1968. Ent. Obozr. 47:490.

Chogsomzhav 1989:91; Munkhbat 2010:168; Altanchimeg and Nonnaizab 2013:81～82; Batkhuyag and Batnaran 2021:72; Altanchimeg et al. 2022:37; Chuluunjav 2022:77; Gankhuyag E. et al. 2023:21.

体红褐色。后翅无色,只在翅顶端略呈暗色。颜面隆起在中单眼之下明显凹陷。复眼纵径为眼下沟长的 2 倍(雄性)或 1.5 倍(雌性)。触角长,顶端明显膨大。下颚须顶端膨大,其长为该节最宽处的 1.5～2 倍;下唇须顶端膨大,顶端斜截,基部明显缩狭,长为宽的 2 倍。前胸背板前段长,侧隆线在前段呈较弱的弧形弯曲,在后端直,向后缘稍分开。前翅宽,略缩短,不达后足股节顶端,顶端略尖;雌性前翅非常短狭,略超过第 3 腹节背板;中脉域宽,其宽为肘脉域顶端宽的几乎 3 倍。后翅无色,尽在翅顶端略呈暗色。中胸腹板侧叶间中隔宽为长的 2 倍。腹部末端背面红色,腹面黄色;雌性腹部末端背面红褐色。

雄性体长 12.4～13.4mm,雌性体长 16.6～16.7mm。

分布:蒙古国中戈壁省 Dundgovi、中央省 Tuv.

七、剑角蝗科 Acrididae MacLeay, 1821

体形变异较大,粗短至细长,大多侧扁。头部侧面观为钝锥形或长锥形。头侧窝发达,不明显或缺。颜面向后倾斜。复眼较大,几乎位于头顶端。触角呈剑状,基部各节较宽,宽明显大于长,自基部逐渐向端部趋狭。前胸背板中隆线较弱,侧隆线完整或缺。前胸腹板具突起或缺。

前、后翅发达,大多数狭长,端部尖锐,有时短缩或呈鳞片状,侧置。后足股节上基片长于下基片,外侧中区具羽状纹,内侧下隆线具音齿或缺。鼓膜器发达。

蒙古高原有 2 个亚科。

蒙古高原剑角蝗科分亚科检索表

1(2)后足股节内侧下隆线具密而明显的发音齿。头部明显短于前胸背板之长,体较粗壮 ……………………………………………………………… 绿洲蝗亚科 Chrysochraontinae

2(1)后足股节内侧缺发音齿。体细长,头长于或等于前胸背板。后足股节细长,不善于跳跃,后足股节上侧中隆线光滑 …………………………………… 剑角蝗亚科 Acridinae

(十九)绿洲蝗亚科 Chrysochraontinae Brunner von Wattenwyl, 1893

体中小型,粗壮。头顶呈锐角。头顶前缘无细纵沟。触角呈剑状,位于侧单眼的前方。头侧窝缺或明显呈长方形。前胸腹板在两前足基节之间平坦或略呈圆形隆起。前、后翅均发达,有时在雌性缩短。后足股节上基片长于下基片,外侧中区具羽状隆线。鼓膜器发达。发音为后足—前翅型,后足股节内侧下隆线具细而密的发音齿,同前翅纵脉摩擦发音,短翅种类有时发音齿退化。

蒙古高原有 7 属。

蒙古高原绿洲蝗亚科分属检索表

1(2)头侧窝明显,发达,呈四角形。颜面隆起在中单眼之上缺中隆线 ……………………………………………………………… 拟埃蝗属 Pseudoeoscyllina Liang & Jia, 1992

2(1)头侧窝缺,或很小,近乎消失。

3(4)前翅中脉域具中闰脉。前、后翅均发达。前胸背板侧隆线在沟前区平行,在沟后区分开。爪间中垫极小 …………………………………… 小垫蝗属 Pusillarolium Zheng, 1999

4(3)前翅中脉域缺中闰脉。前、后翅均发达或缩短。

5(6)雌雄两性前翅发达,其顶端超过后足股节端部,顶端呈圆形。前胸背板侧隆线在沟前区消失。雌性产卵瓣较长,上产卵瓣上外缘较平直,无凹口,具细齿 ……………… 金色蝗属 Chrysacris Zheng, 1983

6(5)雌雄两性前翅缩短,其顶端明显不到达后足股节端部(雄性),或离后足股节中部很远,在背部分开,不毗连(雌性);如前翅发达(大翅型),则前胸背板侧隆线全长完整或雄性前翅端部不呈圆形。

7(8)雄性前翅端部呈圆形。雌性产卵瓣粗短,上产卵瓣上外缘具有明显的凹口 ……………………………………………………………… 绿洲蝗属 Chrysochraon Fischer, 1853

8(7)雄性前翅端部斜截或具凹口。雌性产卵瓣狭长,上产卵瓣上外缘无凹口。

9(12)前胸背板具明显或较明显的侧隆线。雄性前翅具不规则的四角形翅室。后足跗节第 1 节的长等于或明显长于第 3 节的长。

10(11)触角基部节略宽短,其宽略大于长。雄性前翅端部呈斜截状,或呈斜圆形。雄性前翅宽长,在背部彼此毗连。后足跗节第 1 节长于第 3 节 ………………………… **直背蝗属** *Euthystira* Fieber, 1853

11(10)触角明显呈剑状,雌性尤为明显。雄性前翅顶端具凹口 …… **迷蝗属** *Confusacris* Yin & Li, 1987

12(9)前胸背板侧隆线在沟前区较不清楚。雄性前翅具规则的直角形或方形翅室。后足跗节第 1 节的长几乎等于第 3 节的长 ………………………… **鸣蝗属** *Mongolotettix* Rehn, 1928

荒地蝗族 *Truxalini* Serville，1838

62. 拟埃蝗属 *Pseudoeoscyllina* Liang & Jia，1992

Pseudoeoscyllina Liang & Jia，1992．Acta Scien．Nat．Univer．Sunyaseni，31(1):93.

Type species: *Pseudoeoscyllina longicornis* Liang & Jia, 1992

体中型。头顶近直角形,侧缘隆起明显。头侧窝呈长方形。颜面倾斜,颜面隆起具纵沟。复眼呈长卵形。触角细长,呈狭剑状,超过前胸背板后缘。前胸背板侧隆线较直,后横沟位于背板中部,后缘呈钝角形突出,后胸腹板侧叶毗连。前、后翅发达,常超过后足胫节顶端。后足股节内侧下隆线具 1 列音齿。膝侧片顶呈圆形。后足胫节内侧之下距略长于上距。后足跗节第 1 节与第 3 节等长。雄性肛上板呈三角形;尾须呈圆锥形;下生殖板极短,呈锥形。

蒙古高原有 1 种。

(257)长角拟埃蝗 *Pseudoeoscyllina longicorna* Liang & Jia，1992

Pseudoeoscyllina longicorna Liang & Jia，1992．Acta Scien．Nat．Univer．Sunyaseni，31(1):93.

能乃扎布 1999:21；李鸿昌等 2007:367；Altanchimeg and Nonnaizab 2013:81～82.

体中型,体黄褐色。眼后带深褐色。后足股节外侧上隆线下方具 1 条细的褐色纵纹,内侧上方具 1 暗色纵带。颜面隆起具纵沟。头侧窝长为宽的 3 倍。触角呈狭剑状,基部第 3～8 节扁宽,中段一节长为宽的 2.2 倍。复眼纵径为横径的 1.4 倍,为眼下沟长的 1.9 倍。前胸背板侧隆线在沟前区略呈弧形弯曲,沟前区与沟后区几等长。中胸腹板侧叶间中隔近方形。前翅超过后足股节顶端,前缘脉域宽为中脉域宽的 1.5 倍。后足股节内侧具 141～149 个音齿。后足胫节内侧之下距略长于上距。肛上板呈三角形,中央具宽纵沟,两侧中部稍卷起。

雄性体长约 17.5mm。雌性无记录。

分布:中国内蒙古(兴安盟科尔沁右翼前旗)。

绿洲蝗族 *Chrysochraontini* Brunner von Wattenwyl，1893

63.绿洲蝗属 *Chrysochraon* Fischer，1853

Chrysochraon Fischer，1853. Orth. Eur. pp. 296，307.

Type species: *Podisma dispar* Germar，1831

体中型。头短，复眼位于头中部。头顶短，缺头侧窝。触角呈狭剑状，基部数节明显变粗，雄性触角长约为头及前胸背板长之和的 2 倍。前胸背板侧隆线几乎平行，但后端稍分开，前胸背板仅具 1 条横沟。雄性前翅端部呈圆形，远不到达后足股节端部；雌性前翅短，呈鳞片状，侧置；在大翅型中则超过后足股节顶端。后翅发达。后足股节下膝侧片顶端呈锐角形，上膝片顶呈圆形，股节内侧下隆线具音齿。鼓膜孔呈半圆形。雄性尾须呈锥形，下生殖板呈锥形。雌性产卵瓣粗短，上产卵瓣上外缘具有明显的凹口。

蒙古高原有 2 种。

(258)绿洲蝗 *Chrysochraon dispar dispar* (Germar，1831) [图 181]

Podisma dispar Germar，1831. Faun. Ins. Eur. Fasc. 17. pl. 7.

Chrysochraon (Chrysochraon) dispar giganteus Harz，1975. Series Ent. 11:644. *Chrysochraon dispar longipteron* Yin，1982. Acta Biol. Plateau Sin. 1(1):93.

Gryllus platypterus Ocskay，1832. Nova Acta Phys. -Med. Acad. Leop. Car. 16(2):960.

Acridium decurtatum Herrich-Schäffer，1840. Nomenclator entomologicus 2:9，17.

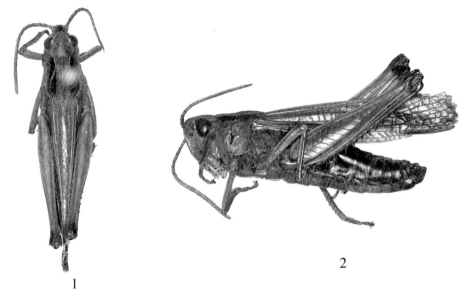

图 181　绿洲蝗 *Chrysochraon dispar dispar* (Germar)

1.背面观(雄性)；2.侧面观(雄性)

Chrysochraon dispar var. *macroptera* Chopard，1922. Faune de France 3:143.

Oedipoda smilacea Fischer von Waldheim，1846. Nouv. Mem. Soc. Imp. Natur. Moscou 8:363.

Chogsomzhav 1972:157，1989:93；Altanchimeg and Nonnaizab 2013:81～82；Altanchimeg et al. 2013b:65；Batkhuyag and Batnaran 2021:57；Altanchimeg et al. 2022:37；Gankhuyag E. et al. 2023:7.

体较小而匀称。前胸背板前段宽,前缘中央凹陷,后缘中央呈弧形突出,后横沟几乎位于前胸背板中部,中、后胸背板侧片后部几乎光滑。后足股节下膝片端部呈尖角形。下生殖板呈锥形。雌性产卵瓣较短,上产卵瓣上缘近基部处具 2 个大齿,端部较尖,下产卵瓣无齿。

雄性体长 16.8～19.1mm,雌性体长 22.0～26.0mm。雄性前翅长 9.0～11.0mm,雌性前翅长 6.5～7.0mm。

分布:中国新疆,蒙古国色楞格省 Selenge,哈萨克斯坦。

(259)大绿洲蝗 *Chrysochraon dispar major* Uvarov，1925 ［**图 182**］

Chrysochraon dispar major Uvarov，1925. Jour. Bombay Nat. Hist. Soc. 30:260.

Chrysochraon dispar orientalis Dirsh，1929. Mem. Cl. Sc. Phys. Math. Ac. Sc. Ukraine 13:223.

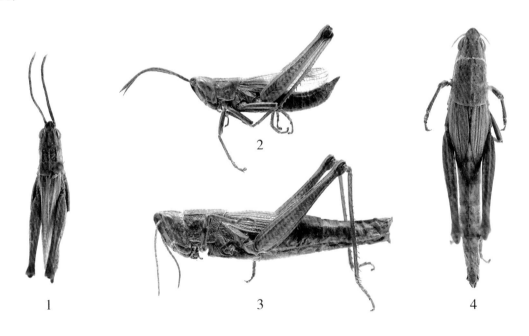

图 182　大绿洲蝗 *Chrysochraon dispar major* Uvarov
1.背面观(雄性);2.侧面观(雄性);3.侧面观(雌性);4.背面观(雌性)

体中型,粗壮。头顶短,复眼位于头的中部。缺头侧窝。雌性头顶倾斜,顶端圆形。触角呈狭剑状,基部数节明显变粗。雄性触角长约为头与前胸背板长之和的 2 倍;雌性触角到达前胸背板的后缘,远不达后足股节顶端。前胸背板侧隆线几乎平行,后端稍分开。雌雄两性中、后胸背板侧片后具有粗大而明显刻点。前翅通常较短,其顶端远不到达后足股节的端部,在大翅型中,则超过后足股节端部。后翅通常略可见,而在大翅型中则发达。后足股节下膝侧片顶呈锐角形,上膝侧片顶端圆形。雄性下生殖板呈锥形。雌性产卵瓣粗短,上产卵瓣上外缘具有明显的凹口。

雄性体长 21.0～24.0mm,雌性体长 32.0～38.0mm。雄性前翅长 13.5～14.5mm,雌性前翅长 11.0～14.0mm。

分布:中国新疆(阿勒泰市、昭苏县等地),蒙古国色楞格省 Selenge,哈萨克斯坦,芬兰,波兰,罗马尼亚,俄罗斯西伯利亚地区。

64. 金色蝗属 *Chrysacris* Zheng, 1983

Chrysacris Zheng,1983. Entomotaxonomia 5(3):259～261.

Type species: *Chrysacris qinlingensis* Zheng, 1983

体中型。头顶短于复眼前的最宽处,头背面具中隆线。颜面颇倾斜。触角呈狭剑状,超过前胸背板后缘。前胸背板中隆线明显;侧隆线在沟前区明显,近平行或略凹,在沟后区消失。前翅发达,超过后足股节顶端,翅顶呈圆形。雄性后足股节较细长,匀称,上侧隆线光滑,内侧下隆线处具 1 列音齿;下膝侧片顶端呈锐角形。后足第 1 附节略长于第 3 跗节。雄性腹部末节具小尾片。下生殖板呈长圆锥形。雌性产卵瓣狭长,上瓣之上外缘较平直,具细齿。

蒙古高原有 5 种。

(260)浅金色蝗 *Chrysacris flavida* Liang & Jia, 1992

Chrysacris flavida Liang & Jia,1992. Acta Scicntiarun Naturalium Universitatis Sunyatseni,31(1):94.

能乃扎布 1999:21;李鸿昌 2007:367;Altanchimeg and Nonnaizab 2013:81～82.

体淡黄褐色,眼后带褐色。头顶宽短,其长小于复眼前宽的 1.7 倍,具中隆线,无头侧窝。颜面隆起在触角基间以下具纵沟,侧缘明显,中单眼之上几乎平行,中单眼之下逐渐扩展。复眼纵径为横径的 1.42 倍,为眼下沟长的 1.2 倍。触角呈剑状,略超过前胸背板的后缘。前胸背板侧隆线在沟前区明显,稍向内弯曲,在沟后区模糊,沟前区长为沟后区长的 1.5 倍。中胸腹板侧叶间中隔之长为最狭处的 1.25 倍。后胸腹板侧叶分开。前翅发达,超过后足股节的端部,前缘脉域宽为中脉域宽的 2 倍,肘脉域宽为中脉域宽的 1.4 倍。后足股节匀称,下膝侧片顶端呈锐角形。后足跗节第 1 节长于第 3 节。雌性产卵瓣狭长,上产卵瓣长为最宽处的 4 倍,上外缘具细齿;下产卵瓣略短于上产卵瓣,下外缘具不明显的小齿。

雌性体长约 27.0mm。雄性无记录。

分布:中国内蒙古(兴安盟科尔沁右翼前旗)。

(261)呼盟金色蝗 Chrysacris humengensis Ren & Zhang, 1993 [图 183]

Chrysacris humengensis Ren，Zhang et Zheng，1993. Acta Entomologica Sinica 475～476.

能乃扎布 1999:21；李鸿昌 2007:367；Altanchimeg and Nonnaizab 2013:81～82.

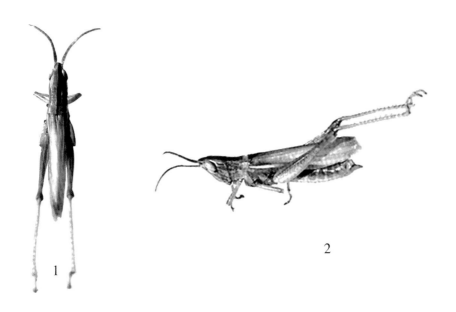

图 183　呼盟金色蝗 *Chrysacris humengensis* Ren & Zhang
1. 背面观(雄性)；2. 侧面观(雄性)

体橄榄绿色,体较粗壮。头顶短,其长小于复眼前最宽处的 2 倍,具中隆线。缺头侧窝。颜面隆起明显,在中眼之下具浅纵沟。触角呈狭剑状。复眼纵径为横径的 1.42 倍,而与眼下沟近等长。前胸背板中隆线明显;侧隆线在沟前区近平行,在沟后区不明显,略分开;沟前区长为沟后区长的 1.15 倍,沟前区狭于沟后区。中胸腹板侧叶间中隔较宽,后胸腹板侧叶全长分开。前翅发达,超过后足股节的顶端,翅顶呈圆形;缘前脉域最宽处与前缘脉域、中脉域最宽处等宽,缘前脉域缺中闰脉。后足股节匀称,上侧隆线光滑,顶端呈锐刺状;下膝侧片顶端呈锐角形。雌性下生殖板后缘中央呈尖角形突出。雌性上产卵瓣狭长,上侧内、外缘具细齿;下产卵瓣狭,略短于上产卵瓣。

雌性体长约 20.0mm。

分布:中国内蒙古(呼伦贝尔市鄂温克族自治旗)。

(262)满洲里金色蝗 Chrysacris manzhoulensis Zheng & Ren，Zhang, 1996

Chrysacris manzhoulensis Zheng & Ren，Zhang，1996. Acta Zootaxonomia Sinaca 21(4):458～480.

能乃扎布 1999:21；李鸿昌 2007:367；Altanchimeg and Nonnaizab 2013:81～82.

体小型,体棕灰色。复眼后及前胸背板侧片上部具 1 淡褐色眼后带。头顶具明显的中隆线。头侧窝不明显。头侧面观颜面颇倾斜,颜面隆起较狭,中单眼之下渐宽,全长具较深纵沟。触角呈狭剑状,中段一节长为宽的 1.8 倍。复眼纵径为横径的 1.5 倍,为眼下沟长的 1.6 倍。前胸背板中隆线明显,较高;侧隆线在沟前区明显,在沟后区几乎消失;沟前区长为沟后区长的 1.3 倍。中胸腹板侧叶宽大于长;侧叶间中隔较狭,最狭处小于其长的 1.5 倍。后胸腹板侧叶全长分开。前翅发达,超过后足股节顶端;缘前脉域具闰脉;前缘脉域最宽处与肘脉域近相等,约为中脉域宽的 2 倍,其基部具 1 白色带纹。后足股节匀称,长约为宽的 5.1 倍,上侧上隆线光滑,内侧下隆线具 1 列音齿。后足胫节缺外端刺。后足跗节第 1 节长约为第 2、3 节长之和,爪间中垫大。鼓膜器呈宽圆形。腹部末端背板中央具宽凹口。肛上板呈三角形。尾须呈长圆锥形,长几达肛上板端部。下生殖板呈圆锥形。

雄性体长 14.9mm。雌性无记录。

分布:中国内蒙古(呼伦贝尔市满洲里市)。

(263)踏头金色蝗 *Chrysacris tato* Zheng & Zhang, 1992

Chrysacris tato Zheng & Zhang, 1992. Journal of Jilin Agriculture University, 14 (3):19~20.

能乃扎布 1999:21;李鸿昌 2007:367;Altanchimeg and Nonnaizab 2013:81~82.

体深褐色。头颜面倾斜,隆起明显,全长具纵沟。头顶复眼前的宽大于复眼前缘到头顶顶端长的 1.72~1.79 倍。缺头侧窝。触角呈狭剑状,中段一节长为宽的 1.95~2.21 倍。复眼纵径为横径的 1.38~1.52 倍,为眼下沟长的 1.1 倍;复眼后及前胸背板侧隆线下面具 1 黑褐色带纹。前胸背板侧隆线沟前区明显,在沟后区消失;沟前区长为沟后区长的 1.17~1.39 倍,沟后区具粗大刻点;前缘较直,后缘略呈弧形。中胸腹板侧叶间中隔长为其最狭处的 1.35~1.56 倍。前翅较长,超过后足股节顶端,前缘脉域宽为中脉域宽的 1.41~1.50 倍,前缘脉域基部具 1 白色纹;肘脉域宽为中脉域宽的 1.21~1.33 倍;缘前脉域及前缘脉域具闰脉。后翅与前翅近等长。后足股节匀称,下膝侧片顶端尖圆。鼓膜器呈宽圆形。肛上板呈三角形。雌性下生殖板后缘呈角形突出;产卵瓣狭长而直。

雌性体长 21.4~24.1mm。雄性无记录。

分布:中国内蒙古(兴安盟)、黑龙江。

(264)绿金色蝗 *Chrysacris viridis* Lian & Zheng, 1992

Chrysacris viridis Lian & Zheng, 1987. Acta Zootaxonomica Sin. 12(1):73, 74.

能乃扎布 1999:21;李鸿昌 2007:367;Altanchimeg and Nonnaizab 2013:81~82.

体草绿色。头顶宽短,其长小于复眼前宽的 1.7 倍,头背面具明显的中隆线。缺头侧窝。颜面倾斜,与头顶成锐角形;颜面隆起狭。触角呈狭剑状,到达前胸背板的后缘。复眼纵径为横径的 1.5 倍,而与眼下沟等长。前胸背板中隆线明显;侧隆线在沟前区较明显,平行,在沟后区消失;后横沟位于中部略向前,沟前区长为沟后区长的 1.25 倍,沟前区略狭于沟后区。中胸腹板侧叶间的中隔较宽,后胸腹板侧叶分开。前翅发达,超过后足股节的顶端,翅顶呈圆形;缘前脉域最宽处狭于前缘脉域的最宽处,前缘脉域最宽处为中脉域宽处的 1.6 倍,肘脉域最宽处为中脉域最宽处的 1.2 倍,缺中闰脉。后翅略短于前翅。后足股节匀称,上隆线光滑,在顶端呈锐刺状;下膝侧片顶端呈锐角形。鼓膜器发达,呈半圆形。肛上板呈三角形,顶尖锐。尾须呈锥形,不到达肛上板的顶端。雌性下生殖板后缘中央具三角形突出。雌性上产卵瓣狭长,上外缘具细齿;下产卵瓣细,短于上瓣,顶端尖,近顶端之下缘无凹口。

雌性体长 23.0～23.5mm。雄性无记录。

分布:中国内蒙古(兴安盟)、黑龙江。

65. 小垫蝗属 *Pusillarolium* Zheng, 1999

Pusillarolium Zheng, 1999. Entomotaxonomia 21(1):11～12.

Type species: *Pusillarolium albonemum* Zheng, 1999

体中型。头顶呈三角形。缺头侧窝。头部背面具中隆线。颜面略倾斜,颜面隆起具纵沟。触角呈狭剑状。前胸背板前缘平直,后缘呈钝角形突出;侧隆线在沟前区平行,在沟后区分开;沟前区长略长于沟后区。后胸腹板侧叶明显分开。前翅狭长,超过后足股节的顶端,中脉域具闰脉。后足股节下膝侧片顶呈圆形。爪细长,爪中垫极小。鼓膜孔呈宽卵形。雌性产卵瓣短粗,外缘光滑无细齿。

蒙古高原有 1 种。

(265)白纹小垫蝗 *Pusillarolium albonemum* Zheng, 1999

Pusillarolium albonemum Zheng, 1999. Entomotaxonomia. 21(1):11～12.

李鸿昌等 2007:367; Altanchimeg and Nonnaizab 2013:81.

体黄褐色,具宽的黑色眼后带。头顶呈三角形,具明显的中隆线。缺头侧窝。颜面隆起明显,侧缘平行,自触角以下具明显纵沟。触角呈狭剑状。复眼纵径为横径的 1.4 倍,为眼下沟长的 1.4 倍。前胸背板中、侧隆线明显,侧隆线在沟前区直而平行,在沟后区向两侧分开;仅后横沟切断中隆线,沟前区长略大于沟后区长;前胸背板侧片前下角钝角形,后下角近直角形。中胸腹板侧叶间中隔近方形,后胸腹板侧叶分开。前翅发达,超过后足股节的顶端,翅顶呈圆形;前翅缘前脉域中部较宽,端部约达前翅长的 2/3 处,具闰脉;中脉域具闰脉。后翅与前翅等长。后足股节匀称,下膝侧片顶端呈圆形。鼓膜孔呈宽卵形。肛上板呈三角形。尾须细长,呈锥形。雌性下生殖板狭长,后缘中央具三角形突出;产卵瓣粗短,顶端钩状,外缘光滑不具齿。

雌性体长 25.0～25.5mm。雄性无记录。

分布:中国内蒙古(阿拉善盟贺兰山)。

66. 直背蝗属 *Euthystira* Fieber，1853

Euthystira Fieber，1853. Raised from *Chrsochraon*（*Euthystira*）Mistshenko，1986. Tr. Zool. Inst. Akad. Nauk. SSSR. 143:24.

Eogeacris Rehn，1928. Proc. Acad. Nat. Sci. Philad. 80:198.

Type species: *Gryllus brachypterus*（Ocskay，1826）

体中小型。颜面隆起全长具纵沟。头顶宽短，呈三角形。缺头侧窝或头侧窝极小，呈三角形。触角呈狭剑状。前胸背板中隆线明显；侧隆线全长明显，平行。雄性前翅短，在背部毗连，翅顶斜圆形，具不规则的四角形翅室；中脉域无闰脉。雌性前翅短，呈鳞片状，侧置。股节内侧下隆线具发音齿。后足第1跗节明显长于第3节。鼓膜孔呈半圆形。雌性具狭长产卵瓣。

蒙古高原有1种。

(266)短翅直背蝗 *Euthystira brachyptera brachyptera*（Ocskay，1826）［图184］

Gryllus brachypterus Ocskay，1826. Nova. Acta Acad. Leop. -Car. ⅩⅢ.（1）p. 409.

Acridium abbreviatum Herr. -Schaff. 1840. Nomencl. Ent. Ⅱ. p. 9.

Acridium smaragdulum Herr. -Schaff. 1840. Nomencl. Ent. Ⅱ. p. 9.

Chorthippus ocskayi Fieber，1853. Lotos p. 118. n. 39.

Chrysochraon brachypterus（Ocskay，1826）. Brunner von Wattenwyl，1882. Prodrom europ. Orth. 98，99.

Chrysochraon brachypterus chrysoberyllus Fruhstorfer，1921. Arch. Natg. 87 Abt. A Heft 5:95，96.

Chrysochraon brachypterus intermedia Bolivar，1897. Ann. Sc. Nat. Porto，Ⅳ. p. 224.

Chrysochraon brachypterus subcaerulea Puschnig，1910. Wien Verh. Zool. -Bot. Ges. 60:10.

Oedipoda homoptera Eversm.，1848. Addit. Fisch. -Waldh. Orth. Ross. p. 14. n. 14，pl. a.

Oedipoda leucoptera Fisch. -Waldh.，1846. Orth. Ross. p. 362，pl. 33.

Podisma longicrus Fisch. -Waldh.，1846. Orth. Ross. p. 251. n. 5.

Chogsomzhav 1969a:77，1972:157，1989:93；Altanchimeg and Nonnaizab 2013:81～82；Altanchimeg et al. 2013b: 65；Batkhuyag and Batnaran 2021: 57；Altanchimeg et al. 2022: 37；Gankhuyag E. et al. 2023:7～8.

体暗绿褐色或黄绿褐色。头顶具中隆线。前胸背板侧隆线及前翅基半部具黄白色条纹，雌性前翅具1条黑褐色条纹。头顶、后头和前胸背板的前半部颜色较深。前胸背板侧隆线全长明显，沟前区长为沟后区长的1.6倍。中胸腹板侧叶间中隔宽略大于长。雄性前翅短，不达后足股节的1/3处，翅顶端中央凹陷，前翅基部黄褐色，中部和端部黄色透明；雌性前翅鳞片状，倒置，略不达腹部第2节背板中部。后足股节中隆线和内、外侧上隆线间颜色较深。后足股节上膝侧片

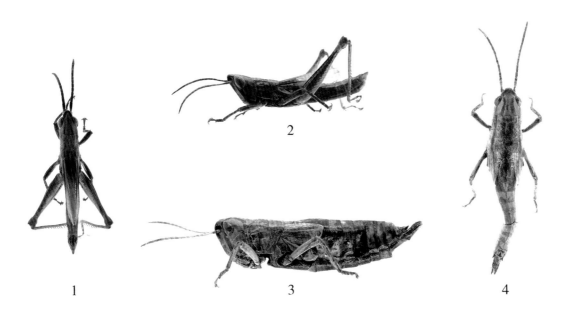

图 184　短翅直背蝗 *Euthystira brachyptera brachyptera*（Ocskay）

1.背面观(雄性);2.侧面观(雄性);3.侧面观(雌性);4.背面观(雌性)

褐色或黑褐色。

雄性体长 13.5～17.0mm,雌性体长 18.0～26.0mm。

分布:中国内蒙古(呼伦贝尔市、兴安盟、赤峰市),蒙古国色楞格省 Selenge,哈萨克斯坦,吉尔吉斯斯坦,俄罗斯西伯利亚地区及北欧。

67. 迷蝗属 *Confusacris* Yin & Li, 1987

Confusacris Yin & Li, 1987. Zoological Res.,8(1):81.

Type species: *Confusacris brachypterus* Yin & Li, 1987

体中小型.细长。头顶短,中隆线常明显。头顶圆钝。颜面向后倾斜,常具纵沟。触角呈剑状,基部数节较宽,雌性尤明显。前胸背板侧隆线全长明显或较明显,几乎平行;后缘稍呈弧形或平截,或在中部微凹。雄性前翅较发达,不到达后足股节顶端.顶端中央具有明显凹口,部分横脉排列不规则,形成不规则的翅室;雌性前翅缩短.侧置,呈鳞片状,在背面不毗连。雌雄两性后翅均退化,仅可见痕迹。后足股节匀称,其下膝侧片顶端略尖;股节内侧下隆线之上具 1 列发达的音齿;雌性的音齿发育不全。跗节第 1 节明显长于第 3 节。雄性下生殖板呈长圆锥形,顶端尖锐。雌性产卵瓣细长,上产卵瓣上外缘具细齿,但无凹口,下产卵瓣下外缘具细齿。

蒙古高原有 4 种。

(267)兴安迷蝗 *Confusacris xinganensis* Li & Zheng, 1993 ［图 185］

Confusacris xinganensis Li & Zheng,1993. Entomotaxonomia 15(1):6～8.

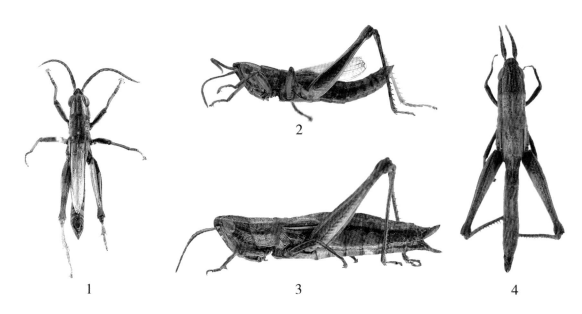

图 185　兴安迷蝗 *Confusacris xinganensis* Li & Zheng

1.背面观(雄性);2.侧面观(雄性);3.侧面观(雌性);4.背面观(雌性)

体小型,体暗橄榄色。头顶沿中隆线两侧具细的暗色纹。颜面颇向后倾斜,颜面隆起明显,全长具纵沟,在中单眼之下较明显扩大,两侧缘明显隆起。头顶呈三角形,向前突出,顶端钝圆,中央纵隆线明显。头侧窝缺。触角呈剑状,复眼呈卵圆形,眼下沟处宽为长的 1.3~1.4 倍。前翅短,呈鳞片状,在背部分开,不到达第 2 腹节背板后缘,端部较尖,向上举起。后足股节超过腹部末端。腹部背面中央具纵隆线。尾须远不到达肛上板端部。雌性产卵瓣细长,上产卵瓣上外缘具细齿;下产卵瓣内、外缘均具细齿。

雄性体长 19.2~20.8mm,雌性体长 24.4~26.2mm。

分布:中国内蒙古(赤峰市阿鲁科尔沁旗)、黑龙江。

(268)沼泽迷蝗 *Confusacris limnophila* Liang & Jia, 1994

Confusacris limnophila Liang & Jia, 1994. Entomotaxonomia，37(3):334-337.

李鸿昌等 2007:367；Altanchimeg and Nonnaizab (2013):81~82.

体中小型,体橄榄青色。头顶呈三角形,顶端钝,复眼前最大宽为复眼前缘至头顶顶端距离的 2 倍,中隆线明显。无头侧窝。颜面隆起明显,具深纵沟。雄性复眼纵径为横径的 1.36~1.42 倍,与眼下沟几乎等长;雌性复眼纵径为横径的 1.42 倍,为眼下沟长的 1.07 倍。触角呈狭剑状,第 3~7 节宽扁,中段一节长为宽的 1.5 倍,雌性为 1.5~1.7 倍。前胸背板中隆线明显,侧隆线近乎平行,前、中横沟不明显,后横沟位于背板之后,沟前区长为沟后区长的 1.25~1.3 倍。中胸腹板侧叶间中隔长与其最狭处的宽几乎相等,后胸腹板侧叶分开。前翅浅色,翅脉基部褐青色,到达或略不到达后足股节中部;雌性前翅呈鳞片状,在背部不相连,到达第 2 腹节中部或稍后,翅端渐狭。缘前脉域超过翅中部;前缘脉域宽,略宽于径脉域、中脉域的最大宽;中脉域宽于肘脉域;

横脉排列不规则;翅端中央明显凹入。后翅退化。后足股节内侧具1列69～86个(多数72～78个)音齿,下膝侧片顶端呈锐角形。后足第1跗节长于第3跗节;爪中垫宽大,远超过爪的端部。鼓膜孔呈卵形。腹部末节有明显的小尾片,少数不太明显。肛上板呈三角形,基半中央具浅宽纵沟。尾须呈圆柱形,略超过肛上板末端。雄性下生殖板呈长圆锥形,顶端稍尖。产卵瓣细长,上产卵瓣上外缘和下产卵瓣下外缘均具细齿。

雄性体长 15.5～18.0mm,雌性体长 21.0～26.0mm。

栖息在沼泽地,取食羊胡子草 *Eriophorum sp.*。

分布:中国内蒙古(呼伦贝尔市根河市、鄂伦春自治旗)。

(269)素色迷蝗 *Confusacris unicolor* Yin & Li, 1987

Confusacris unicolor Yin & Li, 1987. Zoological Res. 8(1):82.

能乃扎布 1999:21;李鸿昌 2007:367; Altanchimeg and Nonnaizab 2013:81～82.

体暗橄榄色。头顶沿中隆线两侧具细的暗色纹。颜面隆起全长具纵沟。头顶顶端钝圆,中纵隆线明显。头侧窝缺。触角呈狭剑状,复眼纵径为横径的 1.45 倍,为眼下沟长的 1.4 倍;雌性略长。前胸背板中隆线明显;侧隆线在沟前区明显,在沟后区略见;后横沟位于中部之后,沟前区长为沟后区长的 1.2 倍左右;前、中横沟常不明显。中胸腹板中隔长与宽几乎相等,雌性中胸腹板中隔最狭处宽为长的 1.3 倍。前翅到达或略不到达后足股节的中部;前翅端部中央凹陷,凹陷处前缘明显向端部突出;部分横脉不规则,形成不规则的翅室;中脉域与肘脉域几乎等宽。后翅退化,留有弱的痕迹。雌性前翅短,呈鳞片状,在背部分开,不到达第2腹节背板的后缘,端部较尖。后足股节较细,音齿在基部排列整齐,呈短圆锥形。下膝侧片顶端较长。第1跗节明显长于第3跗节。鼓膜孔呈宽卵形。腹部末节缺尾片。肛上板呈三角形,中央具纵沟。尾须呈长圆锥形。雄性下生殖板细长,呈圆锥形,顶端尖锐。雌性产卵瓣细长,上产卵瓣上外缘具细齿,下产卵瓣下外缘的齿较粗。

雄性体长约 17.1mm,雌性体长约 22.2mm。

分布:中国内蒙古(呼伦贝尔市额尔古纳市)。

(270)绿色迷蝗 *Confusacris viridis* Ren & Zhang, 1994

Confusacris viridis Ren & Zhang, 1994. Journal Northest For. Univ. Vol. 5. No. 3, 39～51.

能乃扎布 1999:21;李鸿昌等 2007:367; Altanchimeg and Nonnaizab 2013:81～82.

体小型,体暗橄榄绿色。颜面隆起明显,全长具纵沟,头顶中央具明显纵隆线。缺头侧窝。复眼后及前胸背板侧隆线外侧具暗色纵带纹。触角呈狭剑状,中段一节长为宽的 1.83 倍。复眼纵径为横径的 1.40 倍,略大于眼下沟的长(1.17 倍)。前胸背板侧隆线在沟前区近平行,侧隆线间最宽处为最窄处的 1.3 倍,沟前区长为沟后区长的 1.23 倍。中胸腹板侧叶间中隔较宽,其最狭处为长的 1.3 倍。前翅较短,几乎达后足股节中部;翅端部中央凹陷;部分翅脉不规则,形成不规则的翅室;中脉域与肘脉域近等宽。后翅退化。后足股节匀称,其内侧下隆线具发音齿,下膝侧片顶端较尖。后足跗节第 1 节明显长于第 3 节。鼓膜孔呈卵圆形。腹部末节缺尾片,而具凹口。肛上板呈三角形,基半中央具浅纵沟。雄性下生殖板呈长圆锥形,顶端尖细。

雄性体长约 13.7mm。雌性无记录。

分布:中国内蒙古(呼伦贝尔市阿荣旗)。

68. 鸣蝗属 *Mongolotettix* Rehn,1928

Mongolotettix for *Chrysochraon japonicus* Bolivar,1898. Rehn,1928. Proc. Acad. Nat. Sci. Philad. 80:200.

Type species: *Chrysochraon japonicus* Bolivar,1898

体中小型,体较细。头顶短,几乎等于(雄性)或明显较短于(雌性)复眼前最宽处,中隆线明显。缺头侧窝。触角呈剑状,基部数节宽阔,顶端之半较细。前胸背板侧隆线在沟前区明显,几乎平行,在沟后区不明显,沟前区明显长于沟后区。雄性前翅发达,超过后足股节中部,顶端中央凹陷,缺中闰脉,具规则的直角形或方形的翅室;雌性前翅呈长卵形,侧置,在背部分开。后足股节下膝侧片顶端尖锐。后足跗节第 1 节长几乎等于第 3 节长。雄性下生殖板呈锥形,顶端尖。雌性产卵瓣狭长,上产卵瓣上外缘具细齿,近顶端处无凹口。

蒙古高原有 4 种。

(271)日本鸣蝗(条纹鸣蝗)*Mongolotettix japonicus vittatus* (Uvarov,1914) [图 186]

Chrysochraon japonicus Bolivar,1898. Ann. Mus. Genova,XXXIX. p. 82. n. 32.

Chrysochraon kaszabi Steinmann,1967,Reichenbachia Mus. Tierk. Dresden 9 NR. 13:108.

Chrysochraon vittatus Uvarov,1914,Ann Mus. Zool. Ac. Sci. XIX:168.

Mongolotettix vittatus (Uvarov,1914),Bey-Bienko,1932,EOS. VIII. 83,85.

Mongolotettix japonicus vittatus (Uvarov,1914),Bei-Bienko et Mistshenko,1951,Opered Fauna SSSR,40～4.

能乃扎布 1999:21;李鸿昌:367;Pylnov 1916:276;Steinmann 1967:108,1968:240,1971:148;Altanchimeg and Nonnaizab 2013:81;Chuluunjav 2022:77;Altanchimeg et al. 2022:37;Gankhuyag E. et al. 2023:9.

体黄褐色或淡绿色。雄性前翅前缘脉域基部白色纵纹较宽。触角较短,约等于头和前胸背板长之和的 1.25 倍(雄性)或刚到达前胸背板后缘(雌性)。雄性前翅到达后足股节的 4/5 处,前缘脉域基部有宽的白色纵纹;雌性前翅呈鳞片状,侧置,黑色条较宽(径脉、中脉域),与中央白色纵条纹分开。雌雄两性中胸腹板侧叶间中隔较宽,中隔的长约等于其最狭处的 1.25 倍。后足第 1 跗节与第 3 跗节等长。雄性尾片呈圆形;下生殖板呈短锥形,顶端明显变细。雌性上、下产卵瓣外边具细齿。

雄性体长 16.5～18.0mm,雌性体长 26.0～27.0mm。

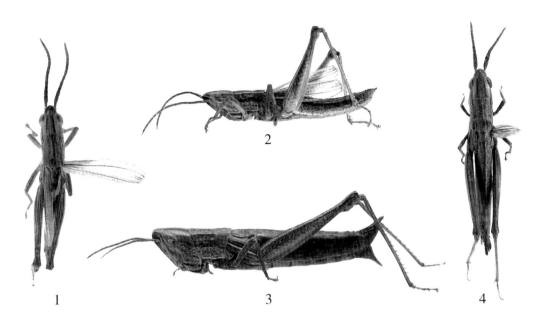

图 186　日本鸣蝗(条纹鸣蝗)*Mongolotettix japonicus vittatus* (Uvarov)

1.背面观(雄性);2.侧面观(雄性);3.侧面观(雌性);4.背面观(雌性)

分布:中国内蒙古(呼和浩特市、呼伦贝尔市、兴安盟、锡林郭勒盟、阿拉善盟、赤峰市阿鲁科尔沁旗)、北京、河北、陕西、甘肃,蒙古国乌布苏省 Uvs、库苏古尔省 Khuvsgul、后杭爱省 Akrhangai、布尔干省 Bulgan、色楞格省 Selenge、中央省 Tuv、肯特省 Khentii、苏赫巴托尔省 Sukhbaatar、东方省 Dornod、后杭爱省 Arkhangai、南戈壁省 Umnugovi,俄罗斯西伯利亚地区。

(272)米氏鸣蝗 *Mongolotettix mistshenkoi* Chogsomzhav, 1974 [图 187]

Mongolotettix mistshenkoi Chogsomzhav,1974. Ent. obozr. 53:342~335.

Altanchimeg 2011: 16; Batkhuyag and Batnaran 2021: 58; Altanchimeg et al. 2022: 37; Gankhuyag E. et al. 2023:9.

体较大,体浅褐色。头顶短,具纵沟,中隆线明显,雌性不清晰。颜面隆起倾斜,全长具纵沟,侧缘上段几乎平行,下段近唇基处略分开。复眼呈长椭圆形,纵径为横径的 2 倍,明显长于眼下沟之长,雌性几乎等于眼下沟长。触角基部宽扁,呈剑状,中段一节长为宽的 1.25～1.5 倍;雌性中段一节几乎呈方形。前胸背板侧隆线几乎平行,后段略相靠近,雌性在沟后区明显;中隆线明显,被后横沟切割,后横沟明显位于中部后段,沟前区长为沟后区长的近 2 倍。前胸腹板光滑。中胸腹板侧叶间中隔狭,宽不足长的 1.5 倍,雌性宽为长的 1.25～1.5 倍。后胸腹板两侧叶几乎相接,雌性则分开。前翅缩短,略不达腹部第 6 节背板后缘;雌性前翅非常缩短,侧置,向顶端缩尖,远离腹部第 2 节背板后缘。前翅顶端无凹陷,翅脉呈方形,中脉域无闰脉(雌性中脉域具闰脉)。后足股节匀称,上膝片圆,下膝片略呈圆形。爪中垫大。跗节第 1 节等于或略长于第 3 节长。鼓膜器略呈卵圆形。肛上板呈长三角形,明显大于基部宽。尾须呈圆锥状,不达肛上板顶端。雌性产卵瓣狭长,上产卵瓣上缘和下产卵瓣下缘有小的齿和小突起,无凹陷。

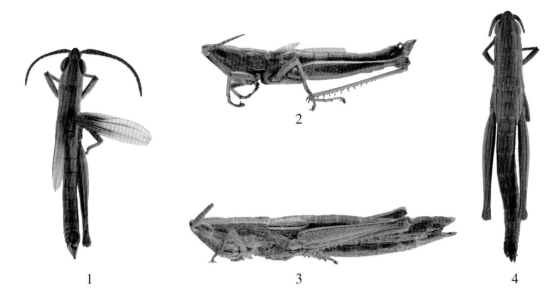

图 187　米氏鸣蝗 *Mongolotettix mistshenkoi* Chogsomzhav

1.背面观(雄性);2.侧面观(雄性);3.侧面观(雌性);4.背面观(雌性)

雄性体长 20.2～21.5mm,雌性体长 30.5～32.5mm。

分布:中国内蒙古(锡林郭勒盟),蒙古国中戈壁省 Dundgovi.

(273)郑氏鸣蝗 *Mongolotettix zhengi* Li & Lian,1994

Mongolotettix zhengi Li & Lian,1994. Entomological Recerch,1,53～55.

李鸿昌 2007:367;Altanchimeg and Nonnaizab 2013:81～82.

体小型,体黄褐色。颜面隆起明显,全长具纵沟。头顶向前突出。无头侧窝。触角呈剑状,中段一节长为宽的 1.7 倍。复眼纵径为横径的 1.5 倍,为眼下沟长的 1.6 倍。眼后及前胸背板侧片常具不太明显的暗褐色斑点。前胸背板中隆线和侧隆线全长明显,侧隆线近平行,沟前区长为沟后区长的 1.42 倍。中胸腹板侧叶间中隔长为其最狭处宽的 1.85 倍。前翅略超过后足股节中部,端部中央凹陷,翅室规则,肘脉域最宽处为中脉域最宽处的 2 倍。前翅前缘脉域基部具白色纵纹。后翅退化呈小片状。后足股节内侧下隆线具 1 列发达的音齿,后足跗节第 1 节与第 3 节等长。鼓膜孔卵圆形。腹部末节尾片明显突出,形成一较深的凹陷。肛上板呈三角形,中央具浅纵沟。尾须呈长圆锥形。雄性下生殖板呈短圆锥形。

雄性体长约 17.3mm。雌性无记录。

分布:中国内蒙古(兴安盟、呼伦贝尔市)。

(274)狭隔鸣蝗 *Mongolotettix angustiseptus* Wan, Ren & Zhang,1998

Mongolotettix angustiseptus Wan,Ren et Zhang,1998,Acta Zootaxonomia Sinica,1998,23(1):159～162.

Altanchimeg and Nonnaizab 2013:81～82.

体黄褐色或灰褐色。颜面隆起明显,全长具纵沟。头顶具中隆线。缺头侧窝。头顶中央沿中隆线具暗褐色纵纹。触角呈剑状,中段一节长为宽的 1.3～1.75 倍。复眼纵径为横径的 1.40～1.67 倍,为眼下沟长的 1.30～1.67 倍(雄性)或与眼下沟近等长(雌性)。复眼后具宽的眼后带。前胸背板中隆线明显,侧隆线近平行;后横沟切断中隆线,沟前区长为沟后区长的 1.30～1.60 倍。雄性前翅短小,翅端部中央具明显凹口;翅室较规则,肘脉域最宽处为中脉域最宽处的 2.0～2.2 倍。雌性前翅短,呈鳞片状,侧置,端部较尖,到达腹部第 2 节背板中部。雌、雄两性后翅均退化。雄性前翅橄榄绿色,前缘脉域基部有 1 白色带纹;雌性前翅具黑白分明的两条纵带纹。中胸腹板侧叶间中隔长为最狭处的 2.0～3.0 倍(雄性)或 1.7～2.2 倍(雌性)。雄性后足股节内侧下隆线具 1 列短圆锥形音齿。后足胫节缺外端刺。后足第 1 跗节与第 3 节近等长,爪中垫超过爪之端部。鼓膜孔呈卵圆形。雄性腹部末节背板尾片呈圆形,肛上板呈三角形,尾须呈长圆锥形,下生殖板呈短圆锥形。雌性尾须呈圆锥形,远不到达肛上板端部;产卵瓣细长,上、下产卵瓣外缘均具细齿。

雄性体长 15.0～16.5mm,雌性体长 22.8～24.4mm。

分布:中国内蒙古(赤峰市阿鲁科尔沁旗罕山、兴安盟突泉县)、吉林。

(二十)剑角蝗亚科 Acridinae MacLeay,1821

体中大型,细长。颜面与头顶成锐角。头大而长,等于或明显长于前胸背板。头顶前缘无细纵沟。触角呈剑状,位于侧单眼的前方。头侧窝缺或明显。前胸腹板平坦。前、后翅发达,超过后足股节末端。后足股节细长,不善跳跃,上基片长于下基片,上侧上隆线无细齿,外侧中区具不甚明显的羽状隆线。鼓膜器发达。发音为后翅—前翅型,飞翔时相互摩擦发音。阳具基背片略呈桥状。

蒙古高原有 1 属。

剑角蝗族 *Acridini* MacLeay,1821

69. 剑角蝗属 *Acrida* Linnaeus,1758

Acrida Linnaeus,1758. Syst. Nat.(ed. X.)p. 427.

Type species: *Acrida turrita* Linnaeus,1758

体大型或中型,细长。头呈长圆锥形,明显长于前胸背板。颜面极倾斜,头顶极向前突出。缺头侧窝。触角呈剑状。复眼着生于头部近前端。前胸背板侧隆线近直,几乎平行,后缘中央呈锐角形突出。前翅发达,狭长,顶端尖。前翅与后翅几乎等长。后足股节上、下膝片端部具尖锐刺。雄性下生殖板呈长锥形,雌性下生殖板后缘有 3 个突起。

蒙古高原有 3 种。

(275)中华剑角蝗(中华蚱蜢) *Acrida cinerea* (Thunberg，1815) [图 188]

Trusalis cinerea Thunberg，1815. Mem. Acad. Pedersb.，Ⅴ:p. 263.

Acrida cinerea (Thunberg，1815). in Kirby，W. F. 1910. A Synonymic Catalogue of Orthoptera (Orthoptera Saltatoria，Locustidae vel Acridiidae) 3(2):94.

Acrida korieana antennata Mishchenko，1951. in Bey-Bienko & Mistshenko，1951. Opred Fauna SSSR. 40:401.

Truxalis chinensis Westwood，1842. Natural History of the Insects of China 22. *Acrida csikii* Bolivar，1901. in Zichy. Zoologische Ergebnisse der dritten Asiatischen Forschungsreise des Grafen Eugen Zichy 2:228.

Acrida turrita koreana Ikonnikov，1913. Über die von P. Schmidt aus Korea mitgebrachten Acridiodeen 10.

Acrida lata Motschulsky，1866. Bull. Soc. Imp. Natur. Moscou 39(1):181.

Truxalis unicolor Thunberg，1815. Mem. Acad. Imp. Sci. St. Petersburg 5:263.

能乃扎布 1999:21；李鸿昌 2007:367；Altanchimeg and Nonnaizab 2013:81.

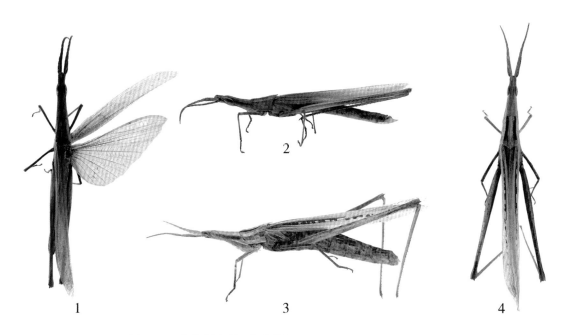

图 188　中华剑角蝗(中华蚱蜢) *Acrida cinerea* (Thunberg)
1.背面观(雄性)；2.侧面观(雄性)；3.侧面观(雌性)；4.背面观(雌性)

体大型或中型，体绿色或枯草色。头呈圆锥形。颜面隆起极狭，全长具浅纵沟；头顶突出，顶端圆。触角呈剑状。复眼呈长卵形。有的个体复眼后、前胸背板侧片上部、前翅肘脉域具宽的淡红色纵纹。体枯草色个体有的沿中脉域具黑褐色纵纹，沿前翅中闰脉具 1 列较细的淡色斑点；后翅淡绿色。前胸背板宽平，具细小颗粒；侧隆线近直，在沟后区较分开；后横沟直，在前胸背板中部略后处穿过；侧片后缘较凹入，下部具几个尖锐的结节。前翅发达，超过后足股节的顶端，顶尖锐。鼓膜器内缘直，呈角圆形。跗节爪中垫超过爪的顶端。雄性下生殖板较粗，上缘直，上下缘成45°角。雌性下生殖板后缘中突与侧突等长；产卵瓣短粗，上产卵瓣上外缘无细齿。

雄性体长 30.0～47.0mm，雌性体长 58.0～81.0mm。雄性前翅长 25.0～36.0mm，雌性前翅长 47.0～65.0mm。

分布：内蒙古（呼和浩特市、呼伦贝尔市、兴安盟、锡林郭勒盟、乌兰察布市、鄂尔多斯市、赤峰市阿鲁科尔沁旗）、北京、甘肃、陕西、四川、云南、贵州、山西、河北、山东、江苏、安徽、浙江、福建、江西、湖北、海南、广东、广西、宁夏。

(276)弯尾剑角蝗 *Acrida incallida* Mistshenko, 1951

Acrida incallida Mistshenko, 1951. in Bey-Bienko & Mistshenko, 1951 Opred. Faune SSSR. 40:400.

李鸿昌等 2007:367；Altanchimeg and Nonnaizab 2013:81～82.

体近似中华剑角蝗 *Acrida cinerea*（Thunberg, 1815），但体绿色或枯草色。体中、大型。头顶突出，自复眼前缘到头顶顶端的距离等于复眼纵径（从背面观）之长。触角呈剑状，第3～5节分节不完全。前胸背板侧隆线直，后端分开；后横沟直，位于背板中部；前胸背板侧片后下角呈圆形。中胸腹板侧叶间中隔较宽，宽小于其长的2.1倍；雌性中胸腹板侧叶间中隔较狭，其宽等于长。鼓膜片内缘直，呈锐角形。雄性下生殖板向上弯，上缘极凹陷。

雄性体长 34.0～37.0mm，雌性体长 52.0～70.0mm。

分布：中国内蒙古（详细地址不详）、宁夏、陕西。

(277)柯（科）氏剑角蝗 *Acrida kozlovi* Mistshenko, 1951 ［图189］

Acrida kozlovi Mistshenko, 1951. in Bey-Bienko & Mistshenko. Keys to the Fauna of the USSR. Locusts and Grasshoppers of the USSR and adjacent countries 2:400 ［18］.

能乃扎布 1999:21；李洪昌 2007:367；Altanchimeg and Nonnaizab 2013:81～82；Batkhuyag and Batnaran 2021:48；Altanchimeg et al. 2022；Chuluunjav 2022:77；Gankhuyag E. et al. 2023:5.

体细长，体绿色或枯草色。头呈钝圆锥形，明显长于前胸背板。颜面颇向后倾斜。颜面隆起明显，在中单眼处略宽，中单眼之下缩狭，全长具细纵沟，侧缘明显隆起。头顶较长，自复眼前缘到头顶顶端的距离等于复眼最大直径。头顶中隆线明显。触角呈剑状，基部数节较宽，中段一节的长为宽的1.5～1.75倍。前胸背板较宽平，沟前区与沟后区等长；中隆线和侧隆线均明显，侧隆线向后明显展开，两侧隆线间的最大宽明显大于最小宽。前胸背板侧片后下角较圆，无结节。中胸腹板侧叶间中隔较狭，长为最小宽的2.5倍。后胸腹板侧叶分开。前翅发达，超过后足股节端部，顶端尖锐，基部具密的网状脉，中脉域的闰脉明显。后翅略短于前翅，呈三角形。后足股节细长，内侧上膝片略长于外侧上膝片。后足胫节缺外端刺。鼓膜片内缘直，呈圆形。雄性下生殖板呈锥形。雌性下生殖板后缘具3个突起，中突与侧突等长，其余相似于雄性。

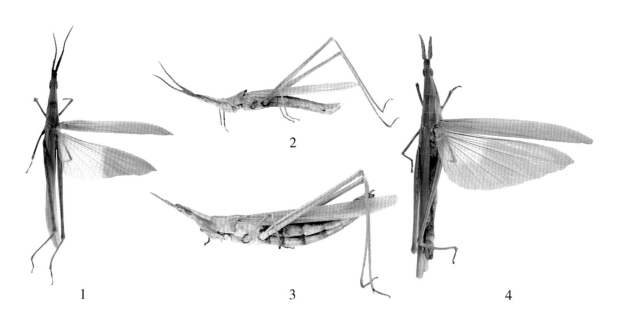

图 189　柯(科)氏剑角蝗 *Acrida kozlovi* Mistshenko

1.背面观(雄性);2.侧面观(雄性);3.侧面观(雌性);4.背面观(雌性)

雄性体长 35.0~39.0mm,雌性体长 60.0~65.0mm。

分布:中国内蒙古(呼伦贝尔市、兴安盟).蒙古国科布多省 Khovd、南戈壁省 Umnugovi、乌布苏省 Uvs.

参考文献

[1]李鸿昌,夏凯龄等.2006.中国动物志 昆虫纲第四十三卷 直翅目:蝗总科:斑腿蝗科.北京:科学出版社. 1～736.

[2]李鸿昌,郝树广,康乐.2007.内蒙古地区不同景观植被地带蝗总科生态区系的区域性分析.昆虫学报, 50(4):361～375.

[3]李鸿昌,陈永林.1988.内蒙古典型草原亚带锡林河流域蝗虫区系的研究.草原生态系统研究,第二集, 20～40.

[4]马耀,李鸿昌,康乐.1991.内蒙古草地昆虫.西安:天则出版社.1～467.

[5]能乃扎布等.1999.内蒙古昆虫.呼和浩特:内蒙古人民出版社.1～506.

[6]吴虎山,能乃扎布.2008.呼伦贝尔市草地蝗虫.北京:农业出版社.1～175.

[7]夏凯龄等.1994.中国动物志 昆虫纲第四卷 直翅目:蝗总科:癞蝗科、瘤锥蝗科、锥头蝗科.北京:科学出版社.1～340.

[8]夏凯龄.1957.中国蝗虫分类概要.北京:科学出版社.1～239.

[9]任炳忠.2001.东北蝗虫志.长春:吉林科学技术出版社.1～192.

[10]印象初,夏凯龄等.2003.中国动物志 昆虫纲第三十二卷 直翅目:蝗总科:槌角蝗科、剑角蝗科.北京:科学出版社.1～340.

[11]郑哲民,夏凯龄等.1998.中国动物志 昆虫纲第十卷 直翅目:斑翅蝗科、网翅蝗科.北京:科学出版社. 1～616.

[12]郑哲民,万立生.1993.宁夏蝗虫.西安:陕西师范大学出版社.1～147.

[13]郑哲民.1985.云贵川陕宁地区的蝗虫.北京:科学出版社.1～405.

[14]Altanchimeg D, Enkhnasan D, and Arigunsudar P. (Алтанчимэг Д., Энхнасан Д., Аригунсудар П.). 2015. Insect biodiversity of Gurvan tes district, Omnogovi province. Proceedings of Institute of Biology 31:64～70. [In Mongolian].

[15]Altanchimeg D. and Nonnaizab. 2013. Grasshoppers (Acridoidea) of Mongolian Plateau. In: Zhang L et al. (Eds) Orthoptera in scientific progress and human culture. 11th International congress of Orthopterology, Kunming (China), 11～15th, August 2013. Metaleptea-The newsletter of the Orthopterists' Society (special issue), 81～82 pp.

[16]Altanchimeg D. (Алтанчимэг Д.). 2004. On the study of chromosomes of Bryodema tuberculatum. Proceedings of Inner Mongolian Normal University. Vol. 25-3, p. 15～17. [In Mongolian].

[17]Altanchimeg D. (Алтанчимэг Д.). 2011. Acridoidea of Mongolia. Issues and current status of insect conservation in Mongolia, Mongolia, 2011. Ulaanbaatar, p. 15～16. [In Mongolian].

[18]Altanchimeg D. (Алтанчимэг Д.). 2004. Species composition of Orthopteroidea in meadow of Khailant

river-International Conference on "Biodiversity of Euro-Asia continental wetlands". p. 44.

［19］Altanchimeg D. , Chen L. , and Nonnaizab N. 2014. A new species of the genus Aeropedellus from the Hovsgol province of Mongolia (Orthoptera:Acrididae:Gomphocerinae). Transactions of the American Entomological Society 140 (1):133136.

［20］Altanchimeg D. , Dorjderem S. (Алтанчимэг Д. , Доржд эрэм С.). 2009. Grasshoppers of Holon beier city, Inner Mongolia. "On the study of Mongolian Insects" conference's Abstracts. p. 19~22. ［In Mongolian］.

［21］Altanchimeg D. , and Nonnaizab N. (Алтанчимэг Д. , Ноннайжав). 2005. Study on the karyotype of Bryodema holdereri (Acridoidea). Proceedings of Institute of Biology 25:234~236. ［In Mongolian］.

［22］Altanchimeg D. , Nalasu, Enkhtsetseg Gankhuyag and Nonnaizb. Grasshoppers (Acridoidea) in Mongolia. European Congress on Orthoptera Conservation (ECOCIII) 1－2 April, 2022. Leiden (The Netherlands) Abstracts. Page－37.

［23］Altanchimeg D. , and Nonnaizb N. (Алтанчимэг Д. , Ноннайжав). 2005. Karyotypes of Bryodema holdereri. Proceedings of Institute of Biology 25:234~236. ［In Mongolian］.

［24］Altanchimeg D. , Uranbileg G. , Unurzaya Kh. , Zulbayar M. , and Dorjderem S. (Алтанчимэг Д. , Уранбилэг Г. , Өнөрзаяа Х. , Зулбаяр М. , Доржд эрэм С.). 2013b. Grasshoppers (Acridoidea) of Khan Khentii Protected Area. A multidisciplinary study of the eco-environment 64~69 pp. ［In Mongolian］.

［25］Batkhuyag B. (Батхуяг Б.). 1995. A thesis of Ph. D. "Research on the biology and ecology of pest grasshoppers in Mongolia and methods of pest control. p. 120. Ulaanbaatar. ［In Mongolian］.

［26］Batkhuyag B. , and Batnaran B. (Батхуяг Б. , Батнаран Б.). 2021. Key of the short-horned orthopteroid insects in Mongolia. ADMON Printing Company, Ulaanbaatar, 134 pp. ［In Mongolian］.

［27］Batkhuyag B. , and Batnaran Kh. , and Dorjderem S. 2014. A new species of Mongolotmethis from the Gobi Region of Mongolia (Orthoptera:Pamphagidae). Journal of Orthoptera Research 23 (2):7781. https://doi. org/10. 1665/034. 023. 0202

［28］Batmunkh Sh. , Lkhagva J. , and Myadagmaa S. (Батмөнх Ш. , Лхагва Ж. , Мядагмаа С.). 1985. Grassland's pest insects, diseases, and weeds. Ulaanbaatar, p. 3~150. ［In Mongolian］.

［29］Batnaran Kh. (Батнаран Х.). 2008. Studying the biology and ecology of some pest grasshoppers and pest control in central Mongolia. Thesis of Ph. D. Mongolian Agricultural University, Ulaanbaatar, 126 pp. ［In Mongolian］.

［30］Batnaran Kh. , Batkhuyag B. , Otgonchimeg T. , Dorjderem S. , Turbat T. , and Gandulam R. , (Батнаран Х. , Батхуяг Б. , Отгончимэг Т. , Доржд эрэм С. , Төрбат Т. , Гандулам Р.). 2016. A study on the karyotype of some pest grasshoppers in Mongolia. Report of Science and Technology Foundation 30~40. ［In Mongolian］.

［31］Bazyluk W. 1963 Materiaux pour la connaissance des Orthopteres palearctiques. Ⅲ-Ⅳ. Deux especes nouvelles du genre Tetrix Latr. de Mongolei. Ann. zool. tom ⅩⅪ. 16:289~293.

[32]Bazyluk W. 1969. Deracantha cincta F. -W. und Mongolischen Volksrepublik. Bull. Acad. pol. Sci. ，Cl 17(3):167～171.

[33]Bazyluk W. 1970. Ergebnisse der zoologischen Forschunden von Dr. Z. Kaszab in der Mongolei，214 Tettigonioidea (Orthoptera)，Der Ⅰ-Ⅲ. Acta zool. Acad. Sc Hung. ⅩⅧ. 3～4. 345～356.

[34]Bazyluk W. 1972. Ergebnisse der zoologischen Forschunden von Dr. Z. Kaszab in der Mongolei，294 Tettigonioidea (Orthoptera)，Der Ⅳ-Ⅵ. Acta zool. Acad. Sc Hung. ⅩⅧ. 3～4. 267～281.

[35]Bey-Bienko G. Y. (Бей-Биенко Г. Я.). 1926. Notes on some Orthoptera from Palaearctic Asia. Transactions Siberian Academic Agriculture Forest 8 (6):199-211 [1～13.] [In Russian].

[36]Bey-Bienko G. Y. (Бей-Биенко Г. Я.). 1930. A monograph of the genus Bryodema Fieb. (Orthoptera，Acrididae) and its nearest allies. Annuaire du Musée Zoologique de l'Académie Impériale des Sciences de Sant-Pétersbourg 31 (1):71～127. Plates ⅩVⅧ-ⅩⅩ. [In Russian]

[37]Bey-Bienko G. Y. (Бей-Биенко Г. Я.). 1932. Notes on the genus Compsorhipis Sauss. (Orthoptera: Acrididae). A Journal of Taxonomic Entomology 1:82～84. [In Russian]

[38]Bey-Bienko G. Y. 1933. Orthoptera collected by Prof. V. Baranov in north western Mongolia. Boletín de la Real Sociedad Española de Historia Natural 33:105～119.

[39]Bey-Bienko G. Y. (Бей-Биенко Г. Я.). 1941. New and little known Orthoptera found in the USSR. Zapiski Leningradskogo Selskokhozjastvennogo 4:147～159 [In Russian].

[40]Bey-Bienko G. Y. (Бей-Биенко Г. Я.). 1948. Grasshoppers of the tribe Thrinchini (Orthoptera，Acrididae) collected by Russian investigators in Mongolia and limitrophic China. Entomologicheskoe Obozrenie 30:3～316. [In Russian].

[41]Bey-Bienko G. Y. and Mistshenko L. L. (Бей-Биенко Г. Я. ，Мищенко Л. Л.). 1951. Locusts and Grasshoppers of the USSR and adjacent countries. Moskva，Leningrad，385～667 [In Russian].

[42]Boldbaatar Sh. (Болдбаатар Ш.). 2007. Some issues of distribution，population，ecology and reproduction of rosy starling (Sturnus roseus L. ，1758). Proceedings of institute of Biology. [In Mongolian]

[43] Bolivar I. 1901. Orthopteres. In: Dritte asiat. Forschungsreised. Graf. E. Zichy. Ⅱ. Zool. Ergebn. : 223～243.

[44]Cejchan A. 1968. Ergebnisse der mongolisch-tschechoslowakischen entom. -bot. Expeditionen 1965，1960 in der Mongolei. Nr. 13. Orthoptera-Tettigonoidea). Acta faun. ent. Mus. Nat. 13:5～15

[45]Cejchan A. and Maran J. 1966. Orthoptera aus der Mongolischen Volksrepublik. Zugleich ergebnisse der Mongolisch-Deutschen biologischen expedition seit 1962. Nr. 11. Mitteilungen aus dem Zoologischen Museum in Berlin 42 (2):177～195 [In German].

[46]Childebaev M. K. ，and Storozhenko S. Y. 2001. An annotated list of brachycerous orthopterous insects (Orthoptera: Caelifera) occurring in Kazakhstan. Tethys Entomological Research. 3:5～48.

[47]Chogsomzhav L. (Чогсомжав Л.). 1968. The distribution of Mongolian grasshopper (Acrididae，Orthoptera). Journal of University of Agriculture，Mongolia 9:56～61. [In Mongolian].

[48]Chogsomzhav L. (Чогсомжав Л.). 1969a. New record of orthopteroid insect. News of Mongolian

Academy of Science 3:76～80 [In Mongolian].

[49]Chogsomzhav L. (Чогсомжав Л.). 1969b. Study of Orthoptera. Proceedings of Institute of Biology 4:123～130 [In Mongolian].

[50]Chogsomzhav L. (Чогсомжав Л.). 1970. Orthoptera in the basin of the great lakes of the Mongolian People's Republic (Orthoptera). Proceedings of Institute Biology 5:169～177 [In Mongolian].

[51]Chogsomzhav L. (Чогсомжав Л.). 1971. Acridoidea and Tettigonioidea of Mongolian People's Republic. Insects of Mongolia 1:49～108 [In Russian].

[52]Chogsomzhav L. (Чогсомжав Л.). 1972. Acridoidea and Tettigonioidea of the Mongolian People's Republic. Insects of Mongolia 1:151～198 [In Russian].

[53]Chogsomzhav L. (Чогсомжав Л.). 1974a. A new species of the genus Mongolotettix Rehn (Orthoptera，Acrididae) from Mongolia. Entomological Review 53:75～77. [In Russian].

[54]Chogsomzhav L. (Чогсомжав Л.). 1974b. Orthopteroid insects (Orthopteroidea) of western and southern Mongolia. [Insects of Mongolia]. 2:23～33 pp. [In Russian].

[55]Chogsomzhav L. (Чогсомжав Л.). 1975. Orthopteroidea was collected by the entomological group of the Soviet-Mongolian complex biological expedition in 1971. Insects of Mongolia 6(3):33～47. [In Russian].

[56]Chogsomzhav L. (Чогсомжав Л.). 1977. Orthopteroidea of the Gobi Desert. Insects of Mongolia 5:83～92 [In Russian].

[57]Chogsomzhav L. (Чогсомжав Л.). 1989. Composition and distribution of fauna of the Orthopteroidea in the Mongolian People's Republic. Insects of Mongolia 10:73～96 [In Russian].

[58]Chogsomzhav L. , and Shurovenkov. (Чогсомжав Л. , Шуровенков Б. Г.). 1963. Fauna of grasshoppers (Orthoptera，Acrididae) of the Mongolian People's Republic. —5th meeting. USSR Academy of Sciences，Proceedings of the All-Union Entomological，61～63 pp. [In Russian]

[59]Chuluunjav Ch. (Чулуунжав Ч.). 2022. Grasshoppers are reosourse protein. Ochir Printing Co Ltd. p248 [In Mongolian].

[60]Cigliano M. , Braun H. , Eades D. , and Otte D. 2023. Orthoptera species file. Version 5. 0/5. 0. URL: http://Orthoptera Species File. org

[61]Dey L. , Seidel M. , Lchagvasuren D. , and Husemann M. 2021. From the steppe to the desert:Survey of band-winged grasshoppers from Mongolia (Orthoptera: Acrididae: Oedipodinae) based on material from 50 Years of expeditions. Erforschung Biologischer Ressourcen der Mongolei/ Exploration into the Biological Resources of Mongolia (14)329360. URL:https://digitalcommons. unl. edu/biolmongol/262

[62]Gankhuyag E. , Dorjsuren A. , Choi E. H. , and Hwang U. W. 2023. An annotated checklist of grasshoppers (Orthoptera，Acridoidea) from Mongolia. Biodiversity Data Journal 11:e96705.

[63]Garai A. 2010. Contribution to the knowledge of the Iranian Orthopteroid insects I. Esperiana 15:393418.

[64]Gorochov A. V. , Mistshenko, L. L. , and Podgornaya, L. I. (Горохов А. В. , Мищенко Л. Л. ,

Подгорная Л. И.). 1989. Materials on the fauna and ecology of Orthoptera of the Transaltai Gobi. Nasekomye Mongolii [Insects of Mongolia] 10:97～117 [In Russian].

[65]Gunther K. K. 1979. Einige Bemerkungen uber die Gattungen der Familie Tridactylidae Brunner und zur Klassification der Tridactylodea (Orthoptera, Caelifera). - Dtsch. entomol. Z. , Bd. 26 (4-5): 255～264.

[66]Gunther K. K. 1980. Katalog der Caelifera-Unterordnung Tridactyloidea (Insecta). - Dtsch. entomol. Z. , Bd. 27(1-3):149～178.

[67]Gunther K. K. 1970. Blattoidea-Orthopteroidea-Ausbeute 1964, Teil-1. Ergebnisse der Mongolisch-Deutschen Biol. Expeditionen seit. 1962. Nr 52. Mitt. Zool. Mus. Berlin. Bd. 46(2):311～337.

[68]Gunther K. K. 1971. Blattoidea-Orthopteroidea-Ausb. 1964, Teil II (Tetrigidae und Acrididae). Ergebnisse der Mong-Deutsch. Biologischen Expeditionen seit 1962, 55. Mitt. Zool. Mus. Berlin. 47(1): 109～130.

[69]Günther K. K. 1971. Blattoidea-Orthopteroidea-Ausbeute 1964, Teil II (Tetrigidae und Acrididae). Ergebnisse der Mongolisch-Deutschen Biologischen Expeditionen seit 1962, Nr. 55. Mitteilungen aus dem Zoologischen Museum in Berlin 47 (1):109～130.

[70]Ikonnikov N. 1911. Zur Kenntnis Acridiodeen Sibiriens. Ejeg. zool. Muz. Acad. Nauk. ;16:242～270.

[71]Latchininsky A. , Sword G. , Sergeev M. , Cigliano M. M. , Lecoq M. 2011. Locusts and Grasshoppers:Behavior, Ecology, and Biogeography. Psyche-A Journal of Entomology 4pp.

[72]Miram E. 1906～1907. Zur Orthopteren- Fauna-Russlands. Ofv. Finska Vet. -Soc. Forhandl. , 49(6): 1～9.

[73]Miram E. 1929. Beitrag zur Kenntnis der palaarktischen Orthopteren. Docl. AN SSSR. A, 5:115～118.

[74]Mistschenko L. L. 1936－1937. Revision of Palearctic species of the genus Sphingonotus Feib. EOS. Vol. 12. 65～282.

[75]Mistschenko L. L. 1974. Blattoptera, Mantoptera, Orthoptera (Grylloidea und Tridactyloidea), Dermaptera aus der Mongolei. (Ergebnisse der zool. Forsch. von Dr. Kaszab in der Mongolei). Ann. Hist. -nat. Mus. Nat. Hung. , Tom 66, 151～154.

[76]Mistshenko L. L. (Мищенко Л. Л.). 1968. Orthopteroid insects (Orthopteroidea) collected by the entomological expedition of the zoological institute. USSR academy of sciences in the Mongolian People's Republic in 1967. Entomological Review 47:482～498 [In Russian].

[77]Munkhbat J. (Мөнхбат Ж.). 2010. Study of Orthoptera insect communities from Hustai National Park. ESPA is an electronic archive of research works and papers of biological science of Mongolia [In Mongolian].

[78]Munkhbat J. , Bayartogtokh B. , and Muhlenberg M. (Мөнхбат Ж. , Баяртогтох Б. , Муленбэрг М.). 2007. An ecological study of orthopteroid insects in Western khentii. Mongolia. "Orthopteroid insects of grassland in Mongolia" conference's abstract. p52～60. Ulaanbaatar [In Mongolian].

[79]Myagmar G. , Dorzhiev T. Z. , and Gantigmaa Ch. , (Мягмар Г. Доржиев Т. З. , Гантигмаа Ч.).

2019. The fauna of orthopteran insects of the Galba desert in the south eastern Mongolia. Regional problems of ecology and wildlife protection, Ulan-Ude, 1~2 Feb 2019. Buryat State University Publishing Department, 246 pp. [In Russian].

[80] Namkhaidorj B., Puntsagdulam J., and Myagmarsuren D. (Намхайдорж Б., Пунцагдулам Ж., Мягмарсурэн Д.). 1988. Key of Insects in Mongolia. Volume 1. 1988. Ulaanbaatar, Printing of MAS. p. 330.

[81] Orischenko D. D., and Uramanchiev, M. A. (Орищенко Д. Д., Урманчиев М. А.). 1960. The main pests of agricultural plants of Mongolia, methods of disease control. Ulaanbaatar, p3~59.

[82] Popova, K., Molodtsov, V., and Sergeev, M. 2020. Rare grasshoppers (Orthoptera, Acridoidea) of the Baraba and Kulunda steppes (South Siberia). Acta Biologica Sibirica 6:595~609.

[83] Pylnov E. (Пылнов Е.). 1916. Contributions à la faune des Acridoidea et des Locustodea de la Mongolie boreale. Russian Entomological Review 16:275~284 [In Russian].

[84] Rentsendorj Gandulam, and Khodroi Batnaran. (Рэнцэндорж Гандулам, Ходрой Батнаран). 2020. Study review of the grasshopper's composition in Mongolia. Mongolian Journal of Agricultural Sciences 29 (1):93~99 [In Mongolian].

[85] Sergeev M. G, and Jirong, M. M. (Сергеев М. Г., Жиронг М. М.). 2009. Diversity and distribution patterns of Orthoptera in the Altai Mountains. Amurian Zoological Journal 1 (2):106~112 [In Russian].

[86] Sergeev M. G. 1995. The general distribution of Orthoptera in the eastern parts of the Saharan-Gobian and Scythian subregions. Acta Zoologica Cracoviensia 38 (2):213~256.

[87] Sergeev M. G., Storozhenko, S. Y., and Benediktov, A. A. 2019. An annotated checklist of Orthoptera of Tuva and adjacent regions. Part 2. Suboder Caelifera. Tridactylidae, Tetrigidae, Acrididae:Melanoplinae, Calliptaminae, and Gomphocerinae (except Gomphocerini). Far Eastern Entomologist 389: 7~44.

[88] Sergeev M. G., Storozhenko S. Y., and Benediktov A. A. 2020. An annotated check-list of Orthoptera of Tuva and adjacent regions. Part 3. Suboder Caelifera (Acrididae: Gomphocerinae: Gomphocerini, Locustinae). Far Eastern Entomologist 402:1~36.

[89] Sjostedt V. 1932. Schwedisch-chinesische wissenschafliche Expedition nach den nordwestlichen Provinzen Chinas unter Leitung von Dr. Sven Hedin und Prof. Su Ping-chang. Insekten gesammelt vom schwedischen Arzt der Expedition Dr. David Hummel 1927—1930, 3. Odonata. Arkiv f. Zool., 25A, 5: 1~22.

[90] Steinmann H. 1968. Tetrigidae und Acridiidae. Ergebnisse der zoologischen Forschungen von Dr. Z. Kaszab in der Mongolei (Orthoptera). Reichenbachia 11:239~248.

[91] Steinmann H. 1971. Tetrigidae und Acrididae. Ergebnisse der zoologischen Forschungen von Dr. Z. Kaszab in der Mongolei (Orthoptera). Faunistische Abhandlungen. Staatliches Museum für Tierkunde in Dresden 3:145~157.

［92］Steinmann H. 1964. Ergebnisse der zoologischen Forschungen von Dr. Z. Kaszab in der Mongolei. 20. Tetrigidae und Acrididae (Orthoptera). Folia Entom. Hung. (Ser. Nova)，27(26):381～384.

［93］Steinmann H. 1964a. Some new Tetrigid species from Asia (Orthoptera，Tetrigidae). Acta zool. Acad. Sci. Hung.，10(3-4):457～468.

［94］Steinmann H. 1964b. Ergebnisse der zoologischen Forsch，von Dr. Kaszab in der Mongolei. 20. Tetrigidae und Acrididae (Orthoptera). Eclia. Entomol-Hung. (Ser. Nova) CⅧ，26:381～384.

［95］Steinmann H. 1965. New Chrotogonus Serv. species from East and Central Asia (Orthoptera，Acrididae). -Acta faun. ent. Mus. Nat. Pragae，v. 36，293～302.

［96］Steinmann H. 1965. New Oedaleus Fieb. and Bryodema Fieb. (Orthoptera) species from central and east Asia. Ann. Hist. nat. Mus. Hungaria，pars Zoologica T. 57:226～228.

［97］Steinmann H. 1967 99. Tetrigidae und Acrididae. Ergebnisse der zoologischen Forsch，von Dr. Kaszab in der Mongolei (Orthoptera). Reichenbachia. 9(13):107～120.

［98］Steinmann H. 1968 153. Tetrigidae，Acrididae. Ergebnisse der zoologischen Forsch，von Dr Kaszab in der Mongolei (Orthoptera). Reichenbachia. 11(22):239～248.

［99］Steinmann H. 1968. The genus Sphingonotus Fieb. (Orthoptera) in Kazakstan (USSR). Annalis zoologici，10，Ⅻ. Tom XXⅥ，10:281～296.

［100］Steinmann H. 1971 209. Tetrigidae，Acrididae. Ergebnisse der zoologischen Forsch，von Dr Kaszab in der Mongolei (Orthoptera). Faunist. Abhanddl. 3(14):145～157.

［101］Storozhenko S. Y.，Kim T. W.，Jeon M. 2015. Monograph of Korean Orthoptera. National Institute of Biological Resources，Incheon.

［102］Storozhenko S. Y.，and Paik J-C. 2007. Orthoptera of Korea. Dalnauka，Vladivostok，232 pp.

［103］Tarbinskii S. P. 1927. On some new and little known Orthoptera from Palearctic Asia. Ann. Mag. Natural History Ser. 9，20:489～502.

［104］Ünal. 2016. Pamphagidae (Orthoptera:Acridoidea) from the Palaearctic Region:taxonomy，classification，keys to genera and a review of the tribe Nocarodeini I. Bolivar. Zootaxa 4206 (1)，1～223.

［105］Uvarov B. P. 1914. Contributions a la fauna des Orthopteres de la province de Transbaikalie. St. Peterburg. -Annals Museum Zoology Academy of Sciences 19:167～172.

［106］Uvarov，B. P. 1934. Studies in the Iranian Orthoptera LI. Some new of less known Acrididae. Proceedings of the Zoological Institute，USSR Academy of Sciences，Leningrad，1(3～4):187～234.

中名索引

学名索引